Archives of
Supplement 1991/II

Oto-Rhino-Laryngology

Archiv für

Ohren-, Nasen- und Kehlkopfheilkunde

Verhandlungsbericht 1991
der Deutschen Gesellschaft
für Hals-Nasen-Ohren-Heilkunde,
Kopf- und Hals-Chirurgie

Teil II: Sitzungsbericht

Schriftleitung K. Fleischer
Herausgeber O. Kleinsasser

Mit 148 Abbildungen

Springer-Verlag
Berlin Heidelberg New York London Paris
Tokyo Hong Kong Barcelona Budapest

Prof. Dr. med. KONRAD FLEISCHER, Universitäts-HNO-Klinik
Feulgenstr. 10, W-6300 Gießen, BRD

Prof. Dr. med. OSKAR KLEINSASSER, Universitäts-HNO-Klinik
Deutschhausstr. 3, W-3550 Marburg/Lahn, BRD

ISBN 3-540-54497-6 Springer-Verlag Berlin Heidelberg New York

Satz: K+V Fotosatz GmbH, Beerfelden
Druck und Bindearbeiten: Druckhaus Beltz, Hemsbach/Bergstr.
11/3130-5 4 3 2 1 0 – Gedruckt auf säurefreiem Papier

Inhaltsverzeichnis Teil II: Sitzungsbericht

Eröffnungsansprache des Präsidenten

Hauptthema I: Teilresektionen des Larynx und des Hypopharynx bei Karzinomen

A.) Mündnich, K.: Die Entwicklung der funktionellen Kehlkopfchirurgie 5
B.) Kleinsasser, O., Kimmich, T.: Endoskopische Chirurgie von Stimmlippenkarzinomen mit konventionellen Instrumenten 12
C.) Rudert, H.: Larynx- und Hypopharynxkarzinome: Endoskopische Chirurgie mit dem Laser – Möglichkeiten und Grenzen 14
D.) Glanz, H., Kleinsasser, O., Brandau, P.: Teilresektionen des Larynx bei Stimmlippenkarzinomen. Indikationen, rekonstruktive Maßnahmen, Resultate 19
E.) Neel III, H. B.: Laryngofissur mit Chordektomie und vertikale Kehlkopfresektion ... 27
F.) Pignataro, O.: Konservativ-chirurgische Behandlung des supraglottischen Karzinoms und der Lymphknotenmetastasen 27
G.) Serafini, I.: Die Dreiviertellaryngektomie. – Unsere Erfahrungen, Indikationen, chirurgische Technik, Resultate 27
H.) Piquet, J. J., Chevalier, D., Thill, C.: Die subtotalen funktionellen Laryngektomien mit Cricohyoidopexie 27
I.) Piquet, J. J., Chevalier, D., Thill, C.: Die partielle Chirurgie in der Behandlung der Karzinome des Sinus piriformis und der lateralen Epiglottis 27
K.) Laccourreye, O.: Suprakrikoidale Hemilarynogopharyngektomie. Ein Erfahrungsbericht über 20 Jahre: 1964–1987 27
L.) Sauer, R., Fietkau, R.: Kehlkopfkrebs – bestrahlen oder operieren? 30

Podiumsgespräch

Kehlkopfkrebs – bestrahlen oder operieren?

Teilnehmer: Federspil, P., Homburg; Kleinsasser, O., Marburg; Neel III, H. B., Rochester; Sauer, J., Erlangen; Snow, G., Amsterdam; Stell, Ph., Liverpool
Moderator: Kirchner, J., New Haven

Innenohr I

1. Maier, W., Hauser, R.: Hörsturz und klaffende Tube – bestehen Zusammenhänge? 41
2. Kraus, P., Rehn, M., Buss, M., Hagen, R.: Iso- und hypervolämische Hämodilution bei Innenohrkrankheiten: Rheologische Effekte verschiedener Infusionslösungen 42
3. Maurer, J., Heinrich, U.-R., Mann, W.: Morphologische Schädigung und Kalziumionenverteilung im Cortischen Organ des Meerschweinchens nach Knalltrauma 43
4. Lamm, K., Lüllwitz, E., Lamm, C., Lamm, H.: Durchblutung, Sauerstoffversorgung und Funktion des Innenohres während arterieller Hyperoxie und Hypoxie. – Eine experimentelle Studie 44
5. Voßieck, T., Schermuly, L., Klinke, R.: Die Bedeutung des endocochleären Potentials für die Umsetzung des Schallreizes im Innenohr 45
6. Plinkert, P. K.: Pharmakologie des Acetylcholinrezeptors äußerer Haarzellen 46
7. Koch, T., Gloddek, B.: Lokalisation und Struktur des kochleären ANP-Rezeptors und seines second messengers cyclo GMP 46
8. Ernst, A., Mest, H. J., Braquet, P.: Lipidmediatoren beeinflussen Ionentransportvorgänge in der Stria vascularis des Meerschweinchens 47
9. Matthias, R., Michel, O.: Einfluß der Beschallung auf die Lipidperoxidation in der Stria vascularis von Meerschweinchen 49
10. Ptok, M., Carey, T. E., Altschuler, R.: Immunassoziierte Schwerhörigkeit: Der Antikörper KHRI3 bindet gegen Stützzell-Strukturen in allen Teilen des Innenohres 50
11. Berger, P., Wafaie, M., Gloddek, B., Reiss, G., Vollrath, M.: Kollagen Typ II-induzierte immunogene Innenohrschwerhörigkeit – Eine tierexperimentelle Untersuchung 50
12. Gloddek, B., Ryan, A. F., Harris, J. P.: Rezirkulation von Lymphozyten zum Innenohr 51
13. Gjuric, M., Wigand, M. E., Berg, M., Hosemann, W.: Experimentelle selektive vestibuläre Ablation mit Gehörerhaltung 52

14. Schneider, W. R., Hilk, A.: Psychosoziale Variablen und Streßverarbeitung bei chronischem Tinnitus aurium ... 53
15. Goebel, G., Drubba, S., Fichter, M., Hiller, W.: Was ist gesichert in der Psychotherapie des dekompensierten chronischen Tinnitus? 53
16. Bachor, E., Karmody, C. S.: Histopathologische Untersuchung der Felsenbeine eines Kindes mit Niemann-Pick-Krankheit Typ A ... 55
17. Delb, W., Koch, A., Federspil, P.: Der Einfluß einer Anämie auf die Ototoxizität des Gentamicins ... 56
18. Lutz, H., Lenarz, T., Federspil, P., Weidauer, H.: Gehörschädigende Wirkung des Staphylokokken-Antibiotikums Vancomycin? ... 57
19. Hoffmann, F., Strutz, J., Meid, D.: Ototoxizität von Ciprofloxacin ... 58
20. Meyer zum Gottesberge, A.-M., Tsujikawa, S.: Zur Wirkung des Glycerols auf die Ca^{2+}-Homöostase des Innenohres: Eine elektrophysiologische und morphologische Studie ... 58
21. Mösges, R., Lamprecht, J., Plum, J.: Wirkungen des Atrialen Natriuretischen Peptids (ANP) auf das Hörvermögen bei Morbus Menière ... 59
22. Herrlinger, P., Nubel, K., Mrowinski, D.: Untersuchung des kochleären Hydrops durch Tieftonverdeckung von Klickreizen ... 60
23. Küppers, P., Bach-Quang, M., Blessing, R.: Die Gentamicin-Titration mittels Infusionspumpe: Eine neue Form der Menière-Therapie ... 61

Onkologie

24. Volling, P., Jungehülsing, M., Matthias, R.: Onkogenamplifikation bei Kopf-Hals-Karzinomen ... 63
25. Ptok, A., Dulon, J., Ensminger, W., McClatchey, K. et al.: Etablierung und vorläufige Charakterisierung von Zellinien des papillomvirusinduzierten VX2-Karzinoms des Kaninchens ... 63
26. Lörz, M., Bettinger, R.: Immunhistochemische Bestimmung der DNA-Replikation in Kopf-Hals-Tumoren ... 64
27. Knecht, R., Klima, A., Bettinger, R., Ilberg, Ch. v.: Immunhistochemische Untersuchungen zur Interleukin-2-Rezeptorenverteilung bei HNO-Karzinomen ... 65
28. Schipper, J. H., Frixen, U., Behrens, J., Unger, A. et al.: E-Cadherin als Marker für Invasivität und Metastasierung bei Plattenepithelkarzinomen im Hals-Nasen-Ohren-Bereich ... 65
29. Wallner, F., Maier, H., Altmannsberger, M., Born, A., Busch, H.: Expression von P-Glycoprotein in Plattenepithelkarzinomen ... 66
30. Mischke, D., Lobeck, H., Wild, A. G. et al.: Neue monoklonale Antikörper gegen Keratine: Immunblot und immunhistochemische Ergebnisse an normalem und maligne transformiertem Plattenepithel des Kopf-Hals-Bereiches ... 67
31. Kelker, W., Van Dyke, D. L., Worsham, M., Garey, T. E.: Tumor-Suppressor-Gene bei Plattenepithelkarzinomen der Kopf-Hals-Region ... 69
32. Bosch, F. X., Udvarhelyi, N., Venter, E., Maier, H., Weidauer, H.: Expression des Histon-H3-Gens: Ein neuer spezifischer Proliferationsmarker ... 69
33. Issing, W. J., Wustrow, T. P. U., Heppt, W.: ERBB3 als neues Mitglied der ERBB/EGF-Rezeptor-Genfamilie bei Tumoren im Kopf-Hals-Bereich ... 70

Chemotherapie

34. Reinermann, D., Sesterhenn, K., Makoski, H. B., Westerhausen, M.: Multimodale Therapie fortgeschrittener Plattenepithelkarzinome des Oropharynx und der Mundhöhle ... 72
35. Silberzahn, J., Zielinsky, D.: Vergleich der Behandlungsergebnisse inoperabler Plattenepithelkarzinome in Mundhöhle und Pharynx bei sequentieller und simultaner Poly-Chemo-Radiotherapie ... 73
36. Tausch-Treml, R., Baumgart, F., Ziessow, D., Köpf-Maier, P.: ^{19}F NMR spektroskopische Untersuchungen zum Metabolismus von 5FU in einem xenotransplantierten menschlichen Hypopharynxkarzinom und einem CSM-Colonkarzinom ... 74
37. Bier, H., Stoll, C., Bergler, W., Ganzer, U.: Die Modulation der Chemotherapieresistenz von Cisplatin-resistenten Subpopulationen der Kehlkopfkarzinomlinie HLac 79 in vitro und in vivo ... 74
38. Iro, H., Platzer, E., Waitz, G., Nitsche, N., Sendler, A. et al.: Rekombinanter granulozytenstimulierender Faktor (G-CSF) bei der Chemotherapie fortgeschrittener Kopf-Hals-Tumoren ... 75
39. Bergler, W., Bier, H.: Verbesserte Cisplatinsensitivität bei Plattenepithelkarzinomen .. 76

40. Lippert, B.M., Werner, J.A., Schade, W., Rudert, H.: Zytostatika-induzierte Phototoxizität bei Plattenepithelkarzinomen – Erste erfolgversprechende Ergebnisse einer In vitro-Untersuchung 76
41. Schedler, M., Koch, A., Mahdi, N.: Induktions-Chemotherapie bei Mundhöhlen- und Oropharynxkarzinomen des Tumorstadiums IV. – Ergebnisse einer Pilotstudie 77
42. Klima, A., Knecht, R.: Spätergebnisse nach Polychemotherapie – Eine Fünfjahresanalyse 77
43. Steuer, M.K., Matthias, R., Schulze, C., Brusis, T.: Intraläsionale Therapie mit natürlichem Interferon-beta bei ausbehandelten Patienten mit Plattenepithelkarzinomen im HNO-Bereich 78
44. Bauer, F.-P., Westhofen, M., Kehrl, W.: Carboplatin-Ototoxizität bei Patienten mit Kopf-Hals-Tumoren 79
45. Clasen, B.P.E., Meier-Lenschow, Th., Auberger, Th.: Simultane Radiochemotherapie fortgeschrittener Kopf-Hals-Karzinome mit Mitomycin C (MMC), 5-Fluoruracil (5-Fu) und einer Mundpflege auf PVP-Jod-Basis . 79
46. Kehrl, W., Brockmann, W.P., Zschaber, R., Rauchfuss, A.: Simultane Radio-Chemotherapie mit Carboplatin bei hyperfraktionierter akzelerierter Bestrahlung von Kopf-Hals-Tumoren 81
47. Pilates-Schnittkamp, F., Löffler, T., Bertram, G., Luckhaupt, H.: Ergebnisse kombinierter Therapieformen bei Oro- und Hypopharynxkarzinomen 82

Innenohr II

48. Hartmann, R., Knauth, M., Klinke, R.: Impulsmuster im Nervus acusticus bei sprachcodierter elektrischer Stimulation der Cochlea 84
49. Müller-Deile, J., Schmidt, B.J., Rudert, H.: Elektrisch evozierte akustische Hirnstammpotentiale – eine Hilfe bei der Programmierung von Cochlear Implant Sprachprozessoren? . 85
50. Gnadeberg, D., Lehnhardt, E.: Unipolare Stimulation beim Nucleus-Cochlear-Implant-Mini-System 22 86
51. Hochmair-Desoyer, I., Hochmair, E., Klasek, O.: Das neue Wiener Cochlea-Implantat mit dem Hinter-dem-Ohr-Prozessor: Resultate . 88
52. Gstöttner, W., Steurer, M., Neuwirth-Riedl, K.: Der „Wiener Audiologische Signalprozessor“: Grundlagen und erste Erfahrungen mit dem Sotscheck-Test 89
53. Döring, W.H., Neumann, H., Schlöndorff, G., Klajman, S.: Das Aachener multidisziplinäre Konzept zur Versorgung gehörloser Kinder mit Cochlea-Implantaten 90

Nervus facialis

54. Rödel, R., Herberhold, C.: Elektroneuronographie, Magnetstimulation und antidrome Reizung des N. facialis 91
55. Pototschnig, C., Thumfart, W.F., Gubitz, J.: Computergestützte Ausführung und Auswertung repetitiver Reizserien am Nervus facialis 91
56. Höhmann, D., de Meester, C., Duckert, L.G.: Elektrophysiologische Beurteilung des Nervus facialis bei Patienten mit Akustikusneurinomen. – Vorläufige Ergebnisse einer vergleichenden Untersuchung zwischen konventioneller Elektroneurographie und transkranieller Magnetspulenstimulation 92
57. Goertzen, W., Wolf, S.R.: Die transkranielle Magnetstimulation zur Messung der motorischen Laufzeit des Fazialisnerven am Beispiel von Patienten mit Akustikusneurinom 94
58. Bumb, P., Krekel, J., Weihe, E., Mann, W.: Immunhistochemie von Neuropeptiden in der Chorda tympani des Menschen 95
59. Seifert, E., Schadel, A.: Histaminkonzentration und Lokalisation in dem Nervus facialis 96
60. Schadel, A., Seifert, E.: Das Fazialisödem, ein tierexperimentelles Modell 96
61. Bonkowsky, V., Kujas, R., Dausch, K.: Virologische und immunologische Befunde bei der idiopathischen peripheren Fazialisparese 97

Bildgebende Verfahren, EDV, Lithotripsie

62. Leuwer, R., Westhofen, M., Siepmann, G.: Zum Stellenwert der ultrahochauflösenden Computertomographie in der präoperativen Diagnostik des Morbus Menière 98
63. Liebetrau, R., Draf, W., Kahle, G.: Neue Einteilung laterobasaler Frakturen aufgrund computertomographischer Befunde 99
64. Böhme, G.: Duplexsonographie des Kehlkopfes 99
65. Rohr, S., Quetz, J., Hoffmann, P.: Sonographische Rezidiverkennung in der Tumornachsorge bei Patienten mit HNO-Malignomen 100

66. Heppt, W., Issing, W.: Bildgebende Verfahren zur Diagnostik von Mundhöhlen- und Oropharynxtumoren: Stellenwert der flexiblen Endosonographie 101
67. Holtmann, S., Reiman, V., Bujia, J., Vogl, Th.: Diagnostische Möglichkeiten und Grenzen der Magnetresonanzspektroskopie im Kopf-Hals-Bereich 102
68. Grevers, G., Vogl, Th., Balzer, J.: Zum Stellenwert von MR-Angiographie und DSA in der Diagnostik der Kopf-Hals-Region 103
69. Reißer, Ch., Haberkorn, U., Strauss, L. G.: Therapiekontrolle mittels Positronenemissionstomographie bei fortgeschrittenen HNO-Tumoren 104
70. Nitsche, N., Iro, H., Waitz, G., Hoffmann, K.: Darstellung dermaler und kartilaginärer Strukturen durch Hochfrequenzsonographie bei 20 MHz 105
71. Terrahe, M., Westhofen, M., Triebel, J.: Wertigkeit der B-scan-Echographie und der digitalen Subtraktionssialographie für die Differentialdiagnostik von Speicheldrüsenerkrankungen 106
72. Denk, D.-M., Winkelbauer, F.: Ultraschalldiagnostik und Halslymphknotentuberkulose 106
73. Rosanowski, F., Briele, B., Gorgulla, H. T., Rödel, R.: Tumorszintigraphie mit 111-Indium-markierten Liposomen bei Patienten mit Kopf-Hals-Karzinomen 107
74. Heinen, A., Mösges, R., Poppel, F.-U.: Ein Computerprogramm zur Operationsdokumentation 107
75. Streppel, M., Wedel, H. v., Michel, O.: Interaktives Befundungssystem in der klinischen Routine 109
76. Tymnik, G., Kahl, H., Kuhlisch, E.: Rechnergestütztes System der genetischen Beratung von vererbbaren Hörstörungen 109
77. Königsberger, R., Feyh, J., Goetz, A., Müller, W.: Die elektrohydraulische, intrakorporale Speichelsteinlithotripsie (EISL). – Ein neues Therapieverfahren zur Behandlung der Sialolithiasis 110
78. Hoffmann, P., Weichert-Jacobsen, K., Werner, J. A., Rudert, H.: Praktische Probleme in der Anwendung der extrakorporalen piezoelektrischen Lithotripsie (EPL) zur Behandlung von Speichelsteinen 111

Larynx-Trachea-Laser

79. Albegger, K., Hauser, C., Hacker, G. W., Saria, A.: Regulatorische Peptide im menschlichen Kehlkopf 112
80. Angerstein, W., Hess, M., Lamprecht, J.: Charakteristische Atemstrombahnen im Kehlkopfmodell bei verschiedenen Formvarianten 113
81. Zrunek, M., Bigenzahn, W., Mayr, W.: Atemsynchrone Stimulation der Glottisöffnermuskulatur bei beidseitigen Rekurrensparesen im Tierversuch 115
82. Sieron, J., Johannsen, H. S.: Das Kontaktgranulom: Symptomatik, Ätiologie, Diagnostik, Therapie 115
83. Müller-Marschhausen, U., Kleinsasser, O.: Kontaktgranulome des Larynx 116
84. Eckel, H. E., Dollinger, K., Feaux de la Croix, G., Reidenbach, H.-D. et al.: Ein Elektro-Hydro-Thermosations-(EHT)-System zur Anwendung in der endolaryngealen und enoralen Chirurgie 117
85. Foth, H.-J., Stasche, N., Mungenast, S., Schirra, F. et al.: Experimentelle Studien zur Stabilität verschiedener Tubusmaterialien gegen differente Laser 118
86. Korves, B., Hermes, H., Kuth, G., Klimek, L.: Temperaturmessungen bei laserchirurgischen Eingriffen im Larynx und Oropharynx 119
87. Kment, G., Aloy, A., Schachner, M., Cancura, W. et al.: Erfahrungen mit der tubuslosen Jet-Ventilation bei laserchirurgischen mikrolaryngealen Eingriffen 120
88. Schafigh, A., Pau, H. W., Arps, H.: Begrenzung des Laserresektates in der Tumorchirurgie. – Morphologische Beurteilungsprobleme, klinische Beobachtungen 121
89. Rau, M., Lierse, W.: Die Angioarchitektur der Prädilektionsareale ischämiebedingter subglottischer Stenosen 121
90. Bujia, J., Pitzke, P., Wilmes, E., Hammer, C.: Immunologisches Verhalten von konservierten menschlichen Trachealtransplantaten: Immunologische Überwachung eines menschlichen Tracheaempfängers 122
91. Küter, St., Bertram, G., Luckhaupt, H., Rose, K.-G.: Ergebnisse chirurgischer Therapie von Trachealstenosen (1985–1990) 124
92. Vortrag ist entfallen
93. Weber, A., Ilberg, C. v., May, A., Spahn, S.: Tracheaquerresektion – Langzeitergebnisse 124

94. Gates, G. A.: A Study of the Vocal Function by Dynamic CT-Scans 125
95. Hagen, R., Haase, A.: Schnelle Bildsequenzen in der Kernspintomographie 125
96. Hagen, R., Haase, A., Matthaei, D., Henrich, D.: Schnelle Bildgebung mit der Kernspintomographie. Schluckakt und Phonation in der schnellen Kernspintomographie 126
97. Herrmann, I. F., Leemhuis, F., Jagt, E. J. v. d., Wolvekamp, W. Th. C.: Videoradiographische Messungen der pharyngealen Phase des Schluckaktes 128

Audiologie, Pädaudiologie

98. Hartwein, J., Schöttke, H., Pau, H.-W.: Untersuchungen zur akustischen Funktion der Ohrmuscheln bei verschiedenen Säugetieren 130
99. Hoth, S., Khoschlessan, D.: Objektivierung der Hörschwelle bei Begutachtungen 130
100. Dronse, R.: Einfluß der Schallrichtung auf die Colliculus-inferior-Antwort bei binaural evozierten Hirnstammpotentialen 131
101. Kränzlein, R., Schubert, U., Müller-Deile, J., Reker, U.: Die Wirkung von Alkohol auf die evozierten Potentiale 132
102. Lütkenhöner, B., Ross, B., Hoke, M.: Signifikanzanalyse auditorisch evozierter Potentiale mit Hilfe des Rayleigh-Tests 133
103. Stecker, M.: Fehldiagnosen durch Verzicht auf Knochenleitungsmessungen bei der BERA 133
104. Welzl-Müller, K., Stephan, K., Kronthaler, M.: Sprachverständlichkeit und Artikulationsindex (AI) – Vergleich unterschiedlicher Modelle zur Berechnung des AI für Schwerhörige 136
105. Preyer, S., Kröber, S., Plinkert, P. K., Gitter, A. A.: Messungen spontaner otoakustischer Emissionen 137
106. Hauser, R., Probst, R.: Der Einfluß des Mittelohrdruckes auf spontane, transitorisch und synchron evozierte otoakustische Emissionen des Menschen 138
107. Beck, A., Maurer, J., Welkoborsky, H.-J., Mann, W.: Veränderungen der otoakustischen Emissionen unter Chemotherapie mit Cisplatin und 5FU 140
108. Böhnke, F., Janssen, Th., Steinhoff, H.-J.: Funktionsdiagnostik der menschlichen Cochlea durch Analyse der otoakustischen Emissionen im Zeit-Frequenz-Bereich 141
109. Vortrag ist entfallen
110. Janssen, Th., Böhnke, F., Steinhoff, H.-J.: Ein Modell zur Simulation der transienten Erregungsverteilung in der Cochlea bei der FAEP-Auslösung 142
111. Vortrag ist entfallen 144
112. Marangos, N., Mausolf, A.: Elektrocochleographische Topodiagnostik familiärer Schwerhörigkeiten 144
113. Brügel, F. J., Schorn, K.: Die Bedeutung der verschiedenen Unbehaglichkeitsschwellen für die Hörgeräteanpassung 145
114. Dieroff, H.-G.: Zum Wert des verhallten Freiburger Sprachtests für die Diagnostik sensorineuraler Hörschäden und für die Hörgeräteanpassung 146
115. Brix, R.: Der Frequenzdiskriminationstest (FD-Test) in der audiologischen Praxis ... 146
116. Matschke, R. G., Stenzel, Chr., Plath, P.: Anatomische und elektrophysiologische Befunde der Hörbahnreifung des Menschen 147
117. Erwig, H., Bauer, H. H.: Pädaudiologische Befunde bei Säuglingen nach Sektio 149
118. Begall, K., Schwetge, H. J., Specht, H. v.: Schwerhörigkeiten bei Frühgeborenen mit intrakraniellen Blutungen 150
119. Wiesner, Th., Röhrs, M.: Kooperation und Koordination bei der Frühdiagnostik hörgeschädigter Kinder zwischen HNO-Poliklinik und phoniatrisch-pädaudiologischer Abteilung 150
120. Wedel, H. v., Wedel, U.-Chr. v., Schauseil-Zipf, U., Herkenrath, P.: Hörscreening-Verfahren bei Risikokindern im Neugeborenen- und Säuglingsalter unter besonderer Berücksichtigung der BERA 151
121. Ross, B., Lütkenhöner, B., Hoke, M.: Eine neue Strategie zur meßtechnischen Erfassung kortikaler auditorisch evozierter Potentiale 153
122. Dieckmann, B., Ross, B., Lütkenhöner, B., Hoke, M.: CERA (Cortical Evoked Response Audiometry) im Säuglingsalter ... 154

Nase, Nasennebenhöhlen

123. Mir-Salim, P. A., Merker, H. J., Rauhut, O.: Elektronenmikroskopische und immunmorphologische Untersuchungen der Basalmembran der menschlichen Nasenschleimhaut 157
124. Riechelmann, H., Krekel, J., Weihe, E., Mann, W.: Immunhistochemischer Nachweis peptiderger Nervenfasern in der Nasenschleimhaut 157

125. Riederer, A., Grevers, G., Trudrung, P.: Neuropeptide in der Nasenschleimhaut von Kaninchen und Mensch – Eine immunhistochemische Untersuchung 158
126. Rasp, G.: Tryptase und ECP – zwei neue Marker nasaler Erkrankungen 159
127. Bachert, C., Behrendt, H., Hauser, U., Prem, B.: Makrophagen und Monozyten bei der allergischen und viralen Rhinitis 160
128. Herberhold, C., Gerken, M.: Magnetstimulation an der Riechbahn 161
129. Mathe, F., Auffermann, H., Gerull, G.: Simultanregistrierung von olfaktorisch evozierten Potentialen und CNV für die objektive Olfaktometrie 162
130. Lenders, H., Pirsig, W.: Akustische Rhinometrie: Kriterien zur Indikationsstellung in der Chirurgie des oberen Respirationstraktes 163
131. Bartsch, M., Spaeth, J., Mösges, R.: Lassen sich die Beschwerden des Rhinitikers mit der Computer-Rhinomanometrie objektivieren? 163
132. Kuth, G., Hermes, H., Krügelstein, U., Schlöndorff, G.: Computertomographische Untersuchungen zur Entwicklung der Nasennebenhöhlen 164
133. Deitmer, Th., Müller, S.: Niederfrequente Luftoszillationen fördern den nasalen Flimmertransport 165
134. Heermann, J.: Pulsschlag in rechter Nase: Kauterisierung der A. ethmoidalis anterior durch den knöchernen Kanal im Siebbein 166
135. Iemma, M., Müller-Forrell, W., Riechelmann, H., Klusemann, H., et al.: Präoperatives Computertomogramm und intraoperativer Befund bei entzündlichen Nasennebenhöhlenerkrankungen 167
136. Linnarz, M., Hopf, J. U. G., Gundlach, P., Scherer, H., et al.: Die Mikroendoskopie der Nase und der paranasalen Sinus mit ultra dünnen Optiken – Indikationen und klinischer Einsatz 167
137. Hilka, M.-B., Laszig, R.: Septumschleimhautplastik nach Lehnhardt zur Dauerdrainage der Keilbeinhöhle 168
138. Godbersen, G. S., Rudert, H., Köllisch, M., Schubert, U.: Die diaphanoskopische Lokalisation der Ausführungsgänge von Stirnhöhle und Kieferhöhle in der modernen Nasennebenhöhlenchirurgie 168
139. Tolsdorff, P.: Endonasale Nasennebenhöhlenchirurgie unter Lupenbrillenkontrolle .. 169
140. Polsak, R., Iemma, M., Welkoborsky, H. J., Mann, W.: Stirnhöhlen- und Siebbeinmukozelen: Endonasaler Zugang oder Operation von außen? 171
141. Luckhaupt, H., Bertram, G.: Ist eine perioperative Antibiotikaprophylaxe in der endonasalen Nasennebenhöhlenchirurgie erforderlich? 171
142. Laubert, A., Weinel, P., Bernhards, J.: Zur Differentialdiagnose der akuten rhinogenen Erblindung im Kindesalter 172

Hauptvortrag I

Schroeder, H.-G.: Traumatologie des Gesichtsschädels 174

Tumoren Larynx-Hypopharynx

143. Lamprecht, J.: Kehlkopfkrebs – Disposition oder Exposition? Anhaltspunkte für die Beurteilung berufsbedingter Kehlkopfkrebse 182
144. Kleemann, D., Meißner, J.: Serumtestosteronuntersuchungen in Beziehung zu tumorbiologischen Daten des Larynxkarzinoms 183
145. Maier, H., Gewelke, U., Dietz, A., Thamm, H. et al.: Inhalative Exposition gegenüber Arbeitsstoffen und Kehlkopfkrebsrisiko .. 184
146. Bockmühl, U., Bockmühl, F., Dominok, G., Dimmer, V. et al.: „Nucleolar Organizer Regions (NORs)" beim Larynxkarzinom 185
147. Kimmich, T., Kleinsasser, O.: Benigne Keratome, eine besondere Form von Stimmlippentumoren 187
148. Kellermann, S., Clasen, B., Steinhoff, H.-J., Schwab, W.: Zur Epidemiologie und Therapie des Larynxkarzinoms in Deutschland – Ein Beitrag aus dem Register der Arbeitsgemeinschaft Klinische Onkologie der Deutschen Gesellschaft für Hals-Nasen-Ohren-Heilkunde, Kopf- und Hals-Chirurgie 187
149. Skotnicka, B., Rogowski, M., Hassmann-Poznanska, E., Oleński, J.: Zur computertomographischen (CT) Diagnostik von Larynxkarzinomen 188
150. Popella, Ch., Glanz, H., Kleinsasser, O.: Prognoserelevanz der pTpN-Klassifikation von Larynxkarzinomen und ihre Bedeutung für die Verbesserung der TN-Klassifikation 188
151. Meyer-Breiting, E., Bettinger, R.: Zur T-Klassifikation supraglottischer Karzinome 189
152. Waldecker-Herrmann, P., Rieden, K., Maier, H.: Staging-Untersuchungen beim Larynx-

karzinom: Ein Methodenvergleich zwischen Laryngoskopie, Larynxtomographie, Computertomographie und Kernspintomographie ... 190
153. Vortrag ist entfallen ... 191
154. Keilmann, A.: Phonationsmechanismen nach Kehlkopfteilresektion und therapeutische Möglichkeiten zur Verbesserung der Phonation ... 191
155. Reinartz, K., Schultz-Coulon, H.-J.: Elektrophysiologisches Vitalitätsmonitoring beim freien Jejunumtransplantat ... 192
156. Straehler-Pohl, H. J., Herberhold, C.: Pharynxrekonstruktion mit gefäßgestieltem pektoralem Faszienlappen ... 193
157. Terrahe, K., Meyer, H. J., Schmidt, W.: Larynxrekonstruktion mit dem mikrovaskulär reanastomosierten Unterarmlappen ... 194
158. Sambataro, G., Guastella, C., Ottaviani, F.: Direkte Rekonstruktion des Hypopharynx nach Pharyngolaryngektomie ... 195
159. Bettinger, R., Roitman, R., Loerz, M., Knecht, R.: Indikation und Stellenwert automatischer Klammernahtgeräte in der Chirurgie des Pharynx ... 196
160. Latkowski, B., Jakubik, C.: Kanülenlose Tracheostomaplastik ... 197

Vestibularis

161. Feldmann, H., Hüttenbrink, K.B., Delank, K.W.: Untersuchungen und neue Erkenntnisse zum Wärmetransport im Felsenbein bei der kalorischen Vestibularisprüfung ... 198
162. Nadjmi, D., Imgart, H., Westhofen, M.: Der Einfluß der Antrotomie auf die thermische Reizung des Labyrinths ... 199
163. Wolf, S.R., Christ, P., Haid, C.T.: Neue Freiheitsgrade in der neurootologischen Diagnostik: „Telemetrie-ENG" – Grundlagen und erste klinische Erfahrungen ... 200
164. Clarke, A.H., Teiwes, W., Scherer, H.: Die Dreidimensionalität des vestibulookulären Reflexes – dargestellt anhand des kalorischen und Lagerungsnystagmus ... 201
165. Westhofen, M.: Die Neuronopathia utriculosaccularis – eine unterschätzte klinische Entität ... 202
166. Bach-Quang, M., Denß, W., Blessing, R.E., Wustrow, J.: Die Augenrotation durch Otolithenreiz – ein wichtiges Meßverfahren beim Schwindel unklarer Genese ... 203
167. Hamann, K.-F., Krausen, Ch.: Zur Natur des Vibrationsnystagmus ... 204
168. Eichhorn, Th.: Zur Frage der Aussagekraft eines vestibulären Rekruitments ... 205
169. Engelke, J.C., Westhofen, M.: Die klinische Bewertung des pathologischen Spontannystagmus bei der Differenzierung des otogenen Schwindels ... 206
170. Helling, K., Westhofen, M.: Spezielle Drehpendelverfahren zur klinischen Beurteilung der vestibulären Kompensation ... 207
171. Mahlstedt, K., Westhofen, M., König, R.: Funktionelle Kopfgelenksstörungen – Ursache oder Folge einer Vestibularisaffektion ... 207
172. Aust, G., Homayoun, Y., Krzok, W.: Vestibulospinale Befunde bei hörbehinderten und normalhörenden Kindern. Eine posturographische Studie ... 208
173. Krug, S., Reichert, R., Pittasch, D., Roloff, M., Bauer, F., König, E.: Neurootologische Untersuchungen nach Kleinhirnbrückenwinkel-Tumoroperation ... 209
174. Hahn, A., Claussen, C.-F., Schneider, D., Kolchev, Ch.: Brain-Mapping-Befunde bei Patienten mit zentralen Gleichgewichtsfunktionsstörungen ... 209
175. Claussen, C.-F., Claussen, E., Bertora, O.G., Bergmann, J.: Über den Einsatz der transkraniellen Dopplersonographie bei Vertigopatienten ... 210
176. Gunkel, A., Neiss, W.F., Stennert, E., Guntinas Lichius, O.: Zur Neurobiologie der Hypoglossus-Fazialis-Anastomose im Tiermodell ... 212
177. Stoll, W.: Die Nasenchirurgie mit der offenen Septorhinoplastik – Ein Fünfjahresbericht ... 212
178. Vortrag ist entfallen ... 213
179. Vortrag ist entfallen ... 213
180. Krisch, A.: Stellenwert der Z-Plastik und ihrer Modifikationen in der Plastischen Chirurgie des Gesichtes und Halses ... 213
181. Geyer, G., Helms, J.: Die Rekonstruktion von Schädeldefekten mit einem Knochenersatzmaterial auf Glasionomerbasis ... 214
182. Werner, J.A., Rudert, H., Lippert, B.M., Wustrow, J.: Die Nd:YAG-Laserlichtbehandlung – ein ausgezeichnetes Therapieverfahren bei kavernösen Hämangiomen . 216
183. Schultz-Coulon, H.-J.: Plastisch-chirurgische Behandlung der Akne comedonica der Ohrmuschel ... 217
184. Kásler, M., Rácz, T., Piffkó, J.: Über die Rekonstruktion der Hinterwand von Naso-, Meso- und Hypopharynx ... 217

185. Mees, K., Kastenbauer, E.: Faziale und zervikale Defektrekonstruktion – aktuelle Aspekte zur Transplantation und Implantation ... 217
186. Diehl, G. E., Mees, K., Kastenbauer, E.: Zur Rekonstruktion von ausgedehnten Unterlippen-Kinn-Defekten ... 219
187. Meyer, H.-J., Terrahe, K., Schmidt, W.: Anwendungsmöglichkeiten des Latissimus-dorsi-Lappens, gefäßgestielt und mikrovaskulär reanastomosiert ... 220
188. Kau, R. T., Horlitz, S.: Ergebnisse der epithetischen Versorgung mit kaltpolymerisierendem Silikonkautschuk ... 221
189. Keerl, R., Draf, W.: Operative Zugänge in der periorbitalen Chirurgie ... 222
190. Ross, U. H., Zenner, H. P.: Zur In-vitro-Herstellung eines lebenden Hautersatzes ... 223
191. Siegert, R., Weerda, H., Hoffmann, S., Mohadjer, C.: Klinische und experimentelle Untersuchungen zur intermittierenden, intraoperativen Kurzzeitexpansion ... 223

Hauptthema II: Chirurgie der Haut im Kopf-Hals-Bereich

Teil I: Tumoren der Gesichtshaut

192. Bork, K.: Differentialdiagnose und Operationsindikation aus dermatologischer Sicht 225
193. Schneider, H.-M.: Die morphologische Heterogenität der Basaliome und deren Bedeutung für die Therapie ... 225
194. Beigel, A.: Onkochirurgische Behandlungsprinzipien beim Basaliom ... 226
195. Weerda, H.: Therapiekonzept und Möglichkeiten der plastischen Defektrekonstruktion beim Spinaliom der Lippen ... 227
196. Nordström, R.: Der Gewebeexpander. Neue Möglichkeiten der Defektrekonstruktion im Kopf-Hals-Bereich ... 228
197. Draf, W.: Stellenwert und Langzeitergebnisse verschiedener Rekonstruktionstechniken 228
198. Wilmes, E., Landthaler, M., Schubert-Fritschle, G.: Empfehlungen zur Therapie des malignen Melanoms im Kopf-Hals-Bereich 229

Mittelohr I

199. Rauchfuss, A., Hildmann, H., Gundlach, K., Kehrl, W.: Mißbildungen der Otobasis. Tierexperimentelle Untersuchungen bei induzierten Mißbildungen ... 231
200. Bernal-Sprekelsen, M., Borkowski, G., Hildmann, H.: Beobachtungen zur Entwicklung der Belüftung der Pauke in embryonalen Felsenbeinen ... 232
201. Hövelmann, B., Rauchfuss, A.: Histologische Untersuchungen zur Pneumatisationshemmung des Warzenfortsatzes ... 233
202. Meester, C. de: Postoperative Ergebnisse nach Korrektur von Mittelohrfehlbildungen ... 234
203. Wengen, D. F. à: Oberflächenanästhesie des Trommelfells mit Lidocain-10%-DMSO: Klinische Erfahrungen ... 235
204. Schilling, V., Negri, B., Bujía, J., Schulz, P. et al.: Die mögliche Rolle von Interleukin-1α und Interleukin-1β in der Pathogenese des Mittelohrcholesteatomes ... 236
205. Negri, B., Bujía, J., Schilling, V., Schulz, P.: Immunhistochemische Untersuchungen an infiltrierenden Makrophagen im Stroma des Cholesteatoms ... 237
206. Stremlau, A., Hoppe, F.: Korrelation zwischen Aggressivität eines Cholesteatoms und DNA-Gehalt in Matrix und Perimatrix 239
207. Hoppe, F., Stremlau, A.: Die Bedeutung des lymphomonozytären Infiltrates der Cholesteatomperimatrix für die Knochenresorption ... 240
208. Raquet, F., Klusemann, H., Mann, W.: Cholesterin-Granulome des Mittelohres ... 240
209. Schrader, M.: Histologische und immunhistologische Befunde an Granulomen nach Stapesplastik ... 241
210. Schöttke, H., Hartwein, J., Pau, H.-W.: Einfluß unterschiedlicher Transplantatmaterialien bei der Tympanoplastik Typ I auf das Reflexionsverhalten des Trommelfell-Gehörknöchelchen-Apparates (TGA) ... 242
211. Tebbe, J., Prochaska, J.: Knorpelcolumellaplastik in Treppenform mit „Annulus-Columella-Brückenpfeiler" – ein solides Verfahren ... 243
212. Giannakopoulos, N., Milewski, Ch.: Ergebnisse nach Tympanoplastik bei entzündeten Ohren ... 243

Hauptvortrag II

Wey, W., Arnoux, A.: Persönliche Erfahrungen bei der Behandlung von Schilddrüsenkarzinomen über 15 Jahre ... 245

Tumoren

213. Welkoborsky, H.-J., Mann, W., Roy, C.: Zytomorphologische und zytometrische Untersuchungen von Plattenepithelkarzinomen und Lymphknotenmetastasen 251
214. Quade, R.: Enzymmessungen an Gewebshomogenaten von Oropharynxkarzinomen, Tonsillen und normaler Schleimhaut 252
215. Wustrow, T. P. U., Issing, W. J.: Steigerung der antigenspezifischen Antikörperproduktion in vitro durch Interleukin 2 253
216. Kautzky, M., Schenk, P.: Ultrastrukturelle Morphologie des Merkelzellentumors der Kopf-Hals-Region 254
217. Wustrow, J., Werner, J. A., Schmidt, D.: Maligne Schwannome im Kopf-Hals-Bereich . 255
218. Weber, B.-P., Kempf, H.-G., Kaiserling, E.: Das maligne fibröse Histiozytom im Kopf-Hals-Bereich – Klinik und Therapie 256
219. Glaß, W. v., Stenglein, C., Goertzen, W., Wigand, M. E.: Behandlungsergebnisse bei Glomustumoren des Schläfenbeins 256
220. Lenarz, T., Sachsenheimer, W.: Intraoperatives Monitoring bei Eingriffen im inneren Gehörgang und im Kleinhirnbrückenwinkel 258
221. Schreiner, M., Wilmes, E., Zwicknagel, M.: Diagnose der Wegener-Granulomatose – Biopsie oder ACPA-Titer? 259
222. Wollenberg, B., Wilmes, E.: Über die mögliche Bedeutung epithelialer Zellen im Knochenmark bei Patienten mit Karzinomen des Kopf-Hals-Bereiches 259
223. Schlöndorff, G., Ammon, J., Hermes, H., Bartsch, M. et al.: Computerunterstützte Positionierung für das Nachladeverfahren mit Iridium-192 260
224. Bertram, G., Lachmann, J., Siranli, K., Luckhaupt, H.: Individuelle Applikatorenanfertigung für die gezielte reproduzierbare Brachytherapie im Kopf-Hals-Bereich 261
225. Radke, Ch., Brust, V., Scherer, H.: Endosonographisch kontrollierte Applikation von Afterloading-Sonden bei der Nahfeldstrahlentherapie inoperabler Tonsillenkarzinome 261
226. Schinkel, K. D., Jahnke, K., Fladrich, G., Busch, M.: Ergebnisse der palliativen High-Dose-Rate-Brachytherapie mit Iridium-192 bei Tumorrezidiven des Nasopharynx 262
227. Manni, J. J., Hoogen, F. van den: Die supraomohyoidale Lymphknotenausräumung mit Schnellschnittuntersuchung: Ihr Wert für das Staging des klinischen No-Plattenepithelkarzinoms der Mundhöhle 264

Hauptthema II: Chirurgie der Haut im Kopf-Hals-Bereich

Fortsetzung Teil I: Tumoren der Gesichtshaut

228. Feyh, J., Goetz, A., Königsberger, R., Kastenbauer, E.: Photodynamische Lasertherapie bei malignen Hautgeschwülsten des Gesichtsbereiches 265
229. Landthaler, M.: Lasertherapie von angiomatösen Veränderungen im Kopf-Hals-Bereich 265
230. Staindl, O.: Operative Therapie der Säuglingshämangiome 268

Teil II: Die alternde Gesichtshaut

231. Haas, E.: Facelifting – eine ärztliche Aufgabe? 269
232. Walter, C.: Gesichtshautstraffung – Gesamtkonzept und Technik 270
233. Nagel, F.: Blepharoplastik und Augenbrauenlifting 270
234. Münker, R.: Adjuvante Behandlungsmethoden (Fettabsaugung, Kollageninjektion, Dermabrasio, chemisches Peeling) – Eine kritische Betrachtung zu Technik und Ergebnis 270

Mittelohr II

235. Steinbach, E.: Zur Einlage eines Tubenimplantates bei Belüftungsstörungen des Mittelohres 271
236. Hüttenbrink, K.-B.: Zur Gefahr des Perilymphlecks im Ligamentum anulare bei Präparationen am mobilen Steigbügel 272
237. Leitner, H., Pau, H. W., Hartwein, J.: Bohrer-Berührung des Trommelfells bei Ohroperationen – Möglichkeit der Innenohrschädigung? 273
238. Hörmann, K., Schröder, S.: Biokompatibilität von Polysulfon-Kohlenstoff-Prothesen – auto- und homologe Gehörknöchelchen 274
239. Bernecker, F., Hörmann, K., Donath, K.: Tierexperimentelle Untersuchung zur Biokompatibilität von Feinkorngraphit als alloplastischer Gehörknöchelchenersatz 275
240. Mertens, J., Kränzlein, R.: Früh- und Spätergebnisse nach Radikalhöhlenverödung mit körpereigenem Material 275
241. Shahab, R., Berghaus, A.: Die Obliteration des Warzenfortsatzes zur Verkürzung der Wundheilung nach frühkindlicher Mastoidektomie – ein methodischer Vergleich ... 276

242. Elies, W.: Erfahrungen mit Gyrasehemmern in Gehörgangstamponaden nach mikrootochirurgischen Eingriffen 278
243. Jovanovic, S., Berghaus, A., Schönfeld, U., Scherer, H.: Bedeutung experimentell gewonnener Daten für den klinischen Einsatz verschiedener Laser in der Stapeschirurgie 278
244. Hommerich, Ch. P., Hessel, St.: Untersuchungen mit dem Holmium: YAG Laser an Amboß und Steigbügel 280
245. Pfalz, R., Lindenberger, M., Hibst, R.: Mechanische und thermische Nebenwirkungen des Argon-Lasers in der Mittelohrchirurgie (in vitro) 281
246. Fürst, G., Mann, W.: Symptome, Diagnostik und Therapie bei der Thrombose des Sinus sigmoideus 282

Tonsillen

247. Strauss, P., Gerhardts, B., Pult, P., Radermacher, W. et al.: Tonsillektomie in Intubationsnarkose – Einfluß der zusätzlichen örtlichen Betäubung 283
248. Eistert, B., Kirchmaier, C.: Thrombozytenfunktionsstörungen als Ursache für Nachblutungen nach Tonsillektomie 283
249. Müller, R., Wichmann, G., Aßmus, P.: Serum- und Gewebespiegel bei der chronischen Tonsillitis nach oraler Gabe von 300 mg Sobelin 284
250. Vortrag ist entfallen 285
251. Krekel, J., Weihe, E., Bumb, P., Riechelmann, H., Mann, W.: Neuroimmune Kontakte in der Tonsilla palatina des Menschen 285
252. Kurt, P., Laubenthal, L., Federspil, P.: Die Tonsillektomie: Indikationen und Komplikationen 286

Varia

253. Koch, A., Gabel, P., Federspil, P.: HNO-Erkrankungen bei Ullrich-Turner-Syndrom .. 288
254. Knöffler, A., Michel, O.: Das Cornelia-de-Lange-Syndrom aus der Sicht des HNO-Arztes 289
255. Lang, B., Silberzahn, J.: Das hereditäre angioneurotische Ödem in der HNO-Heilkunde am Beispiel einer betroffenen Familie . 289
256. Philipp, A., Laszig, R., Werner, M.: Das Rosai-Dorfman-Syndrom – Zur Differentialdiagnose der Lymphknotenschwellungen . 290
257. Schreiber, J., Bumb, P., Mann, W.: Parotideale Lymphadenitis – Symptom einer Neuritis des Nervus facialis bei Borreliose 291
258. Heller, U., Sprotte, G.: Chronischer Gesichtsschmerz als Folge einer Immunopathie 292
259. Enzmann, H.: Intraoperativer Operationsschutz: Clove Control 292
260. Mertens, M., Meyer-Breiting, E.: Zur klinischen Anwendbarkeit humanen Kollagenvlieses 293

Hauptthema III
Tag der Praxis
Schwerpunkte der Hals-Nasen-Ohren-Heilkunde im Kindesalter

261. Sadé, J., Luntz, M.: Die sekretorische Otitis media 294
262. Gates, G. A.: Sinusitis im Kindesalter 294
263. Mayer-Brix, J., Kappe, T., Penzel, T.: Sind Schnarchen und schlafbezogene Atmungsstörungen eine relevante Indikation zur Adeno-Tonsillektomie? 294
264. Rieger, C.: Allergische Manifestationen des Hals-Nasen-Ohren-Bereiches im Kindesalter 295

Hauptvortrag III

265. Schultz-Coulon, H.-J.: Kanülenkinder und laryngotracheale Stenosen 296

Podiumsgespräch

Indikationen und Kontraindikationen zur Adenektomie und Adeno-Tonsillektomie bei Kindern

Teilnehmer: Cauwenberge, P. van, Gent; Gates, G. A., St. Louis; Mayer-Brix, J., Marburg; Rieger, C., Marburg; Sadé, J., Tel Aviv; Stehr, K., Erlangen
Moderator: Wigand, M. E., Erlangen

Videopräsentation I

266. Höhmann, D.: Technik der Saccotomie mit intraoperativem ECochG-Monitoring 307
267. Péré, P., Schmitz, K., Müller, R.: Knorpeltympanoplastik: eine dauerhafte und funktionelle Lösung für die Mittelohrrekonstruktion nach der Behandlung von Ventilationsstörungen 307
268. Jahnke, K.: Kettenrekonstruktion mit weiterentwickelten Keramik-Implantaten 307

269. Jansen, C.: Tympanoprothese: Neue Technik der Schalleitungsrekonstruktion 307
270. Geyer, G., Müller, J.: Die Verwendung von Glasionomerzement in der rekonstruktiven Mittelohrchirurgie 307
271. Hopf, J. U. G., Linnarz, M., Gundlach, P., Scherer, H., et al.: Die Mikroendoskopie der Eustachischen Röhre und des Mittelohres 308
272. Pau, H.-W., Engelke, J. Ch.: Die Mikroendoskopie der Eustachischen Röhre und des Mittelohres 308
273. Federspil, P., Kurt, P., Koch, A.: Das knochenverankerte Hörgerät – Eine neue Art der Hörgeräteversorgung 308

Videopräsentation II

274. Moser, L.: Die Einstellung der dynamischen Parameter AGC und PC eines Hörgerätes 310
275. Christ, P., Wolf, St. R., Haid, C.-T.: „Telemetrische" Elektronystagmographie. – Erweiterung des diagnostischen Spektrums bei Schwindel und Gleichgewichtsstörungen .. 310
276. Blessing, R., Denß, W., Ahrens, K.-H.: Die Video-Leuchtbrille – Eine neue Methode zur Nystagmus-Dokumentation und objektiver Messung der Otolithenfunktion 310
277. Schröder, M., Sauer, A.: Die Hypoglossus-Fazialis-Anastomose 310
278. Löhle, E., Pedersen, P., Deuschl, G., Heinen, F.: Neue Therapiemöglichkeiten mit Botulinus-Toxin bei spasmodischer Dysphonie und palatinalen Myoklonus 310

Videopräsentation III

279. Walger, M., Gubitz, J., Wedel, H. v., Stennert, E.: 3D-Rekonstruktion und morphometrische Analysen des menschlichen Felsenbeins 311
280. Schmelzer, B., Waelkens, B., Cauwenberge, P. van, Mösges, R.: Computergesteuerte Videomontagen zur Operationsvorbereitung bei plastischen Kopf- und Halseingriffen . 311
281. Peter, K.-D., Richter, W., Keusgen, R.: Die klinische Untersuchung bei den Verletzungen des Gesichtsschädels 311
282. Walter, C.: Die Korrektur der Spannungsnase 312
283. Gundlach, P., Hopf, J. U. G., Linnarz, M., Leege, N., et al.: Die endoskopisch kontrollierte Laser-Lithotripsie von Speicheldrüsensteinen 312
284. Waitz, G., Nitsche, N., Iro, H.: Die extrakorporale Stoßwellenlithotripsie von Speichelsteinen 312

Videopräsentation IV

285. Christoph, B., Thal, W., Röse, W.: Kongenitaler Stridor 313
286. Wendler, J.: Untersuchung des Kehlkopfes 313
287. Hagen, R.: Laryngoplastik: Stimmrehabilitation nach Laryngektomie mit dem Unterarmlappen 313
288. Vortrag ist entfallen 313
289. Weerda, H., Ahrens, K.-H.: Endoskopische, laserchirurgische Schwellenspaltung beim Zenker-Divertikel über ein neu entwickeltes Spreizdivertikuloskop 313
290. Mozolewski, E., Jach, K., Tarnowska, C., Ziętek, E.: Pathologische ösophageale Eruktation 314

Videopräsentation V

291. Richter, W., Keusgen, R., Peter, K.-D.: Die Überbrückungs- und Kompressionsosteosynthese am Unterkiefer bei Oropharynxmalignomen 315
292. Brunner, F. X., Eckstein, M., Hagen, R., Schwab, U.: Unterkieferosteotomie und -osteosynthese in der zervikofazialen Tumorchirurgie 315
293. Sander, M., Siegert, R., Ahrens, K.-H.: Krankengymnastische Behandlung myofazialer Schmerzen und Funktionsstörungen 315

Videopräsentation VI

294. Mlynski, G. et al.: Strömungsuntersuchungen im Nasenmodell 316
295. Müller, J. M., Brunner, F. X.: HNO-ärztliche Allergiediagnostik – Hauttestungen – Durchführung und klinische Relevanz 316
296. Rettinger, G., Gjuric, M.: Der temporäre Schleimhaut-Knochendeckel im unteren Nasengang – Ein schonender Zugang zur endonasalen Entfernung von Kieferhöhlenzysten 316
297. Wigand, M. E., Wolf, St. R.: Endoskopische Chirurgie der Nasennebenhöhlen. Revisionsoperationen nach vorangegangener Ethmoidektomie. 3 Fallberichte 316
298. Draf, W., Liebetrau, R.: Die endonasale mikroendoskopische Stirnhöhlenoperation .. 316

299. Berghaus, A.: „Midfacial Degloving“: Operative Technik und Indikationen 316
300. Keusgen, R., Richter, W.: Die Titan-Brücken-Implantate bei den knöchernen Verletzungen des Mittelgesichtes 317

Posterausstellung

301. Rudert, H., Werner, J. A., Schünke, M.: Gibt es eine submuköse Lymphbahnbarriere zwischen dem laryngealen und trachealen Lymphgefäßsystem? 318
302. Günther, E., Pfeifer, U.: Extramedulläres Plasmozytom in Larynx und Lunge bei AIDS 318
303. Gewelke, U., Dietz, A., Maier, H., Heller, W.-D.: Kehlkopfkrebs – eine Erkrankung der unteren sozialen Schichten? 318
304. Golabek, W., Smajkiewicz, L., Rakowski, P.: Diagnosis of Parapharyngeal Tumours 318
305. Ihrler, St., Grevers, G., Riederer, A., Vogl, Th.: Ausgedehnte Dermoidzyste des Mundbodens – ein Fallbericht 319
306. Riederer, A., Grevers, G., Trudrung, P.: Verteilungsmuster von vasoaktivem intestinalem Peptid (VIP) in der Ohrspeicheldrüse des Kaninchens und des Menschen: erste Ergebnisse 319
307. Tasman, A.-J., Heppt, W.: Retrotonsillarabszeß: Diagnostik durch flexible Endosonographie 319
308. Strijbos, M. H. W., Manni, J. J., Vos, P. J. E., Folgering, H. T. M.: Langzeitergebnisse der Uvulopalatopharyngoplastik beim Schnarchen oder obstruktiven Schlaf-Apnoe-Syndrom 319
309. Gavalas, G., Chatzimanolis, E., Dokianakis, G.: Modifizierte mittlere Oberkieferresektion: Eine neue Methode für die Abtragung der invertierten Papillome der Nase und ihrer Nebenhöhlen 319
310. Hoppe, F., Brunner, F. X., Hagen, R., Schwab, U.: Das nasale Gliom und andere seltene Fehlbildungen der äußeren und inneren Nase – Diagnostik, Therapie und Ergebnisse 320
311. Steps, J., Seyfarth, M., Schulze, H.-A.: Untersuchungen zur lokalen Abwehrleistung der Nasenschleimhäute bei extrem staubexponierten Werktätigen 320
312. Hosemann, W., Gross, R., Röckelein, G., Wigand, M. E.: Anatomische Untersuchungen zur endonasalen Eröffnung der Keilbeinhöhle 320
313. Neuman, T.-A., Schrader, M.: Blitzschlagverletzungen des Ohres 320
314. Reck, R., Aurbach, G., Vizethum, F.: Ceravital-AI 203-Compound-Gehörknöchelprothesen: Experimentelle und klinische Untersuchungen 320
315. Lange, G.: Die intratympanale Gentamycintherapie der Menière-Krankheit 321
316. Wei, N.-R., Helms, J., Giebel, W.: Immunhistochemie am Ganglion scarpae und anderen Innenohrgeweben von Menière-Patienten 321
317. Michel, O., Matthias, R.: Systematik und Symptomatik des angeborenen Liquordrucklabyrinthes 321
318. Reuter, G., Gitter, A. H., Zimmermann, U., Zenner, H. P.: Zellpotential und Kalziumkonzentration von inneren Haarzellen der Meerschweinchencochlea in vitro 321
319. Gitter, A. H., Melichar, I., Ptok, M.: Kultivierung lebender Marginalzellen der Stria vascularis 322
320. Stenglein, C., Cidlinsky, K., Glaß, W. v., Haid, C.-T.: Raumforderung im inneren Gehörgang: Arachnoidales Granulationsgewebe oder Akustikusneurinom? 322
321. Pitzke, P., Reiman, V., Bujía, J., Wilmes, E. et al.: Schnell durchführbarer Gütetest bei Knorpeltransplantaten 322
322. Iványi, E., Kásler, M.: Die Behandlung des Rhinophyms mit CO_2-Laser 322
323. Bootz, F., Lenarz, Th.: Möglichkeiten der Rekonstruktion im Kopf-Hals-Bereich mit Hilfe des freien Latissimus-dorsi-Lappens 322
324. Schmidbauer, R., Riederer, A., Zietz, Ch.: HIV-Infektion: Morphologische Befunde im Kopf-Hals-Bereich 323
325. Suttner, H.-J., Heppt, W.: Mittelgesichtsosteom – Eine seltene Lokalisation 323
326. Schneider, D., Claussen, C.-F., Hahn, A., Helms, J.: Über die Vordiagnose „Hörsturz“ bei Patienten mit otoneurochirurgisch verifizierten Akustikustumoren 323
327. Müller, W., Rasp, G.: Ein Streifentest zur Allergiediagnostik im Vergleich 324
328. Claussen, C.-F., Schneider, D., Hahn, A., Fraaß, U.: Traumatische Geruchsstörungen im Scheibenolfaktogramm 324
329. Remenár, E., Iványi, E., Marton, P., Bánhidy, F.: Oto- und neurotoxische Nebenwirkungen der Cisplatin-Chemotherapie 324
330. Spaeth, J., Lamprecht, J., Mösges, R., Bartsch, M. et al.: Erste klinische Anwendung des niedrig dosierten Antihistaminikums Mizolastine 324

331. Fischer, M., Knauer, S., Petzoldt, D., Sonntag, H. G.: Überprüfung eines Filtersystems auf seine Adsorptionsfähigkeit für luftgetragene Allergene 325
332. Herold-Mende, Ch., Schuhmann, A., Udvarhelyi, N., Bosch, F. X.: Zytoskelett-Genexpression in Karzinomen und benachbarten Epithelien 325
333. Louverdis, D., Christidis, K., Dokianakis, G.: Dreifache, gleichzeitige Lokalisation des Glomustumors im Hals-Nasen-Ohren-Bereich 325
334. Roos, U.-M., Kempf, H.-G.: Schmerztherapiekonzept bei Patienten mit Malignomen im Kopf-Hals-Bereich 325
335. Schwetschke, O., Born, I., Heppt, W.: Leiomyosarkom von Mundboden und Oropharynx: Charakteristische Befunde verschiedener bildgebender Verfahren 325
336. Klimek, L., Bartsch, M., Lamprecht, J.: Identifikation und Entfernung orbitaler Fremdkörper mit dem CAS-(Computer-Assisted-Surgery-)System 326
337. Loysa, R., Wronski, Th., Fichtner, D., Arnold, M. et al.: Ein neues Überwachungsgerät für Trachealkanülenträger und Patienten in Narkose unter Spontanatmung in Streichholzschachtelformat 326
338. Kempf, H.-G., Roller, R., Mühlbradt, L.: Über die Beziehung von Innenohrstörungen und Kiefergelenkserkrankungen 326

Verzeichnis der Vorträge 327

Um den Umfang des Verhandlungsberichtes nicht zu groß werden zu lassen, mußte auf Literaturangaben nach den einzelnen Beiträgen verzichtet werden. Sie stehen bei den Autoren zur Verfügung. Anfragen kann der Schriftleiter weitergeben.

Aus dem gleichen Grund konnten nicht alle Diskussionsbemerkungen abgedruckt werden, insbesondere dann, wenn Anfragen unbeantwortet blieben oder die Bemerkung keine wesentliche Ergänzung oder Kontroverse darstellte.

Bei der redaktionellen Bearbeitung des Verhandlungsberichtes hat Prof. Dr. K. Dietzel (Rostock) den Schriftleiter dankenswerterweise unterstützt.

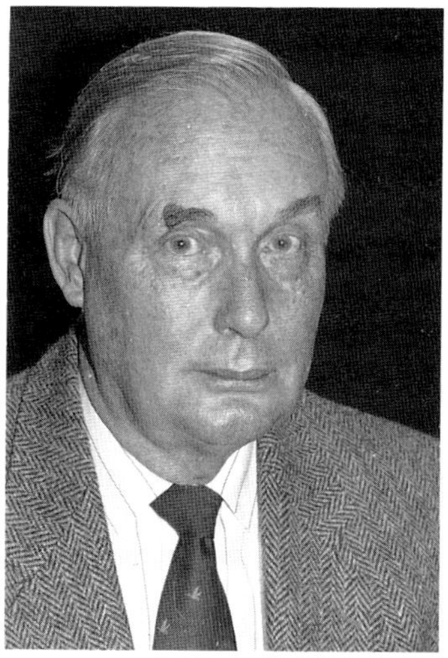

Ansprache des Präsidenten der Deutschen Gesellschaft für Hals-Nasen-Ohren-Heilkunde, Kopf- und Hals-Chirurgie, Prof. Dr. O. Kleinsasser, zur Eröffnung der 62. Jahresversammlung der Gesellschaft am 11. 5. 1991 in Aachen

Meine sehr verehrten Damen und Herren,

es ist ein besonderer Vorzug, den der jeweilige Präsident genießt, aus seiner Sicht den gegenwärtigen Stand unseres Faches Hals-Nasen-Ohren-Heilkunde, Kopf- und Hals-Chirurgie darzustellen und zu versuchen, weitere Entwicklungen vorherzusagen.

In diesen Jahren häufen sich die hundertsten Jahrestage der Gründung der ersten kleinen Abteilungen für Ohren- und Halskranke, aus denen unsere Hals-Nasen-Ohrenkliniken entstanden sind. Wohl ein halbes Jahrhundert lang galt unser Fach mit Recht als kleines Spezialfach, klein im Vergleich mit den traditionellen Mutterfächern Innere Medizin und Chirurgie. Die geradezu explosive weitere Entwicklung der Hals-Nasen-Ohren-Heilkunde in der zweiten Hälfte dieses Jahrhunderts haben ja viele von uns als Zeitzeugen oder Mitwirkende erlebt. Im Kreis der chirurgischen Spezialfächer zählen wir längst zu den Großen unter den vielen Kleinen. Unser Fach umfaßt heute ein faszinierendes Spektrum an Eingriffen, von der Mikrochirurgie aller von uns betreuten Organe über die endoskopische Chirurgie, die moderne Traumatologie, die plastisch-rekonstruktiven Eingriffe bis hin zu den großen Tumoroperationen am Hals, der Schädelbasis und am Gesicht.

Auch in der diagnostisch-konservativen Hälfte unseres Faches sind, dank moderner Techniken, der Biochemie und der Elektronik, vor allem neuer Ideen, geradezu unglaubliche Fortschritte der Forschung, in der Physiologie und Pathologie des Hör- und Gleichgewichtsapparates erzielt worden, die, in die funktionsdiagnostische Praxis umgesetzt, es uns erlauben, z. B. routinemäßig akustisch evozierte Potentiale zu messen oder Cochlear Implants einzusetzen.

Gleichzeitig unterliegt unser Patientengut einem anhaltenden Wandel: galten wir früher als ein Fach, in dem Entzündungskrankheiten dominierten, so bevölkern heute Kranke mit malignen Tumoren oft ganze Stationen. Traumatologische und plastisch chirurgische Eingriffe sind immer häufiger auszuführen. Auch Krankheitsbilder wandeln sich: dem Mucoserotympanon begegnen wir heute fast täglich, die früher so häufige Mastoiditis ist hingegen fast verschwunden.

Wir können eigentlich sehr zufrieden sein mit dem Stand der Entwicklung unseres Faches. Eine Entwicklung, die wir der Forschungstätigkeit, dem Einfallsreichtum und der zähen Pionierarbeit von Generationen von Hals-Nasen-Ohren-Ärzten zu verdanken haben.

Nehmen Sie bitte diese von Stolz nicht freie Selbstdarstellung aber mehr für den Versuch einer Captatio benevolentiae, bevor ich über die oft weniger erfreulichen Dinge im Inneren unseres Faches berichte.

Beginnen wir mit der *Ausbildung unserer Medizinstudenten* in Hals-Nasen-Ohren-Heilkunde: Viele von uns kennen die noch gar nicht lange zurückliegende Zeit, als es für einen Hochschullehrer manchmal Überwindung kostete, einen Hörsaal zu betreten, die Zeit der Bundesassistentenkonferenz, der immerwährenden Diskussion und der Versuche, unsere Kliniken in kleinste Abteilungen zu zersplittern. Wie sehr hat sich das Bild geändert: Die Hörsäle sind übervoll, aber in diesen sitzen nun freundliche, lernbegierige, fleißige und motivierte Studenten, mit denen es geradezu ein Vergnügen ist, zu arbeiten.

Man wirft unseren Medizinstudenten nun leider vor, sie seien praxisfern und schlecht ausgebildet. Man sollte aber auch einmal bedenken, daß ein frisch approbierter Arzt noch nicht die Kenntnisse eines alterfahrenen Praktikers erworben haben kann, der seinerseits vermutlich längst die theoretischen Grundlagen zum größeren Teil vergessen hat.

Eine gute theoretische Ausbildung ist aber nicht ersetzbar, denn was Hänschen nicht lernt, lernt Hans nimmer mehr und praktische Kenntnisse wird ein Arzt noch sein Leben lang erwerben. Abgesehen von einem rudimentären Spiegel- und Propaedeutikkurs sind aber tatsächlich bisher nur 24 Ausbildungsstunden im Medizinstudium der Hals-Nasen-Ohren-Heilkunde gewidmet. Wenn der Student im praktischen Jahr und später der Arzt im Praktikum nicht in einer HNO-Abteilung arbeitet, wird er bei Beendigung seiner Ausbildung zumindest in Hals-Nasen-Ohren-Heilkunde wirklich nur unzureichend ausgebildet sein, wenn er sein vorläufiges Lernziel ‚Praktischer Arzt' erreicht hat. Geprüft wird unser Fach ja auch nur marginal.

Wir müssen daher darauf drängen, daß das *Medizinstudium* wieder einmal entrümpelt wird und unser Fach, das in der Praxis von so großer Bedeutung ist, adäquat unterrichtet und geprüft werden darf. Nachdem ja nun schon das *praktische Jahr* in das Studium eingeführt wurde, das frühzeitig, vielleicht vorzeitig, nur in Einzelfächern praktische Erfahrungen vermitteln soll, müssen die jungen Ärzte nun weitere 18 Monate als *Arzt im Praktikum* absolvieren. Diese Idee wäre gut, wenn der junge Arzt nun auch von Klinik zu Klinik rotierend erste praktische Erfahrungen in allen Hauptfächern – und dazu zähle ich die Hals-Nasen-Ohren-Heilkunde – gewinnen könnte.

Statt dessen findet keine Rotation statt, man kann die AiP-Zeit zur Gänze in einem theoretischen Institut verbringen, und der AiP dient als unterbezahlter Assistent. Diese groben Fehler unseres Ausbildungssystems, die sich nur negativ auf unser Fach auswirken, darf man allerdings nicht unseren jungen Kollegen anlasten, sondern sie gehen zu Lasten der Konstrukteure der Studienpläne, der Funktionäre und der Politiker, also eben jener, die die Ergebnisse dieser Mißstände am lautesten beklagen.

Mit dem Wachstum unseres Faches ist eine *Weiterbildungszeit* von nun 4 Jahren bis zum Gebietsarzt für Hals-Nasen-Ohren-Heilkunde längst unzureichend geworden. Wie soll man auch in nur 4 Jahren Erfahrungen in allen Teilgebieten gewinnen, denken Sie nur an Audiologie, Pädaudiologie, Otoneurologie, Allergologie, Endoskopie, pädiatrische Hals-Nasen-Ohren-Heilkunde, Sonographie, Röntgendiagnostik, Stimm- und Sprachheilkunde, Hals-Nasen-Ohren-Chirurgie und plastische Operationen. Leider bedeutet jede Verlängerung der Weiterbildungszeit auch eine Verminderung des ohnehin sehr geringen Angebotes an Weiterbildungsstellen und dies in einem Fach mit ohnehin notorisch geringem Zuwachs an neuen Fachärzten. Es ist für einen Klinikleiter deprimierend, wenn er unter durchschnittlich 50 netten, jungen Bewerbern den Kandidaten für die einzige, eben frei gewordene Stelle aussuchen soll, dabei wäre aber Arbeit genug vorhanden um ein Dutzend weiterer Ärzte voll zu beschäftigen.

In ein verbessertes Weiterbildungsprogramm gehört mehr allgemeine Hals-Nasen-Ohren-Heilkunde, besonders mehr Funktionsdiagnostik, damit den niedergelassenen Kollegen die Voraussetzungen mitgegeben werden, auch die ausfransenden Randgebiete unseres Faches besser abzudecken. Diese Grundweiterbildung des frei praktizierenden Hals-Nasen-Ohren-Arztes muß aber ergänzt werden durch eine intensive zusätzliche Weiterbildung in der Kopf-Hals-Chirurgie und der plastischen Chirurgie, um der eines sogenannten großen, chirurgischen Faches zu entsprechen, das wir ja längst sind. Nur dann, wenn wir genügend gut ausgebildete Hals-Nasen-Ohren-Chirurgen haben, werden wir in der Konkurrenz mit den Nachbarfächern bestehen können.

Erst im April 1991 wurden am Deutschen Ärztetag die von uns sorgfältig ausgearbeiteten Vorschläge für eine Intensivierung und Verlängerung der Weiterbildung zum Hals-Nasen-Ohren-Arzt zerredet und die Entscheidung wieder hinausgeschoben – ein in meinen Augen absolut unverständliches und unbegründetes Vorhaben.

Das *Innenleben unseres Faches*, wenn ich dies so nennen darf, ist bewegt, darin unterscheiden wir uns aber nicht von anderen Fächern. Ausgehend von den Ideen und Forschungen einzelner Persönlichkeiten entstehen immer wieder neue Subspezialitäten und werden neue Höchstleistungen erzielt.

Auch wenn für diese neuen Teilgebiete an den Kliniken Funktionsbereiche oder sogar Abteilungen, denken Sie bitte an Audiologie oder Neurootologie, gebildet werden, nützen die Ergebnisse der dort geleisteten Arbeit letztendlich unserem gesamten Fach. Diese Zeichen einer gesunden Entwicklung, die unser Fach vorantreibt, sind sicher kein Anlaß zu Befürchtungen um die Einheit der Hals-Nasen-Ohren-Heilkunde, Kopf- und Hals-Chirurgie.

Kein Solist kann mehr mit dem von Julius Berendes gerühmten harmonischen Dreiklang das ganze Feld Hals-Nasen-Ohren-Heilkunde, Kopf- und Hals-

Chirurgie abdecken. Dazu bedarf es heute eines wohleingespielten Orchesters mit einem Dirigenten und mehreren guten Solisten. Damit wir – um im Bild zu bleiben – weiter viele wissenschaftliche Erstaufführungen produzieren können, bedarf es aber auch der Komponisten – der Forscher.

Hier kann man den heutigen Zustand nur mit Sorge betrachten. Die *Forschung* wird ja zum überwiegenden Teil von unseren jüngeren Mitarbeitern in den Universitätskliniken getragen. Sie heißen zwar offiziell ‚wissenschaftliche Mitarbeiter', werden aber zu 100 Prozent für Krankenversorgung eingesetzt, um den immer mehr wachsenden Ansprüchen der Krankenhäuser der Spitzenversorgung gerecht zu werden.

Die erforderliche sogenannte wirtschaftliche Krankenhausführung geht soweit, daß manche Klinikverwaltungen Überstunden von Ärzten auf die Dienstfreistellung zum Besuch von Kongressen anrechnen wollen. „Wissenschaftliche" Assistenten müssen in diesen Fällen unbezahlte Überstunden leisten, damit sie für den Besuch von Kongressen freigestellt werden.

Wissenschaftliche Arbeit kann unter solchen Umständen nur noch von begeisterten Idealisten in den Abend- und Nachtstunden geleistet werden. Wir können stolz darauf sein, wie viele von diesen wir noch haben, die die Ergebnisse ihrer Arbeiten bei unserem Kongreß vortragen.

Auch die äußeren Umstände, unter denen die wissenschaftlichen Arbeiten erfolgen, sind selbst in vielen Universitätskliniken in den alten Bundesländern gelinde gesagt primitiv. Nur vereinzelte Universitätskliniken haben bis heute ein wissenschaftliches Labor, geschweige denn genug Geld und Personal um auch experimentelle Forschung betreiben zu können. Um die nötigen Mittel zu beschaffen, werden wir betteln geschickt, man nennt dies heute so schön ‚Einwerbung von Drittmitteln'. Unsere wissenschaftliche Tüchtigkeit wird von der Hochschulbürokratie daran bemessen, wieviel Geld für Forschung wir aufgetrieben haben, nicht danach was wir daraus machen.

Forschung ist aber unsere wichtigste Investition in die Zukunft. Wir müssen daher dafür eintreten, daß zumindest an *jeder* Universitäts-Hals-Ohren-Klinik ein Bereich eingerichtet wird, der verschont von der Alltagsroutine, nur der Forschung dient. Ich stelle mir die Konstruktion etwa so vor, wie die Abteilungen für experimentelle Chirurgie, die heute vielen allgemein Chirurgischen Kliniken angeschlossen sind. Von einigen glücklichen Vorläufern abgesehen, sind wir in der Hals-Nasen-Ohren-Heilkunde auf diesem Gebiet leider noch weit zurück oder, wie ich doch hoffe, erst am Anfang.

Die Situation unseres Faches in der Gesamtheit der klinischen Medizin wird heute durch den Verteilungskampf zwischen den alten und vielen neuen Spezialgebieten geprägt. Immer wieder müssen die Arbeitsgebiete der Spezialfächer neu abgesteckt werden, es geht dabei auch um die Verteilung der Patienten. Es gibt heute wohl kein Fach, das nicht an allen Ecken und Enden sich verteidigen müßte, das nicht Teile seiner angestammten Arbeitsfelder abgeben müßte und andere Gebiete hinzugewinnt.

Die von Hals-Nasen-Ohren-Ärzten entwickelte *Broncho-Ösophagologie* ist inzwischen fast ganz verlorengegangen.

Die Arbeitsmediziner haben die *Audiologie* in den Betrieben vor Ort weitgehend übernommen. Neurologen versuchen vielenorts die *Neuro-Otologie* in ihr diagnostisches Repertoire einzufügen und nennen sie dann eben Oto-Neurologie. Die neu sich entwickelnde sogenannte *Dermato-Chirurgie* hat in einzelnen Klinika die Hals-Nasen-Ohren-Ärzte weitgehend aus ihrer früheren Domäne der Chirurgie der Oberflächen des Kopf-Hals-Bereiches verdrängt.

Unter der Bezeichnung *pädiatrische Otorhinolaryngologie* beginnt sich ein neues Teilgebiet mit eigenen Kongressen und eigenen Fachzeitschriften zu etablieren. Man wird diese Entwicklung sehr sorgfältig beobachten müssen, denn sie wird verbunden mit der Forderung, daß alle Kinder unter ein Dach, d. h. in eine Kinderklinik gehören, denn nur dort sei man in der Lage, sie kindgerecht zu versorgen und zu entscheiden, ob operiert wird oder nicht. Wenn dann noch – wie kürzlich im Deutschen Ärzteblatt zu lesen war – gefordert wird, daß künftig nur der Kinderchirurg Operationen bei Kindern ausführen darf, so muß man sich fragen, of man uns vielleicht nur noch vorübergehend die Rolle eines chirurgischen und diagnostischen Erfüllungsgehilfen für Spezialfälle zubilligen will.

Eine leider vielfach übersehene Entwicklung hat in unserem Fach in der so wichtigen *diagnostischen Radiologie* eingesetzt. Man hat die gesetzlichen Anforderungen an den Betrieb von Röntgengeräten so weit erhöht, daß zunächst viele unserer Kollegen in der Praxis auf die eigene Röntgendiagnostik verzichten mußten. Unter dem Vorwand einer Kostenersparnis wurden auch in immer mehr Kliniken zentrale röntgenologische Einrichtungen geschaffen, deren Leitung Radiologen übergeben wurde. Diese nehmen nun als Generalisten die Röntgendiagnostik aller Fächer für sich in Anspruch und versuchen, die Organspezialisten zu eliminieren. In einer Zeit, in der auf der einen Seite immer neue Spezialabteilungen gegründet werden, werden somit auf der anderen neue, große, zentrale Riesenabteilungen etabliert. Leider ist damit vielenorts die diagnostische Qualität gesunken, zumindest nicht besser geworden, denn viele Allgemeinradiologen haben keine Fachkunde in der speziellen Radiologie unseres Faches. Man müßte vielmehr fordern, daß wenn Radiologen überhaupt HNO-Befunde beurteilen wollen, sie zum Beispiel – wie für die Neuro-Radiologie oder Mammographie – auch eine zusätzliche Weiterbildung in einer Hals-Nasen-Ohren-Abteilung absolvieren müßten. Aber auch Hals-Nasen-Ohren-Ärzte müssen, nachdem sie die gesetzlichen Anforderungen in der Sach- und Fachkunde erfüllt haben, weiterhin Röntgendiagnostik betreiben und lehren dürfen. Wenn man dann schon zentrale Einrichtungen geschaffen hat, muß ihnen auch deren Mitbenützung gestattet werden.

Sie werden sicher erwarten, daß ich, wie fast jeder meiner Vorgänger, auf das Thema Kieferchirurgie als konkurrierendes Fach zu sprechen komme. Die Kieferchirurgen sind eine wohlorganisierte, noch kleine und tüchtige Gruppe, die sich von den Zahnwurzeln der Oralchirurgie längst entfernt haben, sich mit Hilfe der ihnen zugebilligten Bezeichnungen Mund-, Gesichts- und Kieferchirurgie sowie der Zusatzbezeichnung plastische Operationen die gesamte Chirurgie des Gesichtsschädels, der Nebenhöhlen bis hinauf in die Stirnhöhlen, der Gesichtsweichteile und der Orbita für sich beanspruchen. Kieferchirurgen führen heute Nasenplastiken aus, korrigieren abstehende Ohren und fertigen Haartransplantate an, beanspruchen zunehmend mehr auch die Pharynx- und Halsweichteilchirurgie sowie die Schädelbasischirurgie. Unsere vielen Versuche einer Kooperation und Abgrenzung der Teilgebiete sind fast alle fehlgeschlagen und endeten in der Konfrontation. Wenn wir nicht erleben wollen, daß die Kopf-Hals-Chirurgie von unserem Fach abgespalten wird und von den Kieferchirurgen okkupiert wird, denn in diese Richtung zielt die Entwicklung, müssen wir den ganzen Rahmen unseres Faches allenorts und noch besser als bisher mit Hilfe guter Hals-Nasen-Ohren-Chirurgen abdecken. Wenn diese Arbeitsgebiete sich allerdings immer mehr überlappen und vielenorts zur Deckung kommen, wird man sich schließlich aber auch fragen, ob man sich zwei so ähnlich gewordene Fächer noch leisten kann und es nicht eines Tages heißt: If you cannot beat them, join them – es fragt sich nur wer wen.

Meine Damen und Herren,

als Präsident hat man in erster Linie die Satzung unserer Gesellschaft zu berücksichtigen, in der es sozusagen als Grundgesetz heißt, daß man die Einheit unseres Faches wahren müsse. Unser Fach ist nun sehr groß geworden und umso größer es wird, umso mehr wird diese Einheit auf längere Sicht hin bedroht. Wenn unser Fach weiter als Einheit gedeihen soll, so müssen wir darauf dringen, daß die Medizinstudenten während ihrer Ausbildung einen breiteren und besseren Einblick in die Hals-Nasen-Ohren-Heilkunde, Kopf- und Hals-Chirurgie erhalten, daß die Weiterbildung zum Hals-Nasen-Ohren-Arzt intensiviert und verbreitert wird, um auch das gesamte Fach besetzen zu können und vor allem, daß die Forschung in unserem Fach besser gefördert wird.

Hauptthema I
Teilresektionen der Larynx und des Hypopharynx bei Karzinomen

A.) K. Mündnich (Münster): Die Entwicklung der funktionellen Kehlkopfchirurgie

Ich habe die Ehre und Freude, das Hauptthema unseres Kongresses, „die funktionelle Kehlkopfchirurgie", in ihrer geschichtlichen Entwicklung darzustellen. Ich tue dies mit innerer Anteilnahme, da ich diese Entwicklung in den fünfziger und sechziger Jahren aktiv erlebt habe und wohl zu den wenigen noch lebenden Kollegen dieser frühen Periode gehöre.

Der Weg zur funktionellen Kehlkopfchirurgie war sehr weit und ihre Wegbetreiber von ungeheurer Verantwortung beschwert. Es blieb einem Universalgenie, das entgegen eigener Absicht auch Geniales in der allgemeinen Chirurgie leisten sollte, vorbehalten, diesen Weg als erster systematisch gangbar gemacht zu haben.

In dem Städtchen Trautenau im deutschböhmischen Teil des Riesengebirges geboren, wo ich selbst das Gymnasium besucht habe, begann der Student Vincenz Czerny seinen Weg über Prag nach Wien. Es ist jener Czerny, der mit 28 Jahren Ordinarius für Chirurgie in Freiburg wurde, später jener berühmte Heidelberger Chirurg und Schwiegersohn Kussmauls. Bei dem Physiologen Brücke hatte er sich mit Tumorhistologie befaßt und das Kehlkopfmaterial eines Laryngologen der ersten Stunde, Stoerk, bearbeitet. Von niemandem angeregt, hatte er das Problem der Totalexstirpation des Kehlkopfes tierexperimentell gelöst und seinem Chef Billroth die Technik für die Totalexstirpation am Menschen angeboten [20, 21, 57, 70, 94].

So begann mit dem 31. Dezember 1873 der erfolgreiche Kampf gegen den Kehlkopfkrebs. Mit Billroth gehen die Namen Heine-Prag, Maas-Breslau, Langenbeck-Berlin, Thiersch und vor allem Hahn, Gluck und Soerensen in die Geschichte ein. Die Leistung dieser Männer bleibt unvergleichbar, bedenkt man den damaligen Stand der Anästhesie und die Möglichkeiten, die Aspiration und die Wundinfektion zu verhindern. Dennoch der Preis für dieses neue Operationsverfahren war wegen der Verstümmelung hoch [31, 46, 57, 69, 89, 99].

Im Jahre 1859 hatte der in Prag geborene Johann Nepomuk Czermak mit Hilfe der von Türck und ihm entwickelten Laryngoskopie die erste laryngoskopische Beschreibung eines Stimmlippenkrebses gegeben [57, 59, 89]. Aber schon vorher, in der prälaryngoskopischen Ära, hatte man sozusagen blind bereits Eingriffe am Kehlkopf gewagt.

Im Jahre 1788 hatte Pelletan (Paris) den ersten Fremdkörper durch eine Laryngotomie entfernt und Desault (Paris) 1824 Teile des Larynx wegen Caries durch Fremdkörper auf dem gleichen Wege reseziert. Der Löwener Brauers führte 1833 die erste Chordektomie bei einem blumenkohlartigen Stimmbandkrebs durch, den er an ausgehusteten Tumorpartikeln erkannt hatte [89].

Inzwischen war tierexperimentell von Magendie in Paris (1813) und Albers [1] in Bonn (1829) festgestellt worden, daß die Exstirpation der Epiglottis den Schluckakt nicht stört. Hingegen behindere die Resektion der beiden Nn. laryngei superiores, nicht aber der recurrentes, das Schlucken.

Seit dem Jahre 1870 hat man vermehrt partielle Resektionen der Epiglottis vorgenommen. Dies geschah sowohl auf direktem Wege als auch über die Pharyngotomia subhyoidea, die in Paris Malgaigne schon 1835 entwickelt hatte. Die Operationstechnik der Pharyngotomia sub- und transhyoidea wurde von Langenbeck 1862 verbessert und von ihm auch die erste laterale Pharyngotomie ausgeführt [89].

Das Zeitalter der eigentlichen Teilresektionen des Kehlkopfes mit Einbeziehung seines Gerüstes eröffnete Heine i. J. 1873 in Prag, als er Narbenstenosen mit einer Teilresektion des Schildknorpels beseitigte [69, 89]. Maas in Breslau war der erste, der die Technik von Heine beim Kehlkopfkrebs angewendet hat, wobei er mittlere Teile des Larynx unter Erhaltung der Epiglottis und des Ringknorpels entfernte [89]. Damit wurde er auch m. E. zum Erfinder der subtotalen Resektion des Kehlkopfes, über die später noch zu sprechen ist.

Der nächste große Fortschritt erfolgte wiederum durch Billroth. Er erfand 1878 mit der Hemilaryngektomie die vertikale Teilresektion. Billroth führte diesen ersten Eingriff mit primärem Verschluß durch [46, 57, 69, 89]. Die Halbseitenresektion wurde von Hahn und dessen Schüler Soerensen durch die Entwicklung der offenen Rinne entscheidend verbessert [99] und die

Operationstechnik in Halle durch Eckert-Möbius, Gollmitz und Cobet zu großer Vollkommenheit geführt. Gollmitz und Cobet behoben ihre Schwachstelle (die Behinderung des Schluckaktes) neben der Hochnaht durch eine Rekonstruktion des Sinus piriformis [17, 32–36, 69]. Jahrzehntelang fand man sich mit der lästigen offenen Rinne ab. Eine komplette Halbseitenresektion läßt sich jedoch auch als primär geschlossener Eingriff mit dem zusammenhängenden glatten Band der kurzen Halsmuskulatur mit und ohne äußeres Perichondrium durchführen, was ich i. J. 1954 zeigen konnte [64]. Auch Messerklinger verwendete i. J. 1965 diese Technik [38]. Mit dem gleichen Problem beschäftigten sich auch Goodyear [37], Som [100], Figi [28] und Alonso [4].

Der Begriff der „Halbseitenresektion" wurde in der Folgezeit arg verfälscht. Die sogenannte Hemilaryngektomie nach Hautant (Schwiegervater von Leroux-Robert) leitet als Prototyp die Modifikationen ein [40, 41, 69], die diesen Namen eigentlich nicht mehr verdienen. Ich möchte auf sie nicht im einzelnen eingehen. Sie sind mit den Namen Goodyear (1949), Aubry (1950), Som (1951), Figi (1954), Norris (1958), Conley (1959), Miodonski (1962) und Alonso (1970) verbunden [2, 8, 18, 28, 37, 78, 89, 100].

Wenn wir versuchen, die weitere Entwicklung der funktionellen Kehlkopfchirurgie aufzuzeigen, die ab 1940 im Ausland einen foudroyanten Aufschwung nahm, so kann dies im vorgegebenen zeitlichen Rahmen nur skizzenhaft erfolgen, weshalb ihre Indikationen bestenfalls angedeutet werden können.

Beginnen wir mit dem indirekten Zugang zum Larynxinnern, den – wie schon erwähnt – Türck und Johann Nepomuk Czermak möglich gemacht hatten. An dieser Stelle verdient eine Kuriosität Erwähnung. Nämlich schon i. J. 1845, also 10 Jahre vor der Erfindung der Laryngoskopie, hatte Horace Green in New York – für uns heute völlig unvorstellbar – bei einem 11jährigen Mädchen einen endolaryngealen Eingriff mit einem Haken und einem Messer durchgeführt. Dabei bleibt unklar, wie er die fibröse polypenartige Geschwulst vorher hatte erkennen können [89]. Horace Green gilt deshalb im anglo-amerikanischen Schrifttum als der Vater der endolaryngealen Chirurgie.[1]

Elsberg, ebenfalls New York, operierte i. J. 1864 erstmals ein Larynxkarzinom auf indirektem Wege (mit Rezidiv nach drei Jahren), nachdem Viktor von Bruns (Tübingen) seinem Bruder auf diese Weise einen Stimmbandpolypen bereits 1861 entfernt und Voltolini in Breslau 1862 den Versuch einer Galvanokaustik eines Karzinoms des Morgagnischen Ventrikels gewagt hatten [89]. Hinsberg in Breslau dürfte die erste Dekortikation i. J. 1921 ausgeführt haben [52]. Diese Eingriffe konnten seit dem Jahre 1884 kontrolliert durchgeführt werden, da in diesem Jahre Edmund Jelinek in Wien das Cocain als Schleimhautanästhetikum für Rachen und Kehlkopf eingeführt hatte [57, 59]. Diese Tatsache hinderte den berühmten Breslauer Ordinarius für Hals-Nasen-Ohren-Heilkunde Hinsberg keineswegs, i. J. 1913 mir selbst als 5jährigem Jungen die Adenoide ohne jede Anästhesie zu entfernen. Ob ich einen Dauerschaden davongetragen habe, müßten die Psychologen entscheiden.

Die Mikrolaryngoskopie hat solche endolaryngealen Eingriffe inzwischen fragwürdig werden lassen. Es bleibt das große und einmalige Verdienst von Oskar Kleinsasser, daß er die Mikrolaryngoskopie rasch zum Sieg in der ganzen Welt geführt hat [47–52].

Nun wird es notwendig, daß ich ein heißes Eisen anfasse, denn neue Wege erfordern gelegentlich den Mut zum Umdenken: Steiner in Göttingen verwendet seit Jahren die endoskopische Chirurgie zu transoralen umschriebenen, aber auch sehr ausgedehnten Teilresektionen mittels Laser. Seine Eingriffe lösten sofort Skepsis und eine kontraverse Diskussion aus. Inzwischen liegen seine überzeugenden Langzeitergebnisse vor. Steiner äußert zusätzlich revolutionäre Ansichten zur Laryngektomie und zur Monoblockoperation. Dazu kann und möchte ich in diesem Referat nicht Stellung nehmen, zumal ich 1954 in München neben meiner Beschäftigung mit Teilresektionen wohl als erster die großen Monoblockeingriffe in Deutschland eingeführt habe. Die sogenannte systematische, auch prophylaktisch genannte, Neck dissection habe ich hingegen aus immunologischen Erwägungen stets abgelehnt. Die Ergebnisse Steiners sind Tatsache. Sie erfordern eindeutig, daß sein Weg künftig zwar kritisch, aber positiv verfolgt werden sollte.

Die Laserchirurgie erinnert unwillkürlich – obwohl mit ihr nicht vergleichbar – an unsere Erfolge, die wir in den fünfziger Jahren mit der Elektrokoagulation von Epiglottiskrebsen hatten.

Die Mikrolaryngoskopie mit und ohne Laser findet jedoch ihre Grenzen, sobald der Kehlkopf nicht einsehbar ist. Dann kommt neben modernen Eingriffen die alte Thyreotomie wieder zu ihrem Recht, mit der Brauers – wie schon erwähnt – die erste Chordektomie ausgeführt hat. In der postlaryngoskopischen Ära erfolgte die weitere Entwicklung sehr rasch. Wie Statistiken erkennen lassen, wurden zwischen 1864 und 1866 zahlreiche Thyreotomien mit und ohne Tra-

[1] „After a short period we were able to renew our efforts, and at the second or third attempt, I succeeded in catching the hooks into the top of the tumour, and turning quickly the blade of the knife downwards, passed it over the left border of the glottis, and carrying the blade nearly an inch into the glottis, I cut from behind forwards, and happily, dividing the pedicle near its attachement, brought the entire tumour out of the larynx."

cheotomie bei Karzinomen mit Erfolg ausgeführt [89]. Die histologisch gesicherte Chordektomie ist seit der Jahrhundertwende bis heute die einfachste und erfolgreichste Methode geblieben. Schon Semon in London formulierte ihre Indikation: Das auf den freien Rand der voll beweglichen Stimmlippe beschränkte Karzinom darf weder die vordere Kommissur noch den Processus vocalis erreicht haben.

Der nächste Schritt zur erweiterten Thyreotomie erfolgte durch St.-Clair Thomson, London, der entsprechend der Sébileauschen „resection partielle élargie“ eine zusätzliche Knorpelresektion vornahm, um einen besseren Zugang zum Tumor zu haben [69]. Befall des ganzen Stimmbandes, beginnende Bewegungseinschränkung, selbst bei Zweifel für Tumorfreiheit des Ventrikels waren damals die Indikationen, denen wir heute nicht mehr folgen können.

Die Beteiligung der vorderen Kommissur veranlaßte Antonio Garcia Tapia in Madrid, i. J. 1922 die Knorpelinsertion der Stimmlippe mit in die Resektion einzubeziehen. Leroux-Robert modifizierte den Eingriff und gab ihm den Namen einer „vorderen frontalen Laryngektomie“ (1945). Dieser Eingriff wurde durch die Entwicklung der „frontolateralen Teilresektion“, gleichfalls von Leroux-Robert, verdrängt [55, 56]. Für die Operation eignen sich Karzinome, welche die gesamte Länge der Stimmlippe befallen haben, in geringem Ausmaß auch die vordere Kommissur überschreiten, die Beweglichkeit nur leicht einschränken, den Processus vocalis gerade noch erreichen und sich subglottisch allerhöchstens bis 8 mm ausdehnen dürfen. Keinesfalls darf die Stimmlippe fixiert oder der Petiolus betroffen sein.

Aus der Publikation „Cancers du larynx“ der französischen Gesellschaft aus dem Jahre 1980 erfährt man, daß die Franzosen noch einen Schritt weiter gegangen sind. Wenn die Apophyse des Aryknorpels ohne seine Durchwachsung erreicht ist, wird der Knorpel mitreseziert. Der Eingriff wurde „Hemiglottectomie“ genannt[2].

In diesem Zusammenhang muß der plastische Ersatz der Stimmlippe, aber auch großer Kehlkopfdefekte erwähnt werden. Seit den fünfziger Jahren sind zahlreiche diesbezügliche Methoden publiziert worden. Aus der Vielzahl seien wenigstens zwei eindrucksvolle Eingriffe hervorgehoben. Ogura [82] klappt die obere Schildknorpelhälfte als Widerlager nach innen und Kleinsasser [51] sowie Calcaterra [14] schlagen den medialen Kopfnicker in den Defekt ein [8, 10–14, 18, 19, 24, 30, 39, 43, 51, 53, 65, 77, 87, 96, 98, 109, 110, 115].

Als nächstes kommen wir auf die „supraglottische Horizontalresektion“ oder auch „supraglottische Laryngektomie“ zu sprechen. Sie findet ihre Rechtfertigung in der embryologisch bedingten Barriere zwischen supra- und subglottischer Region des Kehlkopfes. Diese Entwicklung hatte wissenschaftlich ihre anatomische und pathologische Basis in den Untersuchungen über die Lymphwege des Kehlkopfes und des Hypopharynx. Der Wiener Hajek (1891) [89], der Breslauer Most (1900) [63] und der Pariser Rouvière (1932) [92] sind ihre Namensträger.

Erlauben Sie mir bitte, daß ich Ihnen zur Geschichte dieser Entwicklung einige Details erzähle: Der großartige Radiologe der Fondation Curie, der Luxemburger Baclesse, der mir i. J. 1960 die Freundlichkeit erwies, beim Bremer Kongreß zu meinem Hauptreferat „Die malignen Tumoren des Mesopharynx“ auf meine Bitte hin das Korreferat zu übernehmen, schrieb 1938 in seinem Buch „Le diagnostic radiologique des tumeurs malignes du pharynx et du larynx“ [9]: „Die supraglottischen Tumoren überspringen nicht Schritt für Schritt (proche en proche) die Schleimhaut des Stimmbandniveaus“. Justo Alonso in Montevideo las diesen Text und wurde so in den Jahren 1939/1940 [7, 89] zur Entwicklung der Horizontalresektion angeregt. 1961 schrieb er in bewegten Worten [89]: „Wenn die Natur fast immer einen supraglottischen Krebs auf einer Linie oberhalb des Ventrikelgrundes aufhält, warum sollte man die stets weise Stimme der Natur nicht hören und warum nicht einen Tumor oberhalb dieser Linie exstirpieren, die durch eine weisere Hand als die unsere gekennzeichnet wurde, anstatt ein so edles und nützliches Organ wie den Larynx zu opfern.“

Vorläufer der Horizontalresektion waren die „Epiglottektomie nach Trotter“ (1920) [114] bei Zugang durch laterale Pharyngotomie und die „Hyo-thyroepiglottectomie“ von Huet, Paris (1938) [44].

Ich glaube, daß ich in diesem Kreise auf die Operationstechnik, die vielfach variiert wurde, nur beschränkt einzugehen brauche. Jeder weiß, daß das Verfahren den Patienten durch die Aspirationsgefahr belastet. Dennoch, die Erfolge sind beeindruckend, weshalb wesentliche Details nicht übergangen werden können.

Petiolus- und Winkelkrebse zwischen Epiglottis und Taschenband und Krebse des Zungengrundes kommen für die supraglottische Resektion nicht infrage. Kleinsasser stellt fest, daß der Befall des peri- und präepiglottischen Raumes bei fast allen Krebsen der „zentralen“ Epiglottis und des vorderen Drittels der beiden Taschenfalten zu beobachten ist, jedoch für die Prognose keine entscheidende Rolle spiele.

Eine Abbildung (Abb. 1) aus dem Buch von Kleinsasser [52] bietet einen geradezu plastischen Eindruck von diesem großartigen Eingriff. Das folgende Bild (Abb. 2) demonstriert die originären Resektionsgren-

[2] Auf eine Darstellung der Eingriffe zur Stimmrehabilitation kann in diesem Rahmen nicht eingegangen werden.

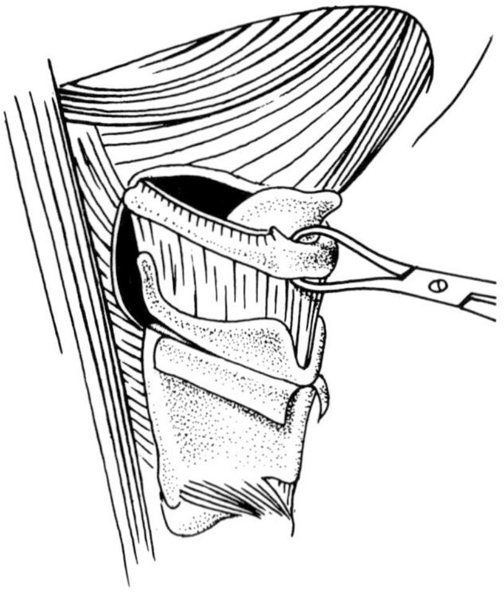

Abb. 1. Horizontalresektion. (Aus Kleinsasser [52])

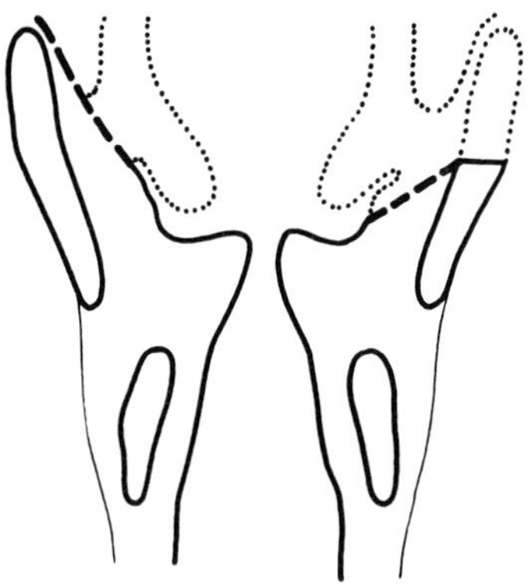

Abb. 2. Horizontalresektion nach Alonso

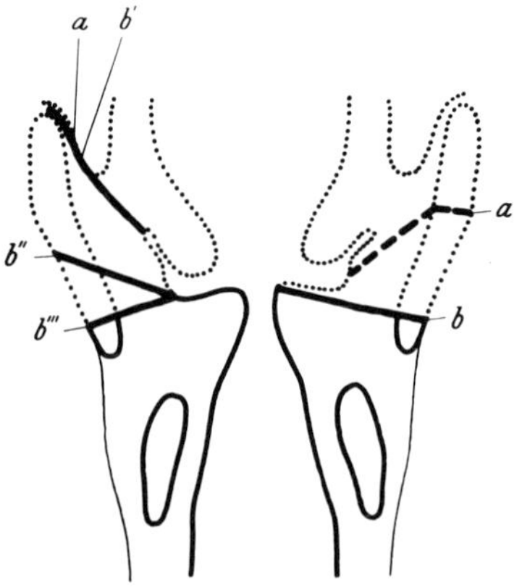

Abb. 3. Erweiterte Horizontalresektion nach Mündnich

Ähnlich wie bei der kompletten Hemilaryngektomie bringt das große Pharyngostoma nach ausgedehnter supraglottischer Teilresektion große Probleme mit sich. Zum primären Verschluß, also der Umwandlung des zweistufigen in ein einstufiges Verfahren, seien einige Korrekturen bisheriger Publikationen erlaubt: Der primäre Verschluß nach Epiglottektomie ist unproblematisch und hat nichts mit jenem der riesigen Defekte nach ausgedehnten supraglottischen Resektionen zu tun. Er wurde schon von Huet (1938) [44], G. Portmann (1948) [90], J. Piquet (1949) [86] und Novotny (1933) [79] ausgeführt. Leroux-Robert [54] hat 1955 nach typischer Horizontalresektion entgegen anderer Darstellung, die wohl auf einer Namensverwechslung beruht, keinen primären Verschluß durchgeführt, da er nur den oberen Teil des Pharyngostoma verschlossen, den unteren jedoch offen gelassen hat (vgl. Gosepath [38], zeitweise Mitarbeiter von Leroux-Robert). Der primäre Verschluß gelang jedoch schon i. J. 1950 L. Leroux (also ohne das „J" im Vornamen und das „Robert" im Nachnamen) zusammen mit Maspétiol und Picq [66]. Ich konnte den Primärverschluß bei zwei ausgedehnten Horizontalresektionen vor dem Jahre 1956 [66] durchführen, den auch Ogura [80] i. J. 1958 publiziert hat. Die spontane Epithelisierung des Innenraumes macht nach unserer Erfahrung Transplantate überflüssig.

zen von Alonso [69]. Am nächsten Bild (Abb. 3) erkennt man, daß ich den paraglottischen Raum in die Resektion einbezogen habe [67–69], weil nach den Beobachtungen von Baclesse das Karzinom oft nahe am Schildknorpel kaudalwärts wächst. Die Resektion des paraglottischen Raumes dürfte den Erfolg des Eingriffes entscheidend sichern und auch die von Pietrantoni beobachteten Rezidive verhindern. Ogura [80] betont die Wichtigkeit der Neck dissection und hält auch die von uns für notwendig erachtete Myotomie des M. cricopharyngeus zur Erleichterung des Schluckaktes für erforderlich.

Kleinsasser stellt die Indikation in 15–25% der Fälle und reiht meine „erweiterte Horizontalresektion" [67–69] unter die Dreiviertellaryngektomien ein. Er schreibt in seinem neuesten Buch [52], daß viele Autoren der Ansicht seien, daß sich alle supraglottischen Krebse operieren lassen; man müsse nur nötigenfalls bis zur Dreiviertellaryngektomie erweitern und die Zungenwurzel mitnehmen.

Als weitere Großeingriffe im Sinne von subtotalen Laryngektomien sind die „Cricohyoidopexien" und die „Tracheohyoidopexien" zu erwähnen, die Foederl (1898) erstmals konzipiert hat [29, 69, 99] und die von Majer und Rieder [58] sowie von J. J. Piquet und von Serafini [52] modifiziert wurden. Hierzu gehört auch die „horizontale Glottektomie mit Thyreocricopexie" nach Calearo [15, 16].

In dem Bestreben, auch für jene Karzinome funktionserhaltende Operationsmöglichkeiten zu schaffen, welche die Grenzen bisher üblicher Indikationen überschreiten, kam man in den siebziger Jahren zu den sogenannten „Dreiviertellaryngektomien". Sie stellen eine Art Kombination einer Hemilaryngektomie mit einer supraglottischen Laryngektomie dar. Ohne in diesem Vortrag auf ihre Anzeigen und die Operationstechnik eingehen zu können, läßt sich doch das Prinzip dieser schweren Eingriffe mittels einer Abbildung (Abb. 4) aus dem Buch von Kleinsasser anschaulich vor Augen führen [52, 80, 112].

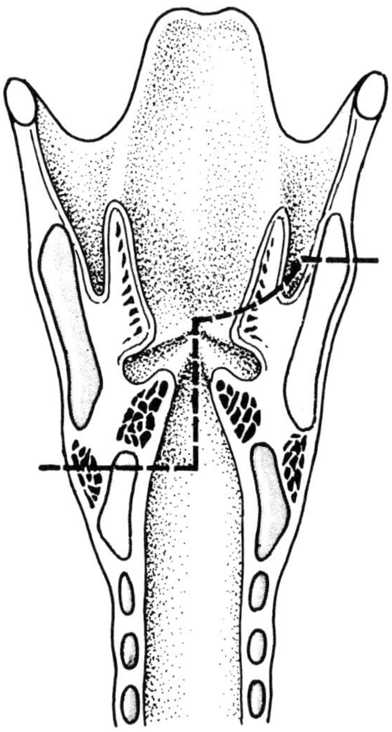

Abb. 4. Dreiviertellaryngektomie (Kleinsasser)

Diesen Eingriffen ähneln auch die Versuche, mit Resten der Hinterwand nach Entfernen des übrigen Kehlkopfes einen dorsalen Kanal zu konstruieren, mit dessen Hilfe gesprochen, aber nicht geatmet werden kann. Man spricht vom „arytenoid vocal shunt" [62, 85] (Abb. 5). Diese Eingriffe sind subtotale Laryngektomien, die mittels eines oder beider Aryknorpel die Stimme erhalten. Weisberger und Lingeman [116] haben das Verfahren auch in Kombination mit totaler Glossektomie angewendet.

Damit dürfte etwa der heutige Stand der Entwicklung der funktionellen Kehlkopfchirurgie bestimmt sein.

Ich bin daher am Ende meiner skizzenhaften Ausführungen. Sie sollten den Kampf gegen den Kehlkopfkrebs für einen Zeitraum von 200 Jahren darstellen. Gestatten Sie mir zum Schluß noch eine persönliche Bemerkung: Als ich mich zu diesem Vortrag vorzubereiten begann, tauchten mit den vielen Namen wie Otto Kahler, Eckert-Möbius, Réthi, George Portmann, Jean Piquet, Aubry, Leroux-Robert, Maspétiol, Baclesse, Pietrantoni, Som, Ogura, Conley und Alonso Erinnerungen auf, da ich sie doch alle persönlich gekannt habe. Die meisten von ihnen hatte ich an ihren Arbeitsplätzen in Europa, in Nord- und Südamerika aufgesucht und war mit manchen dieser Kollegen herzlich befreundet. Deshalb bin ich dem Präsidenten dankbar, daß er mich mit diesem Referat betraut hat, das für Sie Historie, für mich aber erlebte Vergangenheit bedeutet.

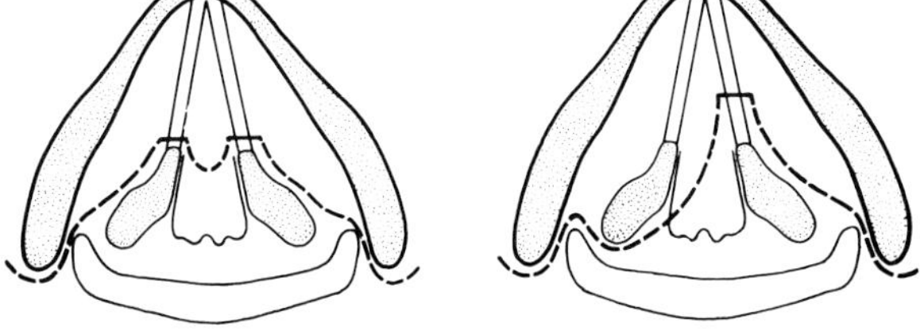

Abb. 5. Arytaenoid vocal shunt. (Aus Kleinsasser [52])

Literatur

1. Albers JFH (1829) Beiträge zur Physiologie des Kehlkopfes mit besonderer Rücksicht auf die Laryngotomie. J Chir u Augenheilkd 13
2. Alonso JM (1947) Conservative surgery of cancer of the larynx. Trans Amer Acad Ophthal Otolaryngol 51
3. Alonso JM (1950/51) La chirurgie conservatrice pour le cancer du larynx et de l'hypopharynx. Ann Oto-laryng (Paris) 67; 68
4. Alonso JM (1961) Introduction et classification. Prog Oto-Rhino-Laryng 9
5. Alonso JM (1966) Partial horizontal laryngectomy. Functional or physiological operation for supraglottic cancer. Laryngoscope (St. Louis) 76
6. Alonso JM (1970) Geschlossene Hemilaryngektomie. Z Laryng Rhinol 49
7. Alonso Regules JE (1984) Surgical techniques and modification, horizontal partial laryngectomy. Historical review and personal technique. In: Wigand ME, Steiner W, Stell PW (eds) Functional partial laryngectomy: conservation surgery for carcinoma of the larynx. Springer, Berlin Heidelberg New York Tokyo
8. Aubry M, Rouget J (1951) L'hémilaryngectomie du larynx avec reconstitution plastique. Ann Oto-larnyg (Paris) 68
9. Baclesse F (1938) Le diagnostic radiologique des tumeurs malignes du pharynx et du larynx. Masson, Paris
10. Bocca E, Pignataro O (1972) Considérations sur l'état actuel de la chirurgie conservatrice et reconstructive du cancer du larynx. Rev Laryngol Otol Rhinol (Bordeaux) 93
11. Bockmühl F (1970) Operatives Vorgehen zur Deckung großer Schleimhautdefekte bei horizontalen Hemilaryngektomien. Mschr Ohrenheilk 104
12. Bouche J, Frèche C, Husson Y (1964) Epiglottoplastie de l'étage glottique. Ann Otolaryng (Paris) 81
13. Brodnitz FS, Conley JJ (1967) Vocal rehabilitation after reconstructive surgery for laryngeal cancer. Folia phoniat (Basel) 19
14. Calcaterra TC (1983) Sternohyoid myofacial flap reconstruction of the larynx for vertical partial laryngectomy. Laryngoscope (St. Louis) 93
15. Calearo CV, Téatini G (1978) Horizontal glottectomy. Laryngoscope (St. Louis) 88
16. Calearo CV, Téatini G (1984) Horizontal glottic laryngectomy (horizontal glottectomy): surgical technique. In: Wigand ME, Steiner W, Stell PM (eds) Functional partial laryngectomy: conservation surgery for carcinoma of the larynx. Springer, Berlin Heidelberg New York Tokyo
17. Cobet D, Gollmitz H (1973) Die Muskelumsetzung zur Wiederherstellung der Schluckfunktion nach Hemilaryngektomie. HNO 21
18. Conley JJ (1961) Glottic reconstruction and wound rehabilitation procedures in partial laryngectomy. Arch Otolaryng 74

19. Conley JJ (1975) Regional skin flaps in partial laryngectomy. Laryngoscope (St. Louis) 85
20. Czerny V (1870) Versuche über Kehlkopfexstirpation. Wien med Wschr 20
21. Czerny V (1967) Aus meinem Leben. Verzeichnis d. Schriften und Vorträge von Vincenz Czerny, Ruperto-Carola, Vereinigung der Freunde der Studentenschaft der Universität Heidelberg XIX, Jgg 41
22. Davis RK (1990) Supraglottic excision with carbon lasers in otolaryngology – head and neck surgery. Saunders, Philadelphia London Toronto
23. Davis RK, Shapshay SM, Strong MS, Hyams VJ (1983) Transoral partial supraglottic resection using the CO_2 laser. Laryngoscope 93:429
24. Denecke HJ (1970) Plastische Chirurgie am Larynx nach partiellen Laryngektomien. Arch Ohr-, Nas-, Kehlk Heilk 196
25. Denecke HJ (1980) Die oto-rhino-laryng. Operationen im Mund- und Halsbereich. In: Kirschner M, Zenker R, Haberer G, Pichlmayr R (Hrsg) Allg u spez Operationslehre, Bd 5/3. Springer, Berlin Heidelberg New York
26. Denecke HJ (1984) The role of laryngoplasty in vertical partial laryngectomies. In: Wigand ME, Steiner W, Stell PM (eds) Functional partial laryngectomy: conservation surgery for carcinoma of the larynx. Springer, Berlin Heidelberg New York
27. Eckert-Möbius A (1951) Unsere Erfahrungen mit der Halbseitenexstirpation des Kehlkopfes. Arch Ohr usw Heilk 159
28. Figi FA (1954) Hemilaryngectomy with immediate skin graft for removal of carcinoma of the larynx. Trans Amer Acad Ophthal Otolaryngol 58
29. Foederl O (1899) Zur Technik der Larynxexstirpation. Arch klin Chir 58
30. Ganz H (1970) Rekonstruktion der Glottis mit Halshaut. Arch klin exp Ohr-, Nas-, Kehlkopf-Heilkd 196
31. Gluck Th, Soerensen J (1913) Resektion und Exstirpation des Larynx, Pharynx und Oesophagus. Hdb der Spez Chirurgie des Ohres u der oberen Luftwege, Bd 4
32. Gollmitz H (1961) Modifizierte Hemilaryngektomie ohne Schluckstörungen. Arch Ohr- usw Heilk 178
33. Gollmitz H (1965) Chirurgie des Kehlkopfkrebses. J. A. Barth, Leipzig
34. Gollmitz H (1966) Zweizeitige vertikale Kehlkopfteilresektionen. HNO 14
35. Gollmitz H (1968) Funktionelle Probleme bei Teilresektionen. HNO 16
36. Gollmitz H, Cobet D (1975) Die Rekonstruktion d. Recessus piriformis bei Hemilarygnektomien. Z Laryng Rhinol 54
37. Goodyear HM (1949) Hemilaryngectomy: method of maintaining a satisfactory airway and voice. Ann Otol (St. Louis) 58
38. Gosepath J (1972) Die verschiedenen Methoden der Teilresektionen des Kehlkopfes. HNO (Berlin) 20
39. Guerrier Y, Serafini, Labayle, Piquet, Decroix (1975) La chirurgie reconstructive du larynx. Table ronde. J franç Oto-rhino-laryng 24
40. Hautant AA (1929) À propos du traitement du cancer du larynx. Ann Maladies Oreil, Larynx 48
41. Hautant AA (1930) La technique de l'hémilaryngectomie, ses resultats L'oto-rhino-laryngol. Internationale 5
42. Heine C (1874) Exstirpation des Kehlkopfes. Ärztliches Correspondenzblatt für Böhmen 2
43. Hofmann-Saguez R (1950) Nouvelle technique de laryngectomie avec reconstruction du larynx. Société Française d'ORL 57
44. Huet PC (1938) Présentation de malades, Cancer de l'épiglotte. Ann Oto-laryngol Paris 57
45. Jelinek E (1884) Das Cocain als Anästheticum und Analgeticum für den Pharynx und den Larynx. Wiener med Wschr 34
46. Kahler O (1929) Die bösartigen Neubildungen des Kehlkopfes. In: Denker D, Kahler O (Hrsg) Handb d Hals-Nasen Ohrenheilkunde, Bd 5. Springer, Berlin
47. Kleinsasser O (1964) Über die Behandlung einfacher und praekanzeröser Epithelhyperplasien der Kehlkopfschleimhaut. Laryngol Rhinol Otol 43
48. Kleinsasser O (1965) Weitere technische Entwicklung und erste Ergebnisse der „endolaryngealen Mikrochirurgie". Laryngol Rhinol Oto 44
49. Kleinsasser O (1968) Microlaryngoscopy and endolaryngeal microsurgery. Saunders, Toronto
50. Kleinsasser O (1974) Mikrolaryngoskopie und endolaryngeale Mikrochirurgie. Rückblick auf 2500 Fälle. HNO 22
51. Kleinsasser O (1983) Chirurgische Behandlung der Larynx- und Hypopharynxkarzinome. In: Berendes J, Link R, Zöllner F (Hrsg) Hals-Nasen-Ohrenheilkd in Praxis und Klinik, Bd IV/2. Thieme, Stuttgart
52. Kleinsasser O (1987) Tumoren des Larynx und des Hypopharynx. Thieme, Stuttgart New York
53. Krajina Z, Kosokovič F, Večerina S (1979) Laryngeal reconstruction with sternohyoid facia in partial laryngectomy. J Laryng 93
54. Leroux L, Maspétiol , Picq (1950) Komplette Horizontalresektion mit primärem Verschluß. Ann d'oto etc 67
55. Leroux-Robert J (1957) La chirurgie conservatrice par laryngofissure en laryngectomie partielle dans le cancer du larynx. Ann Oto-laryngol (Paris) 74
56. Leroux-Robert J (1956) Indications for radical surgery, partial surgery, radiotherapy and combined surgery and radiotherapy for cancer of the larynx and hypopharynx. Ann Oto 65
57. Lesky E (1978) Die Wiener Medizinische Schule im 19. Jahrhundert. In: Studien zur Geschichte der Universität Wien, Bd VI. H Böhlaus Nachf, Graz-Köln
58. Majer EH, Rieder W (1958) Über eine Modifikation der Laryngektomie unter Erhaltung der Luftwege. Arch Ohr- usw. Heilk 173
59. Majer EH, Skopec M (1985) Zur Geschichte der Oto-Rhino-Laryngologie in Österreich. Brandstätter, Wien München
60. Miehlke A, Vollrath M (1980) Mikroskopische Laserchirurgie im Kehlkopfbereich. Dtsch Ärztebl 77
61. Moser F (1961) Die Horizontalresektion des Kehlkopfes unter begrenzter Indikation des Stadium Oeser II. Arch Ohr- usw. Heilk 178
62. Mozolewski ES, Zietek E, Wysocki R, Jach K, Jasem W (1975) Arytenoid vocal shunt in laryngectomized patients. Laryngoscope (St. Louis) 85
63. Most A (1900) Über den Lymphgefäßapparat von Kehlkopf und Trachea und seine Beziehungen zur Verbreitung krankhafter Prozesse. Dtsch Z Chir 57
64. Mündnich K (1954) Eine Methode einer geschlossenen vollständigen Hemilaryngektomie. Arch Ohr- usw Heilk u Z Hals- usw Heilk 164
65. Mündnich K (1954) Stimmbandersatz durch Schleimhautplastik. Arch Ohr- usw Heilk 164
66. Mündnich K (1956) Möglichkeiten und Grenzen moderner Teilresektionen des Kehlkopfes. Z Laryng Rhino 35
67. Mündnich K (1958) Die erweiterte Horizontalresektion des Kehlkopfes (Farbfilm) nach K Mündnich. Arch Ohr- usw Heilk 173
68. Mündnich K (1959) Nouvelle méthode opératoire personelle de la larynectomie horizontale élargie. Comptes rendus (1959). 56. franz HNO-Kongreß, Paris 1958
69. Mündnich K (1963) Operative Eingriffe bei den Karzinomen des Larynx und des Hypopharynx. In: Berendes J, Link R, Zöllner F (Hrsg) Hdb HNO-Heilk Bd II/2. Thieme, Stuttgart
70. Mündnich K (1991) Die Bedeutung der Prager Universität und der Länder Böhmen und Mähren für die Entwicklung der Hals-

Nasen-Ohrenheilkunde mit besonderer Würdigung der Persönlichkeit Emanuel Zaufals. Sudetend Akad d Wissensch u Künste, München (Sonderheft der Klasse Naturwissenschaften 1991)
71. Naumann HH (1957) Funktionserhaltende Eingriffe beim Kehlkopfkarzinom. Dtsch med Wschr 2125
72. Naumann HH (1967) Über vertikale und horizontale Teilresektionen des Larynx. Wiss Z d Karl-Marx-Universität Leipzig 16
73. Naumann HH (1969) Die Möglichkeiten einer Teilresektion bei der Behandlung der Karzinome des Larynx und des Hypopharynx. Strahlentherapie 68
74. Naumann HH (1971) Zur Indikation von Larynx-Teilresektionen. Wiss Z d Friedrich-Schiller-Universität, Jena 26
75. Naumann HH (1972) Chirurgie der malignen Tumoren des Larynxinnern. In: Naumann HH (Hrsg) Kopf- und Halschirurgie, Bd 1. Thieme, Stuttgart
76. Naumann HH (1982) Laseranwendung in der Oto-Rhino-Laryngologie. Münch med Wschr 124
77. Nejedlo V (1968) Erfahrungen mit eigener Rekonstruktionsmethode bei Kehlkopfteilresektionen. Arch klin exp Hals-Nasen-Ohrenheilk 191
78. Norris CM (1958) Technique of extended fronto-lateral partial laryngectomy. Laryngoscope (St. Louis) 68
79. Novotny O (1953) Zur Epiglottisexstirpation wegen Karzinom. Wiener klin Wschr 65:24
80. Ogura JH (1958) Supraglottic subtotal laryngectomy and radical neck dissection for carcinoma of the epiglottis. Laryngoscope (St. Louis) 68
81. Ogura JH (1974) Personal experience with three quaters laryngectomy. Tumori 60
82. Ogura JH, Biller HF (1969) Glottic reconstruction following extended frontolateral hemilaryngectomy. Laryngoscope (St. Louis) 79
83. Ogura JH, Dedo H (1965) Glottic reconstruction following subtotal glottic-supraglottic laryngectomy. Laryngoscope (St. Louis) 75
84. Ogura JH, Sessions DG, Ciralsky RH (1975) Glottic cancer with extension to the arytenoid. Laryngoscope (St. Louis) 85
85. Pearson BW (1981) Subtotal laryngectomy. Laryngoscope (St. Louis) 91
86. Piquet J (1949) Epiglottisexstirpation mit Keilexzision des Schildknorpels und primärem Verschluß. Ann d'oto etc 66
87. Piquet JJ, Darras J (1982) La chirurgie reconstructive laryngée. J franç oto-rhino-laryng 31
88. Piquet J, Piquet JJ (1965) La laryngectomie horizontale subglottique dans les cancers de la chambre supérieure du larynx. Rev Laryng (Bordeaux) 86
89. Pirsig W, Rodegra H (1981) Chirurgie du larynx et de la trachée. Acta Oto-Rhino-Laryngologica Belgica (Suppl II) 35
90. Portmann G, Mecz (1948) Epiglottektomie mit primärem Verschluß. Rev de laryng etc 69
91. Portmann G, Robin SJ (1951) Epiglottektomie mit primärem Verschluß. Rev de laryng etc 72
92. Rouvière H (1932) Anatomie des lymphatiques de l'homme. Masson, Paris
93. Rudert H (1983) Erfahrungen mit dem CO_2-Laser unter besonderer Berücksichtigung der Therapie von Stimmbandkarzinomen. Laryngol Rhinol Otol (Stuttg) 62
94. Schöne G (1953) Vincenz Czerny (1842–1916). Sein Beitrag zum Fortschritt in Chirurgie und Gynäkologie. Bruns Beiträge zur klin Chir 187
95. Sébileau P (1922) Aperçu sur les laryngectomies économiques. Xième Congrès international d'Otologie, Paris
96. Sedláček K (1965) Reconstructive anterior and lateral laryngectomy using the epiglottis as a peduncular graft. Csl Otolaryngol 14
97. Sedláček K (1969) Teilresektion des Larynx. Mschr Ohrenheilk 103
98. Sénéchal G (1975) Réfection de la corde vocale par greffe cutanée. Ann Otolaryng (Paris) 92
99. Soerensen J (1930) Die Mund- und Halsoperationen. Urban & Schwarzenberg, Berlin Wien
100. Som ML (1951) Hemilaryngectomy – a modified technique for carcinoma with extension posteriorly. AMA Arch Otolaryngol 54
101. Som ML (1970) Conservation surgery for carcinoma of the supraglottis. J Laryng 84
102. Som ML (1975) Cordal cancer with extension to the vocal process. Laryngoscope (St. Louis) 85
103. Steiner W (1984) Endoscopic therapy of early laryngeal cancer, indications and results. In: Wigand ME, Steiner W, Stell PM (eds) Functional partial laryngectomy. Springer, Berlin Heidelberg New York Tokyo, p 163
104. Steiner W (1987) Laserchirurgie im HNO-Bereich (Laserchirurgie zur Behandlung maligner Tumoren des oberen Aerodigestivtraktes. Arch Otorhinolaryngol (Suppl II) 135
105. Steiner W (1991) Transorale, lasermikrochirurgische Behandlung fortgeschrittener Larynxkarzinome als Alternative zur Laryngektomie. In: Dühmke E, Steiner W, Reck R (Hrsg) Thieme, Stuttgart New York
106. Steiner W, Herbst M (1987) Kombinationsbehandlung von Hypopharynxkarzinomen mit endoskopischer Laserchirurgie und Nachbestrahlung. In: Sauer R, Schwab W (Hrsg) Kombinationstherapie der Oropharynx- und Hypopharynxkarzinome. Urban & Schwarzenberg, München Wien Baltimore, S 108
107. Steiner W, Jaumann MP, Wigand ME (1980) Laserendoskopie in Pharynx, Larynx und Trachea. Arch Otorhinolaryngol 227 (3–4):586
108. Steiner W, Jaumann MP, Pesch H-J (1981) Endoskopische Therapie von Krebsfrühstadien im Larynx – vorläufige Ergebnisse. Arch Otorhinolaryngol 231:637
109. Steiner W, Iro H, Gewalt K, Sauerbrei W (1990) Ergebnisse der endolaryngeal lasermikrochirurgisch behandelten Krebsfrühstadien der Glottis. In: Steiner W, Reck R, Dühmke E (Hrsg) Funktionserhaltende Therapie des frühen Larynxkarzinoms. Thieme, Stuttgart New York, S 130
110. Steiner W, Iro H, Petsch S, Sauerbrei W (1991) Lasermikrochirurgische Behandlung von Larynkarzinomen (pT2–4). Darstellung der Langzeitergebnisse. In: Dühmke E, Steiner W, Reck R (Hrsg) Funktionserhaltende Therapie des fortgeschrittenen Larynxkarzinoms. Thieme, Stuttgart New York
111. Steiner W, Stenglein C, von Glaß W, Sauerbrei W (1990) Ergebnisse mit der funktionserhaltenden lasermikrochirurgischen Tumorresektion beim Hypopharynxkarzinom als Alternative zur Laryngektomie. Arch Otorhinolaryngol (Suppl II) 222
112. Téatini GP (1984) Three quaters laryngectomy. In: Wigand ME, Steiner W, Stell PM (eds) Functional partial laryngectomy. Conservation surgery for carcinoma of the larynx. Springer, Berlin Heidelberg New York Tokyo
113. Terrahe K (1972) Die Indikationen zur Teilresektion des Kehlkopfes beim Kehlkopfkarzinom. HNO 20
114. Trotter W (1920) A method of lateral pharyngotomy for the exposure of large growths in the epilaryngeal region. J Laryng 35
115. Tucker HM, Wood BG, Levine H, Katz R (1979) Glottic reconstruction after near total laryngectomy. Laryngoscope (St. Louis) 89
116. Weisberger EC, Lingeman RE (1983) Modified supraglottic laryngectomy and resection of lesions of the base of tongue. Laryngoscope (St. Louis) 93
117. Zeitels SM, Vaughan HW, Domanowski GF (1990) Endoscopic management of early supraglottic cancer. Ann Otol Laryngol 99
118. Zeitels SM, Vaughan HW, Fuleihan N, Domanowski GF, Simpson GT (1990) Laser epiglottectomy: Indications and technique. Otolaryngol Head Neck Surg 103

B.) O. Kleinsasser, T. Kimmich (Marburg): Endoskopische Chirurgie von Stimmlippenkarzinomen mit konventionellen Instrumenten

Die endoskopische Resektion von Stimmlippenkarzinomen wird seit mehr als 100 Jahren ausgeführt. Bernhard Fränkel berichtete auf dem 15. Kongreß der Deutschen Gesellschaft für Chirurgie 1886 über einen ersten erfolgreich behandelten Fall. In den USA propagierte 30 Jahre später Lynch diese Methode. Kahler empfahl 1929 für diese Operationen die Killiansche Schwebelaryngoskopie und die Anwendung der stereoskopischen Larynxlupe von Hegener, die auch für den „weniger Geübten" nützlich sei, eine Technik die durchaus modern anmutet.

Mit der Entwicklung der Mikrolaryngoskopie und der endolaryngealen Mikrochirurgie Anfang der 60er Jahre waren dann auch die technischen Voraussetzungen geschaffen worden, um im Inneren des Kehlkopfes binokular die Oberflächenausdehnung eines Tumors genau festzustellen und diesen Tumor bimanuell exakt in einem Stück zu entfernen.

Trotzdem wurde warnend eingewendet, daß man mit solchen Methoden das Leben der Patienten gefährden würde, da man ja nicht „weit im Gesunden" operieren könne. Es ist dabei zu berücksichtigen, daß man in den 60er und 70er Jahren in allen chirurgischen Fächern dachte, mit immer radikaleren Operationen könne man auch immer bessere Resultate erzielen. Damals mußte eine Neck dissection immer eine Block-Dissection in Kontinuität mit dem Primärtumor sein. Sogar Chordektomien wurden und werden immer noch als zu wenig ausgedehnt grundsätzlich abgelehnt und als minimale Teilresektion eine Hemilaryngektomie gefordert. Der Weg von der standardisierten Radikalchirurgie zur individualisierten funktionsschonenden Chirurgie wurde allgemein erst im letzten Jahrzehnt eingeschlagen.

Wir haben lange, bis Ende der 70er Jahre, kleine Stimmlippenkarzinome mit wenigen Ausnahmen nach vorangehender Biopsie mittels externer Chordektomie behandelt. Bei der histologischen Untersuchung zeigte sich dann allzu oft, daß der gesamte Tumor schon durch die vorangehende Exzisionsbiopsie vollständig entfernt worden war, die nachfolgende Chordektomie demnach überflüssig gewesen war.

Wir begannen daher ausgesuchte Fälle nur endoskopisch zu resezieren und verzichteten auf die externe Chordektomie, wenn mikroskopisch nachgewiesen werden konnte, daß der Tumor vollständig entfernt worden war. Da im Marburger Krankengut zur Zeit etwa 63% der Stimmlippenkarzinome in der in-situ oder T1-Kategorie diagnostiziert werden, nahm auch die Zahl geeigneter Fälle zu.

Zur Popularisierung der endolaryngealen Karzinomchirurgie trug gewiß auch die Verwendung des Lasers als chirurgisches Instrument bei, über die in der Folge Herr Rudert berichten wird.

Meine Aufgabe ist es hingegen, die Indikationen, die Technik, die Vorzüge und Resultate der endoskopischen Operation mit konventionellen mikrochirurgischen Instrumenten zu beschreiben.

Endoskopische Resektionen von Stimmlippenkarzinomen sollten nur von in der Tumorchirurgie erfahrenen Operateuren ausgeführt werden.

Diese müssen mit dem mikrolaryngoskopischen Bild eines Karzinoms und der Technik der Exzision vertraut und in der Lage sein, Biopsie und Operation in einer Sitzung sicher auszuführen.

Leider bekommen wir sehr häufig Fälle überwiesen, bei denen noch rasch eine Biopsie vorgenommen oder sogar Teile des Tumors abgetragen wurden und sich der Erstoperateur dann doch nicht sicher war, ob der Tumor vollständig entfernt wurde, da an dem aus oft vielen Bröckeln bestehenden Exzisat diese Frage nicht beantwortet werden konnte.

Eventuell vorhandene Tumorreste im Operationsgebiet sind in solchen Fällen nicht mehr klar erkennbar und man ist gezwungen, von außen und wesentlich umfangreicher als vielleicht ursprünglich nötig nachzuoperieren. Man kann daher nur die Bitte wiederholen, die schon Frenzel vor 30 Jahren äußerte, bei einem Tumorverdacht von einer Biopsie abzusehen und gleich in eine Klinik einzuweisen. Dies gilt vor allem für die kleinen Tumoren, von denen hier die Rede ist.

Eine besonders wichtige technische Voraussetzung für eine erfolgreiche endoskopische Exzision ist, daß man den gesamten Tumor im Operationslaryngoskop übersichtlich darstellen kann.

Manche Stimmlippenkarzinome sind auch bei Verwendung dünner Operationslaryngoskope nicht ganz oder nur mit Schwierigkeiten zu übersehen. In diesen Fällen ist es besser, den endoskopischen Eingriff abzubrechen und nach Vorliegen der histologischen Untersuchung zu einem externen Zugang überzugehen.

Bezüglich der Ausdehnung des Tumors möchte ich hervorheben, daß wir nur Karzinome auf frei beweglichen Stimmlippen endoskopisch resezieren. Diese Tumoren der Kategorie Tis a und b sowie T1 a und b sollten sich nicht auf die Pars cartilaginea der Stimmlippen ausdehnen und nicht weiter als 3 bis 5 mm in subglottische Richtung. Sie müssen vor allem auch auf dem Boden des Ventrikels nach Abdrängen der Taschenfalte gut abgrenzbar sein.

Die Tumoren sind bei Betastung der Stimmlippe noch gut über dem muskulären Stimmlippenkörper verschieblich und können glatt vom Ligamentum vocale abpräpariert werden. Durch das Ligamentum vocale in die äußeren Schichten der Stimmlippenmuskulatur infiltrierende Tumoren sind meist schon durch den Tastbefund zu identifizieren. Die Tumorinfiltrate werden dann bei der mikrochirurgischen Präparation mit konventionellen Instrumenten erkennbar und können, zusammen mit einer entsprechend dicken Muskelschicht, entfernt werden.

Eine Ausdehnung des Tumors über die vordere Kommissur bedeutet nicht unbedingt, daß eine endoskopische Resektion kontraindiziert ist. Bei geringer kontralateraler Ausdehnung von etwa 2 bis 3 mm kann man einzeitig operieren, bei stärkerer Ausdehnung ist eine zweizeitige Operation in einem Abstand von etwa vier Wochen angezeigt.

Besondere Probleme bieten die nicht eben seltenen sogenannten Superficial spreading carcinomas, die sich tapetenartig in oft multiplen Herden über beide Stimmlippen ausbreiten, wobei die Einzelherde gleichzeitig oder aber in Abständen von Monaten, vereinzelt sogar Jahren, aufschießen. Im Hinblick auf die Funktionserhaltung ist eine Bestrahlung angezeigt, die leider gerade in diesen Fällen relativ häufig fehlschlägt. Wir haben daher bei einzelnen Tapetenkarzinomen endoskopisch reseziert, wobei wir gezwungen waren, öfter zwei oder sogar drei Eingriffe auszuführen, was natürlich die postoperative Funktion nicht verbessert.

Eine unabdingbare Voraussetzung jeder Teilresektion ist die sorgfältige histologische Kontrolle des Exzisionspräparates.

Wenn man die Funktion erhalten will, kann man nicht immer, wie es so schön heißt, weit im Gesunden absetzen, sondern ist häufig gezwungen, recht nahe an den erkennbaren Tumorgrenzen zu präparieren. Nur an Stufenserienschnitten ist erkennbar, ob der Tumor vollständig entfernt worden ist oder nicht.

Wenn die Voraussetzungen von seiten des Pathologen nicht gegeben sind, das von den Operateuren sorgfältig vorbereitete Exzisionspräparat mikroskopisch exakt zu untersuchen, darf man auch keine Teilresektionen des Kehlkopfes ausführen.

Ist der Tumor nicht vollständig entfernt worden, so operieren wir sofort nach. Liegen noch oberflächliche Tumorreste in Form eines Randbelages vor, kann man meist wieder endoskopisch vorgehen. Ist der Tumor zur Tiefe hin nicht vollständig entfernt, folgen eine Thyreotomie und Chordektomie. Dieses Verfahren ist viel sicherer als ein bloßes Abwarten und Beobachten, wie manchmal empfohlen wurde oder eine vorsorgliche Nachbestrahlung.

Sie hatten gesehen, daß wir mit Hilfe konventioneller Instrumente nur sehr ausgewählte kleine Stimmlippenkarzinome endoskopisch resezieren. Technisch sind sehr viel ausgedehntere endoskopische Operationen möglich, worüber Herr Rudert noch berichten wird.

Gegen eine Erweiterung der endoskopischen Resektionen möchte ich zu bedenken geben, daß man einige Vorteile aufgibt: Je weiter man nämlich nach lateral kommt, vielleicht bis an den Schildknorpel heran, umso schwieriger wird es auch, die Tumorgrenzen zu erkennen und umso größer muß aus Sicherheitsgründen der Defekt gesetzt werden. Der Hauptnachteil ist aber, daß man endoskopisch die Glottis nicht rekonstruieren kann, so daß zwangsläufig die funktionellen Resultate schlechter werden. Wir ziehen daher in solchen Fällen immer den externen Eingriff vor, der den großen Vorteil bietet, daß man bei bester Übersichtlichkeit die Ausdehnung der Resektion den Tumorgrenzen anpassen kann und vor allem dann eine sofortige Rekonstruktion der Glottis vornehmen kann, womit die Aussicht auf ein gutes funktionelles Ergebnis sehr verbessert wird.

Die Ergebnisse der von uns von 1973 bis Ende 1990 behandelten 113 Fälle von ausschließlich endoskopisch mit konventionellen Instrumenten resezierten Stimmlippenkarzinomen sehen Sie an den folgenden Tabellen 1 und 2.

Zu den 6 Rezidiven ist anzumerken, daß in 4 Fällen die zweiten Tumoren nicht im früheren Operationsgebiet auftraten, und dies nach 7, bzw. 45 Monaten, nach 12, 13 und 17 Monaten, so daß wohl eine multizentrische metachrome Krebsentstehung vorlag. In allen vier Fällen konnte auch der Rezidivtumor wieder endoskopisch entfernt werden. Nur in zwei Fällen waren wir bisher gezwungen zu bestrahlen. Bei einem Patienten war das Lokalrezidiv schon 1 Jahr bekannt, er lehnte aber jeden weiteren chirurgischen Eingriff ab, bei unserem zweiten Patienten handelte es sich um eine multizentrisch kanzerisierende chronische Laryngitis, der wir endoskopisch nicht Herr wurden.

Im Hinblick auf die funktionellen Resultate ist anzumerken, daß kein Patient aphonisch wurde und etwa 80% eine praktisch normale oder nur minimal beeinträchtigte Sprechstimme behielten. Die ausgezeichneten funktionellen Ergebnisse sind natürlich auch durch das relativ geringe Ausmaß der Resektionen bedingt.

Keiner unserer Patienten verlor auf Grund seines Stimmlippenkarzinoms bisher sein Leben, seinen Kehlkopf oder seine Stimme.

Endoskopische Chirurgie mit konventionellen Instrumenten ist für eine sorgfältig ausgewählte Serie von Stimmlippenkarzinomen die Methode, die mit dem geringsten zeitlichen und ökonomischen Aufwand und mit der geringsten Belastung des Patienten einhergeht. Im Hinblick auf die Stimmfunktion steht

Tabelle 1. Zusammensetzung des Beobachtungsgutes

Zahl der Patienten (1974 – 1990) n = 113	
männlich 97	
weiblich 16	
Lebensalter männlich 61,7 Jahre	
Lebensalter weiblich 51,3 Jahre	
Tumorkategorie	
Tis a	37
Tis b	17
T1 a	47
T1 b	12
alle Fälle T = pT = histologisch gesichert	

Tabelle 2. Behandlungsergebnisse

Ergebnisse	n
Verlauf unbekannt	1
Interkurrent rezidivfrei verstorben	18
nach: mehr als 3 Jahren	11
mehr als 5 Jahren	6
Rezidivfrei lebend am 30. 3. 1991	88
Tumorfrei nach Rezidivbehandlung	6

sie der primären Bestrahlung wohl nicht nach und im Hinblick auf Dauerheilungen übertrifft sie sogar deren Ergebnisse.

Der endoskopischen Chirurgie gebührt daher ein fester Platz in unserem Repertoire der Methoden zur individualisierten Behandlung von Kehlkopfkrebsen.

Literatur

1. Kleinsasser O (1991) Mikrolaryngoskopie und endolaryngeale Mikrochirurgie. Technik und typische Befunde 3. Aufl. Schattauer, Stuttgart
2. Kleinsasser O, Glanz H, Kimmich T (1988) Endoskopische Chirurgie bei Stimmlippenkarzinomen. HNO (Berlin) 30:275 – 279

G. Kittel (Erlangen): Bei Teilresektionen, ob von außen oder innen, kann sich die Frage der Nachbestrahlung, sogar der Vorbestrahlung stellen. Wird kombiniert behandelt, läßt sich allerdings der therapeutische Wert der einen oder anderen Methode kaum noch abschätzen, was auch für die Resektion mittels Laser gilt. Obgleich bisher nicht über Lasereinsatz mittels Mikroskop beim Vorgehen von außen berichtet wurde, ist ein solches Vorgehen zu erwägen, da dabei Übersicht und Laserstrahlapplikation besser sind. Der Wert der verschiedenen Verfahren hängt auch sehr davon ab, wer welche Methoden durchführt. Die stimmlichen Ergebnisse sind nach Bestrahlung anfangs besser, später meist schlechter als nach Resektionen, wahrscheinlich auf Grund der Strahlenfibrose.

O. Kleinsasser (Schlußwort):
Wenn man aus einem kleinen Stimmlippentumor eine Biopsie entnimmt oder versucht, den Tumor ganz zu entfernen, steht der nachbehandelnde Kliniker vor einer oft schwierigen Situation, denn er kann meist nicht mehr erkennen, ob der Tumor ganz entfernt wurde oder nicht. Zwangsläufig wird er daher, um sicher zu gehen, die nachfolgende Operation – sei es endoskopisch oder von außen – weiter ausdehnen müssen als es vielleicht nötig wäre. Mit einer vorzeitigen Biopsie erschwert man dem Kliniker die Beurteilung und schadet letzten Endes dem Patienten. Auch in der Klinik werden endoskopische Resektionen nur von besonders erfahrenen Laryngologen ausgeführt, um konstant gute Ergebnisse zu erreichen. Man sollte daher in der Praxis, wo nur vereinzelt solche Fälle beobachtet werden, Versuche einer endoskopischen Resektion unterlassen. Es ist natürlich nichts dagegen einzuwenden, wenn Biopsien aus klinisch eindeutigen größeren Kehlkopfkarzinomen vor der Klinikeinweisung entnommen werden.

C.) H. Rudert (Kiel): Larynx- und Hypopharynxkarzinome: Endoskopische Chirurgie mit dem Laser – Möglichkeiten und Grenzen. Erläuterungen zum vorliegenden Referat (Teil I)

Als ich den Auftrag erhielt, das Referat über die laserchirurgische Behandlung von Larynxkarzinomen zu schreiben, war mir klar, daß ich zwischen 2 Fronten geraten würde. Einige werden es für zu weitgehend halten, die anderen werden mich dafür schelten, daß ich der Laserchirurgie zu wenig Raum gebe. Ich habe mich deshalb entschlossen, nur das niederzuschreiben und zu empfehlen, was durch Statistiken und eigene Erfahrung einwandfrei belegt ist und mich jenseits jeglicher Spekulationen begeben.

Ich werde zu Beginn meiner Ausführungen das Referat noch einmal zusammenfassen. Im 2. Teil der Erläuterungen werde ich den Versuch unternehmen, darzulegen, wohin die Entwicklung geht und welche Möglichkeiten die Laserchirurgie in Zukunft haben wird.

Stimmlippenkarzinom

Es ist keine Frage, daß der CO_2-Laser der endoskopischen Therapie begrenzter Stimmlippenkarzinome zu weltweiter Anerkennung verholfen hat. Pioniere waren Jako und Strong, in Österreich und Deutschland haben sich unter anderen vor allem Burian und Steiner mit der neuen Technik befaßt [8].

Für uns ist erwiesen, daß die endoskopische Therapie von T1-Stimmlippenkarzinomen aus onkologischer Sicht der Strahlentherapie deutlich überlegen und der vertikalen Teilresektion von außen gleichwertig ist. Im Krankengut der Kieler Klinik von 150 bestrahlten $T_1N_0M_0$-Stimmlippenkarzinomen entwickelten 44 (29%) Rezidive, während unter den 78, die einer vertikalen Teilresektion unterzogen wurden, nur 1 Patient ein Rezidiv hatte. 17 (11%) der bestrahlten Patienten mußten laryngektomiert werden. Fast 10% der bestrahlten Patienten sind an ihren Stimmlippenkarzinomen verstorben [1]. Über ähnlich enttäuschende Ergebnisse der Strahlentherapie im Vergleich zur chirurgischen und Lasertherapie berichteten kürzlich auch Davis, Kelly et al. [2].

Ein gewichtiges, bisher wenig beachtetes Argument für die endoskopische Therapie und gegen die Strahlentherapie, aber auch gegen die vertikale Teilresektion von außen ist, daß in 20% bis 30% der Fälle kleine Stimmlippenkarzinome bereits im Rahmen der Probeexzision vollständig entfernt werden (Stutsman und McGavran). D. h. in dieser Größenordnung wird an karzinomfreien Kehlköpfen ein „Overtreatment“ vorgenommen.

Die Tumoren werden möglichst im Rahmen einer *Exzisionsbiopsie* vollständig und ohne zusätzlichen Gewebsverlust mit dem Laser entfernt. Der Tumor wird aufgespannt und von den Pathologen in Stufenschnitten bearbeitet. Sollten die Exzisionsränder nicht tumorfrei sein, können die Exzisionen wiederholt werden. Auf diese Weise ist die Lasertherapie der vertikalen Teilresektion auch in funktioneller, d. h. stimmlicher Sicht überlegen, da von der Substanz der Stimmlippe wesentlich mehr geschont werden kann, als bei dem einseitigen Vorgehen von außen.

In dem Ihnen vorliegenden Referat [7] sind die Kieler Ergebnisse der Lasertherapie begrenzter Stimmlippenkarzinome tabellarisch dargestellt. Die aktualisierten Ergebnisse weisen bis zum Ende des Jahres 1990 82 Patienten auf, die primär nur mit dem Laser behandelt worden sind. 24 Patienten wurden zusätzlich bestrahlt. Faßt man beide Gruppen zusammen, so haben von 106 Patienten nur 2 den Kehlkopf verloren. 3 sind am Tumor verstorben, von denen 2 wahrscheinlich hätten geheilt werden können, wenn sie nicht die Laryngektomie verweigert hätten. Die onkologischen Ergebnisse sind praktisch so gut wie nach vertikaler Teilresektion. Diese guten Ergebnisse werden heute von fast allen erzielt, die Laserchirurgie betreiben, in Deutschland von der Erlanger, Göttinger und Kölner Klinik [10]. Die Laserchirurgie kleiner Stimmlippenkarzinome kann m. E. heute nicht mehr kontrovers diskutiert werden.

Auch die Lasertherapie von *Rezidiven nach Strahlentherapie* kleiner Stimmlippenkarzinome ist erfolgversprechend, wenn sich die Rezidive auf eine Stimmlippe begrenzen, d. h., wenn es sich um T1a-Karzinome handelt. Kommissurüberschreitende T1b-Karzinom-Rezidive sollten besser chirurgisch behandelt werden. Die Überlebensquote ist natürlich niedriger als nach primärer Lasertherapie.

Supraglottisches Karzinom

Die *endoskopische supraglottische Laryngektomie* ist durch die Einführung des CO_2-Lasers in die operative HNO-Heilkunde überhaupt erst möglich geworden. Hier ist die Laserchirurgie der konventionellen Mikrochirurgie weit überlegen. Mag man ein kleines Stimmlippenkarzinom noch konventionell abtragen können, beim supraglottischen Karzinom ist dies nicht mehr möglich. Der CO_2-Laserstrahl durchtrennt Weichteilgewebe und Knorpel beliebig tief. Die technischen Grenzen werden durch die endoskopische Anatomie und durch die Laserphysik gesetzt. Davis hat 1983 als erster über supraglottische Laserresektionen berichtet.

Wir haben gesehen, daß *T1- und T2-Karzinome der suprahyoidalen Epiglottis* mit dem CO_2-Laser endoskopisch ebenso effektiv wie durch eine supraglottische Laryngektomie von außen operiert werden können. Aus funktioneller Sicht ist die laserchirurgische Resektion sogar deutlich überlegen. Die nach der Resektion von außen immer zu beobachtenden Schluckstörungen werden nach der laserchirurgischen Abtragung begrenzter Epiglottiskarzinome praktisch nie gesehen. Sie werden erst dann beobachtet, wenn die Resektion den Sphinktermechanismus des Larynx beeinträchtigt, d. h. die distale Resektionsgrenze die Aryregion einschließt. Es ist in der Regel keine Tracheotomie nötig. Die Patienten lernen sehr schnell schlucken. 10 Fälle wurden bisher in Kiel so behandelt [7]. Eine Patientin ist an kardiopulmonalem Versagen gestorben. Die übrigen leben und sind bisher tumorfrei.

Diese von mir genannten Punkte geben gesicherte Erkenntnisse wieder, an die sich jeder, der Larynxkarzinome behandelt, halten kann.

Nicht so eindeutig liegen die Dinge beim *Hypopharynxkarzinom*. Dies liegt einmal an der schwierigen Anatomie, die keine natürlichen Grenzen zu den Nachbarorganen aufweist und keine dem Larynxkarzinom vergleichbare Knorpel- und Gewebsbarrieren hat, zum anderen an der vom Larynxkarzinom deutlich abweichenden Metastasierungstendenz. Wir haben einige ausgewählte kleine Hypopharynxkarzinome mit dem Laser endoskopisch exzidiert und die Lymphabflußgebiete operativ behandelt bzw. bestrahlt. Die eigene Erfahrung reicht aber nicht aus, um das Verfahren ohne Einschränkung und vor allen Dingen auch für größere Karzinome aus eigener Erfahrung zu empfehlen. Sie wissen aber, daß Herr Steiner auch die Laserbehandlung größerer Hypopharynxkarzinome empfiehlt [9].

Im zweiten Teil meiner Erläuterungen werde ich mich mit der Frage befassen, wo die *Grenzen der endoskopischen Laserchirurgie* liegen und wo Kombinationen mit anderen Therapieformen, z. B. der Strahlentherapie, zur Organerhaltung beitragen.

Die Grenzen sind einmal durch die endoskopische Technik und die Lasertechnik und zum anderen durch die onkologischen Gesetzmäßigkeiten vorgezeichnet. Wir wissen, daß manche fortgeschrittenen Larynxkarzinome durch ausgedehnte chirurgische Teilresektionen, die bis zur Dreiviertel-Laryngektomie oder „near total laryngectomy" reichen, kurativ behandelt werden können. Diese Verfahren sind anerkannt. Logischerweise muß die Akzeptanz auch für die Laserchirurgie gelten, wenn diese die gleichen Resektionsgrenzen beachten kann wie die konventionelle Chirurgie von außen. Die Laserchirurgie hat die technischen Möglichkeiten der endoskopischen Resektionen ganz erheblich erweitert. Man kann theoretisch den Weichteillarynx inklusive Anteilen des Knorpelskeletts komplett laserchirurgisch entfernen. Hier stoßen wir eher auf funktionelle als auf technische Grenzen.

Die *anatomisch-onkologischen Grundlagen* für die Möglichkeit ausgedehnter Teilresektionen bieten die erstmals von Hajek untersuchten *Kompartmentierungen* des Larynx durch *fibro-elastische Membranen*. Deren Barrierewirkungen sind die Grundlagen für die Teilresektionen im glottischen Bereich. Es bieten die „Neo-Bursa" des Reinkeschen Raumes und der Conus elasticus dem Tiefenwachstum des Stimmlippenkrebses lange Widerstand. Die *supraglottisch-glottische Wachstumsbarriere* ist für die Behandlung supraglottischer Karzinome von größter Bedeutung. Für diese Barriere gibt es zwar embryologische Deutungsversuche, aber merkwürdigerweise kein anatomisches Substrat.

Auch die *makroskopische Wuchsform* spielt eine wichtige Rolle. Wir haben große, das Larynxlumen verlegende Exophyten im Rahmen eines laserchirurgischen *Debulkings* entfernt, um die Tracheostomie zu vermeiden und dann bei Verweigerung der Laryngektomie bestrahlt. Eine Reihe dieser Patienten sind bis heute tumorfrei. Hier wäre zu prüfen, ob nach Reduzierung der Tumormasse die Strahlentherapie in der Lage ist, den Resttumor zu beseitigen. Mißerfolge haben wir vor allem bei infiltrierend und ulzerierend gewachsenen Tumoren gesehen.

Es gibt 4 glücklicherweise seltene, aber extrem kritische Tumorlokalisationen, die für die Laserchirurgie schlecht geeignet sind:

1. *Karzinome der petiolusnahen infrahyoidalen Epiglottis*, da diese sehr früh in den präepiglottischen Raum einwachsen,
2. *Karzinome des hinteren Stimmlippendrittels und der Arytaenoidregion*, da diese sehr schnell das Knorpelskelett im Bereich des Cricoids erfassen,
3. Die sogenannten *transglottischen Karzinome*, die meist in der Tiefe des Morgagnischen Ventrikels ihren Ursprung haben, das Ligamentum vocale und das Ligamentum thyreoglotticum umwachsen und sich zwischen dem Perichondrium des Thyroids und des Conus elasticus in vertikaler Richtung ausbreiten und über das Ligamentum thyreocricoideum aus dem Larynx herauswachsen,
4. *Karzinome des Stimmlippenabhangs* von mehr als 1 cm subglottischer Ausdehnung befallen schnell das Knorpelskelett am Unterrand des Schildknorpels.

Eine bereits erfolgte Metastasierung in die Halslymphknoten spricht nicht gegen eine Laserchirurgie des Primärtumors. Die Forderung der Monoblockresektion von Primärtumor und Metastasen ist überholt, wenn die Lymphknotenmetastasen operabel sind. Darauf haben bereits Spiro und Strong Anfang der 70iger Jahre für das Oropharynxkarzinom und kürzlich DeSanto wieder für das supraglottische Karzinom hingewiesen [3]. Steiner behandelt die Metastasen ebenfalls diskontinuierlich in einer zeitlich getrennten 2. Sitzung [10, 11].

Natürlich werden durch die Laserchirurgie des Primärtumors die limitierenden Faktoren der Metastasierung nicht außer Kraft gesetzt. Sowohl für das supraglottische Karzinom als auch für das fortgeschrittene glottische Karzinom gilt, daß die Prognose ganz wesentlich von der Metastasierung abhängt. Wenn dem nicht so wäre, müßte die Laryngektomie als radikalste Methode der Therapie des Primärtumors die Heilung garantieren. Kleinsasser hat in seiner Monographie recherchiert, daß der Prozentsatz der Lokalrezidive nach Laryngektomie maximal 10% beträgt [5]. Die durchschnittliche Heilungsquote nach Laryngektomie müßte dann 90% betragen, sie liegt aber nur zwischen 50% und 70%. Die Limitierung wird durch die Metastasierung vorgegeben.

Wodurch erklären sich nun die mitgeteilten guten Ergebnisse der Laserchirurgie großer Larynxkarzinome?

Sehr hilfreich für die Beantwortung dieser Frage war mir das Manuskript über die Lasertherapie ausgedehnter Larynxkarzinome, das mir Herr Professor Steiner gerade noch rechtzeitig für die Abfassung der Erläuterungen zum Referat übersandt hat und in dem erstmals eine Statistik über die Laserchirurgie fortgeschrittener Larynxkarzinome mitgeteilt wird [11]. Seine Auswertung klärt meines Erachtens den jahrelangen Streit über die Möglichkeiten der Laserchirurgie ausgedehnter Larynxkarzinome. Die genaue Analyse zeigt, daß es sich bei Steiners 82 Patienten um ein hochselektiertes Krankengut handelt, das zu 72% aus T_2-Tumoren und in 16 Fällen (28%) aus T_3/T_4-Tumoren besteht. Patienten mit ausgedehnter Metastasierung (N_3-Fälle), alle Fälle, bei denen die laserchirurgische Tumorabtragung nicht vollständig gelang, und alle perioperativen Todesfälle wurden in die Auswertung nicht mit einbezogen. Während fortgeschrittene Larynxkarzinome in einem unselektierten Krankengut in 40% bis 50% zum Zeitpunkt der Diagnosestellung bereits Lymphknotenmetastasen aufweisen, hatten die von Steiner ausgewerteten Patienten nur in 15% der Fälle präoperativ Metastasen, darunter keine N_3-Fälle. Alle tumorbedingten Todesfälle, auch die mit Lokalrezidiven, hatten jedoch Lymphknoten- oder Fernmetastasen. Die hohe errechnete tumorbedingte Überlebensrate von 89% ist deshalb erklärlich. Jedes andere chirurgische Krankengut würde bei einer entsprechenden präoperativen Selektion die gleichen guten Ergebnisse erreichen. Damit lassen sich die Ergebnisse Steiners zwanglos in die Reihe der bekannten Statistiken über chirurgische Larynxteilresektionen (unter besonderen Bedingungen), z. B. Piquets [6], einreihen.

Es ist ohne Frage das Verdienst Steiners, darauf hingewiesen zu haben, daß die *Laserchirurgie* die *organerhaltende Chirurgie* auch des fortgeschrittenen Larynxkarzinoms erheblich erweitert hat. Man muß sich nur davor hüten, die guten Ergebnisse allein der Laserchirurgie zuzuschreiben. Sie ist vor allem das Ergebnis der Selektion vor der Therapie. Wenn wir uns das vergegenwärtigen, so sind die Mißverständnisse, die durch das bisherige Fehlen einer Statistik ausgelöst worden sind, eigentlich aus der Welt geschafft.

Es ist vorstellbar, daß die Verhältnisse beim begrenzten Hypopharynxkarzinom ähnlich sind. Deren externe Therapie wird ja vor allem durch die postoperativen funktionellen Störungen beeinträchtigt, die wir nach Laserchirurgie nicht sehen. Die Träger kleiner Hypopharynxkarzinome könnten von der Laserchirurgie wahrscheinlich noch mehr als die Larynxkarzinompatienten profitieren. Leider gibt es nur zu wenige Hypopharynxkarzinome im Frühstadium, um dies statistisch nachweisen zu können.

Lassen Sie mich am Ende noch einmal zusammenfassen:

1. Die Laserchirurgie von Larynx- und Hypopharynxkarzinomen ist heute ein anerkanntes Verfahren.
2. Der CO_2-Laser hat die Möglichkeiten der endoskopischen Larynxteilresektionen erheblich erweitert. Sie erreichen annähernd die Möglichkeiten der Teilresektionen von außen. In funktioneller Sicht und im Bereich der postoperativen Morbidität sind die Laserresektionen der konventionellen Chirurgie deutlich überlegen. Es ist deshalb auch gestattet, größere Tumoren mit dem Laser zu behandeln, als dies mit dem konventionellen mikrochirurgischen Instrumentarium möglich war.
3. Es muß geprüft werden, ob die *Kombination von Laserchirurgie und Strahlentherapie* es ermöglicht, mehr Larynx- und Hypopharynxkarzinome organerhaltend zu behandeln als bisher.
4. Es muß eindringlich darauf hingewiesen werden, daß es sich um eine neuartige Therapie handelt, die vieler Routine bedarf und genaue Kenntnisse über die chirurgische Anatomie und das Wachstum der Larynxkarzinome, vor allem aber der Gewebewirkungen des Lasers, voraussetzt. Es ist zu hoffen, daß technische Verbesserungen der bildgebenden Verfahren es ermöglichen, die Indikationen noch besser als bisher einzugrenzen.

Ich komme zum Schluß meiner Ausführungen. Vor 20 Jahren wurde unser heutiger Präsident gescholten, daß er es wagte, öffentlich laut über endoskopische Karzinombehandlung im Larynx nachzudenken. Keine 15 Jahre später, auf dem deutschen HNO-Kongreß in Berlin 1985, wurde ihm die Anerkennung für seine Bemühungen um die endoskopische Behandlung von begrenzten Stimmlippenkarzinomen in der Diskussion seines Hauptvortrags ausgesprochen. Heute ist die vor 10 Jahren noch verpönt gewesene Laserchirurgie kleiner Larynxkarzinome unbestritten. Lassen Sie uns sine ira et studio darüber nachdenken, wie wir die neue Lasertechnik weiter verbessern können, um möglichst vielen Patienten den Kehlkopf zu erhalten, ohne allerdings die Radikalität der Tumorbehandlung und damit den karzinomkranken Patienten zu gefährden.

Literatur

1. Beigel A, Rudert H (1990) Ergebnisse nach chirurgischer Therapie der T1-Stimmlippenkarzinome durch vertikale Teilresektion und durch endolaryngeale Laserchirurgie. In: Steiner W, Dühmke E, Reck R (Hrsg) Funktionserhaltende Therapie des frühen Larynxcarcinoms. Thieme, Stuttgart New York
2. Davis RK, Kelly SM, Parkin JL, Stevens MH, Johnson LP (1990) Selective management of early glottic cancer. Laryngoscope 100:1306–1309
3. DeSanto LW (1990) Early supraglottic cancer. Ann Otol Rhinol Laryngol 99:593–597
4. Hajek M (1891) Anatomische Untersuchungen über das Larynxödem. Arch Klin Chir 42:46–93
5. Kleinsasser O (1987) Tumoren des Larynx und Hypopharynx. Thieme, Stuttgart New York
6. Piquet JJ, Chevalier D, Thill C (1991) Die subtotalen funktionellen Laryngektomien mit Krikohyoidopexie. Arch Oto Rhino Laryngol Head Neck Surg Suppl I:37–45
7. Rudert H (1991) Larynx- und Hypopharynxkarzinome – Endoskopische Therapie mit dem Laser: Möglichkeiten und Grenzen. Arch Oto Rhino Laryngol Head Neck Surg Suppl I:3–18
8. Steiner W (1984) Endoscopic therapy of early laryngeal cancer. Indications and results. In: Wigand ME, Steiner W, Stell PM (eds) Functional partial laryngectomy. Conservation surgery for carcinoma of the larynx. Springer, Berlin Heidelberg New York Tokyo, pp 163–170
9. Steiner W, Stenglein C, von Glaß W, Sauerbrei W (1990) Ergebnisse mit der funktionserhaltenden lasermikrochirurgischen Tumorresektion beim Hypopharynxcarcinom als Alternative zur Laryngektomie. Arch Oto Rhino Laryngol Head Neck Surg Suppl II:222–223
10. Steiner W, Iro H, Petsch B, Sauer R, Sauerbrei W (1991) Laserchirurgische Behandlung von Larynxcarcinomen (pT2–4). In:

Dühmke E, Steiner W, Reck R (Hrsg) Funktionserhaltende Therapie des fortgeschrittenen Larynxkarzinoms. Thieme, Stuttgart New York

11. Steiner W, Iro H, Petsch B, Sauer R, Sauerbrei W (1991) Laserchirurgische Behandlung von Larynxcarcinomen (pT2–4). In: Dühmke E, Steiner W, Reck R (Hrsg) Funktionserhaltende Therapie des fortgeschrittenen Larynxcarcinoms. Thieme, Stuttgart, New York

M. E. Wigand (Erlangen): Der von W. Steiner, P. Stell und mir 1984 beim Springer-Verlag herausgegebene Band „Functional Partial Laryngectomy" enthielt bereits viel vom Inhalt der heutigen Referate, in denen die neuen Errungenschaften der endoskopischen Laser-Teilresektionen noch nicht gebührend geschildert wurden. Ich bitte um Einfügung der heute zitierten Resultate von W. Steiner in den kommenden Verhandlungsbericht. Ferner möchte ich fragen nach Erfahrungen mit endoskopischen Teilresektionen nach vorangegangener Strahlentherapie und nach dem präoperativen Einsatz bildgebender Medien für die Resektionsplanung.

K. Burian (Wien): Die Ergebnisse, über die Sie berichten, entsprechen auch denen der Wiener Klinik, wobei annähernd gleiche Indikationen gegeben waren. Beobachtungszeit 3–10 Jahre. Ein anderer Aspekt betrifft die onkologische Wirkung des Laserstrahls. Derzeit wird der Laser ausschließlich als chirurgisches Messer betrachtet. Betrachtet man eine Laserwunde histologisch, so findet man irreversible und reversibel Schädigungen. Haben diese letzthin eventuell auch onkologische Wirkungen? Herr Pavelka von meiner Klinik hat diesbezüglich tierexperimentelle Untersuchungen durchgeführt, die noch nicht publiziert wurden. Die Ergebnisse sind nicht signifikant, dennoch glaube ich, daß man diese Fragestellung (onkologische Wirkung des Lasers in den reversibel geschädigten Randzonen) auf breiter Basis bearbeiten sollte; lokale Wirkungen würden überraschende klinische Befunde (sehr späte Rezidive nach nicht radikaler Tumorentfernung) erklären.

R. Pfalz (Ulm): Ist der Laser ein Koagulationsmesser oder doch durch seine Hitze bakterizid, tumorzellvernichtend? Verhindert die Berührungslosigkeit der Schneidtechnik nicht auch die mechanische Verteilung von pathogenem Material in die Gewebetiefe?

J. Helms (Würzburg): Sie haben eine Nachresektion zur Analyse der Tumorumgebung mit dem Laser vorgenommen? Wie schmal darf der entnommene Gewebestreifen sein, ohne die spätere histologische Untersuchung durch Koagulationszonen zu beeinträchtigen? 1 oder 2 oder 3 Brennfleckbreiten?

W. Draf (Fulda): In dem Referat haben Sie die Möglichkeit des Lasers hinsichtlich der Krebsbeseitigung umfassend dargestellt. Von besonderer Validität erscheint mir der Laser, was die Reduzierung der Morbidität anbetrifft. Z. B. können Tracheotomien meist vermieden werden. In Ihrem Referat haben Sie den CO_2-Laser als Instrument der Wahl für den Kehlkopf hervorgehoben. Bei *großen* Hämangiomen des Kehlkopfes hat sich bei uns der Neodym Yag-Laser sehr bewährt.

H. E. Eckel (Köln): Herr Rudert führt zu den Indikationen der endoskopischen Laser-Chirurgie aus, in der Behandlung der Stimmlippenkarzinome sei die obere Begrenzung der Resektion die laterale Bucht des Sinus Morgagni. Wenn man diese Grenzen respektiere, schieden T_3-Tumoren für eine kurative Laserresektion aus. Diese Feststellung ist richtig, und mehr noch: wenn man diese Grenzen respektiert, scheiden nahezu alle T_2-Tumoren der Glottis aus. Entsprechend findet sich unter 76 kurativ behandelten Stimmlippenkarzinomen nur eines der Ausdehnung T_2. Diese vorsichtige und sicher wohlüberlegte Begrenzung der Indikation ist aber nach den Angaben in der Literatur (Burian und Höfler 1979, Steiner 1984, 1987 und 1990, Motta 1986) und nach den eigenen Beobachtungen (1990) durchaus nicht zwingend. Die Grenze zwischen Gut und Böse, wenn ich mich so ausdrücken darf, scheint mir beim Larynxkarzinom doch die Tiefeninfiltration des Karzinoms mit Befall des inneren Schildknorpelperichondriums oder des Arytaenoidknorpels zu sein. Ein Übergreifen des Tumors auf die Taschenfaltenebene – ohne Zeichen der Tiefeninfiltration allerdings – steht für uns und wohl auch einige andere Kliniken einer endolaryngealen Resektion nicht entgegen.

H. Rudert (Schlußwort):
Zu Herrn Wigand: Bei dem 1984 veröffentlichten Beitrag über Laserchirurgie handelt es sich um eine frühe Mitteilung, die durch spätere im Referat zitierte Arbeiten Steiners überholt wurde. Die heute von mir berichteten Resultate von W. Steiner lagen bei Drucklegung des Referats noch nicht vor. Sie sind in den Erläuterungen zum Referat ausführlich diskutiert worden und wurden im Verhandlungsbericht angeführt.

Laser-Resektionen nach Strahlentherapie wurden nur vorgenommen, falls keine komplette Tumorrückbildung zu beobachten war oder bei Rezidiven nach Strahlentherapie. Eine kombinierte Strahlen- und Lasertherapie in dieser Reihenfolge haben wir nicht durchgeführt.

Zu Herrn Burian und Herrn Pfalz: Für mich ist schwer vorstellbar, daß gerade bei dem steilen Temperaturgradienten im Bereich der Laserwunde eine onkologische Wirkung in der sehr schmalen reversibel geschädigten Ödemzone stattfindet, die die späten Rezidive nach nicht radikaler Tumorentfernung erklären könnte.

Zu Herrn Helms: Nachresektate müssen so groß sein, daß sie vom Pathologen noch bearbeitet werden können. Verloren geht lediglich die Vaporisationszone. Die höchstens 500 µm schmale Koagulations- und Nekrosezone behindert den Pathologen nicht. Der Gewebsverlust ist geringer als bei der Elektrochirurgie.

Zu Herrn Draf: Die postoperative Morbidität ist deutlich geringer als nach Teilresektionen von außen. So lange der Sphinktermechanismus der Glottis nicht beeinträchtigt ist, ist keine Tracheotomie nötig und die Patienten können wesentlich schneller und besser schlucken. Die Morbidität wird mehr von adjuvanten Maßnahmen wie Neck dissection oder Bestrahlung bedingt als durch die laserchirurgische Behandlung des Primärtumors.

Den Neodym-Yag-Laser haben wir in der Tumorchirurgie des Kehlkopfes nicht verwendet, da er mehr koaguliert als schneidet und die Tiefenwirkung nicht vorausberechenbar ist. Zur Behandlung von Hämangiomen ist er dagegen sehr gut geeignet, so lange die Stimmlippen nicht betroffen sind. Die Gefahr der irreversiblen Schädigung des Reinkeschen Raums und der Muskulatur sind zu groß.

Zu Herrn Eckel: Die T2-Tumoren der Glottis sind ohne Frage die schwierigste Gruppe. Bereits die Klassifikation macht große Probleme. Betrachtet man die Statistiken, so ist der Anteil an T2-Tumoren sehr unterschiedlich. Noch schwieriger ist die Entscheidung der Eignung für eine kurative Laserchirurgie. Ist die Bewegungseinschränkung durch die Tumormasse oder durch die Infiltration der Muskulatur bedingt? Tumoren, die zwischen Arygelenk und dem hinten sich weit öffnenden Schildknorpel einwachsen, sind nicht mehr geeignet. – Auch die Wuchsform spielt eine große Rolle. Ein großer Exophyt, der auf die Taschenfalte übergreift, kann mit Aussicht auf komplette Resektion laserchirurgisch entfernt werden. Dies sind die Patienten, die wegen Atemnot einem „Debulking" unterzogen und durch Strahlentherapie geheilt wurden. Infiltrierend und ulzerierend gewachsene Tumoren, die meist keine Atemnot verursachen, sind dagegen mit dem Laser nicht zu erfassen. Vielleicht gelingt es eines Tages durch Verbesserung der bildgebenden Verfahren, insbesondere der MRT, die resezierbaren von den nicht resezierbaren Tumoren zu trennen.

D.) H. Glanz, O. Kleinsasser, P. Brandau (Gießen/Marburg): Teilresektionen des Larynx bei Stimmlippenkarzinomen. Indikationen, rekonstruktive Maßnahmen, Resultate

Einleitung und Indikation

Die Frage nach der besten Behandlungsmethode der Stimmlippenkarzinome wird nach wie vor kontrovers diskutiert. Prinzipiell gilt es dabei abzuwägen:

1. Welche Dauerheilungsergebnisse sind mit den jeweiligen Methoden zu erzielen.
2. Welche Belastungen und Risiken muß der Patient als Folge der Therapie ertragen.
3. Wie gut kann die Stimmfunktion erhalten werden bzw. kann sie wiederhergestellt werden.

Optimale Behandlungsergebnisse erzielt man nur, wenn die Behandlung nicht standardisiert ist, also man nicht nur die Bestrahlung oder nur die Operation gelten läßt, sondern die Behandlung individualisiert; das heißt, daß man die eine oder die andere Methode an den einzelnen Fall angepaßt anwendet.

An der Marburger Universitäts-Hals-Nasen-Ohren-Klinik wurde der Eindruck gewonnen, daß man durch Anwendung aller Varianten von Operationen, seien sie nun endolaryngeal oder extern, die besseren Ergebnisse erzielen könne [7]. Trotzdem wurde eine Reihe von Patienten primär bestrahlt und nur bei Bestrahlungsfehlschlägen operiert.

Grundsätzlich wird den Patienten die Möglichkeit von Chirurgie und Bestrahlung geschildert. Wenn es angebracht war, wurde ihnen die primär chirurgische Behandlung nahegelegt. Abgesehen von Patienten, die eine Operation prinzipiell ablehnen oder wegen ihres schlechten Allgemeinzustandes nicht operiert werden konnten, wurden einer Reihe von Patienten, um ihnen die Chance der Erhaltung der Kehlkopffunktion zu geben, zur primären Bestrahlung geraten: Es gibt Fälle, die primär nicht für Teilresektionen geeignet sind, besonders Tumoren vom Typ des Superficial spreading carcinoma oder des sogenannten Tapetenkarzinoms, das im Kehlkopf in ca. 10% der Fälle vorkommt [10]. Diese Tumoren überziehen oft große Larynxabschnitte, oft auch beide Stimmlippen und wachsen anfangs nicht in die Tiefe. Viele von ihnen bestehen auch aus multiplen, teilweise konfluierenden Herden. Herkömmliche Teilresektionen wären dann nur mit Opferung großer Schleimhautareale und mit entsprechend schlechten funktionellen Resultaten ausführbar. In diesen Fällen ist eine primäre Bestrahlung vorzuziehen.

Die Teilresektionen im Stimmlippenbereich wurden herkömmlicherweise in Chordektomie, erweiterte Chordektomien sowie frontolaterale, erweiterte frontolaterale, frontoanteriore Teilresektionen bis hin zur Dreiviertel-Laryngektomie gegliedert. Durch sehr ausgedehnte standardisierte Teilresektionen wurden oft schlechte stimmliche Resultate produziert, um stets „weit im Gesunden" zu sein. Die vielfach, besonders in der amerikanischen Literatur, wiederholte Behauptung, die klassische Chordektomie sei obsolet und die kleinste Teilresektion müsse eine Halbseitenresektion sein, hat sicher viel zum schlechten Ruf der vertikalen Teilresektionen beigetragen und damit indirekt die primäre Radiotherapie gefördert. Man kann aber nicht systematisch große Teile des Kehlkopfes entfernen, um weit ab von einem Tumor zu bleiben und dann noch erwarten, eine gute Stimmfunktion zu erhalten.

Pathohistologische Kontrolle

Selbstverständlich ist das wichtigste Ziel jeder Krebschirurgie die Dauerheilung durch die vollständige Entfernung des Tumors. Wie die systematische pathohistologische Aufarbeitung der Teilresektionspräparate zeigte, kann man dieses Ziel aber auch erreichen, wenn man relativ knapp am Tumor reseziert [5]. Für die Stimmfunktion wichtige Muskelanteile und Schleimhautareale können somit erhalten werden. Dieses Vorgehen setzt allerdings voraus, daß man mit der Tumormorphologie sehr vertraut ist, Karzinomränder und Randbeläge von gesunder Schleimhaut sicher unterscheiden kann, was mit Hilfe des Operationsmikroskopes, das bei den externen Teilresektionen immer benutzt werden soll, erleichtert wird. Auch für die Erkennung von Tumorinfiltraten in der Muskulatur ist bei der Präparation neben dem Tastbefund das Operationsmikroskop unverzichtbar [10]. Diese Art von *minimal invasiver individualisierter Chirurgie* setzt auch eine minutiöse pathohistologische Aufarbeitung der Resektionspräparate voraus, d. h. es genügen keineswegs tangentiale Randschnitte, sondern man muß den Tumor in kleinsten Stufen aufschneiden. Dies bedeutet hohe Ansprüche und eine ganz enge Zusammenarbeit mit den Pathologen [9]. Denn die histologische Kontrolle ist entscheidend für den Erfolg jeder Teilresektion des Larynx.

Funktionelle Aspekte

Die klassische Chordektomie besteht darin, daß man die gesamte Stimmlippe von der vorderen Kommissur bis hin zum Arytaenoidknorpel und in der Tiefe bis zum Perichondrium des Schildknorpels reseziert. Danach entsteht eine große Höhle, die sich selbst überlassen mit Fibrin bedeckt, später mit Granulationen gefüllt ist, aus denen unkontrollierte Narben entstehen. Da sich nicht immer ein funktionell rettendes dickes Narbenpolster bildet, entwickelt sich oft eine Glottisinsuffizienz. Nicht immer läßt sich eine Taschenfaltenstimme antrainieren. Defekte im Bereich der vorderen Hälfte der Stimmlippe verursachen dabei die größte Stimmstörung. Ein großes Problem aller vertikalen Teilresektionen sind die Verwachsungen (Synechien) in der vorderen Kommissur. Synechien sind nur stimmstörend, wenn sie dick und rundlich sind, während spitzwinklige Verwachsungen der vorderen Kommissur die Phonation nur wenig beeinträchtigen. Aufgrund dieser laryngoskopischen und funktionellen Befunde, die oft bei Patienten mit ehemals teilresezierten Kehlköpfen beobachtet wurden, sollten zur Wiederherstellung einer guten Glottisfunktion, gleichgültig welcher Art die Teilresektion auch ausfällt, folgende Ziele angestrebt werden:

1. Die vordere Kommissur sollte spitzwinkelig V-förmig gestaltet werden. Um dies zu erreichen, muß zumindestens eine Stimmlippe von Epithel bedeckt sein.
2. Der nach Resektion entstandene Defekt muß ausgeglichen werden, um ein gutes Widerlager für die gesunde Stimmlippenseite zu gewährleisten. In den meisten Fällen eignet sich dazu ein Taschenfaltenlappen, der falls erforderlich, mit Knorpel- und Muskelgewebe unterfüttert werden kann.
3. Stimmlippe wie Ersatzstimmlippe müssen in einer Ebene liegen. Schildknorpel und Ligamentum conicum müssen exakt in ihrer ursprünglichen Lage mittels Nähten fixiert werden.
4. Hervorspringende störende Reste des Processus vocalis des Arytaenoidknorpels müssen gekürzt werden, damit sie den Glottisschluß nicht behindern.
5. Granulationen sollten postoperativ rechtzeitig entfernt werden, um ungewünschte Narbenbildungen zu beherrschen [6].

Operations- und Rekonstruktionsmethoden

Bei oberflächlich wachsenden Tumoren wie Carcinoma in situ und bei mikroinvasiven Karzinomen ist eine klassische Chordektomie ein viel zu großer Eingriff. Es genügt in diesen Fällen die veränderte Schleimhaut mit der Submucosa vom Ligamentum vocale abzupräparieren. Haftet der Tumor am Ligament, z. B. bei einem T1-Karzinom, kann man dieses zusammen mit oberflächlichen Muskelschichten resezieren. Wir bezeichnen dies als superfizielle oder partielle Chordektomie. Werden einseitig nur Epithel und Submucosa reseziert, so ist eine Defektdeckung nicht erforderlich,

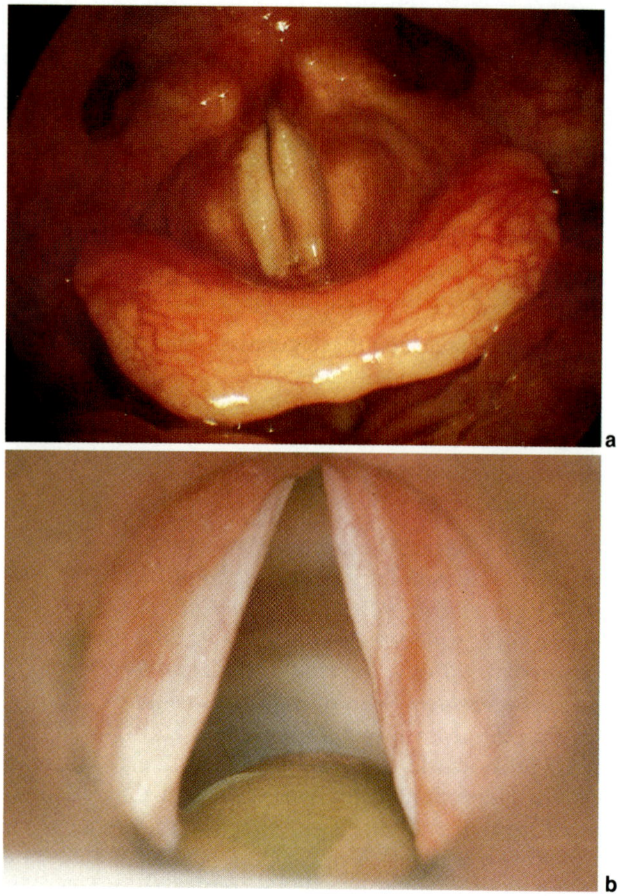

a

b

Abb. 1. a Zustand nach Thyreofissur mit superfizieller Chordektomie links wegen Stimmlippenkarzinom pT1. **b** Zustand nach Thyreofissur mit superfizieller Chordektomie rechts wegen Stimmlippenkarzinom pT1

da der geringe Verlust durch wiedereinwachsende Schleimhaut ausgeglichen wird oder auch eine Kompensation durch die gesunde Gegenseite zu erwarten ist. In den letzten Jahren sind diese Veränderungen meist auf endolaryngealem Wege entfernt worden [11]. Nur wenn diese Tumoren nicht ausreichend endoskopisch einzustellen waren, wurden sie unter größtmöglicher Schonung der übrigen Strukturen im Sinne einer minimal invasiven Chirurgie von außen nach Thyreotomie entfernt (Abb. 1a, b). Müssen tiefere Anteile des Musculus vocalis reseziert werden, so wird der Defekt durch einen dorsal gestielten und nach kaudal geschwenkten Taschenfaltenlappen gedeckt (Abb. 2a, b).

Bei tiefer in die Stimmlippen eindringenden Tumoren der Kategorie pT 1 bis pT 2 wird man, wie bei der klassischen Chordektomie bis zum inneren Perichondrium des Schildknorpels vordringen müssen und die gesamte Stimmlippe entfernen. Nach kaudal kann man solche Resektionen etwa 13 bis 15 mm ausdeh-

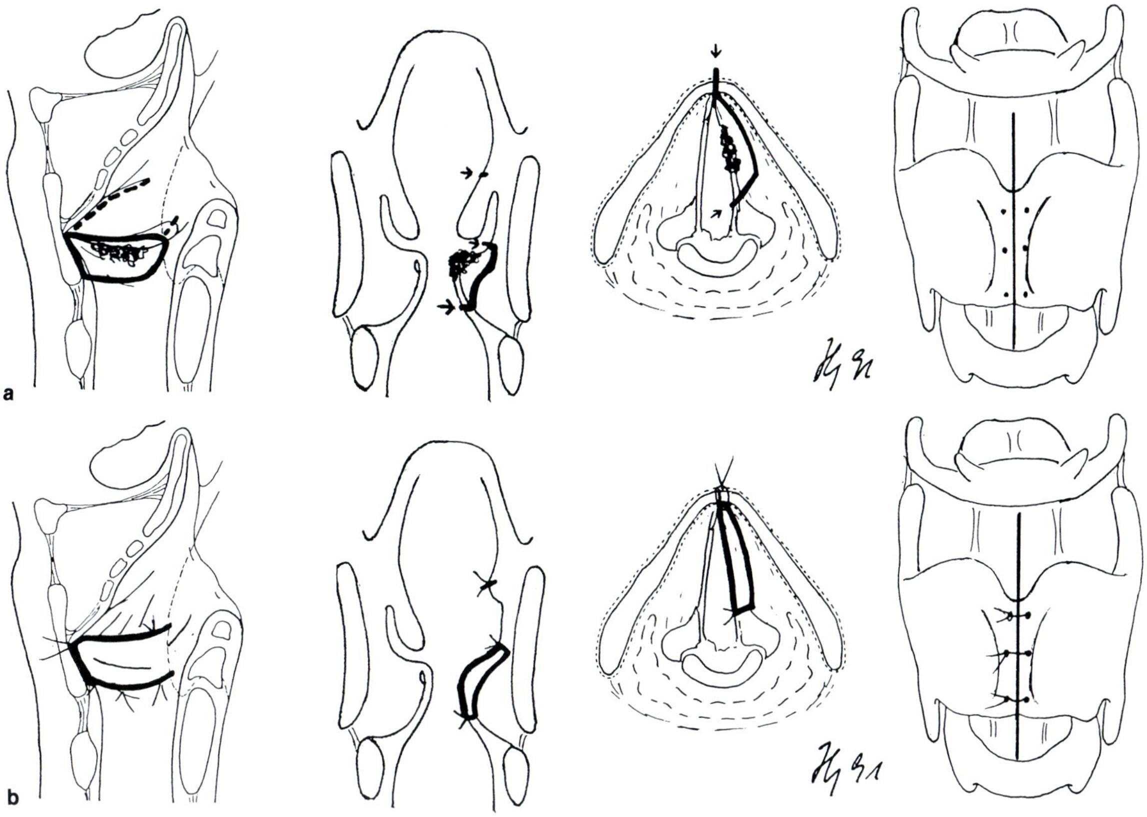

Abb. 2. a Plattenepithelkarzinom der Stimmlippe pT1: Thyreofissur, partielle Chordektomie und Anlage eines Taschenfaltenlappens zur Glottisrekonstruktion. b Plattenepithelkarzinom der Stimmlippe pT1: Thyreofissur, partielle Chordektomie, Glottisrekonstruktion mit Taschenfaltenlappen

nen, bzw. bis zum Oberrand des Ringknorpels, nach hinten kann man den Arytaenoidknorpel resezieren, wobei es vorzuziehen ist, die hintere Wand des Arytaenoidknorpels zu erhalten. Die seitliche Abtragungsgrenze bildet meist die laterale Wand des Ventrikels. Der entstandene Defekt wird mit einem entsprechend angepaßten Taschenfaltenlappen gedeckt, wobei der Morgagni-Ventrikel vollständig herauspräpariert wird und seine Schleimhaut für die Abdeckung der subglottischen Region verwandt wird (Abb. 3). Bei sehr tiefen Defekten muß dieser Lappen durch Knorpel vom Septum oder der Schildknorpeloberkante unterfüttert werden. Grundsätzlich wird die Resektion möglichst genau der Tumorausdehnung angepaßt.

Wächst das Karzinom vorwiegend im vorderen Drittel der Stimmlippen oder überschreitet der Tumor die vordere Kommissur und entwickelt sich bilateral, so muß man keineswegs immer eine klassische frontolaterale oder frontoanteriore Resektion ausführen, die eine totale Resektion dieser Stimmlippenanteile beinhaltet, sondern man wird wiederum die Resektion der Oberflächen- und Tiefenausdehnung des Tumors genau anpassen. Häufig findet man auch ein nur auf einer Seite infiltrierendes Karzinom, auf der anderen Seite ein mikroinvasives oder in-situ-Karzinom. Karzinome in den vorderen Stimmlippenabschnitten liegen nahe am Schildknorpel und erreichen ihn im Laufe

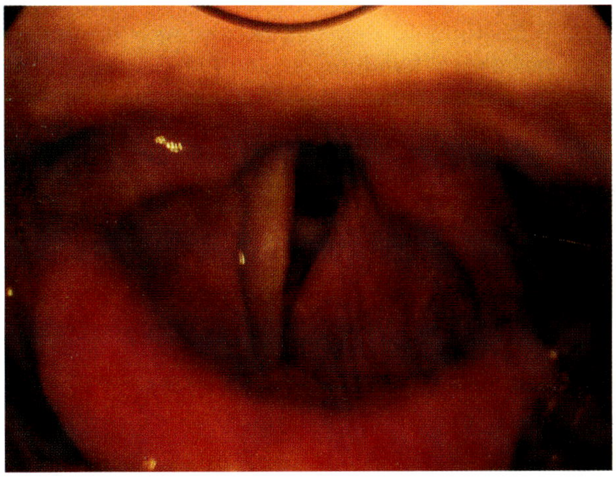

Abb. 3. Zustand nach Thyreofissur und tiefer Chordektomie links wegen Stimmlippenkarzinom pT1 und Glottisrekonstruktion durch Taschenfaltenlappen

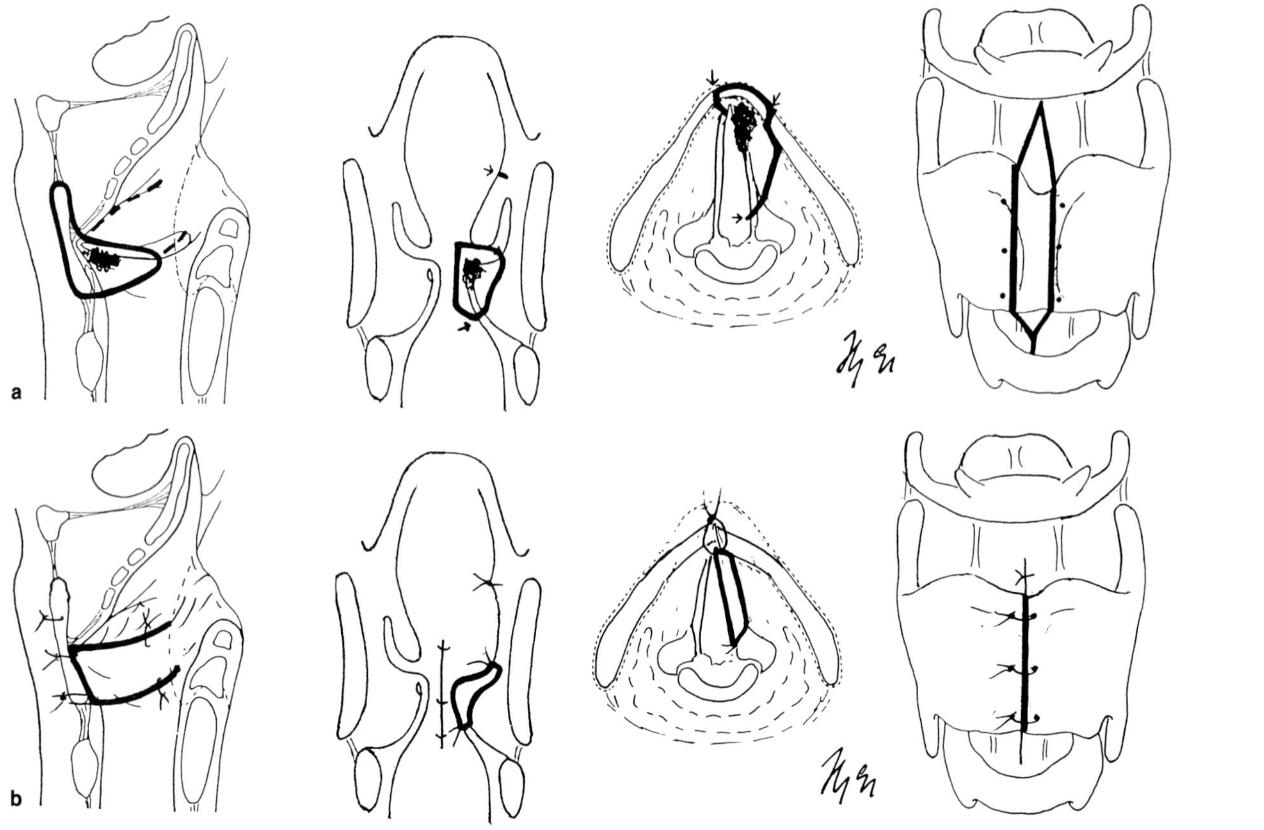

Abb. 4. a Plattenepithelkarzinom der Stimmlippe mit Befall der vorderen Kommissur pT2: Thyreofissur, partielle Chordektomie + Mitnahme der vorderen Kommissur + des vorderen Schildknorpels, Anlage eines Taschenfaltenlappens. **b** Plattenepithelkarzinom der Stimmlippe mit Befall der vorderen Kommissur pT2: Direkte Adaptation des Schildknorpels, einseitige Glottisrekonstruktion mit Taschenfaltenlappen

ihres Wachstums sehr schnell. Es wird also notwendig sein, bei diesen Karzinomen der Kategorie pT 2 ein Stück des Schildknorpels zu resezieren. Liegt der Tumor im Bereich der vorderen Kommissur, so bevorzugen wir die bilaterale, vertikale Knorpelexzision anstelle der dreieckigen Knorpelexzision, der sogenannten frontolateralen Teilresektion nach Leroux-Robert. Man kann damit die fast unvermeidlichen stark funktionsstörenden rundlichen Verwachsungen dieser Bereiche vermeiden und eine spitzwinkelige vordere Kommissur herstellen, vorausgesetzt daß der Stimmlippendefekt bis in die vordere Kommissur mit einem Schleimhautlappen bedeckt wird (Abb. 4a, b).

Bei tieferer Infiltration des Tumors (T2, selten T3) sollten sowohl das innere Perichondrium wie der Schildknorpel fensterförmig reseziert werden, wobei sich Lage und Ausmaß des Fensters nach Sitz und Größe des Karzinoms richtet. Die großen Defekte in der Larynxseitenwand werden nun wiederum mit Kombinationen verschiedener Lappen und Knorpeltransplantate ausgefüllt (Abb. 5a, b). Die seitliche Fensterresektion kann bei Befall der vorderen Kommissur auch mit der Resektion der vorderen Schildknorpelanteile kombiniert werden (Abb. 5c, 6).

Die Kehlkopfseite kann nach dem Vorschlag von Liu auch durch die sogenannte Imbrikationstechnik nach medial verlagert werden, dabei wird der obere Schildknorpelanteil dachziegelartig kaudal medial über dem unteren verkeilt, die Schleimhaut darüber adaptiert [13]. Andere Methoden sind das Einschlagen von Hautlappen wie Conley es angegeben hat oder das Einnähen der Sehne des Musculus orohyoideus [2].

Bewährt hat sich auch die von Bailey beschriebene Technik des Einschwenkens der medialen Anteile des Musculus sternohyoideus in den Larynx [1]. Dieser Muskellappen, der oben und unten gestielt ist und daher etwas weniger als der einseitig gestielte Lappen schrumpft, wird mit äußerem Schildknorpelperichondrium und prälaryngealer Faszie in den Kehlkopf geschwenkt und soweit vorhanden mit heruntergezogener Taschenfaltenschleimhaut gegen das Kehlkopflumen abgedeckt. Bei den großen durchgehenden, auch bei bilateralen Knorpeldefekten schließlich nützen wir das ursprünglich von Sedláček angegebene Verfahren

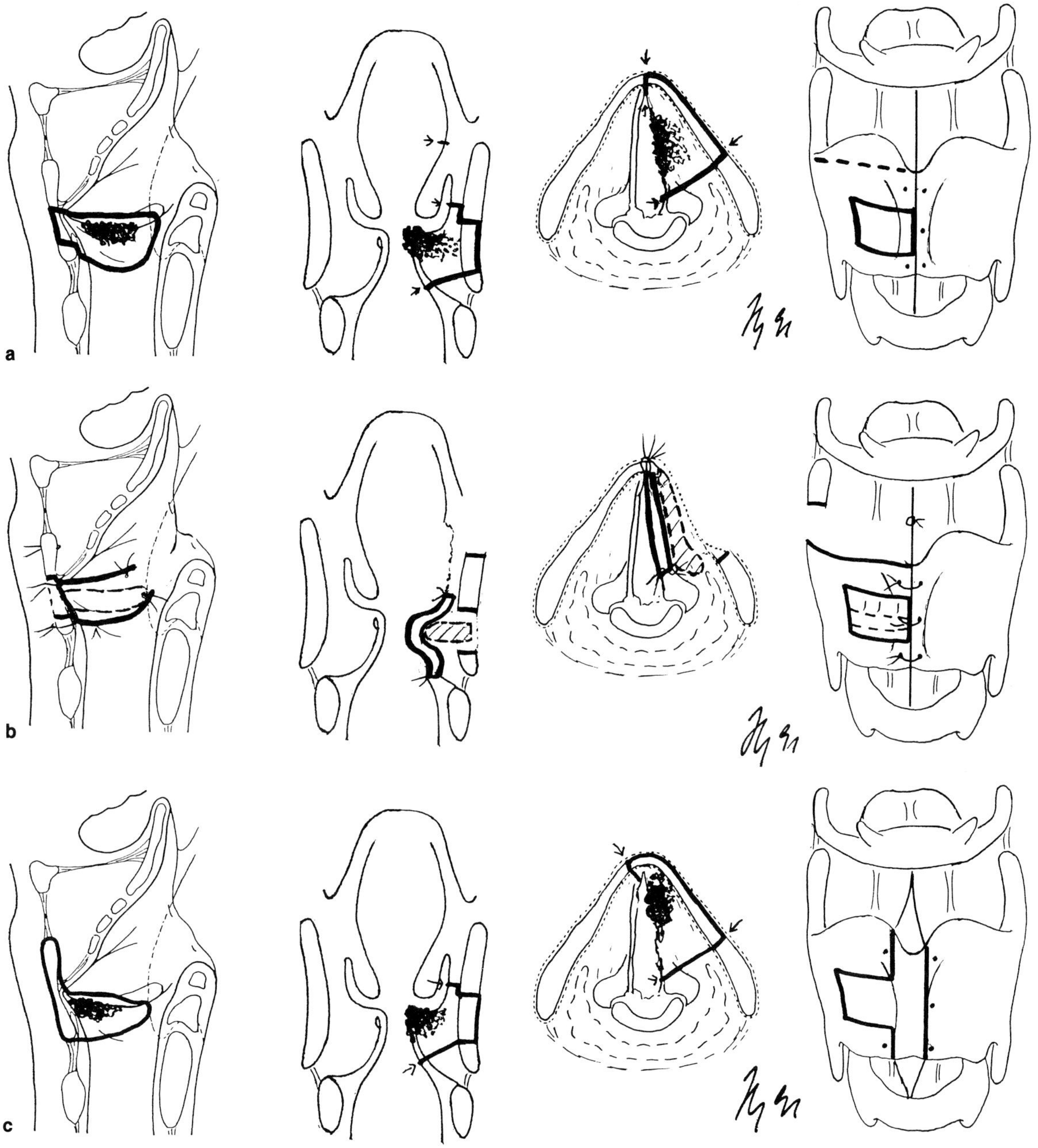

a b c

Abb. 5. **a** Plattenepithelkarzinom der Stimmlippe mit tiefer Infiltration, vordere Kommissur frei pT2: Thyreofissur mit Chordektomie und Schildknorpelresektion. **b** Plattenepithelkarzinom der Stimmlippe mit tiefer Infiltration pT2: Zustand nach Chordektomie mit Schildknorpelresektion. Glottisrekonstruktion mit Schildknorpel und Taschenfaltenlappen. **c** Plattenepithelkarzinom der Stimmlippe mit Befall der vorderen Kommissur und der Gegenseite pT2: Thyreofissur mit Chordektomie, erweiterter Schildknorpelresektion und Dekortikation der kontralateralen Stimmlippe

der vertikalen Verlagerung der Epiglottis nach kaudal [16]. Mit dieser Kaudalverschiebeplastik der Epiglottis erzielt man oft noch erstaunlich gute Stimmresultate (Abb. 7a, b).

Die klassischen Halbseitenresektionen des Larynx, wie Dreiviertel-Laryngektomie und ähnliche, sehr umfangreiche Teilresektionen bei Stimmlippenkarzinomen der Kategorie T3 wurden von Serafini dargestellt, eigene Erfahrungen liegen uns in sehr beschränktem Maße vor [17].

Krankengut und Resultate

Von 1973 bis 1990 wurden in der Marburger Universitäts-Hals-Nasen-Ohrenklinik 206 Patienten mit Stimmlippenkarzinomen durch eine externe vertikale

Kehlkopfteilresektion behandelt. Bezüglich der Tumorgröße klassifiziert nach dem TNM-Schema setzt sich das Krankengut folgendermaßen zusammen: Tis a 30, Tis b 5, T1 a 118, T1 b 17, T2 35, T3 1 (Tabelle 1).

Bei 9 Patienten erfolgte die Teilresektion wegen eines Rezidivs nach vorangegangener Strahlentherapie.

Vergrößerte Halslymphknoten waren in keinem Fall zu tasten. In 14% der pT2-Karzinome konnten aber Halslymphknotenmetastasen histologisch nachgewiesen werden: 3mal in den ausgeräumten Lymphknoten einer vorsorglich durchgeführten konservativen Neck dissection, 1mal in einer verzögert aufgetretenen Metastase in den Halslymphknoten bei tumorfreiem Kehlkopf und 1mal verzögert bei gleichzeitigem Lokalrezidiv.

Die um die interkurrent Verstorbenen korrigierte Überlebensrate betrug für Carcinoma in situ und T1-Karzinome 100%, für T2 97% (Abb. 8, 9). Die Angaben in der neueren Literatur sind tabellarisch angeführt [3, 4, 8, 12–15, 18–21] (Tabelle 2).

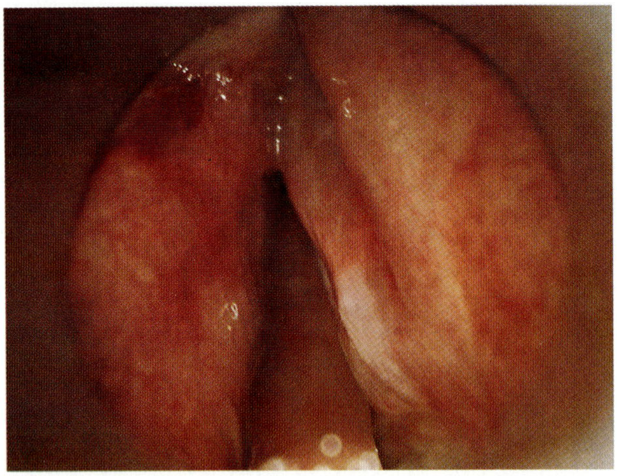

Abb. 6. Zustand nach vertikaler Kehlkopfteilresektion links mit totaler Chordektomie und fensterförmiger Schildknorpelresektion wegen Stimmlippenkarzinom pT2; Glottisrekonstruktion mit Schildknorpel der Gegenseite und Taschenfaltenlappen

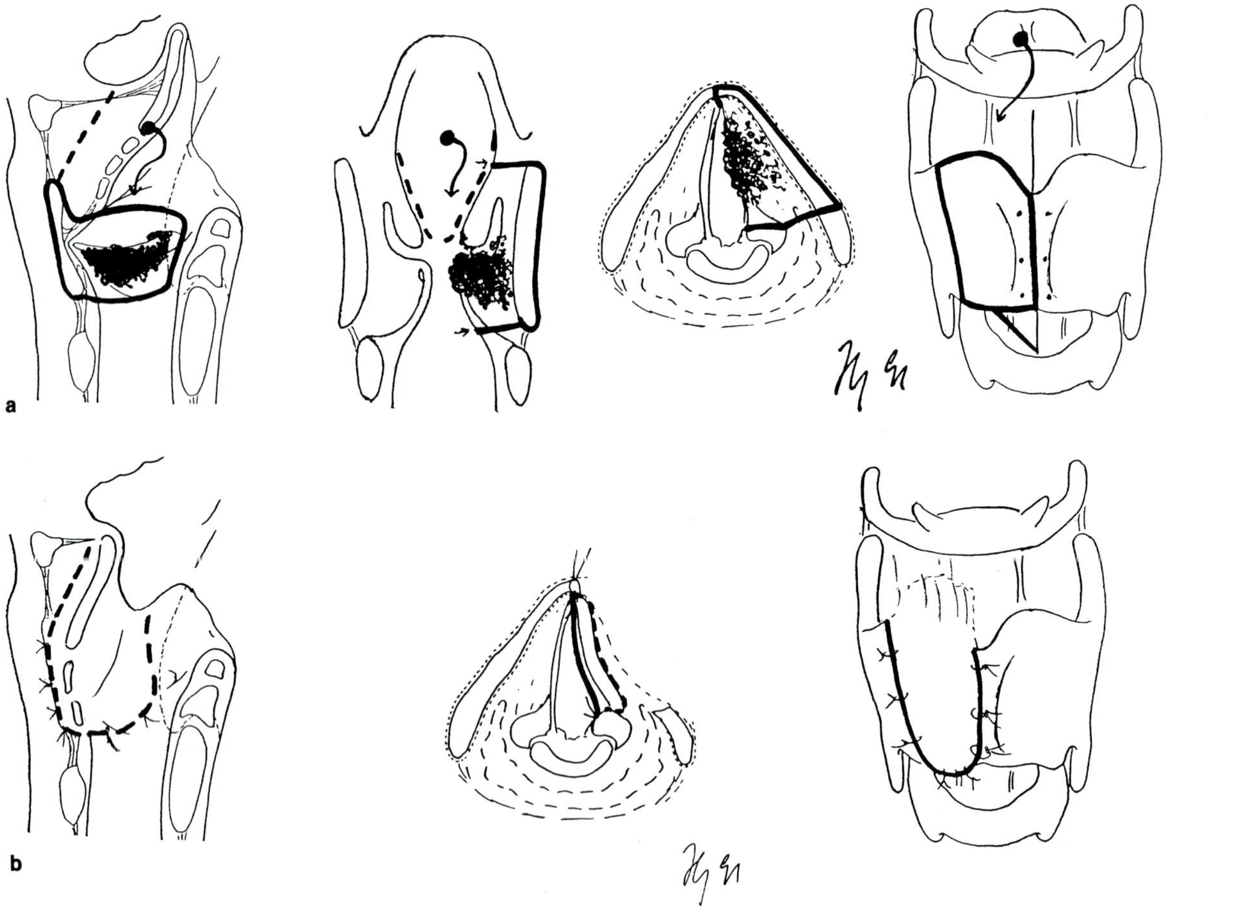

Abb. 7. a Plattenepithelkarzinom der Stimmlippe mit supraglottischer Ausdehnung pT2–pT3: Thyreofissur mit erweiterter Chordektomie, Schildknorpelresektion, Umschneiden der kaudal gestielten Epiglottis. **b** Plattenepithelkarzinom der Stimmlippe mit supraglottischer Ausdehnung pT2–pT3: Zustand nach vertikaler erweiterter Chordektomie und Defektdeckung durch kaudal verlagerte Epiglottis

Tabelle 1. Krankengut. Kehlkopfteilresektion bei Stimmlippenkarzinomen (n = 206)

Tumorstadium	n	n Gesamt
Carcinoma in situ	a 30	35
	b 5	
T1	a 118	135
	b 17	
T2		35
T3		1
N0		206
pT2pN+		5 (3+2)

Bei 195 der 206 Patienten konnte der Tumor im Kehlkopf beherrscht werden (Tabelle 3). Rezidive im Kehlkopf traten in 11 Fällen auf dabei 2mal bei 35 Carcinomata in situ und 7mal bei den 135 pT1-Karzinomen. In 5 Fällen handelte es sich um bilaterale Karzinome. In 35 Fällen mit pT2-Karzinomen blieb der Kehlkopf 33mal tumorfrei, in einem weiteren Fall trat das Karzinom in einem regionären Halslymphknoten auf.

Von den insgesamt 11 Patienten mit Lokalrezidiven (5%) konnte der Kehlkopf 7mal erhalten bleiben: Das Rezidiv wurde 2mal durch endolaryngeale Tumorexzisionen entfernt und 5mal durch Bestrahlung beherrscht. In 4 Fällen mußte der Kehlkopf vollständig entfernt werden. 10 der 11 Patienten mit Lokalrezidiven leben weiterhin tumorfrei.

Zusammenfassung

Mit den vertikalen Teilresektionen des Kehlkopfes stehen exakt abgestufte Möglichkeiten zur Behandlung der Stimmlippenkarzinome zur Verfügung. Eine sorgfältig geplante, der Tumorausdehnung genau angepaßte und histologisch kontrollierte Teilresektion führt zu einer sehr hohen Heilungsziffer bei geringer Belastung des Patienten und bei einer kurzen Behandlungsdauer.

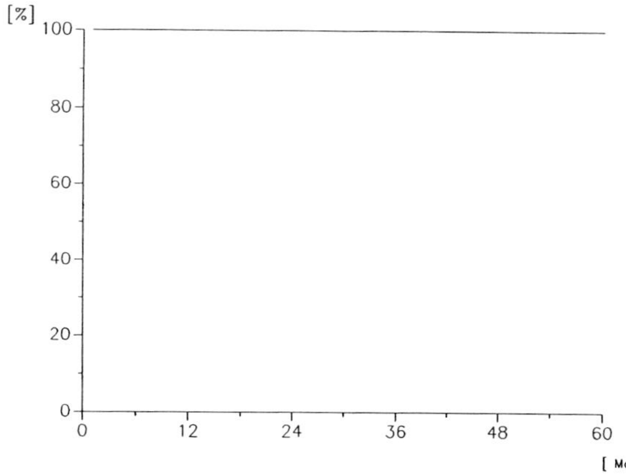

Abb. 8. Überlebensrate von Patienten mit vertikalen Kehlkopfteilresektionen wegen Carcinoma in situ und pT1-Karzinomen der Stimmlippe (n = 170) Sterbetafelmethode, um die interkurrent Verstorbenen korrigiert

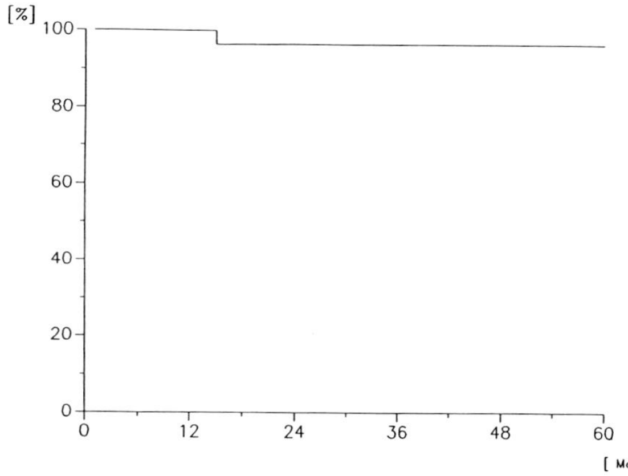

Abb. 9. Überlebensrate von Patienten mit vertikalen Kehlkopfteilresektionen wegen pT2-Karzinomen der Stimmlippe (n = 35) Sterbetafelmethode, um die interkurrent Verstorbenen korrigiert

Sie bietet dabei im Gegensatz zu endolaryngealen Methoden die Möglichkeit einer sofortigen Glottisrekonstruktion, die bei Beachtung bestimmter Grundregeln zu guten funktionellen Resultaten führt.

Tabelle 2. Rezidive nach vertikalen Kehlkopfteilresektionen wegen Stimmlippenkarzinomen. Literaturübersicht 1975–1991

Autor	T1 N0 M0	T2 N0 M0	Jahr
Som		24% (25/104)	1975
Daly et al.	10% (3/29)		1975
Sessions et al.	3% (1/36)	4% (3/76)	1975
Neel et al.	2% (4/182)		1980
Liu et al.	4% (1/24)	4% (2/14)	1986
Kaiser et al.	17% (46/271)		1989
Wenig et al.		2% (1/45)	1989
Danilidis et al.	18% (17/94)		1990
Schwerdtfeger et al.		8,3% (6/72)	1990
Olsen et al., Neel III	4,7% (10/201)		1990/91
Laccourreye et al.	13,2% (41/308)	22,3% (24/107)	1991

Tabelle 3. Rezidive nach vertikalen Kehlkopfteilresektionen wegen Stimmlippenkarzinomen (n = 206); *RND* Radikale Neck dissection, *KND* Konservative Neck disection, *LE* Totale Laryngektomie

Gesamtzahl	Rezidive	Lokal, HLK	Rez. Therapie	Verlauf
Tis a (30)	1	1	Bestrahlung	tumorfrei
Tis b (5)	1	1	Bestrahlung	tumorfrei
T1 a (118)	2	2	1 Bestrahlung	tumorfrei
			1 LE	tumorfrei
T1 b (17)	5	5	2 endol. Abtrag.	tumorfrei
			2 Bestrahlung	tumorfrei
			1 LE	tumorfrei
T2 (35)	3	1	1LE	tumorfrei
		1 + 1	1 LE, RND + Bestrahlung	Tod a. d. Folgen d. Tumors
		1	1 KND + Bestrahlung	tumorfrei
T3 (1)				
total 206		11		

Literatur

1. Bailey BJ (1979) Glottisreconstruction after hemilaryngectomy: bipedicle muscle flap laryngoplasty. Laryncoscope (St. Louis) 85:960–977
2. Conley JJ (1975) Regional skin flaps in partial laryngectomy. Laryngoscope (St. Louis) 85:942–949
3. Daly JF, Kwok FN (1975) Laryngofissure and cordectomy. Laryngoscope (St. Louis) 85:1290–1297
4. Danilidis A, Nikolaou A, Symeonidis V (1990) Our experience in the surgical treatment of T1 carcinoma of the vocal cord. J Laryngol Otol 104:222–224
5. Glanz H (1984) Carcinoma of the larynx. Growth, p-classification and grading of squamous cell carcinoma of the vocal cords. Adv Otorhinolaryngol 32:1–123
6. Glanz H (1988) Chirurgisch-plastische Maßnahmen bei der Wiederherstellung der Stimme. Arch Oto Rhino Laryngol (Suppl II) 110
7. Glanz H, Kimmich T, Eichhorn Th, Kleinsasser O (1989) Behandlungsergebnisse bei 584 Kehlkopfkarzinomen an der Hals-Nasen-Ohren-Klinik der Universität Marburg. HNO 37:1–10
8. Kaiser TN, Sessions DG, Harvey JE (1989) Natural history of treated T1NO-squamous carcinoma of the glottis. Ann Otol Rhinol Laryngol 98:217–9
9. Kirchner JA (1989) What have whole organ sections contributed to the treatment of laryngeal cancer? Ann Otol Rhinol Laryngol 98:661–667
10. Kleinsasser O (1987) Tumoren des Larynx und des Hypopharynx. Thieme, New York
11. Kleinsasser O, Glanz H, Kimmich T (1988) Endoskopische Chirurgie bei Stimmlippenkarzinomen. HNO 36:412–416
12. Laccourreye O, Weinstein G, Trotoux J, Brasnu D, Laccourreye H (1991) Vertical partial laryngectomy: A critical analysis of local recurrence. Ann Otol Rhinol Laryngol 100:68–71
13. Liu C, Ward PH, Pleet L (1986) Imbrication reconstruction following partial laryngectomy. Ann Otol Rhinol Laryngol 95:567–571
14. Neel HB, Devine KD, DeSanto LW (1980) Laryngofissure and chordectomy for early cordal carcinoma: outcome in 182 patients. Otolaryngol Head Neck Surg 88:79–84
15. Olsen KD, DeSanto LW (1990) Partial vertical laryngectomy-indications and surgical technique. Am J Otolaryngol 11:153–160
16. Sedláček K (1965) Reconstructive anterior and lateral laryngectomy using the epiglottis as a pedunculated graft. Čsl Otolaryng 14:328–334
17. Serafini I (1991) Die Dreiviertellaryngektomie – unsere Erfahrungen. Indikation, chirurgische Technik, Resultate. Arch Oto Rhino Laryngol (Suppl I) S 31–36
18. Sessions DG, Ogura JH, Fried MP (1975) The anterior commissure in glottic carcinoma. Laryngoscope (St. Louis) 85:1624–1632
19. Som ML (1975) Cordal cancer with extension to the vocal process. Laryngoscope 85:1298–1307
20. Schwerdtfeger FP, Gosepath J (1990) Langzeitstudie nach frontolateraler Kehlkopfteilresektion. Laryngol-Rhinol-Otol 69: 347–351
21. Wenig BL, Stegnjajic A, Abramson AL (1989) Glottic reconstruction following conservation laryngeal surgery. Laryngoscope 99:983–985

B. Christoph (Magdeburg): Eindrucksvoll wurde demonstriert, daß die Ersatzstimmlippe aus der heruntergeschlagenen Taschenfalte sehr gut schwingt. Das – dies ist auch meine Erfahrung – hängt aber von einer gut rekonstruierten, spitzwinkeligen vorderen Kommissur ab. Wie wird vor allem bei ausgedehnten Resektionen von Ihnen die korrekte Rekonstruktion der vorderen Kommissur erreicht?

J. Herrmann (Groningen): Bei der Diagnostik der Tiefenausdehnung von Stimmlippenkarzinomen wurde die Stroboskopie weder in den Referaten noch in den Erläuterungen erwähnt. Welchen Stellenwert geben Sie der Stroboskopie bei der Diagnostik?

G. Kittel (Erlangen): Sie zeigten die verschiedenen und die eigenen Schnittführungen bei Kehlkopfteilresektionen von außen. Die V-förmige Resektion des Schildknorpels hat sich uns nicht sehr bewährt, weil dabei die beiden Schildknorpelhälften nur noch eine punktförmige Berührung oben haben, so daß sie sich hintereinander schieben und dadurch eine Einengung des Larynxlumens verursachen können. Seit mehr als 25 Jahren machte ich eine vertikale Durchtrennung des Schildknorpels im oberen Drittel genau in der Mittellinie und resezierte dann ein rechteckiges Knorpelstück der unteren Zweidrittel (2/3) des Knorpels bis zum Ligamentum cricothyreoideum. Die untere Exzisionsbasis muß dabei nicht einmal so breit sein wie beim V-Schnitt, so daß sich der Defekt leicht durch Interposition von Knorpel mit Schleimhaut decken läßt, auch durch Herunterklappen der Epiglottis. Dadurch läßt sich eine spätere Einengung des Larynxlumens gut vermeiden.

R. Steinert (Oldenburg): Die exakte histologische Aufarbeitung des Larynxteilresektates hat Bedeutung für die lokale Therapie. Gibt es heute histologische Kriterien zur Prognose von lokalen oder Fernmetastasen, die Therapiekonsequenzen (z. B. Neck dissection oder Strahlentherapie) haben?

H. Glanz (Schlußwort):
Zu Herrn Christoph: Das Ligamentum quadrangulare, welches die bindegewebige Stützstruktur der Taschenfalte bildet, wird in die vordere Kommissur eingenäht. Die Fixation erfolgt durch Vicrylfäden, die durch Bohrlöcher paramedian in den Schildknorpel gelegt werden. Wichtig ist, daß zumindest auf einer Seite das vordere Drittel der neuen Stimmlippe von Epithel bedeckt ist damit keine Synechien entstehen und eine spitzwinkelige Kommissur resultiert.

Zu Herrn Herrmann: Wir führen in der Regel präoperativ stroboskopische Untersuchungen durch. Die Stroboskopie gibt zusätzlich zum endoskopischen Tastbefund einen guten Hinweis auf die Tiefeninfiltration.

Zu Herrn Kittel: Die von Ihnen beschriebene rechteckige vordere Excision des Schildknorpels führt sicher zu einer besseren Gewährleistung des Kehlkopflumens. Zu fürchten ist jedoch eine Abflachung bzw. Abrundung der vorderen Kommissur, da hier nach Resektion der knorpelige feste Halt zur Fixation der Ersatzstimmlippe fehlt. Dies verursacht dann ein schlechteres funktionelles Resultat, verglichen mit der spitzwinkeligen Readaptation des Schildknorpels nach vollständiger anteriorer vertikaler parallel verlaufender Resektion und entsprechender Fixierung des Taschenfaltenlappens in die „neue“ vordere Kommissur.

Zu Herrn Steinert: Jedes Resektionspräparat sollte pathohistologisch aufgearbeitet werden, um beurteilen zu können, ob der Tumor vollständig entfernt wurde und falls erforderlich an welcher Stelle die Nachresektion durchzuführen ist. Gleichzeitig wird der bereits am bioptischen Material bestimmte Malignitätsindex am gesamten Tumormaterial kontrolliert. Bei pT1-Karzinomen ist auch bei einem hohen Malignitätsindex eine vorsorgliche Neck dissection nicht erforderlich. Metastasen wurden in diesem Stadium bisher nicht beobachtet. Bei pT2-Karzinomen mit tiefer Infiltration des M. vocalis oder Befall des Perichondriums und hohem Malignitätsindex ist eine vorsorgliche Neck dissection durchzuführen. In 4 von 35 pT2-Karzinomen unseres Krankengutes lagen klinisch okkulte Halslymphknotenmetastasen vor; in 3 Fällen wurden sie durch eine vorsorgliche Neck dissection primär entfernt, in 1 Fall nach klinischer Manifestation. Bei histologischem Nachweis von Metastasen wird in der Regel eine Bestrahlung angeschlossen.

E.) H. B. Neel III (Rochester): Laryngofissur mit Chordektomie und vertikale Kehlkopfresektion

F.) O. Pignataro (Mailand): Konservativ-chirurgische Behandlung des supraglottischen Karzinoms und der Lymphknotenmetastasen

G.) I. Serafini (Vittorio Veneto): Die Dreiviertellaryngektomie. – Unsere Erfahrungen, Indikationen, chirurgische Technik, Resultate

H.) J. J. Piquet, D. Chevalier, C. Thill (Lille): Die subtotalen funktionellen Laryngektomien mit Cricohyoidopexie

I.) J. J. Piquet, D. Chevalier, C. Thill (Lille): Die partielle Chirurgie in der Behandlung der Karzinome des Sinus piriformis und der lateralen Epiglottis

Erläuterungen zu den Referaten (s. Teil I) nicht eingegangen.

K.) O. Laccourreye (Paris): Suprakrikoidale Hemilaryngopharyngektomie*. Ein Erfahrungsbericht über 20 Jahre: 1964–1987

Die suprakrikoidale Hemipharyngolaryngektomie wurde erstmals 1965 von Henri Laccourreye, Paul Andre et al. beschrieben. Die operative Technik besteht aus der Entfernung des suprakrikoidalen Hemilarynx und des ipsilateralen Sinus piriformis. Der Larynx behält seine Sphinkterfunktion, da Stimmlippe und Arytaenoidknorpel sowie die gegenüberliegende laterale Pharynxwand erhalten bleiben. Die Erhaltung des Ringknorpels erlaubt eine spätere Dekanülierung. Die Operationstechnik ist bereits mehrfach detailliert beschrieben worden. In der vorliegenden Studie wird über die funktionellen und onkologischen Ergebnisse bei 270 Patienten berichtet, bei denen der oben genannte Eingriff an unserer Klinik in den Jahren von 1964 bis 1987 durchgeführt wurde.

Materialien und Methoden

Zwischen 1964 und 1987 wurden an unserer Klinik 267 Männer und 3 Frauen operiert. Die Altersverteilung lag zwischen 36 und 78 Jahren (Abb. 1). Von den 270 Patienten litten 13 an mehr als einem Primärtumor, 8 Patienten waren vorbehandelt und bei 6 Patienten war bereits früher einmal ein Karzinom des oberen Aerodigestivtraktes aufgetreten.

243 Patienten wurden nach dem Klassifikationssystem der Union Internationale Contre le Cancer (UICC) 1979 klassifiziert (Abb. 2). 166 Tumoren gingen vom Sinus piriformis aus und 77 von der supraglottischen Region.

Von den 260 Patienten wurden 179 einer präoperativen Chemotherapie unterzogen. Die verwendeten Chemotherapeutika waren Cysplatin, Bleomycin, 5-Fluorouracil, Vincristin und Methotrexat. In jedem Fall wurde eine ipsilaterale Neck dissection unter Einbeziehung der Lymphknotenstationen 2 bis 5 und der Recurrenskette sowie eine ipsilaterale Schilddrüsenteilresektion durchgeführt. Bei 221 Patienten wurde eine postoperative Strahlentherapie mit 54 bis 65 Gy durchgeführt.

Die chirurgische Technik der suprakrikoidalen Hemilaryngopharyngektomie hat sich über die letzten 20 Jahre in unserer Klinik fortentwickelt. Als erster Schritt wird eine vertikale Thyreotomie durchgeführt. Auf diese Weise wird ein sicherer Zugang zum Kehlkopf, weit entfernt vom Tumor, erreicht. Die Resektion erfolgt unter Sicht. Immer wird der ipsilaterale Nervus laryngeus superior durchtrennt. Wir befürworten die Entfernung des gesamten Sinus piriformis, um keine denervierte Schleimhaut zurückzulassen. Abhängig vom Tonus des Musculus cricopharyngeus wird eine krikopharyngeale Myotomie durchgeführt. Beim Wundverschluß muß eine Verziehung des Killianschen

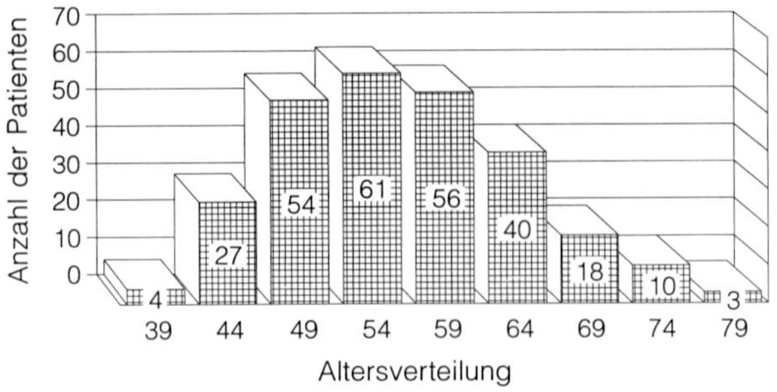

Abb. 1. Altersverteilung von 270 Patienten

Schleudermuskels vermieden werden. Die verbleibende laterale Pharynxwand wird an dem vorher ausgelösten musculoperichondralen Lappen in der Mittellinie festgenäht. Die unterste Naht darf nicht unterhalb der Ebene der kontralateralen Taschenfalte liegen. In unserer Serie waren die Schnittränder in 92% der Fälle tumorfrei und 4% der Fälle von Tumor befallen. Bei 66,6% der Patienten bestand eine regionäre Metastasierung in die Halslymphknoten. Bei 37% lag ein Kapseldurchbruch vor. Bei 40% der Patienten, die ursprünglich als N0 klassifiziert worden waren wurde histopathologisch eine Lymphknotenbesiedelung nachgewiesen.

Die Patienten wurden mindestens 3 Jahre oder bis zu ihrem Tode überwacht.

Onkologische Ergebnisse

Im folgenden Kapitel werden 243 Patienten mit entweder einem supraglottischen oder einem Hypopharynxtumor analysiert. Die 5-Jahresüberlebensrate (actuarial method) wird dargestellt (Abb. 3). In drei dieser Fälle trat der Tod durch lokale Ursachen auf (Karotisruptur, massive Aspiration und Obstruktion der Trachealkanüle). Die Überlebensrate bei T1- und T2-Tu-

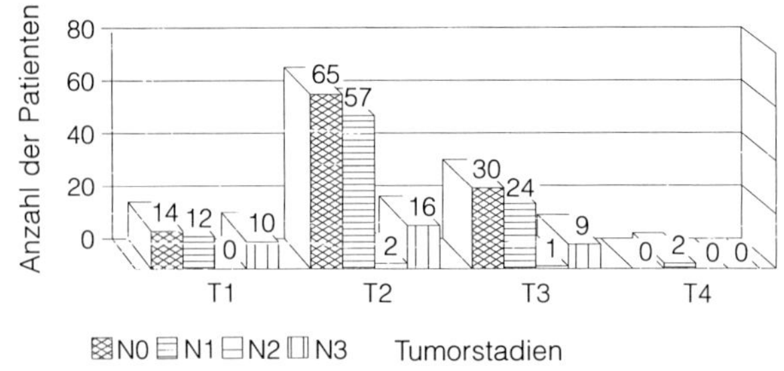

Abb. 2. Tumorklassifikation nach dem Klassifikationssystem der UICC von 1979

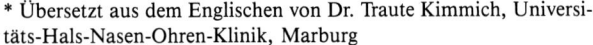

* Übersetzt aus dem Englischen von Dr. Traute Kimmich, Universitäts-Hals-Nasen-Ohren-Klinik, Marburg

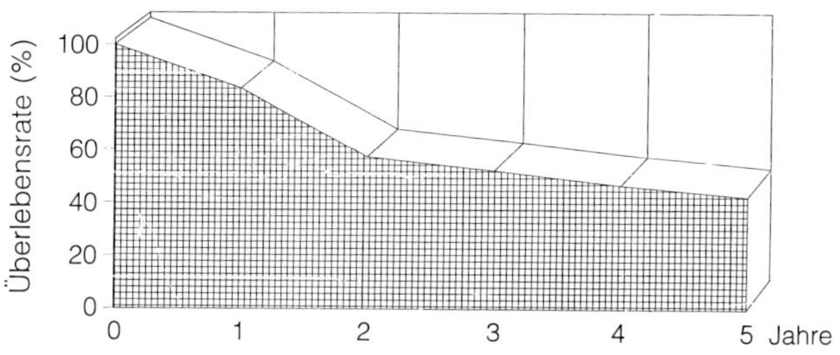

Abb. 3. Darstellung der 5-Jahresüberlebensrate

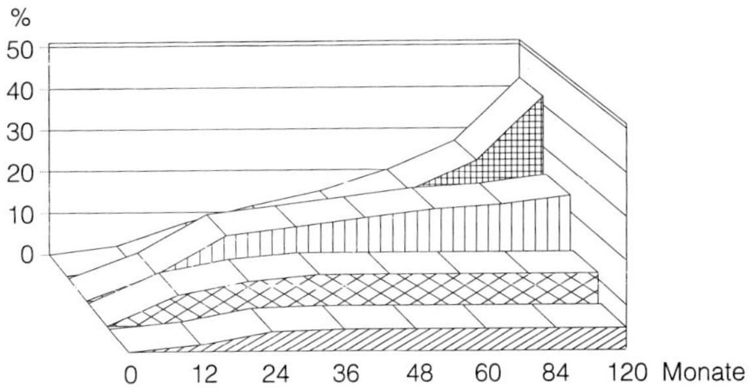

Abb. 4. Darstellung der statistischen Lokalrezidivrate ( ), die Halslymphknoten ( ) und Fernmetastasenrate ( ) sowie die Häufigkeit von Zweittumoren ( )

moren war signifikant höher als bei T4-Tumoren. Die Überlebensrate von Patienten mit Lymphknotenmetastasen und Kapseldurchbruch war signifikant niedriger als bei fehlendem histopathologischen Lymphknotenbefall.

Tabelle 1 und Abb. 4 zeigen die statistische Lokalrezidivrate, die Halslymphknoten- und Fernmetastasenrate sowie die Häufigkeit des Auftretens von Zweittumoren. Bei 10 von 243 Patienten (4,1%) traten Lokalrezidive auf. 9% der Lokalrezidive traten am Ende des dritten postoperativen Jahres auf. 7 Patienten starben an ihrem Lokalrezidiv. Die Lokalrezidivrate konnte durch postoperative Strahlenbehandlung des Kehlkopfes nicht signifikant gesenkt werden. Bei 23 von 243 Patienten (9,5%) traten Metastasenrezidive in den Halslymphknoten auf. Die Rezidivrate von Halslymphknotenmetastasen war signifikant höher, wenn ursprünglich ein N3-Metastasenstatus oder ein extrakapsuläres Wachstum vorgelegen hatte. Die Rezidivrate von Halslymphknotenmetastasen konnte durch eine postoperative Radiotherapie des Halses nicht statistisch gesenkt werden. 15 Patienten starben an Metastase-Rezidiven der Halslymphknoten. Fernmetastasen traten am häufigsten in der Lunge, den Knochen, der Leber und im Gehirn auf. 32 Patienten starben an Fernmetastasen. 47 der 243 Patienten (19,6%) hatten einen zweiten Primärtumor. Der Ösophagus, die Mundhöhle, der Oropharynx und die Lunge waren am häufigsten betroffen. 28 Patienten starben an ihrem zweiten Primärtumor (Abb. 4).

Postoperative Phase

204 von 243 Patienten (83,8%) konnten dekanüliert werden. Die Dekanülierung erfolgte nach 2 bis 48 Tagen, im Mittel nach 6 Tagen. 218 der 243 Patienten (89,7%) verschluckten sich nicht mehr, nachdem die nasogastrale Nährsonde entfernt wurde. Die Nährsonde konnte nach 5 bis 51 – im Mittel nach 17 Tagen entfernt werden. Bei 23 Patienten wurde eine endoskopische Gastrotomie in der unmittelbaren postoperativen Phase erforderlich. In 3 Fällen traten Speichelfisteln auf, die sich jedoch alle spontan verschlossen und keinen chirurgischen Eingriff erforderten.

Funktionelle Langzeitergebnisse

Für die Untersuchung standen 266 Patienten zur Verfügung. Ausgeschlossen wurden die Patienten, die nicht nachbeobachtet werden konnten und die entweder unmittelbar postoperativ oder interkurrent verstorben waren. Von den 216 Patienten konnten 91,2% dauerhaft dekanüliert werden. 3,2% (7 von 216) mußten ein Dauertracheostoma behalten. In 2 Fällen mußte wegen Atemschwierigkeiten eine Laryngektomie durchgeführt werden. 3 Patienten starben an atmungsbedingten Problemen. Von den 216 Patienten konnten 81,3% Patienten normal oder zufriedenstellend schlucken. Ein Dauergastrostoma wurde in 6,9%

Tabelle 1. Onkologische Ergebnisse

	Lokalrezidivrate	Halslymphknoten-metastaserate	Fernmetastaserate	Zweittumorrate
12 Monate	1,5	7,0	6,0	2,0
24 Monate	4,5	10,0	15,0	7,5
36 Monate	4,5	11,5	17,0	11,5
48 Monate	5,0	11,5	19,0	15,0
60 Monate	5,0	11,5	21,0	20,0
84 Monate	5,0	11,5	22,0	27,0
120 Monate	5,0	11,5	24,0	42,0

der Fälle (15 von 216) erforderlich. In 6,5% der Fälle (14 von 216) wurde wegen der Aspiration eine Laryngektomie durchgeführt. Von den 216 Patienten starben 11 (5,4%) an aspirationsbedingten Problemen. Durch die postoperative Strahlentherapie kam es zu verschiedenen Komplikationen: Unterkieferosteoradionekrose (1 Patient), Chondroradionekrose des Larynxskelettes (6 Patienten), Karotisruptur (1 Patient), Dauertracheostoma (4 Patienten), Striktur des Schleudermuskels (10 Patienten), Laryngektomie (2 Patienten). 2 Patienten verstarben an Komplikationen der postoperativen Radiotherapie.

Diskussion

Zur Entfernung von Hypopharynxtumoren sind verschiedene Kehlkopf- und Pharynxteilresektionen beschrieben worden. Die meisten Techniken erhalten die hintere Hälfte des Schildknorpels, den Ringknorpel und die Aryknorpel. Bei der suprakrikoidalen Hemilaryngopharyngektomie wird die gesamte ipsilaterale Hälfte des Schildknorpels und der ipsilaterale Arytaenoidknorpel entfernt. Dadurch wird eine ausgedehntere Resektion des Sinus piriformis und des lateralen Epilarynx erreicht. Das Verfahren ermöglicht eine physiologische Rehabilitation. In unserer Serie erreichten 91,2% Patienten eine freie Atmung und 81,3 Patienten lernten normal oder zufriedenstellend schlucken. Funktionelles Versagen war hauptsächlich auf folgende Faktoren zurückzuführen: Zu hohe postoperative Strahlendosen (60 Gy und mehr), unzureichende Resektion der lateralen Hypopharynxwand mit verbleibender nicht innervierter Schleimhaut, und/oder Rotation der Ösophagusauskleidung. Wenn darauf geachtet wird, daß sich der Schleudermuskel zum Zeitpunkt des Wundverschlusses in der richtigen Position befindet, wird die Normalisierung des Schluckaktes erleichtert. In unserer Serie haben wir eine niedrige Rate an Lokal- und Lymphknotenrezidiven beobachtet. Bei 243 Patienten kam es 10mal (4,1%) zu einem Lokalrezidiv und 23mal (9,5%) zu einem Lymphknotenmetastasenrezidiv. Verglichen mit den Ergebnissen der primären Strahlentherapie von kleinen Hypopharynxkarzinomen, wie sie von verschiedenen Autoren berichtet wurden, schneiden diese Zahlen besser ab. Unsere Ergebnisse lassen sich vielleicht durch die sorgfältige Patientenauswahl erklären. Die Kontraindikationen für eine suprakrikoidale Hemilaryngopharyngektomie sind folgende:

1. Beteiligung der Pharynxhinterwand, da bei diesen Fällen nicht genug Schleimhaut für den Verschluß zur Verfügung steht.
2. Stimmlippenstillstand, da hiermit ein massiver Befall des paraglottischen Raumes verbunden ist.
3. Ringknorpelbefall.
4. Massiver Befall des präepiglottischen Raumes.
5. Befall des Apex des Sinus piriformis oder der Postkrikoidregion.

Unsere Indikationen haben sich zwischen 1964 und 1987 weiter entwickelt. Momentan sind Karzinome des suprakrikoidalen Anteiles des Sinus piriformis und supraglottische Karzinome mit Ausdehnung auf die aryepiglottische Falte oder auf den Arytaenoidknorpel Indikationen für eine suprakrikoidale Hemipharyngolaryngektomie. Nach unserer Meinung ist die suprakrikoidale Hemilaryngopharyngektomie eine wertvolle Therapiemöglichkeit bei ausgewählten Tumoren des Hypopharynx oder der supraglottischen Region. Unsere momentane Behandlungsstrategie ist eine Verbindung von neoadjuvanter Chemotherapie und suprakrikoidaler Hemilaryngopharyngektomie. Eine postoperative Strahlentherapie befürworten wir bei Patienten mit einem N3-Lymphknoten-Metastasenstatus oder bei extrakapsulärer Tumorausbreitung.

L.) R. Sauer, R. Fietkau (Erlangen): Kehlkopfkrebs – bestrahlen oder operieren? *

Die Diskussion um die Stellung der Radiotherapie bei der Behandlung des Larynxkarzinoms wird häufig durch Kontroversen erschwert, die aus Unkenntnis über die grundsätzlichen Möglichkeiten und Grenzen der Strahlenbehandlung herrühren. Insbesondere neigt heute der auf die mikrolaryngoskopischen Verfahren spezialisierte Laryngologe dazu, die modernen strahlentherapeutischen Erfahrungen gering zu schätzen oder ganz auszublenden. Andererseits hilft es nicht weiter, wenn radiotherapeutisch ausgerichtete Kollegen die Bestrahlung als Alternative zu den vielfältigen, sehr differenziert einzusetzenden Operationsmethoden am Larynx bezeichnen. Operation und Bestrahlung haben ihre Vorteile, aber auch ihre Limitierungen. Der Artikel soll dazu beitragen, daß im jeweiligen Einzelfall die operativen und radiotherapeutischen Möglichkeiten präsent sind und das für den Patienten günstigste Behandlungsverfahren ausgewählt werden kann. Anhand der internationalen radiothera-

* Vortrag beim Podiumsgespräch

Tabelle 1. Ergebnisse der primären Strahlentherapie beim glottischen Larynx-Karzinom Stad. $cT_1\ N_0\ M_0$

Autoren	Patienten-zahl	Nachbeobachtungs-zeitraum	lokale Kontrolle nach RT	lokale Kontrolle nach RT und „salvage surgery“	Überleben NED
van Acht et al. (1989)	164	2,5 – 8 Jahre	134/164 (82%)	151/164 (92%)	–
Akine et al. (1984)	79	5 Jahre	67/79 (85%)	70/79 (89%)	91% (5 J.)
Dickens et al. (1983)	90	>2 Jahre	83/92 (92%)	88/90 (98%)	–
Jörgensen et al.[a] (1988)	151	16 Jahre	132/151 (87%)	150/151 (99%)	90% (12 J.)
Johansen et al. (1990)	356	10 Jahre	294/356 (82%)	336/356 (93,8%)	94% (10 J.)
Lusinchi et al. (1989)	197	5 Jahre	169/197 (85%)	177/197 (90%)	77% (5 J.)
Mendenhall et al. (1988)	171	>2 Jahre	159/171 (93%)	166/171 (97%)	97% (5 J.)
Olczewski et al. (1985)	137	2 Jahre	110/137 (80%)	130/137 (94,8%)	95% (2 J.)
Schwaibold et al. (1988)	56	3 Jahre	49/56 (88%)	–	–
Sinha et al. (1987)	74	5 Jahre	61/74 (83%)	67/74 (90,5%)	91% (5 J.)
Teshima et al. (1989)	91	3 Jahre	79/91 (87%)	88/91 (97%)	89% (3 J.)

[a] T_{is}/T_1

peutischen Literatur der letzten Jahre wollen wir deshalb kritisch zu folgenden Punkten Stellung nehmen:

- Kann das Larynxkarzinom im Frühstadium (T1/T2) strahlentherapeutisch sicher behandelt werden?
- Wann ist eine postoperative Strahlentherapie erforderlich?
- Wann sollte das regionäre Lymphabflußgebiet behandelt werden, operativ bzw. radiotherapeutisch?
- Welche Behandlungsstrategie empfiehlt sich für fortgeschrittene Larynxkarzinome?

Wir berichten über die Ergebnisse der alleinigen und postoperativen Radiotherapie, über den Einfluß der strahlentherapeutischen Technik auf den Behandlungserfolg und geben Hinweise auf neue erfolgversprechende Therapiemodalitäten.

Das glottische Larynxkarzinom im Frühstadium T1/T2

Die Zusammenstellungen der Tabellen 1 und 2 basieren auf Arbeiten aus Dänemark, Frankreich, den Niederlanden und den USA und beinhalten nur Veröffentlichungen aus den letzten 8 Jahren. Im Stadium T1 N0 M0 (Tabelle 1) erreicht die primäre Strahlentherapie eine langfristige Tumorkontrolle in 80% – 93% der Fälle bei einer Nachbeobachtungszeit von 2 – 16 Jahren. Zusammengefaßt wurde bei 1337 von 1568 Patienten (85%) eine Tumorkontrolle erreicht. Tumorkontrolle, im englischsprachigen Schrifttum als Local control bezeichnet, meint ein makroskopisch völliges Verschwinden des Karzinoms. Der Radiotherapeut hat ja nur den makroskopischen Befund, die histologische Sicherung liegt ihm nicht vor. Streng genommen ist ihm deshalb versagt, von Heilung bzw. Tumorfreiheit zu sprechen. Nach Rettungschirurgie („Salvage Surgery“) des Rezidivs kann die lokale Tumorkontrolle auf insgesamt 89% – 99% erhöht werden. Das bedeutet für unsere Sammelstatistik, daß von 1510 Patienten 1423 (94,2%) im angegebenen Beobachtungszeitraum ohne sichtbaren Tumor lebten und somit als krankheitsfrei bezeichnet werden können.

Im Stadium T2 N0 M0 (eingeschränkte Stimmlippenbeweglichkeit) hat die Radiotherapie schon etwas mehr Mühe, was allein schon aus der geringen Zahl der Mitteilungen und der behandelten Patienten hervorgeht (Tabelle 2). Immerhin können aber auch hier 64% – 88% oder 180/245 Patienten der Sammelstatistik (74%) eine lokale Tumorkontrolle erwarten, nach Rettungschirurgie sogar 80% – 94% (22/245 Patienten = 91%). Diese Zahlen entsprechen nahezu den Ergebnissen großer amerikanischer Zentren [12, 24]. Lustig et al. [24] hatten im Rahmen der sogenannten „patterns-of-care-study“ die Ergebnisse von fast 1000 Patienten mit Larynxkarzinom analysiert, die in den Vereinigten Staaten entweder von niedergelassenen

Tabelle 2. Ergebnisse der primären Strahlentherapie beim glottischen Larynx-Karzinom Stad. $cT_2\ N_0\ M_0$

Autoren	Patienten-zahl	Nachbeobachtungs-zeitraum	lokale Kontrolle nach RT	lokale Kontrolle nach RT und „salvage surgery“	Überleben NED
van Acht et al. (1989)	34	2,5 – 8 Jahre	22/34 (64%)	27/34 (79%)	–
Amornmarn et al. (1985)	34	5 Jahre	30/34 (88%)	32/34 (94%)	88% (5 J.)
Dickens et al. (1983)	49	>2 Jahre	33/49 (67%)	46/49 (94%)	–
Mendenhall et al. (1988)	108	>2 Jahre	81/108 (75%)	101/108 (93%)	91% (5 J.)
Sinha (1987)	20	5 Jahre	14/20 (70%)	16/20 (80%)	80% (5 J.)

Radiologen oder in kleineren und größeren Zentren behandelt worden waren.

Die Behandlungsergebnisse sind praktisch identisch mit denen nach Kehlkopfchirurgie. Glottische Karzinome können somit im Frühstadium sowohl durch primär chirurgische Maßnahmen als auch durch eine primäre Strahlentherapie sicher beherrscht werden. Sie bieten sich deshalb für eine primäre Strahlentherapie an, weil das Tumorvolumen klein ist und eine moderate Strahlendosis auf ein relativ kleines Behandlungsvolumen beschränkt werden kann. Allerdings bezweifeln HNO-Kollegen immer wieder die radiotherapeutischen Resultate. Das hat seine Ursache vor allem in Handicaps, mit denen der Radiotherapeut sich tatsächlich auseinanderzusetzen hat:

1. *Inadäquates Staging (pT):* In aller Regel fehlt vor der Radiotherapie ein patho-histologisch überprüftes Tumorstadium. Ein makroskopisch als T1 oder T2 klassifizierter Tumor kann bereits sehr viel weiter infiltriert sein, so daß unter Umständen bereits ein T4-Karzinom vorliegt, wie wir dies bei der Aufarbeitung der Operationspräparate mit unseren HNO-Kollegen immer wieder einmal feststellen mußten. Allerdings meinen wir, daß ein mögliches Understaging durch den Radiotherapeuten dessen Ergebnisse eher negativ beeinflußt dadurch, daß in den scheinbaren Frühstadien bereits fortgeschrittene, also ungünstige Fälle enthalten sind. Die Skepsis der Operateure an den guten radiotherapeutischen Ergebnissen findet somit an diesem Punkt keine Unterstützung.

2. *Fehlende R-Klassifikation:* Im Falle des biopsierten Frühkarzinoms ist oftmals nicht zu entscheiden, ob das Karzinom bereits mit der Biopsie in toto entfernt wurde (R0) oder aber ein mikroskopischer Resttumor vorliegt (R1). Die Bestrahlung von R0-Fällen muß natürlich die Statistik günstig färben.

3. *Keine geordnete Nachsorge:* Die Aussage einer Statistik steht und fällt mit der Zuverlässigkeit bzw. Unzuverlässigkeit einer engmaschigen Tumornachsorge. Oftmals werden die behandelten Patienten allein in den HNO-Fachkliniken nachgesorgt, so daß in den Strahlenkliniken die Kontrollen tatsächlich lückenhaft sind. Auch läßt manchmal die Information der Hausärzte an die behandelnden Kliniken zu wünschen übrig. Jede Behandlungsstatistik sollte deshalb daraufhin überprüft werden, ob die Tumornachsorge einer kritischen Überprüfung standhält.

4. *Primäre Strahlentherapie nur sporadisch bei inoperablen Fällen:* Eine Klinik, die Larynx-Frühkarzinome häufig primär bestrahlt, wird bessere Resultate vorweisen können als Institutionen, denen nur gelegentlich einmal ein Fall zugewiesen wird, der wegen der Tumorausbreitung oder aus internistischen Gründen inoperabel ist. Bei der Bestrahlung des Larynxkarzinoms muß jeder seine eigenen Erfahrungen machen und selbst noch so fleißiges Literaturstudium kann dies nicht ersetzen.

Hier ist nun der Platz, auf den Einfluß einiger Tumorkonstellationen auf den Erfolg einer Radiotherapie einzugehen. In Betracht kommen Tumorvolumen, Stimmlippenbeweglichkeit und Tumorlokalisation. Dabei ist die negative Beziehung zwischen Tumorvolumen und Tumoransprechen eindeutig. Das geht schon allein aus dem Vergleich der Tabellen 1 und 2 hervor. Auch eine weitere Unterteilung der T1-Karzinome zeigt, daß mit zunehmender Tumorausdehnung die lokale Kontrollrate abnimmt [4, 13, 23, 47]. In dieselbe Richtung weist, daß bei eingeschränkter Stimmlippenbeweglichkeit Rezidive häufiger vorkommen [23, 37, 51, 53]. Ebenso ist in diesen Fällen die Rettungschirurgie von Rezidiven weniger effektiv [5, 28, 29, 53]. Wir schlagen deshalb vor, Patienten mit eingeschränkter Beweglichkeit der Stimmlippen nicht mehr primär zu bestrahlen, sondern frühzeitig zu operieren.

Widersprüchlich sind die Erfahrungen bei Befall der vorderen Kommissur. Während Hintz et al. [13], Armornmarn et al. (1985) und Schwaibold et al. [36] eine Beeinträchtigung der lokalen Kontrolle fanden, war dies im Patientengut von Fletcher et al. [6], Sinha [37] und Lusinchi et al. [23] nicht der Fall. Ursache für schlechtere Ergebnisse bei Befall der vorderen Kommissur ist sicher eine klinisch okkulte Knorpelinfiltration. Die normalerweise applizierte Dosis reicht dann nicht aus. Zum anderen besteht bei inkorrekter Einstellung der Bestrahlungsfelder gerade hier die Gefahr einer Unterdosierung. Demgegenüber konnte bisher kein Einfluß des histologischen Differenzierungsgrades auf die Therapieantwort nach Strahlentherapie festgestellt werden [1, 23, 32, 36, 37].

Stimmqualität nach Radiotherapie

Ein Plus für die Radiotherapie ist zweifelsohne die erhaltene bzw. nach Behandlungsabschluß deutlich gebesserte Stimmqualität. Dies kann man nicht hoch genug einschätzen bei Personengruppen, deren Arbeitsplatz an die Intaktheit ihrer Stimme gebunden ist, also bei Schauspielern, Sängern, Journalisten, Lehrern. Aber auch bei anderen ist die Stimmfunktion unabdingbar mit der Lebensqualität verbunden. Sie muß deshalb nach der lokalen und regionären Rezidivfreiheit zur Beurteilung eines Behandlungsergebnisses mit herangezogen werden [42].

Immerhin behalten 75% – 95% der bestrahlten Patienten ihre Stimme, normal oder qualitativ nahezu

Tabelle 3. Larynx-Karzinome T_1/T_2 N_0 M_0 Stimmqualität nach Radiotherapie

Normal	75% – 95%
Mäßig	6% – 15%
Schlecht	4% – 15%
Fallserien mit 73 – 571 Patienten	

Fletcher (1980); Harwood (1982); Karim et al. (1983); Mantravadi et al. (1983); Million u. Cassisi (1984); Mittal et al. (1983); Olszewski et al. (1985); Sinha (1987); Stoicheff (1975)

unverändert. Nur bei 5% – 15% der Patienten wird in den verschiedenen Fallserien eine schlechte Stimmfunktion angegeben (Tabelle 3). Zur Beurteilung wurden vorwiegend subjektive Kriterien herangezogen. Beispielsweise nahmen Stoicheff et al. [45] die Sprache vor Beginn der Radiotherapie und ein Jahr danach auf Tonbändern auf. Dann beurteilten „speech-pathologists" das Ergebnis. Sie schlossen, daß die Stimme nach Strahlentherapie besser und voluminöser war als vor der Behandlung. Sie beurteilten allerdings die Stimmfunktion schlechter als bei Normalpersonen. Das fanden auch Harrison et al. [8], welche prospektive Parameter vor, während und nach der Strahlenbehandlung auswerteten. Sie verwendeten „breathiness" als Maß für die Heiserkeit und „strain" als Maß für die Stimmlippenspannung. 94% der Patienten zeigten eine Abnahme der Meßwerte für Heiserkeit und eine Zunahme der Stimmlippenspannung.

Nebenwirkungen und Komplikationen der Strahlentherapie

Akute Nebenwirkungen, die ungefähr 14 Tage nach Beginn der Strahlenbehandlung auftreten können, fallen bei der Behandlung der Frühkarzinome wegen des kleinen Behandlungsvolumens kaum ins Gewicht und sind zumeist vollständig reversibel. Zu nennen ist hier die Mukositis der Larynxschleimhaut, die exsudativ sein kann und das klinische Bild der Laryngitis verursacht. Unter Umständen kommt es zu Schluckstörungen. Zu beachten sind demgegenüber die chronischen Strahlenfolgen, die man gegebenenfalls nach 3 Monaten beobachtet. Allerdings ist die Inzidenz ernsthafter Nebenwirkungen wie Fistelbildung, Chondronekrose, operationsbedürftiges persistierendes Ödem und Larynxstenose selten. Das Risiko steigt natürlich mit zunehmender Gesamtdosis [13, 28, 29, 35], mit der Höhe der Einzeldosis pro Fraktion [25, 28, 29] und bei inadäquater Bestrahlungstechnik [28, 29].

In Abb. 1 sind die Ergebnisse von Maciejewski et al. [25] zusammengestellt. Diese fanden im Tumorstadium T3/T4 N0 M0 und bei einer Mindestdosis von 56 Gy, daß eine Einzeldosis von weniger als 2 Gy nur in 5,5% der Fälle chronische Nebenwirkungen verursacht, während dies bei über 2,3 Gy pro Fraktion in 69% der Fall war. Entsprechend fiel die Inzidenz der chronischen Nebenwirkungen mit steigender Fraktionszahl ab. Die Behandlungszeit selbst hatte keinen Einfluß. Overgaard et al. [35] untersuchten die Nebenwirkungen bei Ein- und Zweiserien-Bestrahlung. Denn manche Radiotherapeuten unterteilen die Bestrahlungsserien und heute noch in zwei Serien („split-course") in der Meinung, damit Nebenwirkungen einsparen zu können. Dies betrifft allerdings nur die akuten Strahlenreaktionen. Beim „split-course" muß nämlich eine höhere Gesamtdosis appliziert werden, um eine identische Tumorkontrolle zu erreichen wie nach ununterbrochener Bestrahlung in einer Serie. Dadurch steigt die Rate an Spätödemen von 6% auf 53% an und die Häufigkeit von Fistelbildungen von 21% auf 91% (Abb. 2). In dieser Studie kommt die hohe Inzidenz von Fisteln daher, daß selbst kleinste Hinweise ohne klinische Relevanz in die Bewertung eingingen.

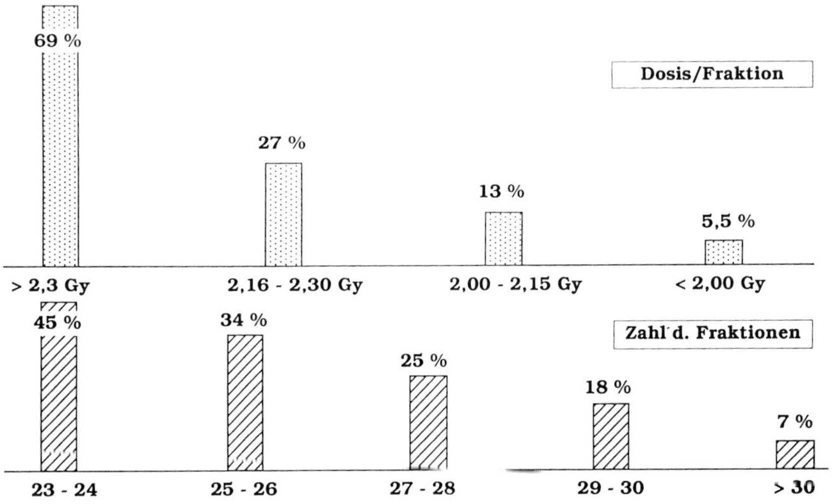

Abb. 1. Dosis/Fraktion und Spätkomplikationsrate Larynx-Karzinome T_3/T_4, Dosis > 56 Gy (Maciejewski et al. 1983)

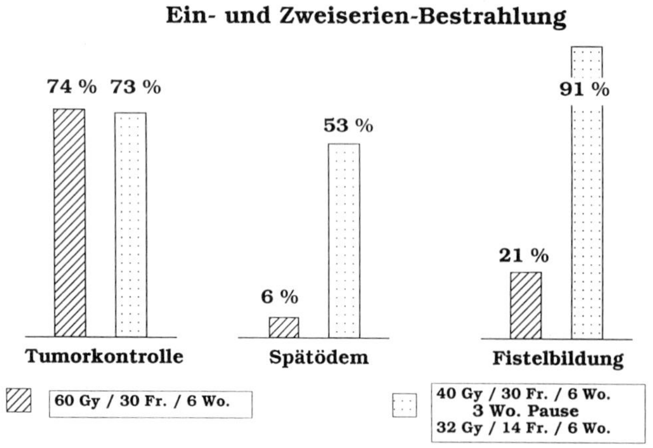

Abb. 2. Tumorkontrolle und Spätkomplikationen beim Larynx-Karzinom T_1/T_2 (Overgaard et al. 1988)

Ebenso wichtig im Hinblick auf Spätkomplikationen ist die Bestrahlungstechnik. Mendenhall et al. [28, 29] fanden bei einer kleinvolumigen Bestrahlung über parallel opponierende Felder bei 58 Patienten keine ernsthaften Nebenwirkungen, aber bei der Bestrahlung über lediglich ein Stehfeld 4,5%. In dieselbe Richtung weisen Untersuchungen von Hintz et al. [13]: Wurden zusätzlich Keilfilter zur Verbesserung der Dosishomogenität verwendet, traten ernsthafte chronische Nebenwirkungen nur noch bei einem Drittel der Patienten auf.

Das glottische Larynxkarzinom im fortgeschrittenen Stadium T3/T4 N0–3

Wegen der bereits angesprochenen Tumorgröße kann die Radiotherapie im fortgeschrittenen Stadium nicht mehr so effektiv sein wie bei den Frühkarzinomen. Im Stadium T3 erreicht die alleinige Radiotherapie nur eine lokale Kontrolle von 48%, im Stadium T4 von 61%. Dieser Unterschied ist nicht signifikant, er beruht auf der Kleinheit der jeweiligen Fallserien. Die Rettungschirurgie des Rezidivs erhöht in unserer Fallserie die lokale Kontrolle im Stadium T3 auf 59% und im Stadium T4 auf 72%. Die Nachbeobachtungszeit in den zitierten Arbeiten liegt zwischen 2 und 14 Jahren (Tabelle 4). Ein deutlicher Vorteil ist durch die kombinierte operative und strahlentherapeutische Behandlung zu erwarten (Tabelle 5), d. h. von der primären Operation mit geplanter postoperativer Bestrahlung. Die lokale Tumorfreiheit steigt dann für die Stadien T3 und T4 auf 86%.

Verschiedene Arbeitsgruppen [3, 14, 50] führen, ebenso wie es Snow [40] empfiehlt, eine Selektion für die alleinige Radiotherapie durch. Nach 40–50 Gy wird der Therapieerfolg beurteilt. Hat der Tumor gut auf die Behandlung angesprochen, wird die Radiotherapie bis 70 Gy fortgesetzt, andernfalls aber die Laryngektomie angeschlossen. Bei obstruktivem Wachstum, ausgedehnter Knorpelinfiltration oder Lymphknotenmetastasen erfolgt sogleich die primäre Laryngektomie. Während Hoekstra et al. [14] keinen Vorteil mit dieser Spielart der präoperativen Bestrahlung sahen, fand Snow (1990 und 1991) sogar einen Nachteil. Er führt dies darauf zurück, daß die Strahlentherapie zur Beurteilung des Behandlungserfolges 1–2 Wochen unterbrochen werden muß. Somit liegt eine „split-course"-Radiotherapie vor, die, wenn die Dosis nicht entsprechend modifiziert wird, die lokale Kontrolle einer Einserien-Bestrahlung nicht erreicht [35]. Trotzdem empfiehlt Snow weiterhin, limitierte K3-Karzinome primär zu bestrahlen. Hier sind die Resultate der Strahlentherapie noch ganz befriedigend. Dies tut auch Stell [43]. Er fand aber immerhin bei 106 primär bestrahlten T3 N0-Karzinomen nach 5 Jahren 40% Rezidive. Von diesen starben vier Fünftel an ihrem Tumor.

Tabelle 4. Ergebnisse der primären Strahlentherapie des fortgeschrittenen Larynx-Karzinoms

Autoren	Stadium	Patienten-zahl	Nachbeobachtungs-zeitraum	lokale Kontrolle nach RT	lokale Kontrolle nach „salvage surgery"	Überlebensrate
van Acht et al. (1989)	T_3	11	2,8–8 Jahre	7/11 (64%)	8/11 (72%)	–
Croll et al. (1989)	$T_3//T_4$	58	3 Jahre	39/58 (67%)	–	73% (5 Jahre)
Harwood et al. (1982)	T_3 T_4	131 68	5 Jahre 5 Jahre	50% 56%	– –	55% (5 Jahre) 49% (5 Jahre)
Hendrickson (1985)	T_3	39	–	(56%)	(76%)	–
Lustig et al. (1984)	T_3 T_4	– –	8 Jahre 3 Jahre	(51%) (20%)	– –	54% (3 Jahre) 22% (3 Jahre)
Karim et al. (1987)	T_3/T_4	56	5 Jahre	37/56 (66%)	45/56 (77%)	61% (5 Jahre)
Mendenhall et al. (1984)	T_3	19	–	12/19 (63%)	16/19 (84%)	53% (5 Jahre)

Indikation zur Radiotherapie beim glottischen Larynxkarzinom

Eine nach den heutigen Qualitätskriterien durchgeführte Radiotherapie des Larynxkarzinoms zeichnet sich durch erhaltene Stimmfunktion bei hoher lokaler Tumor-Kontroll-Rate in den Frühstadien aus. Sie hat kaum akute und wenig chronische Nebenwirkungen. Ihr Handicap ist eine Behandlungsdauer von 6–8 Wochen (je nach Tumorstadium). Sie ist eine teurere Behandlung als die endoskopische Tumorabtragung in den Frühstadien. Und die Schere zwischen den Tumorkontrollraten nach Radiotherapie und Operation nimmt ab T2b in die höheren Tumorstadien hinein zugunsten der operativen Verfahren zu. Somit ergeben sich für die Radiotherapie des glottischen Larynxkarzinoms folgende Schlüsse:

1. Im Stadium T1/T2a bieten Radiotherapie und Operation etwa die gleichen Heilungschancen, insbesondere dann, wenn bei Non-Respondern die Rettungschirurgie eingesetzt wird.

Tabelle 5. Ergebnisse der kombinierten operativen und radiotherapeutischen Behandlung von fortgeschrittenen Larynx-Karzinomen

Autoren	Stadium	Patientenzahl	Nachbeobachtungszeit	Lokale Kontrolle	Überlebensrate
van Acht et al. (1989)	T_3	40	2,5–8 Jahre	37/40 (93%)	–
	T_4	16		13/16 (81%)	–
DeSanto (1985)	T_3	65	2–13 Jahre	62/65 (95%)	34/65
	T_4	21		18/21 (86%)	11/21
Hoekstra et al. (1990)	T_3-T_4	26	5 Jahre	92%	69% (5 Jahre)
Lustig et al.(1984)	III	–	3 Jahre	70–78%	69–71% (3 Jahre)
	IV			64%	32%
Shimm u. Coulthard (1989)	III, IV	21	5 Jahre	61%	36% (5 Jahr)
Spaulding et al. (1986)	T_3	73	3 Jahre	53/73 (73%)	75% (3 Jahre)
Weems et al. (1987)	T_3	18	2–13 Jahre	18/18 (100%)	–
	T_4	18		15/18 (83%)	–

Tabelle 6. Ergebnisse der primären Strahlentherapie beim *supraglottischen* Larynx-Karzinom Stad. T_1 N_{0-3} M_0

Autoren	Patienten-zahl	Nachbeobachtungs-zeitraum	lokale Kontrolle nach RT	lokale Kontrolle nach „salvage surgery"	5-Jahres-Überlebensrate NED
van Acht et al. 1989	25	2,5–8 Jahre	17/25 (68%)	21/25 (84%)	
Harwood et al. 1983		5 Jahre	(78%)		53%
Hoeckstra et al.* 1990	99	5 Jahre	68/99 (68%)		85%
Johansen et al. 1990	117	10 Jahre	61/117 (52%)	83/117 (71%)	67% (10 Jahre)
Lustig et al. 1984		3 Jahre	(78%)		
Mendenhall et al. 1984			11/12 (92%)	12/12 (100%)	
Shimm u. Coulthard 1989	7		(86%)		52%
Spaulding et al. 1989	12	3 Jahre	8/10 (80%)		67% (3 Jahre)
Wang et al. 1986	44	3 Jahre	(63%)		70% (3 Jahre)

* T_1/T_2

Tabelle 7. Ergebnisse der primären Strahlentherapie beim *supraglottischen* Larynx-Karzinom Stad. cT_2 N_{0-3} M_0

Autoren	Patienten-zahl	Nachbeobachtungs-zeitraum	lokale Kontrolle nach RT	lokale Kontrolle nach „salvage surgery"	5-Jahres-Überlebensrate NED
van Acht et al. 1989	10	2,5–8 Jahre	5/10 (50%)	8/10 (80%)	
Harwood et al. 1983		5 Jahre	(67%)		52% (5 Jahre)
Lustig et al. 1984		3 Jahre	(68%)		
Mendenhall et al. 1984	26		20/26 (77%)	23/26 (88%)	
Shimm u. Coulthard 1989	11	5 Jahre	(59%)	(89%)	53% (5 Jahre)
Spaulding et al. 1986	30	3 Jahre	19/30		76% (5 Jahre)
Weems et al. 1987	36	2 Jahre	29/36 (81%)	32/36 (89%)	

Tabelle 8. Ergebnisse der primären Strahlentherapie beim fortgeschrittenen supraglottischen Larynx-Karzinom T_{3-4} N_{0-3} M_0

Autoren	Patientenzahl	Nachbeobachtungszeitraum	lokale Kontrolle nach RT	lokale Kontrolle nach „salvage surgery“	Überlebensrate
T_3-Tumoren					
van Acht et al. (1989)	12	2,5–8 Jahre	5/12 (42%)	5/12 (42%)	–
Hendrickson (1985)	128	?	(54%)	(66%)	
	61	?	(56%)	(71%)	
Hoekstra et al. (1990)[b]	33	5 Jahre	(46%)	?	64% (5 Jahre)
Lustig et al. (1984)[a]	–	3 Jahre	(34%)	–	58% (3 Jahre)
Mendenhall et al. (1984)	14	2–14 Jahre	9/14 (64%)	11/14 (79%)	–
Shimm u. Coulthard (1989)	11	5 Jahre	(53%)		54% (5 Jahre)
Spaulding et al. (1986)	12	3 Jahre	2/12 (17%)	3/12 (25%)	–
Wang et al. (1986)[b]	35	3 Jahre	(33%)	(46%)	
Weems et al. (1987)	20	2–13 Jahre	12/20 (60%)	15/20 (75%)	
T_4-Tumoren:					
van Acht et al. (1989)	12	2,5–8 Jahre	6/12 (50%)	7/12 (58%)	–
Karim et al. (1987)[b]	81	5 Jahre	58/81 (71%)	63/81 (77%)	51% (5 Jahre)
Mendenhall et al. (1984)	11	2–14 Jahre	2/11 (18%)	5/11 (45%)	
Spaulding et al. (1986)	11	3 Jahre	2/11 (18%)	3/11 (27%)	–
Weems et al. (1987)	13	2–13 Jahre	4/13 (31%)	7/13 (54%)	

[a] Stad. III bzw. IV nach AJC; [b] T_3 und T_4

2. Welcher Methode im Frühstadium der Vorzug zu geben ist, hängt von der individuellen Patientensituation und natürlich auch von örtlichen Präferenzen ab.
3. Die Tumorstadien T2b–T4 sollten grundsätzlich primär operiert und für gewöhnlich postoperativ bestrahlt werden. Dies gilt insbesondere für solche Fälle, die kehlkopferhaltend operiert wurden. Bei limitierten Karzinomen bis T3 ist unter besonderen Bedingungen ein primärer Bestrahlungsversuch gerechtfertigt.

Das supraglottische Larynxkarzinom

Die Ergebnisse beim supraglottischen Larynxkarzinom sind für die Radiotherapie etwas ungünstiger. Der Übersichtlichkeit wegen fassen wir die Daten aus Tabelle 6 und Tabelle 7 zusammen. Danach können im Stadium T1 N0–3 M0 63% (165/263) der Patienten nach primärer Strahlentherapie eine lokale Tumorkontrolle erwarten, nach Rettungschirurgie des Rezidives sogar 75% (116/154). Im Stadium T2 N0–3 M0 sind die Ergebnisse ähnlich: lokale Tumorkontrolle 72% nach Radiotherapie, 88% nach Rettungschirurgie des Rezidivs. Auch hier erlaubt dieser Unterschied in unserer Sammelstatistik keine weiterreichenden Schlüsse. Die mitgeteilten Patientenkollektive sind klein, was darauf schließen läßt, daß in den meisten Zentren die supraglottischen Karzinome primär operiert werden. Im Tumorstadium T3 erreicht die Radiotherapie 48% und im Stadium T4 56% lokale Tumorkontrolle, die Salvage-Chirurgie 59% und 66% (Tabelle 8).

Unser Erlanger Vorgehen sieht beim supraglottischen Karzinom primär die Operation und daran anschließend die geplante postoperative Radiotherapie vor, und zwar sowohl des Tumorbettes als auch des Lymphabflusses.

Behandlung der regionalen Lymphabflußgebiete

Die Stimmlippen weisen in der Regel keine Lymphgefäße auf. Deshalb ist in den Frühstadien des glottischen Karzinoms das Risiko von regionären Lymphknotenmetastasen sehr gering. In unserer Sammelstatistik (Tabelle 9) beträgt die Inzidenz von Lymphknotenmetastasen im Stadium T1 0% und im Stadium T2 4,6%. Bei T2-Karzinomen mit eingeschränkter Stimmlippenbeweglichkeit empfehlen wir jedoch bereits die Behandlung des zervikalen Lymphabflusses. Andernfalls sind in diesen Fällen Rezidive bei 10% der Patienten zu erwarten.

Die supraglottische Region ist allerdings sehr gut mit Lymphgefäßen versorgt. So zeigt Tabelle 9, daß

Tabelle 9. Häufigkeit von Lymphknotenmetastasen beim Larynx-Karzinom

	glottisch	supraglottisch
T_1	0% (0/321)	25,9% (49/189)
T_2	4,6% (7/153)	27,2% (67/246)
T_3	10,5% (11/104)	39,9% (83/208)
T_4	16,2% (12/74)	50,2% (104/207)

van Acht et al. (1989); van den Bogaert et al. (1983); Glanz et al. (1989); Karim et al. (1987; Shimm u. Coulthard (1989); Spaulding et al. (1986)

selbst bei den Frühstadien bereits 20%–30% Lymphknotenmetastasen zu Therapiebeginn vorliegen. Nach alleiniger Chirurgie des Primärtumors fanden Levendag u. Vikram [21] in 29% regionäre Rezidive (14/81). Somit darf gefolgert werden, daß bei der Behandlung der supraglottischen Larynxkarzinome immer das zervikale und supraklavikuläre Lymphabflußgebiet mitbehandelt werden muß.

Die postoperative Radiotherapie nach Laryngektomie erfaßt für gewöhnlich immer den Primärtumorbereich und das Lymphabflußgebiet. Und die Indikation wird durch den Tumorbefund in der Primärtumorregion und im Lymphabflußgebiet gestellt. Risikofaktoren im Primärtumorbereich und damit Indikation zur Radiotherapie sind

1. nicht eindeutig tumorfreie Schnittränder
2. Knorpelinfiltration
3. Infiltration des präepiglottischen Raumes
4. paratracheale Ausbreitung
5. subglottische Ausdehnung mehr als 1 cm
6. perineurale Ausbreitung
7. Entdifferenzierungsgrad III und IV
8. notfallmäßiges Tracheostoma.

Die Indikation zur Lymphabflußbestrahlung besteht im Stadium cN0 (wenn keine funktionelle Neck-Dissection stattfand):

1. beim glottischen Karzinom T2b–T4
2. bei subglottischer Ausdehnung des Karzinoms
3. immer beim supraglottischen Karzinom.

Im Tumorstadium cN1 sollte primär der Hals disseziert werden. Die postoperative Lymphabflußbestrahlung des Halses ist bereits indiziert, wenn nur ein Lymphknoten befallen war.

Zusammenfassung

Im Frühstadium sind die Behandlungsergebnisse der primären Radiotherapie beim glottischen Karzinom etwa gleichwertig und beim supraglottischen Karzinom nur wenig schlechter als nach primärer Operation. Hier kann die Rettungschirurgie des Rezidivs die Tumorkontrolle noch einmal erheblich verbessern. Für die Radiotherapie spricht die erhaltene und zum Teil gebesserte Stimmfunktion und die niedrige Rate an akuten Nebenwirkungen und Spätfolgen. Die Dauer einer Strahlenbehandlung ist allerdings länger, und damit sind die Kosten wohl auch höher als bei den meisten funktionserhaltenden/endoskopischen Eingriffen. Welcher Methode man den Vorzug gibt, hängt von der individuellen Patientensituation und bestimmt auch von örtlichen Gegebenheiten ab. Auf jeden Fall sollte der Strahlentherapie auch im Falle des glottischen Frühkarzinoms wieder ein stärkeres Mitspracherecht eingeräumt werden. Supraglottische Frühkarzinome operieren wir primär. Fortgeschrittene Karzinome ab Stadium T2b müssen sorgfältig für eine Radiotherapie ausgewählt werden. Hierfür kommen auch noch begrenzte T3-Karzinome in Betracht. Grundsätzlich stehen hier die chirurgischen Verfahren im Vordergrund. Das Risiko des Radiotherapeuten besteht darin, daß er im Gegensatz zum Operateur kein patho-histologisches Tumorstadium inklusive R-Klassifikation zur Verfügung hat.

Die Behandlung des Lymphabflusses ist bei glottischen Karzinomen ab Stadium T2b, bei supraglottischen Karzinomen immer indiziert. Besondere Risikofaktoren von Seiten des Primärtumors sind nicht-tumorfreie Schnittränder, Knorpelinfiltration, Infiltration des präepiglottisches Raumes, paratracheale Ausbreitung, subglottische Ausdehnung von mehr als 1 cm, perineurale Ausbreitung, Differenzierungsgrad III und IV sowie das notfallmäßige Tracheostoma. Das Lymphabflußgebiet sollte postoperativ bestrahlt werden, wenn bei der Neck-Dissektion ein Lymphknotenbefall festgestellt wurde.

Neue Therapieansätze geben zu der Hoffnung Anlaß, daß auch bei den fortgeschrittenen Larynxkarzinomen das Tumoransprechen auf die Radiotherapie verbessert werden kann. Zu nennen sind hier die Hyperfraktionierung und die simultane Radio-Chemotherapie. Durch enorale Resektionen und nachfolgende Strahlentherapie kann auch bei fortgeschrittenen Tumorstadien der Larynx erhalten werden. Neue bildgebende Verfahren werden ein besseres prätherapeutisches Staging erlauben, prädiktive strahlenbiologische Untersuchungen in einem gewissen Maß das Tumoransprechen voraussagen können.

Literatur

1. van Acht MJJ, Hermans J, Dolsman WV, Hulshof JH, Leer JWH (1989) Glottic and supraglottic carcinoma: A retrospective comparison of radiotherapy alone with sandwich therapy in 366 patients. Radiotherapy Oncol 14:103–112
2. Akine Y, Takenaka E, Inouye K (1984) Early glottic carcinoma (T1N0). Results of irradiation with or without endoscopic microsurgery. Acta Radiologica Oncology 23:15–19
3. Croll GA, Gerritsen GJ, Tiwari RM, Snow GB (1989) Primary radiotherapy with surgery in reserve for advanced laryngeal carcinoma. Results and complications. J Eur Surg Oncol 15:350–356
4. Dickens WJ, Cassisi NJ, Million RR, Bova FJ (1983) Treatment of early vocal cord carcinoma: A comparison of apples and apples. Laryngoscope 93:216–219
5. Fletcher GH (1980) Textbook of radiotherapy, 3rd edn. Lea & Febiger, Philadelphia
6. Fletcher GH, Lindberg RD, Hamberger A, Horiot J-C (1975) Reasons for irradiation failure in squamous cell carcinoma of the larynx. Laryngoscope 85:987–1003
7. Glanz H, Kimmich T, Eichhorn Th, Kleinsasser O (1989) Behandlungsergebnisse bei 584 Kehlkopfcarcinomen an der Hals-Nasen-Ohrenklinik der Universität Marburg. HNO 37:1–10

8. Harrison LB, Solomon B, Miller S, Fass DE, Armstrong J, Sessions RB (1990) Prospective computer assisted voice analysis for patients with early stage glottic cancer: A preliminary report of the fundamental results of laryngeal irradiation. Int J Radiat Oncol Biol Phys 19:123–127
9. Harwood AR (1982) Cancer of the Larynx – The Toronto experience. J Otol 11:309
10. Harwood AR, Beale FA, Cummings BJ, Keane TJ, Payne DG, Rider WD (1983) Management of early supraglottic laryngeal carcinoma by irradiation with surgery in reserve. Arch Otolaryngol 109:583–585
11. Harwood AR, Beale FA, Cummings BJ, Keane TJ, Payne DG, Rider WD, Rawlinson E, Elhakim T (1983) Supraglottic laryngeal carcinoma. An analysis of dose-time-volume factors in 410 patients. Int J Radial Oncol Biol Phys 9:311–319
12. Hendrickson FR (1985) Radiation therapy treatment of larynx cancers. Cancer 55:2058–2061
13. Hintz BL, Kagan AR, Wollin M, Miles J, Flores L, Nussbaum H, Rao AR, Chan PYM, Ryood MC (1983) Local control of T1 vocal cord cancer with radiation therapy: The importance of tumor character versus treatment parameters. Head Neck Surg 5:204–210
14. Hoekstra CJM, Levendag C, van Putten WLJ (1990) Squamous cell carcinoma of the supraglottic larynx without clinically detectable lymph node metastases: Problem of local relapse and influence of overall treatment time. Int J Radiat Oncol Biol Phys 18:13–21
15. Hong WK, Wolf GT, Fisher S, Spaulding M, Endicott J, Laramore G, Hillman R, McClatchey K, Fye C (1989) Laryngeal preservation with induction chemotherapy and radiotherapy in the treatment of advanced laryngeal cancer: interim survival data of VACSP 268. Proc Am Soc Clin Oncol, vol 8
16. Jörgensen K, Munk J (1988) Glottic carcinomas state 0 and I. Treatment results in 151 patients. Acta Oncologica 27:247–251
17. Jörgensen K, Munk J, Andersen JE, Hjelm-Hansen M (1984) Carcinoma of the Larynx: Series of 410 patients and primarily with 60 Co irradiation. Acta Radiologica Oncol 23:321–330
18. Johansen LV, Overgaard J, Hjelm-Hansen M, Gadeberg CC (1990) Primary radiotherapy of T1 squamous cell carcinoma of the larynx: analysis of 478 patients treated from 1963 to 1985. Int J Radiat Oncol Biol Phys 18:1307–1313
19. Karim AB, Snow GB, Siek HT, Njo KH (1983) The quality of voice in patients irradiated for laryngeal carcinoma. Cancer 51:47–49
20. Karim ABMF, Kralendonk JH, Njo KH, Tierie AH, Hasman A (1987) Radiation therapy for advanced (T3T4N0–N3M0) laryngeal carcinoma: The need for a change of strategy: A radiotherapeutic viewpoint. Int J Radiat Oncol Biol Phys 13:1625–1633
21. Levendag P, Vikram B (1987) The problem of neck relapse in early stage supraglottic cancer – Results of different treatment modalities for the clinically negative neck. Int J Radiol Biol Phys 13:1621–1624
22. Levendag PC, Hoekstra CJM, Eijkenboom Reichgelt BA, Van Putten WJL (1988) Supraglottic larynx cancer T1–4 N0 treated by radical radiation therapy. Problem of neck relapse. Acta Oncologica 27:253–260
23. Lusinchi A, Dube P, Wibault P, Kunkler I, Luboinski B, Eschwege F (1999) Radiation therapy in the treatment of early glottic carcinoma: the experience of Villejuif. Radiother Oncol 15:313–319
24. Lustig RA, MacLean JCh, Hanks GE, Kramer S (1984) The patterns of care outcome studies: Results of the national practice in carcinoma of the larynx. Int J Radiat Oncol Biol Phys 10:2357–2362
25. Maciejewski B, Preuss-Bayer G, Trott K-R (1983) The influence of the number of fractions and of overall treatment time on local control and late complication rate in squamous cell carcinoma of the larynx. Int J Radiat Oncol Biol Phys 9: 321–328
26. Mantravadi RVP, Liebner EJ, Haas RE, Skoknik EM, Applebaum EL (1983) Cancer of the glottis, prognostic factors in radiation therapy. Radiology 149:311–314
27. Mendenhall WM, Million RR, Cassisi NJ (1984) Squamous cell carcinoma of the supraglottic larynx treated with radical irradiation. Analysis of treatment parameters and results. Int J Radiat Oncol Biol Phys 10:2223–2230
28. Mendenhall WM, Parsons JT, Million RR, Fletcher GH (1988) T1-T2 squamous cell carcinoma of the glottic larynx treated with radiation therapy: Relationship of dose fractionation factors to local control and complications. Int J Radiat Oncol Biol Phys 15:1267–1273
29. Mendenhall WM, Parsons JT, Stringer SP, Cassisi N, Million RR (1988) T1-T2 vocal cord carcinoma: A basis for comparing the results of radiotherapy and surgery. Head Neck Surg 10:373–377
30. Mendenhall WM, Parsons JT, Brant A, Stringer SP, Cassisi NJ, Million RR (1989) Is elective neck treatment for T2N0 squamous cell carcinoma of the glottic larynx? Radiotherapy Oncol 14:199–202
31. Million R, Cassisi N (1984) Management of head and neck cancers. Lippincott, Philadelphia
32. Minja BM, Broek P van den, Huygen LM, Kazem I (1984) Primary radiation therapy for glottic cancer. Factors influencing local control. Clin Otolaryngol 9:93–989
33. Mittal B, Rao DV, Marks JE, Perez CA (1983) Role of radiation in the management of early vocal cord carcinoma. Int J Radiat Oncol Biol Phys 9:997–1002
34. Olszewski SJ, Vaeth JM, Green JP, Schroeder AF, Chauser B (1985) The influence of field size, treatment modality, commissure involvement and histology in the treatment of early vocal cord cancer with irradiation. Int J Radiat Oncol Biol Phys 11:1333–1337
35. Overgaard J, Hjelm-Hansen L, Vendelbo V, Anderson AP (1988) Comparison of conventional and split-course radiotherapy as primary treatment in carcinoma of the larynx. Acta Oncol 27:147–152
36. Schwaibold F, Scariato A, Nunno M, Wallner PE, Lustig RA, Rouby E, Gorshein D, Wenger J (1988) The effect of fraction size on control of early glottic cancer. Int J Radiat Oncol Biol Phys 14:451–454
37. Sinha PP (1987) Radiation therapy in early carcinoma of the true vocal cords (stage I and II). Int J Radiat Oncol Biol Phys 13:1635–1640
38. DeSanto LW (1985) Cancer of the supraglottic larynx: A review of 260 patients. Otolaryngol Head Neck Surg 93:705–711
39. Shimm DS, Coulthard SW (1989) Radiation therapy for squamous cell carcinoma of the supraglottic larynx. Am J Clin Oncol 12:17–23
40. Snow GB (im Druck) Laryngektomie bei fortgeschrittenen Kehlkopfkarzinomen. Vortrag Symposium „Funktionserhaltende Therapie des fortgeschrittenen Larynxkarzinoms“ Göttingen, 16./17. 11. 1990 und Aachen, 12. 5. 1991
41. Spaulding CA, Krochak RJ, Hahn SS, Constable WC (1986) Radiotherapeutic management of cancer of the supraglottis. Cancer 57:1292–1298
42. Staplers LJA, Verbeek ALM, van Daal WAJ (1989) Radiotherapy of surgery for T2 N0 M0 glottic carcinoma? A decision-analytic approach. Radiother Oncol 14:209–217
43. Stell KM (1991) Kehlkopfkarzinom – bestrahlen oder operieren? Vortrag beim 62. Jahreskongreß der Deutschen Gesellschaft für HNO-Heilkunde, Aachen, 12. 5. 91
44. Stoicheff M (1975) Voice following radiotherapy. Laryngoscope 85:608–618

45. Stoicheff M, Ciampi A, Passi J, Fredrickson J (1983) The irradiated larynx and voice: A perceptual study. J Speech Hear Res 26:482–485
46. Streffer C, van Beuningen D, Gross E, Schabronath J, Eigler F-W, Rebmann A (1986) Predictive assays for the therapy of rectum carcinoma. Radiother Oncol 5:303–310
47. Teshima T, Chatani M, Inoue T (1989) Radiation therapy for early glottic cancer (T1 N0 M0): I. Results of conventional open field technique. Int J Radiat Oncol Biol Phys 17:1199–1202
48. Van den Bogaert W, Ostyn F, van den Schueren E (1983) The significance of extension and impaired mobility in cancer of the vocal cord. Int J Radiat Oncol Biol Phys 9:181–184
49. Vikram B, Strong EW, Shah JP et al. (1984) Failure at the primary site following multimodality treatment in advanced head and neck cancer. Head Neck Surg 6:720–723
50. Walther E, Hünig R, Wey W (1990) Funktionserhaltende Therapie des fortgeschrittenen Larynxkarzinoms: 18 Jahre Erfahrungen mit dem Baseler Konzept. Vortrag Symposium „Funktionserhaltende Therapie des fortgeschrittenen Larynx-Karzinoms". Göttingen, 16./17. 11. 1990
51. Wang CC, Suit HD, Blitzer PH (1986) Twice a day radiation therapy for supraglottic carcinoma. Int J Radiat Oncol Biol Phys 12:3–7
52. Weems DH, Mendenhall WM, Parsons JT, Cassisi NJ, Million RR (1987) Squamous cell carcinoma of the supraglottic larynx treated with surgery and or radiation therapy. Int J Radiat Oncol Biol Phys 13:1483–1487
53. Wiggenraad RG, Terhaard CH, Hordijk GJ, Ravasz LA (1990) The importance of vocal cord mobility in T2 laryngeal cancer. Radiother Oncol 18:321–327

Podiumsgespräch
Kehlkopfkrebs – bestrahlen oder operieren?

Teilnehmer: P. Federspil, Homburg
O. Kleinsasser, Marburg
H.B. Neel III, Rochester
J. Sauer, Erlangen
G. Snow, Amsterdam
Ph. Stell, Liverpool
Moderator: J. Kirchner, New Haven

Innenohr I

1. W. Maier, R. Hauser (Freiburg): Hörsturz und klaffende Tube – bestehen Zusammenhänge?

Eine offenstehende Ohrtrompete wird häufig mit den Symptomen Autophonie, enaurales Völlegefühl und atemsynchrones Ohrgeräusch in Verbindung gebracht. In neuerer Zeit beobachtete Heermann eine gehäufte Koinzidenz von einseitig weiter oder klaffender Tube, welche er ohrmikroskopisch verifizierte, und ipsilateraler akuter Schallempfindungsstörung. Daneben wurde ein Überwiegen dieser Symptome auf der linken Seite beschrieben.

Bei 50 Hörsturzpatienten führten wir eine eingehende Funktionsdiagnostik der Tuba Eustachii mit dem Dual-Impedanz-Verfahren durch. Die gemessenen Tubenkennwerte wurden im Seitenvergleich unter Heranziehung der Korrelationskoeffizienten und des t-Tests statistisch ausgewertet. Daneben wurden die Kennwerte retrospektiv den an Ohrgesunden erhobenen Ergebnissen gegenübergestellt.

Zunächst ermittelten wir bei konstantem Umgebungsdruck die Impedanz des Mittelohres in Ruhe und während forcierter Nasenatmung (statische Funktionsanalyse). Anschließend erfolgte die dynamische Prüfung während kontinuierlichem Abfall des Umgebungsdrucks mit Registrierung des Tubenwiderstandes bis zur ersten passiven Tubenöffnung und des Gewebsdrucks, der die einem Überdruck im Mittelohr entgegenwirkenden Kräfte beschreibt. Bei offenstehender Ohrtrompete sind Nullwerte für beide Parameter zu erwarten.

Die statische Tubenfunktionsprüfung ergab an keinem der untersuchten Ohren eine atemsynchrone Impedanzschwankung. Einen auf Null erniedrigten Tubenwiderstand (TW) konnten wir an einem Ohr beobachten, wobei es sich um ein Hörsturzohr handelte. Bei insgesamt 5 Ohren lag der TW unter 10 mmHg, davon 3mal unter 5 mmHg. Der retrospektive Vergleich mit Ohrgesunden ergab bei unseren Patienten keine Tendenz zu erniedrigten Werten. Auch der Mittelwert für den TW lag mit 27 mmHg noch über den an Ohrgesunden gemessenen Werten. Wir konnten bei den von uns untersuchten Patienten keinen signifikanten Unterschied im Vergleich der rechten mit den linken Ohren sowie der Hörsturzohren mit den gesunden Ohren ermitteln. Einen Gewebsdruck (GD) von 0 mmHg maßen wir an 8 Ohren, darunter waren 4 Hörsturzohren, bei 26 Ohren war er unter 5 mmHg erniedrigt. Der Vergleich mit ohrgesunden Personen zeigt auch hier, daß diese niedrigen Werte bei unseren Patienten keinesfalls überrepräsentiert sind. Der mittlere GD lag bei den Hörsturzpatienten mit 8,7 mmHg über dem Mittelwert bei Ohrgesunden. Ein signifikanter Unterschied zwischen rechts und links sowie zwischen erkrankter und gesunder Seite konnte auch hier nicht beobachtet werden.

Die Konstellation eines auf Null erniedrigten Gewebsdruckes mit einem positiven Tubenwiderstand weist auf eine potentiell klaffende, zum Zeitpunkt der Messung jedoch geschlossene, Ohrtrompete hin. An so disponierten Patienten beobachtet man bei der dynamischen Tubenfunktionsanalyse phasenweise ein Absinken des Tubenwiderstandes auf Null. Dies kann mit Symptomen der klaffenden Ohrtrompete einhergehen. Die Ohrmikroskopie wird außerhalb dieser Phasen die Diagnose nicht sichern können.

Die mit der Dual-Impedanz-Methode ermittelten Ergebnisse der Tubenfunktionsprüfung lassen sich bei Kontrollmessungen in hohem Maß reproduzieren. Die Funktionsprüfung in der Druckkammer ist somit ein geeignetes Verfahren, um potentiell offenstehende Ohrtrompeten, die mittels alleiniger Otoskopie nur in den Phasen akuten Klaffens sicher identifiziert werden können, zuverlässig herauszufiltern. Wir konnten bei unseren Hörsturzpatienten ein gehäuftes Auftreten einer weiten oder klaffenden Tube unter Anwendung dieses objektiven Verfahrens nicht beobachten.

K. Jahnke (Essen): Von Herrn Münker wurde überzeugend dargestellt, daß eine klaffende Tube während bestimmter Zyklusphasen der Frau gehäuft zu finden ist. Trat bei Ihren wirklichen Hörsturz-Patienten die Hörstörung in entsprechenden Zyklusphasen gehäuft auf?

J. Tebbe (Essen): Wir haben beim Hörsturz nur selten „klaffende Tuben“ beobachtet, aber regelmäßig auf der betroffenen Seite eine relativ weitere Tube, als auf der gesunden Seite. Auch bei älteren Menschen kann man auf der Seite des größeren Innenohrschadens regelmäßig eine „relativ weitere Tube“ feststellen. Gleiche Untersuchungsergebnisse finden sich bei einseitigem Tinnitus, M. Menière und Hammerkopfankylose. Unter dem Behandlungsmikroskop ist nach längerer Erfahrung eine Lateralisation der Shrapnell'schen Membrane und des Umbos zu erkennen. Intelligente Patienten bemerken auf der betroffenen Seite beim Valsalva oder Toynbee eine frühere Öffnung der Tube und eine Verspätung der Öffnung auf der anderen Seite. Naseschnauzen kann als physiologischer Test der Tube angesehen werden. Nicht physiologisch sind Tubenfunktionsteste. Eine Erhöhung der Tympanogrammkurve ist daher nicht immer nachweisbar (Fehler durch unterschiedliche Beschaffenheit des Trommelfelles). Bei 40 Linkshändern (die auch mit der linken Hand schreiben) war in 36 Fällen die rechte Tube relativ weiter. Bei Rechtshändern läßt sich nur an sehr großen Statistiken nachweisen, daß in mehr als 50% die linke Tube relativ weiter ist. Im Laufe der Zeit vermindert sich bei relativ weiter Tube die Sensibilität im Mittelohr (Stapediusreflexe fehlen). Unphysiologische Bewegungen der Labyrinthfenster schädigen das Innenohr. Vermeidung von Naseschnäuzen und Septumoperationen mit Reduktion des Ausatmungswiderstandes können die weitere Entwicklung günstig beeinflussen.

W. Maier (Schlußwort):
Zu Herrn Jahnke: Münker fand erniedrigte Tubenwiderstände auch bei Schwangeren. Unter den 50 Hörsturzpatienten fand sich *keine* schwangere Frau. Eine Befragung der vom Hörsturz betroffenen jüngeren Frauen bezüglich ihrer Zyklusphasen erfolgte nicht, bei der geringen Anzahl jüngerer Frauen unter den Hörsturzpatienten wäre eine Aussage hierzu auch problematisch gewesen.

Zu Herrn Tebbe: Der Valsalva-Versuch (Luftinsufflation durch die Tuben ins Mittelohr) korreliert nicht mit den von Münker definierten Tubenparametern. Zudem handelt es sich um ein unphysiologisches Verfahren. Das vom Patienten vorgenommene Valsalva-Manöver ist deshalb kein geeignetes Verfahren, die Weite der Tuben zu prüfen. Bestünde eine Korrelation zwischen hochpositivem Valsalva und ipsilateralem Hörsturz, so wäre anamnestisch häufig eine akute Hörminderung nach Valsalva zu erheben. Dies ist aber nicht der Fall. Die Ruptur des runden Fensters nach exzessivem Schnäuzen ist ein sehr seltenes Ereignis und steht nicht in Beziehung zum einfachen Hörsturz.

2. P. Kraus, M. Rehn, M. Buss, R. Hagen (Würzburg): Iso- und hypervolämische Hämodilution bei Innenohrkrankheiten: Rheologische Effekte verschiedener Infusionslösungen

Ziel einer Infusionstherapie bei Innenohrstörungen unbekannter Genese, wie z. B. dem Hörsturz, ist eine Verbesserung der Innenohrdurchblutung. Zahlreiche Infusionslösungen und Medikamente mit durchblutungsförderndem Effekt werden angeboten, die Qualität der hämorheologischen Wirkungen und der klinische Nutzen sind jedoch nicht eindeutig geklärt.

Im Rahmen der routinemäßig durchgeführten Infusionstherapien bei Innenohrstörungen wurde die rheologische Effektivität der verschiedenen Infusionsschemata verglichen. Bestimmt wurden die Erythrozytenaggregation (EA) (Erythrozytenaggregometer/Fa. Myrenne), Plasma- und Vollblutviskosität (PV, BV) (Kapillarviskosimeter, 4 versch. Schergrade) bei 37 Grad Celsius sowie die Hämatokritwerte (Hk) bei 140 Patienten, wobei bei jedem Infusionsregime mindestens 10 Patienten vermessen wurden. Vor dem klinischen Einsatz wurden in vitro Meßreihen durchgeführt, wobei eine Verdünnung auf einen Standard-Hämatokrit von 35% erfolgte.

Den gewünschten reduzierenden Effekt auf die EA zeigte in vitro lediglich Dextran 40000 (MG) und in geringem Umfang auch Humanalbumin (5%). Ringerlösung, Humanalbumin (5%) und Plasma bewirkten in vitro eine Abnahme von PV und BV. Bei Durchführung einer isovolämischen Hämodilution (Verdünnung durch ein- bis zweimaligen Aderlaß auf einen Ziel-Hk von 35% bei gleichzeitiger kontralateraler i.v.-Gabe der entsprechenden Infusionsmenge) zeigte Humanalbumin die deutlichste Senkung der hämorheologischen Parameter. HAES 200000 (MG) führte zwar zu einer signifikanten Abnahme der BV, EA und PV änderten sich jedoch nicht signifikant. HAES 40000 (MG) und Ringerlösung veränderten die Parameter nur kurzfristig nach dem Aderlaß, in den folgenden Tagen war trotz bestehender Hk-Senkung kein nenneswerter Effekt mehr zu sehen. Bei Durchführung einer hypervolämischen Hämodilution (1. Tag 1000 ml Infusionslösung + 1000 ml Elektrolytlösung, 2.–10. Tag 500 ml Infusionslösung + 500 ml Elektrolytlösung) waren deutlich geringere Effekte zu messen.

Der Hämokrit wurde zwar weiterhin signifikant gesenkt, jedoch deutlich geringer als durch den Aderlaß; die Effekte auf EA, PV und BV waren so gering ausgeprägt, daß eine signifikante Senkung insbesondere von PV und BV nicht erreicht wurde.

Aufgrund der großen Streubreite der Meßwerte war weder bei der isovolämischen noch bei der hypervolämischen Hämodilution eine eindeutig reduzierende Wirkung auf die EA zu verzeichnen. Die PV war nur in Zusammenwirkung mit einem Aderlaß signifikant zu senken; Dextran wirkte sich dabei durch einen signifikanten Anstieg eher negativ aus. Die BV wurde durch hypervolämische Dilution trotz deutlicher Hk-Senkung nicht entscheidend reduziert, jedoch bei isovolämischer Dilution, wobei HAES-Lösungen den deutlichsten Effekt zeigten.

Im Vergleich zu den circadianen Schwankungen der bestimmten Parameter (eigene Messung an 13 Normalprobanden), die bis zu 26% betrugen (PV, BV) sind die erreichten Effekte mit der Hämodilution (insbesondere im hypervolämischen Regime) als eher gering einzustufen.

Die hämorheologischen Ausgangsparameter von 102 Hörsturzpatienten, die in den letzten zweieinhalb Jahren bestimmt wurden, waren in keinem der untersuchten Parameter (EA, PV, BV) signifikant erhöht (im Vergleich zum Normalkollektiv, N = 40). Legt man anhand unserer Meßergebnisse eine Erhöhung der PV auf mehr als 1,42 mPa s, der BV auf mehr als 3,75 mPa s und des Hk von mehr als 4% über den Normalwert (entsprechend einer Erhöhung um mehr als den zweifachen Standardfehler) als Maßstab für den sinnvollen Einsatz einer Hämodilution fest, so würden rheologische Maßnahmen bei maximal 14% der Patienten eine Reduktion auf Normalwerte herbeiführen können.

Daher lassen die durchgeführten Messungen folgende Schlußfolgerungen zu:

1. Hörsturzpatienten haben im Durchschnitt normale rheologische Parameter.
2. Eine Infusionstherapie bringt maximal 14% der Patienten eine Reduktion von EA, PV und BV auf „Normalwerte".
3. Für die Entscheidung, ob hämorheologische Maßnahmen sinnvoll sind, ist eine Bestimmung der Ausgangsparameter wünschenswert.
4. Die hämorheologische Wirkung einer isovolämischen Hämodilution ist in der Regel stärker und länger anhaltend als bei einer hypervolämischen Hämodilution.

3. J. Maurer, U.-R. Heinrich, W. Mann (Mainz): Morphologische Schädigung und Kalziumionenverteilung im Cortischen Organ des Meerschweinchens nach Knalltrauma

Beim Knalltrauma werden zwei Schädigungsmechanismen für die in der Cochlea entstehenden Läsionen diskutiert. Zum einen die direkte mechanische Einwirkung der Druckwelle mit daraus resultierender struktureller Schädigung der zellulären und azellulären Strukturen der Cochlea. Zum anderen führen vaskulär-metabolische Effekte aufgrund von Gefäßspasmen, Sauerstoffmangel und gestörter Membranpermeabilität zu weiteren Schädigungen cochleärer Strukturen. In vorangegangenen Arbeiten konnte durch Anwendung der Kalium-Pyroantimonat-Fällungsreaktion ein bestimmtes Verteilungsmuster der Kalzium-Bindungsstellen in der Cochlea normaler Meerschweinchen festgestellt werden. Dabei fand sich eine relativ hohe Dichte von Kalzium-Bindungsstellen in den Inneren Haarzellen, den Huschkezähnen sowie der Tectorialmembran und der Basilarmembran.

Jetzt interessierte uns die Frage, welche morphologischen Schädigungen in der Cochlea nach einem Knalltrauma vorkommen, und ob damit Veränderungen im Verteilungsmuster der Kalzium-Bindungsstellen verbunden sind. Untersucht wurden hierzu die Cortiorgane von 4 Meerschweinchen, bei denen experimentell ein Knalltrauma erzeugt worden war. Die Cochleae wurden 60 h nach dem Knalltrauma entnommen und nach Fixation und Durchführung der Kalium-Pyroantimonat-Fällungsreaktion für die elektronenmikroskopische Untersuchung weiter aufbereitet.

Die Strukturen des Cortischen Organs waren in fast allen untersuchten Schnitten verschiedengradig verändert.

Neben leichteren mehr zellulären Schädigungen kann es zu strukturellen Veränderungen des Cortiorgans mit Verlust, Dislokation und Verformung einzelner Zellen kommen. An anderen Stellen war das Strukturgefüge des Cortischen Organs weitaus mehr zerstört. Dabei war die innere Haarzelle fast immer erhalten. Der Corti-Tunnel war häufig kollabiert. Äußere Haarzellen waren oft nur noch durch photographische Rekonstruktion des gesamten Schnittes lokalisierbar. Die Veränderungen der äußeren Haarzellen reichten von Unregelmäßigkeiten in der Form bis zu schweren Schädigungen unter Verlust der Stereozilien und Aufhebung der typischen Anordnung der Zellorganellen und der Zytoskelettelemente. Dabei war in geschädigten Zellen eine deutliche Erhöhung der Dichte der Kalzium-Bindungsstellen zu beobachten. Die inneren Haarzellen waren fast in allen Schnitten in ihrer Struktur erhalten und hatten eine relativ hohe Dichte an Kalzium-Bindungsstellen, die in etwa der von Normaltieren entsprach. In der Basilarmembran waren teilweise Brüche oder Risse erkennbar, ein Befund der bereits von Spoendlin und Rauchegger beim Lärmtrauma beschrieben wurde. Sie war ebenfalls wie bei Normaltieren sehr reich an Kalzium-Bindungsstellen.

Nach einem Knalltrauma können wir also eine Reihe von Veränderungen auf zellulärer und subzellulärer Ebene sehen. Das räumliche Verteilungsmuster der Kalzium-Bindungsstellen mit einer höheren Dichte innerhalb der inneren Haarzellen, der Huschke-Zähne des Limbus, der Tectorialmembran und der Basilarmembran bleibt dort, wo die Struktur und Ultrastruktur des Cortiorgans erhalten bleibt, auch bestehen. Jedoch kommt es an ÄHZ und einigen anderen Zellen, deren Struktur und Ultrastruktur geschädigt ist, zu einem deutlichen Anstieg der Dichte intrazellulärer Kalzium-Bindungsstellen. Dies ist Ausdruck einer toxischen Überladung der Zelle mit Kalzium, die in ihrer Konsequenz – ebenso wie beim ischämischen Myokard – verantwortlich für die weitere metabolische Entgleisung der einzelnen Zelle ist. Ursächlich dafür ist möglicherweise eine gestörte Membranpermeabilität als Folge von Gefäßspasmen und Sauerstoffmangel.

A.M. Meyer zum Gottesberge (Düsseldorf): Ca^{++}-Homoöstase wurde während einer akustischen Verletzung (Beschallung) gestört, wie Ikeda 1988 gezeigt hat, die Konzentration von Ca^{++} in der Endolymphe steigt. Die Regulation der Ca^{++}-Homoöstase ist in den einzelnen Windungen der Cochlea unterschiedlich. Entspricht die von Ihnen gewählte 2. Windung dem benutzten Frequenzbereich?

H. Lamm (Hannover): In welcher Entfernung erfolgte der Knall am Meerschweinchenohr? Wurde in einer schallgedämmten Kammer geschossen?

M. Ptok (Tübingen): Haben Sie bei Ihren ultrastrukturellen Untersuchungen Löcher in der Lamina reticularis gesehen, so wie es von Bohne beschrieben worden ist?

J. Maurer (Schlußwort):
Zu Frau Meyer zum Gottesberge: Die größten Schäden im Cortiorgan wurden lichtmikroskopisch im Bereich der 2. Windung nachgewiesen. Dabei wurde die 2. Windung für die Untersuchung von Serienultradünnschnitten ausgewählt.

Zu Herrn Lamm: Es wurde im schallisolierten Raum gearbeitet. Der Abstand der Gewehrmündung vom Ohr war 13 cm. Die angegebene Intensität von 156±4 dB wurde im Gehörgang gemessen.

Zu Herrn Ptok: Wir haben auch Schäden an der Lamina reticularis gesehen. Es war aber in der kurzen Zeit leider nicht möglich, alle Befunde zu zeigen.

4. K. Lamm, E. Lüllwitz, C. Lamm, H. Lamm (Hannover): Durchblutung, Sauerstoffversorgung und Funktion des Innenohres während arterieller Hyperoxie und Hypoxie – Eine experimentelle Studie

Mit unserem Tierversuchsmodell (Meerschweinchen) haben wir in vorangegangenen Experimenten überprüft, ob sich die Durchblutung, Sauerstoffversorgung und Funktion des Innenohres mit hämorheologisch, hämodilutiv und rein vasomotorisch wirksamen Medikamenten verändern ließ. In der vorliegenden Studie wurde untersucht, welche Wirkung eine arterielle normobare und hyperbare Hyperoxie und eine arterielle Hypoxie auf das Innenohr hat:

1. Anästhesierte (Ketamin und Xylazin) und relaxierte (Pancuronium) Meerschweinchen wurden kontrolliert beatmet ($FiO_2 = 0,3$, inspiratorische O_2-Fraktion = 30%). Innerhalb von 60 min blieben folgende Meßparameter konstant: der endexpiratorische pCO_2, der mittlere arterielle Blutdruck (A. carotis comm.), die Herzfrequenzen, die arteriellen Blutgase, der Blutfluß in der Stria vascularis und dem Lig. spirale (Laser doppler flowmetry), der pO_2 in der Perilymphe der Scala tympani (Mikrocoaxial Nadelelektrode nach Baumgärtl und Lübbers, Max-Planck-Institut Dortmund), sowie die Mikrophonpotentiale und die Wellen I, III und V (nach Jewett).

2. Während einer 60 min dauernden normobaren 100%igen Sauerstoffbeatmung (mit einem arteriellen pO_2-Anstieg auf 580 mmHg) erhöhte sich der perilymphatische pO_2 nur initial um 20%, fiel aber noch während der Beatmung mit reinem Sauerstoff wieder auf seine Ausgangswerte. Während der anschließenden normalen Beatmung ($FiO_2 = 0,3$; 30 min) verringerte er sich sogar um 30% seiner Ausgangswerte. Die kochleäre Durchblutung verminderte sich um 20% und erholte sich wieder während der anschließenden normalen Beatmung. Die Amplituden der Mikrophonpotentiale und der Wellen I und V vergrößerten sich nur geringgradig um 10% bis 20% ihrer Ausgangswerte, wohingegen sich die Latenzzeiten der Wellen I, III und V um 0,2 ms verlängerten.

3. Während einer 60 min dauernden hyperbaren 100%igen Sauerstoffatmung in einer Druckkammer unter 1,6 bar Überdruck (mit einem arteriellen pO_2-Anstieg auf 1800 mmHg) erhöhte sich der perilymphatische pO_2 um 460% der Ausgangswerte. Nachdem der Druck abgelassen und die Kammer geöffnet wurde, fielen der arterielle und der perilymphatische pO_2 wieder ab, aber am Ende der folgenden Stunde unter normobarer Luftatmung lag der pO_2 in der Perilymphe immer noch um 60% über seinen Ausgangswerten. Die kochleäre Durchblutung verminderte sich auch hier um 25% und erholte sich etwas langsamer als nach einer normobaren Oxygenation. Die Amplituden der Mikrophonpotentiale und der Wellen I waren auch noch nach Beendigung der hyperbaren Oxygenation signifikant um 40% vergrößert, wohingegen sich die Hirnstammpotentiale nur minimal veränderten.

4. Wenn der Sauerstoff-Anteil im Atemgasgemisch alle 20 min reduziert wurde ($FiO_2 = 0,21$, 0,15, 0,10, 0,05), nahm der arterielle pO_2 zunehmend bis auf einen Wert von 24 mmHg ab. Der perilymphatische pO_2 fiel jedoch erst, wenn der arterielle pO_2 unter 64 mmHg lag. Die Innenohrdurchblutung und die auditorisch evozierten Potentiale blieben sogar noch länger konstant und verschlechterten sich erst präfinal, wenn bei einem arte-

riellen pO_2 von 24 mmHg auch der Kreislauf dekompensierte. Während der anschließenden Reanimation mit reiner Sauerstoffbeatmung (30 min) erholten sich die Hörnerven- und Hirnstammpotentiale innerhalb von 4 min, nicht aber die Mikrophonpotentiale.

Unsere Untersuchungen haben gezeigt, daß nur eine hyperbare 100%ige Sauerstoffatmung (in einer Druckkammer unter 1,6 bar Überdruck) den Sauerstoffgehalt in der Perilymphe und die kochleären Potentiale deutlich und nachhaltig verbessern konnte, nicht jedoch eine normobare 100%ige Sauerstoffbeatmung. Eine progrediente arterielle Hypoxie (bis 24 mmHg $pO_{2\alpha}$) hat die Funktion des (Meerschweinchen-) Innenohres und der neuronalen Hörbahn erst dann deutlich beeinträchtigt, wenn auch der Kreislauf dekompensierte.

5. T. Voßieck, L. Schermuly, R. Klinke (Frankfurt/M.): Die Bedeutung des endocochleären Potentials für die Umsetzung des Schallreizes im Innenohr*

Mit Davis (1965) wird allgemein angenommen, daß das positive endocochleäre Potential (EP) im Innenohr den Transduktionsstrom an den Haarzellen treibt. Für diese suggestive Hypothese fehlen aber noch Beweise. Wenn diese Hypothese richtig ist, muß durch Änderung des EP der Transduktionsprozeß beeinflußt werden.

Zur Überprüfung wurde am Vogel das EP durch Stromeinspeisung in die Scala media im Bereich von ±30 mV geändert. Da das EP im Ohr des Vogels nur 10–20 mV beträgt, sind bei gleichen absoluten Änderungen des EP größere relative Änderungen der treibenden Kraft als beim Säuger möglich.

Die Abhängigkeit zwischen Strom und EP-Verschiebung ist in guter Näherung linear; man kann eine Verschiebung des EP von 2 mV pro μA eingespeisten Stromes erwarten.

Es wurde der Einfluß der Stromeinspeisung und den damit verbundenen EP-Verschiebungen auf die Aktivität primärer auditorischer Neurone untersucht. Hierzu wurde von Einzelfasern im Ganglion cochleare abgeleitet.

Eine Absenkung des EP führte zu einer Verminderung (und bei höheren Stromwerten zu einer vollständigen Unterdrückung) der schallevozierten neuronalen Entladungen, während eine Anhebung des EP die schallevozierte Entladungsrate der Neurone ansteigen ließ. Verbunden mit der Absenkung des EP war ein Sensitivitätsverlust und umgekehrt eine Erhöhung der Empfindlichkeit bei erhöhtem EP. Neben der Schwelle wurde auch die Schärfe der Frequenzabstimmung durch die EP-Verschiebungen beeinflußt. Bei vermindertem EP nahm die Schärfe der Frequenzselektivität ab, umgekehrt bei erhöhtem EP leicht zu. Die Bestfrequenzen der Fasern änderten sich nicht.

Im Gegensatz zur schallevozierten Aktivität wurde die mittlere Rate der Spontanaktivität kaum beeinflußt. Nur bei länger anhaltender Stromeinspeisung konnten Veränderungen gesehen werden. Dies zeigt, daß tatsächlich der Transduktionsprozeß und nicht postsynaptische Strukturen der auditorischen Fasern durch die EP-Verschiebungen beeinflußt wurden.

Die mit den EP-Verschiebungen verbundenen Schwellenänderungen zeigen die Wichtigkeit des EP für den Transduktionsprozeß. Offensichtlich geht dessen Bedeutung aber noch weiter. Mit den durchgeführten EP-Verschiebungen wurden gemäß einer Abschätzung Änderungen in der treibenden Kraft für den Transduktionsstrom von etwa 30% (entsprechend 3 dB) herbeigeführt. Es wurden aber Schwellenänderungen von bis zu 30 dB gefunden. Eine plausible Erklärung für diese Diskrepanz wäre ein zusätzlicher Einfluß des EP auf die Einstellung des Arbeitspunkts der cochleären Filtermechanismen. Im Vogelohr wäre dies eine Verstellung der in den Haarzellen vermuteten elektrischen Filter. Im Säugerohr dagegen wäre dies ein Eingriff in die Rückkopplungsschleife des angenommenen, über die äußeren Haarzellen wirkenden, Feedbackmechanismus.

R. Finkenzeller (Erlangen): Sie haben von Stromeinspeisung in die Scala media gesprochen. Warum wurde das endocochleäre Potential nicht im Voltage-Clamp-Verfahren variiert? Mit welchen Latenzen ist bei der neuronalen Antwort nach der Änderung des endocochleären Potentials zu rechnen?

H. P. Zenner (Tübingen): Wie erklären Sie die ausgeprägte Schwellenabwanderung bei Verschlechterung des EP über eine Veränderung des aktiven Rückkopplungsmechanismus, wenn es einen mechanischen Rückkopplungsmechanismus bei der Taube offenbar nicht gibt?

Nach welcher Zeit haben sich die CM während der Reanimation erholt?

* Gefördert durch die DFG (SEB 45)

T. Voßieck (Schlußwort):
Zu Herrn Finkenzeller: Aus Platzmangel im experimentellen Aufbau wurde während der Registrierung der Einzelfaserantworten nur mit einer Elektrode in der Scala media gearbeitet. Mit dieser einen Elektrode zur Stromeinspeisung war eine Potentialmessung und damit ein Klemmen nicht möglich. Daher wurde in diesem Versuchsteil mit der zuvor gewonnenen Strom-EP-Relation von den Stromwerten auf die EP-Verschiebungen zurückgerechnet. Die Verschiebungen des EP besitzen Latenzen im Sekundenbereich. Gleiches gilt für die Änderungen in den neuronalen Antworten, die man während des Einschaltens des Stromes und gleichzeitiger Reizung mit Tonebursts bei charakteristischer Frequenz gewinnen kann.

Zu Herrn Zenner: Es existieren zwischen dem Vogel- und dem Säugerohr trotz vieler Gemeinsamkeiten auch wichtige Unterschiede in den cochleären Filtermechanismen. Es wäre daher interessant, das Experiment auch am Säuger durchzuführen. Arbeiten über die indirekte Senkung des EP mit Furosemid an der Katze (Evans und Klinke, 1982) zeigten ebenfalls Schwellenanhebungen bis zu 40 dB.

6. P. K. Plinkert (Tübingen): Pharmakologie des Acetylcholinrezeptors äußerer Haarzellen

Das Verständnis physiologischer und pathophysiologischer Zusammenhänge der Schallverarbeitung im Innenohr bildet die zentrale Grundlage zur Entwicklung kausal begründeter Therapiekonzepte. So setzen zukünftige medikamentöse Innenohrtherapieformen Kenntnisse an Rezeptoren cochleärer Haarzellen voraus.

Acetylcholin (ACh) gilt als Hauptneurotransmitter beim Signalfransfer zwischen olivo-cochleären Efferenzen und äußeren Haarzellen. Der aus dem efferenten Nervenende freigesetzte chemische Botenstoff bindet an bereits immunozytologisch identifizierte ACh-Rezeptoren (AChR) am basalen Zellpol und steuert nach deren Aktivierung aktive energieverbrauchende Verstärkungsprozesse äußerer Haarzellen. Zur pharmakologischen Charakterisierung des vorliegenden AChR erfolgten Bindungsstudien mit radioaktiv markiertem alpha- und kappa-Bungarotoxin (btx) sowie 3-Quinuclidinylbenzylat (3-QNB).

^{125}J-α-btx zeigte durch seine irreversible Bindung an äußeren Haarzellen die Präsenz nikotinerger AChR auf. Eine Vorinkubation mit den cholinergen Agonisten Carbamylcholin (1 mM) und Nikotin (0,1 mM), sowie dem nikotinergen AChR-Antagonisten d-Tubocurarin (1 – 100 μM) führte zu einer Protektion der α-Toxin-Bindungsstelle. Hingegen fand sich erwartungsgemäß keine Beeinflussung der α-btx-Bindung durch den muskarinergen AChR-Antagonisten Atropin (0,5 mM). Studien mit ^{3}H-QNB, einem spezifischen Marker und Antagonisten muskarinerger AChR, sowie ^{125}J-kappa-btx, affin für neuronale und ganglionäre nikotinerge AChR, nicht jedoch für periphere Rezeptoren, zeigten keine spezifische Bindung an äußeren Haarzellen.

Diese pharmakologischen Daten legen nahe, daß in der Zellmembran äußerer Haarzellen nikotinerge AChR vorliegen, deren pharmakologische Eigenschaften Gemeinsamkeiten mit den cholinergen Rezeptoren in der neuromuskulären Endplatte aufweisen.

K. Lamm (Hannover): Hat die Kenntnis über cochleäre Rezeptoren und Transmittersubstanzen eine Bedeutung für die klinische Otologie, insbesondere für therapeutische Maßnahmen?

P. K. Plinkert (Schlußwort):
Vor einer Entwicklung neuer Therapieformen bedarf es einer weiteren Charakterisierung des cholinergen Rezeptors, insbesondere von molekularbiologischer Seite. Auch die Interaktion weiterer efferenter Neurotransmitter gilt es noch zu klären. In diesem Zusammenhang sind die Untersuchungen von Hazell zu erwähnen, der bestimmte Formen cochleären Tinnitus auf Dysregulationen in der efferenten Innervation zurückführt. Basierend auf den Studien von Ehrenberger und Brix erfolgen bereits erste Behandlungsversuche mit Glutaminsäure/Glutaminsäurediäthylester.

7. T. Koch, B. Gloddek (Hannover): Lokalisation und Struktur des kochleären ANP-Rezeptors und seines second messengers cyclo GMP

Die lokale Verteilung des Rezeptors für das Hormon ANP (Atriales Natriuretisches Peptid) und sein Signaltransduktionsweg im Innenohr wurde histochemisch an Gefrierschnitten aus der Cochlea von Meerschweinchen und biochemisch an isolierten Membranen aus der Stria vascularis untersucht. Nach in vitro Markierung der ANP-Rezeptoren mittels ^{125}J-ANP in Gefrierschnitten der Cochlea sahen wir lichtmikroskopisch, in Übereinstimmung mit den Ergebnissen von Lamprecht und A. Meyer zum Gottesberge (1988, Arch Otorhinolaryngol 245:300), eine kräftige spezifische Markierung von Stria vascularis und Prominentia spiralis aller Windungen der Cochlea, sowie geringer auch im Bereich des Limbus spiralis. Im Vergleich zu den negativen Kontrollen fand sich nur eine unspezifische Markierung von Cortiorgan, Reißner'scher Membran und Tektorialmembran. Auch im Vestibularorgan und Saccus endolymphaticus konnten wir keine spezifische Rezeptormarkierung sicher nachweisen.

Da in der Stria vascularis offensichtlich die höchste Dichte an ANP-Rezeptoren bestand, haben wir an isolierten Membranpräparationen aus diesem Organ den Signaltransfer vom Hormonrezeptor zum second messenger untersucht. Dabei zeigte sich an den Membranen in vitro eine deutliche und dosisabhängige Akkumulation von cGMP nach Inkubation mit synthetischem ANP (Sequenz Ratte). Die Aktivität der Guanylatzyklase und damit die Syntheserate von cGMP war durch den G_s-Protein-Inhibitor Guanosinthiodiphosphat nicht hemmbar. Dies ist ein starker Hinweis darauf, daß im Innenohr, ähnlich wie in anderen Organen, zwischen ANP-Rezeptor und Guanylatzyklase keine regulierenden G-Proteine zwischengeschaltet sind.

Die Aktivität der kochleären Adenylatzyklase, d. h. die Produktion des second messengers cAMP, wurde weder unter basalen, noch unter stimulierten Bedingungen durch ANP beeinflußt. Der kochleäre ANP-Rezeptor scheint daher nur an eine Guanylatzyklase und nicht zusätzlich negativ an eine Adenylatzyklase gekoppelt zu sein. Die entspricht der Struktur des Rezeptorkomplexes in den Glomerula und Tubuli der Niere (B-Rezeptor), im Gegensatz zu Herzmuskel und Aorta (C-Rezeptor). Der Nachweis eines B-Rezeptors für ANP im Innenohr weist auf eine physiologische Homologie zwischen Innenohr und Niere hin. Da ANP in der Niere die Sekretion von Wasser und Natrium in die Tubuli fördert, wäre eine ähnliche Wirkung des Hormons auch in den Epithelzellen der Stria vascularis denkbar. Für die Regulation der Elektrolytzusammensetzung der Endolymphe erscheint hier ein funktioneller Antagonismus mit dem ebenfalls in der Cochlea wirksamen Hormon Vasopressin vorstellbar.

H. P. Zenner (Tübingen): Welche physiologische Funktion vermuten Sie hinter dem ANP-Rezeptor?

A. M. Meyer zum Gottesberge (Düsseldorf): In unserer Studie (Lamprecht und Meyer zum Gottesberge 1988) haben wir eine Anhäufung der Silberkörner im Bereich der Wurzelzellen gefunden. Diese konnte ich nicht an Ihren Bildern erkennen.

Th. Koch (Schlußwort):
Zu Herrn Zenner: Die Homologie des Hormon-Rezeptor-Komplexes zwischen Innenohr und Niere läßt die Möglichkeit einer ähnlichen Wirkung von ANP an beiden Organen zu. Ich könnte mir vorstellen, daß ANP in der Cochlea die Sekretion von Wasser und Natrium in die Endolymphe fördert.

Zu Frau Meyer zum Gottesberge: – Wir haben nur pigmentierte Meerschweinchen verwendet. – Im Bereich der Wurzelzellen haben wir keine nennenswerte Bindung des radioaktiven Tracers beobachtet.

8. A. Ernst, H. J. Mest, P. Braquet (Tübingen/Halle/Le Plessis): Lipidmediatoren beeinflussen Ionentransportvorgänge in der Stria vascularis des Meerschweinchens

Lipidmediatoren sind eine Gruppe von Stoffen, die auf einen Stimulus hin in einzelnen Zellen in nmol-Mengen freigesetzt werden. Solche Stimuli können z. B. sein: Hypoxie, metabolischer Streß und ionale Veränderungen. Die second messenger-Funktionen dieser Substanzen sind zumindest für eine Gruppe von ihnen, die Leukotriene, gut belegt.

Ziel der Untersuchungen war es, Lipidmediatoren – Arachidonsäuremetabolite, plättchen-aktivierender Faktor (PAF) – näher in ihrer Wirkung auf striale Ionentransportvorgänge zu untersuchen.

Ergebnisse

Am Modell der Furosemidotoxizität, das als Angriffspunkt den Na, K, Cl-Kotransporter in der Stria vascularis hat, konnte gezeigt werden, daß sich der charakteristische EP-Abfall bei 40 mg/kg Furosemid durch Vorbehandlung der Tiere mit einem Thromboxan- (Daltroban) bzw. PAF-Rezeptorantagonisten (BN 52021) aufheben läßt. In höheren Dosierungen tritt dieser Effekt in abgeschwächter Form auf, was als rezeptorkinetisches Phänomen interpretiert wird.

Nach Gabe von PAF i.v. bzw. als perilymphatisches Perfusat in verschiedenen Konzentrationen kam es ebenfalls zu einem charakteristischen EP-Abfall um 40 bzw. 75 mV.

Dieser Abfall war reversibel und konnte durch eine Vorbehandlung mit den o. g. Substanzen ebenfalls aufgehoben werden.

Diskussion

Es wurde gezeigt, daß der furosemidempfindliche Kotransporter in der Stria vascularis des Meerschweinchens durch selektive Rezeptorblockade für TX bzw.

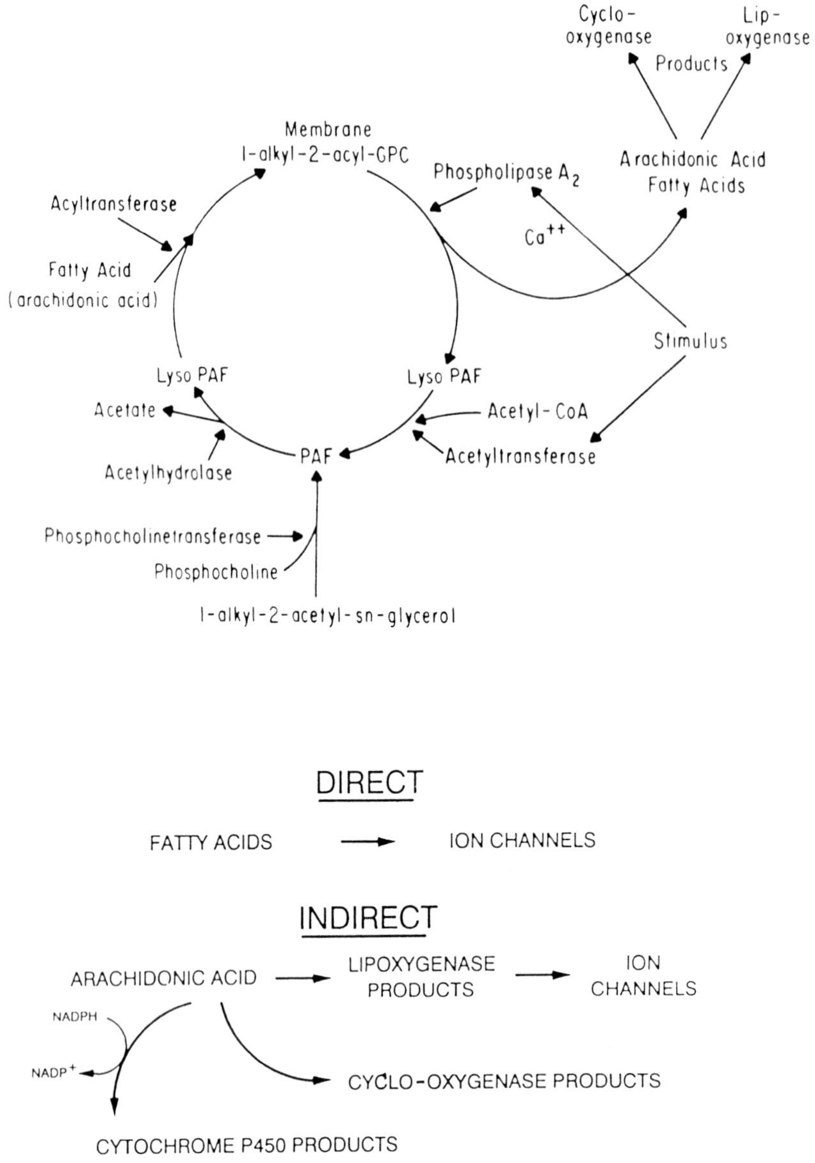

Abb. 1. Stoffwechselweg von PAF einschl. Arachidonsäurekaskade (*oben*) und mögliche Wirkungsmechanismen (*unten*)

PAF beeinflußt werden kann. Dabei kommen entweder direkte Wirkungen auf die Membran oder sterische Effekte als Mechanismus in Frage. PAF beeinflußt K-Transporter in der Marginalzelle der Stria vascularis, vermutlich Kationenkanäle. An Modellmembranen läßt sich zeigen, daß PAF – ähnlich wie Detergentien – „Löcher" in den bimolekularen Membranlipidfilm reißen kann, um dadurch reversibel Ionenleitfähigkeiten zu induzieren.

Die Ergebnisse bekommen klinische Relevanz, wenn man beim M. Menière die von Zenner (1989) vorgestellte Hypothese zur K-Depolarisation äußerer Haarzellen zugrunde legt. Es bleibt abzuwarten, ob sich die an nicht-sensorischem Innenohrgewebe erzielten Ergebnisse auf die sensorischen Elemente übertragbar sind.

9. R. Matthias, O. Michel (Köln): Einfluß der Beschallung auf die Lipidperoxidation in der Stria vascularis von Meerschweinchen

Langandauernde Lärmeinflüsse führen beim Versuchstier zu wesentlich stärkeren Höreinbußen als dies aufgrund der Hörschwellenabwanderung bei kürzeren Beschallungen zu erwarten wäre. Zur selben Zeit ist auch die Hörerholung nach Lärmschädigung nicht mehr vollständig. Bereits 1983 konnte unsere Arbeitsgruppe zeigen, daß etwa zur gleichen Zeit, in der sich die physiologischen Parameter der Lärmschwerhörigkeit ändern, die Prostacyclin-(PGI_2)-Synthese in der Stria vascularis beim Meerschweinchen zusammenbricht. Da in anderen Versuchen demonstriert werden konnte, daß eine Hemmung der kochleären PGI_2-Synthese Innenohrschwerhörigkeiten verursacht, sahen wir in diesen Stoffwechselveränderungen einen Grund für das Phänomen der chronischen Lärmschwerhörigkeit. Die nachfolgenden Untersuchungen beschreiben das Verhalten anderer verwandter Mediatoren unter Lärm und deren Einfluß auf die PGI_2-Synthese in der seitlichen Schneckenwand von Meerschweinchen.

In einer ersten Versuchsreihe wurden Meerschweinchen verschieden lang (maximal 48 Stdn.) mit einem äquivalenten Dauerpegel von etwa 105 dB (A) beschallt. Jeweils innerhalb einer halben Stunde nach Beschallungsende wurden die seitlichen Anteile der häutigen basalen Schneckenwindung, die den Limbus spiralis und die Stria vascularis repräsentieren, entnommen und bei $-90\,°C$ tiefgekühlt. Wenn Gewebe von vier bis sechs Meerschweinchen gesammelt waren, wurden diese für die Analysen aufbereitet. Für die Konzentrationsbestimmung von Leukotrienen (LT), HETE und HPETE wurde der Gewebeextrakt unter Stickstoff getrocknet und gewogen. Die einzelnen Substanzen wurden anschließend mit Hilfe der Hochdruckflüssigkeitschromatographie getrennt, einzeln gesammelt und deren Konzentrationen mit einem Radioimmunoassay bestimmt. Dabei fanden sich in der seitlichen Schneckenwand der Kontrollgruppe und der Tiere, die nur wenige Stunden beschallt wurden, keine LT und nur unregelmäßig andere Hydroxy- oder Hydroperoxyfettsäuren. Dagegen konnte regelmäßig bei den Tieren, die mehr als 12 Stunden beschallt worden waren, LTB_4, C_4 und anderen Mediatoren (vor allem 12-HPETE und 12-HETE) nachgewiesen werden. Deren Gewebekonzentrationen stiegen linear in den nachfolgenden Beschallungsstunden bis zum 9fachen des Ausgangswertes in der 12. Stunde an.

Für die Bestimmung des plättchenaggregierenden Faktors (PAF) kam ein Bioassay zur Anwendung (Ausschüttung markierten Serotonins aus gewaschenen Blutplättchen des Kaninchens). Ähnlich wie bei den Leukotrienen konnte PAF im unbelasteten Innenohr nicht sicher gefunden werden. Nach zweistündiger Beschallung kam es jedoch zu einem kontinuierlichen PAF-Anstieg, der sich bis zur 48. Beschallungsstunde fortsetzte.

In einer zweiten Versuchsserie wurde geprüft, ob die gefundenen Anstiege von LT und PAF dazu geeignet sein könnten, die kochleäre PGI_2-Synthese zu beeinflussen. Dazu wurden wiederum die häutigen seitlichen Schneckenwände unbeschallter Tiere entnommen und mit unterschiedlichen Mengen von LTB_4 und PAF inkubiert. Dabei verursachte PAF in niedrigen Dosierungen eine wenn auch mäßige Steigerung der PGI_2-Synthese, in höheren Dosierungen aber auch eine Aktivierung der LT-Synthese. LTB_4 dagegen hemmt die PGI_2-Synthese dosisabhängig.

Zusammenfassend kann aus diesen Ergebnissen geschlossen werden, daß ein kontinuierlicher Lärmeinfluß von Beginn an zu einer ständig sich steigernden Ablösung von mehrfach ungesättigten Fettsäuren und einer dadurch bedingten Freisetzung des plättchenaggregierenden Faktors aus Zellmembranen der Stria vascularis führt. Dieser Faktor scheint in niedrigen Konzentrationen, also zu Beginn der Beschallung, die Synthese des die Cochlea „schützenden" Prostacyclin aus den freien Fettsäuren zu fördern. Nach längerdauernder Beschallung erreichen dessen Spiegel jedoch derartige Höhen, daß auch eine nennenswerte Leukotrien-Synthese beginnt. Die Leukotriene bringen nun die notwendige Prostacyclin-Synthese zum Versiegen und neben den schon starken Belastungen des Innenohrstoffwechsels durch den ständig einwirkenden Lärm kommt es zusätzlich zu einem Zusammenbruch der Homöostase in der seitlichen Schneckenwand, wie wir es bereits bei der Vergiftung mit entzündungshemmenden Analgetika kennen.

10. M. Ptok, T. E. Carey, R. Altschuler (Tübingen/Ann Arbor, USA): Immunassoziierte Schwerhörigkeit: Der Antikörper KHRI3 bindet gegen Stützzell-Strukturen in allen Teilen des Innenohres

Vor kurzem berichtete Harris (1991), daß er bei Patienten mit vermuteter autoimmun-assoziierter Innenohrfunktionsstörung zirkulierende Antikörper gegen eine 68–70 kD große Struktur des Innenohres von Rindern in Western Blots nachweisen konnte. Zur gleichen Zeit wurde von Ptok et al. (1989) und Zajic et al. (1991) der Nachweis geführt, daß ein neu generierter monoklonaler Innenohr-Antikörper (KHRI3) gegen eine 70–75 kD Innenohr-Struktur des Meerschweinchens bindet. Bisher war bekannt, daß die Epitope dieses Antikörpers in der Lamina reticularis der Meerschweinchen-Cochlea exprimiert werden. Die Epitope sind möglicherweise Mikrovilli-assoziiert (Ptok 1990). Die Ähnlichkeit der elektrophoretischen Mobilität von KHRI3 und den zirkulierenden Antikörpern in Patientenseren (wie von Harris beschrieben) läßt es interessant erscheinen zu überprüfen, ob von beiden Antikörpern ein gleiches oder ähnliches Molekül erkannt wird. Da die von Harris beschriebenen Patienten nicht nur kochleäre Funktionsausfälle hatten, wurde in vorliegender Studie untersucht, ob der monoklonale Antikörper KHRI3 sich auch an Strukturen in anderen Teilen des Innenohres wie den Gleichgewichtsorganen bindet.

Mit immunzytochemischen Versuchen am Innenohrgewebe von Meerschweinchen (als Häutchenpräparate sowie in histologischen Schnitten mit der sog. Prä- und Posteinbettungsmethode) wurde der Nachweis geführt, daß sich Bindungsstellen für KHRI3 auch in Sacculus, Utriculus und Ampullen finden. Im Sacculus waren Zellen der Sacculusmembran, im Utriculus und den Ampullen die Zellen des transitorischen Epithels immungefärbt. Außerdem fand sich eine immunzytochemische Färbung von Zellen im endolymphatischen Sack. Das wabenförmige Muster der Immunfärbungen wäre mit einer Bindung an Strukturen der Zellmembran vereinbar.

Obwohl die Zellen, an denen eine Immunfärbung durch KHRI3 zu finden war, sich bisher nicht anatomisch oder funktionell einer Untergruppe von Stützzellen im Innenohr zuordnen lassen, weisen doch die gewonnenen Ergebnisse auf strukturelle (Protein-) Gemeinsamkeiten in dieser inhomogenen Gruppe von Zellen. Sollte KHRI3 an die gleichen Proteinstrukturen wie die zirkulierenden Antikörper in Patientenseren binden, wäre es erklärlich, daß diese zirkulierenden Antikörper bei Patienten im Innenohr, dann sowohl kochleäre wie vestibuläre Funktionsausfälle verursachen, da ihre Bindungsstellen sowohl in der Cochlea wie auch den vestibulären Organen und dem endolymphatischen Sack zu finden sind. In einer weiteren Studie konnte Harris mit KHRI3 bereits das gleiche Bindungsverhalten wie mit Patienten-Antikörper im Immunblotting bestätigen. Dieses Ergebnis weist ebenfalls auf eine Ähnlichkeit im Bindungsverhalten der Antikörper hin.

11. P. Berger, M. Wafaie, B. Gloddek, G. Reiss, M. Vollrath (Hannover): Kollagen Typ II-induzierte immunogene Innenohrschwerhörigkeit – Eine tierexperimentelle Untersuchung

Wir haben im Lymphozytentransformationstest mit Kollagen Typ II bisher mehr als 400 Patienten untersucht. Positive Befunde fanden wir vor allem bei beidseitig progredienter Innenohrschwerhörigkeit und bei klassischen Autoimmunerkrankungen wie der primär chronischen Polyarthritis. Im tierexperimentellen Bereich wurde die Induktion einer Innenohrschwerhörigkeit durch Immunisierung mit Kollagen Typ II an verschiedenen Spezies beschrieben (Yoo et al. 1983; Soliman 1990).

In unserem Tiermodell haben wir 10 weibliche Lewis-Ratten verwendet. Acht Tiere wurden mit bovinem Kollagen Typ II und komplettem Freunds-Adjuvans immunisiert, zwei Tiere erhielten nur Kontrollinjektionen. Nach 2 Wochen erfolgten noch einmal die gleichen Injektionen zur Boosterung.

Vor und fünf Wochen nach der Immunisierung haben wir das Hörvermögen an den narkotisierten Tieren mittels der ERA untersucht. Bei den immunisierten Tieren fanden wir eine Reduktion der Amplituden sowie eine absolute Latenzverlängerung. Die Kontrolltiere zeigten bei der ERA sowie auch in den histologischen Untersuchungen keine Befundänderung.

Bei lichtmikroskopischer Untersuchung des Cortiorgans fanden wir bei den immunisierten Tieren eine starke Schädigung der Haar- und Stützzellen. Transmissionselektronenmikroskopisch bestehen schwere Veränderungen der Binnenzellstrukturen bei noch erhaltenen Zilien.

Im Ganglion spirale fanden sich geschwollene Zellen mit vakuolisiertem Zytoplasma und veränderten Kernen. Bei der Immunhistochemie konnten wir Kollagen Typ II im Ganglion spirale sowie perivasculär der Modiolargefäße nachweisen. Im Lymphozytentransformationstest mit Kollagen Typ II als Antigen fanden wir bei vier von acht immunisierten Tieren eine signifikante Reaktion, die auch mit dem Maß morphologischer Veränderungen korrelierte. Die Kontrolltiere zeigten keine Stimulation.

In dem von Yoo und Mitarbeitern erstmals beschriebenen Tiermodell konnten wir die Induktion einer Innenohrschwerhörigkeit durch Kollagen Typ II bestätigen. Die transmissionselektronenmikroskopischen Befunde zeigen eine starke Schädigung der Haarzellen auf, wie sie in dieser Form bisher nicht bekannt war. Die im Lymphozytentransformationstest erhobenen Befunde bestätigen seine diagnostischen Möglichkeiten auch in Hinsicht auf seine klinische Anwendung.

12. B. Gloddek, A.F. Ryan, J.P. Harris (Hannover/San Diego): Rezirkulation von Lymphozyten zum Innenohr

Immunantworten des Innenohres spielen eine entscheidende Rolle für den Schutz der Cochlea vor eindringenden Erregern einerseits, sowie für das Auslösen von pathologischen Zuständen und Hörverlust des Innenohres anderseits.

Es wurde bereits gezeigt, daß lokal ansässige Lymphozyten – wie im Saccus endolymphaticus – und im Blutstrom zirkulierende Zellen an der Immunantwort des Innenohres beteiligt sind. Trotzdem ist die Herkunft von Immunozyten während einer Immunantwort im Innenohr nicht mit Sicherheit geklärt.

In der folgenden Studie konnten wir zeigen, daß vorwiegend Lymphozyten der Blutzirkulation das Innenohr während einer Immunantwort erreichen. Eine spezielle Rezirkulationstheorie von gegen Innenohrgewebe sensibilisierten Lymphozyten soll diskutiert werden.

Für dieses Experiment wurden Inzucht-Meerschweinchen Stamm 13 benutzt. Die Spendertiere wurden in 3 Gruppen mit unterschiedlicher Immunisierung eingeteilt:
Gruppe A wurde zuerst gegen das Fremdprotein KLH intradermal sensibilisiert und dann beide Innenohren mit KLH belastet. Dazu eröffneten wir die Scala tympani und injizierten KLH hierein. Das Bohrloch wurde mit Knochenwachs verschlossen. Die Tiere der Gruppe B erhielten KLH nur intradermal ohne eine Innenohrinfektion und Gruppe C bestand aus unsensibilisierten Meerschweinchen. 7 Tage nach Auslösen der Innenohrinfektion wurde von allen Spendertieren die Halslymphknoten, die Milz und Blut entnommen. Die Zellen wurden separiert und gewaschen, auf eine Konzentration von 5×10^7 Zellen in 2 ml eingestellt und 1 h bei 37 °C mit radioaktivem ^{51}Chrom (300 µCi/ml) markiert.

Die markierten Zellen wurden langsam intrakardial in die Empfängertiere injiziert. Diese Meerschweinchen waren gegen KLH sensibilisiert und erhielten 2–4 h vor dem Zelltransfer KLH in das rechte Innenohr und NaCl in das linke Kontrollohr. 18 h später wurden die Tiere geopfert und ihre Halslymphknoten, Milz, Subcutangewebe, Dünndarm, Blut und beide Felsenbeine entnommen und gewogen. Die Radioaktivität dieser Organe wurde im Gamma-Zähler bestimmt. Die resultierende Radioaktivität wurde als Counts pro Minute pro Gramm ausgedrückt und der Quotient zwischen rechtem und linkem Felsenbein errechnet.

Die Felsenbeine wurden in 4% Formalin/Essigsäure fixiert, dekalzifiziert in EDTA, in Paraffin eingebettet und für Lichtmikroskopie geschnitten. In der Dunkelkammer wurden die Objektträger in eine Photoemulsion eingetaucht und 3–4 Wochen exponiert. Anschließend wurden die Schnitte entwickelt und mit H & E gegengefärbt. Beide Innenohren wurden histologisch aufgearbeitet mit besonderem Augenmerk auf die Anzahl und Lokalisation von radioaktiv markierten Zellen in der Cochlea und im Saccus endolymphaticus.

Ergebnisse

Die meisten transferierten Zellen fand man in der Milz, unabhängig welche Immunisierungsgruppe betrachtet wurde. Interessanterweise ließen die Spenderlymphozyten von den Halslymphknoten eine bevorzugte Rezirkulation zu Halslymphknoten erkennen; Spenderzellen von anderen Organen wiesen dieses Wanderungsverhalten nicht auf. Ein unspezifisches Migrationsverhalten von Lymphozyten konnte dadurch ausgeschlossen werden, daß in den Kontrollorganen wie Dünndarm und Subcutangewebe nur etwa 1/10 der Radioaktivität von der in den Felsenbeinen gefundenen vorhanden war.

Den größten Quotienten zwischen rechtem und linkem Felsenbein wurde bei den Gruppe A-Tieren, die Lymphozyten aus dem Blutstrom erhielten, gefunden, im Vergleich zu Gruppe B und C mit Zellen der gleichen Herkunft. Benutzte man Spenderzellen von der Milz oder den Halslymphknoten, war der Quotient deutlich geringer.

Die meisten markierten Zellen wurden in den rechten Cochleae, besonders in der basalen Windung der Scala tympani und in und um die modiolären Spiralgefäße gefunden. Allerdings fand man auch einige Zellen in den linken Kontrollcochleae. Nur sehr wenige Zellen wurden im Subepithelialgewebe und im Lumen des Saccus endolymphaticus gesehen.

Die modiolären Spiralvenen schienen die Gefäße zu sein, durch welche markierte Zellen in das Innenohr gelangen.

Im allgemeinen wurden im Vergleich zur gesamten zellulären Infiltration in der Cochlea nur wenige radioaktive Lymphozyten gefunden, allerdings korrelierten die Anzahl der markierten Zellen mit dem Ausmaß der Infiltration. Es fielen besonders in den linken Kontrollohren eine beginnende zelluläre Infiltration und einige markierte Zellen auf; diese Lymphozyten stammten von Tieren, die gegen KLH sensibilisiert waren und zusätzlich eine Innenohrinfektion hatten, also von Gruppe A-Meerschweinchen. Unspezifische Radioaktivität stellte sich histologisch im Ligamentum spirale und im Lumen des Saccus endolymphaticus dar.

Zusammenfassung und Diskussion

Ziel dieser Arbeit war es, die Herkunft der infiltrierenden Zellen während einer Immunantwort in der Cochlea und im Saccus endolymphaticus zu klären. Außerdem sollte das Rezirkulationsverhalten von verschiedenen Spenderlymphozyten und ihre gewebespezifische Migrationstendenz zum Innenohr geprüft werden.

Die Ergebnisse zeigen, daß das Innenohr während einer Infektion unter die immunologische Kontrolle der Blutzirkulation kommt. Spenderzellen von der Milz und den Halslymphknoten wanderten zu einem deutlich geringen Prozentsatz zum Innenohr.

Die Immunozyten treten vorwiegend durch die modiolären Spiralgefäße in die Cochlea ein.

Die Rezirkulation von Lymphozyten durch Immunorgane geschieht durch das Binden von Zelloberflächenmarkern an spezielle Rezeptoren. In Übereinstimmung mit den verschiedenen Immunisierungsschemata können zwei Typen von Rezeptoren angenommen werden: zuerst ein Rezeptor gegen das Fremdprotein KLH, der Gedächtniszellen in das rechte Innenohr von Gruppe A eintreten läßt. Und zweitens ein Rezeptor gegen Innenohrgewebe, der für die Rezirkulation von Lymphozyten in linke und rechte Cochleae der Gruppe A verantwortlich ist. Die Annahme eines spezifischen Innenohrrezeptors auf Lymphozyten vermag auch die Beobachtung erklären, daß markierte Zellen und eine beginnende Immunantwort in den linken Kontrollohren der Gruppe A stattfindet. Dieses Experiment könnte als ein Tiermodell für eine „sympathische" Cochleolabyrinthitis dienen.

K. Jahnke (Essen): Welche Denkmodelle haben Sie aufgrund Ihrer Untersuchungen für die klinische Beobachtung, daß es gelegentlich nach lateraler Fraktur mit Ertaubung eines Ohres 10–15 Jahre später zu flukturierendem Hörverlust der Gegenseite kommt?

A. Meyer zum Gottesberge (Düsseldorf): Mein Lehrer Güttich beschrieb vor ca. 50 Jahren Fälle von „sympathischer Otitis interna" analog zur sympathischen Ophthalmie, stieß aber auf Kritik hinsichtlich eines solchen Krankheitsbildes. Gibt es inzwischen neuere Erkenntnisse über solche Fälle?

B. Gloddek (Schlußwort):
Zu Herrn Jahnke: Die von uns ausgelöste Infektion des Innenohres führt zu einer massiven Infiltration von Lymphozyten in der Cochlea und zu Einblutungen, so daß es hier zur sofortigen Exposition von Innenohrgewebe zu Lymphzysten kommt. Dies führt daher zu einem deutlich kürzeren Zeitintervall für die Rezirkulation von sensibilisierten Immunozyten als klinisch beobachtet wird.

Zu Frau Meyer zum Gottesberge: Mögliche Fälle einer „sympathischen" Cochlealabyrinthitis werden klinisch z. B. nach Traumata oder Operationen des Innenohres beobachtet.

13. M. Gjuric, M.E. Wigand, M. Berg, W. Hosemann (Erlangen): Experimentelle selektive vestibuläre Ablation mit Gehörerhaltung

Die im Innenohr vereinigten Sinnesorgane für Gehör und Gleichgewicht stellen eine morphologisch-funktionelle Einheit dar, so daß destruierende Prozesse oder chirurgische Maßnahmen am Gleichgewichtsorgan meistens irreparable Schäden am ganzen Gehörorgan setzen. Es gibt jedoch klinische Beobachtungen aus der Felsenbeinchirurgie über eine Gehörerhaltung trotz partieller oder kompletter Zerstörung des vestibulären Labyrinths.

Im Tierexperiment wurde das Gleichgewichtsorgan von Kaninchen selektiv zerstört, nachdem mit Fibrinkleber eine provisorische Trennwand gegen das Vestibulum und die Cochlea eingebracht worden war. Untersuchungsparameter waren die über Knochenleitung evozierten Hirnstammpotentiale sowie histologische Befunde. Dem Schicksal des Fibrinklebers im Innenohr wurde ein besonderes Augenmerk geschenkt.

Mit der verwandten Präparationstechnik gelang es, Teile des vestibulären Labyrinths funktionell auszuschalten und trotzdem das Gehör zu erhalten. Verlaufsbeobachtungen wurden bis zu 3 Monaten postoperativ durchgeführt.

14. W.R. Schneider, A. Hilk (Gießen): Psychosoziale Variablen und Streßverarbeitung bei chronischem Tinnitus aurium*

Die Hemmung der physiologischen Habituation und Extinktion von Störgeräuschen bei chronischem Tinnitus aurium reicht über die Ebene der zellulären Verarbeitung hinaus zu psychischen und psychosozialen Determinanten.

Bereits in der täglichen Arbeit mit Betroffenen zeigt sich, daß zumindest bei einem Teil der Tinnituspatienten hinsichtlich der Wahrnehmung sozialer Unterstützung durch die Umwelt, der Disposition zu psychosomatischen Erkrankungen, der Verarbeitung von Belastungen und verschiedener Persönlichkeitseigenschaften Unterschiede zur Normalpopulation bestehen. Diese vier Hypothesen wurden mittels standardisierter psychologischer Tests überprüft. Darüber hinausgehend wurden psychosoziale Informationen mittels eines Fragebogens und in einem Explorationsgespräch gewonnen.

Wir wählten aus unserer Tinnitussprechstunde 32 Patienten mit chronischem Tinnitus nach eingehender Diagnostik zufällig aus. Diese Experimentalgruppe wurde mit ohrgesunden stationären Patienten nach leichteren Eingriffen und ohne Tinnitus parallelisiert.

Bei einem allgemeinmedizinischen Fragebogen mit 26 Fragen ergab sich mit dem Chi-Quadrattest kein Unterschied zwischen Tinnitusgruppe und Kontrolle. Bezüglich des Tinnitusfragebogens ergaben sich unter anderem quantitative Aussagen zu den Tinnituseigenschaften: Verstärkung durch Streß, Linderung durch Entspannung und Ablenkung, und die Selbstbeeinflußbarkeit.

Hinsichtlich der testpsychologischen Untersuchungen gab es folgende Ergebnisse:
Die Hypothese „Tinnituspatienten erleben weniger soziale Unterstützung und mehr soziale Belastung als die Kontrollgruppe" ergab einen signifikanten Unterschied auf dem 5%-Niveau.

Die Hypothese „Tinnituspatienten unterscheiden sich in ihrem Beschwerdedruck von dem anderer Patienten" ergab mit dem multivariaten Mittelwertsvergleich eine deutliche Signifikanz bei $p = 0{,}01$ gegenüber der klinischen Kontrollgruppe.

Hinsichtlich der Hypothese einer schlechteren Streßverarbeitung bei Tinnituspatienten erhielten wir ein hochsignifikantes Ergebnis. Es zeigt ausgesprochen deutlich, in welch hohem Maße sich die Gruppe der Tinnituspatienten von unserer klinischen Kontrollgruppe hinsichtlich der Verarbeitung von Belastungssituationen unterscheidet.

Beim Freiburger Persönlichkeitsinventar ergab der multivariate Mittelwertsvergleich einen hochsignifikanten Unterschied zwischen den beiden klinischen Stichproben. Bei den Explorationsgesprächen zeigte sich, daß 67% der Frauen und 65% der Männer spontan oder nach näherer Befragung wichtige Lebensereignisse oder Situationen schilderten, mit denen die Ohrgeräusche in Verbindung standen.

Zusammenfassend ergab sich, daß Tinnituspatienten signifikant weniger soziale Unterstützung und mehr soziale Belastung durch ihr Umfeld empfinden als die Kontrollgruppe. In der Bearbeitung und Kompensation von belastenden Situationen unterscheiden sich die Tinnituspatienten deutlich von unserer klinischen Kontrollgruppe. Es ist zu vermuten, daß dadurch die sozialen Belastungen akzentuiert werden und zum Teil eskalieren. Zusätzlich ist die Bereitschaft zu psychosomatischen Erkrankungen in dieser Gruppe deutlich erhöht, so daß sich die entstehenden Konflikte im Rahmen funktioneller Erkrankungen äußern können.

Die eingehende Exploration ergab bei der Mehrzahl der Tinnituspatienten eine berufliche oder private Überlastungssituation, wobei speziell bei Frauen häufig Doppelbelastungen (Familie und Beruf) genannt wurde. Daher sollte bei ausgeprägtem Leidensdruck die Mitbetreuung durch einen nach Möglichkeit persönlich bekannten und in ständigem Austausch stehenden ärztlichen oder fachpsychologischen Psychotherapeuten erfolgen.

* Dieser Vortrag enthält Teile der geplanten Diplomarbeit von A. Hilk

15. G. Goebel, S. Drubba, M. Fichter, W. Hiller (Prien): Was ist gesichert in der Psychotherapie des dekompensierten chronischen Tinnitus?

Bei der geschätzten Prävalenz von ca. 1 Mill. Betroffenen mit sehr quälendem chronischem Tinnitus (komplexer chronischer Tinnitus; Duckro 1984) ist es dringend erforderlich, in Zusammenarbeit mit der HNO-

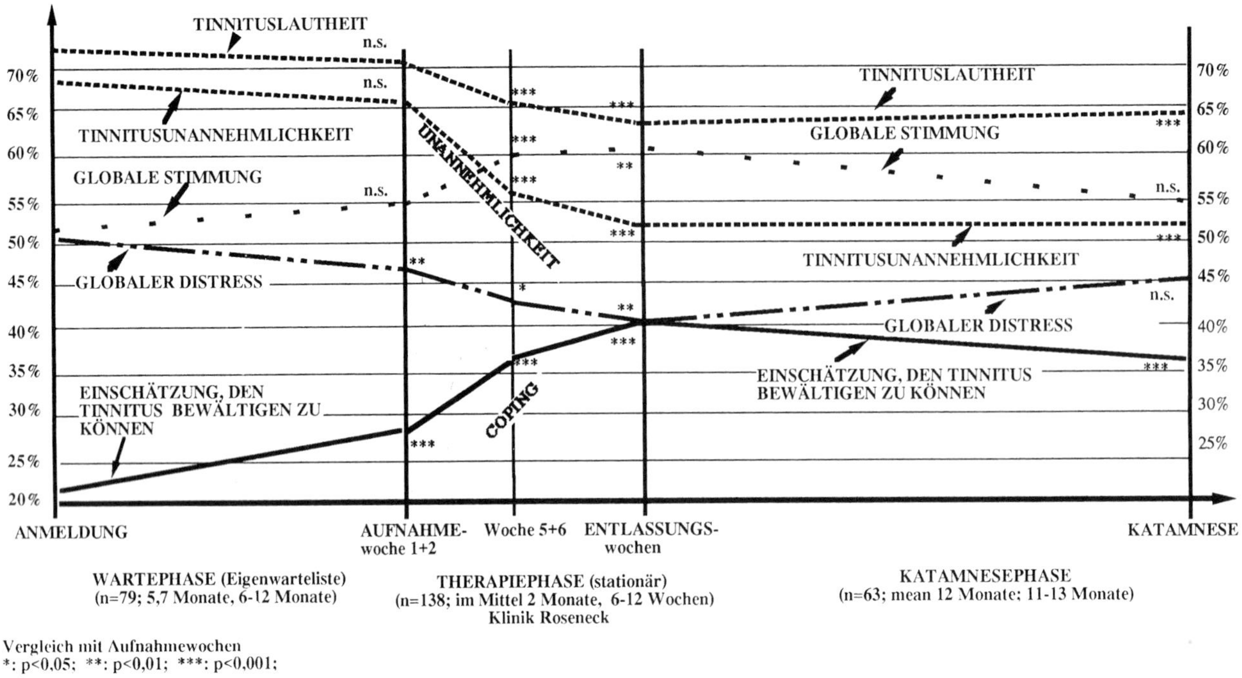

Abb. 1. Tinnitustagebuch-Auswertung (komplexer chronischer Tinnitus)

Heilkunde, weitergehende Therapieverfahren zu evaluieren, die es den Betroffenen ermöglichen sollen, mit dem Tinnitus zu leben, obwohl er so störend ist. Seit den 70er Jahren sind zahlreiche ermutigende Therapieeffekte durch psychologische Vorgehensweisen publiziert worden, die allerdings auf Grund unterschiedlicher Gütekriterien bzw. Studiendesign zu sich widersprechenden Ergebnissen kommen (optimistisch: Grossan 1976; House 1981; Brattberg 1983; Walsh 1985; Inch 1987; Lindberg 1987, 1988, 1989; Goebel 1989 und 1990, etc.; skeptisch bis negativ: v. Wedel 1989; Ireland 1985; Haralambous 1987, etc.). Nur wenige dieser Studien halten einer kritischen Überprüfung stand und haben den Effekt über das Therapieende hinaus mit exakten Variablen verfolgt. Studien, die einen sehr kritischen Maßstab angelegt hatten (z. B. Jakes u. Hallam 1986; Kirsch 1987; Hallam, in press) lassen erkennen, daß die Wirksamkeit einzelner Therapieverfahren abhängig ist vom Ausmaß der Tinnitusbelästigung.

Bei 155 konsekutiven Patienten mit primärem Behandlungsziel Reduktion der Tinnitus-Belästigung und Erlernen von Tinnitus-Bewältigungsstrategien, kam ein 6–12-wöchiges stationäres multimodales integratives verhaltensmedizinisches Behandlungskonzept zur Anwendung, das sich aus kognitiven und operanten Therapieverfahren, progressiver Muskelentspannung sowie themenzentrierter Gestaltungstherapie zusammensetzte. Bei den 100 Männern und 55 Frauen (mittleres Alter 48 ± 10) bestand ein therapieresistenter Tinnitus zwischen 1 und 32 Jahren (im Mittel 6 ± 6) mit sich überschneidenden Ursachen (HWS 36%, Hörsturz 23%, Bruxismus 18%, Knalltrauma 11%, etc.). Ähnlich den Ergebnissen von Jakes et al. (1986) und Lindberg et al. (1988) zeigt sich ein positiver Effekt bezüglich Tinnitusbelästigung (Abnahme um 22%) und der Fähigkeit, den Tinnitus zu bewältigen (Zunahme um 42%; Coping; s. Abb. 1). In den begleitenden Testverfahren Hopkins-Symptom-Check-List (SCL-90-R) und Freiburger Persönlichkeitsinventar (FPI-R) normalisierten sich die Bereiche soziale Unsicherheit, Gestreßtheit, Aggressivität, Angst und körperliche Beschwerden. Ein Jahr nach Abschluß der Behandlung zeigten sich die tinnitusspezifischen Variablen in den erneut geführten Selbsteinschätzungen signifikant stabil. Die psychologischen Variablen Somatisierung, Aggressivität, Angst, soziale Verunsicherung, Gestreßtheit und emotionale Labilität blieben weitgehend stabilisiert im Vergleich zur Kontrolle.

Am aufgeschlossensten gegenüber der Psychotherapie zeigten sich die Hörsturzpatienten mit entsprechend niedrigster Non-Responder-Quote (11%), gegenüber den Knalltrauma-Patienten (24%). Letztere stellte die somatisch und psychiatrisch schwerstbetroffene Gruppe dar (Abb. 2).

Die Forschung auf dem psychologischen Behandlungssektor des komplexen chronischen Tinnitus und die bisherige Auswertung unserer Studie belegt die

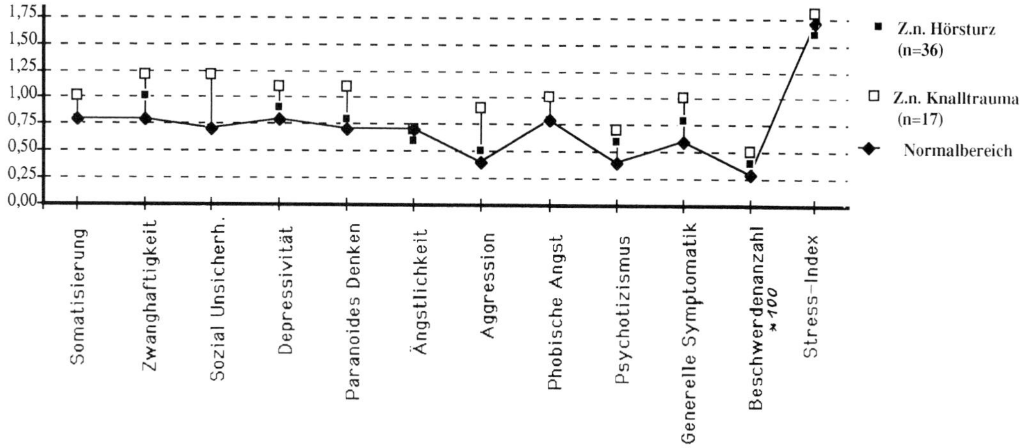

Abb. 2. Hopkins-Symptom-Checklist (SCL-90R) bei Patienten mit komplexem chronischen Tinnitus infolge Hörsturz und Knalltrauma

Vorteile eines multimodalen verhaltenstherapeutischen Therapieansatzes gegenüber Einzelmethoden wie Biofeedback oder Entspannung. Dies kommt besonders zum Tragen bei Schwerstbetroffenen, wie sie in unsere Studie aufgenommen wurden. Dabei bestätigt sich, daß Therapiekonzepte, die erfolgreich beim chronischen Schmerzsyndrom angewendet werden, mit Modifizierungen auch auf die Behandlung des komplexen chronischen Tinnitus übertragen werden können. Ein Ausbau des Behandlungskonzeptes und weitere kontrollierte Studien bezüglich Langzeiteffekt und Übertragung der Behandlung auf den ambulanten Bereich sind erforderlich.

16. E. Bachor, C.S. Karmody (Fulda/Boston): Histopathologische Untersuchung der Felsenbeine eines Kindes mit Niemann-Pick-Krankheit Typ A

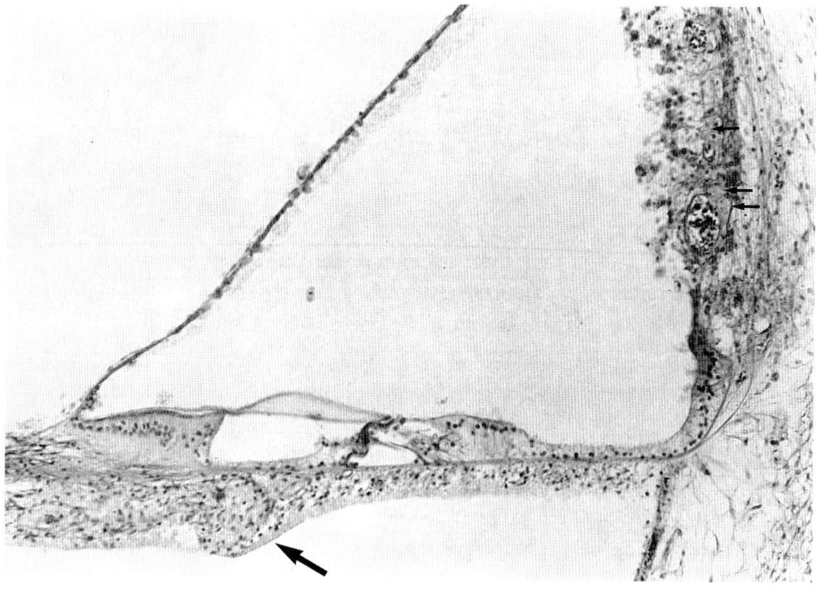

Abb. 1. Scala media der mittleren Windung des linken Felsenbeins. Die Stria vascularis ist stark aufgelockert und mit Niemann-Pick-Zellen infiltriert (*kleine Pfeile*). Vom knöchernen Teil der Basilarmembran hängt ein Konglomerat von abnormem Nervengewebe in die Scala tympani (*großer Pfeil*). Das Cortiorgan ist intakt (H&E, ×410)

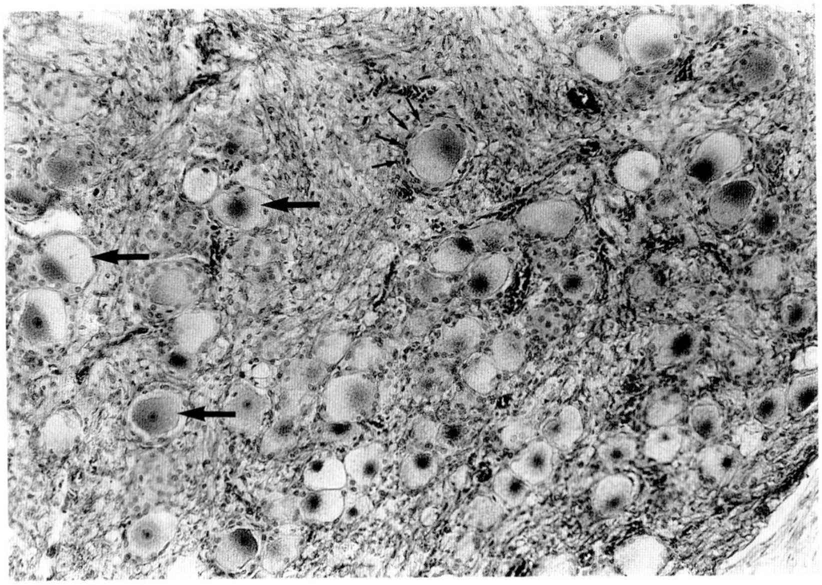

Abb. 2. Ballonierte und mit feinblasigen Granula (vermutlich Lipid) gefüllte Ganglienzellen (*große Pfeile*) des Ganglion geniculi. Normale Satellitenzellen (*kleine Pfeile*) (H&E, ×410)

Die Niemann-Pick-Krankheit (NPK) ist eine autosomal rezessive Lipidspeicherkrankheit, die durch eine pathologische Anhäufung von Sphingomyelin und Cholesterol charakterisiert ist und in fünf Typen (A–E) eingeteilt werden kann.

Horizontale Schnitte der Felsenbeine eines zweieinhalb Jahre alten Jungen mit NPK Typ A wurden lichtmikroskopisch untersucht. In der Mittelohrmukosa, der subepithelialen Schicht der Crista, der Macula und der Stria vascularis sahen wir eine Stromaveränderung und Infiltration von degenerativ und mit multiplen Lipideinschlüssen veränderten Makrophagen, den „Schaumzellen“, die als histopathologisches Kennzeichen einer Lipidspeicherkrankheit gelten (Abb. 1). Die Ganglienzellen der Nn. vestibularis, cochlearis und facialis waren geschwollen und vakuolisiert (Abb. 2). Das membranöse Labyrinth einschließlich des Ductus cochlearis war dilatiert. Im Ductus endolymphaticus des rechten Felsenbeines zeigte sich eine Okklusion durch Schaumzellen, die wahrscheinlich die Ursache des vorliegenden endolymphatischen Hydrops war.

Neben den länger zurückliegenden Felsenbeinstudien von Druss und Oppikofer zeigte unsere Studie eine Beteiligung der Axone und Ganglienzellen bei intakten Innenohrrezeptorstrukturen. Die Speicherung von Schaumzellen in bestimmten Gewebsarten wie z. B. der Stria vascularis läßt eine Zugehörigkeit zum Retikuloendothelialen System vermuten. Die histologischen Befunde deuten auf eine kombinierte peripher-zentral-neurale Schwerhörigkeit hin.

17. W. Delb, A. Koch, P. Federspil (Homburg/Saar): Der Einfluß einer Anämie auf die Ototoxizität des Gentamicins*

Schwere, durch multiresistente gramnegative Bakterien verursachte Infektionen werden üblicherweise mit der Kombination eines Pseudomonaspenicillins mit einem Aminoglykosid-Antibiotikum behandelt. Da eine Anämie bei dieser Indikation einer AA-Behandlung häufig vorliegt, haben wir versucht, experimentell abzuklären, inwieweit eine Anämie das Risiko ototoxischer Schäden nach Aminoglykosiden beeinflußt.

Zu diesem Zweck teilten wir 80 normalhörende Sprague-Dawley-Ratten in folgende Gruppen ein:

a) anämisch, behandelt
b) nicht anämisch, behandelt
c) anämisch, nicht behandelt
d) Kontrolle.

Die Anämie in den Gruppen a) und c) wurde durch eine Methode aufrecht erhalten, die Forth und Andres (1969) beschrieben. Es handelt sich dabei um eine Kombination aus regelmäßig durchgeführten Aderlässen und lebenslangem Füttern einer eisenarmen Diät. Die Hb-Werte waren über die ganze Zeit der Gentamicinbehandlung deutlich herabgesetzt.

* Die Arbeit wird in den „European Archives of Oto-Rhino-Laryngology“ ungekürzt veröffentlicht.

Vor der Behandlung, 2 Tage nach der Behandlung und 5 Wochen nach der Behandlung wurden die Hörschwellen hirnstammaudiometrisch bestimmt.

Die Tiere aus den Gruppen a) und b), also jeweils eine anämische und eine nicht anämische Gruppe, wurden 105 Tage mit Gentamicin behandelt.

Am Tage der letzten hirnstammaudiometrischen Messung, also 140 Tage nach Behandlungsbeginn wurden die Tiere getötet und die Innenohren histologisch ausgewertet.

Durch unsere Ergebnisse konnte gezeigt werden, daß zumindest in dem gewählten Tiermodell eine chronische Anämie die Ausprägung ototoxischer Schäden nach Gentamicinbehandlung erhöht. Dafür sprechen sowohl die hirnstammaudiometrischen als auch die histologischen Befunde, bei denen jeweils ein signifikanter Unterschied zwischen anämischen und nicht anämischen Tieren gefunden werden konnte.

Ätiologisch steht neben der chronischen Hypoxämie der chronische Eisenmangel zur Debatte, wobei in der Literatur Hinweise dafür existieren, daß der Eisenmangel stärker schädigend auf die Cochlea wirkt. Diese Literaturstellen sind aber unserer Meinung nach kritisch zu bewerten, so daß der Einfluß eines Eisenmangels auf die Cochlea Gegenstand weiterer Untersuchungen sein sollte.

18. H. Lutz, T. Lenarz, P. Federspil, H. Weidauer (Heidelberg, Tübingen, Homburg): Gehörschädigende Wirkung des Staphylokokken-Antibiotikums Vancomycin?

Das Glukopolypeptid Vancomycin (V) ist als bakterizides Engspektrum-Antibiotikum das Mittel der ersten Wahl bei schweren Infektionen mit resistenten Staphylokokken-Stämmen. Keimselektion und Ausweitung invasiver Maßnahmen sind Gründe für die in Zukunft möglicherweise noch zunehmende Bedeutung dieses Präparats.

Die Aussagefähigkeit der älteren internistischen Berichte über die Ototoxizität von V war wegen der häufig nicht ausreichenden audiometrischen Dokumentation begrenzt. Eine weitere Einschränkung der Zuverlässigkeit dieser Studien resultierte aus der Multimorbidität der überwiegend intensivpflichtigen Patienten. Niereninsuffizienz und Therapie von V mit ototoxischen Substanzen, wie den Aminoglykosiden und Schleifendiuretika, waren häufig assoziiert mit den berichteten Hörverlusten. Darüber hinaus ergibt sich die Frage der Übertragbarkeit der vorliegenden früheren Berichte, da im Laufe der Jahre der Reinheitsgrad von V durch verbesserte Trennverfahren deutlich erhöht wurde.

Der vermehrte Einsatz des modernen, hochwirksamen V und bisher fehlende zuverlässige klinische Daten waren für uns der Anlaß zu einer kombinierten experimentellen und klinischen Studie.

Wir untersuchten 40 normalhörende Meerschweinchen nach 14-tägiger i.p.-Gabe verschiedener V.-Dosen (75, 150, 300 mg/kg KG) im Vergleich zu Leer- und Gentamycin- bzw. Neomycin-Gruppen (60 bzw. 100 mg/kg KG). Mögliche Nierenschäden wurden serologisch und nach Versuchsende histologisch ausgeschlossen. Zudem bestimmten wir die V-Konzentration im Serum.

Im Häutchenpräparat (Technik n. Federspil, 1972) zeigten sich bei den verschiedenen V-Gruppen keine statistisch signifikanten prozentualen Haarzellschäden in den äußeren Reihen (1,7%, 2,6%, 2,0%) gegenüber den Negativkontrollen (1,5%). Dagegen wiesen erwartungsgemäß die als Positivkontrollen mit Aminoglykosiden behandelten Tiere beträchtliche Verluste an äußeren Haarzellen (8,6%, 23%) auf, vor allem in den basalen kochleären Abschnitten.

Diese morphologischen Befunde stimmten mit den Ergebnissen der Hirnstammaudiometrie überein, welche für V (1,6 dB, 1,3 dB) gegenüber den Negativkontrollen (1,7 dB) keine signifikanten durchschnittlichen Hörverluste bei Clickreizen ergab. Erst im für Meerschweinchen toxischen Bereich von V bei 300 mg/kg KG zeigte sich ein deutliches Absinken der Hörschwelle (3,8 dB), welches jedoch gering im Vergleich zur Positivkontrolle, insbesondere des ototoxischen Neomycins (15 dB), ausfiel.

Im klinischen Teil der Studie zeigten Audiogramme von 42 Patienten auf Intensivstation vor und nach Behandlung mit therapeutischen Dosen von V (30 mg/kg KG) den experimentellen Ergebnissen entsprechend keine Veränderungen. Bei Befragung berichtete lediglich ein Patient über einen vorübergehenden Tinnitus beidseits, der nach Beendigung der V-Therapie verschwand.

Zusammenfassend ergab sich erst nach erheblichem Überschreiten des therapeutischen Bereichs von V ein gewisses, wenn auch im Vergleich zu den Aminoglykosiden geringes Ototoxizitätsrisiko. Deshalb empfehlen wir: Strenge Einhaltung der Dosieranleitung und Dosisreduktion im Alter. Beim Frühsymptom Tinnitus, bei vorgeschädigten Innenohren oder Nieren und im Alter sollten sicherheitshalber die Bestimmung der V-Serumkonzentration und audiometrische Kontrollen erfolgen. Eine Kombination mit anderen ototoxisch wirkenden Substanzen, insbesondere den Aminoglykosiden, sollte möglichst wegen der bekannten Verstärkung der gehörschädigenden Wirkung unterbleiben. Unter den oben genannten Kautelen kann der Einsatz von modernem gereinigten V bei entsprechender Indikation keinem Patienten vorenthalten werden.

19. F. Hoffmann, J. Strutz, D. Meid (Freiburg): Ototoxizität von Ciprofloxacin

In zahlreichen Untersuchungen der letzten Jahre fanden sich bei chronischer Otitis media je nach Dignität im Abstrich der infizierten Ohren zu 40% – 80% Pseudomonaden. Mit Ciprofloxacin steht ein leicht saurer, sehr stabiler Wirkstoff aus der Gruppe der Chinolone zur systemischen Therapie solcher Infektionen zur Verfügung. Die Resistenz gegen Pseudomonaden beträgt z. Zt. ca. 10%. Die ca. 20%ige Proteinbindung dieser Substanz ermöglicht eine gute Gewebspenetration. Erste klinische Studien zur lokalen Applikation beschreiben 80% – 90%ige Therapieerfolge. Vor klinischer Anwendung muß jedoch die Frage der Ototoxizität geklärt werden. Gegenstand unserer Untersuchungen war die mögliche Ototoxizität von Ciprofloxacin im Langzeitversuch bei lokaler Applikation am Meerschweinchen.

Methode

Beim narkotisierten Tier wurden zunächst elektrophysiologisch die frühen Hirnstammpotentiale abgeleitet und damit die Hörschwelle bestimmt. Anschließend wurde in derselben Narkose über die Bulla ein Silikonschlauch in die rechte Pauke eingelegt und am runden Fenster positioniert. Der Katheter wurde in seinem extratympanalen Verlauf durch Nähte fixiert und am Rücken nach außen geführt. In 2 Versuchsreihen mit je 15 gesunden Tieren beiderlei Geschlechts wurden nun 14 Tage lang 3×tgl. 0,05 ml einer Ciprofloxacinlösung appliziert. In Gruppe I mit der handelsüblichen 0,2%igen, in Gruppe II mit einer 0,5%igen Ciprofloxacinlösung. Nach erneuter elektrophysiologischer Hörschwellenbestimmung erfolgte die Dekapitation und anschließende in situ Fixation der Cochlea mit 1%igem OsO_4 in Cacodylatpuffer. Bei der licht- und elektronenmikroskopischen Analyse diente das linke nicht behandelte Ohr desselben Tieres zum Vergleich.

Ergebnisse

Bei otoskopisch unauffälligen Befunden gab es in keinem Fall eine signifikante Abweichung der prä- von der posttherapeutischen Hörschwelle.

Morphologisch zeigten sich im Bereich der äußeren Haarzellen sowohl in der Basalwindung als auch in der 2. Wirkung ein unauffälliger Befund. Die Zellen sind in Form und Anzahl erhalten, Kernschrumpfungen oder Chromatinverklumpungen liegen nicht vor. Vakuolenbildungen werden nicht beobachtet. Auch die Kutikularplatte ist regelrecht ohne Plasmaprotrusionen oder Anzeichen einer Schwellung oder Verplumpung der Zilien. Ebenso zeigen die Zellorganellen wie Golgiapparat, Mitochondrium und rauhes endoplasmatisches Retikulum keine Degenerationserscheinungen i. S. einer Schwellung oder Proliferation. Die inneren Haarzellen, die Nervenendigungen und Nervenfasern waren ebensowenig pathologisch verändert wie die anderen Anteile des Cortischen Organs wie z. B. innere und äußere Stütz- bzw. Pfeilerzellen, Sulcus internus und die Membrana tectoria.

Zu beobachten war eine sekretorisch aktive, hyperplastisch umgebaute Mittelohrschleimhaut mit verstärkt ausgebildeten mukoziliären Elementen i. S. eines aktivierten Abwehrsystems. In Leerversuchen mit dem Lösungsmittel ohne Ciprofloxacin ließ sich die gleiche Epithelantwort nachweisen, die deshalb als irritativer Effekt auf das saure Lösungsmittel zu interpretieren ist.

In dieser ersten Langzeitstudie zur Ototoxizität von Ciprofloxacin gibt es somit auch bei hochdosierter lokaler Applikation keine Hinweise auf eine funktionell oder morphologisch faßbare ototoxische Potenz dieser Substanz. Im Hinblick auf die noch günstige Resistenzsituation sollte Ciprofloxacin nur nach sorgfältiger Analyse des Erregerspektrums gezielt als Reservepräparat eingesetzt werden. Eine weitere Indikation ergibt sich für die prophylaktische Applikation bei Tympanoplastiken.

20. A.-M. Meyer zum Gottesberge, S. Tsujikawa (Düsseldorf): Zur Wirkung des Glycerols auf die Ca^{2+}-Homöostase des Innenohres: Eine elektrophysiologische und morphologische Studie

Der Glycerol-Test ist eines der wichtigsten Kriterien in der Diagnostik der Menièreschen Erkrankung, jedoch ist sein Wirkungsmechanismus noch nicht ausreichend geklärt. Da beim experimentellen Hydrops Störungen der Ca^{2+}-Homöostase nachgewiesen wurden (Meyer zum Gottesberge und Kaufmann 1986), prüften wir in dieser Arbeit die Wirkung des Glycerols auf die Ca^{2+}-Homöostase im Innenohr. Es wurden sowohl bei normalen Tieren wie bei Tieren mit einseitig obliteriertem Saccus endolymphaticus (4–6 Wochen) in der basalen oder dritten Windung der Cochlea die Konzentration von $[Ca^{2+}]_e$ und das EP-Potential nach einer i.v.-Gabe von 2 g Glycerol/kg Körpergewicht 1 Stunde lang gemessen. Anschließend wurden die Felsenbeine für histologische und planimetrische Untersuchungen, wobei man die Fläche (Volumen) der Scala media und die Länge der Reissnerschen Membran bestimmte, ausgearbeitet.

Die Untersuchungen zeigen deutliche Unterschiede im Verlauf der Kurven der $[Ca^{2+}]_e$-Konzentration:

1. zwischen der ersten und der dritten Windung und
2. zwischen operierten und nicht operierten Tieren.

Bei den Kontrolltieren beeinflußte die Glycerolgabe die $[Ca^{2+}]_e$-Konzentration signifikant im Sinne einer Abnahme. Im Unterschied dazu zeigten die hydropischen Tiere individuell einen erhöhten Initialwert des $[Ca^{2+}]_e$ und einen inkonstanten Verlauf der Kurven, welcher von einem Abfall bis zu einem signifikanten Anstieg reichte.

Bei Tieren mit intaktem Saccus und Ductus endolymphaticus (oder mit erhaltenem proximalen Teil des Saccus nach der Obliteration) korrelierte die $[Ca^{2+}]_e$-Abnahme mit einer Verringerung des endolymphatischen Volumens und Änderung der Beschaffenheit der Membrana tectoria, begleitet von einer Verbesserung der Ankopplung an die äußeren Haarzellen. Die Entwicklung des Hydrops in einzelnen Windungen korrelierte mit dem Anstieg der $[Ca^{2+}]_e$, hingegen die Verringerung des endolymphatischen Volumens nach der Glycerolgabe mit der Abnahme der $[Ca^{2+}]_e$-Konzentration.

Die Ergebnisse der durchgeführten Experimente erlauben folgende Schlußfolgerung:

1. Die Regulation der Ca^{2+}-Homöostase ist in den einzelnen Windungen der Cochlea unterschiedlich, anscheinend in der basalen Windung besser als in den oberen Windungen.
2. Ein *funktionell* intakter Saccus endolymphaticus ist für die Ca^{2+}-Homöostase im Innenohr notwendig.
3. Glycerol wirkt, wahrscheinlich via $[Ca^{2+}]_e$, auf die Beschaffenheit der Membrana tectoria (Modulation der Adhäsivität?) und verbessert die Ankopplung der Membrana tectoria an die äußeren Haarzellen. Dieser Effekt ist ausgeprägter in den höheren Windungen, die der Wahrnehmung der Tief- und Mittelfrequenzen entsprechen.

21. R. Mösges, J. Lamprecht, J. Plum (Aachen, Düsseldorf): Wirkungen des Atrialen Natriuretischen Peptids (ANP) auf das Hörvermögen bei Morbus Menière

Das atriale natriuretische Peptid wirkt natriuretisch, vasodilatorisch und über eine Erhöhung der Gefäßpermeabilität. Die Relevanz dieses Hormons bei hypervolämischen Zuständen konnte für die Linksherzbelastung und das Glaukom nachgewiesen werden. Mit Hilfe autoradiographischer Methoden wurden 1988 erstmals Hinweise auf das Vorkommen von ANP-Rezeptoren auch im Innenohr von Säugetieren gefunden. Es erhebt sich die Frage, ob spezifische Wirkungen des Hormons beim endolymphatischen Hydrops zu finden sind. Hierzu wurden in einer ersten Studie 48 Patienten, die unter einer Innenohrschwerhörigkeit litten, untersucht. Bei 14 hiervon fiel der Glycerol-Test nach Klockhoff positiv aus, 34 wiesen dieses Merkmal nicht auf. Vor und während des Glycerol-Tests wurden stündlich ANP und cGMP, der über eine Stimulation der Guanylat-Zyklase stimulierte „second messenger", bestimmt. Während die Plasmakonzentration von ANP erwartungsgemäß mit der Osmolalität ansteigt, ohne daß Unterschiede zwischen den M. Menière-Patienten und anderen Betroffenen festzustellen sind, zeigt sich beim cGMP eine Dissoziation zwischen den Gruppen. Schon bei den Ausgangswerten der cGMP-Konzentration im Plasma unterscheiden sich die Gruppen signifikant voneinander. Diese Differenz, mit deutlich erhöhten Werten in der M. Menière Gruppe, läßt sich über den gesamten Untersuchungszeitraum verfolgen (Abb. 1).

In einem zweiten Versuchsansatz sollte untersucht werden, ob Glycerol die Hörverbesserung unmittelbar bewirkt, über eine Ausschwemmung infolge der Erhöhung der Osmolalität oder auch indirekt über die Mobilisation von ANP und seine Wirkung am Rezeptor im Innenohr. Hierzu wurden bei Patienten, bei denen der Verdacht auf das Vorliegen einer Menièreschen Erkrankung bestand, anstelle der Glycerolgabe über drei Stunden perfusorgesteuert humanes natriuretisches Peptid in einer Dosierung von 10 pg/kg KG min (6 Pa-

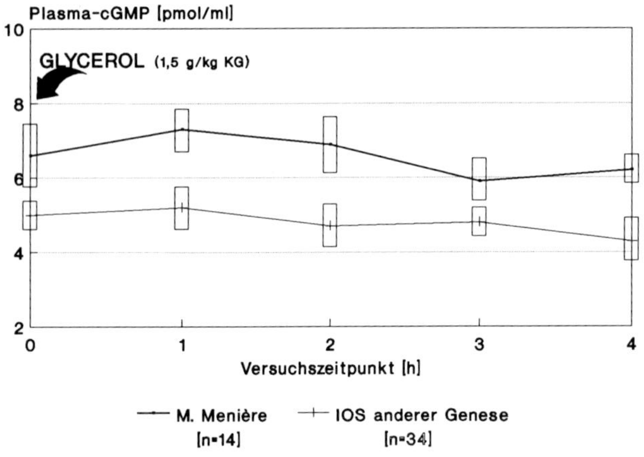

Abb. 1. Änderung von Plasma-cGMP nach Gabe von Glycerol

tienten) bzw. 20 pg/kg KG min (2 Patienten) infundiert. Die Serumosmolalität wurde gemessen und durch Volumen- und Elektrolytsubstitution möglichst konstant gehalten. Bei einem Patienten, dessen Glycerol-Test positiv ausgefallen war, fand sich ein der Glycerolwirkung vergleichbares Phänomen, obwohl eine osmolalitäts-vermittelte Wirkung auszuschließen ist.

- Es könnte mit der cGMP-Konzentration im Plasma ein weiterer Parameter vorliegen, der die Reliabilität der klinischen Diagnose eines M. Menière erhöht.
- Analog zum Glycerol-Test läßt sich ein ANP-Test postulieren.
- Ob ANP auch einen therapeutischen Ansatz bei endolymphatischem Hydrops darstellt, bedarf weiterer Klärung.

22. P. Herrlinger, K. Nubel, D. Mrowinski (Berlin): Untersuchung des kochleären Hydrops durch Tieftonverdeckung von Klickreizen

Da sich der M. Menière primär oft nicht mit der kompletten Trias manifestiert, ist eine Unterscheidung zum Hörsturz häufig schwierig. Bisher sind zur Ermittlung des kochleären Hydrops medikamentöse und kochleographische Verfahren bekannt. Als nichtinvasives, den Patienten nicht belastendes Verfahren stellen wir die subjektive Schwellenerhöhung für einen Klickreiz in Abhängigkeit von der Phasenlage eines gleichzeitig zugeführten Tones tiefer Frequenz (Phasenaudiogramm) vor.

Es wurden ein Normalkollektiv und 45 Patienten mit unterschiedlichen Hörstörungen der Phasenaudiometrie unterzogen. In der Abb. 1 sind das Tonschwellenaudiogramm und das Phasenaudiogramm eines Patienten mit M. Menière links direkt nach einem akuten Anfall dokumentiert. Auf dem gesunden Gegenohr erkennt man eine typische normale Verdeckungskurve mit guter Modulation der Klickschwelle durch den Tiefton. Die zwei Verdeckungsminima (bei 0° und 180°) und die beiden Verdeckungsmaxima (bei 90° und 270°) sind gut ausgeprägt, während auf dem erkrankten linken Ohr keine Modulation nachweisbar ist.

Gegenüber den Ergebnissen aller Patienten mit Innenohrerkrankungen anderer Ursachen (Lärmschwerhörigkeit, Hörsturz ohne Schwindel, Prebyakusis) besteht bei den Patienten mit M. Menière eine deutliche Tendenz zu geringeren Verdeckungswerten. Betrachtet man nur die Patienten im akuten Zustand des M. Menière bei kompletter Trias, so sind die maximalen Verdeckungswerte gegenüber dem Vergleichskollektiv signifikant geringer. Nach einer weiteren Erprobung an größeren Patientenzahlen und im Krankheitsverlauf kann die Phasenaudiometrie als einfache und schnelle Nachweismethode des endolymphatischen Hydrops eine diagnostische Bedeutung gewinnen.

D. Höhmann (Würzburg): Einen Klickreiz halte ich für einen denkbar ungeeigneten Reiz zur „Phasenaudiometrie" nicht zuletzt wegen seines breiten Energiespektrums und des „ringing"-Phänomens, das er verursacht. Wesentlich geeigneter ist ein 1 kHz Tonebursts mit einer langen Reizdauer von z. B. 14 ms. Der Tonebursts bringt den Vorteil mit sich, daß neben der Analyse der Schwelle das Modulationsverhalten des Summationspotentials untersucht werden kann, das in 90% mit einem endolymphatischen Hydrops korreliert und über dessen Analyse sehr deutlich zwischen den Kollektiven mit Hydrops, Schalleitungsstörung, sensorineuralen Schaden und der Kontrollgruppe unterschieden werden kann.

H. P. Zenner (Tübingen): Die Phasenaudiometrie mit tieffrequenten Tönen führt zur Verschiebung der kochleären Trennwand einschl. Basilarmembrane. Störungen der Verschiebung sind Hinweise auf Störungen der Mikromechanik der Cochlea. Ein Hydrops ist ein Beispiel einer gestörten Mikromechanik. Umgekehrt ist jedoch die Schlußfolgerung *nicht* zulässig, daß eine pathologische Phasenaudiometrie zuverlässig einen Hydrops anzeigt.

P. Herrlinger (Schlußwort):
Zu Herrn Höhmann: Wir halten den aus der objektiven Audiometrie übernommenen breitbandigen Klickreiz nicht für ungeeignet, werden aber auch versuchen, mit selektiven Reizen Teilverlagerungen der Basilarmembran nachzuweisen.

Zu Herrn Zenner: Da der Tiefton während der Untersuchung kontinuierlich besteht, ändern sich die Verdeckungsergebnisse bei Phasenumkehr des Tones nicht. – Wir sind uns darüber klar, daß wir mit der Phasenaudiometrie nicht nur den durch M. Menière bedingten Hydrops, sondern auch andere kochleäre Störungen nachweisen können, die mit einer Verlagerung bzw. Mobilitätseinschränkung der Basilarmembran einhergehen.

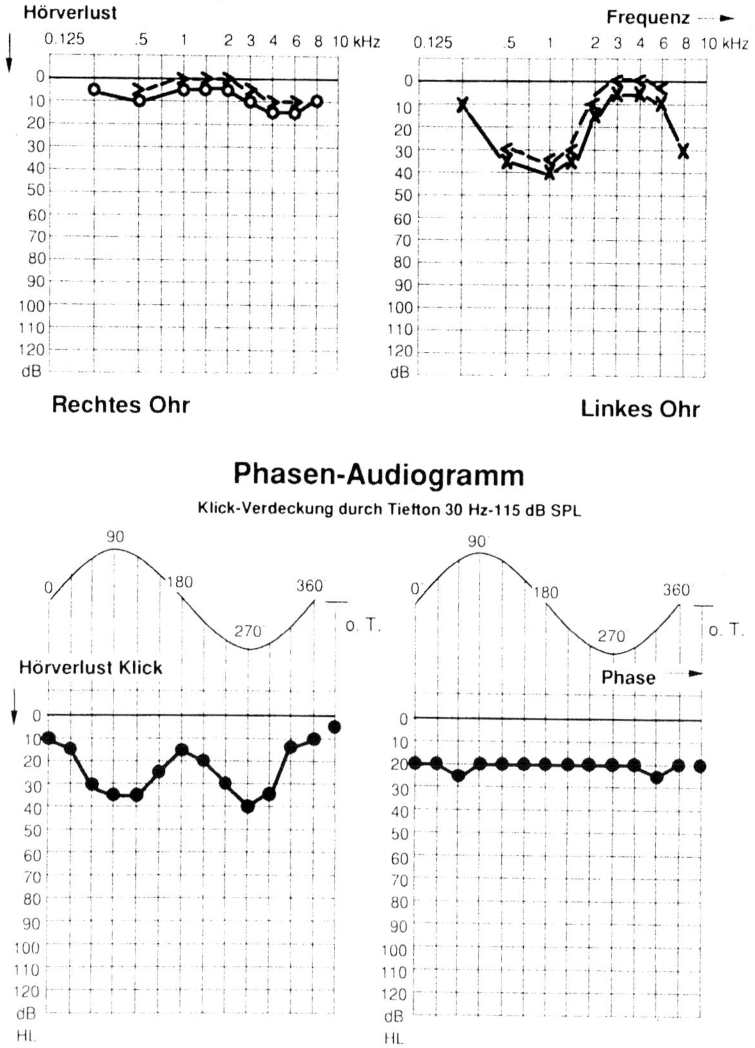

Abb. 1. Tonschwellen- und Phasenaudiogramm eines Patienten mit M. Menière links (o. T.: Messung ohne 30 Hz-Ton)

23. P. Küppers, M. Bach-Quang, R. Blessing (Lübeck): Die Gentamicin-Titration mittels Infusionspumpe: Eine neue Form der Menière-Therapie

Die ein- oder mehrfach tägliche Instillation eines Aminoglykosides in die Paukenhöhle zur Therapie der konservativ therapieresistenten Menièreschen Erkrankung wurde von Lange (1971) inauguriert und von Beck und Schmidt (1980) weiterentwickelt. Tierexperimentelle Ergebnisse zeigen, daß Gentamicin in den Flüssigkeitshaushalt des Labyrinths eingreift und so direkt auf den Pathomechanismus einwirkt. Die Langzeitergebnisse zeigen, daß fast 90% der Patienten frei von Schwindelattacken bleiben. Die mehrfach tägliche Applikation geht jedoch mit einigen Nachteilen einher:

Sie erfordert einigen ärztlichen und pflegerischen Aufwand, die Instillation führt zu unangenehmen Sensationen im Ohr und die schwallweise Anflutung der Substanz erhöht das Risiko einer toxischen Nebenwirkung auf die Cochlea.

Um diese Nachteile zu vermeiden, führen wir seit ca. einem Jahr die kontinuierliche Gentamicin-Titration mittels Infusionspumpe durch. Hierbei wird gleichmäßig und damit schmerzlos aus einem Vorratsbehälter Gentamicin in die Pauke gepumpt. Die Pumpe ist am Hüftgürtel tragbar. Die Instillation erfolgt steril, da es sich um ein geschlossenes System handelt.

Zum täglichen Therapiemonitoring gehört eine Leichtbrillenuntersuchung und ein Knochenleitungsaudiogramm. Nach eingetretener Gentamicinwirkung wird der Patient zu einem krankengymnastischen Kompensationstraining angeleitet.

G. Lange (Wuppertal): Es ist eine gute Idee, zur Gentamicininstillation den Perfusor zu benützen. Aber gibt es durch die so verursachte Dauereinwirkung des Medikamentes nicht Reizungen (Otitiden) im Mittelohr?

P. Küppers (Schlußwort):
Wir fanden unter der neuen Methode der Gentamicin-Infusion keine Mittelohrschleimhautreizungen mehr. Diese Reizungen unter der konventionellen Therapieform waren der Grund dafür, das vorgestellte schonendere Verfahren anzuwenden.

Onkologie

24. P. Volling, M. Jungehülsing, R. Matthias (Köln): Onkogenamplifikation bei Kopf-Hals-Karzinomen

Qualitative und quantitative Veränderungen im genetischen Material einer Zelle können zu unkontrollierter Zellteilung und damit zur Tumorentstehung führen. Eine zentrale Rolle spielen dabei Veränderungen im Bereich sog. Onkogene, die normalerweise Zellteilung und -funktion kontrollieren.

Tumorgewebe von 40 Patienten mit Plattenepithelkarzinomen im Kopf-Hals-Bereich wurde mittels der Southern Blot-Analyse auf eine Vervielfachung (Amplifikation) oder auf strukturelle Veränderungen (Rearrangement) von Onkogenen hin untersucht. Während strukturelle Veränderungen nicht nachweisbar waren, fanden sich Amplifikationen der bisher bekanntesten Onkogene *c-myc* (10%), *c-erbB2* (5%), *Ha-ras* (5%) und *c-erbB1* (2,5%) in einigen der untersuchten Gewebeproben. *N-myc* und *Ki-ras* zeigten keine Amplifikation. Eine statistisch signifikante Korrelation zwischen den erhobenen genetischen Befunden und klinischen Parametern fand sich nicht.

Interessanter waren die Befunde bei den Onkogenen *bcl-1* und *hst*. Beide Gene sind auf dem langen Arm des Chromosom 11 lokalisiert (11q13). Von dieser Region ist eine erhöhte Mutationsrate bei starken Rauchern bekannt. 5 der untersuchten 40 Patienten zeigten eine Amplifikation dieser beiden Onkogene. In jedem Fall war der Grad der Amplifikation für hst bzw. *bcl-1* gleich (8-fach: 1 Patient, 16-fach: 3 Patienten, 32-fach: 1 Patient). Dieses spricht für eine gemeinsame Amplifikationseinheit der beiden Onkogene auf 11q13 („Amplicon“). Tumorstadium, -lokalisation, -histologie und die Nikotinanamnese wurden mit den erhobenen Befunden korreliert. Eine Koamplifikation von *hst* und *bcl-1* fand sich nur bei Patienten im Tumorstadium III und IV. Der Zusammenhang zwischen starkem Nikotinabusus (>20 Zigaretten/Tag) und Koamplifikation war statistisch signifikant ($p = 0{,}05$). Tumorlokalisation oder -histologie zeigten keine Korrelation. Die Analyse der Überlebenszeiten aller Patienten im Stadium III und IV (29) zeigte eine tendentiell ungünstigere Prognose für die Patienten mit Koamplifikation (s. Abb. 1).

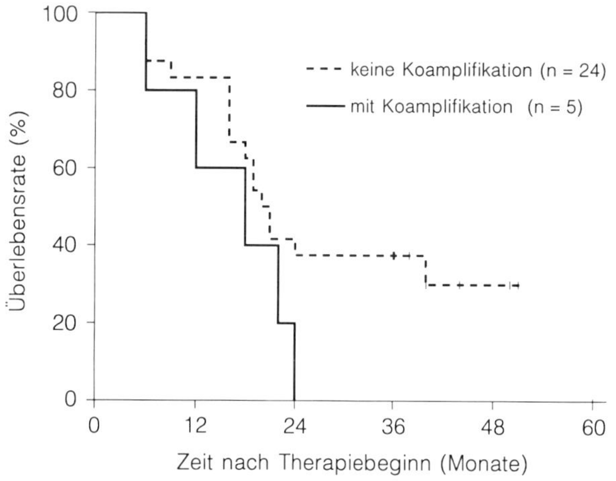

Abb. 1. Überlebenszeiten aller Patienten im Stadium III und IV

25. A. Ptok, J. Dulon, W. Ensminger, K. McClatchey, et al. (Tübingen/Ann Arbor, USA): Etablierung und vorläufige Charakterisierung von Zellinien des papillomvirusinduzierten VX2-Karzinoms des Kaninchens

Es gibt eine Vielzahl von Untersuchungen, die belegen, daß durch langdauernde Alkohol- und Nikotineinwirkung bösartige Tumoren im oberen Aerodigestivtrakt entstehen können. In den letzten Jahren mehren sich Hinweise, daß eine andere (Mit-)Ursache Papillomvirusinfektionen sein können. In anderen Organen ist das Vorliegen von Papillomviren in Karzinomen schon länger bekannt, so bei manchen anaplastischen Lungenkarzinomen, den Karzinomen bei der Epidermodysplasia verucciformis, bei analen, Vulva-

und Peniskarzinomen. In Zervixkarzinomen z. B. sind HPV in 80% – 95% der Fälle nachweisbar. HPV-DNA-Sequenzen konnten auch in oralen, Mundboden-, Zungen-, und Larynx-Karzinomen, sowie präkanzerösen Veränderungen nachgewiesen werden. Unter dieser Voraussetzung ergibt sich ein neues Interesse an einem Tiermodell eines papillomvirusinduzierten Malignoms, das in vivo und – wenn eine Zellinie etabliert werden kann – auch in vitro für verschiedenste experimentelle Ansätze verfügbar ist.

1933 beschrieb Shope die infektiöse Papillomatose von Kaninchen. Wenig später wurde aus den Papillomen das Cottontail Rabbit Papillomvirus, CRPV, isoliert. In ca. 25% der Fälle entstehen aus den Papillomen wilder Kaninchen invasive und metastasierende Karzinome: bei domestizierten Tieren in über 65%. Durch wiederholte Autotransplantationen und Transplantationen von Karzinomgewebe zunächst innerhalb blutsverwandter Kaninchen und anschließender Übertragung auf nicht verwandte allogenetische Kaninchen konnte 1940 das VX2-Karzinom etabliert werden. VX2 konnte bis heute durch serielle Transplantation in Kaninchen erhalten werden. Die Tumoren wachsen innerhalb kurzer Zeit unter Ausbildung von Pseudozysten. Infektiöses Virus konnte nur initial nachgewiesen werden. Das CRPV-Genom ist jedoch, wie neuere Untersuchungen zeigen, in die zelluläre DNA von VX2-Karzinomen integriert und es findet eine Transkription viraler Gene statt. Obwohl VX2 als Tiermodell für Lebermetastasen von Plattenepithelkarzinomen vielfach verwendet worden ist, sind in vitro-Zellinien bisher nur von wenigen Gruppen entwickelt worden und gingen zum Teil wieder verloren oder sind aus anderen Gründen nicht verfügbar. Daher haben wir versucht, eine eigene permanente Zellinie zu generieren.

Methode

Frisch entnommener VX2-Tumor wurde in einer antibiotikahaltigen Lösung gewaschen, anschließend in Stückchen von ungefähr 1 mm Kantenlänge zerkleinert und in Kulturflasketten eingebracht.

Ergebnisse

Die Zellinie UM-VX2-1 wurde aus dem soliden Teil eines VX2-Karzinoms im Kaninchen gewonnen. Sie besteht aus großen, zum Teil vakuolisierten Zellen und wächst als Monolayer in einem flachen Rasen. Die durchschnittliche Verdopplungszeit beträgt 33 Stunden. Bei vielen unserer erfolglosen Versuche sahen wir kleine rundliche schlecht adhärente Zellen, deren Separierung von den Fibroblasten extrem schwierig war. Mehrere dieser gemischten Kulturen aus Fibroblasten und kleinen pleomorphen Zellen wurden subcutan in nackte Mäuse gespritzt. Nach über 6wöchiger Latenzzeit entwickelte sich ein Tumor. Histologisch entsprach dieser dem ursprünglichen VX2-Karzinom. Ein Teil dieses Tumors wurde zur Kultivierung einer zweiten Zellinie, UM-VX2-2, verwendet. Sie besteht aus kleinen pleomorphen, unabhängig voneinander wachsenden Zellen, deren Anhaftung an die Kulturschale relativ schlecht ist. Bei Injektion beider Zellinien in die nackte Maus entstanden dem ursprünglichen Hasentumor histologisch gleichende Tumoren. Beide Zellinien produzierten auch im Kaninchen einen histologisch dem ursprünglichen VX2-Karzinom gleichenden Tumor; UM-VX2-1 allerdings nur bei Immunsuppression mit Cyclosporin A oder bei gleichzeitiger Gabe von Freundschem Adjuvans. Hauptunterschied zu dem ursprünglichen VX2-Karzinom ist das weitgehende Fehlen von Entzündungszellen in der Tumorperipherie. Elektronenmikroskopisch zeigten sich starke Übereinstimmungen zwischen dem ursprünglichen VX2-Tumor und den beiden Zellinien.

Wozu ist eine solche Zellinie nun gut? Die Etablierung der Zellinien erlaubt im Tiermodell die Untersuchung der Immunantwort auf einen papillomvirusinduzierten Tumor und die Entwicklung und Testung mono- und polyklonaler Antikörper gegen tumorspezifische (Transformations-) Antigene. In einem Beispiel wird gezeigt, wie die Bindung monoklonaler Antikörper an kultivierte Zellen mit der an Gewebeschnitten verglichen wird und so Hinweise auf die Lokalisation des Epitopes gewonnen werden können.

26. M. Lörz, R. Bettinger (Frankfurt): Immunhistochemische Bestimmung der DNA-Replikation in Kopf-Hals-Tumoren

Die Zellteilung ist ein wichtiges Ereignis im Laufe des Zellzyklus und von großer Bedeutung für das Verhalten maligner Tumoren. Voraussetzung für die Mitose ist die Verdoppelung des DNA-Gehaltes. Mit Hilfe immunhistochemischer Techniken läßt sich diese sogenannte DNA-Replikation als Parameter proliferativer Aktivität verwenden. Es wird ein monoklonaler Antikörper vorgestellt, der gegen PCNA (Proliferating cell nuclear antigen), ein Hilfsprotein der DNA-Polymerase delta, gerichtet ist. Diese DNA-Polymerase ist ein Schlüsselenzym der DNA-Replikation.

Die Ergebnisse weisen darauf hin, daß ein neuer proliferationsassoziierter monoklonaler Antikörper zur Verfügung steht, mit dem Wachstumsverhalten in Plattenepithelkarzinomen aus dem Kopf-Hals-Bereich dargestellt werden kann. Der Vorteil dieses neuen Antikörpers liegt darin, daß Struktur und Funktion des Antigens bekannt sind und der Antikörper an formalinfixiertem, paraffineingebettetem Material anwendbar ist.

D. Mischke (Berlin): Können Sie etwas über die Proliferationsrate im Normalepithel und in präkanzerösen Läsionen sagen?

M. Lörz (Schlußwort):
Bisher wurden als Normalgewebe nur Tonsille bzw. normales Plattenepithel (Haut) verwendet. Die Darstellung von PCNA gelingt hier, wie aus theoretischen Überlegungen zu erwarten ist. Weitergehende Untersuchungen an epithelialen Gewebe werden zur Zeit durchgeführt.

27. R. Knecht, A. Klima, R. Bettinger, Ch. v. Ilberg (Frankfurt/M.): Immunhistochemische Untersuchungen zur Interleukin-2-Rezeptorenverteilung bei HNO-Karzinomen

Wir haben in Operationspräparaten von 62 Plattenepithelkarzinomen der Mundhöhle, des Pharynx und Larynx die Interleukin 2-Rezeptorexpression des tumorassoziierten lymphomakrophagozytären Zellinfiltrates ermittelt. Die Bestimmung erfolgte an Seriengefrierschnitten mit einem monoklonalen Antikörper, der gegen die β-Kette des Interleukin 2-Rezeptors gerichtet ist (CD25-Antigen; Antikörper Dakopatts, Hamburg). Ausgewertet wurde semiquantitativ an wenigsten 30 Gesichtsfeldern pro Tumor bei 400facher mikroskopischer Vergrößerung.

Die Untersuchungen ergaben eine Rezeptorexpression auf bis zu 50% der tumorbegleitenden Makrophagen und T-Lymphozyten. Interleukin 2-Rezeptor-positive Zellen fanden sich peri- und intratumorös, wobei sie intratumorös verstärkt in Tumorperipherie und Tumorinvasionszone zu finden sind. Ein Zusammenhang zwischen Tumorzellproliferationsrate, ermittelt durch den Antikörper Ki 67 (Dakopatts) und der Häufigkeit Interleukin 2-Rezeptor-positiver Zellen ergab sich nicht. Ebenso konnten wir keine Korrelation zwischen dem Tumorgrading nach WHO und der CD25-Expressionsrate feststellen. Hingegen zeigten Karzinome des Zungengrundes und der Tonsille in 50% der Fälle den höchsten CD25-Expressionsgrad, der bei Karzinomen des Zungenkörpers, des Hypopharynx und Larynx nur in 20% der Fälle erreicht wurde. Ebenso fanden sich niedrige Expressionsgrade in Oropharynxkarzinomen weitaus weniger als in den übrigen Karzinomen des oberen Aerodigestivtraktes. Wir führen dies auf die enge lymphoepitheliale Verflechtung der Oropharynxkarzinome zurück.

Eine klinische Relevanz könnte in einer Interleukin 2-Stimulation lymphomakrophagozytärer Zellen insbesondere bei Oropharynxkarzinomen bestehen. Dabei ist jedoch zu bedenken, daß funktionell heterogene Gruppen immunkompetenter Zellen zur Proliferation angeregt werden.

28. J. H. Schipper, U. Frixen, J. Behrens, A. Unger, et al. (Essen): E-Cadherin als Marker für Invasivität und Metastasierung bei Plattenepithelkarzinomen im Hals-Nasen-Ohren-Bereich *

Durch ein verbessertes Tumorgrading ist man seit langem bemüht, eine möglichst tumoradäquate Therapie zu erzielen. Die Beurteilung der Metastasierungsfähigkeit eines Tumors ist dabei besonders von Interesse.

Tumormetastasierung ist die Folge einer Invasion von Tumorzellen in Lymph- oder Blutgefäße. Bei Karzinomen ist das Auflösen der Zelladhäsionskomplexe, welche die Tumorzellen fest miteinander verankern, Voraussetzung für eine Invasion von Tumorzellen in das benachbarte Gewebe. In epithelialen Zellen ist gezeigt, daß E-Cadherin für die Aufrechterhaltung der Kontaktstrukturen verantwortlich ist. E-Cadherin ist ein kalziumabhängiges Transmembranprotein von 120 kd. Durch eine homophile Affinitätsbindung bilden die E-Cadherine zweier benachbarter Zellen einen stabilen Zelladhäsionskomplex.

Ein Vergleich zwischen der von uns immunhistologisch beobachteten E-Cadherin-Expression und der

* Mit Unterstützung der DFG, Schi 310/2-1

im Kollagengel gemessenen Invasivität menschlicher Karzinomzellinien zeigt bei schwach invasiven Karzinomzellinien eine hohe E-Cadherin-Expression und bei hoch invasiven Karzinomzellinien keine oder nur eine geringe E-Cadherin-Expression.

Transfektion des Maus E-Cadherins in eine invasive Brustkarzinomzellinie führt zur Expression des Maus E-Cadherins und zur Abnahme der Invasivität. Durch einen Antikörper, der das Maus E-Cadherin funktionell inaktiviert, konnten wir die Invasivität der transfektierten Karzinomzellen wieder reaktivieren.

Um zu untersuchen, ob die in vitro gefundene Korrelation zwischen der E-Cadherin-Expression, Dedifferenzierung und Invasivität in vivo vorliegt, wurde bei 32 Plattenepithelkarzinomen aus der Universitäts-Hals-Nasen-Ohren-Klinik Essen die E-Cadherin-Expression mit der Immunfluoreszenz-Methode, dem Western Blotting und der in situ Hybridisierung analysiert.

In der Immunfluorerszenzmikroskopie (Abb. 1) fanden wir eine hohe E-Cadherin-Expression in hochdifferenzierten Plattenepithelkarzinomen, eine schwache Expression in mäßig differenzierten und keine nachweisbare Expression in dedifferenzierten Plattenepithelkarzinomen (Tabelle 1).

Mit abnehmender E-Cadherin-Expression und Differenzierung zeigte sich eine zunehmende Zahl von Fällen mit Lymphknotenbeteiligung als Ausdruck einer erfolgten Invasion in das Lymphgefäßnetz.

Der Verlust der E-Cadherin-Expression in dedifferenzierten Plattenepithelkarzinomen erklärt sich aus einer veränderten Transkriptionsaktivität. In der in situ Hybridisierung war in den dedifferenzierten Plattenepithelkarzinomen keine E-Cadherin-RNS nachweisbar. Offenbar ist der Promoter des E-Cadherin-Gens in den dedifferenzierten, invasiven Karzinomen nicht aktiv, was auf einen Verlust spezifischer Transkriptionsfaktoren oder eine direkte Mutation des Promoters hinweist.

Die dargelegten Ergebnisse zeigen, daß E-Cadherin ein mögliches Tumorinvasions-Suppressor-Gen ist und damit als Marker für Invasivität und Metastasierung bei Plattenepithelkarzinomen dienen kann.

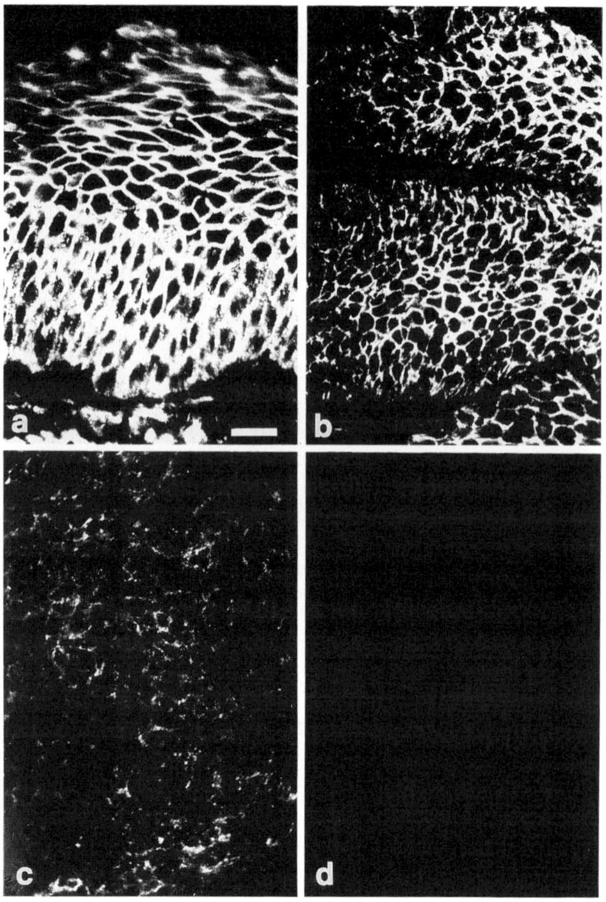

Abb. 1a–d. Immunfluoreszenzmikroskopie. **a** Normales Schleimhautepithel, **b** hoch differenziertes Plattenepithelkarzinom, **c** mäßig differenziertes Plattenepithelkarzinom, **d** dedifferenziertes Plattenepithelkarzinom. Balken = 40 µm

Tabelle 1. E-Cadherin-Expression und Differenzierungsgrad (+ + = hohe E-Cadherin-Expression, + = mäßige E-Cadherin-Expression, – = keine nachweisbare E-Cadherin-Expression)

Differenzierungsgrad	E-Cadherin Expression		
	–	+	+ +
hoch	/	7	5
mäßig	1	12	2
dedifferenziert	5	/	/

29. F. Wallner, H. Maier, M. Altmannsberger, A. Born, H. Busch (Heidelberg/Gießen): Expression von P-Glycoprotein in Plattenepithelkarzinomen

Plattenepithel-Karzinome des oberen Aerodigestivtraktes zeigen als solide Tumoren ein heterogenes Ansprechen auf antineoplastische Chemotherapie. Als Ursache für das Phänomen der sogenannten Non-Responder wird in letzter Zeit u. a. das Vorhandensein des durch das MDR-1-Gen induzierten P-Glycoproteins diskutiert, das als zellmembranständige Pumpe unspezifisch unter Energieverbrauch Giftstoffe aus der Zelle ausschleusen kann, so u. a. auch Zytostatika.

Für eine Anzahl von Neoplasien wurde mittlerweile das Auftreten des P-Glycoproteins nicht nur nach Chemotherapie, sondern auch an unbehandelten Tumoren beschrieben. Aber auch in Normalgeweben, meist mit sekretorischer oder exkretorischer Funktion, konnte dieses Membranprotein nachgewiesen werden. Die normale Mukosa des oberen Aerodigestivtrakts weist zwar kein P-Glycoprotein auf, da sie aber auch über sekretorische Fähigkeiten verfügt, stellten wir uns die Frage, ob die von diesem Gewebe ausgehenden Karzinome P-Glycoprotein exprimieren und weitergehend, ob sich bei einem positiven Nachweis eine Korrelation zum Ansprechen des Tumors auf Chemotherapie finden ließ. Wir untersuchten prätherapeutisch gewonnene Frischmaterialproben von insgesamt 29 unbehandelten Tumoren der Mundhöhle, des Oropharynx und des Hypopharynx. Wir verwendeten die Antikörper C 219 und JSB-1, die beide unterschiedliche Epitope auf der dem Zytoplasma zugewandten Seite des membranständigen P-Glycoproteins erkennen. In sämtlichen von uns untersuchten Plattenepithelkarzinomen des oberen Aerodigestivtrakts konnte kein P-Glycoprotein nachgewiesen werden. Dabei waren direkt neben Tumorgewebe liegende Endothelien kräftig positiv gefärbt, was dem bekannten Gehalt an P-Glycoprotein in diesem Zelltyp entspricht. Auch die vorbeschriebene Kreuzreaktion von C 219 mit Muskelfasern ließ sich so darstellen.

Zusammenfassend läßt sich sagen, daß offenbar das P-Glycoprotein für die Plattenepithelkarzinome des Kopf-Hals-Bereiches nicht von prognostischer Relevanz ist.

30. D. Mischke, H. Lobeck, A.G. Wild et al. (Berlin): Neue monoklonale Antikörper gegen Keratine: Immunblot und immunhistochemische Ergebnisse an normalem und maligne transformiertem Plattenepithel des Kopf-Hals-Bereiches

Keratine, die spezifischen Proteine der Intermediär-Filamente von Epithelien, sind sensitive molekulare Marker epithelialer Differenzierungsleistungen. Zum Nachweis ihrer differentiellen Verteilung in den verschiedenen Epithelgeweben und epithelialen Tumoren, und damit einer sicheren Bestimmung des vorherrschenden Differenzierungsstatus, bedarf es jedoch solcher Antikörper, die möglichst nur mit einem oder wenigen Polypeptiden aus der Keratin-Familie reagieren. Die Herstellung entsprechender Antikörper ist aller-

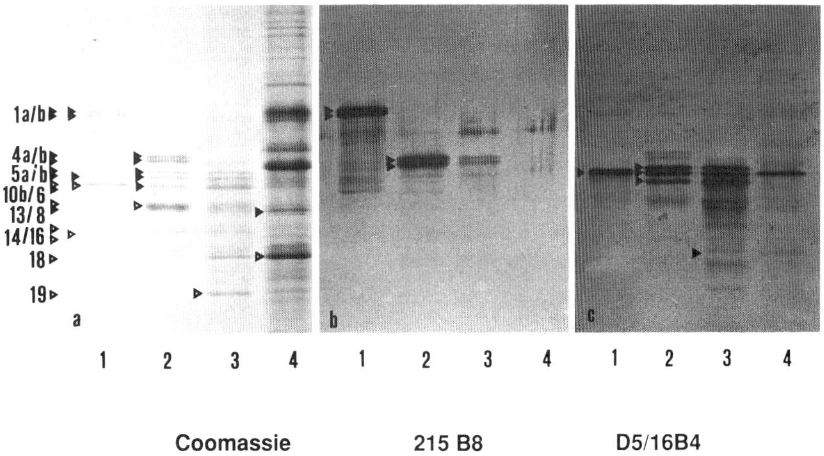

Abb. 1a–c. Reaktionen monoklonaler Antikörper mit Keratin-Polypeptiden. Eindimensionale Auftrennung der Proteine mittels Polyacrylamidgel-Elektrophorese in Gegenwart von SDS. Coomassie-Blau gefärbtes Gel (**a**) und korrespondierende Immunblots mit den Antikörpern 215B8 (**b**) und D5/16B4 (**c**). Die Proben entstammen der normalen Epidermis (Bahn 1), dem Tonsillenepithel (Bahn 2), einem Plattenepithelkarzinom (Bahn 3) und einer Glandula sub mandibularis (Bahn 4). Mit dieser Probenauswahl sind alle im Kopf-Hals-Bereich exprimierten Keratine nachzuweisen. Die Zahlen bezeichnen die Keratine gemäß der von Moll und Franke eingeführten Nomenklatur. Die Mitglieder der neutral-basischen (Typ II) Unterfamilie der Keratine sind mit geschlossenen, die der sauren (Typ I) Unterfamilie mit offenen Pfeilen bezeichnet. Der für einige Keratine von Wild und Mischke beschriebene genetische Polymorphismus wird hier als zusätzliches Kriterium für die eindeutige Identifizierung der Keratine K1, K4 und K5 genutzt. So liegt z. B. in den Bahnen 1 und 4 das Allel K5b homozygot vor, während in den Bahnen 2 und 3 die heterozygote Situation (K5a+K5b) gegeben ist

dings schwierig, weil die verschiedenen Keratine einen hohen Verwandschaftsgrad aufweisen, der im Bereich der zentralen Domäne bis zu 90% betragen kann.

Wir haben eine Serie von monoklonalen Anti-Keratin-Antikörpern generiert, indem wir die Keratine K4 und K5, die im geschichteten nicht verhornenden Plattenepithel des oberen Digestivums in den suprabasalen, terminal differenzierenden Zellschichten einerseits bzw. im basalen, proliferationskompetenten Kompartiment andererseits exprimiert werden, chromatographisch gereinigt und als Ausgangsmaterial für die Immunisierung von Mäusen verwendet haben. Die Eigenschaften der von den etablierten Zellinien sezernierten Antikörper wurden immunhistologisch unter Verwendung der APAAP-Technik sowie biochemisch mit dem Immunblotverfahren ermittelt.

Von ursprünglich 9 erfolgversprechenden Antikörpern zeigten einige zusätzliche Reaktionen mit einer Vielzahl von anderen Keratinpolypeptiden (z. B. K1, K6, K8, K10, K18) bzw. anderen Intermediärfilament-Proteinen (besonders Desmin), so daß diese trotz prinzipiell guter Empfindlichkeit auch an routinemäßig fixiertem Gewebe nicht weiter untersucht wurden. Die im folgenden vorgestellten monoklonalen Antikörper genügen jedoch den eingangs erwähnten Kriterien.

Ein mit isoliertem K4 erzeugter Antikörper (215B8) detektiert im Immunblot mit hoher Affinität Keratin K4, allerdings ist auch eine Reaktion mit K1 zu beobachten (Abb. 1b). Diese Kreuzreaktion läßt sich jedoch im histologischen Schnitt eines K1-expressiven Gewebes wie der Epidermis (Tabelle 1) und anderen, erfahrungsgemäß K1-exprimierenden Geweben, nicht nachweisen. Damit ist davon auszugehen, daß dieser Antikörper in histopathologischen Untersuchungen ausschließlich K4 entdeckt.

Von den mit K5 als Antigen induzierten Antikörpern erkennt ein Antikörper (B5/5C11) im Blot neben K5 auch schwach K4 und K1 (ohne Abbildung). In Geweben hingegen ist seine Reaktivität in solchen Zellen deutlich vermindert, die, wie die suprabasalen Zellen des nicht verhornenden Plattenepithels, bekanntermaßen viel Keratin 4 exprimieren. Ein zweiter Antikörper (D5/16B4) zeigt im Blot eine sehr starke Reaktion mit K5, reagiert aber auch mit K6 sowie schwächer mit K4 und K18 (Abb. 1c). Immunhistologisch reagiert dieser Antikörper vornehmlich im Basalzell-Kompartiment des geschichteten Plattenepithels.

Das Verteilungsmuster der neuen Anti-Keratin-Antikörper im normalen Gewebe und im maligne transformierten Plattenepithel des Kopf-Hals-Bereiches ist in der Tabelle 1 zusammengefaßt.

Da alle Antikörper sowohl in Kryostat- wie auch in Paraffinschnitten reagieren, eröffnet sich ihnen ein weites Einsatzgebiet in der diagnostischen Histopathologie, in Sonderheit zur Bestimmung des Differenzierungsverhaltens von Plattenepithelkarzinomen. So kann eine fehlende oder verminderte Reaktion des Antikörpers 215B8 zusammen mit einer stärkeren Reaktion des Antikörpers D5/16B4 als Hinweis auf einen überwiegend entdifferenzierten Tumor angesehen werden. Beide Antikörper sind jetzt auch kommerziell erhältlich.

Tabelle 1. Reaktivität der monoklonalen Antikörper an Normal- und Tumorgewebe (Kryostat/Paraffin). Die Antikörper B5/5C11 und D5/16B4 reagieren am Paraffinmaterial nur nach Vorbehandlung der Schnitte mit Pronase (5%, 10 min)

Gewebe/Zellen	n	215B8	B5/5C11	D5/16B4
Epidermis, normal	6			
S. corneum		–	–	–
S. spinosum		–	–	–
S. basale		–	+	+
Mund-Schleimhaut, normal	20			
S. spinosum		+ + +	+	+
S. basale		–	+ + +	+ + +
Tonsillenepithel	13			
S. spinosum		+ +	+	+
S. basale		–	+ + +	+ + +
Speicheldrüsen	7			
Gangepithel		–/+	–	–/+
Myoepithel		–	+ +	+ +
Flimmerepithel	8			
Flimmerzellen		–	–	–
Mittelzellen		+	–	+
Basalzellen		–	–	+
Stimmlippe	4			
S. spinosum		+ + +	+	+
S. basale		–	+ + +	+ + +
Leberepithel	7	–	–	–
Mund-Schleimhaut, Leukopl.	4			
S. corneum		–/+	–	–
S. spinosum		+ + +	–	–
S. basale		–	+ +	+ +
Plattenepithelkarzinom, G1	8			
S. corneum		–	–	–
S. spinosum		+ +	+ +	+ +
S. basale		–	+ +	+ +
Plattenepithelkarzinom G2/3	4	–	+	+ +
Adenokarzinom	4	–	–	–/+
Leberkarzinom	5	–	–	–

R. Knecht (Frankfurt): Worin besteht der Vorteil Ihrer Antikörper gegenüber den schon etablierten monoklonalen Antikörpern gegen die beschriebenen Keratine?

D. Mischke (Schlußwort):
Die Darstellung unserer an vielen hundert Gewebeproben von Normalepithel, präkanzerösen Läsionen und Plattenepithelkarzinomen des Kopf-Hals-Bereiches erhaltenen Ergebnisse würde hier den Rahmen sprengen. Ich verweise auf Vorträge auf früheren Jahresversammlungen. Bezüglich der Expression von K5, dem Markerkeratin für Keratinozyten, ist, in Abhängigkeit vom Differenzierungsgrad, eine Reduktion festzustellen, die wir dahingehend interpretieren, daß diese Tumorzellen einen mehr embryonalen Status annehmen.

31. W. Kelker, D.L. Van Dyke, M. Worsham, T.E. Carey (Ann Arbor/USA): Tumor-Suppressor-Gene bei Plattenepithelkarzinomen der Kopf-Hals-Region

Für eine Vielzahl von Tumoren ist bereits bewiesen, daß Tumor-Suppressor-Gene eine entscheidende Rolle bei der malignen Entartung spielen. Dabei kann ein und dasselbe Tumor-Suppressor-Gen bei Tumoren völlig unterschiedlicher Histologie beteiligt sein. Für die Region 11p13 ist ein mutmaßliches Tumor-Suppressor-Gen für den Wilms-Tumor und für die Region 18p21.3 ist ein Tumor-Suppressor-Gen beim Colon Karzinom (DCC = Deleted in Colon Cancer) beschrieben.

Unsere zytogenetische Analyse von 23 Plattenepithelkarzinomen der Kopf-Hals-Region zeigt, daß diese Regionen häufig von zytogenetischen Anomalien betroffen sind. Der kurze Arm von Chromosom 11 ist in 40% unserer Tumoren von Translokationen betroffen, die Bruchstellen sind in der Region 11p13–p15 lokalisiert. 61% der Tumoren zeigen Deletionen des langen Armes von Chromosom 18, die kleinste gemeinsame überlappende Region dieser Deletionen ist 18q21-qter.

Chromosom 11 supprimiert die Tumorigenität von HeLa-Zellen, einer epithelialen Tumorzellinie. Wir haben deshalb untersucht, ob das Wilms-Tumor-Suppressor-Gen der Chromosomenregion 11p13 bei Plattenepithelkarzinomen eine Rolle spielt. Mit der Gensonde WT33 haben wir im Southern Blot bei 14 Patienten (9 Tumorzellinien und 5 Tumorbiopsien) keine Veränderung des Bandenmusters oder homozygote Deletionen beobachtet. Wir haben somit bis jetzt keinen Hinweis auf eine Beteiligung dieses Gens bei Plattenepithelkarzinomen. In Anbetracht der geringen Fallzahl darf dieses Ergebnis jedoch nicht überinterpretiert werden.

Die Gensonde (p = 15,65) für das DCC-Gen kann verschiedene Allele unterschieden und deshalb bei heterozygoten Patienten den Verlust von Heterozygosität erkennen. Verlust von Heterozygosität ist ein Hinweis auf den Verlust eines Tumor-Suppressor-Gens und hat letztlich zur Identifikation des DCC-Gens beim Colon-Karzinom geführt. Wir haben 6 Plattenepithelkarzinome der Kopf-Hals-Region untersucht und mit dem peripheren Blut der entsprechenden Patienten verglichen. 4 Patienten waren heterozygot und 2 davon zeigten einen Verlust von Heterozygosität im Tumor. Dies könnte darauf hinweisen, daß dieses Gen bei der Entstehung oder der Progression von Plattenepithelkarzinomen der Kopf-Hals-Region eine Rolle spielt.

32. F.X. Bosch, N. Udvarhelyi, E. Venter, H. Maier, H. Weidauer (Heidelberg): Expression des Histon-H3-Gens: Ein neuer, spezifischer Proliferationsmarker

Unsere in situ-Untersuchungen an Kopf-Hals-Tumoren zielen auf die Identifizierung von Tumorzellen, die in der Tumor-Progression weiter fortgeschritten sind als ihre Nachbarzellen im Primärtumor bzw. im prä-neoplastischen Plattenepithel. Ein sehr wichtiger Aspekt ist dabei das Proliferationsverhalten einzelner Zellen innerhalb des untersuchten Gewebes. Wie viele andere Arbeitsgruppen haben wir den gegen ein nukleäres Antigen gerichteten monoklonalen Antikörper Ki67 (Gerdes et al. 1983, 1984) als Proliferationsmarker eingesetzt.

Die Identität des von Ki67 erkannten Antigens und damit seine Regulation innerhalb des Zellzyklus ist jedoch nicht bekannt. Wir mußten darüber hinaus feststellen, daß Ki67 bei den zu untersuchenden Kopf-Hals-Tumoren nicht immer zuverlässige Befunde lieferte. Bei einer Reihe von verschiedenen Tumoren ergab sich eine auffällige Diskrepanz zwischen den immunhistochemischen Ki67-Färbungen und dem pathologischen Befund zum Tumor-Staging und histologischen Grading; wir beobachteten in einigen Fällen die Anfärbung einer möglicherweise zu geringen, in anderen Fällen die Anfärbung einer zu hohen Zahl von Zellen (siehe auch van de Dierendonck et al. 1989), darüber hinaus auch eine zusätzliche Immunreaktivität mit einem *zytoplasmatischen* Antigen von ebenfalls unbekannter Identität.

Insgesamt konnten wir keine zuverlässige Korrelation zwischen Ki67-Immunreaktivität und dem Tumor-Staging, dem histologischen Grading und der Tumor-Prognostik feststellen, in Übereinstimmung mit Untersuchungen an Mammakarzinomen (Shepherd et al. 1988).

Auf der Suche nach einem alternativen Proliferationsmarker stießen wir auf das Histon H3-Gen. Die Struktur des H3-Gens (die Nukleinsäure- und Aminosäure-Sequenz sowie die Gliederung in regulatorische und kodierende Domänen; siehe Birnstiel et al. 1985) sowie die zellzyklusspezifische Regulation der Expression (sie ist strikt mit der DNA-Synthese gekoppelt) ist aufgeklärt worden. Die Transkription des H3-Gens findet nur in aktiv proliferierenden Zellen statt (Plumb et al. 1983). Innerhalb des Zellzyklus (d. h. in den aktiv proliferierenden Zellen) ist die Expression des H3-Gens sowohl transkriptionell wie auch posttranskriptionell reguliert. Bei sich verlangsamender Transkription wird die H3-mRNA am Ende der S-Phase sehr spezifisch und schnell vom 3′-Ende her abgebaut, sie hat dann eine sehr kurze Halbwertszeit. In der G1-Phase beschleunigt sich die Transkription wieder. Gleichzeitig findet in der G1- und in der frühen S-Phase der Abbau der mRNA nicht statt, in diesen Phasen hat die H3-mRNA eine lange Halbwertszeit (Schümperli 1988). Diese Eigenschaften prädestinieren das Histon H3-Gen zu einem zuverlässigen Proliferationsmarker.

Die Ergebnisse von in situ-Hybridisierungen mit der H3-RNA-Sonde an verschiedenen Typen von Kopf-Hals-Tumoren zeigten, daß die Expression der mRNA des Histon H3-Gens spezifisch die sehr unterschiedlichen expandierenden Zonen der Karzinome und Dysplasien markierte. Während der Ki67-Antikörper praktisch alle Zellen eines Basalioms des äußeren Gehörgangs anfärbte, zeigte die H3-Sonde nur an wenigen peripheren Stellen dieses gutartigen Tumors gehäufte Signale an, im Tumor-Inneren dagegen waren nur vereinzelte Tumorzellen positiv. Umgekehrt verhielt es sich in einer Reihe von histologisch gering oder mäßig differenzierten Plattenepithelkarzinomen, aber auch in einem ungewöhnlichen Kopf-Hals-Tumor, einem kleinzelligen unverhornten Karzinom des Hypopharynx. Hier färbte Ki67 offensichtlich zu wenige Zellen an, insbesondere an der Tumor-Peripherie. In diesen expandierenden Zonen zeigte die H3-Gensonde sehr starke Signale an, beim kleinzelligen Karzinom waren auch zentral lokalisierte Tumorzellen sehr stark positiv.

Diese Histon H3 mRNA-Signale korrelierten in hervorragender Weise mit dem Tumor-Staging und histologischen Grading und könnten sich auch tumorprognostisch als bedeutsam erweisen, denn die Expression des H3-Gens reflektierte sehr genau die Dynamik des neoplastischen Wachstums im Moment der Biopsie-Entnahme.

33. W. J. Issing, T. P. U. Wustrow, W. Heppt (München/Heidelberg): ERBB3 als neues Mitglied der ERBB/EGF-Rezeptor-Genfamilie bei Tumoren im Kopf-Hals-Bereich

Bereits im Jahre 1911 gelang es Peyton Rous am Rockefeller-Institut in New York nachzuweisen, daß zellfreie Filtrate von Hühnersarkomen ebenfalls Sarkome in gesunden Hühnern hervorrufen konnten. Der „Rous sarcoma virus", wie er später genannt wurde, wurde der Prototyp der RNA-Tumorviren. Der Nachweis, daß retrovirale Onkogene einen zellulären Ursprung haben, wurde von Bishop und Varmus vor etwa 15 Jahren geführt: Normale DNA wurde mit allen bekannten Onkogenen hybridisiert, und es zeigte sich, daß alle DNA's homologe Sequenzen zu den viralen Onkogenen aufwiesen. Daraufhin wurden alle zellulären Sequenzen als Protoonkogene oder *c-onc* und alle viralen Onkogene als *v-onc* bezeichnet.

Protoonkogene die Wachstumsfaktoren kodieren stellen bestimmte, sich unterscheidende Familien dar, die jedoch untereinander eine große Strukturhomologie aufweisen. Der höchste Grad der Homologie wird in ihren katalytischen Domänen beobachtet, diese sind für die Tyrosinkinase-Aktivität dieser Proteine verantwortlich. Rezeptoren für Wachstumsfaktoren spielen in einigen dieser Familien eine wichtige Rolle in der Regulation des normalen Zellwachstums und der Zellentwicklung. Einige dieser Moleküle wurden auch mit der Entstehung von Neoplasien in Verbindung gebracht. Im besonderen der EGF-Rezeptor und ERBB2 werden durch Mechanismen wie Genamplifizierung, Überexpression und Genmutation zu Onkogenen aktiviert. Sie werden mit Plattenepithelkarzinomen und Glioblastomen sowie Mamma- und Ovarialkarzinomen respektive, assoziiert. Dies war für uns einer der Hauptgründe ein weiteres Mitglied dieser Genfamilie zu isolieren.

Die DNA- und RNA-Hybridisierungen wurden unter verminderten stringenten Bedingungen, mit 30% Formamid, durchgeführt. Die Filter wurden anschließend mit 0,6×SSC gewaschen. Zur molekularen Klonierung wurden eine Oligo-dT-geprimte menschliche Placenta sowie Mammakarzinom c-DNA-Bücherei untersucht. Die Nukleotid- und Aminosäuresequenzanalyse wurde mit der „Dideoxy chain-termination"-Methode durchgeführt. Die untersuchten Zellinien und Zellkulturen kamen von ATCC (American Type Culture Collection).

Um ein neues Mitglied der EGF-Rezeptorfamilie zu finden, wurde genomische DNA mit einer Reihe von Restriktionsendonucleasen gespalten und durch „Southern Blot"-Methode, mit *v-erbB* als Probe, unter verminderten stringenten Bedingungen hybridisiert. Es zeigten sich 4 Sac I-Restriktionsfragmente, wovon zwei als EGF-Rezeptor-Genfragmente aufgrund der Amplifizierung in MDA-MB-468-Zellen und eines als ERBB2-Genfragment aufgrund seiner Amplifizierung in SK-BR-3-Zellen identifiziert wurden. Es fand sich jedoch noch ein Signal, welches gleiche Intensität in normalem Thymus, MDA-MB-468 und SK-BR-3 Zellen zeigte. Nachdem die Hybridisierungsbedingungen um 7 °C erhöht wurden, konnte dieses Fragment nicht mehr festgestellt werden. Dies ließ den Schluß zu, daß es sich um eine neue *v-erbB* verwandte DNA-Sequenz handeln mußte. Durch Restriktionsanalyse konnte ein 9 kbp langer Klon identifiziert werden, der nicht mit dem EGF-Rezeptor und ERBB2 hybridisierte, jedoch in einem Segment von 1,5 kbp drei Exons beherbergte, die eine Homologie von 64% und 67% zu den entsprechenden Regionen in *v-erbB*, EGF-Rezeptor und ERBB2 hatten. Die Sequenzhomologie zu anderen bekannten Tyrosinkinasen war bedeutend niedriger und rangierte zwischen 39% und 46%. Durch anschließendes c-DNA Screening konnte die gesamte Kodierungssequenz von ERBB3 gefunden werden. Die Strukturanalyse ergab ein putatives Rezeptorgen.

Aufgrund der hohen Homologie zum EGF-Rezeptor interessierte uns, ob ERBB3 ebenfalls in Plattenepithelkarzinomen des Kopf-Hals-Bereichs vorkommt. Es wurden 9 HNO-Tumorzellinien und 3 Zellkulturen die von normalem Speicheldrüsengewebe etabliert wurden, untersucht. Es fand sich eine Überexpression des 6,2 kbp langen Transkripts in einer Ösophaguskarzinom- und einer Larynxkarzinomzellinie. Dies läßt vermuten, daß ERBB3 eine wichtige Rolle bei bestimmten Neoplasien des Kopf-Hals-Bereichs spielen könnte.

Chemotherapie

34. D. Reinermann, K. Sesterhenn, H.B. Makoski, M. Westerhausen (Duisburg): Multimodale Therapie fortgeschrittener Plattenepithelkarzinome des Oropharynx und der Mundhöhle

Einleitung

Fortgeschrittene Plattenepithelkarzinome (Stadium III, IV) von Oropharynx und Mundhöhle weisen bisher eine sehr geringe Heilungsquote auf. Wir behandeln diese Karzinome folgendermaßen: Nach histologischer Bestätigung, „Staginguntersuchungen“, Panendoskopie und Tumortätowierung bei der Verdachtsdiagnose eines entsprechenden fortgeschrittenen Plattenepithelkarzinoms erfolgt die Radiochemotherapie mit zwei Zyklen Cisplatin (100 mg/m^2 an Tag I) plus 5-Fluoruracil (1 g/m^2/D an Tag I–V). Parallel dazu erfolgt Bestrahlung bis 30 Gy (2 Gy/D). Zwei bis drei Wochen später werden die Patienten radikal tumorchirurgisch operiert. Postoperativ erfolgt das gleiche Vorgehen noch einmal adjuvant.

Ergebnisse

81 nicht selektionierte Tumorpatienten wurden nach obigem Schema behandelt. 85% der Patienten waren männlichen Geschlechts und 15% weiblich. Das Durchschnittsalter lag insgesamt bei 48 Jahren und in der Gruppe der 12 Frauen bei 57 Jahren. Die Mehrheit der Patienten befand sich in einem guten Az. nach Karnofsky. An prädisponierenden Faktoren fielen vor allem ein hoher Tabak- und Alkoholkonsum auf (jeweils 84%). Die überwiegende Mehrheit der Patienten (49 von 81) entwickelte den Primärtumor im Bereich des Oropharynx. An Nebenwirkungen traten bei 64% aller Patienten verschiedene Grade einer Mukositis auf, so daß in 13 Fällen die simultane Radiochemotherapie unterbrochen werden mußte. Bei 37% resultierten nach Gabe von Cisplatin anfänglich Erbrechen und Übelkeit stärkeren Ausmaßes. Myelosuppression und renale Funktionsstörungen traten in 25% und 20% der Fälle auf. 4 Patienten verstarben an einer Pneumonie oder Sepsis. Ein Patient kam infolge akuten Nierenversagens trotz vorheriger Hyperhydrierung mit Elektrolytlösung zu Tode. Wundheilungsstörungen und postoperative Dysphagien traten in 25% und 14% auf. Es traten keine unbeherrschbaren Wundheilungsstörungen auf. Folgende Todesursachen fielen auf:

Myelosuppression, Pneumonie 4; Nierenversagen 1; Herzinfarkt 1; Lungenmetastasen 2; Hirnmetastasen 1; Tumorkachexie 2. Alle Patienten mit Fernmetastasen entwickelten diese bei einem lokoregionären Rezidiv. Ein Patient mit ossärer Metastasierung lebte zum Auswertungszeitpunkt noch. Die histologisch aufgearbeitete Rate kompletter Remissionen lag bei 48% zu 44% partieller Remissionen. Mit zunehmender TNM-Größe nahm die Rate der kompletten Remissionen jedoch deutlich ab. Bei alleiniger Betrachtung der Primärbefunde ergaben sich 61% kompletter Remissionen zu 36% partieller Remissionen. Mit zunehmender Tumorgröße zeigte sich ein deutlich schlechteres Ansprechen der Radiochemotherapie. Gleichartige Verhältnisse fanden sich bei den Lymphknotenmetastasen mit 56% kompletter Remissionen. Die Ansprechrate von Zungen- und Mundhöhlenkarzinomen war mit 68% und 60% besser als im Oropharynxbereich. Die Wahrscheinlichkeit der Rezidivfreiheit betrug nach 24 Monaten 71%. Bei 2 von 38 Patienten mit kompletter Remission entwickelte sich ein Rezidiv (5%) nach median 16 Monaten. 8 von 35 partieller Remissionen (23%) nach median 14,4 Monaten. Bei 2 von 7 „NC-Patienten“ kam das Rezidiv nach median 8,5 Monaten. Die Zweijahresüberlebenswahrscheinlichkeit betrug 76%. Der Mittelwert der Nachbeobachtungszeit + 16 Monate und der Median + 11 Monate. Die Entwicklung eines Zweitkarzinoms konnte in drei Fällen beobachtet werden.

Diskussion

Das hier dargestellte Therapieverfahren bei fortgeschrittenen Plattenepithelkarzinomen der Mundhöhle und des Oropharynx eröffnet unserer Meinung nach eine günstige therapeutische Möglichkeit bei Patienten mit bisher sehr schlechter Prognose. Für die Prognose der Patienten scheint es hierbei wichtig zu sein, eine komplette Tumorremission bei der Induktionstherapie zu erreichen. Die überwiegende Anzahl der Rezidive trat bei partiellen und schlechteren Remissionen auf. Dies unterstreicht die Wichtigkeit einer konsequenten Durchführung der Radiochemotherapie. Die Nachteile wie die relativ lange Hospitalisierung der Patienten die erheblichen Nebenwirkungen der Radiochemotherapie insbesondere die Mukositis und die Gefahr von Wundheilungsstörungen erscheinen uns in Anbetracht der guten Therapieerfolge akzeptabel. Insbesondere da keine nicht-beherrschbaren Wundheilungsstörungen auftraten. Fünf Patienten erlitten einen vorzeitigen Tod durch akutes Nierenversagen, Sepsis oder Pneumonie. In Anbetracht der schlechten Überlebenschancen bei herkömmlicher Therapie jedoch ist dies kein Grund, auf die Chemotherapie zu verzichten. Eine veränderte Dosis der Chemotherapie wird diskutiert.

35. J. Silberzahn, D. Zielinsky (Gießen): Vergleich der Behandlungsergebnisse inoperabler Plattenepithelkarzinome in Mundhöhle und Pharynx bei sequentieller und simultaner Poly-Chemo-Radiotherapie

Über die Hälfte der an malignen Tumoren erkrankten Patienten der Hals-Nasen-Ohren-Klinik Gießen befinden sich bei Diagnosestellung in einem fortgeschrittenen Tumorstadium, T_3 und T_4. Insbesondere im Bereich der Mundhöhle und des Pharynx waren der überwiegende Teil dieser fortgeschrittenen Tumorstadien inoperabel.

Im Jahre 1986 wurde mit der sequentiellen Poly-Chemo-Radiotherapie in der HNO-Uni-Klinik Gießen begonnen. Im Verlauf der folgenden Jahre wurden insgesamt 53 Patienten therapiert. Die Gesamtdosierung der verabreichten Chemotherapeutika betrug 125 mg Cisplatin und 360 mg Etoposid; jeweils pro m^2 Körperoberfläche. Die Gesamtdauer eines Zyklus betrug eine Woche. Nach 2 Wochen Pause begann der nächste, der insgesamt drei Zyklen. Danach erfolgte eine konventionelle Bestrahlung.

Ab 1988 wurde die simultane Poly-Chemo-Radiotherapie nach dem Vorschlag von Wustrow in das Therapiekonzept aufgenommen. Bis Februar 1991 wurden damit 43 Patienten therapiert. Die Gesamtdosierung der verabreichten Chemotherapeutika betrug hier 60 mg Cisplatin und 1750 mg Fluoruracil; jeweils pro m^2 Körperoberfläche. Die Gesamtdauer eines Behandlungszyklus betrug 2 Wochen. Am zweiten Tag des Therapiezyklus erfolgte die Cisplatin-Gabe. Ab dem dritten Tag wurde Fluoruracil verabreicht und gleichzeitig mit der hyperfraktionierten Bestrahlung ($2 \times 1{,}8$ GY täglich) begonnen. Ab dem sechsten Tag wurde lediglich hyperfraktioniert radiiert. Nach einer Pause von einer Woche begann der nächste der insgesamt drei Zyklen.

Der Anteil der Elektrolytentgleisungen war bei der sequentiellen Therapie mit 18% deutlich erhöht, darüber hinaus klagten die Patienten über ein stärkeres Erbrechen während dieser Therapie. Die Ausprägung einer Mukositis war bei den Patienten, die simultan therapiert wurden, massiv erhöht, hier konnte die Gabe von Immunglobulinen die Beschwerden der Patienten mindern.

Von den insgesamt 85 in dieser Studie behandelten Patienten wurden 53 sequentiell poly-chemo-radiotherapiert. Dabei schieden 7 Patienten aus. 3 Patienten lehnten eine weitere Chemo- und Radiotherapie wegen des Erbrechens und aus persönlichen Gründen ab. 2 Patienten erkrankten zusätzlich an psychoorganischen Syndromen und 2 verstarben an den Folgen der Therapie wegen nicht beherrschbarer Komplikationen.

Zu Beginn des ersten Jahres nach Beendigung der sequentiellen Poly-Chemo-Radiotherapie lebten 90%, zu Beginn des zweiten 58% und zu Beginn des dritten Jahres 28% der therapierten Tumorpatienten. Mit der simultanen Poly-Chemo-Radiotherapie wurden insgesamt 32 Patienten behandelt. Hier schieden 4 Patienten aus, sie lehnten eine weitere Therapie wegen der Nebenwirkungen und persönlichen Gründen ab. Zu Beginn des ersten Jahres nach Therapie-Ende lebten 96%, zu Beginn des zweiten Jahres 64% und zu Beginn des dritten Jahres noch 25% der behandelten Patienten.

Von den 85 behandelten Patienten schieden 11 Patienten aus. Enttäuschend ist bei den verbliebenen 74 Patienten die fast identische Drei-Jahresüberlebenszeit bei beiden Therapie-Schemata. Die anfänglich bessere Tendenz der simultanen Poly-Chemo-Radiotherapie gab Anlaß zu höheren Erwartungen.

Aufgrund der vorliegenden Befunde und der Aussagen der therapierten Patienten ist jedoch die Gesamt-Nebenwirkungsrate bei der simultanen Poly-Chemo-Radiotherapie niedriger, insbesondere trat hier kein tödliche Komplikation auf.

Zusammenfassend sollte daher die simultane Poly-Chemo-Radiotherapie bei der Behandlung inoperabler Tumoren der Mundhöhle und des Pharynx bevorzugt werden. Die Lebensqualität der betroffenen Patienten bleibt so, unterbrochen durch die etwa zehnwöchige Behandlung, möglichst lange auf einem vertretbaren Niveau.

Diese vorläufigen Tendenzen müssen zur Gesamtbeurteilung der Poly-Chemo-Radiotherapie nach Vorliegen von Fünf-Jahresüberlebenszeiten nochmals überarbeitet werden.

36. R. Tausch-Treml, F. Baumgart, D. Ziessow, P. Köpf-Maier (Berlin): ^{19}F NMR spektroskopische Untersuchungen zum Metabolismus von 5-FU in einem xenotransplantierten menschlichen Hypopharynxkarzinom und einem CSM-Colonkarzinom

Die Fluorresonanzspektroskopie erlaubt die nichtinvasive Beobachtung des Stoffwechsels von 5-FU in lebendem Gewebe. So können die Konzentration von 5-FU und seine Tumorhalbwertszeit sowie die Konzentration der Kataboliten und der Fluornukleotide quantitativ erfaßt werden. Die Nachteile der Methode sind die relativ geringe Empfindlichkeit sowie die Unmöglichkeit, zwischen verschiedenen Fluornukleotiden zu differenzieren. Ferner können die Endprodukte der zytotoxischen Aktion des 5-FU, das sind die Komplex bestehend aus Fluordesoxyuridinmonophosphat, Thymidilatsynthetase und Tetrahydrofolsäure sowie das in die RNA eingebaute FUTP, nicht nachgewiesen werden.

Um festzustellen, ob trotz dieser methodischen Nachteile die verfügbaren Parameter eine Vorhersage der Tumorremission zulassen, wurden ein Hypopharynx- und ein CSM-Colonkarzinom auf die Nacktmaus transplantiert und nach i. v. Bolusgabe von 1 mmol/kg 5-FU die Fluorspektren während der ersten 70 min aufgezeichnet. Die Experimente wurden am narkotisierten Tier in einem Bruker WH 360 Magneten der Feldstärke 8,5 T durchgeführt. Die zeitliche Auflösung für die Aufzeichnung der Kinetik betrug 10 min.

Für das Hypopharynxkarzinom (n = 16 Tiere) fand sich eine gute Korrelation zwischen dem bei den einzelnen Tumoren gemessenen maximalen Fluornukleotidspiegel und der individuellen Tumorremission ($r_{FNuc} = 0{,}66$, $p < 0{,}01$). Die initiale intratumorale 5-FU Konzentration, die Tumorhalbwertszeit des 5-FU sowie die Konzentration an Kataboliten im Tumor zeigten keine signifikante Korrelation zur Tumorremission. Für das Colonkarzinom fanden sich vergleichbare Ergebnisse ($r_{FNuc} = 0{,}49$, $p < 0{,}05$, n = 12 Tiere).

Insgesamt erlaubte die ^{19}F Magnetresonanzspektroskopie bei den Untersuchten eine gute Vorhersage der Tumorremission. Ob die Methode für den klinischen Einsatz brauchbar ist, wird sich erst erweisen, wenn ein ähnlicher Zusammenhang für verschiedene Tumoren einer Tumorklasse (z. B. den Plattenepithelkarzinomen der Kopf-Hals-Region) nachgewiesen werden kann. Für den Einsatz der Methode am Patienten ist eine Verbesserung der derzeit erzielbaren Volumenselektion bei Aufnahme eines ^{19}F NMR Spektrums erforderlich.

37. H. Bier, C. Stoll, W. Bergler, U. Ganzer (Düsseldorf): Die Modulation der Chemotherapieresistenz von Cisplatin-resistenten Subpopulationen der Kehlkopfkarzinomlinie HLac 79 in vitro und in vivo

Die Charakterisierung der Cisplatin (CDDP)-resistenten Sublinien (Hlac 79-DPP1 bis- DDP 4) der reklonierten menschlichen Kehlkopf-Plattenepithelkarzinomlinie Hlac 79-ML hatte signifikante Veränderungen der Glutathion (GSH)-Stoffwechsels, hier vor allem einen Anstieg des intrazellulären GSH, und der intrazellulären CDDP-Aufnahme ergeben (Bier et al., Acta Oto-Laryngol (Stockh) 110:466–473, 1990)

Um die Resistenz von Hlac 79-Zellen gegenüber CDDP zu überwinden, wurde in der vorliegenden Arbeit zunächst in vitro unter Benutzung des kolorimetrischen MTT-Chemosensitivitätsassays der Effekt von verschiedenen Modulatoren, die selbst keine zytotoxische Aktivität aufweisen, untersucht:

1. Buthionin-sulfoximin (BSO), ein spezifischer Inhibitor der Gamma-glutamylcysteinyl-synthetase und somit der GSH-Synthese.
2. Verapamil (VRP), ein Kalziumantagonist für den bei einer Reihe unterschiedlicher Chemotherapeutika (multidrug resistance) eine Zytotoxizitätssteigerung beschrieben worden ist.
3. Cyclosporin A (CSA) ein Immunsupprressivum, das wahrscheinlich die Pharmakokinetik von Chemotherapeutika beeinflußt.
4. Aphidicolin (APC), ein Pilzmetabolit, der mit einem für die DNS-Reparatur als weiteren möglichen Mechanismus einer Resistenz gegenüber Alkylantien bzw. CDDP wichtigen Enzym, der DNS-Polymerase alpha, interferiert.

Die GSH-Depletion von HLac-79 Zellen mit BSO (500 μM/24 h) um durchschnittlich 90% führte zu einer signifikanten Verringerung der 50% igen inhibitorischen Medikamentkonzentration (IC 50) in allen Sublinien mit Dosismodifikationen um den Faktor 1,8 bis 3,3 (IC 50 CDDP/IC 50 CDDP-BSO). VRP, CSA bzw. APC führten in dem vorliegenden Modell zu keiner nennenswerten Beeinflussung der CDDP-Resistenz. Diese in vitro beobachtete Modulation der CDDP-Resistenz wurde anschließend in vivo an auf thymusaplastische Nacktmäuse xenotransplantierte HLac 79-ML und als höchstresistente Sublinie HLac 79-DDP 4 Tumoren überprüft. Die GHS-Depletion erfolgte durch 30 mM BSO-versetztes Trinkwasser sieben Tage vor und während (Tage −7 bis 8) der i.p. Chemotherapie (3 mg CDDP/kg Körpergewicht/Tage 0, 4, 8). Die GHS-Reduktion in verschiedenen Organen (Leber, Niere, Herz, Lunge) und den transplantierten Tumoren lag zwischen 62 und 74%, wobei keine tumorselektive Wirkung beobachtet werden konnte. Die kombinierte Behandlung mit BSO und CDDP führte zu einer deutlichen Verlangsamung des Tumorwachstums bzw. einer signifikanten (log rank Test) Verlängerung der mittleren Überlebenszeit × im Vergleich zu des ausschließlich chemotherapierten Tieren. Dies galt sowohl für die Mutterlinie ML im Sinne einer Chemosensitivierung (CDDP: x = 40,2 + 15,9 Tage vs. BSO + CDDP: x = 80,3 + 30,4 Tage, $p < 0{,}001$), als auch geringer ausgeprägt für die resistente Sublinie DDP 4 im Sinne einer partiellen Überwindung der sekundären CDDP-Resistenz (CDDP: x = 56,5 + 13,6 Tage vs. BSO + CDDP: x = 72,5 + 15,8 Tage, $p < 0{,}001$). Die erhöhte Toxizität der kombinierten BSO und CDDP Behandlung manifestierte sich in einer vorübergehenden Gewichtsabnahme der Tiere um 10%.

Mit Unterstützung der DFG, Bi 362/1 – 1.

B. P. E. Clasen (München): Eine Gentathion-Depletion für den gesamten Organismus ist als Therapie einer entsprechend empfindlichen Zellinie, die ihre Empfindlichkeit noch dazu wieder verändern kann, kaum vorstellbar, wie Sie selbst feststellten. Haben Sie Vorstellungen, wie sich dieser Mechanismus doch noch klinisch einsetzen ließe, etwa in der Form lokaler Applikation?

H. Bier (Schlußwort):
Was wir z. Z. versuchen, ist ein komplexes Bild der Chemotherapieresistenz aus vielen Mosaiksteinen zusammenzusetzen, wobei der Glutathionstoffwechsel nur einen Aspekt darstellt. Auf dem in Houston beginnenden DSCO wird über die ersten beiden Studien zum Einsatz des BSO berichtet werden. Interessant bei Kopf-Hals-Tumoren wäre natürlich auch eine lokoregionäre Applikation.

38. H. Iro, E. Platzer, G. Waitz, N. Nitsche, A. Sendler, et al. (Erlangen): Rekombinanter granulozytenstimulierender Faktor (G-CSF) bei der Chemotherapie fortgeschrittener Kopf-Hals-Tumoren

Die Chemotherapie und insbesondere die simultane Chemo-Radiotherapie maligner Kopf-Hals-Tumoren wird häufig limitiert durch die hämatologischen Nebenwirkungen der eingesetzten Zytostatika. Somit war es bisher häufig nicht möglich, die antitumoröse Therapie in den geplanten Zeitabständen durchzuführen. Vielmehr mußten geplante Chemotherapiekurse verschoben und/oder die Dosis der eingesetzten Zytostatika reduziert werden.

Hämatopoetische Wachstumsfaktoren, die seit kurzem in rekombinanter Form verfügbar sind, zeigten bei ersten Phase-I- und Phase-II-Studien, daß sie sowohl den Chemotherapie-induzierten Leukozyten-Nadir anheben können, die Dauer der Neutropeniephase verkürzen können und die Chemotherapie-assoziierte Morbidität zu reduzieren vermögen.

Im Rahmen einer offenen Phase II/III-Studie untersuchten wir die Auswirkungen des granulozytenstimulierenden Faktors G-CSF bei der sequentiellen Chemotherapie maligner Tumore der Mundhöhle und des Pharynx im Stadium III und IV. Auswertungskriterien waren: Anzahl und Funktion der Granulozyten, Anzahl und Funktion der entsprechenden Vorläuferzellen, Mukositis und Diarrhöe. In diese Studie wurden insgesamt 60 Patienten eingebracht und in zwei Gruppen randomisiert. Beide Therapiearme erhielten die gleiche Chemotherapie (3 Kurse, je Kurs 21 Tage, Cis-Platin, als Bolus, 100 mg/m^2 Körperoberfläche und 5-Fluoruracil, über 120 h, 1000 mg/m^2 Körperoberfläche/24 h). Eine Gruppe der Patienten erhielt ab dem 8. Tag der Chemotherapie 150 µg G-CSF/m^2 Körperoberfläche subcutan appliziert, die andere Gruppe diente als Kontrollgruppe.

Unter der Applikation von G-CSF kam es trotz Chemotherapie zu einem Anstieg der Leukozyten. Im Gegensatz zur Kontrollgruppe war bei den mit dem hämatopoetischen Wachstumsfaktor behandelten Patienten in keinem Fall eine Kursverschiebung oder Dosisreduktion erforderlich. Eine Mukositis war in der mit G-CSF behandelten Gruppe deutlich geringer ausgeprägt. Die Applikation von G-CSF bedingte eine Verminderung der Toxizität der verabreichten Chemotherapie. In weiteren Studien muß nun der Frage nachgegangen werden, ob durch die Therapie mit G-CSF die Dosis der applizierten Chemotherapeutika erhöht und die Abstände der einzelnen Kurse verkürzt werden können. Darüber hinaus soll die mögliche Bedeutung des Einsatzes von hämatopoetischen Wachstumsfaktoren im Verlauf einer simultanen Chemo-Radiotherapie überprüft werden.

39. W. Bergler, H. Bier (Mannheim): Verbesserte Cisplatinsensitivität bei Plattenepithelkarzinomen

Cisplatin, ein für Karzinome des Hals-Nasen-Ohren-Bereiches effektives Zytostatikum, ruft neben seiner Wirkung auf den Zellkern ebenso verschiedene Veränderungen in der Zellmembran hervor, wo sich u. a. der Rezeptor des epidermalen Wachstumsfaktors befindet und von dem nach Aktivierung durch EGF eine proliferationsstimulierende Wirkung ausgeht. Unsere Untersuchungen hatten zum Ziel, über eine verstärkte Proliferationshemmung die Effektivität von Cisplatin zu steigern. Als Testsubstanzen kamen sog. Phorbolester oder ähnliche Substanzen z. B. TPA oder Mezerein in Frage, die beide bei manchen Zellarten das Wachstum zu hemmen vermögen, indem die Proteinkinase C aktiviert wird, die ihrerseits den EGF-Rezeptor hemmt. Die in vitro-Studien wurden mit einer Larynxkarzinom-Zellinie in serumhaltigem Medium durchgeführt. Die Wachstumsveränderungen durch die Testsubstanzen wurden anhand des MTT-Tests, eines BdrU-Assays sowie eines EGF-Rezeptorassays untersucht. Die Dosis für Cisplatin lag bei 1 µg bis 10 µg/ml, die für TPA und Mezerein von 10 ng bis 100 ng/ml. Bei der Kombinationstherapie von Cisplatin und TPA zeigte sich eine deutliche Wachstumshemmung bei bereits geringster Dosierung, die, angewendet als Einzelsubstanz noch keine Wachstumsbeeinflussung hervorgerufen hatte. Beim Vergleich der Resultate von MTT-Test und BdrU-Assay fand sich eine Diskrepanz dahingehend, daß beim BdrU-Assay eine Proliferationshemmung der behandelten Zellen zu verzeichnen war, obwohl unter gleichen Bedingungen der MTT-Test noch keine Veränderung zur Kontrolle zeigte. Die Erklärung hierfür liegt darin, daß der BdrU-Test als Proliferationstest, der den Einbau eines Testsubstanz in die DNA bestimmt, für Proliferationsveränderungen empfindlicher ist als der MTT-Test, der prinzipiell lediglich die stoffwechselaktive Zelle nachweisen kann. Der EGF-Rezeptorassay zeigte keine qualitative oder quantitative Veränderung der Rezeptoren unter den unterschiedlichen Behandlungen. Zusammenfassend läßt sich feststellen, daß eine Cisplatintherapie kombiniert mit TPA eine deutliche Steigerung der Cisplatinwirkung hinsichtlich einer Proliferationshemmung im in-vitro-Experiment gezeigt hat. Inwieweit dieser in-vitro-Effekt in vivo übertragbar ist, muß z. B. im Tiermodell überprüft werden.

40. B.M. Lippert, J.A. Werner, W. Schade, H. Rudert (Kiel): Zytostatika-induzierte Phototoxizität bei Plattenepithelkarzinomen – Erste erfolgversprechende Ergebnisse einer In-vitro-Untersuchung

Die mit Hämatoporphyrinderivaten durchgeführte photodynamische Lasertherapie hat bei der Behandlung oberflächlich gelegener, begrenzter Tumoren zunehmend an Bedeutung gewonnen. Limitiert wird dieses Verfahren durch die geringe Tiefenwirkung, die mangelnde Tumorselektivität und die zum Teil erheblichen phototoxischen Nebenwirkungen der Hämatoporphyrinderivate.

Als mögliche Alternative zu den herkömmlichen Photosensibilitsatoren untersuchten wir die Zytostatika Adriamycin, Bleomycin, Cisplatin, Epirubicin, Fluorouracil und Methotrexat. Der Grundgedanke dabei ist, daß man zu dem photodynamischen Effekt die zytotoxische Eigenwirkung der Zytostatika ausnutzen und somit die Gesamtwirkung auf den Tumor vergrößern kann. Um Aussagen zur photodynamischen Wirkung der Zytostatika treffen zu können, führten wir in vitro Untersuchungen an isolierten Plattenepithelkarzinomzellen der Mundhöhle durch. Als Lichtquelle verwendeten wir einen Argonlaser mit den Wellenlängen 488 bis 514 nm. Von den genannten Substanzen waren nur für das Adriamycin und das Epirubicin in klinisch relevanten Wellenlängen Absorptionsmaxima nachweisbar. Ziel unserer Untersuchungen war es, diejenige Zytostatikumkonzentration zu ermitteln, bei der nach Laserbestrahlung annähernd 100% der Tumorzellen abgetötet werden. Als ersten Schritt mußten wir daher die zytotoxische Wirkung der Zytostatika ohne nachfolgende Lichtapplikation bestimmen (1 – 10 µg/ml).

Erwartungsgemäß zeigte sich eine von der Zytostatikumkonzentration abhängige Suppression des Zellwachstums. Im Konzentrationsbereich von 1 – 3 µg/ml wird das Zellwachstum nur um 15 – 25% reduziert. Bei Konzentrationen ab 5 µg/ml hingegen ist der zytostatische Effekt bereits sehr deutlich ausgeprägt, die Wachstumssuppression beträgt mehr als 75%.

Interessant für die weiteren Versuche war nur der niedrige Konzentrationsbereich. Denn hier galt es zu zeigen, ob durch einen photodynamischen Effekt das Zellwachstum über den bereits vorhandenen hinaus reduziert werden kann. Wir führten daher bei den Zytostatikumkonzentrationen 1 bis 5 µg/ml eine sich unmittelbar anschließende Laserbestrahlung mit 5 J/cm^2 durch.

Vergleicht man den zytostatischen Effekt der Anthracyclinderivate Adriamycin und Epirubicin mit und ohne Laserlichtbestrahlung, so wird ein deutlich ausgeprägter photodynamischer Effekt sichtbar. Bei einer Konzentration von 3 µg/ml, bei der nach alleiniger Zytostatikumapplikation noch ca. 75% der Zellen vital sind, kommt es nach photodynamischer Lasertherapie praktisch zur vollständigen Abtötung aller Zellen.

Aufgrund unserer Ergebnisse sehen wir in den Zytostatika Epirubicin und Adriamycin gegenüber den üblicherweise verwendeten Hämatoporphyrinderivaten folgende Vorteile:

1. Zytostatika haben neben ihrer photodymischen Wirkung zusätzlich einen zytostatischen Effekt. 2. Die sehr störende und gefährliche Hautphototoxizität ist bei den Zytostatika ohne signifikante Bedeutung. 3. Zytostatika wirken direkt an der Tumorzelle und nicht am Gefäßsystem des Tumorstromas. 4. Wie bei den Hämatoporphyrinderivaten sind auch bei den Zytostatika nur oberflächliche Tumorschichten für den phototoxischen Effekt erreichbar. Durch die zytostatische Wirkung werden jedoch alle Tumorschichten beeinflußt.

Die genannten Aspekte eröffnen einer mit Zytostatika durchgeführten photodynamischen Therapie möglicherweise ein anderes Indikationsfeld, als es mit den Hämatoporphyrinderivaten für die keine Karzinome vorliegt. Durch die Kombination einer unmittelbar präoperativ begonnenen Chemotherapie, der sich anschließenden Tumorexcision und ergänzenden intraoperativen Laserbestrahlung im Schnittrandbereich, könnte eine Zytostatika-geführte photodynamische Behandlung eventuell zur Verbesserung der operativen Excisionsbedingungen auch größerer Karzinome beitragen, zumal diese oftmals nur unvollständig entfernt werden können.

D. Kleemann, (Rostock): Wo sehen Sie entscheidende Vorteile einer PDT mit Zytostatika gegenüber der PDT mit HpD-Präparaten? Die von Ihnen angegebene mangelnde Tiefenwirkung von HpD ist eine Frage der Wellenlänge des Laserlichtes und damit der Absorption des Sensibilisators. Sie liegen damit beim Epirubicin schlechter!

B. Lippert (Schlußwort):
Eine vergleichende Aussage hinsichtlich der Wirksamkeit von Hämatoporphyrinderivaten und Zytostatika ist aufgrund der unterschiedlichen Angriffspunkte in vitro nicht möglich.

41. M. Schedler, A. Koch, N. Mahdi (Homburg): Induktions-Chemotherapie bei Mundhöhlen- und Oropharynxkarzinomen des Tumorstadiums IV. – Ergebnisse einer Pilotstudie

Manuskript nicht eingegangen

42. A. Klima, R. Knecht (Frankfurt/Main): Spätergebnisse nach Polychemotherapie. – Eine Fünfjahresanalyse

Wir berichten über die Langzeitergebnisse und beobachtete Überlebenszeiten von 114 Patienten, die in den Jahren 1981–1984 an einem inoperablen Pattenepithelkarzinom unseres Fachgebietes litten und von uns im Rahmen mehrerer Studien behandelt wurden. 49 Patienten sind mit 2 Zyklen Chemotherapie und nachfolgender Radiotherapie in voller Tumordosis behandelt worden. 47 Patienten erhielten 3 Zyklen Chemotherapie. Die applizierten Substanzen waren das Cis-Platin in einer Dosierung von 60 mg/m^2 und Bleomycin (20 mg/m^2). 18 weitere Patienten unterzogen sich einem Radiosensitizing mit Cisplatin (5×20 mg/m^2 in der 1 und 5 Behandlungswoche) und einer hyperfraktionierten Bestrahlung von 2×täglich 1,1 Gy während desselben Behandlungszeitraumes. Bis zur Aufsättigung der Gesamtdosis auf 65 Gy sind die Bestrahlungsintervalle konventionell mit 2 Gy/die appliziert worden.

Patienten mit einer guten Tumorremission haben auch eine größere Überlebenswahrscheinlichkeit. Bei der erneuten Analyse des Krankengutes stellten wir fest, daß von allen behandelten Patienten nur noch wenige derjenigen Patienten leben, die eine komplette Tumorremission nach Abschluß der Behandlung erreichten. Von den 47 chemotherapierten Patienten erlebte keiner die 60 Monatsgrenze, von den 49 kombiniert behandelten lebt nach 65 Monaten noch ein Patient und aus der kleinen Gruppe der 18 Radiosensitizingpatienten haben 2 die 5-Jahresrate erreicht. Der Unterschied der Überlebenszeiten ist statistisch hochsignifikant.

In der Therapie der fortgeschrittenen Plattenepithelkarzinomen halten wir derzeit das Radiosensitizing mit Cis-Platin für die wirksamste, aber auch toxischste Therapieform. Die Erklärung für ihre Wirksamkeit basiert auf histologischen Untersuchungen, die gezeigt haben, daß die im Rahmen der chemotherapeutisch induzierten Tumornekrose einhergehende Vernarbung in allen Richtungen ohne erkennbares Muster verläuft und schließt hier und da, besonders in der Peripherie des Primärtumors, kleine Bezirke vitaler Tumorzellen ein. Durch diesen Narbenring können die nachfolgend applizierten Zytostatika zunehmend schwerer diffundieren und den Tumor nicht mehr in toxischen Dosierungen erreichen. Dagegen wird dieser Bezirk noch recht gut von den Kobalt-Strahlen erreicht und die subletal geschädigten Zellen können vernichtet werden. Eine Modifikation des Therapieschemas mit Reduktion der Nebenwirkungen scheint die besten Therapieresultate zu bieten.

43. M.K. Steuer, R. Matthias, C. Schulze, T. Brusis (Köln): Intraläsionale Therapie mit natürlichem Interferon-beta bei ausbehandelten Patienten mit Plattenepithelkarzinomen im HNO-Bereich

In der vorliegenden Phase-II-Studie wird die Wirkung von intratumoral appliziertem natürlichem beta-Interferon (nIFN-beta; Fiblaferon 5, Fiblaferon 3) anhand objektiver diagnostischer Verfahren (Computer- oder Kernspintomographie) durch einen zweiten unabhängigen Untersucher bei Patienten mit nicht mehr mit herkömmlichen Methoden therapierbaren Plattenepithelkarzinomen (PEC) im Kopf-Hals-Bereich überprüft.

Die genannten Untersuchungen wurden vor Therapiebeginn, nach dem ersten Zyklus von acht Wochen sowie zu Studienabschluß nach vier Monaten durchgeführt. In den ersten beiden Therapiewochen erhielten die Patienten dreimal pro Woche jeweils 5 Mio. IE nIFN-beta intraläsional; in allen weiteren Therapiewochen wurde diese Dosis auf 3 Mio. IE nIFN-beta reduziert. Zwischen den beiden achtwöchigen Therapiezyklen lag eine Woche, in der keine Injektionen vorgenommen wurden.

Drei Patientinnen sowie sieben Patienten mit Primärtumormanifestationen im Hypopharynx (5 Fälle), im Larynx (2 Fälle) sowie im Oropharynx (1 Fall), in der Mundhöhle (1 Fall) und im Ösophagus (1 Fall) wurden bisher ausgewertet. Sechs der Patienten waren primär unter kurativen und vier unter palliativen Gesichtspunkten behandelt worden. Fünf Patienten zeigten bei der Diagnosestellung bereits einen Lymphknotenbefall. Bei sechs Patienten war eine Tumoroperation einschließlich einer Neck Dissektion mit postoperativer Radiatio vorgenommen worden; drei der in palliativer Absicht therapierten Patienten hatten eine kombinierte Radio-Chemotherapie mit dem Radiosensitizer Carboplat erhalten, und ein Patient war definitiv radiiert worden. In beiden Gruppen betrug die durchschnittliche Dauer zwischen dem Zeitpunkt der Primärdiagnose sowie dem Auftreten des ersten Rezidives circa 18 Monate. Der Zeitraum zwischen der Diagnosestellung und dem Beginn der Interferontherapie belief sich in der ersten Gruppe auf 26 Monate und in der Gruppe der palliativ behandelten Patienten auf 20 Monate. Bei drei Patienten waren vor der lokalen Tumortherapie palliative Chemotherapien durchgeführt worden, bei einem Patienten waren dreimal lokal Halslymphknotenmetastasen exstirpiert worden.

Nach Abschluß der ersten acht Therapiewochen zeigten sieben der zehn Patienten anhand der bildgebenden Verfahren kein weiteres Tumorwachstum und drei Patienten eine Progredienz. Nur sechs Patienten konnten über vier Monate gespritzt werden, wobei vier keine Veränderung des Tumorwachstums und zwei eine Tumorprogredienz aufwiesen.

Es traten keine schwerwiegenden systemischen oder lokalen Nebenwirkungen auf, die zu einem Therapieabbruch geführt hätten. Das für die meisten Patienten belastendste Moment waren die Injektionsschmerzen, die bei acht Patienten innerhalb der ersten Stunde post injectione ohne weitere Maßnahmen und bei zwei Patienten nach 90 min abgeklungen waren. Eine zusätzliche analgetische Therapie eine halbe Stunde vor den Injektionen milderte diese Schmerzen subjektiv nicht; je härter das Gewebe durch die radiogen bedingte Fibrose war, um so schmerzhafter schienen die Injektionen empfunden zu werden. Ein wesentlicher Aspekt dieses palliativen Therapiekonzeptes scheint uns die kontinuierliche intensive Betreuung der Patienten zu sein.

Während bei 207 Patienten mit disseminierten Tumoren allgemein (mit Ausnahme von Hirnmetastasen) die intratumorale Therapie mit nIFN-beta eine Remissionsrate (komplette und partielle Remission) von 71% erbrachte (von Eick 1991), scheinen die Plattenepithelkarzinome des Hals-Nasen-Ohren-Bereiches auf diese antiproliferative Monosubstanz deutlich schlechter anzusprechen.

G. Bertram (Dortmund): Haben Sie außer allgemeiner hämatologischer Parameter bei Ihren Patienten weitere zelluläre lymphozytäre Subdifferenzierungen vorgenommen? Ich kann Ihre Ergebnisse hinsichtlich multipler Haut- und Lymphknotenmetastasen bei NPC-Patienten (u = 6) sowohl für β- wie auch γ-IFN bestätigen: wir erhielten keine auf die Therapie zurückführbare Läsionsremission.

M.K. Steuer (Schlußwort): Immunologische Parameter, wie die Untersuchung der Lymphozytensubpopulationen wurden nicht bestimmt, da in der vorliegenden Studie der antiproliferative lokale Effekt auf eine umschriebenes Rezidiv verifiziert werden sollte. Serologisch können heute β-IFN-Konzentrationen erst jenseits einer Applikationsmenge von 6 Mio IE i.t. nachgewiesen werden, die nicht angewandt wurde.

44. F.-P. Bauer, M. Westhofen, W. Kehrl (Hamburg): Carboplatin-Ototoxizität bei Patienten mit Kopf-Hals-Tumoren

Seit neuerer Zeit hat das Platinderivat Carboplatin Eingang in die Therapie von Tumoren im Kopf-Hals-Bereich gefunden. Im Vergleich zum verwandten Cisplatin konnten die unerwünschten Nebenwirkungen reduziert werden. In der vorliegenden Studie sollte geklärt werden, ob die für das Cisplatin beschriebene dosisabhängige cochleäre Ototoxizität beim Carboplatin ebenfalls reduziert ist.

Es wurden 65 Patienten mit ausgedehnten Tumoren im Kopf-Hals-Bereich untersucht, bei denen eine Chemotherapie mit Carboplatin und 5-Fluoruracil durchgeführt wurde. Die Chemotherapie bestand aus Carboplatin 120 mg/qm Körperoberfläche und 5-Flouracil 1000 mg/qm Körperoberfläche intravenös. Es wurden 3 Zyklen im vierwöchentlichen Abstand verabreicht. Die Carboplatingesamtdosis lag zwischen 1845 mg und 2340 mg.

Bei der Auswertung der Hörschäden wurden drei Frequenzbereiche (0,125 – 1 kHz, 1,5 – 3 kHz und 4 – 8 kHz) unterschieden. Als Hörschaden wurde ein Abfall der Knochenleitungshörschwelle um mindestens 10 dB in einem der drei Frequenzbereiche definiert. Als Vorschaden wurde ein Abfall der Knochenleitungshörkurve um mindestens 10 dB definiert. Zur Elimination des altersbedingten Hörverlustes wurden die audiometrischen Meßergebnisse einer Alterskorrektur nach Schmidt (1967) unterzogen.

Die Häufigkeit und das Ausmaß der Hörschäden wurde bestimmt und mit den genannten Frequenzbereichen, mit dem Patientenalter mit dem Ausmaß der Vorschädigung und mit der Carboplatingesamtdosis korreliert.

In 32% der untersuchten Fälle ließ sich eine therapiebedingte Hörschädigung nachweisen. Der maximale Hörverlust lag bei 20 dB, im Durchschnitt bei 15 dB. Die Hörschädigung war in den hohen Frequenzbereichen (4 – 8 kHz) stärker ausgeprägt als in den mittleren und tiefen Frequenzbereichen. Da isolierte Schädigungen im tiefen und mittleren Frequenzbereich nicht vorkamen, stellte die Häufigkeit der Hörschäden von 32% bei 4 – 8 kHz gleichzeitig die Gesamthäufigkeit der therapiebedingten Hörschäden dar. Bei der Korrelation der therapiebedingten Hörschäden mit dem Patientenalter zeigte sich, daß das Patientenalter keinen Einfluß auf die Ototoxizität des Carboplatins hat. Bei der Abklärung eines Zusammenhanges zwischen vorbestehenden Schäden und therapiebedingten Schäden zeigte die Gruppe mit Vorschäden (bei 4 – 8 kHz) von weniger als 20 dB in 31% Hörschäden. In der Gruppe mit Vorschäden von 20 bis 30 dB waren Hörschäden in 35%, in der Gruppe mit Vorschäden von mehr als 30 dB in 27% nachweisbar. Damit kann in der vorliegenden Studie kein Zusammenhang zwischen dem Grad der Vorschädigung und dem Ausmaß der therapiebedingten Hörschädigung erkannt werden. Die Untersuchung einer Abhängigkeit der Hörschäden bei 4 – 8 kHz von der Carboplatingesamtdosis zeigte einen fast linearen Anstieg der betroffenen Patienten bei steigender Platingesamtdosis. Im einzelnen zeigten 20% im Dosisbereich von 1800 – 1950 mg Hörschäden. Dieser Anteil stieg über 32% bei 1951 – 2100 mg und 36% bei 2101 – 2250 mg auf bis 42% bei 2250 – 2400 mg Carboplatingesamtdosis.

Zusammenfassend läßt sich eine therapiebedingte Hörschädigung bei 32% der untersuchten Patienten feststellen. Das Ausmaß der Hörschädigung ist abhängig von der applizierten Dosis. Abhängigkeiten vom Lebensalter der Patienten oder vom Ausmaß der vorbestehenden Hörschäden finden sich nicht. Obwohl das Ausmaß der cochleären Ototoxizität vergleichsweise sehr gering ist, es kam bei keinem der Patienten zu einer Beeinträchtigung des sozialen Gehörs, sollte eine regelmäßige Überprüfung des Hörvermögens vor jedem Therapiezyklus routinemäßig durchgeführt werden.

45. B. P. E. Clasen, Th. Meier-Lenschow, Th. Auberger (München): Simultane Radiochemotherapie fortgeschrittener Kopf-Hals-Karzinome mit Mitomycin C (MMC), 5-Fluoruracil (5-FU) und einer Mundpflege auf PVP-Jod-Basis

Seit 1986 werden in der Univ.-Hals-Nasen-Ohren-Klinik rechts der Isar der TU München Patienten mit fortgeschrittenen Kopf-Hals-Karzinomen simultan radiochemotherapeutisch behandelt: Ein Zyklus der Therapie besteht aus 30 Gy perkutaner Photonenbestrahlung in konventioneller Fraktionierung (2 Gy/die). In der ersten Woche wird die Chemotherapie gegeben: MMC 10 mg/qm Körperoberfläche (KOF) als Bolus an Tag 1, 1000 mg 5-FU/qm KOF (maximal 1,5 g) an den Tagen 2 bis 5 als 96-Stunden-Dauerinfusion (Abb. 1). Danach erfolgt die Behandlung ambulant. Nach einer Therapiepause von 2 Wochen wird der Zyklus wiederholt (das dorsale Halsfeld erhält nun Elektronen), und das Primärtumor- sowie das befallene Lymphknotengebiet werden kleinvolumig auf 70 Gy Herddosis aufgesättigt.

Tabelle 1. Remissionsraten

Anzahl Patienten	CR	PR	MR	NC	PD	Total
RCT-RCT	58	13	1	4	3	79
RCT-OP-RCT [a]	4	1				5
OP-RCT	23					23
Total	85	14	1	4	3	107

[a] Befund wurde nach einem Zyklus RCT erhoben

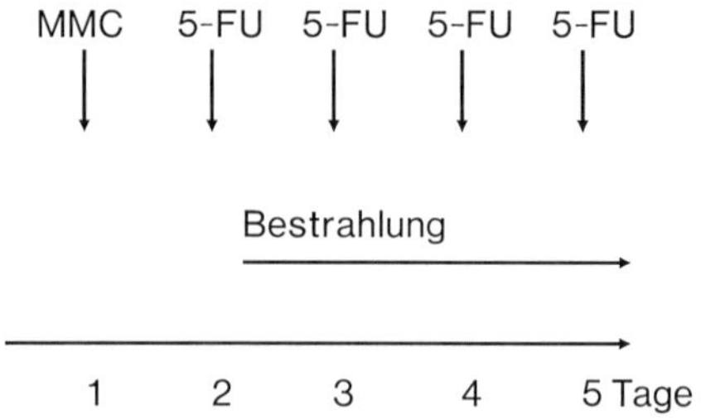

Abb. 1. Schema der simultanen Radiochemotherapie (1. Zyklus = 2. Zyklus) *MMC* Mitomycin C 10 mg/qm Körperoberfläche (KOF), Bolusinjektion *5-FU* 5-Fluoruracil 1000 mg/qm KOF, max. 1,5 g/die, 96-Std-Infusion Bestrahlung: Tag 2–5: 2,5 Gy/die, danach 2 Gy/die

Wegen der zu erwartenden Aggravation der strahleninduzierten Mukositis durch zytotoxische Dosen 5-FU wurde zunächst ein Mundpflegeschema auf Betaisodona (PVP-Jod)-Basis konzipiert, klinisch erprobt und publiziert (Hasenau et al. 1988). Diese Mundpflege halten wir für unverzichtbar, um Therapieunterbrechungen und -abbrüche vermeiden zu können und damit die Repopulierung des Tumors weitestmöglich zu verhindern.

Nach fünfjähriger Erfahrung mit dem Therapiekonzept bei über 160 behandelten Patienten werden die Ergebnisse von 107 Fällen mit Plattenepithelkarzinomerkrankungen des Stadiums IV vorgestellt, deren Therapie mindestens neun Monate zurückliegt. Kein Patient zeigte zu Behandlungsbeginn Fernmetastasen. Die 100 Männer und 7 Frauen waren zwischen 37 und 75 (median 52) Jahre alt, die Primärtumoren verteilten sich wie folgt auf die Siten des Kopf-Hals-Gebietes: Mundhöhle 17, Oropharynx 44, Hypopharynx 20, Larynx 21, Nasopharynx 5. 79 Patienten wurden in der oben beschriebenen Weise behandelt (RCT-RCT), in 5 Fällen erfolgte eine Tumoroperation mit beiderseitiger neck dissection zwischen beiden Zyklen (RCT-OP-RCT), bei 23 Patienten wurde postoperativ entsprechend nachbehandelt (OP-RCT-RCT, Tabelle 1).

Die Evaluierung der Remissionsergebnisse stützte sich auf Untersuchungen, die jeweils vor, zwischen und nach den beiden Therapiezyklen durchgeführt wurden: Endoskopie in Narkose mit Biopsie aus dem Primärtumorgebiet, CT oder MRT, Ultraschall des Halses, Tumormarkerbestimmungen (SCC-Antigen/Clasen et al. 1990, TATI/Lörken et al. 1990) und regelmäßige Spiegeluntersuchungen. Die Remisssionsraten beinhalten also das endoskopisch und bioptisch gesicherte Ansprechen des Primärtumors sowie das klinische und schnittbildanalytische Verhalten der Lymphknotenmetastasen. Bei alleiniger RCT inoperabler Karzinome konnte in drei Viertel aller Fälle eine Vollremission (CR) erreicht werden, zusammen mit den Fällen partieller Remission über 50% Tumorvolumen (PR) ergibt sich eine lokale Tumorkontrollrate von 90%. Neben einem Fall mit einer Tumorreduktion von weniger als 50% (MR) und 3 Patienten mit unveränderter Tumorgröße (NC) erlebten 3 Patienten ein Fortschreiten der Erkrankung (PD), was jeweils durch die Entwicklung von Fernmetastasen bedingt war. In zwei Fällen davon war lokoregional eine Vollremission zu verzeichnen, einmal eine Teilremission. Die lokoregionale Vollremissionsrate beträgt demnach 76,2%.

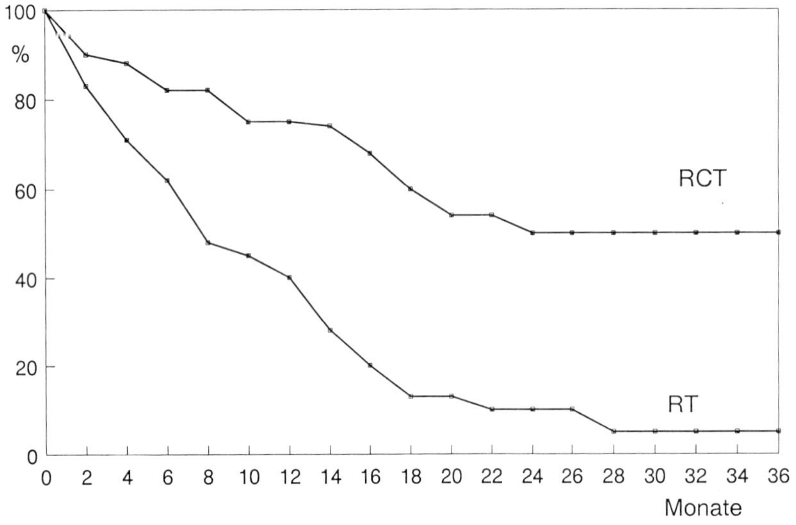

Abb. 2. Gesamtüberlebensraten (nach Cutler und Ederer 1958), matched-pair-Analyse (n = 2×50). Berücksichtigt sind alle Todesfälle in 2-Monatsintervallen. *RCT* simultane Radiochemotherapie, *RT* alleinige Radiotherapie

Die Nebenwirkungen auf das hämatopoetische System blieben gering (Aufschlüsselung in der folgenden Originalpublikation), sie sind nicht vergleichbar mit denen einer aggressiven Chemotherapie. Die jede Strahlentherapie limitierende Mukositis trat in allen Fällen auf, jedoch vergleichsweise zu anderen Literaturmitteilungen selbst über alleinige Strahlenbehandlung in geringerer Ausprägung. Wir führen das auf die konsequente Anwendung des Mundpflegeschemas zurück. In 11 Fällen war passager eine Magensonde zur Ernährung erforderlich, was durch die noch ungenügende Wirkung des Mundpflegeschemas an der Schleimhaut im Bereich des oberen Ösophagussphinkters zu erklären sein kann. Eine Verbesserung des Schemas befindet sich in klinischer Erprobung.

Ein möglicher kurativer Aspekt der RCT ergibt sich aus dem Vergleich der Gesamtüberlebensraten der ersten 50 mit RCT behandelten Patienten mit 50 gleichartigen nur radiotherapierten Fällen aus der Zeit zwischen 1980 und 1986 (matched-pair-Analyse) (Abb. 2). Die Patientenpaare gleichen sich nach TNM-Kategorien, Tumorlokalisation, Altersgruppe, Geschlecht und Karnofsky-Index. Niemand ging der Nachkontrolle verloren, die mittlere Nachbeobachtungszeit beträgt 24 Monate nach Ende der Therapie. Die Kurven berücksichtigen jeden Todesfall in Zeitintervallen von 2 Monaten, selbst wenn der Tod mit der Tumorerkrankung nicht in Zusammenhang stand. Das wird deutlich schon an der ungünstig verlaufenden Kurve für die alleinige Strahlentherapie (RT). Ein zweiter Grund findet sich in der ausgesucht schlechten Prognose des Patientenguts: Anfänglich wurden mit der neuen Therapie zunächst Fälle mit kaum beherrschbaren Erkrankungen behandelt.

Selbst wenn Studien mit historischen Vergleichsgruppen immer nur eine indirekte Evidenz liefern können, ist der Unterschied im Überleben doch so deutlich, daß der Effekt kaum allein anderen als therapiebedingten Umständen zuzuschreiben ist. Diese Tatsache in Verbindung mit den positiven Ergebnissen der inzwischen publizierten randomisierten Studien aus Frankreich (Montbarbon et al. 1987) und den USA (Weissberg et al. 1989) verbietet uns aus ethischen Gründen den geplanten randomisierten Vergleich zur alleinigen Strahlentherapie, die wir bei der Behandlung fortgeschrittener Kopf-Hals-Karzinome als nicht mehr adäquat ansehen.

46. W. Kehrl, W.P. Brockmann, R. Zschaber, A. Rauchfuss (Hamburg): Simultane Radio-Chemotherapie mit Carboplatin bei hyperfraktionierter akzelerierter Bestrahlung von Kopf-Hals-Tumoren

Zu den effektivsten Therapieformen in der palliativen Behandlung von Karzinomen im Kopf-Hals-Bereich gehört die kombinierte Radio-Chemo-Therapie. Wir berichten über die Ergebnisse einer Dosisfindungsstudie, die wir in der HNO-Klinik des Universitätskrankenhauses Hamburg-Eppendorf gemeinsam mit strahlentherapeutischen und onkologischen Abteilung durchgeführt haben.

Es wurden 27 Patienten behandelt. Neben einer hyperfraktionierten, akzelerierten Strahlentherapie mit einer Tumordosis von 75,4 Gy (60,8 Gy Lymphabflußwege) erhielten die Patienten nach einem vorher festgelegten Randomisierungsplan Carboplatin in der Dosierung 50 mg/qm Körperoberfläche, 100 mg/qm Körperoberfläche oder 150 mg/qm Körperoberfläche. Eine gute hämatologische Verträglichkeit vorausgesetzt wurde diese simultane Gabe in wöchentlichen Abständen bis zu 4mal fortgesetzt (Tabelle 1). In diese Studie wurden sowohl nicht vorbehandelte Patienten als auch Patienten, die nicht in sano voroperiert wurden, aufgenommen.

Alle ernsteren Nebenwirkungen (Leukopenie Grad III, Grad II und die Thrombozytopenien) wurden in der Gruppe mit 150 mg Carboplatin gesehen, so daß

Tabelle 1. Therapieschema

Mo, Di, Do, Fr 2 × 1,4 Gy
bis 75,4 Gy Tumorbereich
60,8 Gy Lymphabflußwege
MIt 1 × 1,4 Gy
Do 1 h vor Radiatio Chemotherapie als Kurzinfusion
X = Wochenende = 0 Radiatio

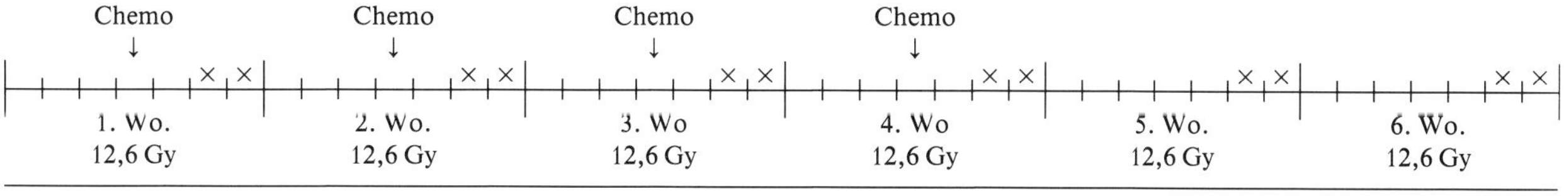

Tabelle 2. Nebenwirkungen (27 Patienten)

Mukositis Grad I	20%
Mukositis Grad II	30%
Mukositis Grad III	30%
Mukositis Grad IV	20%
Leukopenie Grad I	2 Patienten
Leukopenie Grad II	6 Patienten
Leukopenie Grad III	2 Patienten
Thrombozytopenie Grad I	1 Patient
Anämie Grad I	4 Patienten
Anämie Grad II	2 Patienten

wir eine weitere Steigerung der Chemotherapie für nicht mehr vertretbar hielten. Weitere laborchemische Parameter änderten sich unter der Therapie nicht. Die Mukositis war überraschenderweise in allen 3 Therapiearmen gleich stark ausgeprägt, so daß nach diesen Ergebnissen das Carboplatin hierfür nicht hauptverantwortlich zu sein scheint (Tabelle 2).

Nach diesem Schema wurden bis jetzt 15 nicht vorbehandelte Patienten (Stadium 4 nach WHO) mit Plattenepithelkarzinomen im Kopf-Hals-Bereich therapiert. Bei 14 Patienten war 6–8 Wochen nach Beendigung der Therapie (radiologisch und bioptisch gesichert) kein Tumor mehr nachweisbar. Bei einem Patient war lediglich eine Partialremission nachweisbar. Nach insgesamt 15 Monaten Nachbeobachtungszeit leben noch 11 Patienten tumorfrei. 2 Patienten sind verstorben (1 Lokalrezidiv, 1 Fernmetastasen). Bei 2 weiteren Patienten bestehen zur Zeit Lokalrezidive.

Die kombinierte Radio-Chemotherapie mit hyperfraktionierter, akzelerierter Strahlentherapie und Carboplatin ist ein sehr wirkungsvolles und relativ nebenwirkungsarmes Therapiekonzept in der palliativen Behandlung von fortgeschrittenen Karzinomen im Kopf-Hals-Bereich.

47. F. Pilates-Schnittkamp, T. Löffler, G. Bertram, H. Luckhaupt (Dortmund): Ergebnisse kombinierter Therapieformen bei Oro- und Hypopharynxkarzinomen

Im Zeitraum 1986 und 1987 wurden insgesamt 99 Patienten (87 Männer, 12 Frauen) mit einem mittleren Alter von 51 Jahren und einem durchschnittlichen Karnofskyindex von 90 einem multimodalen Therapiekonzept, bestehend aus präoperativer Chemotherapie (3 Zyklen), Operation unter Tumorkriterien und postoperativer Nachbestrahlung zugeführt. 85 der Patienten waren bis Beginn der Chemotherapie keiner weiteren Tumortherapie unterzogen worden, 14 waren bereits vorangehend chemotherapiert (n = 3) bzw. strahlentherapiert (n = 11). Sie erhielten die erneute Chemotherapie wegen eines Tumorrezidives bzw. aus palliativen Gründen.

Die 85 Patienten, die die Chemotherapie, bestehend aus Cisplatin, 5-Fluorouracil und Leukoverin erhielten, wurden unter den Kriterien einer Induktionschemotherapie behandelt. Die Chemotherapie konnte aufgrund ihrer relativ geringen Nebenwirkungen ambulant ausgeführt werden. Die Patienten erhielten an 5 aufeinanderfolgenden Wochentagen je 20 mg/m^2/Tag Cisplatin als i. v.-Kurzinfusion, ebenso 5-Fluorouracil in der Dosierung von 400 mg/m^2/Tag als i. v.-Bolus sowie je 100 mg/m^2/Tag Leukoverin als i. v.-Kurzinfusion. Das genannte Schema wurde in der Regel am 29. Tag wiederholt. Als Induktions-Chemotherapie wurden 3 Zyklen ausgeführt. Nach dieser Chemotherapie ein Kontroll-Staging vor den nachgeschalteten weiteren Tumortherapiekomponenten des multimodalen Konzeptes ausgeführt.

Die Patienten wurden bis zu 5 Jahren nachkontrolliert. Eine regelmäßige monatliche Erfassung war über die Nachsorgesprechstunden der beteiligten Kliniken sichergestellt.

Die Nebenwirkungen der cytostatischen Therapie wurden nach WHO-Toxizitätsgraden I bis IV erfaßt und ausgewertet. Die Toxizitätsgrade III und IV mußten für Stomatitis, Diarrhoe und Erbrechen nicht häufiger als in 2% der Fälle festgestellt werden, für die hämatologischen Parameter Hämoglobin, Leukozyten- und Thrombozytenzahl lagen sie bei durchschnittlich 4%.

Die Kaplan-Meyer-Analyse erbrachte eine 50%-Überlebensrate für das klinische Tumorstadium IV von 15 Monaten, für Stadium III von 35 Monaten. Die Überlebenskurven schmiegten sich asymptotisch im Stadium III dem 50%-Wert, im Stadium IV dem 10%-Wert, je gemessen anhand der kumulierten 5-Jahres-Überlebensrate, an.

Bei der Auswertung nach den Kriterien „positiver Lymphknotenbefall“ gegen „negativen Lymphknotenbefall durch Tumor“ war der Zeitpunkt des 50%igen Überlebens mit 18 Monaten bei Lymphknotenbeteiligung bzw. 25 Monaten bei negativem Lymphknotenbefall anzusetzen, das 5-Jahres-Überleben lag bei 20% (positiver Lymphknotenbefall) bzw. 40% (negativer Lymphknotenbefall).

Das primäre Therapieansprechen des Tumors auf die durchgeführte Zytostasebehandlung zeigte für die Beurteilung der Überlebenszeit keine signifikanten Unterschiede zwischen partieller und klinisch kompletter Tumorresmission.

Zeigte der Tumor kein klinisches Ansprechen auf die durchgeführte Zytostase war auch die weitere Prognose insgesamt extrem schlecht. Nahezu alle Patienten verstarben in diesem Falle innerhalb der ersten 20 Monate nach Therapiebeginn (95% der Patienten ohne Tumoransprechen auf die Zytostase).

Zusammenfassend sprechen unsere Ergebnisse der zytostatischen Chemotherapie von HNO-Tumoren als Teil eines multimodalen Therapiekonzeptes bei ambulanter Durchführbarkeit dieses Schemas und geringen Therapienebenwirkungen für eine hohe und mit anderen Studienergebnissen vergleichbare Effektivität. Die Toxizität unseres Therapieprotokolls ist minimal. Sie erlaubt daher die ambulante Durchführung.

Die Weiterentwicklung der cytostatischen Therapie von HNO-Tumoren beinhaltet den Einsatz von Platinderivaten (Carboplatin) mit deutlich geringeren Nebenwirkungsspektren sowie die Modifikation von Dosierung, Timing und Applikationsmodus der eingesetzten Substanzen. Unter Berücksichtigung des deutlich höheren Preises für solche Schemata bei Einsatz von Carboplatin sowie in der Regel der Notwendigkeit diese Schemata bei Einsatz von Carboplatin sowie in der Regel der Notwendigkeit diese Schemata unter stationären Bedingungen durchzuführen, favorisieren wir jedoch das von uns angegebene Schema aus Cisplatin, 5-Fluorouracil und Leukoverin.

Innenohr II

48. R. Hartmann, M. Knauth, R. Klinke (Frankfurt/Main): Impulsmuster im Nervus acusticus bei sprachcodierter elektrischer Stimulation der Cochlea *

Elektronische Hörprothesen (Cochlea Implantate) für Ertaubte und Gehörlose basieren auf der el. Reizung der nicht degenerierten Hörnerven. Entscheidend für die Qualität der durch Elektrostimulation zu erzielenden Hörsensation, ist die Erzeugung von Nervenimpulsmustern, die den natürlichen Mustern nahe kommen. Als Minimalforderung sind die zwei wesentlichen Informations-Übertragungsprinzipien des Innenohres nachzubilden: Abbildung der Signalzeitstruktur in den Impulsfolgen bis ca. 5 kHz und spektrale Aufteilung der Signalkomponenten nach der Frequenz-Ortsabbildung in der Cochlea. Entsprechend müssen die akustischen Signale geeignet codiert werden, um über implantierte ein- bzw. mehrkanaligen Elektroden die Cochlea elektrisch zu stimulieren. Einkanalige Implantate können vom Prinzip her nur die Zeitstruktur des Signals abbilden. Nach eigenen Untersuchungen werden mit einkanalig überschwelliger extracochleärer sinus- oder pulsförmiger Stromreizung am runden Fenster der Katzencochlea alle Fasern, unabhängig von ihrem intracochleären Projektionsort durch die kathodische Phase des Reizstroms synchron aktiviert. Selektive bipolare Reizung in der Scala tympani der Katzencochlea mit longitudinaler Richtung über implantierte Multikanal-Elektroden ergaben gegenüber den natürlichen Verhältnissen nur eine geringe Ortsspezifität. Mehrkanal-Prothesen können deshalb nur wenige Neuronengruppen selektiv reizen, weil sonst bei Parallelreizen durch Stromdichteüberlagerung unerwünschte Kanalinteraktionen auftreten. Diese Mehrkanal-Prothesen verwenden deshalb häufig Codierungen, die die einzelnen Kanäle sequentiell ansteuern, wodurch die Abbildungstreue für Zeitstrukturen leidet.

In der vorliegenden Untersuchung wurde die Wirkung einer einkanaligen extracochleären el. Reizung mit analoger Signalcodierung entsprechend der Wiener Hörprothese (3M/VIENNA) im Hinblick auf die Abbildung von Sprachsignalen untersucht. Dazu wurden aus dem Hörnerven anästhesierter Katzen mit Mikroelektroden die Impulsmuster einzelner Nervenfasern zunächst bei akustischer Stimulation mit periodisch wiederholten, natürlichen deutschen Vokalen /a/, /e/, /i/ registriert. Von jeder Faser wurden aus der frequenzabhängigen Impulsratenschwelle die Characteristische Frequenz (CF) bestimmt und dann die Synchronisation der Nervenaktionspotentiale mit der Stimmband-Grundschwingungsfrequenz $F0 = 122$ Hz und den vokalbestimmenden Formanten F1 bis F3 über Perioden- und Intervallhistogramme gemessen. Die akustisch evozierten Impulsmuster sind vom Schallpegel, Spontanaktivität, CF der einzelnen Neurone sowie dem Verhältnis F0/CF und den dominanten Formanten F1 und F2 abhängig.

Die gleichen Signale wurden benutzt, um über den einkanaligen Sprachprozessor mit autom. Verstärkungsregelung (AGC) die Cochlea über eine Elektrode am runden Fenster elektrisch zu stimulieren. Dabei wurden hochfrequente Signalanteile über einen Hochpaß entsprechend den gemittelten neuronalen Reizschwellen bis 5 kHz angehoben. Die el. evozierten Impulsmuster zeigen eine geringe Dynamik bez. des Strompegels. Bei gerader überschwelliger Reizung sind die Nervenimpulse durch kathodische Signalspitzen mit F0 synchronisiert. Mit zunehmender Stromstärke können in kurzen Intervallen bis zu 3–5 Impulse pro Periode synchronisiert auftreten. Deren Synchronisation erfolgt durch Stromspitzen der höheren Formanten F1 oder F2. Die Histogramme zeigen stereotype Formen, die sich von Vokal zu Vokal nur durch Feinheiten in den kurzen Intervallen aufeinander folgender Aktionspotentiale unterscheiden. Im Gegensatz zu den akustisch evozierten Mustern, sind die el. ausgelösten nicht von der CF der einzelnen Faser abhängig.

Eine einkanalige Hörprothese dieses Typs kann demnach keine spatiale Codierung des Signals durchführen. Die Vokaldifferenzierung durch den Hörprothesenträger muß also durch Erkennen feiner Unterschiede in den kurzen Intervallen im 0,1-ms-Bereich geschehen. Dadurch wird der durch die Elektrostimu-

* Gefördert durch die DFG (SFB 45)

lation erzeugte Höreindruck für alle Vokale sehr ähnlich. Dies führt zwangsläufig zu den bekannten Vokalverwechslungen, die nur durch intensives Training verringert werden können.

49. J. Müller-Deile, B. J. Schmidt, H. Rudert (Kiel): Elektrisch evozierte akustische Hirnstammpotentiale – eine Hilfe bei der Programmierung von Cochlear Implant Sprachprozessoren?

Bei erfahrenen, postlingual ertaubten Cochlear-Implantat-Trägern untersuchten wir, inwieweit sich mit elektrisch evozierten akustischen Hirnstammpotentialen (E-BERA) Erkenntnisse über die zur Sprachprozessorprogrammierung benötigten Schwellenwerte gewinnen lassen. Es wird über erste Ergebnisse von 10 Patienten berichtet, bei denen die mittels der E-BERA bestimmten Parameter mit der empfundenen Lautstärke korreliert wurden. Hierzu ließen wir wiederholt die bei verschiedenen Reizstärken empfundene Lautstärke anhand der Skala des Würzburger Hörfeldes skalieren. Wir verwandten dabei sowohl die bei den psychoakustischen Messungen im Rahmen der Sprachprozessoranpassung eingesetzte Reizrate von 500 Hz, als auch eine Folge von 17 Stimuli pro Sekunde, wie wir sie bei der Registrierung der Hirnstammpotentiale nutzten.

Es überrascht nicht, daß bei gleicher Reizstärke der höherfrequente Stimulus lauter empfunden wird (Abb. 1). So wird auch zum Erreichen der Hörschwelle für die bei der E-BERA verwandte Reizfolge eine höhere Stimulusstärke benötigt. Die gemessenen Werte lassen sich häufig recht gut mit einer Geraden aproximieren.

Zur Messung der E-BERA erweiterten wir den Versuchsaufbau um eine kommerzielle ERA-Anlage und führten eine Modifikation des Interfaces durch, die es uns erlaubt, das Compact 4 mit dem Ende des elektrischen Reizes zu triggern. So konnten wir die Auswirkungen des Reizartefaktes reduzieren. Bei Einsatz der Standard-Registrierparameter der BERA zeigen sich die typischen von anderen Autoren bereits beschriebenen 2–3 gipfligen Potentialzüge in einem Zeitraum um 4 ms nach Reizbeginn. Im Rahmen der Meßgenauigkeit ließen sich keine signifikanten Unterschiede in der Latenz der Wellen zwischen ipsi- und kontralateral zum Implantat registrierten Potentialen nachweisen. Der Abstand zwischen den beiden deutlichen Wellen entspricht der Interpeak-Latenz der Wellen III und V bei den akustisch evozierten Potentialen unseres Normkollektivs. Ein von der BERA gewohnter abknickender Latenz-Intensitäts-Verlauf wurde nicht beobachtet. Die sehr flachen Latenz-Intensitäts-Kennlinien der Welle 5 liegen im unteren Normbereich der Latenzdifferenz I–V der akustisch evozierten Potentiale (Abb. 2).

Die Amplituden steigen mit wachsender Reizstärke bis zu recht hohen Werten an. Eine Sättigung konnten wir im von uns untersuchten Dynamikbereich nicht sicher finden. Der Verlauf der Amplitude der Welle 5 läßt sich gut mit einer Geraden beschreiben. Wir fanden auch eine hohe Korrelation dieser Amplitude mit der Lautstärke. Die lineare Regressionsgerade schneidet die Lautstärkeachse in der Nähe der Hörschwelle, so daß sich mit der E-BERA über den Verlauf der Amplitude der Welle 5 ein Schätzwert für die Schwelle ergibt. Es zeigt sich eine recht gute Korrelation zwischen den so ermittelten Schwellen und den zur Program-

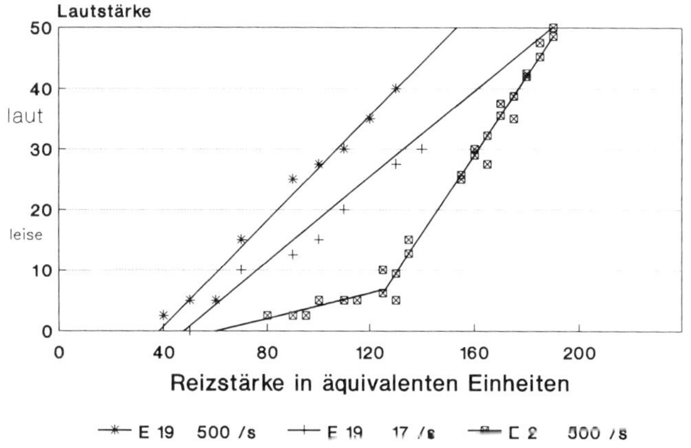

Abb. 1. Lautstärkeskalierung

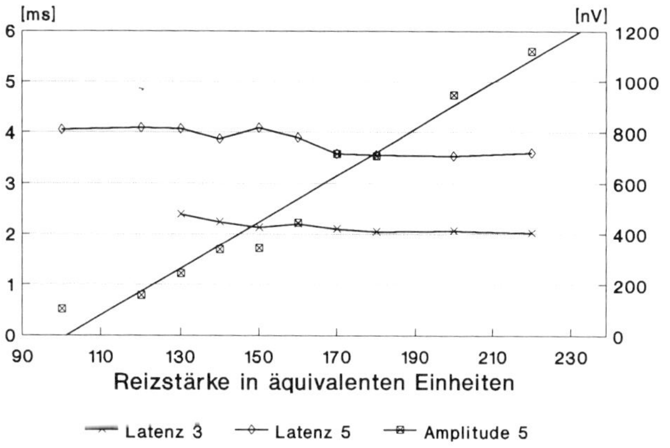

Abb. 2. E-BERA Parameter

mierung notwendigen psychoakustischen Schwellen, die im Mittel etwas überschätzt werden. Die Güte des mittels der E-BERA erhaltenen Wertes bei den Programmierungen des Sprachprozessors müssen weitere Analysen zeigen, insbesondere Sprachverständlichkeitsprüfungen mit Programmen, die mit Hilfe der so bestimmten Parameter erstellt wurden. Schon jetzt zeigt sich jedoch, daß bei Elektroden mit dem sogenannten t-Tail der Schätzwert nicht in der Nähe der wahren Schwelle, sondern näher an dem für die Programmierung günstigeren Knickpunkt des Lautstärkeanstiegs liegt.

R. Brix (Wien): Ist es nicht methodisch fragwürdig, bei nur 2 gemessenen Potentialwellen die Komponenten 3 und 5 zuzuordnen?

R. Hartmann (Frankfurt/Main): Vorschlag zur Untersuchung der Abhängigkeit der subjektiven Lautheit von der Reizrate: Die verwendeten Raten von 17/s und 500/s liegen am Rand des physiologischen Bereichs natürlicher Impulsraten im Hörnerven. Bei 500 Reizpulsen pro Sekunde kommt es nicht mehr zu einer 1 zu 1 Synchronisation von Aktionspotentialen. Es sind daher Raten bis zu ca. 200 Imp./s zu empfehlen. Dann kann eine Abhängigkeit der empfundenen Lautheit mit der Reizrate im natürlichen Bereich gemessen werden.

J. Müller-Deile (Schlußwort):
Zu Herrn Brix: Wir konnten bei allen Patienten deutliche Potentiale der beschriebenen Form sicher reproduzierbar registrieren. Allein im Common-Ground-Modus, wenn also eine Elektrode gegen alle 21 anderen stimuliert wird, wurden die freien Wellen öfters vom Artefakt überdeckt. In den bipolaren Modi zeigten sich stets Wellen, die in Form und Latenzverhalten die Analogie zu den Wellen III – I V der BERA nahelegen.

Zu Herrn Hartmann: Wir verwandten die beiden Reizraten aus rein praktischen Gründen. Mit den 17 Stimuli/s ließen sich deutliche Potentiale reproduzieren mit vertretbarem Aufwand an Meßzeit. Die 500 Hz werden von uns klinisch bei der Anpassung eingesetzt. Sicherlich wäre es interessant, weitere Reizarten im dazwischenliegenden Bereich zur Skalierung heranzuziehen. Für andere Fragestellung erscheint es uns nicht zwingend.

50. D. Gnadeberg, E. Lehnhardt (Hannover): Unipolare Stimulation beim Nucleus-Cochlear-Implant-Mini-System 22

Auf unsere Anregung hin wurde von Fa. Cochlear ein besonderes Implantat entwickelt, bei dem zwei der sonst intracochleären Elektroden für einen extracochleären Einsatz zur Verfügung stehen. Die Elektrode 1 ist als Wickelelektrode am Übergang des Elektrodenträgers zum Empfänger/Stimulator angebracht; Elektrode 2 ist als Kugel geformt und so weit herausgeführt, daß sie in der Rundfensternische zu plazieren ist. Mit diesem Implantat ist es möglich, nicht nur bipolar mit einem Stromfluß zwischen zwei Elektroden innerhalb der Cochlea, sondern auch unipolar gegen eine von der Cochlea entfernte Reizelektrode zu stimulieren. Die bipolare Reizung erfolgte gegen die jeweils übernächste Elektrode in apikaler Richtung; bei unipolarer Stimulation diente die Wickelelektrode am Empfänger/Stimulator als Gegenelektrode.

Nach van den Honert und Stypulkowski (1987) ist aufgrund der Erregung eines größeren Areals des Hörnervs bei unipolarer Stimulation mit einem geringeren Strombedarf, aber auch mit einer verschlechterten Wahrnehmung des Stimulationsortes zu rechnen. Deshalb wurden zum Vergleich der beiden Reizarten sowohl psychophysikalische Tests als auch Sprachverständnistests durchgeführt.

Psychophysikalische Tests

Die Tonhöhenempfindung in Abhängigkeit von Stimulationsort und Stimulationsfrequenz sowie die Hör- und Unbehaglichkeitsschwellen wurden mit einem Diagnose- und Programmiersystem (DPS) der Firma Cochlear bestimmt.

Zur Ermittlung der Identifizierbarkeit der Tonhöhe wurde ein absoluter Identifikationstest verwendet, der von Tong 1984 beschrieben wurde.

Zur Identifikation des Stimulations*ortes* wurden je 5 ausgewählte Elektroden im basalen und im apikalen Bereich der Cochlea verwendet. Für das Erkennen der Stimulations*frequenz* wurde mit je einer basalen und einer apikalen Elektrode und 5 unterschiedlichen Frequenzen stimuliert.

Den Stimuli wurden Zahlen von 1 bis 5 zugeordnet. Im Test sollte der Patient den jeweils gehörten Ton als einen der 5 erkennen und die Nummer in den Computer eingeben. Bei Falschantworten wurde dem Patienten die richtige Stimulusnummer mitgeteilt.

Bei der Wahrnehmung des Stimulationsortes zeigte sich bei unipolarer Reizung nur im apikalen Bereich der Cochlea eine leichte Verschlechterung. Die Wahrnehmung der Stimulationsfrequenz unterschied sich ebenfalls nur im apikalen Bereich signifikant von den bipolaren Ergebnissen.

Die Hör- und Unbehaglichkeitsschwellen (Abb. 1) wurden jeweils an den Elektroden 3, 5, 7, 15 und 20 in beiden Stimulationsarten bestimmt.

Alle Schwellenwerte wurden anhand von Strom und Pulsdauer in Ladung umgerechnet und – für jede Elektrode und Stimulationsart getrennt – deren Mittelwerte gebildet. Für die Hörschwelle mit unipola-

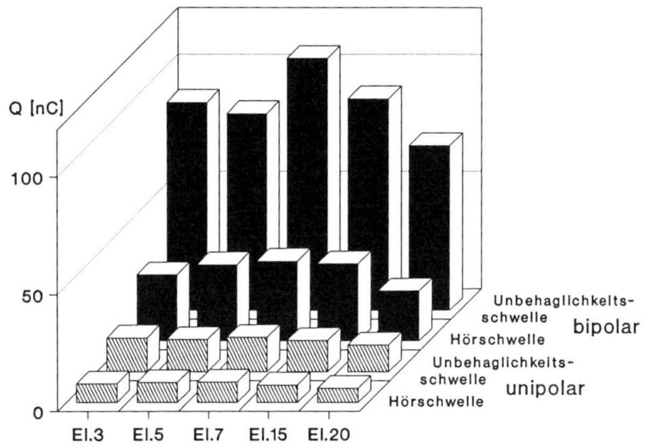

Abb. 1. Mittlere Hör- und Unbehaglichkeitsschwelle aller 7 Testpersonen auf unterschiedlichen Elektroden mit unipolarer und bipolarer Stimulation in Ladung pro Phase

rer Reizung mußte nur ein Viertel der Ladung bewegt werden wie bei der bipolaren Reizung. Bei der Unbehaglichkeitsschwelle war das Verhältnis sogar 1 : 7.

Sprachverständnistests

Um eine mögliche Verschlechterung im Sprachverstehen zu erfassen, wurden mit 5 der 7 Versuchspersonen Sprachverständnistests wie z. B. ein Konsonanten-Anlauttest und der Freiburger Zahlentest durchgeführt.

Die erste Testsitzung fand nach 3-monatiger Nutzung eines Sprachprozessors, der für unipolare Stimulation programmiert war, statt, die nächste nach anschließender 3-monatiger Nutzung mit bipolarer Stimulation und die dritte nach erneuten 3 Monaten mit unipolarer Reizung.

Der Konsonanten-Anlauttest (Abb. 2a) zeigt für vier der fünf Testpersonen bessere Ergebnisse mit unipolarer Reizung. Im Freiburger Zahlentest (Abb. 2b) zeigen vier der fünf Testpersonen eine konstante Verbesserung über die gesamte Testdauer. Diese Untersuchung zeigt, daß unipolare Stimulation zu einer wesentlichen Energieeinsparung führt, während weder in der Tonhöhenidentifikation noch im Sprachverstehen wesentliche Unterschiede feststellbar sind.

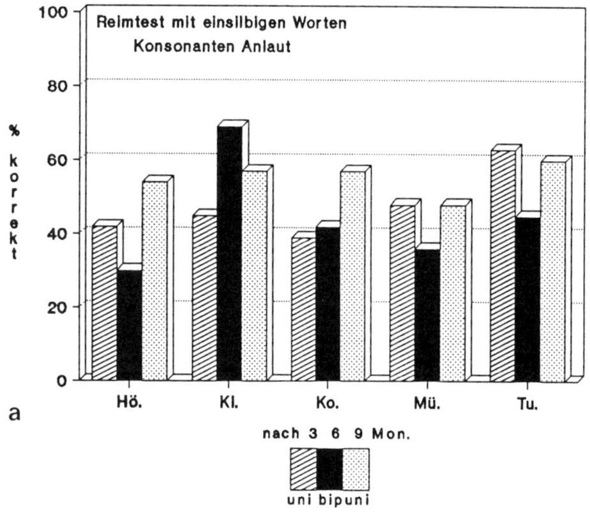

a

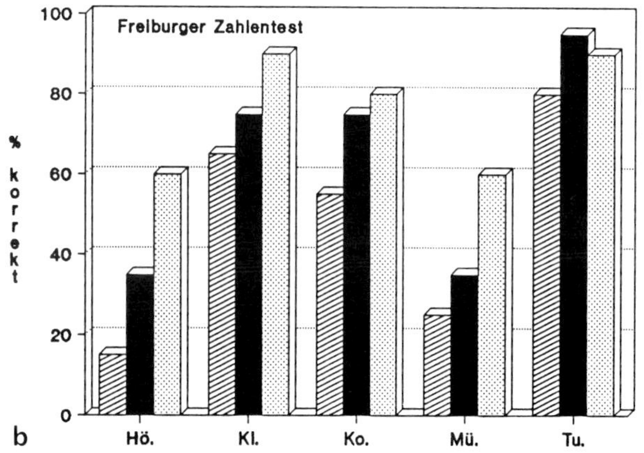

b

Abb. 2a, b. Ergebnisse des Konsonanten-Anlauttests (**a**) und des Freiburger Zahlentests (**b**) für unipolare und bipolare Stimulation

R. Hartmann (Frankfurt/Main): Führt die Schwellenerniedrigung um den Faktor 4 und die Erniedrigung der Unbehaglichkeitsgrenze um den Faktor 7 zu Schwierigkeiten bei der Prozeßreanpassung, da der Dynamikbereich dadurch bei der monopolaren Reizung um mehr als 6 dB verringert wird gegenüber der bipolaren Reizung?

D. Gnadeberg (Schlußwort):
Die bestehende Verringerung der Dynamik bei unipolarer Stimulation erfordert eine sehr genaue Einstellung der Schwellen. Dies ließe sich jedoch bei klinischer Anwendung dieser Stimulationsart durch eine feinere Abstufung der Stimulationsintensität ausgleichen.

51. I. Hochmair-Desoyer, E. Hochmair (Wien), O. Klasek (Innsbruck): Das neue Wiener Cochlea-Implantat mit dem Hinter-dem-Ohr-Prozessor: Resultate

Die Palette der neuen Vienna Cochlear Implants[1] umfaßt die folgenden 3 Implantate:

- ein einkanaliges Implantat mit kugelförmiger aktiver Elektrode zur extracochleären oder seicht intracochleären Plazierung,
- ein zweikanaliges Implantat mit Scale Tympani-Elektrode, und
- CAP, ein achtkanaliges Implantat zur intracochleären kombiniert analogen und pulsatilen Stimulation[2].

Es werden Hybridschaltungen im hermetischen Keramikgehäuse und magnetische Senderpositionierung verwendet. Für die beiden ersten Implantate steht seit kurzem eine gegenüber dem bisherigen Taschenprozessor verkleinerte Version in Form eines Hinter-dem-Ohr (HdO)-Prozessors zur Verfügung (Abb. 1).

Dieser HdO-Prozessor dient wie der Taschenprozessor zur Stimulation mit einem breitbandigen, analogen Sprachsignal.

2 Stück 1,4 V Hörgerätebatterien werden verwendet, ein Wechsel ist alle 7 bis 12 Tage erforderlich. Der Benutzer kann Lautstärke und Empfindlichkeit variieren. In der Hardware bestehen, abgesehen von der Miniaturisierung, einige Unterschiede, weswegen vergleichende Sprachtests durchgeführt wurden.

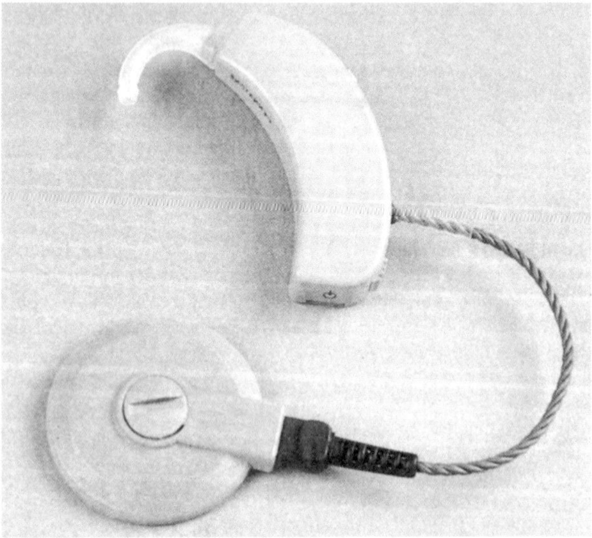

Abb. 1. HdO-Prozessor

Methodik

15 Cochlear Implant-Benützer wurden mit dem HdO-Prozessor versorgt. Sie wurden so ausgewählt, daß eine Vielfalt unterschiedlicher Fälle vertreten war. 9 postlingual, 1 perilingual und 5 prälingual Taube im Alter von 14 bis 68 Jahren nahmen teil.

Mit den postlingual ertaubten HdO-Prozessor-Empfängern wurden Sprachtests ohne Lippenablesen durchgeführt:

16 Konsonanten, angeboten als AXA (96 Anbietungen), und die acht langen Vokale des Deutschen als BXB (40 Anbietungen) wurden verwendet, sowie je 30

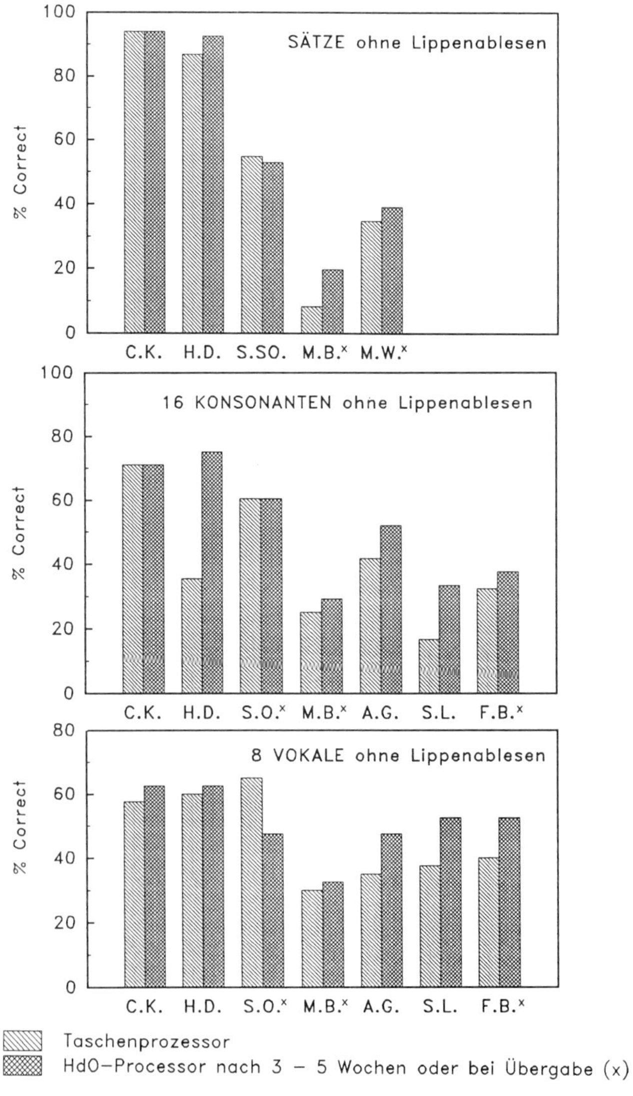

Abb. 2. Ergebnisse beim Vergleich von Taschenprozessor und HdO-Prozessor

[1] Hersteller: Fa. MED-EL Innsbruck
[2] noch nicht erhältlich

Alltagssätze. Zudem wurden alle HdO-Prozessor-Empfänger über Vor- oder Nachteile des HdO-Prozessors befragt.

Ergebnisse

Die Konsonantenerkennung über den HdO-Prozessor lag mit 51,2% deutlich höher als über den Taschenprozessor (40,4%). Bei der Vokalerkennung wurde eine Verbesserung von 46,4 auf 51,1% und beim Satzverstehen von 55,6 auf 59,6% verzeichnet (Abb. 2).

Über die Vor- bzw. Nachteile des HdO-Prozessors befragt, gaben 14 der 15 Patienten an, den HdO-Prozessor vorzuziehen. Als wichtigster Vorteil wurden der Wegfall des hinderlichen und auffäligen Kabels und der Wegfall des manchmal hinderlichen Taschenprozessors.

Der vergrößerte Tragekomfort des HdO-Prozessors resultierte in einer verlängerten täglichen Tragedauer.

Für die 5 prä- bzw. perilingual tauben adoleszenten bzw. erwachsenen HdO-Empfänger waren die Vorteile noch auffälliger. Die 3 an der Studie beteiligten „Non-users“ unter den prälingual bzw. perilingual Tauben sind seit der HdO-Prozessor-Anpassung Ganztags-Benutzer des HdO-Prozessors.

52. W. Gstöttner, M. Steurer, K. Neuwirth-Riedl (Wien): Der „Wiener Audiologische Signalprozessor“: Grundlagen und erste Erfahrungen mit dem Sotscheck-Test

Die zentrale Rechen- bzw. Steuereinheit des „Wiener Audiologischen Signalprozessors“ ist ein Apple Mac II PC mit einem 68020 Prozessor sowie mathematischem Co-Prozessor 68881. Dem Rechner ist die digital-analoge Schnittstelle – galvanisch getrennt – in einem eigenen Gehäuse vorgeschaltet. Über Line bzw. Mikrofon eingehende analoge Signale werden im Analog-Digital-Wandler gefiltert und mit 96 kHz abgetastet. Im Rechner befindet sich eine speziell entwickelte Karte mit zwei DSP 56000 Prozessoren. Mit Hilfe dieser Karte kann das bereits abgetastete Signal softwaremäßig gefiltert und unterabgetastet werden. Dadurch wird letztendlich eine bequeme softwaremäßige Steuerung der Signal-Ein- und Ausgabe ermöglicht. Ausgehende Signale können nach digital-analoger Wandlung und entsprechender Verstärkung über Freifeld oder Kopfhörer angeboten werden. Die Antworten der Testpersonen erfolgen durch direkte Eingabe an einem Kontaktschirm.

Bisher wurden einfache Testverfahren zur Bestimmung der Frequenzdiskrimination, der Lautheitsdiskrimination sowie des Zeitauflösungsvermögens implementiert. Weiters wurde der Sotscheck-Test in der modifizierten Form nach v. Wallenberg und Kollmeier implementiert. Dieser Reimtest besteht aus 72 Testwörtergruppen mit je 5 Antwortalternativen. Innerhalb einer Gruppe unterscheiden sich die Testwörter nur in einem Phonem entweder im Anlaut, Inlaut oder Auslautteil. Insgesamt stehen vier Listen mit je 72 Testwörtern zur Verfügung. Der Sotscheck-Test wurde auch in der adaptiven Form implementiert. Dabei wird nach jeder richtigen Antwort der Sprachsignalpegel um 5 dB herabgesetzt, bzw. nach jeder falschen Antwort um 5 dB erhöht. So kann nach Durchlauf von 6 Zyklen der Sprachsignalpegel für 50% richtige Antworten ermittelt werden.

Wir haben den Adaptiven Sotscheck-Test an hörgesunden Jugendlichen durchgeführt. Insgesamt wurden 12 Ohren getestet. Es wurden die Sprachsignalpegel für 50% richtige Antworten bei 60, 50, 40 dB Maskierungsrauschen bzw. ohne Maskierungsrauschen ermittelt. Es wurde Rosa Rauschen verwendet. Die Ergebnisse lassen sich wie folgt zusammenfassen: Hörgesunde geben im Durchschnitt bei einem Signal-Rauschabstand von – 8 dB 50% richtige Antworten. Ohne Maskierungsrauschen liegt die 50% Trefferquote bei einem durchschnittlichen Sprachsignalpegel von 21 dB.

Die adaptiv ermittelten Sprachsignalpegel sind Ausgangswerte für Testungen mit kompletten Sotscheck-Testlisten, die dann weiter in bezug auf die Phonemverwechslung mit der Transinformationsanalyse ausgewertet werden können.

R. Brix (Wien): Wie wird zwischen der bei Multiple choice-Aufgaben bestehenden Irrtumswahrscheinlichkeit und der tatsächlichen Diskriminationsleistung in Form der Antwortwahrscheinlichkeit differenziert?

W. Gstöttner (Schlußwort):
Zur Ermittlung von Sprachverständlichkeit beim Sotscheck-Test verwenden wir, um zufällig richtige Antworten zu berücksichtigen, einen Korrekturfaktor, der von der Anzahl der richtigen Antworten abgezogen wird (in Anlehnung an Pfeiffer und Sotscheck BIA-Report 1/84).

53. W. H. Döring, H. Neumann, G. Schlöndorff, S. Klajman (Aachen): Das Aachener multidisziplinäre Konzept zur Versorgung gehörloser Kinder mit Cochlea-Implantaten

Mit dem Nachweis der Effizienz von Cochlea-Implantaten bei Kindern, u. a. durch die 1990 abgeschlossene Studie der amerikanischen Gesundheitsbehörde FDA, entstand die Notwendigkeit, ein Versorgungskonzept für gehörlose (prä- und perilingual taube) Kinder zu entwickeln. Diese Kinder sind häufig in ihren sprachlichen Äußerungen schwerverständlich und besitzen auch perzeptiv nur einen sehr eingeschränkten Wortschatz. Bei den Eignungsuntersuchungen entsteht die Schwierigkeit, mit den Kindern Kontakt aufzunehmen und Sprachkompetenz und zentrale Fähigkeiten zu beurteilen. Neben den bei der Versorgung postlingual ertaubter Patienten beteiligten klinischen Fachdisziplinen erscheint uns daher bei gehörlosen Kindern die Einbeziehung von Hörgeschädigten-Pädagogen in den Versorgungsablauf dringend erforderlich.

Das Aachener Versorgungskonzept basiert auf der Fachkompetenz einer multidisziplinären Arbeitsgruppe aus HNO-Arzt, Audiologe, Hörgeschädigten-Pädagoge, Logopäde und – konsiliarisch – Neuropsychologe, Neurolinguist und Neuropädiater, um gemeinsam die Eignung eines gehörlosen Kindes auf eine Cochlea-Implantation umfassend beurteilen und es postoperativ adäquat fördern zu können. Um die Effektivität der Versorgung zu erhöhen, werden kleine Gruppen von Kindern vergleichbaren Leistungsstandes gemeinsam zur Operation vorgesehen. Durch den Rückhalt in der Gruppe können die Motivation und das Durchhaltevermögen leichter gestärkt werden, und die pädagogische Hör-Spracherziehung läßt sich für eine gemeinsam zu fördernde Gruppe oder Klasse wesentlich effektiver gestalten.

In der postoperativen Therapie muß der iterative Zyklus aus optimierender Einstellung des Sprachprozessors, elementarem logopädischem Hörtraining und audiometrischer Kontrolle als Aufgaben der Klinik in enger Verzahnung mit der fachpädagogischen Hör-Spracherziehung, dem Sprachausbau und -aufbau stattfinden. Dadurch kann sukzessive eine Verbesserung der verbal-auditiven Kommunikationsfähigkeit durch Erweiterung des Wortschatzes, Verbesserung des Sprechens und durch das Nachholen des gegenüber gleichaltrigen Schwerhörigen bestehenden Bildungsrückstandes erfolgen. Das beschriebene Konzept ermöglicht den gehörlosen Schülern den allmählichen Übergang zum Schwerhörigenbildungszweig und eröffnet ihnen damit den Weg zu einer verbesserten Integration in die hörende Welt.

Dem Fachpädagogen sind in der präoperativen Phase vor allem Untersuchungen zur Lern-, Merk- und Konzentrationsfähigkeit, zum Intelligenzalter, zur Sprachkompetenz und – gemeinsam mit der Klinik – zum Hören mit und ohne Hörgerät zugedacht, sowie die Einschätzung der psychosozialen Situation des Kindes. Bereits in dieser Phase ist eine enge Zusammenarbeit mit dem später an der Rehabilitation beteiligten klinischen Logopäden erforderlich, der ein Vertrauensverhältnis zu dem Kind aufbauen und es gemeinsam mit dem Fachpädagogen auf die Untersuchungen in der Klinik vorbereiten soll. Das Kind muß die Angst vor den Untersuchungen verlieren, ihren Ablauf kennen, es muß wissen, auf was es zu achten hat und worauf es reagieren soll, es muß lernen, seine Empfindungen mitzuteilen und es muß motiviert sein, hören lernen zu wollen. Ebenso wie die Eltern muß das Kind realistische Erwartungen von dem bevorstehenden neuen Hören und den damit verbundenen Konsequenzen entwickeln.

Nach diesem Konzept wurde in Aachen im Dezember 1990 eine Gruppe von vier 11- bis 12-jährigen gehörlosen Kindern einer Gehörlosenklasse mit dem 22-kanaligen Nucleus-System versorgt. Schon ca. 3 Wochen nach der Erstanpassung der CI-Systeme konnten alle 4 Kinder sicher Geräusche und Rhythmen unterscheiden und erreichten ein Hörfeld für nichtsprachliche Signale ähnlich dem postlingual ertaubten Patienten (Dynamic 30–40 dB, 250–4000 Hz). Damit konnte eine wichtige Voraussetzung für die auditive Analyse sprachlicher Signale und das Verstehen von Sprache geschaffen werden.

Drei Monate nach der Erstanpassung konnten alle vier Kinder Vokale ohne Absehen vom Mund bei fünf Alternativen identifizieren und mit ca. 80%iger Sicherheit einsilbige, ähnliche Wörter in einer Auswahl von 1 aus 4 (z. B. Zahn, Zaun, zehn, Ziel) richtig erkennen. Gleichzeitig waren bereits eine deutliche Verbesserung des Sprechens und eine „muttersprachliche" Erweiterung des Wortschatzes zu beobachten, da die Kinder nun in der Lage waren, neue Wörter auditiv aus der Alltagsumgebung aufzunehmen. Die vorliegenden Ergebnisse ermutigen uns, das vorgestellte Konzept weiter zu verfolgen und auszubauen.

Nervus facialis

54. R. Rödel, C. Herberhold (Bonn): Elektroneuronographie, Magnetstimulation und antidrome Reizung des N. facialis

Bei der Erfassung von Funktionsstörungen des N. facialis durch Neuronographie, Magnetstimulation und antidrome Reizung des N. facialis bestehen unterschiedliche Modalitäten in Reiz und Ableitung. Bei potentiellem Defekt im Bereich des intratemporalen Verlaufs des N. facialis erfolgt bei Neuronographie und Magnetstimulation die Ableitung myogen, bei der antidromen Fazialisreizung die Ableitung neural. Bei Verlaufskontrollen an Patienten mit klinisch kompletter Fazialisparese unterschiedlicher Ätiologie ist mit der Neuronographie nur eine verzögerte Prognosestellung möglich, da die axonale Degeneration zum elektrophysiologischen Nachweis distal fortschreiten muß. Bei der transossären Magnetstimulation sind auch nach klinischer Erholung ähnliche Defektpotentiale vorhanden wie zum unmittelbaren Zeitpunkt nach Auftreten der Parese, wobei neben akutem axonalen Funktionsausfall möglicherweise auch Veränderungen der Myelinscheide eine maximale Stimulation verhindern. Die antidrome Fazialisreizung hingegen signalisiert sofort den Zustand des neuromuskulären Systems. Während der Nachweis einer antidrom erregten Antwort auch im akuten Stadium zuverlässig eine günstige Prognose anzeigt, so weist das Fehlen einer antidrom evozierten Antwort auf eine ungünstige Prognose hin.

55. C. Pototschnig, W. F. Thumfart, J. Gubitz (Köln): Computergestützte Ausführung und Auswertung repetitiver Reizserien am Nervus facialis

Zur Beurteilung von Läsionen peripherer Nerven im HNO-Bereich, hier insbesondere des Nervus facialis, stehen neben klinischem Aspekt und Anamnese klinische Funktionstests zur Topodiagnostik sowie die neurophysiologische Elektrodiagnostik einschließlich der von uns mitinaugurierten Magnetstimulation zur Unterscheidung von Axonotmesis, Neurotmesis und Neurapraxie zur Verfügung.

Gemessen wird bei diesen neurophysiologischen Tests die Reaktion des Muskels oder des Nerven selbst auf einen elektrischen oder magnetischen Stimulus. Begrenzender Faktor der Übertragung ist eine mehr oder weniger defekte Nervenleitung, überprüft wird seine Leitfähigkeit. Nicht gesondert untersucht wird dabei jedoch die neuromuskuläre Überleitung von der Nervenzelle auf die motorische Endplatte, obwohl z. B. bei degenerativen Paresen neben der Wallersche Degeneration bereits frühzeitig peripher Veränderungen der motorischen Endplatte mit Auftreten von dissoziierten Acetylcholinrezeptoren an der gesamten Muskelzelle aufzufinden sind.

Zur besseren Diagnostik des Nerven einschließlich neuromuskulärer Übertragung war es angebracht, eine Nervendiagnostik mit repetitiven Reizen durchzuführen. Angewandt wurde hierbei die Technik des stimulierten EMGs (NMG) mit Ableitung der Zielmuskulatur mittels bipolarer Nadelelektroden sowie supramaximaler Oberflächenreizung am Foramen stylomastoideum.

Wir verwenden dabei ein handelsübliches Vierkanal-EMG-Gerät mit einem getriggerten externen Reizgeber sowie ebenfalls externen Aufzeichnungs- und Abspeichermöglichkeiten. Die Weiterverarbeitung der Signale erfolgte dann nach Analog-Digital-Wandlung in einem Computersystem nach digitaler sowie im Nebenschluß auch analoger Abspeicherung im Real-Time-Verfahren.

Eingesetzt wurden 3 unterschiedliche Konzepte:

1. Frequente Reizserien mit Reizfolgen von 10 Hz, 20 Hz und 50 Hz über 15 Reize und somit außerhalb des Refraktärzeitbereiches.
2. Doppelreize mit Reizannäherung von 10 ms bis 1,5 ms und somit im Bereich der Refraktärzeit.
3. Frequente Reizserien mit Reizfolgen von 10 Hz über 15 Reize und anschließendem Doppelreiz mit Reizannäherung von 10 ms bis 1,5 ms.

In die Bewertung wurde dann aufgenommen:

1. Latenzen der Muskelantwort
2. Maximale Amplitude der Muskelantwort
3. Integral über das Muskelantwortpotential
dies jeweils im Verlauf der Reizserie.

Bei der Kontrollgruppe gesunder Probanden fand sich meist eine nahezu unveränderte MAP-Silhouette während der verschiedenen Reizserien.

Bei durch Axonotmesis bedingten degenerativen Paresen lassen sich in den ersten Tagen signifikante MAP-Einbrüche bereits bei den 10 Hz Reizserien auffinden, wobei sich ein nahezu kompletter Antworteinbruch bei den Amplituden und Integralen schon im Verlauf der vier ersten Reize aufzeigt. Der geschädigte Nerv reagiert in seiner komplexen Struktur einschließlich neuromuskulärer Überleitungseinheit sehr deutlich auf einen repetitiven Reiz. Bei Einzelreizen – entsprechend den jeweils ersten Reizen eines Trains – zeigt sich demgegenüber ein regelrechtes Verhalten. Bei überwiegend neurapraktischer Parese lassen sich in den ersten Tagen nur geringe MAP-Einbrüche ab 20 Hz Reizserien auffinden.

Während bei den bisherigen Untersuchungen eine untere Grenzfrequenz von 350 Hz für einen peripher motorischen Nerven beschrieben wurde – dies entspricht einer absoluten Refraktärperiode von ca. 2,9 ms – zeigten die hier durchgeführten Messungen bei gesunden Probanden bereits bei Reizzügen mit 50 Hz, bei geschädigten Nerven schon ab 10 Hz, deutliche Antworteinbrüche. Entscheidender Unterschied in den Messungen war, daß hier die neuromuskuläre Überleitung als begrenzender Faktor mitgemessen wurde, während bei den anderen Untersuchern reine Nervenleitungszeiten bestimmt wurden. Die bisher durchgeführten Messungen erlauben noch keine umfassende Beurteilung der verschiedenen neuralen Störungen am Nervus facialis, sind jedoch als Grundlage für weitere Untersuchungen zu bewerten. Das Fernziel ist eine frühzeitige, sichere Diagnostik bei Schädigungen peripher motorischer Nerven.

56. D. Höhmann, C. de Meester, L. G. Duckert (Würzburg/Seattle): Elektrophysiologische Beurteilung des Nervus facialis bei Patienten mit Akustikusneurinomen – Vorläufige Ergebnisse einer vergleichenden Untersuchung zwischen konventioneller Elektroneurographie und transkranieller Magnetspulenstimulation

Die Elektroneurographie zur Funktionsbeurteilung des Nervus facialis ist mit einem Nachteil behaftet. Der Test beurteilt die Integrität des extratemporalen Abschnittes des Nervens und kann nicht seine Funktion in den proximalen Abschnitten messen, es sei denn, die Nervendegeneration hat absteigend auch die Nervenanteile außerhalb des Foramens stylomastoideum erfaßt.

Als ein alternatives Verfahren wurde die transkutane Magnetstimulation vorgestellt. Gepulste magnetische Felder induzieren einen elektrischen Strom in neuralem Gewebe, resultierend in einer Depolarisation, die Aktionspotentiale generiert. Die Reizantworten korrelieren in bezug auf ihre Amplitude und die laufzeitkorrigierte Latenz gut mit denen, die mit der konventiellen Elektroneurographie beobachtet werden können. Das labyrinthäre Segment, der proximale Anteil des intratemporalen Segments und der intrazisternale Abschnitt wurden aufgrund von Nervenleitzeitstudien als mögliche Reizorte benannt. Diese Daten zugrundelegend wurde die Hypothese aufgestellt, daß die Magnetstimulation des Gesichtsnerven bei Patienten mit bekannten Akustikusneurinomen frühere oder ausgeprägtere Nervenleitveränderungen im Vergleich zur Elektroneurographie zeigen könnte.

Initial wurden 20 Patienten mit audiometrisch und radiologisch gesicherten Akustikusneurinomen in die Untersuchung aufgenommen. Mit einer kreisförmigen Magnetspule, durch die ein transienter, starker elektrischer Strom fließt, wurde ein gepulstes Magnetfeld mit einer Feldstärke von etwa 1.5 Tesla induziert. Die Position der Magnetspule auf der Schädeloberfläche des Patienten bestimmt den Angriffsort des Magnetfeldes, d.h. ob der assoziierte Motorkortex des Nervus facialis oder der Hirnnerv selbst stimuliert wird. Die Nervenreizantworten wurden an der Reizschwelle und bei supramaximaler Reizstärke in bezug auf Amplitude und Latenz der Reizantworten seitengetrennt präoperativ und eine Woche postoperativ, zusammen mit den elektroneurographischen Daten, ausgewertet und mit den klinischen Daten korreliert.

Präoperativ fand sich bei keinem der 17 Patienten eine Einschränkung der Gesichtsnervenfunktion. Eine Woche postoperativ zeigten 12 Patienten eine Parese (Tabellen 1, 2). 7 dieser Patienten hatten leichte bis mittelgradig ausgeprägte Paresen, die mit einem Index von bis zu 5 nach Stennert bewertet wurden. Bei 4 dieser Patienten zeigte das Akustikusneurinom einen Durchmesser von mehr als 2,5 cm. Ein Vergleich der präoperativen Erregungsschwellen zwischen gesunder und Tumorseite konnte bei 3 dieser Patienten eine signifikante Schwellendifferenz für die konventionelle Elektroneurographie nachweisen, 6 dieser Patienten wiesen Schwellenunterschiede für die Magnetfeld-

Tabelle 1. Ergebnisse

Patient	Tumordurchmesser	Präoperative ENOG-Schwellenanhebung (%)	Präoperative MCS-Schwellenanhebung (%)	Präoperative ENOG-Amplitudenreduktion (%)	Präoperative MCS-Amplitudenreduktion (%)	Postoperative Fazialisfunktion (Stennert-Index)
1	1.5	0	0	0	65	0
2	>2.5	50	0	19	36	9
3	2	0	0	0	40	2
4	1	0	0	65	59	2
5	0.5	0	0	0	49	0
6	1.5	40	0	41	15	0
7	1.5	0	0	76	20	9
8	>2.5	0	25	52	55	2
9	>2.5	0	33	0	58	7
10	>2.5	50	0	0	0	10
11	1	0	0	29	0	0
12	2.5	0	0	15	0	1
13	1.5	0	0	42	0	10
14	2.5	0	28	72	58	10
15	0.5	0	33	0	0	2
16	1	0	42	17	29	6
17	2	0	37	67	80	0

Tabelle 2. Ergebnisse

Patient	Tumordurchmesser	Postoperative Fazialisfunktion (Stennert-Index)	Postoperative ENOG-Amplitudenreduktion (%)	Postoperative MCS-Amplitudenreduktion (%)
1	1.5	0	90	35
2	>2.5	9	∞	74
3	2	2	0	0
4	1	2	64	57
5	0.5	0	0	0
6	1.5	0	37	89
7	1.5	6	99	98
8	>2.5	2	52	74
9	>2.5	7	∞	27
10	>2.5	10	∞	58
11	1	0	0	33
12	2.5	1	90	0
13	1.5	10	95	0
14	2.5	10	∞	0
15	1.5	2	88	86
16	1	6	∞	0
17	2	0	92	79

testung auf. Diese Reizschwellenunterschiede wurden bei 6 von 8 Patienten dokumentiert, bei denen sich ein Tumor von mehr als 2 cm intraoperativ bestätigte. Diese Beziehung war mit einem P-Wert von 0,04 signifikant.

Für den Seitenvergleich gelten Amplitudendifferenzen von 10% als signifikant. 11 der 17 Patienten (65%) zeigten Reduktionen der Amplitudenreizantworten auf der Tumorseite nach Testung mit der konventionellen Elektroneurographie. Diese Ergebnisse korrelierten gut mit den Ergebnissen der transkranialen Magnetstimulation, bei denen für 12 von 17 Patienten (70%) eine Amplitudenreduktion nach ipsilateraler Reizung und Ableitung der kurzen Latenzen nachgewiesen werden konnte. 11 der 17 Patienten (65%) zeigten Amplitudenminderungen für die ipsilateralen cortikonuklearen Reizantworten langer Latenz. Beide Techniken, die Elektroneurographie und die transkortikale Magnetstimulation wiesen bei 15 der 17 Patienten (88%) präoperativ eine signifikante Amplitudenabnahme der Reizantworten auf der Tumorseite nach.

Obwohl sich pathologische Nervenreizschwellen bei 6 Patienten nach Magnetspulenstimulation im Vergleich zu 3 Patienten nach elektroneurographischer Testung nachweisen ließen, darf auf dieser Basis noch nicht geschlossen werden, daß die Magnetspulenstimulation der konventionellen Elektroneurographie beim Nachweis einer Läsion im inneren Gehörgang überlegen ist.

In einem hohen Anteil der Patienten zeigten sich Reduktionen der Amplituden der Reizantworten im Seitenvergleich unter Heranziehung beider Testverfahren. Es konnte keine signifikante Beziehung zwischen der Tumorgröße, der postoperativen Fazialisfunktion und dem Ausmaß der Amplitudenreduktion nach elektroneurographischer oder Magnetspulenreizung nachgewiesen werden. Der Vergleich der prä- und postoperativen Amplituden der Aktionspotentiale zeigte, daß beide Methoden sensitiv sind, das Trauma nach chirurgischer Manipulation nachzuweisen.

Die Magnetspulenstimulation ist sicherlich eine Alternative zur konventionellen Elektroneurographie zur Erfassung der prä- und postoperativen Fazialisfunktion bei Patienten mit Akustikusneurinomen.

57. W. Goertzen, S.R. Wolf (Erlangen): Die transkranielle Magnetstimulation zur Messung der motorischen Laufzeit des Fazialisnerven am Beispiel von Patienten mit Akustikusneurinom

Seit 1985 wird die transkranielle Magnetstimulation klinisch genutzt und ist in der Neurologie bereits für verschiedene Krankheitsbilder ein wichtiger Bestandteil der Diagnostik. Patienten mit Akustikusneurinom wurden bisher in größerer Anzahl nicht untersucht. Ziel der noch nicht beendeten prospektiven Pilotstudie ist es, die Methode der transkraniellen Magnetstimulation zur Objektivierung subklinischer, inapparenter Fazialisläsionen bei Patienten mit Akustikusneurinom zu nutzen. Dies geschieht in der Absicht, ein weiteres, einfach durchzuführendes Hilfsmittel zur Früherkennung von Akustikusneurinomen zu entwickeln.

Mit Hilfe der transkraniellen Magnetstimulation wurden präoperativ 30 Patienten der HNO-Klinik Erlangen mit radiologisch gesichertem Akustikusneurinom in einer fortlaufenden Serie untersucht. Bei den Patienten wurde neben den üblichen otoneurologischen Testverfahren (Hirnstammaudiometrie und Vestibularisprüfung) eine ausführliche Fazialisdiagnostik durchgeführt. Sie beinhaltete eine klinische Prüfung, die topodiagnostischen Testverfahren (Schirmer, Stapediusreflex, Gustometrie) und myographische Untersuchungen, bestehend aus TFR, EMG und ENoG. Diese bekannten, herkömmlichen Testverfahren wurden durch die direkte (= zisternale) transkranielle Magnetstimulation mit Myogrammableitung aus der Oberlippe ergänzt. Als wichtigster Meßparameter diente die *zisternomastoidale motorische Laufzeit* des Fazialisnerven, wobei die Meßwerte der gesunden Seite mit der Tumorseite verglichen wurden (Abb. 1). Die zisternomastoidale Laufzeit errechnet sich als Differenz aus der direkten zentralen Laufzeit nach Magnetstimulation und der Laufzeit nach Reizung am Foramen stylomastoideum. Zur Ableitung der Potentiale beider Messungen dienten monopolare Nadelelektroden, die beidseits im Bereich der Oberlippe im M. orbicularis oris M. risorius positioniert wurden (Abb. 2).

Ergebnisse und Diskussion

Eine klinische Fazialisparese trat in keinem einzigen Fall auf. Die übrigen Untersuchungsmethoden zur Abklärung der Fazialisfunktion (TFR, Topodiagnostik, EMG) erbrachten keine erwähnenswerten pathologischen Ergebnisse. Im EMG zeigten sich bei allen Patienten normal konfigurierte Willkürpotentiale ohne Hinweise auf pathologische Veränderungen im Bereich der motorischen Endplatte. Die Elektroneurographie mit supramaximaler Reizung am Foramen stylomastoideum und myographischer Ableitung des Summenpotentials an der Oberlippe wies lediglich in 2 Fällen deutliche Seitenunterschiede auf. Interessante Befunde zeigten sich hingegen bei Betrachtung der Laufzeiten nach direkter transkranieller Magnetstimulation des Fazialisnerven. Ausgewertet wurden die zisterno-mastoidalen Laufzeitdifferenzen zwischen gesunder und Tumorseite. Die Laufzeiten wurden der jeweiligen Tumorgröße zugeordnet. Hervorzuheben ist, daß bei allen Tumorgrößen Laufzeitdifferenzen meßbar waren, trendmäßig waren die Unterschiede bei den großen Neurinomen ausgeprägter (Tabelle 1). Aufgrund der bisherigen Pilotstudie ergeben sich in ca. 80% der Fälle, unabhängig von der Tumorgröße, sicher reproduzierbare Laufzeitdifferenzen. Ein exaktes Signifikanzniveau kann zum jetzigen Zeitpunkt nicht angegeben werden. Zudem müssen als Voraussetzung dafür an einem größeren Normalkollektiv Normalwerte ermittelt werden, um die Streubreite möglicher physiologischer Laufzeitdifferenzen zu ermitteln.

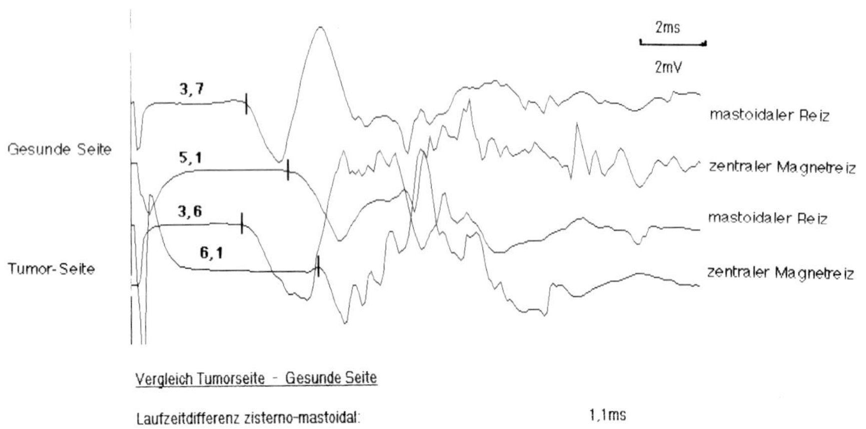

Abb. 1. Zisternomastoidale motorische Laufzeit des Fazialisnerven

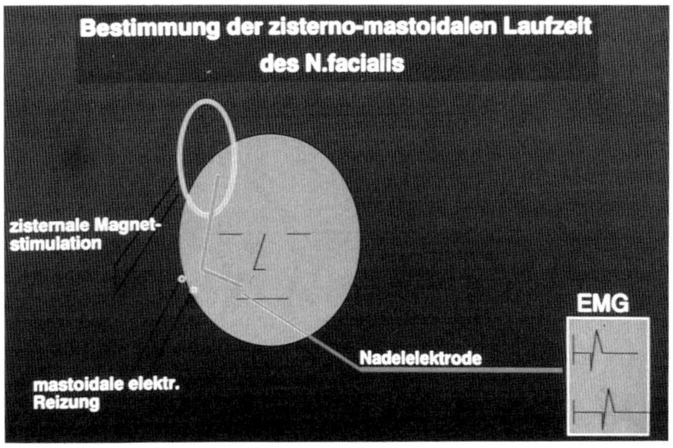

Abb. 2. Nadelelektroden zur Ableitung der Potentiale

Tabelle 1. Zisterno-mastoidale Laufzeitdifferenzen des N. facialis zwischen Tumorseite und gesunder Seite bei 30 Patienten mit Akustikusneurinom

Tumorgröße	Durchschnittliche Laufzeit in ms		
	Tumorseite	Gesunde Seite	Differenz
A (n = 7)	1,8 n = 1 ausgefallen	1,2	0,6 (0,0 – 1,3)
B (n = 5)	1,8	1,3	0,5 (0,1 – 0,9)
C (n = 18)	2,4 n = 1 ausgefallen	1,5	0,9 (–0,8 – 3,5)

Die Stimulation des Fazialisnerven wird durch die direkte transkranielle Magnetstimulation sicher erreicht. Mit der Methode gelingt bei Patienten mit Akustikusneurinom eine Nervenstimulation proximal der anzunehmenden Läsionsstelle. Es lassen sich gut reproduzierbare, schwankungsarme Laufzeiten berechnen. Bewährt hat sich zum Seitenvergleich die Bestimmung der zisterno-mastoidalen Laufzeit. Erstmals gelingt eine Früherkennung subklinischer Fazialisläsionen bei Patienten mit Akustikusneurinom. Das Neurinomwachstum im inneren Gehörgang führt für den mit dem N. vestibulocochlearis gemeinsam verlaufenden N. fazialis zu Raumnot. Die Schädigung ist, trotz der intraoperativ zu beobachtenden Verwachsungen zwischen Neurinom und Fazialisnerv, über sehr lange Zeit so diskret, daß eine klinische Beeinträchtigung nicht erkennbar wird. Mit der hier vorgestellten Methodik erscheint eine Objektivierung und Quantifizierung frühzeitiger Fazialisschäden im inneren Gehörgang möglich. Nach weiteren Untersuchungen an einem größeren Kollektiv und Vergleich mit einem Normalkollektiv, ist der Einsatz der Methode als Screeningtest denkbar. Die Nichtinvasivität, die Schnelligkeit der Untersuchung und die mögliche Durchführbarkeit durch speziell ausgebildetes medizinisches Hilfspersonal nach Standardisierung der Untersuchungsmethode lassen auf einen breiten Einsatz hoffen.

58. P. Bumb, J. Krekel, E. Weihe, W. Mann (Mainz): Immunhistochemie von Neuropeptiden in der Chorda tympani des Menschen

Eine Vielzahl von Neuropeptiden wurde im peripheren Nervensystem verschiedener Säuger nachgewiesen. Dabei wurden teils erhebliche Speziesunterschiede deutlich. Dies impliziert, daß Daten zur peptidergen Innervation, die an Versuchstieren gewonnen wurden, nicht auf den Menschen übertragbar sind. Ziel der vorliegenden Untersuchungen war es deshalb, das spezielle Muster der Chorda tympani des Menschen zu erarbeiten.

Gewebeproben der Chorda tympani fielen im Zuge von chirurgischen Eingriffen (z. B. Cholesteatom-OP) in der Paukenhöhle an. Die Gewebeproben wurden sofort in Bouin de Hollande fixiert und mittels der Paraffintechnik aufgearbeitet. Entparaffinierte Serienschnitte wurden mit einem umfangreichen Arsenal gut charakterisierter polyklonaler Antiseren und monoklonaler Antikörper auf das Vorkommen der Neuropeptide Calcitonin gene-related peptide (CGRP), Substanz P (SP), Neurokinin A (NKA), Neuropeptid Y (NPY), Vasoaktives Intestinales Polypeptid (VIP) und Peptid Histidin Isoleucin (PHI) untersucht. Das so gewonnene Neuropeptidmuster wurde an Serienschnitten mit der Gesamtinnervation verglichen, die durch einen Antikörper gegen das panneurale Markerprotein Protein Gene Product 9.5 (PGP 9.5) dargestellt wurde.

Generell kamen die Peptidimmunoreaktivitäten nur in dünnen Fasern vor, die entweder unmyelinisiert (C-Fasern) oder schwach myelinisiert (A-delta) waren. Die Häufigkeit der peptid-immunoreaktiven (-ir) Fasern war in absteigender Reihenfolge: CGRP > NPY > SP > VIP. Einige variköse NPY- und SP- und CGRP-ir Fasern versorgten auch die Vasa nervorum. Product 9.5-ir wurde auch in zahlreichen dickkalibrigen Nervenfasern nachgewiesen, die nicht peptiderg waren. Die peptiderge Komponente der Nervenfasern der Chorda tympani war im Verhältnis zur Gesamtnervenzahl relativ gering.

Insgesamt lassen die Befunde erwarten, daß die in der Chorda tympani nachgewiesenen Peptide im entsprechenden peripheren Versorgungsgebiet von funktioneller Bedeutung sind. Diese These wird durch elektrophysiologische Untersuchungen erhärtet, die zeigten, daß die durch elektrische Stimulation der Chorda tympani evozierte Proteinextravasation durch neuronale Freisetzung von Substanz P vermittelt war. Die Präsenz der pronocizeptiven und proinflammatorischen Peptide SP und CGRP und des sympathischen Kotransmitterkandidaten NPY könnten in Abweichung vom klassischen anatomischen Konzept darauf hinweisen, daß die Chorda tympani außer den präganglionäre parasympathischen und den Geschmacksfasern auch noch Fasern anderer Systeme enthält, insbesondere dünne Fasern mit nociceptiver Funktion. Andererseits ist es denkbar, daß NPY und auch die anderen untersuchten Peptide zumindest zum Teil präganglionären parasympathischen Ursprungs sind. Da Tracerstudien nicht durchgeführt werden können, läßt sich dies allerdings nicht überprüfen. Möglicherweise repräsentiert ein Teil der dicken nonpeptidergen Fasern eine weitere Komponente, die eventuell mechanorezeptive oder auch trophische Funktionen hat.

Unterstützt von der Deutschen Forschungsgemeinschaft Titel We 910/2-1/2–2 und der Volkswagenstiftung.

59. E. Seifert, A. Schadel (Mannheim): Histaminkonzentration und Lokalisation in dem Nervus facialis

Während Ätiologie und Pathogenese der Bellschen Parese noch weitgehend unklar sind, sind die histologischen Veränderungen schon seit langem bekannt, ein interstitielles Ödem. Anerkannt ist inzwischen die primäre und/oder sekundäre Ischämie mit dem Circulus vitiosus Selbststrangulation und Ischämie. Bei der Ödembildung in allergischen und immunologischen Prozessen spielt Histamin eine wichtige Rolle. Über Veränderungen im Tonus der Widerstandsgefäße und eine Steigerung der Gefäßpermeabilität der Kapillaren kann Histamin ein Ödem verursachen. Auch gilt Histamin inzwischen als Neurotransmitter.

Wir bestimmten die Histaminkonzentration im Nervus facialis von Mensch, Kaninchen und Ratte mit Hilfe des RIA. In sämtlichen untersuchten Segmenten des Nervus facialis und im Nervus cochlearis und Nervus vestibularis fanden wir Histamin in einer Konzentration von 100 bis 5800 pg/mg Frischgewebe. Zum Vergleich: Im Gehirn befindet sich Histamin hauptsächlich im Hypothalamus, die Konzentration liegt hier bei 1000 pg/mg Frischgewebe.

Die höchsten Histaminkonzentrationen im Organismus besitzen die Mastzellen. In Präparaten von Mensch, Hausschwein, Kaninchen und Ratte konnten wir licht- und elektronenmikroskopisch Mastzellen im Nervus facialis darstellen. Obwohl die Untersuchungen am Menschen post mortem durchgeführt wurden, und die einzelnen, postmortal ablaufenden Vorgänge nicht bekannt sind, besitzen wir bezüglich des Mastzell- und Histaminstoffwechsels im Gesichtsnerv N. vestibularis und N. cochlearis mehrere Tiermodelle mit einem engen Bezug zum Homo sapiens.

60. A. Schadel, E. Seifert (Mannheim): Das Fazialisödem, ein tierexperimentelles Modell

Seit den von Moxon (1869) postmortal durchgeführten deskriptiven Untersuchungen über die periphere Fazialisparese steht das von ihm beschriebene interstitielle endoneurale Ödem des N. facialis im Mittelpunkt aller pathophysiologischen Überlegungen. Der N. facialis des Kaninchens, aber auch der des Homo sapiens, enthält Histamin, das überwiegend in den basophilen metachromatischen Granula von intraneural liegenden Mastzellen gespeichert ist.

Im Rahmen einer lokalen Histaminapplikation auf den N. facialis wollten wir versuchen, ein endoneurales interstitielles Ödem des Nerven und damit ein Tiermodell zu erzeugen. Während einer Barbituratnarkose wurde der N. facialis präaurikulär bei 8 Kaninchen oberflächlich freigelegt. Auf bzw. neben das von temperiertem Paraffinöl umgebenden Epineurium wurde ein Histamindepot gesetzt. Das Epineurium wirkt als Diffusionsbarriere und so erfolgte die Nervenresektion nach 10, 20, 40 sowie 80 Minuten.

Strukturveränderungen der Nervenquerschnitte sind bereits nach 10 Minuten im Einzelfalle nach der Histaminapplikation lichtmikroskopisch sowie elektronemikroskopisch zu erkennen. Die ausgeprägtesten Veränderungen zeigen sich dagegen erst nach 40 Minuten. 80 Minuten nach der Histaminapplikation ist die Ausgangssituation nahezu wieder erreicht.

Lichtmikroskopisch (Semidünnschnitt) und auch elektronenmikroskopisch ergeben sich eine Vielzahl von direkten und indirekten Hinweisen, die einem interstitiellen, endoneuralen Ödem entsprechen. Insbesondere die elektronenmikroskopische Auswertung läßt erkennen, daß die Tight Junctions der Kapillaren verbreitert erscheinen. Die Gap Junctions sind dagegen sogar deutlich porenartig aufgetrieben.

Während dieser Versuche wurde kontinuierlich ein ENoG abgeleitet. Nach der Histaminapplikation wurde die Amplitude als Ausdruck einer Desynchronisation der Nervenfasern mehrgipfelig und im weiteren zeitlichen Verlauf verschwindend klein, die Zeitfolge Reiz/Reizantwort verlängerte sich. Diese Änderungen sind reversibel.

Der N. facialis des Kaninchens enthält reichlich Mastzellen. Durch die lokale Histaminapplikation läßt sich ein endoneurales, interstitielles Ödem erzeugen. Darüber hinaus stützen unsere Untersuchungen die These über das Vorliegen einer Blut-Nerven-Schranke vergleichbar der bekannten Blut-Hirn-Schranke.

61. V. Bonkowsky, R. Kujar, K. Dausch (München): Virologische und immunologische Befunde bei der idiopathischen peripheren Fazialisparese

Manuskript nicht eingegangen

Bildgebende Verfahren, EDV, Lithotripsie

62. R. Leuwer, M. Westhofen, G. Siepmann (Hamburg): Zum Stellenwert der ultrahochauflösenden Computertomographie in der präoperativen Diagnostik des Morbus Menière

Mit Hilfe der ultrahochauflösenden Computertomographie ist es möglich, die für die sogenannten funktionserhaltenden Eingriffe beim M. Menière (Saccotomie, Saccusdekompression) essentiellen operativen Leitstrukturen, den Aquaeductus vestibuli, die Rima sacci endolymphatici, die Bogengänge sowie den Sinus sigmoideus präoperativ darzustellen. Ziel der vorliegenden Arbeit ist es herauszustellen, welche Relevanz die in der Computertomographie gewonnenen Befunde für das operative Vorgehen haben.

Aus einer Gruppe von 40 saccotomierten Patienten wurden 10 Patienten ausgewählt, bei denen nach Saccotomie keine Beschwerdebesserung eingetreten war. Als Kontrollgruppe dienten 6 Patienten, bei denen es postoperativ zu einem Sistieren der Anfallssymptomatik gekommen war.

Die Untersuchungen der Felsenbeine wurden an einem Somatom HiQ der Firma Siemens ausgeführt. Die Schichtdicke betrug 1 mm, die Schichtebene war axial, parallel zur Orbitometallinie. Als Befundkriterien für die Computertomographie dienten die Darstellbarkeit des Aquaeductus vestibuli, seine Form und sein Kontrastverhalten sowie die Lagebeziehungen zu den benachbarten operativen Leitstrukturen.

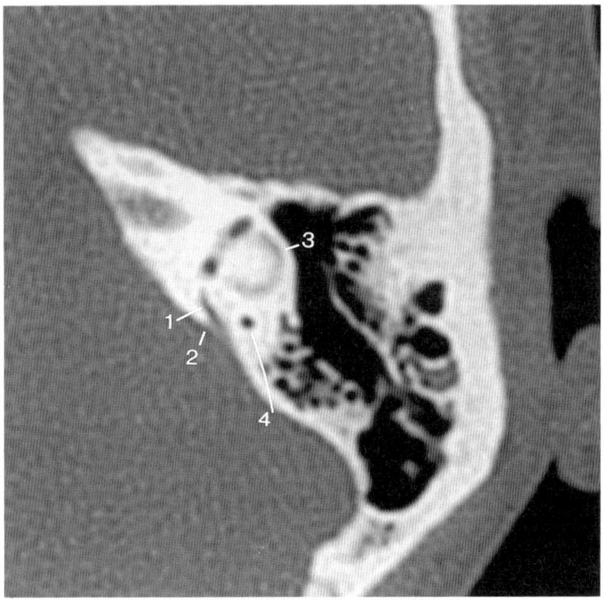

Abb. 1. Normal darstellbarer Aquaeductus vestibuli. *1* Aquaeductus vestibuli, *2* Rima sacci endolymphatici, *3* seitlicher Bogengang, *4* hinterer Bogengang

Mit der von uns verwandten ultrahochauflösenden CT-Technik gelang erstmals bei allen untersuchten Fällen die Darstellung des Aquaeductus vestibuli (Abb. 1). Dabei fand sich eine erhebliche Varianz der Form und des Kontrastverhaltens des Aquaeductus vestibuli, wie auch seiner Lagebeziehungen zu den für die funktionserhaltenden Eingriffe entscheidenden Leitstrukturen. Darüber hinaus konnte in zwei Fällen die computertomographisch erhobene Diagnose einer Atresie der Apertura externa des Aquaeductus vestibuli durch den Operationsbefund bestätigt werden. Bei allen untersuchten Patienten lieferte die Computertomographie eine eindeutige topographische Orientierung über die Labyrinthanatomie.

Die ultrahochauflösende Computertomographie gibt gerade angesichts der hohen morphologischen Variabilität des Aquaeductus vestibuli und der Rima sacci endolymphatici sichere otochirurgische Landmarken. Die hohe Ortsauflösung erlaubt sogar die zuverlässige Darstellung aplastischer oder atretischer Aperturae. Die Erkennbarkeit des Aquaeductus vestibuli allein ist allerdings kein sicheres prognostisches Kriterium für den Erfolg der Operation.

Die ultrahochauflösende Computertomographie muß damit als obligater Bestandteil der präoperativen Diagnostik empfohlen werden. Möglicherweise werden zukünftig die Therapieerfolge nach Saccotomie durch dieses Vorgehen positiv beeinflußt.

C. Morgenstern (Hamburg): Sie haben aus der Korrelation zwischen Mißerfolg der Saccusoperator und dem computertomographischen Bild geschlossen, daß präoperative CT-Diagnostik die Ergebnisse dieser Behandlungsmethode des M. Menière verbessern kann. Dies scheint zumindest fraglich, solange eine verläßliche Kontrolle der Effizienz dieser Operationsmethode aufgrund langer symptomfreier Intervalle noch aussteht. Können Sie Angaben zur postoperativen Untersuchungszeit geben?

R. Leuwer (Schlußwort):
Es wurde *nicht* das operative Versagen anhand der Computertomographie erklärt. Unser Untersuchungszeitraum war in 7 Fällen 1 Jahr nach der Op., in 7 Fällen 2 Jahre und in einem Fall 7 Jahre.

63. R. Liebetrau, W. Draf, G. Kahle (Fulda): Neue Einteilung laterobasaler Frakturen aufgrund computertomographischer Befunde

Die klassische Einteilung laterobasaler Frakturen in Felsenbeinlängs- und Felsenbeinquerfrakturen stützt sich auf die klinische Symptomatik sowie auf Röntgenbilder nach Schüller und Stenvers. Dabei imponiert die Längsfraktur durch die Mittelohrbeteilung, die Querfraktur durch ihre Ausstrahlung in Innenohr und Labyrinth.

In der Hals-Nasen-Ohren-Klinik des Städt. Klinikums Fulda wurden von 1982 bis 1988 60 Patienten mit 69 Felsenbeinfrakturen klinisch und computertomographisch untersucht. Symptomatisch waren Hämatotympanum und jegliche Formen einer Hörminderung am häufigsten; Liquorfluß fand sich bei 11, eine Fazialisparese bei 16 der Fälle. Das detaillierte Studium der Hochauflösungscomputertomogramme zeigte, daß viele Frakturverläufe sehr unterschiedlich in ihrer Beziehung zu Mittel- und Innenohr waren und nicht eindeutig nur in Längs- oder Querfraktur eingeordnet werden konnten. Folgende Klassifizierung wird dem radiologischen Befund und der klinischen Symptomatik eher gerecht: die typische Längsfraktur, die extratympanale Längsfraktur, die inkomplette Längsfraktur, die typische Querfraktur, die mediale extralabyrinthäre Querfraktur, die laterale extralabyrinthäre Querfraktur, die inkomplette extralabyrinthäre Querfraktur, die komplexe Fraktur.

Bei der typischen *Längsfraktur* fielen neben der bekannten Mittelohrsymptomatik 2 Fälle von therapiebedürftigen Beteiligungen der Keilbeinhöhle auf. Extratympanale und inkomplette Längsfrakturen erreichen die Pauke nicht oder nicht vollständig. Fazialisbeteiligungen und Kettenluxationen fehlten hier im untersuchten Krankengut. Der typischen *Querfraktur* wurden 3 extralabyrinthäre Verlaufsformen gegenübergestellt, die alle eine relativ diskrete Symptomatik zeigten. *Komplexe Frakturen* zeichnen sich durch Merkmale von Quer- und Längsfrakturen aus. Das Ausmaß der Gewalteinwirkung zeigte sich am hohen Anteil von Fazialisparesen.

Die Hochauflösungscomputertomographie der Felsenbeine ist in der Diagnostik laterobasaler Frakturen unentbehrlich geworden. Nur mit ihrer Hilfe können Frakturverläufe in einem sehr hohen Prozentsatz exakt beurteilt werden. Befundung und Auswertung sollten dabei in interdisziplinärer Zusammenarbeit zwischen Hals-Nasen-Ohren-Chirurg und Radiologen erfolgen.

E. Stennert (Köln): Bereits 1926 hat Ulrich darauf hingewiesen, daß bei der typischen Längsfraktur häufig der Nervus facialis nicht nur im Bereich seines zweiten Knies, also am Übergang vom tympanalen zur mastoidalen Abschnitt, geschädigt werden kann, sondern zusätzlich auch noch im Bereich der Ganglion geniculi. Haben Sie diese Feststellung durch Ihre CT-Befunde bestätigt gefunden und ggf. mit welcher Häufigkeit? In der Tat wird in der Literatur immer wieder die Inzidenz der Facialisparesen bei Längsfrakturen mit ca. 20% und bei Querfrakturen mit ca. 50% angegeben, doch gibt es meines Wissens hierfür kein überzeugendes Zahlenmaterial aus einer entsprechend umfangreichen Studie. Können Sie diese Prozentzahlen bestätigen?

R. Liebetrau (Schlußwort):
Bei der typischen Längsfraktur fanden sich in unserem Krankengut ebenfalls ca. 20% Facialisparesen. Frakturen im Bereich des Ganglion geniculi wurden computertomographisch seltener beobachtet.

64. G. Böhme (München): Duplexsonographie des Kehlkopfes

Die *Duplexsonographie* beruht auf einer Kombination der B-Bild-Darstellung mit dem Dopplerverfahren. Eine Erweiterung dieser Methodik ist mit Hilfe einer Farbkodierung möglich. Bei der Dopplertechnik werden die strömenden Erythrozyten als bewegte Reaktionsfläche benutzt, wobei das Dopplerspektrum die Flußströmung repräsentiert.

Die *Duplexsonographie des Kehlkopfes* erfaßt dagegen die Bewegungsabläufe der intralaryngealen Anteile des Kehlkopfes. Als Grundeinstellung wählten wir bei der B-Bild-Sonographie des Kehlkopfes (Echolaryngographie, Böhme 1988) einen transversalen Schnitt durch die Glottis. Immer verwendeten wir einen gepulsten Doppler. Bei der Duplexsonographie des Kehlkopfes in Grauwerten kann mit Hilfe eines Meßvolumens eine bestimmte Struktur, wie zum Beispiel Bezirke aus der Stimmlippe, beurteilt werden. Dagegen untersuchen wir bei der farbkodierten Duplexsonographie des Kehlkopfes die gesamten intralaryngealen Anteile mit Hilfe des Dopplerverfahrens.

Ergebnisse der Duplexsonographie in Grauwerten: Bei He-Phonation gewinnt man ein typisches reproduzierbares Dopplerspektrum von einer ausgewählten beweglichen intralaryngealen Struktur, wie zum Beispiel aus einem Stimmlippenbezirk. Dieser Befund ist reproduzierbar. Bei Erkrankungen des Larynx, u. a. bei einer Laryngitis oder einseitigen Stimmlippenlähmung, ist das Dopplerspektrum je nach Ausmaß der Dysphonie aperiodisch. Je dysphonischer der Patient ist, um so mehr gehen die normalen Strukturen im Dopplerspektrum verloren.

Ergebnisse der farbkodierten Duplexsonographie: Grundsätzlich erhält man ein farbiges Raster der gesamten sich bewegenden intralaryngealen Strukturen. Die Zweifarbendarstellung (rot und blau) ermöglicht die Bewegungen zur oder weg von der Dopplersonde zu erkennen. Bei He-Phonation sieht man seitengleiche Bewegungen der intralaryngealen Bezirke, die je nach Bewegungsgeschwindigkeit mehr die Glottis oder sogar alle intralaryngealen Strukturen erfassen. Damit wird erneut klar, daß durchaus die gesamten intralaryngealen Anteile bei der Phonation beteiligt sein können. Bei *einseitigen Stimmlippenlähmungen* erkennt man zwischen gelähmter und nichtgelähmter Kehlkopfhälfte eine unterschiedliche Farbkodierung. Während die gesunde Kehlkopfhälfte eine Bewegung in eine Richtung durchführt (je nach Geräteeinstellung in rot oder blau), zeigt die paretische Seite gleichzeitige Zu- oder Wegbewegungen von der Dopplersonde, eine gemischte blaue und rote Farbkodierung. Dagegen fanden wir bei einem *einseitigen Larynxkarzinom T 4 links mit aufgehobener Bewegung zwischen Phonations- und Respirationsstellung* keine Farbkodierung im Tumorgebiet. Der Grund ist in der Fixation des Tumors zu sehen, wobei weder bei Respiration noch Phonation ein Bewegungsmuster mit Hilfe der Dopplertechnik möglich ist.

Schlußfolgerungen: 1. Die *Duplexsonographie des Kehlkopfes in Grauwerten* erlaubt den gezielten Nachweis der Glottisebene, auch wenn sich die Strukturen im B-Bild nicht darstellen. Die Sensitivität der B-Bild-Sonographie des Kehlkopfes wird somit verbessert. 2. Die *farbkodierte Duplexsonographie* gestattet neben der Differenzierung normaler und pathologischer endolaryngealer Strukturen eine bildliche Darstellung der Funktionsabläufe. Beide Verfahren befinden sich noch in der Anfangsphase ihrer klinischen Erprobung. *Da es sich jedoch besonders bei der farbkodierten Duplexsonographie um ein sehr aussagefähiges dynamisches Untersuchungsverfahren handelt, ist zu erwarten, daß die Methode besonders bei der bildlichen Darstellung von Funktionsabläufen im Kehlkopf eine klinische Bedeutung erlangen wird.*

R. Leuwer (Hamburg): Was uns in der sonographischen Beurteilung der Larynx immer zu schaffen macht, sind die Artefakte durch die Luftröhre und die unterschiedliche Kalzefikation des Schildknorpels.

E. Günther (München): Welchen Stellenwert besitzt die von Ihnen beschriebene Methode in der klinischen Alltagsroutine und welche relevanten *Zusatz*befunde liefert sie im Vergleich zum konventionellen Spiegelbefund bzw. praeoperativ bei Kehlkopfmalignomen zu CT oder ME?

G. Böhme (Schlußwort):
Die Artefakte bei der Larynxdiagnostik mit Hilfe der B-Scan-Sonographie lassen sich durch eine gezielte Auswahl von Ultraschallköpfen reduzieren. Zum Beispiel können 5 oder 7,5 MHz Small-Part-Schallköpfe die Ergebnisse der Echolaryngographie optimieren. Allerdings sind Stimmlippen- und Taschenfaltenstrukturen nicht immer nachweisbar. Deshalb könnte die Duplex-Sonographie des Kehlkopfes eine Darstellung der Detailstruktur intralaryngeal verbessern. –

Der Wert der Duplexsonographie des Kehlkopfes in der laryngologischen Alltagssituation kann noch nicht präzisiert werden. Unsere Untersuchungen beruhen auf einer Pilotstudie. Weiterführende Untersuchungen werden zeigen, welchen Stellenwert die von uns entwickelte Methode der Duplexsonographie des Kehlkopfes (ohne und mit Farbkodierung) gegenüber der B-Scan-Sonographie des Larynx, Computertomographie und Kernspintomographie, aber auch der Stroboskopie, einnehmen wird.

65. S. Rohr, J. Quetz, P. Hoffmann (Kiel): Sonographische Rezidiverkennung in der Tumornachsorge bei Patienten mit HNO-Malignomen

Nach Operation und Irradiatio ist bei Tumorpatienten der Hals palpatorisch schwer beurteilbar. Die hochauflösende B-Bild-Sonographie ermöglicht auch hier meist sichere Aussagen über das Vorliegen eines Tumorrezidivs. Sie wird in Kiel in der Tumornachsorge regelmäßig eingesetzt bei Patienten mit kurativen therapeutischen Möglichkeiten im Falle eines Rezidivs. Unter 603 Untersuchungen an 278 Patienten wurden 5 klinisch unvermutete Tumorrezidive sonographisch diagnostiziert. In allen Fällen handelte es sich um Halslymphknotenmetastasen von Karzinomen im Kopf-Hals-Bereich bei operierten Patienten. Die Diagnose wurde zwischen 2 und 12 Monaten postoperativ gestellt und in allen Fällen histologisch bestätigt. Bei 21 weiteren Patienten bestand klinisch ein Rezidivverdacht, der sonographisch bestätigt und exakter beschrieben wurde. In 32 Fällen bestanden sonographisch persistierend auffällige Befunde, von welchen 3 histologisch negativ und 29 zytopathologisch negativ waren. In den übrigen 545 Untersuchungen wurde ein Rezidiv ausgeschlossen.

Die B-Bild-Sonographie ist auch in der Tumornachsorge ein wertvolles diagnostisches Werkzeug, mit dem billig und relativ schnell zuverlässige Befunde erhoben werden können. Allerdings ist die Ausbeute an positiven Befunden mit kurativer Therapiemöglichkeit bezogen auf die Gesamtzahl der Untersuchungen mit etwa 1% gering. Für diese Patienten kann die frühe Diagnose und Therapie ihres Rezidives eine Verbesserung ihrer Prognose bedeuten.

W. Heppt (Heidelberg): Existieren sonographische Malignitätskriterien bei Lymphknotenschwellungen im Rahmen der Tumornachsorge? Verfügen Sie über sonographische Erfahrungen bezüglich der Rezidivdiagnostik von Primärtumoren? Wie beurteilen Sie die Aussage, daß die Sonographie gerade bei der Differenzierung narbiger und tumoröser Veränderungen von besonderem Wert ist?

M. Westhofen (Hamburg): In der Tumornachsorge können durch die Sonographie bereits sehr viel kleinere Befunde aufgespürt werden, als von Ihnen demonstriert wurde. Hinsichtlich der sonographischen Differenzierung von Lymphknotenvergrößerungen ist Zurückhaltung notwendig. Die Sonographie leistet keine histopathologische Diagnostik

S. Rohr (Schlußwort):
Sonographisch lassen sich metastasenspezifische Charakteristika erst ab einer gewissen Größe beschreiben. Kleine Lymphknotenmetastasen sind sonographisch nicht von reaktiv vergrößerten Lymphknoten zu differenzieren. Wir verlassen uns nicht auf eine sonographische Verdachtsdiagnose, sondern forcieren die weitere Abklärung, in der Regel durch die sonographiegesteuerte Feinnadelpunktion.

Unter den histologisch negativen, aber sonographisch nachgewiesenen Lymphknoten maß wie geschildert, einer 4×6×4 mm. Die Sonographie kann eine Artdiagnose nicht leisten.

66. W. Heppt, W. Issing (Heidelberg/München): Bildgebende Verfahren zur Diagnostik von Mundhöhlen- und Oropharynxtumoren: Stellenwert der flexiblen Endosonographie

Das Staging maligner Mundhöhlen- und Oropharynx-Tumoren beinhaltet neben der klinischen Untersuchung den Einsatz von Computertomographie, Kernspintomographie und transkutaner B-mode-Sonographie. Trotz der rasanten technischen Entwicklung ermöglichen die genannten bildgebenden Verfahren jedoch in vielen Fällen keine klinisch verwertbare Tumordarstellung. Berechtigte Hoffnungen auf eine verbesserte Diagnostik von Tumoren dieser Lokalisation wurden erst in jüngster Zeit durch die Entwicklung der sog. flexiblen Endosonographie geweckt. Zur Beurteilung des akutellen Stellenwertes der flexiblen Endosonographie wurden im Rahmen einer prospektiven Studie bei 21 Patienten mit histologisch gesicherten Mundhöhlen- und/oder Oropharynxkarzinomen die präoperativen Befunde von flexibler Endosonographie, Computertomographie, transkutaner B-mode-Sonographie und Kernspintomographie mit Operationssitus bzw. Histologie verglichen. Die Auswertung erfolgte nach den Kriterien Tumorerkennung, d.h. Abgrenzung des Tumors von gesundem Gewebe und Gesamtdarstellung der Geschwulst. Zur Durchführung der flexiblen Endosonographie wurden zwei neuentwickelte, digital führbare 5/7,5 MHz Ultraschallsonden (Abb. 1) verwendet. Die Untersuchungsergebnisse zeigen, daß die flexible Endosonographie die Diagnostik maligner Mundhöhlen- und Oropharynx-Tumoren entscheidend verbessert und insbesondere in der Erkennung und Gesamtdarstellung von T1- und T2-Karzinomen allen anderen bildgebenden Verfahren überlegen ist. Nur bei ausgedehnten Tumoren sind zur übersichtlicheren Gesamtdarstellung andere bildgebende Verfahren wie Computer- oder Kernspintomographie hinzuzuziehen. Dennoch liefert die flexible Endosonographie auch bei T4-Befunden in Detailfragen, wie zum Beispiel bei Gefäß- oder Knocheninfiltrationen, wichtige Zusatzinformationen.

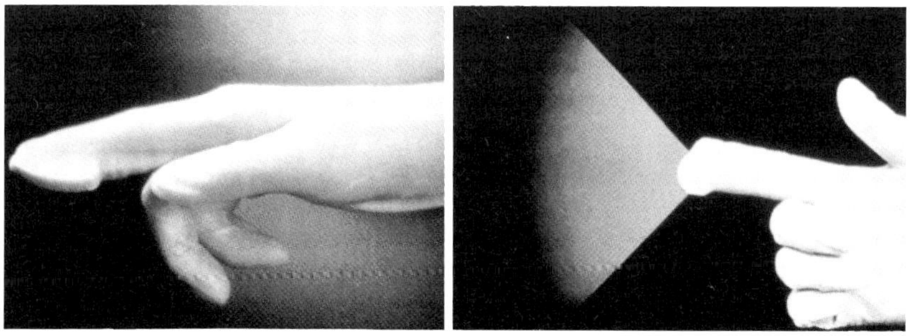

Abb. 1. Flexible Endosonographie. Digital führbare, unter einem Einmalhandschuh getragene Ultraschallsonden (5/7,5 MHz)

67. S. Holtmann, V. Reiman, J. Bujia, Th. Vogl (München): Diagnostische Möglichkeiten und Grenzen der Magnetresonanzspektroskopie im Kopf-Hals-Bereich

Die Magnetresonanzspektroskopie (MRS) beruht auf den gleichen Prinzipien wie die MR-Tomographie. Im Gegensatz zu dieser führt die MRS aber nicht zu einem morphologischen Abbild des untersuchten Gewebes, sondern ermöglicht eine unblutige, nichtinvasive Stoffwechselanalyse. Es gelingt somit, einen Einblick in die Biochemie bestimmter Elemente und ihrer wasserlöslichen Verbindungen zu erlangen. Aufgrund der gegenüber anderen Elementen relativ hohen Empfindlichkeit haben hier insbesondere die Phosphor (^{31}P)- und die Protonen (H^+)-Spektroskopie Bedeutung erlangt.

Um den Wert der MRS für die Diagnostik von Tumoren im Kopf-Hals-Bereich abschätzen zu können, wurden in vivo gewonnene Spektren mit den Daten von in vitro-Untersuchungen, die sich durch ein wesentlich höheres Auflösungsvermögen auszeichnen, verglichen. Für die In-vivo-Analysen stand uns ein 1,5 T Magnetom (Siemens) zur Verfügung, mit dem bildgesteuert quaderförmige Volumina selektiv untersucht werden können. Diese sog. ISIS-Technik kommt vor allem bei schwer zugänglichen Regionen zur Anwendung, beispielsweise bei Hirntumoren. Oberflächlich gelegene Raumforderungen, die besonders im HNO-Bereich – man denke an Hals- und Speicheldrüsentumoren – eine Rolle spielen, werden dagegen besser mit Oberflächenspulen untersucht. Diese Methode läßt derzeit an unserer Anlage nur eine Phosphorspektroskopie zu. Die In-vitro-Analysen haben wir an einem 2,1 T Bruker System durchgeführt. Der Stoffwechsel von operativ entnommenen Gewebeproben wurde sofort mit Hilfe flüssiger Luft einem Gefrierstop und mit Perchloressigsäure einem zusätzlichen enzymatischen Stop unterzogen. Die zentrifugierten und lyophilisierten Gewebeextrakte können problemlos konserviert werden, so daß uns mitterweile eine Gewebebank mit über 100 Proben zur Verfügung steht.

Phosphor ist wesentlicher Bestandteil der Energiephosphate (Kreatinphosphat, ATP) und wichtiger Membranbaustein (Phospholipide). Unsere Ergebnisse zeigen, daß auf Grund der Phosphorspektren (Abb. 1) quantitative Aussagen über den energetischen Zustand des untersuchten Tumorgewebes und somit über die intrazelluläre Sauerstoffversorgung möglich sind. Auch können über Phosphoresterverbindungen Membransynthese- und Membranabbauprodukte beurteilt werden, die mit dem Wachstumsverhalten von Tumoren

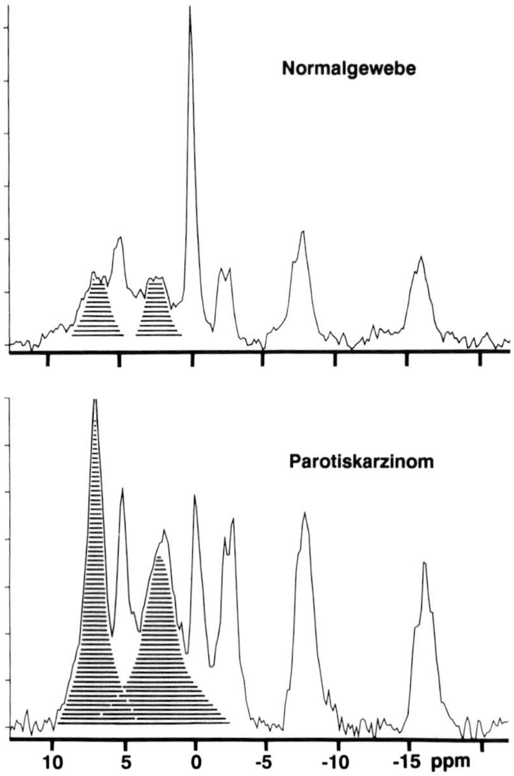

Abb. 1. In-vivo-Phosphorspektren gesunden Gewebes (*oben*) und eines Plattenepithelkarzinoms der Parotis (*unten*). Dargestellt sind die Energiephosphatverbindungen (*hell*) und die Membranphosphatverbindungen (*dunkel*)

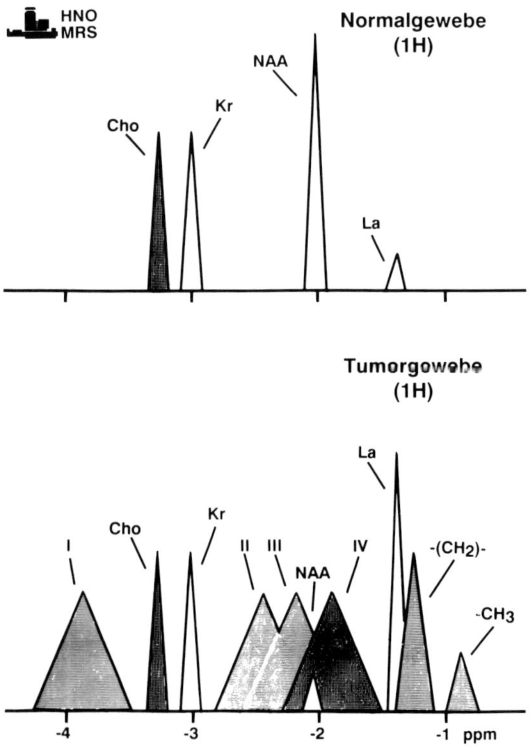

Abb. 2. Schematische Darstellung der In-vitro-Protonenspektren gesunden Gewebes (*oben*) und eines malignen Tumors (*unten*)

korrelieren. Die Interpretation solcher in vivo-Spektren kann jedoch im Einzelfall schwierig sein, weil sie einen räumlichen Mittelwert der metabolischen Prozesse über ein relativ großes Gewebevolumen (bei Phosphor von ca. 30 ccm) darstellen. Daher überlagern sich in den Spektren großer, heterogener Tumoren die durch die metabolisch inaktiven Gebiete (zentrale Narkose) verursachten Linien mit denen aus Gebieten hoher Stoffwechselaktivität (Peripherie). Trotzdem ist es auf Grund der in den 31P-Spektren erkennbaren veränderten Konzentration der Membranphosphate möglich, z. B. das Ansprechen eines Tumors auf eine chemotherapeutische Behandlung zu einem sehr frühzeitigen Zeitpunkt abzuschätzen, an dem noch keinerlei morphologischen oder sonstigen klinischen Zeichen einer Tumorremission erkennbar sind.

Die *Protonenspektren* gesunden Gewebes zeigen typischerweise Linien für Cholin, Kreatin, Laktat, Aminosäuren und – im Gehirn – N-Acetylaspertat. In vitro weisen besonders die Gewebeextrakte maligner Tumoren zusätzliche, breitbandige Spektralbereiche auf (Abb. 2). Wie Lipidanalysen erkennen lassen, enthalten diese neben weiteren, unbekannten Wasserstoffverbindungen in nennenswertem Umfang ungesättigte, kurzkettige Fettsäuren. Ob diese zusätzlichen Linien tatsächlich tumorspezifisch sind, wird sich erst nach Analyse einer Vielzahl weiterer Proben zeigen lassen. Wichtig wäre auch, die in vitro gefundenen Veränderungen in den In-vivo-Protonenspektren nachzuweisen. Die dafür erforderliche Technologie befindet sich jedoch derzeit noch im Stadium der Entwicklung.

Die MRS eröffnet damit neue Möglichkeiten für eine nichtinvasive Tumordiagnostik. Ihre Möglichkeiten und Grenzen sind jedoch noch lange nicht ausgelotet.

68. G. Grevers, Th. Vogl, J. Balzer (München): Zum Stellenwert von MR-Angiographie und DSA in der Diagnostik der Kopf-Hals-Region

Die digitale Subtraktionsangiographie (DSA) – und hier insbesondere die arterielle Technik – hat sich in den vergangenen Jahren als angiographisches Routinediagnostikverfahren bei der Abklärung von Gefäßprozessen nicht nur im Kopf-Hals-Bereich etablieren und damit die konventionelle Angiographie weitestgehend ersetzen können. Die entscheidenden Vorteile der DSA gegenüber der konventionellen Angiographie bestanden neben einer deutlichen Verkürzung der Untersuchungszeit in einer verbesserten Kontrastauflösung, sowie der Möglichkeit einer nachträglichen Bildbearbeitung. Ein weiterer bemerkenswerter Vorteil war die Reduzierung der Kontrastmittelmenge und damit verbunden die Senkung des Angiographierisikos. Seit kurzem steht nun die nicht-invasive Magnetresonanzangiographie (MRA) als neues Verfahren für die Gefäßdiagnostik zur Verfügung. Für die Untersuchung der arteriellen Gefäße im HNO-Bereich haben sich insbesondere spezielle Gradientenechosequenzen bewährt. Bei besonderen Fragestellungen, bei denen auch die Gefäßwand Berücksichtigung finden muß, werden sogenannte Spinecho-Sequenzen eingesetzt.

Für die vorliegende Untersuchung wurden insgesamt 42 Patienten mit unterschiedlichen „vaskulären Fragestellungen" im Kopf-Hals-Bereich sowohl mit der DSA als auch mit der MRA untersucht, um die Aussagefähigkeit dieser beiden Techniken zu vergleichen. Die MR-angiographischen Studien wurden an einem 1,5 Tesla

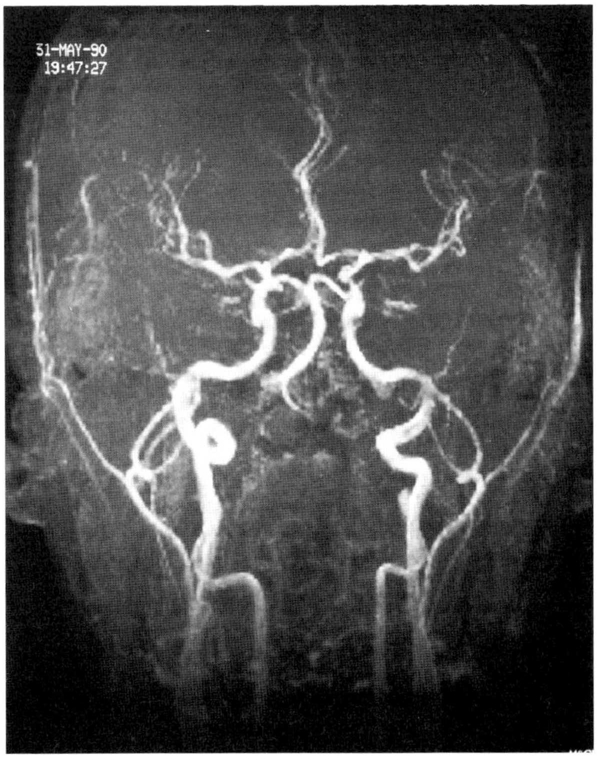

Abb. 1. Arterielle MRA, FISP-3D-Sequenz, koronar. Übersichtsdarstellung der intra- und extrakraniellen Hauptarterien (Aa. carotis, Aa. vertebrales, A. basilaris)

Magnetom (Siemens) durchgeführt. Mit transversalen FISP-3D-Sequenzen konnten alle intrakraniellen Gefäße der Schädelbasis, sowie die Aa. cerebri anterior, media und posterior exakt differenziert werden (Abb. 1). In koronarer Orientierung eignete sich die Sequenz insbesondere zur Beurteilung des Verlaufes der gesamten Arteria carotis (Abb. 2). Die koronare, sequentielle FLASH-2D-Sequenz erlaubt eine Differenzierung der Arteria carotis externa-Äste sowie des venösen Blutflusses.

Die Ergebnisse zeigten, daß die MRA bei bestimmten Fragestellungen (Gefäßstenosen, -varianten und -kompressionen) eine gegenüber der DSA gleichwertige Darstellung ermöglicht. Bei Aneurysmen und mittel- bis hochgradigen Stenosen wurde die Diagnostik durch ein verändertes intravasales Strömungsverhalten erschwert.

Aufgrund der vorliegenden Untersuchung konnte bestätigt werden, daß die MRA in der Gefäßdiagnostik der Kopf-Hals-Region ein Verfahren darstellt, daß der DSA von der diagnostischen Aussagefähigkeit mindestens gleichwertig ist.

Darüberhinausgehend liegen die Vorteile der MRA neben der Nichtinvasivität der Methode mit einer völligen Aufhebung des Angiographierisikos in der Möglichkeit der multiplanaren Schichtführung. Zudem kann die MRA simultan mit einer kernspintomographischen Abklärung durchgeführt werden, was insbesondere bei Fragestellungen von Bedeutung ist, bei denen es um die Beziehung von Kopf-Hals-Tumoren zu den Gefäßen geht.

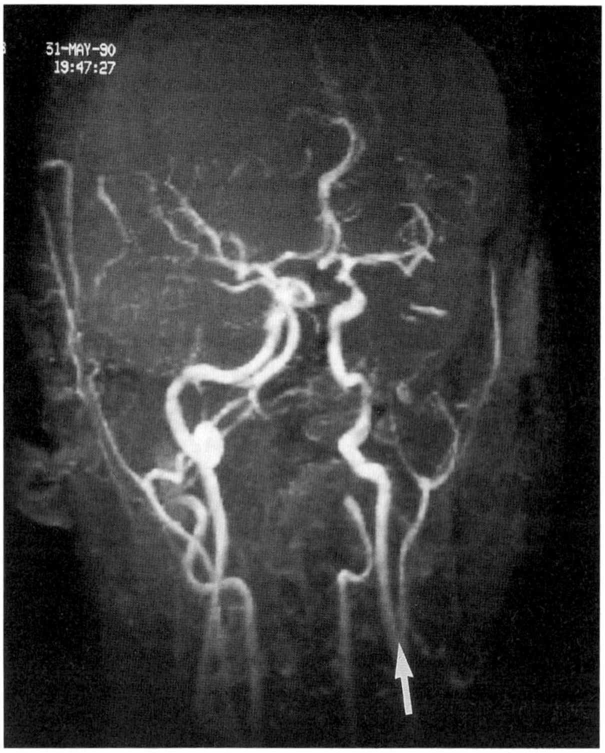

Abb. 2. Arterielle MRA, FISP-3D-Sequenz, koronar. In dieser Abbildung ist gegenüber Abb. 1 das Gefäßsystem rotiert. Dadurch wird eine bessere Beurteilung der Bifurkation (*Pfeil*) der linken A. carotis möglich

N. Staab (Frankfurt/Höchst): Besteht eine Aussagemöglichkeit über Stenosierung von Halsgefäßen mit Maß für die Reduzierung des Blutstromes und Darstellung von Umgehungskreisläufen?

R. Hagen (Würzburg): Welche Aufnahmezeit haben sie pro Schichtaufnahme? Bei den Bildern handelt es sich um Summationsaufnahmen, der Funktionsverlauf selbst kann mit dieser Technik noch nicht dargestellt werden. Hier hat die konventionelle Angiographie noch immer Vorteile.

R. Pfalz (Ulm): Wie groß ist der Aufwand an Zeit und Geldinvestitionen? Wir müssen betonen, daß vieles, was teuer ist, dem Menschen *Chancen* bringt, geheilt zu werden, und nicht der *Kostendämpfung* zum Opfer fallen darf.

G. Grevers (Schlußwort):
Stenosen in den Gefäßen mit schnellem Blutfluß (A. carotis interna, A. vertebralis, A. basilaris) lassen sich problemlos darstellen.

Die Untersuchungszeit übersteigt noch wesentlich diejenige der DSA. Der Vorteil einer simultanen Bildbeurteilbarkeit bei der DSA wird durch die Nichtinvasivität der MRA kompensiert.

Die Untersuchung erfordert keine Neuanschaffung eines Gerätes, sofern ein Kernspintomograph zur Verfügung steht.

69. Ch. Reißer, U. Haberkorn, L. G. Strauss (Heidelberg): Therapiekontrolle mittels Positronenemissionstomographie bei fortgeschrittenen HNO-Tumoren

Bei fortgeschrittenen, inoperablen HNO-Tumoren wird meist eine Chemotherapie, Strahlentherapie oder kombinierte Radiochemotherapie durchgeführt. Diese Therapie ist bei dem meist schlechten Allgemeinzustand der Patienten für diese sehr belastend, so daß es wünschenswert ist, möglichst früh ein Ansprechen der Therapie beurteilen zu können, um ggf. das Therapieschema zu verändern. Durch Inspektion und Palpation einerseits und morphologische Untersuchungen, wie Ultraschall, Computertomogrpaphie oder Kernspintomographie, läßt sich eine beginnende Remission meist erst nach einiger Zeit durch Verlaufsuntersuchungen beurteilen.

Mit Hilfe der Positronenemissionstomographie lassen sich therapiebedingte Änderungen des Tumor-Metabolismus bereits frühzeitig nachweisen. Die Positronenemissionstomograhie ist eine nuklearmedizinische Methode, bei der sich die Anreicherung von radioaktiv markierter Glukose als Parameter für den Tumorstoffwechsel quantitativ messen läßt.

Anhand dreier klinischer Beispiele von Patienten mit metastasierenden Larynx- bzw. Hypopharynx-Tumoren wird gezeigt, daß die computertomographischen Befunde vor und nach Therapie (1 Zyklus Cisplatin und 5-FU, 30 Gy Strahlentherapie, 1 Zyklus kombinierte Radiochemotherapie) nahezu unverändert sind. Bei zwei Patienten konnte durch die Positronenemissionstomographie gezeigt werden, daß der Glukosestoffwechsel der Tumoren nach Therapie deutlich geringer als vor Therapie war, wobei dieser Hinweis auf eine beginnende Remission durch den weiteren Krankheitsverlauf bestätigt wurde. In dem dritten Fall eines metastasierenden, undifferenzierten Plattenepithelkarzinoms des Hypopharynx konnte eine Zunahme des Glukosestoffwechsels trotz Chemotherapie gezeigt werden, wobei sich das Nicht-Ansprechen des Tumors auf die Therapie mit Cisplatin und 5-FU durch den weiteren klinischen Verlauf bestätigte.

Zusammenfassend kann mit Hilfe der Positronenemissionstomographie bereits vor klinisch erkennbarer Remission eine Änderung des Glukosestoffwechsels des Tumors nachgewiesen werden. Dadurch ergibt sich die Möglichkeit, die Therapie an das individuelle biologische Tumorverhalten anzupassen.

70. N. Nitsche, H. Iro, G. Waitz, K. Hoffmann (Erlangen, Bochum): Darstellung dermaler und kartilaginärer Strukturen durch Hochfrequenzsonographie bei 20 MHz

Obwohl die Chirurgie der Haut und insbesondere die chirurgische Behandlung von Hauttumoren nicht nur in der Dermatologie einen breiten Raum einnimmt, konnte sich bis jetzt noch kein bildgebendes Verfahren zur Darstellung von Hautstrukturen im Rahmen der präoperativen Planung durchsetzen. Die älteren Methoden wie Röntgenaufnahmen von Hautfalten oder die Thermographie wurden wegen ihrer geringen Aussagekraft nicht routinemäßig angewandt. Unsere eigenen Versuche, kleine Hauttumoren und ihre Beziehungen zu benachbarten Strukturen durch CT oder MRT darzustellen, erbrachten ebenfalls keinen Erfolg.

Seit kurzem stehen jedoch B-scan-Sonographiegeräte zur Verfügung, die bei einer Frequenz von 20 MHz arbeiten. Bei einer Eindringtiefe von 7 mm beträgt die Höchstauflösung 0,08 mm, die Länge des Bildausschnittes je nach Gerät 12–13 mm. Wir haben die 3 in Deutschland zur Verfügung stehenden Geräte eingesetzt. Wie bereits durch die Arbeitsgruppe um K. Hoffmann gezeigt, besteht eine hervorragende Korrelation zwischen den Ergebnissen der Histometrie und der Sonometrie. Die Tumoren konnten mit dem häufig begleitenden entzündlichen Infiltrat auf Bruchteile eines Millimeters genau vermessen werden. Weiterhin läßt sich eine Infiltration der Subkutis oder knorpeliger Strukturen gut erkennen. Dies kann von prognostischer Bedeutung z. B. beim malignen Melanom sein oder eine Hilfestellung für die Operationsplanung z. B. beim Befall eines Flügelknorpels durch ein Basaliom.

Knorpelige Strukturen im Bereich der Nase können morphologisch untersucht werden. Stellung und Form der Flügel- und Seitenknorpel sind prae- und postoperativ gut zu erfassen. Ebenso kann die Position von knorpeligen Implantaten genau bestimmt werden sowie deren Resorptionsrate.

Da es sich um ein schnell verfügbares und den Patienten nicht belastendes Verfahren handelt, und konkurrierende Methoden von vergleichsweise geringer Aussagekraft sind, ist mit einer wachsenden Bedeutung der Hochfrequenz-B-scan-Sonographie zu rechnen.

C. Morgenstern (Hamburg): Können Sie mit dieser Methode präoperativ eine Einteilung der malignen Melanome in Analogie zum Clark Level stellen?

T. Koch (Hannover): Besteht die prinzipielle Möglichkeit, einen 20-MHz-Schallkopf an einen normalen B-Scan-Sonographen anzuschließen, oder ist das post-processing so aufwendig, daß für die 20-MHz-Sonographie ein eigenes separates Sonographiegerät erforderlich ist?

Th. Eichhorn (Marburg): Ist es auch schon gelungen, die Satelliten von Melanomen sonographisch mit dem 20-MHz-Schallkopf zu erfassen und ggf. Verbindungsstränge intra- bzw. subcutan zwischen Primärtumor und Satellit darzustellen?

N. Nitsche (Schlußwort):
Der Clark Level soll nach Überlegungen der verschiedenen dermatologischen Arbeitsgruppen durch sonometrische Messungen ergänzt, ggf. sogar ersetzt werden.

Der 20-MHz-Schallkopf ist mit den üblichen 5–7,5 MHz-Geräten noch nicht kompatibel.

Besonders gut ließen sich subcutane Ausläufer von anoperierten Basaliomen darstellen, die als echoleere Areale abgebildet werden „Satelliten“ von malignen Melanomen lassen sich darstellen, die minimale Größe der Satelliten ist jedoch noch nicht bekannt.

71. M. Terrahe, M. Westhofen, J. Triebel (Hamburg): Wertigkeit der B-scan-Echographie und der digitalen Subtraktionssialographie für die Differentialdiagnostik von Speicheldrüsenerkrankungen

Für die Operationsindikation bei Speicheldrüsenerkrankungen ist die Differenzierung fokaler intra- und paraglandulärer sowie diffuser Speicheldrüsenerkrankungen wesentlich. Die Einführung digitaler Subtraktionstechniken mit grundlegend verbesserter Detaildarstellung erfordert einen erneuten Vergleich der diagnostischen Zuverlässigkeit zwischen Sialographie und Sonographie.

Bei 50 zufällig ausgewählten Patienten mit Verdacht auf eine Speicheldrüsenerkrankung erfolgten nacheinander die B-Scan-Echographie und die Sialographie in digitaler Subtraktionstechnik (DSS). Für die B-scan-Echographie wurde ein 5-MHz-Linearschallkopf verwendet. Im Anschluß erfolgte die DSS. Die Kontrastmittelapplikation (max. 5 ml, Solutrast mit 35% Jodgehalt) erfolgte in der üblichen Technik über einen Katheter: Die Untersuchungen wurden mit dem Gerät Digidron durchgeführt. Bei einem Bildverstärkereingangsformat von 14 cm wurde der pulse-mode mit einer Aufnahmefrequenz von 2 Bildern/sec gewählt. Nach der Erstellung von jeweils 4 Maskenbildern wurde die Aufnahmeserie nach 12 Füllungsbildern beendet.

In 46% (n = 23) der Fälle handelte es sich um intraglanduläre Raumforderungen, die in allen Fällen mit der B-scan-Echographie erkannt werden konnte (Sensitivität: 100%). Durch die jeweils folgende Operation konnten die sonographischen Befunde kontrolliert und bestätigt werden. Die DSS erwies sich mit 8 falsch negativen Befunden als das weniger zuverlässige Verfahren (Sensitivität: 65%). Die B-scan-Echographie wies auch bei paraglandulären Raumforderungen (14% der Fälle, n = 7) die höhere Sensitivität (100%) auf. Bei der DSS ließ die Befundkonstellation in 3 Fällen eine paraglanduläre Raumforderung vermuten (Sensitivität: 43%). Erschwerend war dabei, daß die bei intra- und paraglandulären Raumforderungen zur genaueren Lokalisationsangabe erforderliche zweite Projektionsebene bei der DDS aufwendig und zeitraubend ist. In 2 Fällen (4%) bestand bei sonographisch unauffälligem Befund anamnestisch der Verdacht auf eine Sialolithiasis der Glandula submandibularis. In der DSS gelang jeweils der Nachweis eines kleinen Konkrements im drüsennahen Anteil des Ausführungsganges. In den Fällen einer diffusen Speicheldrüsenerkrankung (32%, n = 16) war die DSS das zuverlässigere Verfahren. In allen Fällen zeigten sich Veränderungen des Gangsystems als Ausdruck einer diffusen Speicheldrüsenerkrankung (Sensitivität: 100%). Die sonographischen Befunde waren in 14 Fällen vereinbar mit einer diffusen Speicheldrüsenerkrankung (Sensitivität: 87%). Trotz sorgfältiger Untersuchungsvorbereitungenn (Patientenlagerung und Fixierung) war in 2 Fällen (4%) eine Auswertung des Sialogramms in digitaler Subtraktionstechnik wegen Bewegungsartefakten nicht sicher möglich.

Aus den vorliegenden Ergebnissen ergibt sich aus der Anwendung der digitalen Subtraktionstechnik keine zusätzliche Indikation zur Sialographie. Die B-scan-Echographie erlaubt eine zuverlässige Differenzierung fokaler intra- und paralglandulärer Speicheldrüsenerkrankungen. Bei diffusen Speicheldrüsenerkrankungen und klinischem Verdacht auf Sialolithiasis ist die B-Scan Echographie als erster Schritt der Diagnostik angebracht. Bei entsprechendem, klinischem Verdacht und unauffälligem B-scan-Befund ist die DSS, auch Untersuchungsaufwand und Strahlenbelastung berücksichtigend, gerechtfertigt.

72. D.-M. Denk, F. Winkelbauer (Wien): Ultraschalldiagnostik und Halslymphknotentuberkulose

Bei zervikalen Raumforderungen ist die Halslymphknotentuberkulose, die die häufigste tuberkulöse Manifestation im Hals-Nasen-Ohren-Bereich darstellt, unbedingt in die differentialdiagnostischen Überlegungen einzubeziehen.

Anhand von Sonographien der Zervikalregion von 11 Patienten mit histologisch verifizierter tuberkulöser Lymphadenitis colli wurde untersucht, ob für diese Erkrankung typische sonographische Merkmale gefunden werden können.

Analysekriterien: Die sonographisch dargestellten zervikalen Raumforderungen wurden nach folgenden Kriterien bewertet: Größe, Lokalisation, Anzahl, Konfiguration, Begrenzung, Echostruktur, Rückwandverstärkung, Kompressibilität und Auslösbarkeit des Ballotements.

Ergebnisse

Folgende sonographischen Befunde fanden sich regelmäßig: multiple rundlich-ovalär vergrößerte Lymphknoten, konglomeratförmig angeordnet, echoarm mit Rückwandverstärkung, scharf begrenzt. Bei Einschmelzung: inhomogen mit zentral echoärmeren Arealen unscharf begrenzt. Kalzifikationen waren sonographisch in unserem Patientengut nicht nachweisbar.

Diese Echostrukturen treten aber nicht ausschließlich bei der Halslymphknotentuberkulose auf, so daß differentialdiagnostisch vor allem an eine abszedierende unspezifische Lymphadenitis colli, an ein malignes Lymphom und an Lymphknotenmetastasen zu denken ist.

Dennoch kann bei Vorliegen des beschriebenen polymorphen sonographischen Bildes bei Beachtung von Anamnese und Klinik durchaus die Verdachtsdiagnose Halslymphknotentuberkulose gestellt werden. Die endgültige Diagnose ist histologisch und mikrobiologisch zu stellen.

Th. Eichhorn (Marburg): Der fehlende Nachweis von Kalzifikationen in tuberkulosen Lymphknoten kann dadurch bedingt sein, daß es sich noch um ein sehr frühes Tbc-Stadium handelt. Kalzifikationen in Lymphknotenmetastasen sind eine ausgesprochene Rarität.

M. Westhofen (Hamburg): Die aufgezeigten Diagnosekriterien zur sonographischen Differenzierung entzündlicher, neoplastischer und spezifischer Entzündungen sind nicht zutreffend. Bei tumorösen und ebenso bei entzündlichen Lymphknoten werden nebeneinander glatte Begrenzung und unscharfe Grenzen sowie unterschiedliche Ausprägung von Binnenechos beobachtet.

L. M. Denk (Schlußwort):
Zur Frage nach den Kalzifikationen: Es wurden Patienten mit Halslymphknotentuberkulose in unterschiedlichen Stadien untersucht. Entgegen unseren Erwartungen fanden sich keine Kalzefikationen.

Wie im Vortrag bereits festgestellt, kann mit Hilfe des Ultraschalls keine histologische Diagnose gestellt werden. Das Ergebnis der vorliegenden Untersuchung ist jedoch, daß man bei Vorliegen des beschriebenen polymorphen sonographischen Bildes *und* bei Beobachtung von Anamnese und Klinik differentialdiagnostisch an eine Halslymphknotentuberkulose denken soll.

73. F. Rosanowski, B. Briele, H. T. Gorgulla, R. Rödel (Bonn): Tumorszintigraphie mit 111-Indium-markierten Liposomen bei Patienten mit Kopf-Hals-Karzinomen

Szintigraphische Untersuchungsmethoden sind bei der Beurteilung von Karzinomen im Kopf-Hals-Bereich anderen bildgebenden Verfahren unterlegen. 111-Indium-markierte Liposomen sind als spezifische Marker mancher maligner Tumoren beschrieben worden: es liegen umfangreichere Untersuchungen an Patienten mit Bronchial- und Mammakarzinomen vor, aber auch maligne Melanome und maligne Lymphome scheinen mit diesem Tracer gut darstellbar zu sein. Insbesondere Lymphknoten- und Organmetastasen können offenbar mit dieser Methode erkannt werden. Aussagekräftige Ergebnisse von Patienten mit Kopf-Hals-Karzinomen fehlen bislang.

Wir untersuchten 17 Patienten mit bekannten Kopf-Hals-Karzinomen: je 7 Mundhöhlen- und Oropharynxkarzinome, 2 Larynxkarzinome und einen Patienten mit der zervikalen Metastase eines unbekannten Primärtumors. Die Ergebnisse wurden bei 16 Patienten mit den histologischen Befunden nach chirurgischer Therapie verglichen.

Für die Darstellung der Tumoren ergaben sich 9 richtig positive und ein falsch positives Ergebnis. Es wurden 3 richtig und 3 falsch negative Befunde erhoben. Die Sensitivität war 75%, die Spezifität war ebenfalls 75%. Der positive Vorhersagewert war 90%, der negative Vorhersagewert war 50%.

Zervikale Lymphknotenmetastasen wurden in 4 von 16 Fällen richtig positiv erkannt, falsch positiv in einem Fall. Ein richtig negativer Befund wurde in 8 Fällen erhoben, ein falsch negativer in 3 Fällen. Die Sensitivität war 57%, die Spezifität 89%. Der positive Vorhersagewert war 80%, der negative 72%.

Im Vergleich mit dem routinemäßig durchgeführten Computer-Tomogramm ergaben sich in keinem Fall zusätzliche Informationen oder Konsequenzen für das therapeutische Vorgehen.

Die bei Tumoren anderer Lokalisation mit der Liposomenszintigraphie erhobenen vielversprechenden Befunde konnten im Kopf-Hals-Bereich nicht reproduziert werden. Diese Methode hat in der gegenwärtigen Form für die klinische Routinediagnostik von Kopf-Hals-Karzinomen keine Bedeutung.

74. A. Heinen, R. Mösges, F.-U. Poppel (Aachen): Ein Computerprogramm zur Operationsdokumentation

Ein spezieller Aspekt medizinischer Dokumentation ist die Erfassung der im Zusammenhang mit der operativen Therapie stehenden Daten. Z. Zt. wird an den meisten Kliniken zu diesem Zweck noch ein OP-Buch geführt, in das manuell die durchgeführten Operationen eingetragen werden. Sowohl die geringe Anzahl der üblicherweise erfaßten Merkmale, als auch ihre dürftige inhaltliche Aussagekraft, insbesondere die mangelnde Vergleichbarkeit durch Klartextformulierungen für Diagnosen und Operationen lassen eine vernünftige Auswertung unter übergeordneten Gesichtspunkten kaum zu. Die Aufbereitung des in Buchform vorliegenden Datenmaterials ist darüber hinaus jedesmal nur mit großem Arbeitsaufwand zu bewerkstelligen.

Es wird ein System zur Erhebung und Verarbeitung von Operationsdaten vorgestellt, das anstelle des OP-Buches einzusetzen ist. Aufgrund von Erfahrungswerten kristallisierte sich eine Liste relevanter Parameter für ein aussagekräftiges Protokoll heraus. Diagnosen und Operationen werden verschlüsselt, um sie vergleichen und statistisch auswerten zu können. Aus den verschiedenen zur Verfügung stehenden Schlüsselsystemen wurde die ICD-9 (International Classification of Diseases, 9th Revision) für die Verschlüsselung der Diagnosen und der Gögler-Scheibe-Schlüssel (Allgemeiner chirurgischer Therapieschlüssel) zur Codierung der Operationen ausgewählt. Das Programm bietet die Möglichkeit, nachträglich andere Schlüsselsysteme zu berücksichtigen. Implementiert wurde das System auf einem Personal Computer in der Programmiersprache „SMALTALK V", in einer Sprache, die in hohem Maße die sogenannte „Windows" oder „Fenstertechnik" und die Bedienung mit einer Mouse unterstützt.

Im folgenden soll eine kurze Übersicht über das Programm gegeben werden: Um die alphanumerische Eingabe häufig wiederkehrender Angaben auf ein Minimum zu reduzieren, besteht die Möglichkeit, Auswahllisten zu erstellen. Bei der Bearbeitung des OP-Protokolls können diese Listen auf den Bildschirm geholt, die zutreffenden Einträge mit Hilfe der Mouse ausgewählt und in das Protokoll übernommen werden. Es ist möglich, bereits erstellte OP-Protokolle zu lesen und zu bearbeiten. Dabei werden verschiedene Auswahlkriterien zum leichten Auffinden der gesuchten Daten angeboten.

Den Kernpunkt des Programms bildet die Erstellung eines neuen OP-Protokolls. Nach Eingabe der administrativen Daten erfolgt die Erfassung der eigentlichen Operationsdaten, vereinfacht durch Auswahllisten (s. o.). Die Auswahl der Schlüsselnummern erfolgt mit grafischer Unterstützung. Ausgehend von einem Übersichtsbild mit den in der HNO relevanten topografischen Gebieten lassen sich Darstellungen der einzelnen Regionen aufrufen. Gleichzeitig erscheint auf einem Teil des Bildschirms eine Liste der für diesen Bereich existierenden Schlüsselnummern, die sich durch Anklicken eines Teilgebietes der Grafik weiter reduzieren läßt. Die Auswahl der Schlüsselnummern und ihre Übernahme mit zugehörigem Klartext in das Protokoll erfolgt ebenfalls durch Anklicken mit der Mouse.

Von Anfang an wurde die Möglichkeit einer Anbindung an ein Abteilungs- oder Klinikinformationssystem berücksichtigt, so daß die Patientendaten direkt übernommen werden können, was die Erstellung des Protokolls weiter vereinfacht.

Th. Deitmer (Münster): Um mehrfache Eingaben von Patientenstammdaten zu vermeiden, sollte eine Vernetzung mit dem Verwaltungscomputer hergestellt werden, auch um sichere und eindeutige Patientenzuordnung zu gewährleisten. Es gibt Programme, die die Patienteneingabe über einen Strich-Code ermöglichen. – Eine Kooperation von Kliniken, die an Operations-Dokumentations-Programmen arbeiten, wäre sinnvoll, um auch anderen Arbeit zu ersparen.

Ch. v. Ilberg (Frankfurt): Weshalb geben Sie Patientenstammdaten in das Programm ein, da diese Daten bei der Patientenaufnahme bereits erfaßt werden? Wird auch der Operationsverlaufsbericht in Ihr Programm integriert und wie geschieht das?

W. Caliebe (Kiel): Die ICD9 ist durch die erweiterte ICD nach Immich zu ersetzen. Der Scheibe-Gügler enthält z. T. Seitenbezeichnungen für die Operation (Ohr, NNH). Für einige Organe sind keine Seitenbezeichnungen vorgesehen.

M. Streppel (Köln): Statt des ICD 9- bzw. des erweiterten ICD-Schlüssels nach Innrich, Heidelberg, wird der Einsatz des speziell für die HNO entwickelten Diagnoseschlüssels von Wustrow vorgeschlagen.

R. Kau (Düsseldorf): Wie werden Sie in der Zukunft für Datensicherung und Datenpflege Sorge tragen?

A. Heinen (Schlußwort):
Die Möglichkeit, Daten aus einem Klinikinformationssystem zu übernehmen, besteht. Zur Zeit existiert ein solches System in Aachen noch nicht, die Operationssäle sind noch nicht vernetzt. Es ist zur Zeit nicht möglich, OP-Berichte mit dem Programm zu erstellen.

Die 3-stellige ICD-9 wurde gewählt, da für jeden Patienten eine Diagnoseverschlüsselung nach dieser Klassifikation vorgeschrieben ist, eine Erweiterung auf andere Schlüssel ist möglich, insbesondere auch auf den Schlüssel von Herrn Wustrow. Die Daten sollen vom Operateur eingegeben werden, möglichst direkt nach der Operation. Auf lange Sicht sollen die Daten in einer Datenbank abgespeichert werden. Wie die physikalische Datensicherung vorgenommen werden soll, steht zur Zeit noch nicht fest.

75. M. Streppel, H. v. Wedel, O. Michel (Köln): Interaktives Befundungssystem in der klinischen Routine

Administrative und organisatorische Probleme gelten durch die bestehenden Computer-Praxis-Systeme als prinzipiell gelöst. Die Eingabe von anamnestischen Daten, erhobenen Befunden, Diagnosen und eingeleiteten Therapiemaßnahmen durch den Arzt während des Untersuchungsvorganges in ein Computersystem wird jedoch noch kontrovers diskutiert. Um das zudem noch zeitkritische und sensible Patient-Arzt-Verhältnis weitestgehend unbeeinträchtigt zu lassen, müssen zwei Minimalkriterien erfüllt sein: Effizienz und unauffälliges Verhalten. Es wird ein System vorgestellt, das diese Bedingungen in der klinischen Routine nahezu erfüllt. Zwei verschiedene Strategien, Makros und Datenpools mit Pointern, erlauben eine fast vollständige Erfassung aller relevanten Daten am Untersuchungsplatz über benutzerfreundliche Menues anhand frei wählbarer Textvorgaben. Die zeitraubende und fehlerintensive Klartexteingabe über die Tastatur kann somit minimiert werden. Grundlage des Systems bildet hierbei ein intelligent strukturierter und individuell adaptierter Datenpool, der zudem noch zu edukativen Zwecken eingesetzt werden kann.

76. G. Tymnik, H. Kahl, E. Kuhlisch (Dresden): Rechnergestütztes System der genetischen Beratung von vererbbaren Hörstörungen

Die genetische Beratung wird zunehmend bei kindlichen Hörstörungen gewünscht. Wir stehen dabei jedoch – trotz aller Erfolge der Molekulargenetik – vor einigen prinzipiellen, bisher nicht gelösten Schwierigkeiten. Weder können wir die erworbenen von den vererbten Hörstörungsformen immer mit letzter Sicherheit abgrenzen, noch gibt es Verfahren zur absolut sicheren Differenzierung der zahlreichen genetischen Hörstörungsformen. Auch ist es bisher nicht möglich, die klinisch stummen heterozygoten Merkmalsträger der verschiedenen autosomal-rezessiv vererbten Hörstörungen zu identifizieren.

Basis unseres gegenwärtigen Handelns sind die Mittel und Methoden, die Erkenntnisse und Erfahrungen der klinischen und formalen Genetik. Tragende Säule der Risikoeinschätzung ist dabei die subtile Stammtafelerhebung – einschließlich klinischer Untersuchung der Familienangehörigen. Die genealogische Methode ist jedoch äußerst zeitaufwendig. Naheliegend ist es daher, eine einmal erfaßte Sippe auf dem Rechner abzuspeichern. Sie bleibt somit ständig zugriffsbereit und kann auch jederzeit vervollständigt werden. Weiterreichende bisher nicht bekannte verwandtschaftliche Beziehungen sind so eher aufdeckbar.

Von uns wurde ein Programmsystem als Labormuster auf der Basis von dBase zunächst für einen 8 bit-PC jetzt auch für einen 16 bit-PC entwickelt. Mit diesem Programm sind Sippen in einer Größe von 990 Mitgliedern in 10 Generationen erfaßbar.

Die Schilderung der gesamten Datenbankstruktur und deren Aussagemöglichkeiten würde in diesem Rahmen zu weit führen. An einem Beispiel soll zumindest die Sippendarstellung verdeutlicht werden.

Abbildung 1 zeigt die übliche Sippentafel einer Familie mit autosomalrezessiv vererbter Gehörlosigkeit. Normalhörende Eltern haben gehörlose Kinder. Nach Eheschließung dieser Kinder ebenfalls mit gehörlosen Partnern werden wiederum gehörlose Kinder geboren. In Abb. 2 ist der PC-Ausdruck der gleichen Familie zu sehen. Die erste Ziffer (5, 6 und 7) gibt die Generationsfolge an. Die letzte Ziffer bezeichnet die Stellung in der Generation. m steht für männlich und w für weiblich. Die Krankheit kann vierstellig codiert werden. Vier Nullen bedeutet gesund. 0001 charakterisiert beidseitige Gehörlosigkeit.

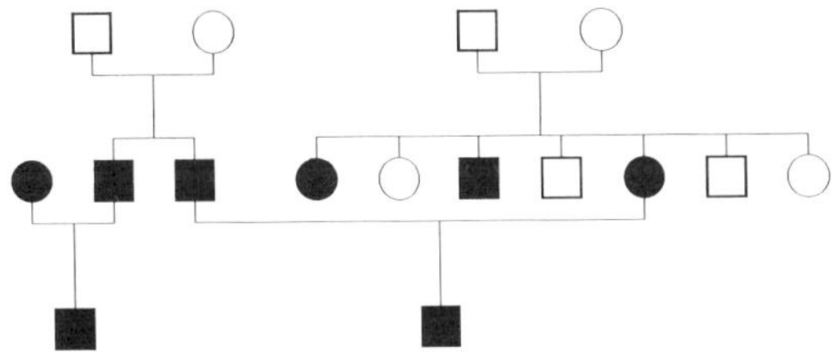

Abb. 1. Stammtafel einer Familie mit autosomal-rezessiv vererbter Gehörlosigkeit

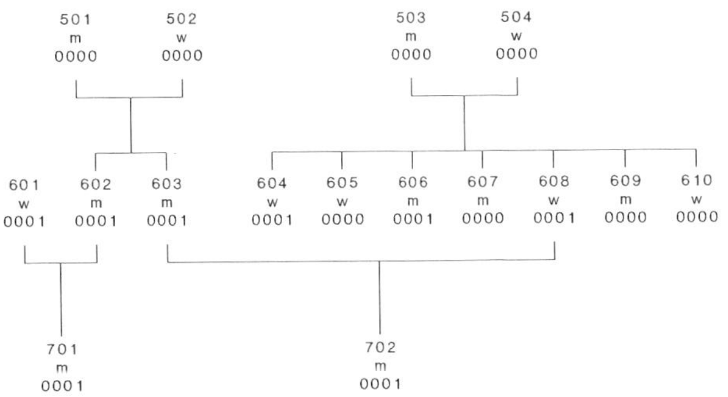

Abb. 2. PC-Ausdruck der Familie von Abb. 1

Bisher wurden 42 Sippen mit etwa 2600 Mitgliedern aus dem Verwaltungsbezirk Dresden eingespeichert und genetisch beraten. Im gleichen Sinne arbeitet ein Kollege im Leipziger Raum.

Die Risikoberechnung kann zusätzlich mit speziellen mathematischen Programmen untersetzt werden. So ist es möglich, mit dem Likelihood-Verfahren abzuschätzen, ob ein nach der Erfahrung angenommener Erbgang auch tatsächlich mathematisch in Frage kommt.

Mit einem weiteren, entsprechend modifizierten Programm können Risikoziffern auch bei komplizierten Familienkonstellationen sicher abgeschätzt werden. Es gelang bisher nicht, diese beiden Teilprogramme, die für sich funktionieren, mit dem Register zu verkoppeln. Dieses Problem ist jedoch lösbar.

Diese Art der Registerführung ist für die genetische Beratung der Hörstörungen praktisch direkt bedeutsam, da der Arzt an seinem Arbeitsplatz entscheidende Hilfe erhält. Wesentliche Vorarbeiten bei der Stammtafelerhebung können dem Arzt abgenommen werden, der somit zeitlich entlastet wird.

Einfache epidemiologische Fragestellungen (z. B. Altersverteilungen, Schädigungsgrade, Syndromdiagnosen, territoriale Häufungen u. a. m.) sind sofort zu erhalten. Weiterhin sind mit der Zeit genetisch-epidemiologische Erkenntnisse zu gewinnen. Letztlich hoffen wir, daß nach Sammlung von ausreichendem Material, das mit mathematischen und zusätzlichen paragenetischen Methoden zu homogenisieren ist, genomische Methoden anwendbar werden.

Ergebnisse. Die endoskopisch durchgeführte, elektrohydraulische Speichelsteinzertrümmerung kann ohne ernsthafte Nebenwirkungen am Patienten durchgeführt werden, wie dies die Untersuchungen an isolierten Speicheldrüsenausführungsgängen zeigen konnten. Bisher wurden 6 Patienten mit Gangkonkrementen der Gl. submandibularis erfolgreich und nebenwirkungsfrei therapiert. In Wirkungsgrad und Handhabung ist dieses Therapieverfahren der Laserlithotripsie überlegen, dies kann zu einer wesentlichen Verkürzung der Therapiedauer beitragen.

77. R. Königsberger, J. Feyh, A. Goetz, W. Müller (München): Die elektrohydraulische, intrakorporale Speichelsteinlithotripsie (EISL). Ein neues Therapieverfahren zur Behandlung der Sialolithiasis

Die endoskopisch kontrollierte, laserinduzierte Speichelsteinlithotripsie stellt ein neues, nicht invasives Therapieverfahren zur Behandlung von extraglandulär gelegenen Speichelsteinen dar. Aufgrund des großen apparativen Aufwandes, den die Verwendung des Excimer- bzw. Farbstofflasers darstellt, wurde ein neues in Handhabung und Technik einfacher durchzuführendes Verfahren zur endoskopischen Speichelsteinzertrümmerung entwickelt.

Methode

Zur endoskopischen Stoßwellenapplikation wird an Stelle einer Laserlichtquelle ein elektrohydraulischer Stoßwellengenerator verwendet. Die Stoßwelle wird hierbei an der Spitze einer Sondenelektrode über einen dielektrischen Durchschlag erzeugt. Der maximale Sondendurchmesser beträgt 1,5 Charr., wodurch eine problemlose endoskopische Applikation gewährleistet ist.

Es wurden in vitro Versuche an isolierten Speicheldrüsenausführungsgängen durchgeführt, die anschließend auf Nebenwirkungen hin untersucht wurden. Nach Abschluß dieser Untersuchungen wurde die endoskopische intrakorporale Speichelsteinlithotripsie (EISL) klinisch eingesetzt.

W. Stoll (Münster): Die Vorträge haben eindrucksvoll demonstriert, daß die elektrohydraulische, intrakorporale Lithotripsie und die extrakorporale Stoßwellenlithotripsie sehr aufwendige und kostenintensive Methoden darstellen, deren Einsatz für eine Speichelsteinentfernung nicht zu rechtfertigen ist. Die vorgestellten Methoden konnten nicht belegen, daß sie der klassischen operativen Gangschlitzung in irgendeiner Weise überlegen sind. Eine schnelle und sicher durchgeführte Gangschlitzung in Lokalanästhesie ist daher immer noch die Methode der Wahl.

E. Stennert (Köln): Sie haben von völliger Rezidivfreiheit gesprochen, aber die Dauer Ihrer bisherigen Nachbeobachtungszeit nicht genannt. Ein nicht unerheblicher Prozentsatz an Speichelsteinen entsteht durch eine Fehlzusammensetzung der organischen Anteile des Speichelsekrets, was wiederum Ausdruck einer Fehlerleistung des Drüsenparenchyms ist. Man muß dann also mit häufigen Rezidiven rechnen. Steht also am Ende der Therapie dann nicht doch die Exstirpation der Drüse?

R. Königsberger (Schlußwort):
Zu Herrn Stoll: Indikation: bei drüsennahen Gangkonkrementen. *Aufwand:* gering, unter LA ausführbar. Preis: ca. 10.000+Endoskop.

Zu Herrn Stennert: In 1 1/2 Jahren kein Rezidiv.

78. P. Hoffmann, K. Weichert-Jacobsen, J. A. Werner, H. Rudert (Kiel): Praktische Probleme in der Anwendung der extrakorporalen piezoelektrischen Lithotripsie (EPL) zur Behandlung von Speichelsteinen

An der Kieler HNO-Klinik wurden 1990/91 bei 19 Patienten im Alter von 17–82 Jahren eine extrakorporale piezoelektrische Lithotripsie (EPL) durchgeführt. Davon war neunmal die Parotis und zehnmal die Submandibularis betroffen. Die Patienten unterzogen sich insgesamt 27mal einer EPL. Sechs davon erhielten Mehrfachbehandlungen. Bisher sind neun der genannten Patienten stein- und beschwerdefrei, von denen bei vier Patienten das Ausschwemmen der Desintegrate durch eine Papillotomie oder Gangdilatation erleichtert wurde. Zehn Patienten sind mit Restkonkrementen beschwerdefrei. Der Therapieerfolg wurde mittels hochauflösender B-Sonographie und Digitaler Subtraktionssialographie kontrolliert.

Bei den Behandlungen ergaben sich einige Probleme, die jedoch in keinem Fall als gravierend anzusehen waren. Erwartungsgemäß bereiteten bei kleinen Konkrementen die sonographische Ortung mit den im Lithotriptor installierten 4.0 MHz Sectorscannern Schwierigkeiten. Mit dem zur Diagnostik benutzten 7,5 MHz Linearscanner waren diese Steine mühelos zu identifizieren. Dadurch länger dauernde Ortungsphasen wurden von Patienten mit HWS-Beschwerden und Submandibularissteinen nicht toleriert, da hier eine Lagerung zur EPL mit häufig extremer Kopfreklination erforderlich ist.

Als EPL-spezifische Nebenwirkungen registrierten wir bei fast allen Patienten eine für 1–2 Tage anhaltende Drüsenschwellung, sowie leichte ziehende Schmerzen. In einem Fall sahen wir Blutaustritt aus der Parotispapille als Zeichen einer intraduktalen Blutung, in einem anderen Fall eine vorübergehende petechiale Einblutung.

Letztere fand sich bei der EPL eines Parotisgangsteines mit geringem Abstand zur Hautoberfläche, so daß das betroffene Hautareal mit im Fokusbereich lag. Schmerzen während der Behandlung wurden selten angegeben, da die zur Desintegration verwandte Impulsstärke nach den Toleranzangaben der Patienten gewählt wurde. Auf eine Sedoanalgesie konnte somit in jedem Fall verzichtet werden.

Bei sonographisch nachgewiesener Desintegration ohne Konkrementabgang fanden wir in zwei Fällen eine Ostiumenge, in zwei weiteren Fällen eine Gangstriktur. Distale Engen lassen sich durch eine Papillotomie problemlos beheben. Weiter proximal gelegene Gangengen können durch eine Gangdilatation beseitigt werden. Wir verwenden zur Dilatation 3 oder 4 Charriere Ballonkatheter. Bei letzterem kann durch ein zentrales Lumen Kontrastmittel appliziert werden und die Dilatation sialographisch kontrolliert erfolgen. Zusammenfassend können wir sagen, daß nach unseren bisherigen Erfahrungen die extrakorporale piezoelektrische Lithotripsie eine sinnvolle Methode zur Behandlung von intraglandulären und drüsennahen Speichelsteinen ist, dies gilt insbesondere für Konkremente der Gl. parotis, da die genannten Probleme lösbar und nicht schwerwiegend sind, die bekannten Operationskomplikationen vermieden werden, keine Sedoanalgesie erforderlich ist und die beliebig oft wiederholbare Behandlung ambulant durchgeführt werden kann.

Larynx-Trachea-Laser

79. K. Albegger, C. Hauser, G. W. Hacker, A. Saria (Salzburg/Innsbruck): Regulatorische Peptide im menschlichen Kehlkopf

In Tierversuchen wurde nachgewiesen, daß im Kehlkopf neben den klassischen Neurotransmittern Acetylcholin bzw. Noradrenalin auch Neuropeptide vorkommen, die als Neurotransmitter bzw. Regulatoren und Modulatoren der autonomen Aktivität fungieren. In jüngster Zeit konnte in immunzytochemischen Untersuchungen in den menschlichen Stimmlippen Vasoaktives Intestinales Polypeptid (VIP) und Neuropeptid Y (NPY) nachgewiesen werden. In der vorliegenden Untersuchung werden erstmals im menschlichen Kehlkopf weitere regulatorische Peptide nachgewiesen und ihre Konzentration sowie Verteilung in den verschiedenen Kehlkopfregionen (Epiglottis, Taschenband, Stimmlippe und Subglottis) bestimmt.

Material und Methoden

Für die immunzytochemischen Untersuchungen wurden je 12 Stimm- und Taschenbänder verwendet, für den Radioimmunoassay je 8. Bei 2 weiteren Patienten wurde die Schleimhaut der Epiglottis bzw. des subglottischen Raumes immunzytochemisch untersucht. Für die immunzytochemische Untersuchung wurden eine modifizierte indirekte Immunogold-Silver-Staining-(IGSS-)Methode mit Silberazetat-Autometallographie verwendet: 7 µm dicke, Zamboni-fixierte Paraffinschnitte und indirekte Immunfluoreszenzmethoden mit Einfach- und Doppelfärbung in Verbindung mit gut charakterisierten primären und sekundären Antikörpern. Die radioimmunologischen Untersuchungen erfolgten mit Antikörpern gegen CGRP, Substanz P und Neurokinin A.

Ergebnisse und Diskussion

In allen von uns untersuchten Kehlkopfabschnitten (Epiglottis, Taschenband, Stimmlippe, Subglottis) fanden sich positive Immunreaktionen mit Antikörpern gegen die generellen Gewebstypmarker PGP 9,5, Neurofilament-Protein, neuronspezifische Enolase und S-100, die bekanntliche neuronale bzw. gliale Strukturen spezifisch markieren. Außer den bisher im menschlichen Kehlkopf bekannten Neuropeptiden VIP (Abb. 1) und Neuropeptid Y konnten wir erstmals die Neuropeptide *Peptid Histidin Methionin (PHM),* (Abb. 2) *C-flanking Peptid of NPY (CPON), Calcitonin-Gene-Related Peptid (CGRP), Neurokinin A (NKA)* und *Substanz P (SP),* nicht aber *Galanin*

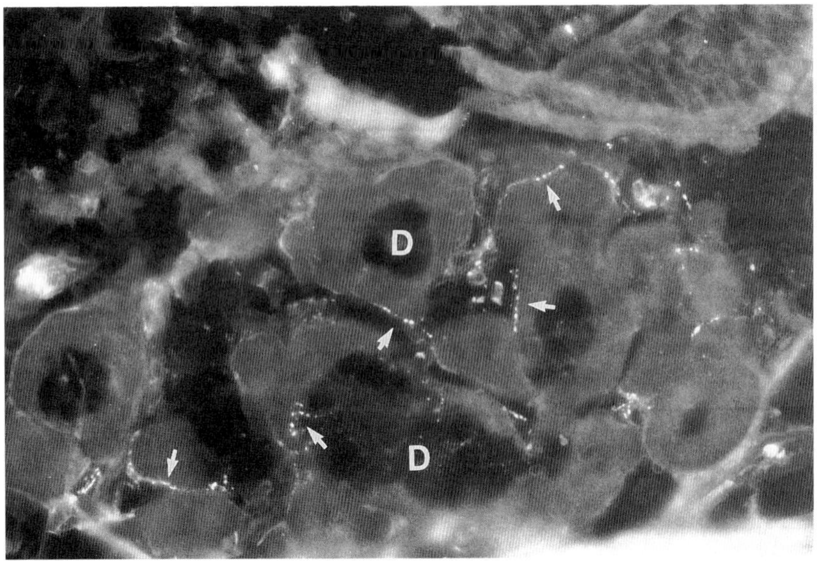

Abb. 1. VIP-immunreaktive Nervenfasern (*Pfeile*) um exokrine Drüsen (*D*) im Taschenband (Originalvergrößerung 360 : 1)

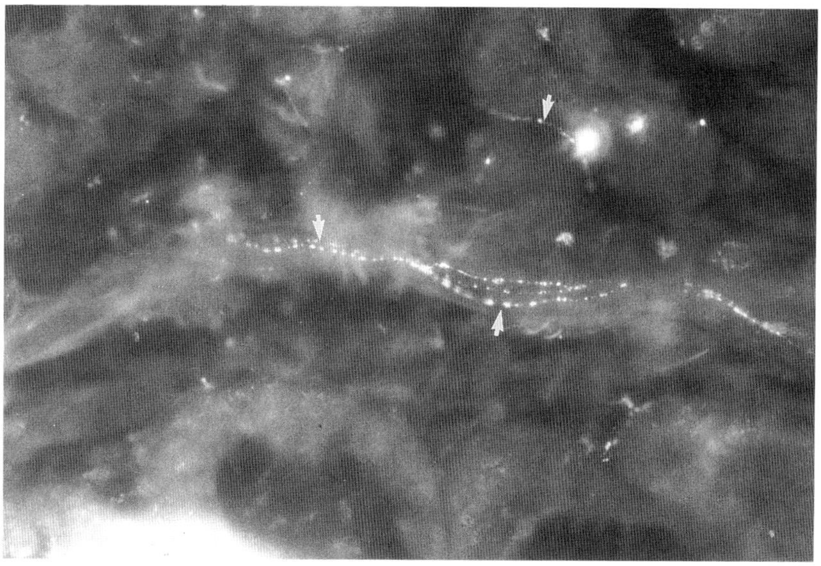

Abb. 2. PHM-immunreaktive Nervenfasern (*Pfeile*) in der Epiglottis. (Originalvergrößerung 560:1)

Tabelle 1. Konzentration der Peptide CGRP, Substanz P und Neurokinin A in menschlicher Stimmlippe und Taschenfalte (Radioimmunoassay)

	CGRP	Substanz P	Neurokinin A
Taschenfalte	0,62±0,16	0,002±0,002	0,063±0,01
Stimmlippe	1,33±0,7	unter d. Nachweisgrenze	0,06 ±0,27

(GAL) nachweisen. Ganz allgemein zeigte sich, daß die Epiglottis am stärksten mit peptidhaltigen Nervenfasern innerviert ist, gefolgt von der subglottischen Schleimhaut, dem Taschen- und dem Stimmband.

Freie intraepitheliale Nervenfasern kommen vor allem in der Epiglottis vor, weniger im Taschenband, während wir sie im Stimmlippenepithel bis jetzt nicht nachweisen konnten. Die freien Nervenendigungen waren in der Regel nur mit Antikörpern gegen den generellen Marker PGP 9.5 darstellbar, selten mit *SP*, nicht aber mit *CGRP*, oder *GAL*. VIP bzw. PHM-immunreaktive Nervenfasern waren vorwiegend um exokrine Drüsen und Blutgefäße lokalisiert; NPY- bzw. CPON-positive Nervenfasern konnten wir fast nur um Blutgefäße (Arteriolen und Venolen) nachweisen.

Die vorläufig nur im Stimm- und Taschenband gemessenen Konzentrationen von CGRP-, Substanz P- und Neurokinin A- immunreaktiven Substanzen sind in Tabelle 1 angegeben. *CGRP* war in den höchsten Konzentrationen nachweisbar, gefolgt von *NKA* und *Substanz P*. *CGRP* fand sich im Stimmband in einer doppelt so hohen Konzentration als im Taschenband; *NKA* war in Stimmlippe und Taschenfalte annähernd in gleicher Konzentration nachweisbar; *SP* konnte nur in ganz geringer Menge im Taschenband nachgewiesen werden, im Stimmband lag *SP* überhaupt unter der Nachweisgrenze.

Zusammenfassend zeigen unsere Untersuchungen, daß auch im menschlichen Kehlkopf – wie auch im übrigen menschlichen Respirationstrakt – zahlreiche regulatorische Peptide vorkommen, die jedoch in den verschiedenen Kehlkopfregionen morphologisch unterschiedlich verteilt und konzentriert sind.

80. W. Angerstein, M. Hess, J. Lamprecht (Berlin/Aachen): Charakteristische Atemstrombahnen im Kehlkopfmodell bei verschiedenen Formvarianten

Atemstrombahnen im Kehlkopf sowie das laryngeale Niederschlagsverhalten von Stäuben und Aerosolen sind durch verschiedene funktionell-anatomische und pathologische Veränderungen beeinflußbar. In diesem Beitrag soll versucht werden, charakteristische Atemstrombahnen und Niederschlagsmuster an Larynxmodellen aufzuzeigen und deren praktische Anwendungen für die Inhalationstherapie zu diskutieren.

Dazu wurden aus 19 Leichenkehlköpfen 1:1-Larynxmodelle aus Silikon- Kautschuk und Plexiglas angefertigt. Die transparenten Plexiglasmodelle wurden mit Propandiol durchströmt, wobei die Markierung der Strombahnen durch Farbstofflösungen gelang. Das

Niederschlagsverhalten wurde an Silikon-Kautschuk-Modellen mittels fluoreszierender Gasaerosole (Latex-Partikel) bei definierten Teilchendurchmessern untersucht. Kehldeckelneigung, Stimmlippenstellung und Größe des Tuberculum epiglotticum waren variabel.

Der Hauptluftstrom verlief im weiten hinteren Glottisdrittel, jedoch ohne stärkere Ablagerungen mit weitgehend laminarer Strömung. – Bei steiler oder intermediärer Kehldeckelstellung zeigten die vordere Kommissur und das vordere Stimmlippendrittel die meisten Anreicherungen, bei subglottischen Niederschlägen war die ventrale Seite häufiger betroffen als die dorsale. Bei flacher Epiglottis waren Ablagerungen im hinteren Stimmlippendrittel mit Aussparung des vorderen und mittleren Drittels zu sehen. Je weiter die Epiglottis geneigt war, desto mehr verlagerten sich die Depositionen nach dorsal. – Bei enger Stimmritze waren die meisten Auflagerungen an den Oberflächen der Stimmlippen sichtbar, und zwar hauptsächlich am Übergang vom vorderen zum mittleren Drittel. Die stärksten Niederschläge konnten an Stellen des gestörten laminaren Flusses beobachtet werden. Eine Überkreuzung bzw. ein Seitenwechsel der Strombahnen war selbst bei enger Glottis nicht nachweisbar. – Durch wachsende Größe des Tuberculum epiglotticum wurde eine zunehmende Abschirmung der darunter liegenden Kehlkopfareale bei erhaltenem Hauptatemstrom hinten erreicht. – Je größer die Aerosolteilchen, desto eher erfolgte eine Deposition, insbesondere an Stellen mit turbulenter Strömung.

Die Untersuchungen erlauben Hinweise auf mögliche laryngeale Ablagerungen inhalierter Arzneimittel. Beim Inhalieren sollten die Stimmlippen möglichst nahe zusammenstehen und weit in den Luftstrom hineinragen, um eine optimale Ablagerung der Aerosolpartikel auf der Stimmlippenoberfläche zu gewährleisten. Das geschieht beispielsweise bei entspanntem, ruhigem Einatmen. Dieser Depositionseffekt kann unphysiologisch bei stimmhaftem Hecheln oder inspiratorischer Phonation weiter gesteigert werden. Derartige Techniken könnten zur Optimierung der Effektivität einer Inhalationstherapie gelegentlich eingesetzt werden, und zwar im Wechsel mit dem physiologischen Ein- und Ausatmungsrhythmus.

Zur Inhalationsbehandlung von Larynxerkrankungen sind Aerosolpartikel mit Durchmessern über zehn Mikrometern mittels oraler Inhalation am besten geeignet. Die tieferen Atemwege erreicht man durch orale Inhalation kleinerer Partikel.

Aus theoretischen Überlegungen an Kehlkopfmodellen lassen sich somit Hinweise auf Inhalationstechniken ableiten, die dem individuellen Krankheitsbild angepaßt werden sollten. Dabei ist sowohl die anatomisch-funktionelle Beschaffenheit des Kehlkopfes als auch die Lokalisation der krankhaften Veränderungen und die Größe der inhalierten Partikel zu berücksichtigen.

G. Kittel (Erlangen): Untersuchungen über die Atemstrombahnen im Kehlkopf sind wichtig nicht nur für die Beurteilung von Medikamentenauflagerungen, besonders auf den Stimmlippen, sondern auch im Hinblick auf das Haften von karzinogenen, wodurch die Tumorentstehungslokalisation erklärbar wird.

Für Untersuchungen am Patienten eignet sich Chlorophyllpuder, das relativ ungiftig ist, einen guten Haftkoeffizienten aufweist und sich dabei von hellgrün zum gut sichtbaren Dunkelgrün färbt.

B. Christoph (Magdeburg): Im Vortrag wurde hingewiesen, daß der Übergang laminarer/tubulenter Strömung interessant ist für die Deposition von Aerosolen.

Aus eigenen Untersuchungen (Strömungsmodell für Endoprothesen in Larynx und Trachea) kann dies bestätigt werden, wobei der Wechsel Inspiration/Exspiration, Übergang laminarer/tubulenter Störung und die Partikelgröße die Deposition mitbestimmen.

Wurden In- und Exspiration simuliert? Ist die Partikelgröße des benutzten Aerosols bekannt?

W. Angerstein (Schlußwort):

Zu Herrn Kittel: Versuche an Probanden wurden mit Chlorophyll-Puder gemacht und zeigten in etwa gleiche Ergebnisse wie die vorgestellten Modellversuche, auch hinsichtlich der Karzinogenese.

Zu Herrn Christoph: Wechsel zwischen Exspiration und Inspiration wurde am Modell *nicht* simuliert. Partikelgröße der Latex-Aerosole: 3,6 und 9 Mikrometer Durchmesser; größere Partikel (9 nm) lagerten sich im Larynx ab, die kleinern Partikel werden in tieferen Atemwegen abgelagert.

81. M. Zrunek, W. Bigenzahn, W. Mayr (Wien): Atemsynchrone Stimulation der Glottisöffnermuskulatur bei beidseitigen Rekurrensparesen im Tierversuch

Die Behandlung beidseitiger Rekurrensparesen beim Menschen ist durch eine Vielzahl von Methoden gekennzeichnet, die es zum Ziel haben, die Respirationsfunktion zu verbessern, ohne gravierende Verschlechterungen der Stimmfunktion in Kauf nehmen zu müssen. Sämtliche funktionellen Therapieansätze führten in einzelnen Fällen zu kurzdauernden Erfolgen, setzten sich aber aufgrund fehlender Langzeiterfolge im klinischen Bereich nicht durch.

Im Tierversuch bei Schafen führten wir die folgenden Experimente durch, um durch eine atemsynchrone, direkte, elektrische Stimulation der gelähmten Glottisöffnermuskulatur eine uneingeschränkte Respiration ohne Beeinträchtigung der Phonationsfähigkeit zu ermöglichen.

Durch Resektion eines Stückes des N. laryngeus recurrens setzten wir Rekurrensparesen und implantierten im selben Operationsschritt bipolare Stimulationselektroden in die denervierten Mm. postici. Durch Verwendung biphasischer, niederfrequenter Exponentialströme konnten wir Stimmbandabduktionen auslösen, die regelmäßig direkt laryngoskopisch videodokumentiert wurden. Bei einem Tier gelang es, bei 24stündiger, täglicher Stimulation eine suffiziente Stimmbandabduktion über 100 Tage zu erhalten.

Um eine atemsynchrone Stimulation der denervierten Mm. postici zu erreichen, bedienten wir uns des Zwerchfellmyogramms als Triggersignal der externen Stimulationseinheit. Es wurden dazu zusätzlich über eine Laparotomie Ableitelektroden in die rechte Zwerchfellkuppel implantiert und das abgeleitete Zwerchfellsignal gleichgerichtet und verstärkt. Mit Hilfe dieses Signals wurde nun ein Trigger ausgelöst, der atemsynchron eine direkte, elektrische Aktivierung der denervierten Mm. postici via Stimulationseinheit bewirkte. Die Objektivierung der Stimmbandbewegungen erfolgte einerseits transnasal mit Hilfe von flexiblen Endoskopen, andererseits über das Tracheostoma mit einem, an eine Videokamera angeschlossenen Lupenlaryngoskop.

Bei fünf Versuchstieren konnte eine suffiziente zwerchfellmyogrammgetriggerte, atemsynchrone Aktivierung der Glottisoöffnermuskulatur erreicht werden. Die Stimulation wurde nur über wenige Stunden durchgeführt, doch ist zu erwarten, wie aus unserem Vorversuch bekannt ist, daß auch über einen längeren Zeitraum die atemsynchrone, direkte, elektrische Aktivierung der denervierten Mm. cricoarytaenoidei posteriores beim Schaf möglich ist.

Erst Langzeitversuche werden zeigen, ob durch den hier eingeschlagenen Weg, der auch den Wechsel eines Implantates einschließen muß, eine funktionelle Behandlungsmethode der irreversiblen, beidseitigen Rekurrensparese beim Menschen gegeben ist. Eine Anwendung der atemsynchronen Stimulation bei reversiblen, beidseitigen Paresen erachten wir als möglich und zweckmäßig, da dem Patienten eine Tracheotomie erspart werden kann, außerdem Muskelatrophie und Argygelenksankylosen sowie irreversible, verstümmelnde Operationen vermieden werden können.

82. J. Sieron, H.S. Johannsen (Ulm): Das Kontaktgranulom: Symptomatik, Ätiologie, Diagnostik, Therapie

Das Kontaktgranulom stellt im Patientengut der Phoniatrischen Ambulanz der Universität Ulm das Störungsbild dar, das am häufigsten mit einer Fehldiagnose zugewiesen wird und zwar fast ausschließlich mit der Fehldiagnose eines Stimmlippenmalignoms. Weitere Diagnosen lauten auf unklare Halsbeschwerden, Pharyngitiden, unklarer Bluthusten und andere.

Das Anfangsstadium der oberflächlichen Schleimhautläsion kann leicht übersehen werden, das Kontaktgranulom selbst, einseitig oder auch bilateral vorkommend, wird dann mit indirekter Mikrolaryngoskopie zweifelsfrei als Tumor erkannt und bedarf weiterer differentialdiagnostischer Erwägungen. Die Diagnose Kontaktgranulom darf erst nach Ausschluß eines Stimmlippenkarzinoms als sicher gelten.

Direkte Einwirkungen auf die Stimmfunktion des betroffenen Patienten in Form von Stimmklangveränderungen bis hin zur Heiserkeit sowie von Stimmermüdung treten eindeutig hinter anderen subjektiven Beschwerden zurück: lokalisierte, stechende Schmerzen meist an einer Halsseite im Augenblick des Schluckens, seltener auch mit Ausstrahlung zum gleichseitigen Ohr, dazu ein Fremdkörpergefühl, häufig mit Räusperzwang. Im Einzelfall kann es beim Räuspern oder Husten zu Blutbeimengungen im Sputum kommen.

Das Kontaktgranulom stellt eine Reaktionsform des Kehlkopfes dar, es sind aber verschiedene Möglichkeiten zu seiner Ausbildung gegeben. Ein oder beide Arytaenoidknorpel können im Augenblick des Stimmlippenschlusses zum Beginn der Phonation, aber auch bei Räuspern oder Husten hart in die Gegenseite schlagen, der sogenannte Hammer-Effekt. Genauso kann aber auch eine normale Adduktionsbewegung eine durch Entzündungs- oder sonstige pathologische Vorgänge aufgelockerte Schleimhaut verletzen und ebenso zu einem Ulkus führen.

Ganz im Vordergrund steht der absolut sicher Ausschluß eines Stimmlippenmalignoms. Wenn diese mit klinischen Methoden nicht erreichbar wäre, müßte sie durch Probeexzision gesichert werden. Das stellt nach unserer Einschätzung und mehrjähriger Erfahrung aber die absolute Ausnahme dar und war in den letzten 5 Jahren bei über 100 Patienten mit diesem Krankheitsbild nur einmal nötig. Ansonsten ist die Methode der Untersuchung des Feinschwingungsbefundes der Stimmlippen durch Verwendung eines Mikroskopes als Mikrostroboskopie die Methode der Wahl. Man sieht, wie Schwingungsamplituden und Randkantenverschiebungen bis an den Vorderrand des Granuloms heranreichen, wie diese von den Stimmlippenschwingungen mitgenommen werden, während ein Malignom dieser Größenordnung durch seine Infiltrationen ausnahmslos einen zumindest partiellen phonatorischen Stillstand bewirkt.

Für uns stellt eine chirurgische Intervention nicht nur zur diagnostischen Absicherung und zum Ausschluß des Malignoms, sondern auch in therapeutischer Hinsicht die absolute Ausnahme dar. Die ätiologische Therapie richtet sich nach den erhobenen diagnostischen Befunden: medizinische Therapie einer Bronchitis, im Ausnahmefall einer Tuberkulose, Beseitigung anderer entzündlicher Herde, Korrektur einer zu tiefen Sprechstimmlage oder einer anderen funktionellen Stimmstörung durch eine logopädische Stimmübungsbehandlung, psychotherapeutische Intervention.

Chirurgisch darf nach unserer Einschätzung nur aus 2 Gründen vorgegangen werden:

1. Klinisch ist ein absolut sicherer Ausschluß eines Malignoms nicht möglich,
2. das Kontaktgranulom ist so groß, daß durch Verlegung eines Teils des Glottislumens Atmungseinschränkungen auftreten.

Diese Einschätzung wird durch viele gleichlautende Darstellungen in der Literatur und besonders der anglo-amerikanischen unterstützt. Bei im Einzelfall doch erforderlicher chirurgischer Abtragung raten wir nach Behandlung der auslösenden Faktoren zu einer sehr viel längeren postoperativen Schweigephase, als unsere Patienten nach sonstigen stimmverbessernden Larynxeingriffen einhalten müssen.

G. Kittel (Erlangen): Die genannten, zahlreichen Kausalfaktoren für das Entstehen des Kontaktgranuloms, einschließlich psychogener Primärstörungen und Erkrankungen von Oesophagus und Magen mit Reflex dürften höchstenfalls KO-Faktoren sein. Eine echte Ursache indes für dieses Granulom ist die hypotone Störung der Stimmlippe im Sinne der Musculus vocalis-Insuffizienz mit stroboskopischer Amplitudenerweiterung. Unbewußt kommt es dabei zu einer kompensatorischen Überfunktion des Musculus interarytaenoideus mit der Auslösung des Hammereffektes am Proc. vocalis und der Längseinschränkung. Dies wiederum führt zu Kontakt-Rötungen-Erosionen und Granulomen im Oberflächendefektbereich. Aus der Vokalishypotonie erklärt sich auch das fast ausschließliche Auftreten beim Manne, der auch aufgrund seiner längeren Stimmlippen konstitutionell zu solchen Störungen neigt. Somatopsychische Rückwirkungen sind denkbar.

83. U. Müller-Marschhausen, O. Kleinsasser (Marburg): Kontaktgranulome des Larynx

In der vorliegenden retrospektiven Studie berichten wir über 112 Patienten mit Kontaktgranulomen, von denen 71 über einen längeren Zeitraum hin beobachtet werden konnten.

Alle Patienten waren männlich. Das Lebensalter zu Beginn der Erkrankung lag im Durchschnitt bei 48 Jahren. Bei über der Hälfte der Patienten lag eine besondere Stimmbelastung zu Beginn der Erkrankung vor. Über 70% der Patienten gaben an, zu Beginn der Erkrankung unter besonderen psychischen Belastungen gestanden zu haben. Refluxbeschwerden wurden nur von 23% der Patienten beschreiben und schienen somit bei der Entstehung von Kontaktgranulomen keine Rolle zu spielen.

Die Therapie bestand in der endolaryngealen-operativen Abtragung der Granulome. Bei 31% wurde zusätzlich eine Stimmtherapie über mehrere Wochen eingeleitet. 10% der Patienten unterzogen sich darüber hinaus einer Psychotherapie.

Die Rezidivhäufigkeit betrug in unserer Klinik nach der ersten Behandlung 30%, davon hatten 11% zwei Rezidive. Bezogen auf die postoperative Therapie zeigte sich, daß bei Patienten mit zusätzlicher Stimmtherapie annähernd gleichhäufig Rezidive auftraten wie bei Patienten mit nur operativer Therapie. Die Patienten, die sich zusätzlich einer Psychotherapie unterzogen hatten, waren bis auf eine Ausnahme alle geheilt.

Insgesamt hat die chirurgische Abtragung der Granulome, mit oder ohne Nachbehandlung, bei 82% der Patienten eine Heilung dieser Erkrankung bewirkt. Die mittlere Behandlungsdauer betrug hierbei 4,5 Monate; davon konnten 52% der Patienten mit nur einer alleinigen Operation, d. h. einer maximal 3wöchigen

Behandlung, geheilt werden. Aufgrund dieser Ergebnisse halten wir die operative Therapie der Kontaktgranulome für die zur Zeit erfolgreichste und kürzeste Behandlungsmethode.

Da jedoch psychische Belastungsfaktoren den Verlauf der Erkrankung mitbestimmen, sollte im Einzelfall eine Psychotherapie angeschlossen werden.

84. H.E. Eckel, K. Dollinger, G. Feaux de la Croix, H.-D. Reidenbach, et al. (Köln): Ein Elektro-Hydro-Thermosations(EHT)-System zur Anwendung in der endolaryngealen und enoralen Chirurgie

Thermische Operationsverfahren zur Durchtrennung von Geweben, wie die Laserchirurgie oder die Hochfrequenzchirurgie („elektrisches Messer"), zeichnen sich durch die Möglichkeit einer blutungsarmen Präparation aus. Dem steht im Vergleich mit athermischen Verfahren (Skalpell, Schere, stumpfe Präparation) der Nachteil einer ausgedehnteren Umgebungsreaktion des Gewebes durch Eiweißkoagulation, Verkochen und Karbonisation gegenüber. Dadurch wird die histopathologische Befundung solcher Operationspräparate erschwert und die Wundränder unterliegen einer thermischen Traumatisierung.

EHT-Systeme sind Hochfrequenzchirurgie-Geräte, die durch die Verbindung der benutzten Elektroden mit einer Spülpumpe die thermische Wechselwirkung zwischen Elektrode (Kaustiksonde oder Dissektionsnadel) und Gewebe so beeinflussen, daß die unerwünschte Wärmeableitung über den Kontaktpunkt Elektrode-Gewebe hinaus in die umliegenden Strukturen reduziert wird.

In interdisziplinärer Zusammenarbeit zwischen der Universitäts-HNO-Klinik Köln und dem Forschungsbereich Medizintechnik der Fachhochschule Köln wurde der Prototyp eines EHT-Systems zur Anwendung bei enoralen und endolaryngealen Operationen entwickelt, das im wesentlichen aus drei Teilen besteht:

1. einem handelsüblichen HF-Chirurgiegerät, 2. Elektroden in Form von Nadeln, Messern oder Koagulationssonden mit integrierter Spülung und 3. einer Kombination aus Steuergerät und einem zweikanaligen Flüssigkeitsinstillationssystem.

In Zuammenarbeit beider Institute wurden zwei mehrteilige Sätze von EHT-Instrumenten entwickelt, einer zur Anwendung in der Mikrochirurgie des Kehlkopfs und einer für die Chirurgie der Mundhöhle. Die Sätze bestehen aus je einer Koagulationssonde sowie mehreren EHT-Tomiesonden (Schlingenelektrode, gerade und abgewinkelten Nadelelektroden und Messerelektroden), je mit koaxialer oder parelleler Spülung. Die Schaftlänge der Sonden für die endolaryngeale Chirurgie beträgt 22–24 cm. Da die Sondenschäfte gleichzeitig die Funktion des Flüssigkeitstransportes und der Stromzufuhr zum distalen Ende übernehmen müssen, aber die Sichtbehinderung im Tubus des Laryngoskops so gering wie möglich sein sollte, wurden hierfür Edelstahl-Kapillarrohre verwendet, die durch einen Teflonüberzug gegenüber der Umgebung elektrisch isoliert sind. Bei einem Gesamtdurchmesser von 2,4 mm, einschließlich der Isolation und einem Lumen von 0,7 mm konnten bei guter Stabilität der Sonden mit klassischen Rohrschaftinstrumenten vergleichbare Sichtverhältnisse erzielt werden. Zudem wurde der Schaft des Handgriffes um ca. 45° abgewinkelt, so daß ein weiter Bereich an Manipulationsmöglichkeiten außerhalb des Sichtfeldes des OP-Mikroskops gegeben ist. Die Schneideelektroden bestehen aus Wolframdraht von 0,25 mm Durchmesser und einer freien Länge von 1 mm am distalen Ende.

Nach zahlreichen vorbereitenden Untersuchungen führten wir zwei Meßreihen durch und überprüften dabei experimentell die Anwendbarkeit des Systems im Vergleich zu einem chirurgischen CO_2-Laser: Dazu benutzten wir einen CO_2-Laser HERACURE LS 500 der Firma Heraeus, den wir in einem sogenannten „Soft Super Pulse"-Modus einsetzten. Der Durchmesser des Laserstrahl-Brennflecks bei Verwendung einer Linse am Operationsmikroskop mit f = 300 mm wurde von uns experimentell mit 1,2 mm bestimmt.

Um die Situation bei der endolaryngealen Mikrochirurgie unter möglichst natürlichen Bedingungen simulieren zu können, wurde in einer ersten Meßreihe ein Operationsmodell konstruiert. Der Unterbau besteht aus einer quadratischen PVC-Platte, auf der ein Aluminiumblech als Rampe in einem Winkel von 45 Grad angebracht ist. Dieses Blech diente gleichzeitig als Neutralelektrode bei der Hochfrequenzdissektion und als Schutzschild bei der Laserchirurgie. Als Kehlkopfmodell wurden schlachtfrische bis maximal 6 Stunden alte Präparate von Schweinekehlköpfen verwendet, die auf der Neutralelektrode fixiert wurden. Ein Laryngoskop wurde mit Hilfe eines Schwanenhalses in einer Position angebracht, die in relalistischer Weise die mikrolaryngoskopischen Operationsbedingungen simuliert.

Auf der laryngealen Epiglottis der Schweinekehlköpfe wurde für Laserschnitte, EHT-Schnitte und Skalpellschnitte je ein Quadrat von 10 mm Seitenlänge markiert und mit dem jeweiligen Instrument durch das Perichondrium bis auf den Schildknorpel umschnitten. EHT-Schnitt und Laserschnitt wurden jeweils am selben Kehlkopfpräparat parallel in 15 Versuchen durchgeführt, die Skalpellschnitte in einer separaten Reihe an ebenfalls 15 Exemplaren. Vermessen wurde anschließend die Kantenlänge des Defektes und der Durchmesser des „Präparats".

In einer zweiten Meßreihe wurden die Anwendungsmöglichkeiten in der enoralen Chirugie durch Schnittführung an einer Schweinezunge überprüft.

Alle Resektate, sowohl von der Zunge als auch aus dem Kehlkopf, wurden fixiert, eingebettet, geschnitten und mikroskopisch untersucht. Sowohl die mit EHT als auch die mit dem Laser gewonnenen Präparate zeigten teils erhebliche thermische Schädigungen der Randbereiche. Deutliche quantitative oder qualitative Unterschiede bezüglich des Ausmasses der Karbonisation oder Koagulation konnten nicht festgestellt werden. Die thermisch bedingten Gewebsläsionen zeigten sich mikroskopisch relativ einheitlich, unabhängig davon, ob das Präparat mittels EHT oder Laser reseziert worden war.

Die makroskopische Auswertung der Kehlkopfpräparate zeigte demgegenüber deutliche Unterschiede zwischen den angewandten Resektionsverfahren: Die Präparate waren nach Laserresektion kleiner und die Entnahmedefekte größer als nach EHT-Schnittführung. Die Unterschiede waren signifikant.

Schlußfolgerung: Die EHT erlaubt eine blutungsarme Präparation im Gewebe. Dabei kann im Unterschied zu anderen thermischen Operationsverfahren die Wärmediffusion in das Gewebe minimiert werden, um eine größtmögliche Gewebeschonung zu erreichen. Das System scheint daher geeignet zum Einsatz in der endolaryngealen Mikrochirurgie und in der enoralen Chirurgie; es ist eine Verbesserung der bestehenden Hochfrequenz-Systeme (Elektrokaustik) und kann bei bestimmten Operationsverfahren an Stelle der Laserchirurgie eingesetzt werden.

85. H.-J. Foth, N. Stasche, S. Mungenast, F. Schirra et al. (Kaiserslautern): Experimentelle Studien zur Stabilität verschiedener Tubusmaterialien gegen differente Laser

Für eine Reihe von Larynxoperationen hat sich in den letzten Jahren der Einsatz von CO_2-Lasern etabliert. Die Beatmung der Patienten wird durch Jetventilation oder Trachealtuben realisiert, wobei die Trachealtuben den Vorteil besitzen, keine mit Laserschmauch durchsetzte Luft in tiefere Lungenregionen zu befördern. Allerdings besitzen die Tuben die latente Gefahr, in Brand zu geraten, wenn sie unbeabsichtigt vom Laserstrahl getroffen werden.

Im Rahmen dieser Studie, wurde die Stabilität verschiedener Tubenmaterialien, wie PVC, Polyethylen (PE) und Gummi, mit unterschiedlichem Aufbau (pur oder durch Metallfolien geschützt) gegenüber der Strahlung eines Ar^+-Lasers und eines CO_2-Lasers untersucht. Beide Laser liefern kontinuierliche Lichtleistung bis zu 20 Watt. Um die Zündschwelle zu ermitteln wurden die Tuben in einem abgedichteten Plexiglaszylinder befestigt, so daß sie außen wie innen von einer kontrollierten, frei wählbaren Gaszusammensetzung umgeben waren (Abb. 1a). In Übereinstimmung mit Experimenten anderer Autoren wurde gefunden, daß ungeschützte PVC-Tuben in weniger als einer Sekunde in Brand geraten und mit einer hellen, beißenden Qualm produzierenden Flamem brennen, solange eine Sauerstoff-haltige Strömung den Tubus erreicht. Es wurde im Rahmen dieser Studie nicht durchgeführt, dürfte aber nur eine Frage des Aufwandes sein, in dem Verbrennungsqualm toxische Produkte bis hin zu Dioxin nachzuweisen.

In einer Vakuumapparatur wurde mit Hilfe eines Quadrupol-Massenspektrometers die chemische Zusammensetzung des Schmauchs untersucht (Abb. 1b), der durch den Laserstrahl vaporisiert wird, ohne daß der Tubus in Brand gerät. Im Fall von reinem PVC liest sich die Palette der freiwerdenden Stoffe wie ein Querschnitt durch die hochtoxische Chlorchemie (Abb. 2a). Es wurde eine Reihe chlorierter Kohlenwasserstoffe wie Chlormethan, Chlorethan und Chlorpropan ent-

a

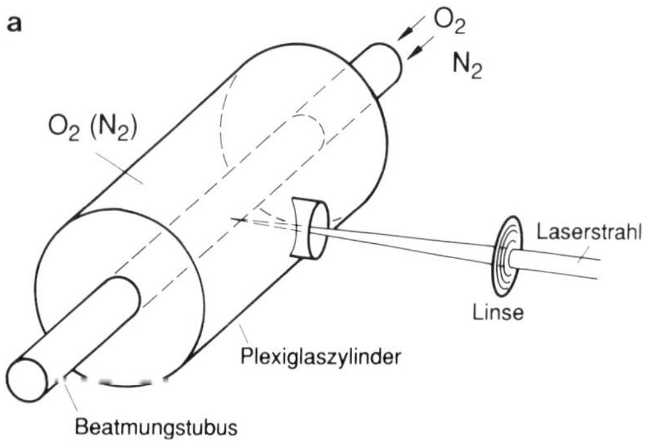

b

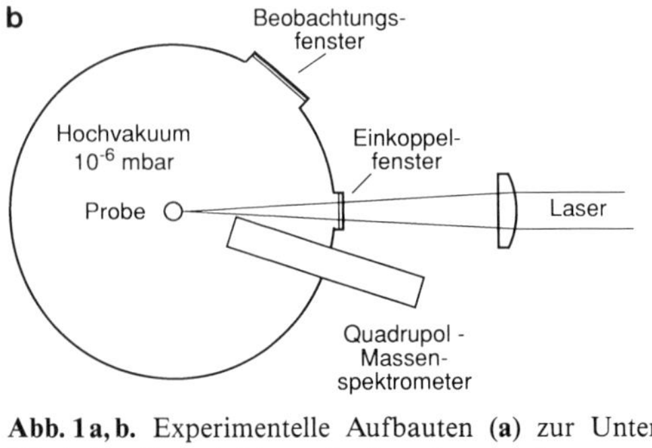

Abb. 1a, b. Experimentelle Aufbauten (**a**) zur Untersuchung der Zündschwelle und (**b**) zur Analyse des vom Laser vaporisierten Tubenmaterials

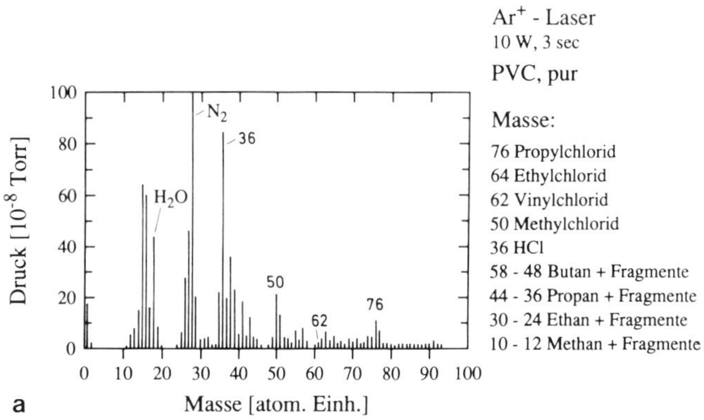

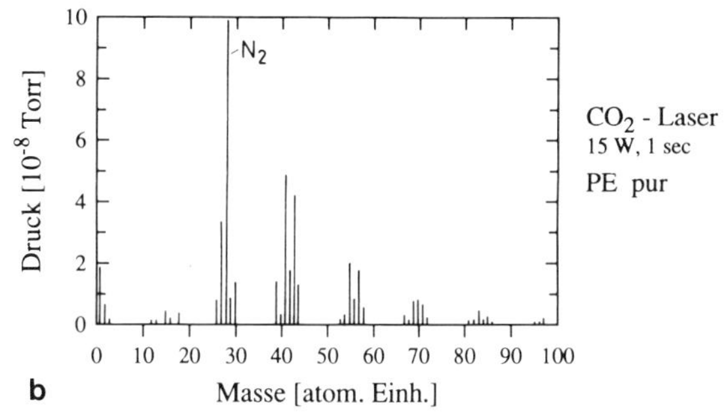

Abb. 2a, b. Gemessene Massenspektren des vom Laser vaporisierten Tubenmaterials; **a** PVC und **b** Polyethylen

deckt, sowie Hinweis auf Vinylchlorid. Besonders dominant ist die große Menge an HCl bei der Massenzahl 36.

Reine PE-Tuben stellten sich als resistent gegenüber Ar^+-Laser-Strahlung heraus; sie konnten mit 15 Watt bis zu einer Minute bestrahlt werden. Aufgrund des großen Absorptionsquerschnittes im nahen Infrarot-Gebiet ist reines PE-Material mit dem CO_2-Laser sehr leicht zu entzünden, z. B. mit einem unfokussierten Strahl in Sekundengröße. Da dieses Material frei von Chlor ist, ergeben sich im Massenspektrum des Laserschmauchs nur Alkane (Methan, Ethan, Butan etc.) und deren Fragmente (Abb. 2b). Roter Gummi ist etwas resistenter gegen Laserstrahlung als PVC und reines PE; da es sich aber auch in 1 – 2 Sekunden entzündet, wird es nicht als lasertauglich angesehen. Eine auf der Hand liegende Verbesserung ist, Trachealtuben mit Aluminium-Folie (z. B. Haushaltsware) zu umwickeln. Neben der Gefahr der Schleimhautverletzung und der Fremdkörperaspiration ist hierbei die Toxizität des Laserschmauches nicht gebannt; so wurde bei Alu-umwickelten PVC-Tuben weiterhin HCl im Laserschmauch nachgewiesen. Noch viel größer ist die Gefahr, daß unkontrollierte Reflexe des Laserstrahls zu einer Perforation führen; bei einem Versuch wurde durch einen solchen Reflex die 10 mm dicke Wand des Plexiglas-Zylinders durchschossen.

Die besten Ergebnisse wurden für alle drei Materialien mit einer Ummantelung durch eine gewellte Silberfolie erhalten, die noch mit einem weißen wassergetränkten Schaum (Merocel) umgeben ist. Mit diesem Aufbau wurde auch nach minutenlanger Bestrahlung, unabhängig von der Laserart, keiner der Tuben entzündet. Im Massenspektrum des Schmauchs waren nur geringe Bestandteile des Schaums, aber keine Chlorverbindungen, nachzuweisen.

M. Axhausen (Berlin): Haben Sie Erfahrungen mit reinen Metalltuben? Haben Sie beobachtet, daß der Laserstrahl durch das Tubusmaterial auf das dahinter liegende Gewebe wirkt, ohne den Tubus wesentlich zu schädigen?

H.-J. Foth (Schlußwort):
Reine Metalltuben heizen sich sehr auf, sie wurden in der vorgestellten Studie nicht untersucht. Auch transparente PVC-Tuben geraten sehr schnell in Brand; Gewebeschädigung ist nach Durchschuß möglich.

86. B. Korves, H. Hermes, G. Kuth, L. Klimek (Aachen): Temperaturmessungen bei laserchirurgischen Eingriffen im Larynx und Oropharynx

Seit Einführung von endolaryngealen laserchirurgischen Eingriffen in der HNO-Klinik Aachen wurden in unregelmäßigen Abständen postoperative Schwellungen des Operationsgebietes beobachtet. Diese bereiten Probleme wegen der Gefahr der akuten Luftnot, andererseits aber auch wegen des mangelnden Einblickes in den glottischen Operationsbereich bei der Kontrolle in der Tumorsprechstunde.

Wir nahmen diese Beobachtung zum Anlaß, Temperaturmessungen im perifokalen Gewebe bei Laser-Operationen durchzuführen.

Die thermische Wirkung eines Lasers beruht auf der Absorption der elektromagnetischen Strahlung und Umwandlung der Energie in Wärme. Dieser Effekt wird beeinflußt von der Beschaffenheit der Gewebeoberfläche und ihrer unterschiedlichen optischen und thermischen Eigenschaft.

Drei Faktoren bestimmen die thermischen Verhältnisse im bestrahlten Gebiet: Wärmeleitfähigkeit, Wärmespeicherung und Wärmeabfluß durch den Blutstrom.

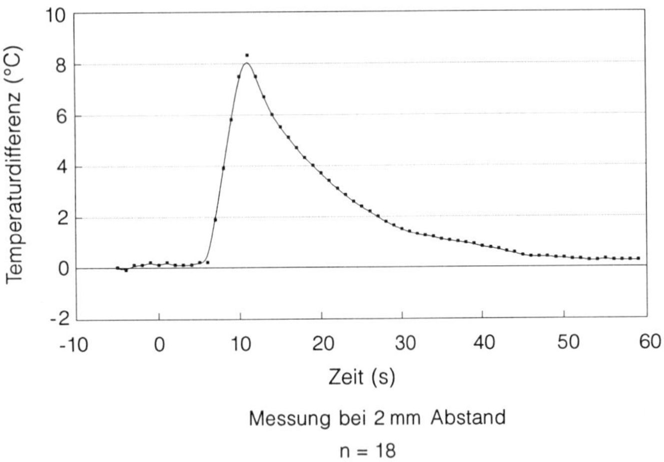

Abb. 1. Temperaturmessungen bei Laser-Anwendung im Larynx und Oropharynx

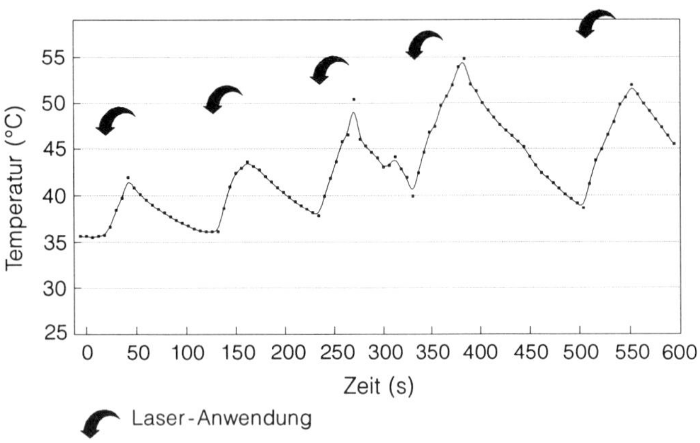

Abb. 2. Temperaturmessungen bei Laser-Anwendung im Larynx und Hypopharynx Langzeitmessung

Für die Messung benutzten wir ein Nickel-Chrom-Nickel-Element, das in eine Einmalkanüle integriert wurde. Es war gekoppelt mit einem Temperaturmeßgerät und über eine Interface mit einem Datenerhebungsrechner verbunden. Das Patientengut umfaßte 18 Personen; bei 15 Patienten wurde die Messung im Rahmen eines endolaryngealen Eingriffes durchgeführt, zweimal bei der Resektion eines Zungenrandkarzinoms und einmal bei der Entfernung eines Tonsillentumors.

Wir benutzten einen CO_2-Laser mit 15 Watt Energieleistung. Die Impulsdauer war bei kontinuierlichem Betrieb auf 10 s begrenzt: Meßdauer: 1 min.

Die Meßsonde wurde in das zu resizierende Gewebe eingestochen. Der Laser-Strahl wurde dann halbkreisförmig um die Sonde im Zentrum im Abstand von 2 mm, 4 mm und 6 mm geführt.

Bei 2 mm Abstand zum Applikationsort wurde ein maximaler Temperaturanstieg um 8 °C, d. h. auf 45 °C registiert. Bei 4 mm Entfernung wurde im Vergleich zum Ausgangswert eine Temperaturdifferenz von 5 °C gemessen (= 40,5 °C). Im Abstand von 6 mm flutet die Temperatur nach 18 s auf maximal 40,5 °C an (Abb. 1).

Zudem wurde die Wärmeentwicklung während eines gesamten Eingriffes gemessen. Hierfür wurde die Meßsonde in das benachbarte Gewebe eingeführt und dort während des Eingriffes belassen. Dann wurde die Temperaturentwicklung mit Registrierung der Laser-Applikation aufgezeichnet. Hierbei fand ein kumulativer Temperaturanstieg mit Mittelwerten zwischen 42 °– 54 °C statt (Abb. 2).

Die vorliegende Untersuchung bestätigte, daß die Temperaturerhöhung im perifokalem Gewebe bei laserchirurgischen Eingriffen abhängig ist von der Applikationsdauer des Laser-Impulses, ferner vom Abstand zum Applikationsort. Die Wärme, die sich bei solchen Eingriffen entwickelt, reicht für eine Ödembildung aus.

87. G. Kment, A. Aloy, M. Schachner, W. Cancura et al. (Wien): Erfahrungen mit der tubuslosen Jet-Ventilation bei laserchirurgischen mikrolaryngealen Eingriffen

Den operativen Vorteilen des Lasers standen bislang anästhesiologische Probleme, die durch Interferenz des Lasers mit anästhesiologischen Agentien bedingt waren, gegenüber (Tubusschädigung, lokale Verbrennung, Explosion, Bildung lungenentoxischer Dämpfe). Durch die Entwicklung einer superponierten Jet-Ventilation, das heißt, der gleichzeitigen Anwendung einer nieder- und hochfrequenten Beatmung, die über zwei in das Laryngoskop eingebaute Düsen erfolgt, konnten diese Probleme beseitigt werden. Wir entwickelten, ausgehend von einem Prototypen, zwei Beatmungsgeräte, die diesen speziellen beatmungstechnischen Anforderungen gerecht wurden (Bronchotron, Firma Bird und Laryngojet, Firma Acutronic). Zugleich haben wir vier Jet-Rohre unterschiedlicher Größe zur Verfügung, womit eine Beatmung aller Altersklassen gewährleistet ist. Der jüngste Patient war 3 Wochen alt, der älteste Patient 82 Jahre. Alle Jet-Rohre verfügen über zwei Jet-Düsen, die an der linken Rohrseite integriert sind. An der rechten Rohrseite wurde eine Düse plaziert, die der Druckmessung am Rohrende dient. Bei eingestellter Druckbegrenzung schaltet sich das Gerät bei Drucküberschreitung selbsttätig ab, so daß ein Barotrauma vermieden werden kann. Von insgesamt 181 Patienten, welche mit dieser tubuslosen Jet-Ventilation beatmet wurden, führten wir diese bei 41 Patienten mit dem Laryngo-Jet durch. Es wurden davon 14 laserchirurgische Eingriffe durchgeführt. Die mittlere Beatmungsdauer betrug 27 ± 8 min. Es wurden 4 Kinder beatmet (Alter: 7 J/7 J/16 J und 3 Wochen). Es traten bei allen Patienten keine beatmungstechnischen Probleme auf. Oxygenierung und C2-Elimination waren zufriedenstellend. Chirurgischerseits waren folgende Vorteile der Beatmungstechnik festzustellen: 1. Keine Interferenz mit anästhesiologischen Agentien, 2. Optimale Sichtverhältnisse durch Wegfall des Tubus, 3. Keine Behinderung des chirurgischen Arbeitsbereiches, 4. Auch bei Stenosen (bis 80%) im Bereich des Aditus laryngis ist noch eine Beatmung möglich, 5. Keine zeitmäßige Beschränkung.

Als Nachteil der Beatmungsmethode ist anzusehen, daß bei sehr hohen Beatmungsdrücken ein Flattern der Stimmbänder zu bemerken ist. Dies kann durch eine vorübergehende Pausierung des niederfrequenten Jet-Teiles weitgehend vermieden werden. Zweitens arbeitet das System derzeit noch ohne Befeuchtung. Limitiert ist die Anwendung bei Vorliegen folgender Organbefunde: Extreme Adipositas, schwere obstruktive Lungenerkrankung, hochgradige Stenose (über 80%) sowie arterielle Blutung:

Wir glauben, daß die von uns entwickelte Beatmungsmethodik nun auch für den klinischen Routinebetrieb bei laserchirurgischen Eingriffen geeignet ist.

88. A. Schafigh, H.W. Pau, H. Arps (Hamburg): Begrenzung des Laserresektates in der Tumorchirurgie. – Morphologische Beurteilungsprobleme, klinische Beobachtungen

Der Einsatz des CO_2-Lasers in der kurativen Tumorchirurgie erfolgt vor allem in der Anwendung als berührungsfreies Schneideinstrument. Der eigentliche Schnitt besteht in einer thermisch bedingten Verdampfungszone, an die sich in der Reihenfolge eine Karbonisationszone, eine Nekrose- und Ödemzone anschließt. Diese thermisch veränderten Zonen können den Pathologen bei der Beurteilung der histologischen Schnitte hinsichtlich der Tumorfreiheit Schwierigkeiten bereiten.

35 laserchirurgische Eingriffe wurden in den letzten zweieinhalb Jahren an Patienten mit gut einstellbaren und laserresektablen glottischen T_1- und T_2-Karzinomen durchgeführt. In 10 Fällen konnte durch den Pathologen zur Frage tumorfreier Schnittränder keine eindeutige Aussage gemacht werden. In all diesen 10 Fällen wurde nachreseziert, wobei sich in 9 Fällen kein Tumor mehr finden ließ. In keinem dieser Fälle kam es bisher zu einem Rezidiv.

Anhand einiger histologischer Beispiele werden die o. g. Schwierigkeiten verdeutlicht. In den seltenen Fällen, in denen ein größerer Tumor in rein palliativer Absicht gelasert wurde und sich trotzdem eine jahrelange Rezidivfreiheit ergab, glauben wir weniger an eine thermisch bedingte Tumorvernichtung. Vielmehr sind wir der Meinung, daß eine ursprünglich nicht erwartete in-sano-Entfernung des Tumors erfolgt sein muß. Es muß jedoch davor gewarnt werden, solche seltenen Fälle als regelhaft anzusehen und auf die Möglichkeit einer sanierenden Operation zu verzichten. Wir bestehen somit auf dem Urteil tumorfreier Schnittränder durch den Pathologen.

Durch den Einsatz moderner CO_2-Laser mit hoher Leistung, gepulstem Betrieb, optimaler Fokussierung und einem ausreichenden Abstand des Schnittes zum Tumor sowie der Vermeidung zu langer Einwirkung des Laserstrahls auf einer Stelle können bei möglichst gering thermisch veränderten Gewebezonen gute Voraussetzungen zur histologischen Befundung durch den Pathologen geschaffen werden. Von besonderer Bedeutung ist die enge Zusammenarbeit mit einem Pathologen, der mit den genannten Problemen vertraut ist.

89. M. Rau, W. Lierse (Hamburg): Die Angioarchitektur der Prädilektionsareale ischämiebedingter subglottischer Stenosen*

Mit zunehmender Häufigkeit werden im klinischen Bereich laryngotracheale Übergangsstenosen gefunden, die vor allem postoperativ und nach Intubationen auftreten. Als pathogenetischer Faktor wird dic Ischämie angesehen. Sie kann entweder anatomisch präformiert oder funktionell sein. Wir untersuchten mit

* Zur Publikation vorgesehen in „HNO" (Springer Verlag)

anatomischen Methoden die Angioarchitektur der Cartilago cricoidea und die der kranialen Trachea. Das Perichondrium des Cricoids enthält ventral ein engmaschiges Gefäßnetz, das auch die lateralen Anteile erreicht. Es wird gespeist durch zwei Äste aus dem Ramus cricothyroideus der A. thyroidea superior. Dorsal liegt ein Arteriennetz, das auch engmaschig, aber insgesamt schmaler ist als das vordere. Es erhält Zuflüsse aus Ästen der A. laryngea inferior und des Ramus cricothyroideus. Zwischen der dorsalen und der ventralen Gefäßprovinz liegt eine vertikale gefäßarme Zone. Diese Angioarchitektur des Knorpels findet sich in der Schleimhaut wieder, allerdings sind die Schleimhautnetze weniger eng geknüpft.

Man kann somit am Perichondrium des Cricoids drei Gefäßprovinzen unterscheiden: die ventrale und dorsale mit engmaschigen Netzen und die intermediäre als gefäßarme Zone. Unter den versorgenden Arterien sind drei zu nennen: A. laryngea superior, A. laryngea inferior, Ramus cricothyroideus. Die A. laryngea superior versorgt das dorsale und laterale Cricoid, die A. laryngea inferior den kaudalen Sektor, der Ramus cricothyroideus das ventrale Cricoid sowie als A. laryngea media das Cricoid von innen. Im Perichondrium der menschlichen Trachea (1.–16. Trachealring) verlaufen beidseits Längsstämme schräg über die seitliche Wand. Diese liegen dicht unterhalb des Cricoids und des 14. Trachealrings am weitesten ventral. Der laterale Rand wird von ihnen etwa in Höhe des 6. Trachealringes überquert. Oberhalb des 8. Trachealsegmentes kehren die Arterien nach ventral zurück, wobei sie den lateralen Rand in Höhe von 10. Trachealknorpels erneut passieren. Im Gegensatz zu den eben beschriebenen verlaufen die dorsalen Längsstämme gerade. Aus allen dorsalen und lateralen Hauptgefäßen zweigen neben den querverlaufenden Arterien für das Perichondrium in jedem Zwischenknorpelabschnitt nach ventral und dorsal jeweils zwei weitere horizontal verlaufende Arterien ab. Sie liegen zwischen den Trachealknorpeln; aus ihnen gehen nach kranial und kaudal feine, längsverlaufende Arterien ab, die über feinste Aufzweigungen mit den Arterien der Nachbarknorpel verbunden sind.

Zusammenfassung: Die A. thyroidea sup. mit der A. laryngea sup. und dem Ramus cricothyroideus sowie die A. thyroidea inf. mit der A. laryngea inferior sind für die Gefäßversorung von Cartilago cricoidea bzw. kranialer Trachea zuständig. Der ventrale Sektor des Cricoids wird vom Ramus cricothyroideus und der A. laryngea inferior versorgt; der dorsolaterale Sektor von der A. laryngea superior et inferior. Zwischen beiden Sektoren liegt eine gefäßarme Zone. Die Trachea hat an den Spangen 1 bis 7 und 10 bis 16 ventrale Längsstämme und an den Spangen 8 bis 10 dorsale Längsstämme. Von diesen gehen in Höhe der Paries intercartilaginea zirkuläre Äste ab, die nach proximal und distal die Knorpel versorgen. Ihre gefäßarmen Zonen liegen jeweils in der Knorpelmitte. In der Mitte der Paries interkartilaginea bestehen zwischen den zirkulären Ästen Anastomosen zur Gegenseite.

90. J. Bujia, P. Pitzke, E. Wilmes, C. Hammer (München): Immunologisches Verhalten von konservierten menschlichen Trachealtransplantaten: Immunologische Überwachung eines menschlichen Tracheaempfängers

Die Verwendung von Leichen-Trachea für die Rekonstruktion großer Defekte der Trachea wird aufgrund von immunologischen Unverträglichkeitsreaktionen sehr kontrovers diskutiert. Durch chemische Konservierung wird versucht, eine Verminderung der antigenen Eigenschaften zu erreichen. In welchem Ausmaß diese chemisch konservierten humanen Tracheateile immunologische Reaktionen im Empfänger auslösen, wurde bisher noch nicht in vivo untersucht.

Um die immunologischen Vorgänge bei der Verwendung von konservierter Leichen-Trachea zu erfassen, führten wir ein immunologisches Monitoring bei einem Patienten durch, der ein 8 cm langes Transplantat erhielt. Der immunologische Verlauf wurde mit dem eines anderen Patienten mit einer 2 cm langen Stenose, der mittels End-zu-End-Anastomose versorgt wurde, verglichen. Es wurden sowohl systemische als auch lokale immunologische Parameter untersucht.

Für die systemischen Untersuchungen wurde von beiden Patienten jeden zweiten Tag während der ersten 32 Tage Blut abgenommen und anschließend die mononukleären (MNK) Zellen über einem Ficoll-Gradienten getrennt. Das MNK wurde einerseits lichtmikroskopisch auf das Auftreten von aktivierten Lymphozyten, Lymphoblasten und large granular lymphocytes untersucht und andererseits wurden funktionelle Parameter von Monozyten und Lymphozyten durchflußzytometrisch bestimmt. Um den funktionellen Status der Lymphozyten zu charakterisieren, wurden mit Hilfe von monoklonalen Antikörpern die verschiedenen Lymphozytenpopulationen (CD3, CD4, CD8) quantifiziert und ihr relativer Anteil an der gesamten Population festgestellt. Weiterhin wurde nach selektiver Darstellung der DNA mit Pripidium-Jodid der relative DNA-Gehalt gemessen. Um Aktivierungszustände an der peripheren Monozytenpopulation zu erfassen, führten wir einen Phagozytose-Assay durch, wobei ein Phagozytose-Index von mehr als 4 Beads als akivierter Zustand angesehen wurde. Weiterhin quantifizierten wir durchflußzytometrisch die Zahl von HLA-DR-positiven Monozyten. Um die lokalen immunologischen Vorgänge zu erfassen, wurden aus dem Anastomosenbereich am Tag 21 und 32 Biopsiematerial entnommenen und die Eigenschaften des Immunzellinfiltrats unter Verwendung von monoklonalen Antikörpern untersucht.

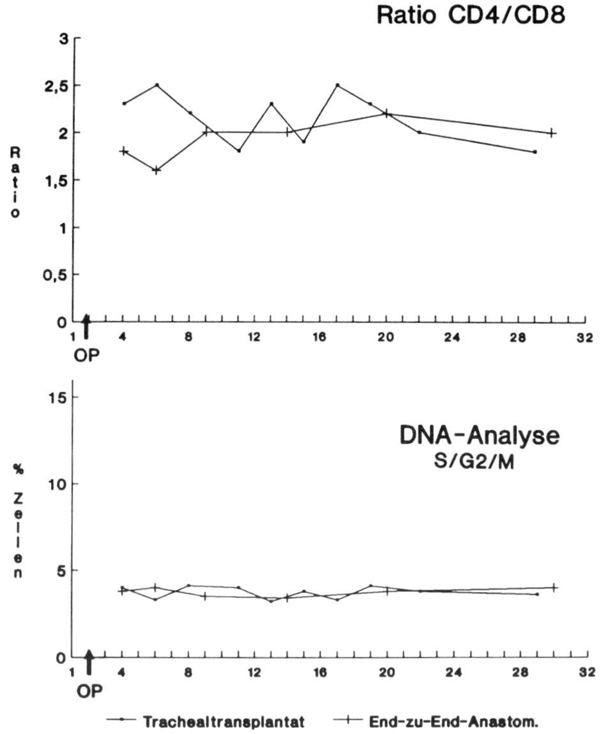

Abb. 1. Graphische Darstellung des Verlaufs des Index CD4/CD8 (T-Helfer-/T-Suppressor-Lymphozyten (*oben*) und der relative Anteil von Lymphozyten, die sich in einem proliferativen Zustand (S-, G2- und M-Phasen des Zellzyklus) befinden (*unten*)

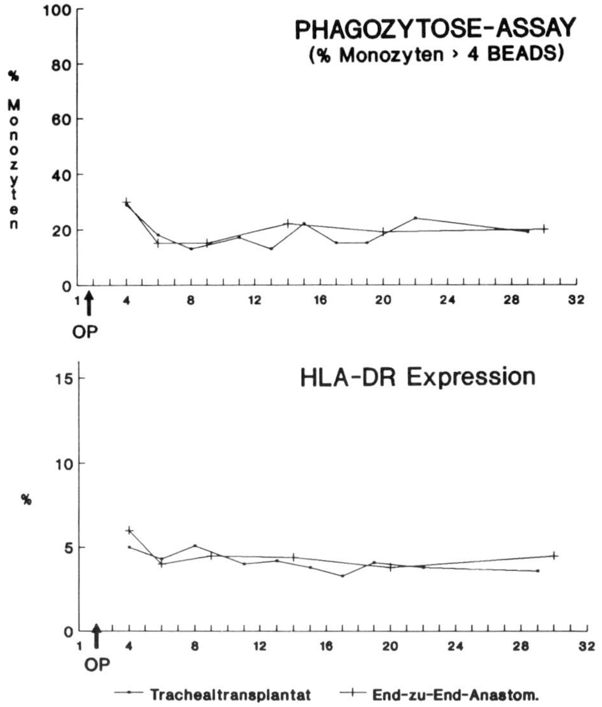

Abb. 2. Graphische Darstellung des Verlaufs des relativen Anteils von Monozyten, die mehr als 4 Beads phagozytierten (*oben*) und des relativen Anteils HLA-DR-positiver Monozyten (*unten*)

Die lichtmikroskopische Auswertung von Zytoausstrischen zeigte, daß die Zahl von aktivierten Lymphozyten während des ganzen Beobachtungszeitraums bei beiden Patienten weniger als 5% betrug. Die Ratio CD4/CD8 und die DNA-Analyse zeigten ebenfalls normale Werte (Abb. 1). Mittels des Phagozytose-Assay und der Quantifizierung der HLA-DR-positiven Zellen konnten keine Hinweise für Aktivierungszustände von Monozyten gefunden werden (Abb. 2). Die immunhistochemischen Untersuchungen des Biopsiematerials wiesen eine geringe Anzahl von aktivierten Lymphozyten auf.

Zusammenfassend zeigen unsere Ergebnisse, daß während des gesamten Beobachtungszeitraums keine Zeichen für eine Unverträglichkeits- bzw. Abstoßungsreaktion zu sehen waren und unterstützen damit die Hypothese, daß chemisch konservierte Trachealtransplantate vom Empfänger nicht als fremd erkannt werden. Wir können daraus schließen, daß dieses Gewebe sich für die rekonstruktive Trachealchirurgie als ein geeignetes Ersatzmaterial darstellt.

G. Weerda (Lübeck): Bei Implantation von konservierten Trachealteilen ist meines Erachtens nicht die immunologische Reaktion wesentlich, sondern die Qualität des Transplantatbetts. Gerade das Transplantatbett ist bei der Trachealrekonstruktion außerordentlich dürftig. So hat sich bei früher durchgeführten Operationen mit merthiolatkonserviertem Knorpel eine Resorption und Ersatz durch Narbengewebe gezeigt. Gleichzeitig sahen wir häufig einen Verlust durch Infektion.

Weiter wurde in experimentellen Untersuchungen festgestellt, daß das Einwachsen von Schleimhaut von den Enden her insgesamt nach jeweils 2 Zentimetern, das heißt nach insgesamt 4 Zentimetern zum Erliegen kommt.

A. Beigel (Kiel): Im Kieler Material zeigte sich im Langzeitversuch an Ratten, daß die Sekretproduktion der regenerierten Schleimhaut histochemisch ein deutlich geringeres Ausmaß als die der normalen Schleimhaut oder die der vitalen Trachealtransplantate aufwies.

C. Herberhold (Bonn): Herr Bujia hat nun von immunologischer Seite unsere eigenen nunmehr 12jährigen klinischen Erfahrungen bestätigt. Wir haben ohne eine einzige Abstoßung bisher alle 60 Patienten mit Langstreckenstenosen bis hin zum Totalersatz mit der Transplantation von konserviertem Homologmaterial erfolgreich behandeln können. Es bildet sich ein der normalen Trachea ähnliches Regenerat, das atmungs- und bewegungsfähig ist und exzellente mukoziliare Clearance aufweist. Die Reepithelisierung von den Enden her macht an keiner Stelle halt und überkleidet mit schönem Flimmerepithel auch die komplett transplantierte Trachea. Die Natur stellt uns zur Trachealrekonstruktion mit dem homologen Material ein exzellentes und bestens geeignetes Ersatzgewebe zur Verfügung.

91. St. Küter, G. Bertram, H. Luckhaupt, K.-G. Rose (Dortmund): Ergebnisse chirurgischer Therapie von Trachealstenosen (1985–1990)

Von 1985 bis 1990 wurden insgesamt 146 Patienten mit Stenosen des laryngotrachealen Atmungsrohres in der HNO-Klinik der Städt. Kliniken Dortmund operativ behandelt. Bei 10 dieser Patienten handelt es sich um beidseitige Recurrensparesen nach Strumaoperationen bzw. wiederholten Operationen von Strumarezidivien, 3 Patienten konnten wegen zu ausgedehnten Stenosen und Gewebedefekten im Bereiche des Kehlkopfes und der oberen Trachea trotz wiederholter operativer Maßnahmen nicht dekanüliert werden, 8 weitere Patienten befinden sich zum Berichtzeitpunkt noch in Therapie, 3 Patienten verstarben an verschiedenen Komplikationen (2×Herzinfarkt, 1×Hirnaneurysmablutung).

Über die Therapieergebnisse der verbliebenen 122 Patienten, die im Berichtszeitraum auf Dauer dekanüliert werden konnten, wird berichtet. Die Stenosen wurden von uns nach ihrer Ausdehnung in Ein-Etagen-, Mehr-Etagen- sowie Mehrfachstenosen eingeteilt. Die umschriebenen isolierten Stenosen der Glottis, des Krikoides wie auch der Trachea konnten in der überwiegenden Zahl nach Wahl entsprechender operativer Methoden durch einen einzigen Eingriff therapiert werden. Die besten Therapieergebnisse zeigten sich bei unkomplizierten isolierten Trachealstenosen mit Möglichkeit der Resektion und End-zu-End-Anastomose. Problematisch waren besonders Lokalisationen der Stenosen unter Einbezug von Krikoid und oberer Trachea, sog. Stenosen des krikotrachealen Überganges, bzw. Drei-Etagen-Stenosen mit Einbeziehung von Larynx, krikotrachealem Übergang und der Trachea in eine langstreckige Stenose. Bei solchen Lokalisationen waren Therapieerfolge nur in 25 bis 40% nach einem einzigen operativen Eingriff zu verzeichnen, während bei den übrigen komplizierten Lokalisationen bis zu 5 Re-Operationen notwendig wurden.

Aufgrund unserer Ergebnisse indizieren wir bei Einbezug des Krikoides in die Stenose die Laminotomie nach RETHI II und kombinieren sie ggf. mit Resektion und End-zu End-Anastomose. Diese Behandlung wird in der Regel geschlossen unter Einlage eines Aboulkers ausgeführt. Eine Indikation für Anlegen einer sog. offenen trachealen- oder krikotrachealen Rinne sehen wir heute nur noch äußerst selten, in weniger als 10% der Fälle.

Bei Mehrfachstenosen unter Mitbeteiligung der tiefen Trachea sanieren wir vor Therapie der oberen Stenose zunächst in Zusammenarbeit mit der Thoraxchirurgie unserer Klinik die tiefe intrathorakale Trachealstenose per Resektion und End-zu End-Anastomose, nachfolgend die höhergelegene 2. Stenose mit Hilfe der Laminotomie bzw. zusätzlicher Resektion. Nach intrathorakalen Eingriffen und Trachealstenosen als Folge von Langzeitintubationen nach mediastinalen Eingriffen (z. B. nach Herzoperationen) mußten wir feststellen, daß häufig aufgrund sehr ausgeprägter mediastinaler narbiger Fixationen die primäre Indikation zur Rinnenbehandlung gestellt werden muß, da selbst kurzstreckige Trachealstenosen nicht spannungsfrei revidiert werden können und Restenosierungen nach End-zu-End-Anastomose folgten.

92. Vortrag ist entfallen

93. A. Weber, C. v. Ilberg, A. May, S. Spahn (Frankfurt/Main): Tracheaquerresektion – Langzeitergebnisse

Die häufigsten Ursachen für Trachealstenosen sind Langzeitintubation, Tracheotomie oder eine Kombination von beiden. Ein Drittel aller Stenosen der oberen Luftwege sind in der zervikalen Trachea lokalisiert. Besteht eine zirkuläre narbige Stenose der zervikalen Trachea möglichst ohne Ringknorpelbeteiligung, so ist eine Tracheaquerresektion indiziert.

Von 1977–1990 führten wir bei 32 Patienten im Alten von 7–75 Jahren am Z HNO der J.W.G. Universität eine Tracheaquerresektion durch. Postoperativ kam es bei einem Patienten zu einer Wundinfektion und bei einem anderen Patienten zu einer bedrohlichen Verborkung. 27 Patienten waren durch die einzeitige Operation primär kanülenfrei, 5 Patienten wurden aufgrund einer Stenosierung im Laufe der ersten 3 Monate postoperativ reoperiert. Nach dieser zweiten Operation konnten 4 von diesen Patienten dekanüliert werden. Bei einem Patienten ist die Therapie noch nicht abgeschlossen.

Zur Nachuntersuchung sind 1991 18 Patienten erschienen. Endoskopisch sahen wir bei 8 Patienten eine normale Trachea, bei 6 Patienten eine leichte Einengung und bei 4 Patienten eine mäßige Einengung. Die Stimmbandbeweglichkeit war bei 13 Patienten normal, bei 3 Patienten bestand eine einseitige eingeschränkte Stimmbandbeweglichkeit, bei 2 Patienten eine einseitige Recurrensparese. In keinem Fall trat eine bilaterale Recurrensparese auf. 16 Patienten konnten an einem Lungenfunktionstest teilnehmen. Bei 11 Patienten ermittelten wir einen Normalbefund, 4 Patienten hatten eine leichte Ventilationsstörung, und 1 Patient hatte eine mäßiggradige Ventilationsstörung. Die entscheidende Komplikation nach Tracheaquerresektion traten in unserem Krankengut in den ersten 3 postoperativen Monaten auf. 5 Patienten mußten reoperiert werden, bei einem Patienten ist die Therapie noch nicht abgeschlosssen. 31 Patienten konnten erfolgreich dekanüliert werden. Die Tracheaquerresektion ist die Therapie der Wahl für Patienten mit zirkulärer narbiger Stenose der zervikalen Trachea und Ruhedyspnoe.

E. Kastenbauer (München): Zu Ihren Resultaten einige Fragen: Sie hatten 2 Todesfälle, woran sie die Patienten gestorben? Wie haben Sie die Fälle mit Restenosierung operativ behandelt? Verwenden Sie primär Endoprothesen zur Stabilisierung der Nahtstelle? Verwenden Sie postoperativ Cortison?

A. Weber (Schlußwort):
Folgende Nachoperation bei 32 Patienten mit Tracheaquerresektion wurden vorgenommen: 1×vordere Ringknorpelspaltung, 1xRéthi II, 3×Trachealängsspaltung. Nur ein Patient ist noch nicht kanülenfrei. Cortison wird entsprechend dem intraoperativen Befund eingesetzt. Keine Endoprothese bei Tracheaquerresektion.

94. G.A. Gates (St. Louis): A Study of the Vocal Function by Dynamic CT-Scans

Manuskript nicht eingegangen

95. R. Hagen, A. Haase (Würzburg): Schnelle Bildsequenzen in der Kernspintomographie

Die Kernspintomographie hat sich seit ihrer Einführung 1973 durch Lauterbur einen festen Platz in der medizinischen Diagnostik gesichert. In die Bildgebung gehen im Gegensatz zur Röntgenaufnahme, bei der lediglich die Strahlungsschwächung durch das absorbierende Gewebe zur Bildgebung beiträgt, zahlreiche Parameter ein: NMR-Parameter (Relaxationszeit, Spindichte, lokale magnetische Suszeptibilität), biochemische Parameter (Substanzkonzentration, Substanzumsatz, Molekülstruktur, molekulare Wechselwirkungen, ph-Wert, etc.) und auch biophysikalische Parameter (Transportmechanismen, Austauschprozesse, Temperatur, Sauerstoffsättigung, etc.). Die resultierende Aufnahme stellt somit ein Überlagerungsprodukt der verschiedenen Parameter dar, deren separate quantitative Auswertung aufgrund des erforderlichen Meß- und Untersuchungsaufwandes praktisch nicht möglich war. Doch genügt bereits die Messung der Wasser- und Fettprotonen für eine informationsreiche bildliche Darstellung der anatomischen Strukturen (und lediglich diese Protonen werden derzeit bei der klassischen Kernspintomographie erfaßt).

Entscheidend zur Bildkontrastgebung trägt die Spin-Gitter-Relaxationszeit (T 1-Zeit) bei. Das ist die Zeit, die das durch die elektromagnetische Anregungsstrahlung aus seiner Gleichgewichtslage gebrachte Spinsystem im Mittel braucht, um wieder in die energetisch günstigere Ruhelage zurückzukehren (nach einer T 1-Zeit sind 63% der Gleichgewichtsmagnetisierung wieder erreicht). Das nach der Anregung meßbare Signal (Resonanzstrahlung) klingt mit der substanzspezifischen Relaxationszeit (T 1) exponentiell ab. Dem Vorteil der Kontrastgebung durch diese longitudinale, d. h. entlang der Magnetfeldachse laufende Relaxation steht ein Nachteil gegenüber: die lange Wartezeit bis das System wieder seine Ausgangsposition erreicht hat. Bei einer T 1-Zeit von ca. 1 s in biologischem Gewebe resultierten daraus Meßzeiten von etwa 4 min pro Schichtaufnahme. Dadurch konnten bewegte Regionen (Herz, Thorax, Gefäße, etc.) nicht ohne Artefakte aufgenommen werden.

Haase et al. (1990) gelang im Hinblick auf eine schnellere Bildgebung ein entscheidender Durchbruch: die Verkürzung der Meßzeit um den Faktor 1000. Grundlegende Idee war die Anwendung kleinerer Anregungswinkel (z. B. 10 Grad statt der üblichen 90 Grad) und die dadurch stark verkürzte Wartezeit bis zur Rückkehr des Spinsystems in seine Ruhelage.

Nachteil dieser geringen Anregung ist die Reduktion des Signalwertes, der jedoch noch immer für eine ausreichende Ortsauflösung ausreicht. Diese „FLASH"-(Fast Low Angle Shot)-Technik verkürzt die Meßzeit pro Bildzeile auf bis zu 3 ms und damit die Aufnahmezeit pro Schichtaufnahme (64×128 Pixel) auf ca. 200 ms. Orts- und Zeitauflösung können durch die Wahl des Anregungswinkels individuell eingestellt werden. Daraus ergeben sich folgende Anwendungen: 1. die Aufzeichnung von NMR-Filmen (derzeit max. 5 Bilder/s), 2. die quantitative Messung der verschiedenen NMR-Parameter (was wegen der zu langen Meßzeiten nicht möglich war). Zusätzlich können bisher genutzte Darstellungsmethoden (z. B. Inversion-Recovery-Technik, Spin-Echo-Technik) durch ein Vorschalten vor das eigentliche schnelle Experiment mit in die Kontrastgebung einbezogen werden. Die Einsatzmöglichkeiten der Kernspintomographie werden dadurch erweitert (Funktionsaufnahmen von Gelenken, Herz, Gefäßen, Darm etc.).

96. R. Hagen, A. Haase, D. Matthaei, D. Henrich (Würzberg/Göttingen/Karlsruhe): Schnelle Bildgebung mit der Kernspintomographie. Schluckakt und Phonation in der schnellen Kernspintomographie

An einem 2 T Ganzkörpertomographen der Fa. Bruker (Medspec 20; Karlsruhe) wurden mit Hilfe der FLASH-Technik (Fast Low Angle Shot) folgende dynamische Funktionen als NMR-Film aufgezeichnet:

1. die Zungenbeweglichkeit
2. die Artikulation von Vokalen und
3. das Schlucken von Flüssigkeiten.

Die Messungen wurden zunächst an 6 Normalprobanden durchgeführt. Nachdem geeignete Schaltsequenzen etabliert waren, wurden die gleichen Funktionen bei 6 Patienten nach Laryngektomie und Laryngoplastik mit einem Unterarmlappen aufgenommen.

In der Regel wurden 32 Einzelaufnahmen in einem zeitlichen Intervall von 200 ms bis zu 1 s aufgezeichnet (128×128 bzw. 256×256 Pixel, Anregungswinkel 10 Grad) und zu einem Film zusammengesetzt.

Schichtebene war die Mediansagittalebene – eine Schichtführung, bei der die dynamischen Vorgänge der Zunge, des Pharynx und des Larynx besonders gut betrachtet werden können, und die in der Computertomographie nicht möglich ist.

Bei den Aufnahmen der Zungenbeweglichkeit waren neben der Zunge selbst die Mitbewegungen der benachbarten Strukturen (Gaumen, Larynx, Mundboden) deutlich zu erkennen. Bei den laryngektomierten Patienten zeigte sich eine narbenbedingte Beweglichkeitseinschränkung v. a. am Zungengrund.

Die vokalspezifische Verformung des Ansatzrohres bei der Artikulation der einzelnen Vokale ließ sich präzise darstellen, die Einstellung von Zunge, Pharynx und Larynx mit unterschiedlicher Weite des oralen und pharyngealen Resonanzraumes konnte auch in Einzelbildern exakt festgehalten werden. Auch hier zeigten sich bei den Laryngoplastik-Patienten operationsbedingte Einschränkungen der Verformbarkeit im Ansatzrohr, welche die meßbaren Unterschiede im Frequenzspektrum der Formanten erklären können.

Die Darstellung des Schluckaktes war erschwert: 1. war das Schlucken der Flüssigkeit durch die liegende Position beeinträchtigt. 2. gelang noch keine Aufnahmeserie in konstanter T2-Gewichtung, was für die Darstellung des Flüssigkeitsbolus und dessen Passage von besonderem Interesse wäre. 3. war die zeitliche Auflösung im Vergleich zur Hochfrequenzkinematographie noch zu gering. Die Aufzeichnung schneller Bildsequenzen mit der Kernspintomographie wird sich in den kommenden Jahren durch die Weiterentwicklung schneller Gradientensysteme und die Etablierung fester, definierter Schaltsequenzen weiter verbessern. Mit Hilfe neuer Untersuchungsspulen wird sich auch die Ortsauflösung z. B. im Kehlkopfbereich weiter verbessern lassen.

Abb. 1. Zungenbewegung eines Normalprobanden in der schnellen Kernspintomographie (*Tr* Trachea, *E* Epiglottis, *wG* weicher Gaumen, zeitl. Bildabstand 200 ms) ▶

Abb. 2. Vokalartikulation eines Normalprobanden in der schnellen Kernspintomographie (zeitl. Bildabstand 800 ms)

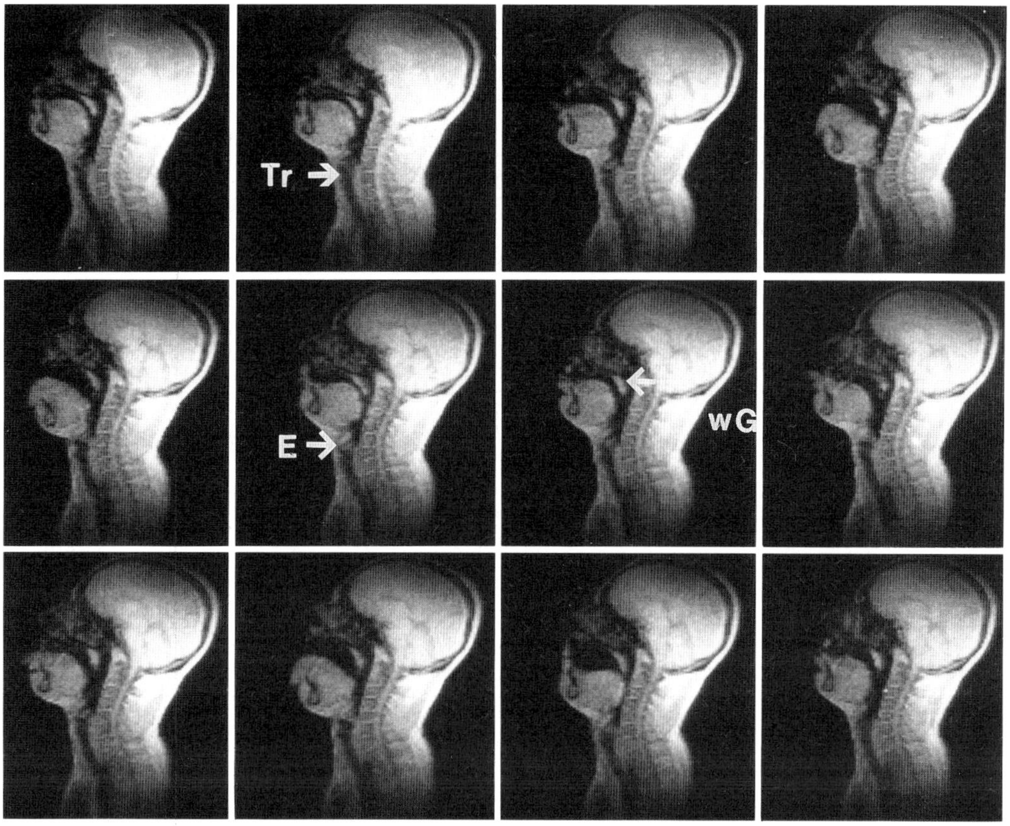

Abb. 1

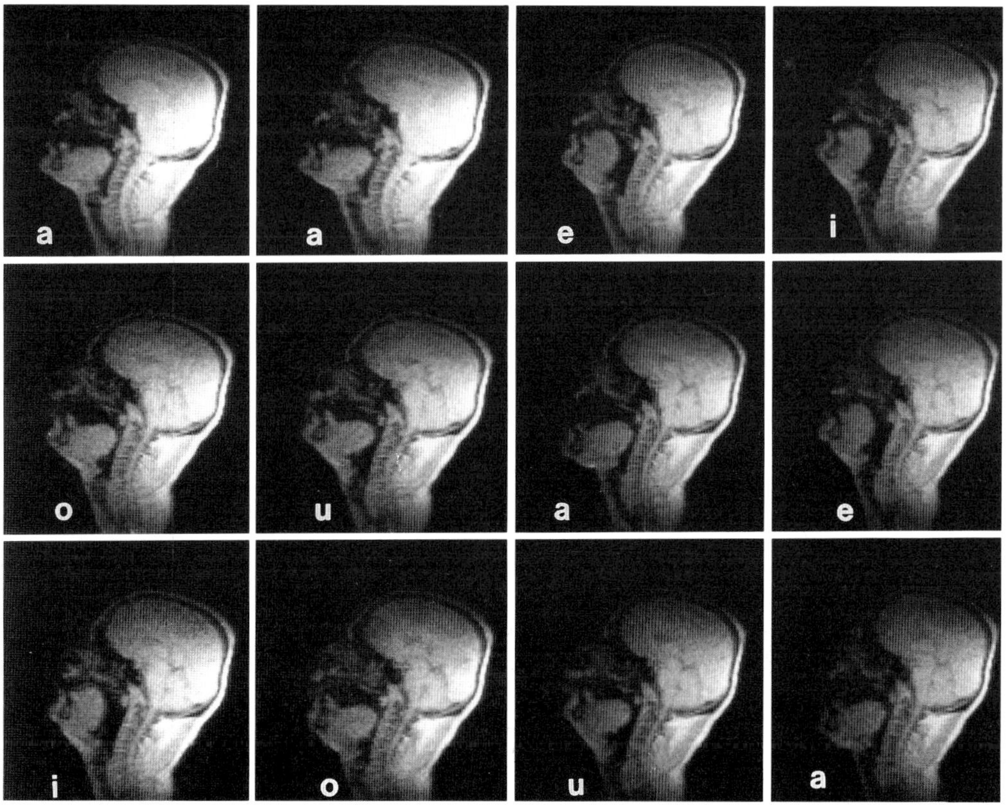

Abb. 2

97. I. F. Herrmann, F. Leemhuis, E. J. v. d. Jagt, W. Th. C. Wolvekamp (Groningen): Videoradiographische Messungen der pharyngealen Phase des Schluckaktes

Bekanntlich nehmen an der pharyngealen Phase des Schluckaktes 24 Muskelpaare teil. Sie werden durch 5 Hirnnerven gesteuert. Die Dauer der pharyngealen Phase wird im allgemeinen mit 0,7 – 1 s angegeben. Die Qualität bisheriger Bild-für-Bild-Analysen sind subjektiv und von der Erfahrung des Betrachters abhängig. Exakte Messungen fehlen. Mit der Videoradiographie lassen sich 48 Bilder/s erfassen, d. h. etwa alle 20 ms kann eine Messung stattfinden. 4 Schluckakte von 2 verschiedenen Hunden und 15 Schluckakte von 11 verschiedenen Patienten wurden analysiert.

Die radiologischen Untersuchungen fanden soweit als möglich unter Standardbedingungen im seitlichen Strahlengang statt. Die Auswertung erfolgte mit einem Videorecorder und Monitor, einem Videoeffektgenerator und einem Amiga Computer mit Software.

Folgende Referenzpunkte wurden pro Bild festgelegt:

Pharynxrückwand und Palatum molle; alternativ: der Zungenrücken in Höhe der Uvula; Epiglottistip und Zungengrund; Vallecula; Hyoid; wenn möglich Incisura laryngis; Arytaenoidhöcker; Thyreoid caudal und Arytaenoidknorpel; Petiolus der Epiglottis; und bei Boluspassagestörungen der Oesophaguseingang. Die Bewegungen der Referenzpunkte in der Zeiteinheit geben Informationen darüber, zu welchem Zeitpunkt welcher Muskel oder welche Muskelgruppen aktiv sind.

Wir starteten mit der Messung des Schluckaktes im Augenblick der Elevation des Gaumensegels bzw. der Ventralbewegung des Zungenrückens. Die Messung wurde nach Rückkehr des Kehlkopfes in seine Respirationsposition beendet. Sie umfaßt somit die gesamte pharyngeale Phase des Schluckreflexes.

Auf Grund unserer Messungen läßt sich der Schluckakt in 7 Phasen unterteilen, die fließend ineinander übergehen und einander überlappen:

1. Die Epiglottiselevation, um den Bolus aufzufangen. 2. Die Bolusauffangphase. 3. Der Nasopharynxverschluß bzw. die Oropharynxöffnung. 4. Der Larynxverschluß. 5. Die Boluspassage bestehend aus: a) Öffnung des Oesophaguseingangs, b) der Passage des Bolus, c) der Austreibungsphase. 6. Der Pharynxöffnung. 7. Der Larynxöffnung.

In einer ersten Annäherung lassen sich Aussagen über die Dauer dieser Phasen beim Hund (feste Speisen), beim Säugling und beim Erwachsenen (flüssiges Kontrastmittel) machen (Abb. 1).

Neben dem Zeitfaktor wurden auch die Bewegungen der Referenzpunkte mit Hilfe eines Coordinatensystems bestimmt und in einen Auswertungsbogen eingetragen. Damit können mit einer Genauigkeit von 0,02 s Dissoziationen im zeitlichen und räumlichen Ablauf während der verschiedenen Phasen des Schluckaktes wie z. B. während der Boluspassage erkannt werden.

Ein Beispiel (Abb. 2): Eine 90 Jahre alte Patientin klagt über Globusgefühl, Schluckstörungen und gelegentlich Husten bei der Speiseaufnahme. Im Kontrastmittelschluck ist eine Cricopharyngeus-Dysfunktion erkennbar, die bei Standardposition der Patientin gemessen werden kann. Sie engt den Speiseweg in seitli-

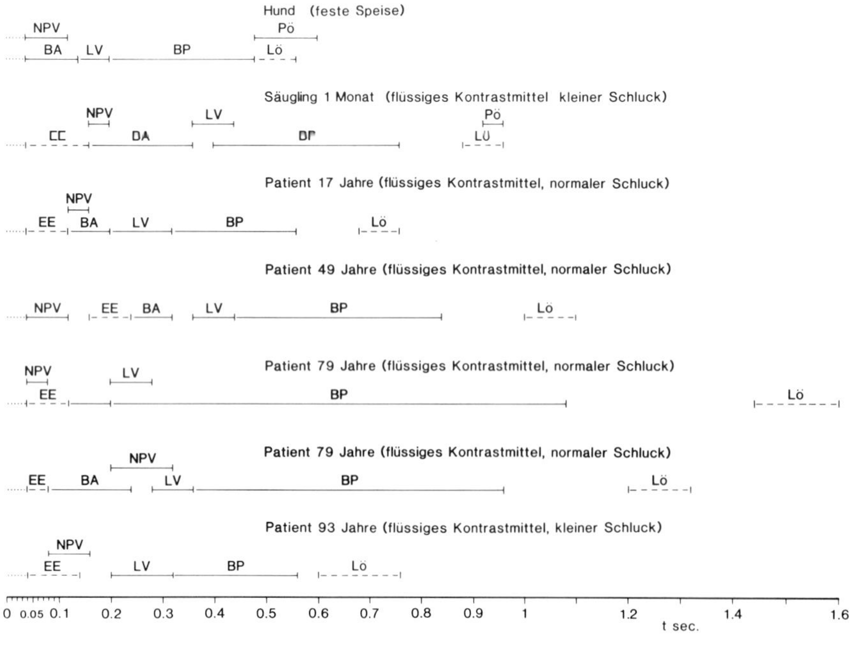

Abb. 1. Einteilung des pharyngealen Schluckaktes in Abhängigkeit von der Zeit: EE, Epiglottiselevation; BA, Bolusauffangphase; NPV, Nasopharynxverschluß; LV, Larynxverlagerung, -verschluß; BP, Boluspassage; LÖ, Larynxöffnung; PÖ, Pharynxöffnung

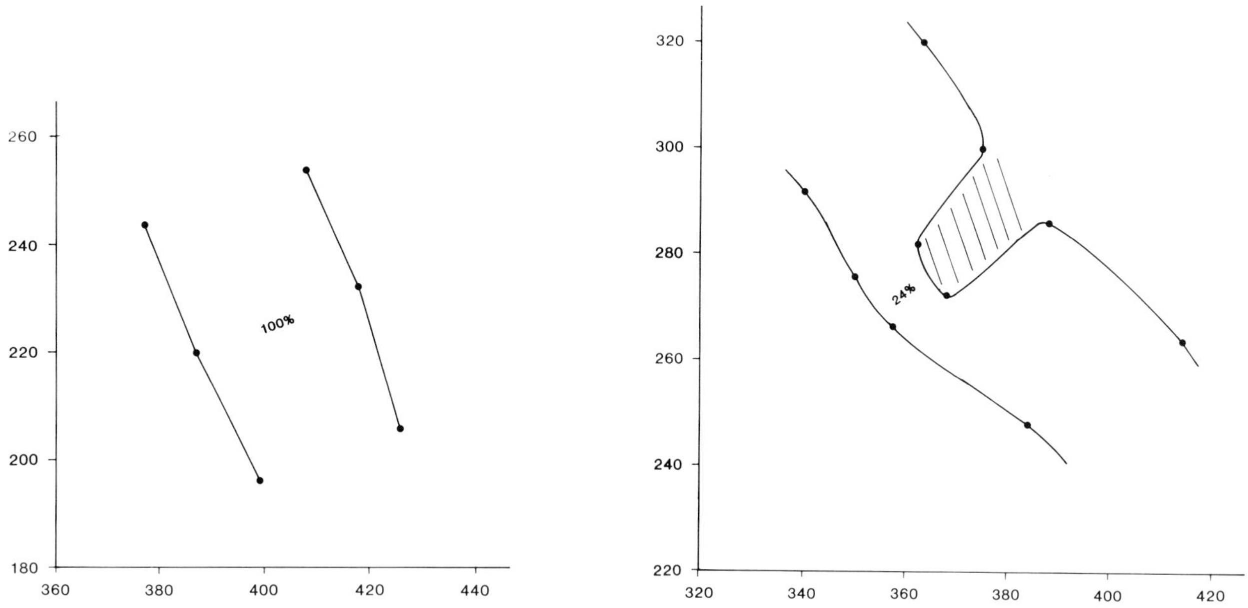

Abb. 2. Normale Boluspassage (100%) und gestörte Boluspassage (24%) bei Cricopharyngeus-Dysfunktion

cher Projektion auf 24% ein. Neue diagnostische Möglichkeiten zur Feinanalyse der Larynx-Pharynxfunktion werden durch ein Computerprogramm, das die bisher noch recht aufwendigen Untersuchungen vereinfacht, eröffnet.

Wichtige Informationen über normale und pathologisch veränderte Funktionen können mit dieser Methode erwartet werden. Dies wird auch die Behandlung der Schluckstörungen in der Zukunft entscheidend beeinflussen.

Audiologie, Pädaudiologie

98. J. Hartwein, H. Schöttke, H.-W. Pau (Hamburg): Untersuchungen zur akustischen Funktion der Ohrmuscheln bei verschiedenen Säugetieren

Im Gegensatz zur menschlichen Ohrmuschel wird der Ohrmuschelfunktion bei vielen Säugetieren in der Literatur eine bedeutendere Rolle beim Hörvorgang zugeschrieben.

Um hierzu quantifizierbare Daten zu erhalten, wurde die akustische Funktion der Ohrmuschel bei 10 wildlebenden heimischen Säugetierarten mittels In-situ-Messung des Schalldruckpegels untersucht. Abhängig von Größe, Form sowie Behaarung finden sich unterschiedliche Muster des Schalldruckverlaufes am Übergang zum Gehörgang.

Die Resonanzfrequenz variierte zwischen 2378 Hz (Rehbock) und 6350 Hz (Steinmarder). Das Ausmaß der resonanzbedingten Verstärkung lag zwischen 15 und 26 dB (SPL) (Tabelle 1). Die meisten untersuchten tierischen Ohrmuscheln haben somit eine ausgeprägtere akustische Funktion als die menschliche Ohrmuschel, hier fanden wir Verstärkungswerte von 10–15 dB (SPL).

Wie beim Mittelohraufbau etlicher Säuger läßt sich auch bei Größe und akustischem Verhalten der Ohrmuschel eine Anpassung an den spezifischen Lebensraum und die darin auftretenden, biologisch wichtigen Frequenzen diskutieren. Vorzugsweise in freiem Gelände lebende Tiere (Reh, Hase, Fuchs) wiesen Resonanzfrequenzen von unter 3 kHz auf; Tiere, deren Lebensraum vorzugsweise dichten Bewuchs (kurze biologische Distanzen, hohe Frequenzen) aufweist (Steinmarder, Wanderratte, Eichhörnchen, Iltis), hatten Resonanzfrequenzen von ca. 6 kHz. Es ist zu diskutieren, inwieweit auch die akustische Funktion der Ohrmuschel im Dienste der Selektion steht.

Tabelle 1. Ohrmuschelvolumen, Resonanzfrequenz und Ausmaß der maximalen resonanzbedingten Schalldruckverstärkung

Reh	22 ml	2378 – 2520 Hz	22 dB
Hase	12 ml	2828 Hz	24 dB
Fuchs	24 ml	2670 – 2911 Hz	16 dB
Kaninchen	3,7 ml	4896 – 5496 Hz	18 dB
Rehkitz	2,5 ml	5823 Hz	16 dB
Dachs	4 ml	5823 Hz	26 dB
Steinmarder	1 ml	6350 Hz	15 dB
Wanderrattte	1 ml	6169 Hz	15 dB
Eichhörnchen	1 ml	5823 Hz	15 dB
Iltis	1 ml	5496 Hz	16 dB

99. S. Hoth, D. Khoschlessan (Heidelberg): Objektivierung der Hörschwelle bei Begutachtungen

Sowohl in der klinischen Audiometrie als auch bei der Erstellung eines HNO-ärztlichen Schwerhörigkeitsgutachtens kommt es unter anderem auf die möglichst exakte Bestimmung der Hörschwelle an. Zur Objektivierung der vom Patienten gemachten subjektiven Angaben wird häufig die Cortikale Elektrische Reaktions-Audiometrie (CERA) eingesetzt. Mit dieser Methode werden bei verschiedenen Reizpegeln frequenzspezifische Hirnpotentiale abgeleitet. Bei der Verwendung weit überschwelliger Reize gelingt in nahezu allen Fällen die Registrierung eines reproduzierbaren Potentials; unterhalb der Hörschwelle bleiben die Reizantworten erwartungsgemäß aus. Im Bereich der Hörschwelle ist allenfalls mit Potentialen kleiner Amplitude zu rechnen, die häufig in dem zwangsläufig vorhandenen EEG-Restrauschen untergehen. Daher ist die Festlegung der Hörschwelle mit einer Unsicherheit verbunden, die im Einzelfall durchaus 20 dB betragen kann. Es wäre von großem Nutzen für den Untersucher, wenn sich diese Unsicherheit mit Hilfe einer weitergehenden numerischen Signalverarbeitung reduzieren ließe.

Der hier vorgestellte Ansatz zur Verbesserung der objektiven Hörschwellenbestimmung beruht auf der Berechnung mehrerer Parameter, die für jede einzelne Kurve gemittelter Hirnaktivität eine Beurteilung mehrerer Merkmale ermöglicht. Die Berechnung erfolgt nach beendeter EEG-Mittelung, so daß der Meßprozeß in der gewohnten Weise ablaufen kann. Die einzelnen Parameter berücksichtigen Kriterien wie die Reproduzierbarkeit, die Ähnlichkeit mit einer Normalkurve, das Signal/Rausch-Verhältnis, den Frequenzgehalt und die statistische Abweichung des Mittelungsergebnisses vom Zufallsprozeß. Aus den insgesamt fünf Bestandteilen wird eine einzige dimensionslose Zahl berechnet, so daß dem Auswerter für jede Potentialkurve ein Bewertungsparameter für die Schwellenbestimmung zur Verfügung steht.

Meßreihen an Normalhörenden und Schwerhörigen mit bekannten Hörschwellenkurven zeigten, daß der Bewertungsparameter das Vorhandensein von evozierten Potentialen mit hoher Zuverlässigkeit anzeigt. Im überschwelligen Reizpegelbereich werden signifikant höhere Zahlenwerte beobachtet als bei der Anwendung unterschwelliger Reiztöne. Im Bereich der Hörschwelle nimmt der Bewertungsparameter in einem schmalen Pegelbereich drastisch zu. Der Anstieg ist sehr viel steiler als die im Schwellenbereich statistisch beobachtete Zunahme der Potentialamplitude.

Die Auswertung der Meßreihen erbrachte weiterhin das Ergebnis, daß bestimmten Werten des Parameteres definierte Irrtumswahrscheinlichkeiten zugeordnet werden können. Liegt der Bewertungsparameter einer Potentialkurve oberhalb 0.4, so liegt mit einer statistischen Sicherheit von mindestens 98% ein Potentialmuster vor, das auch von einem erfahrenen Auswerter als akustisch evoziertes Hirnrindenpotential identifiziert wird. Bei einem Wert von 0.3 beträgt die statistische Sicherheit nur 91%, die Irrtumswahrscheinlichkeit also 9%. In der Praxis läßt sich also die Reizantwortschwelle mit Hilfe einer Kennlinie ermitteln, in welcher die Bewertungsparameter in Abhängigkeit vom Reizpegel aufgetragen sind. Die Schwelle liegt bei demjenigen Reizpegel, bei dem diese Kennlinie den Grenzwert von 0.4 überschreitet.

Die auf diese Weise ermittelten Schwellenwerte korrelieren sehr gut mit den tonaudiometrisch ermittelten Ergebnissen. Die Abweichung beträgt durchschnittlich etwa 3 dB bei einer Standardabweichung von etwa 10 dB. Insgesamt hat sich das Verfahren, das den Auswerter nicht entbehrlich macht, ihn aber effektiv unterstützt, in der praktischen Erprobung als zuverlässig bewährt.

R. Brix (Wien): Die Ableitung „langsamer kortikaler Potentiale" (in Richtung DC-Ableitungen) verbessert die psychophysiologischen Beteiligungen für eine Schwellenbestimmung und die notwendige Reproduzierbarkeit.

B. Lütkenhöner (Münster): Die Lösung des Problems, mehrere völlig unterschiedliche Parameter in sinnvoller Weise in eine einzige Testgröße zu transformieren, ist sicherlich nicht ganz trivial, da die Parameter in schwer durchschaubarer Weise (abhängig von Eigenschaften sowohl des evozierten Potentials als auch des überlagerten Rauschens) miteinander korreliert sind und einen recht unterschiedlichen Informationsgehalt haben können. Es erscheint wesentlich einfacher, die Möglichkeiten, die in den einzelnen Parametern stecken, besser auszuschöpfen. So würde es sich z. B. anbieten, das Signal/Rausch-Verhältnis nicht durch Vergleich lediglich zweier Mittelungsergebnisse zu bestimmen, sondern alle einzelnen Epochen (bzw. Teilmittelungsergebnisse im Falle von Hirnstammpotentialen) für die Berechnung heranzuziehen.

R. Schönweiter (Bochum): Übertragen Sie Ihre Überlegungen auch auf die frühen Potentiale (BERA)?

S. Hoth (Schlußwort):
Zu Herrn Brix: Selbstverständlich soll die beschriebene Auswertung der Hirnrindenpotentiale nicht die Anwendung anderer Methoden wie z. B. den späten Gleichspannungsanteil, ausschließen. Ich habe den Zweifel, ob diese Methode für den routinemäßigen Einsatz in der Klinik geeignet ist. – Die Reproduzierbarkeit des Meßergebnisses geht in die beschriebene Potentialbewertung ganz wesentlich mit ein.

Zu Herrn Lütkenhörner: Es besteht kein Zweifel, daß die 5 in die Bewertungsparameter eingehenden Komponenten teilweise miteinander korreliert sind. Bei der Auswertung der *einzelnen* Parameter stellt man aber fest, daß selten zuviel Redundanz vorliegt. Die Zusammenfassung der 5 Teile zu *einer* Zahl ist für eine übersichtliche Auswertung unverzichtbar. – Das „Response to Noise Ratio" wurde aus den 2 Teilmittelwertkurven berechnet. Eine Berechnung anhand der einzelnen Epochen ist ohne Zweifel effektiver, macht aber einen hier nicht angestrebten Eingriff in die Algorithmen der EEG-Mitteilung erforderlich.

Zu Herrn Schönweiler: Eine Übertragung des Vorgehens auf die BERA ist wegen anderer Voraussetzungen nur mit Einschränkungen möglich.

100. R. Dronse (Essen): Einfluß der Schallrichtung auf die Colliculus-inferior-Antwort bei binaural evozierten Hirnstammpotentialen

Beim Richtungshören werden interaurale Zeit- und Intensitätsdifferenzen vom Gehirn ausgewertet. Während man in früheren audiometrischen Verfahren die Genauigkeit der Schallokalisation zur zentralen Hördiagnostik verwendete, wurden bei 12 normalhörenden Versuchspersonen die akustisch evozierten Hirnstammpotentiale unter binauraler Stimulation abgeleitet. Mit Hilfe des „elektronischen Richtungsmischpultes" ließ sich eine Drehung der Schallquelle in der Horizontalebene digital stimulieren. Dieses System bildet mittels elektronischer Filter die Übertragungsfunktion des Außenohres nach, so daß aus einem Signal (Klick)

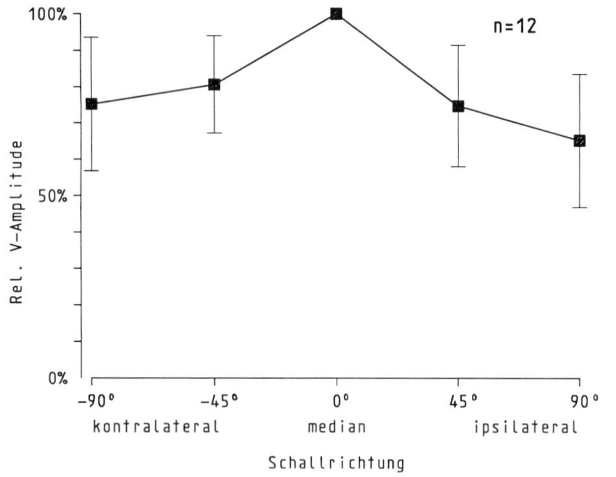

zwei Ohrsignale mit den physiologischen Laufzeit- und Pegeldifferenzen abgeleitet werden können.

Bei binauraler Stimulation kann der bekannte Wellenverlauf der frühen Antworten registriert werden. Bei Drehung der Schallquelle zeigen die Wellen I–IV ein variantes Verhalten. Die Amplitude der Welle V ist dagegen nahezu linear von der Schallrichtung abhängig und weist eine zeltförmige Richtcharakteristik auf (Abb. 1). Eine solche Richtcharakteristik der Colliculus-inferior-Antwort kann nicht durch die peripheren Ohrsignale erklärt werden, sondern ist Ausdruck einer neuronalen binauralen Verrechnung.

Die Ergebnisse bestätigen für die menschliche Hörbahn ein typisches neuronales Verrechnungsmuster der Schallrichtung, wie es tierexperimentell an Einzelzellen des Colliculusinferior sowie am auditorischen Kortex nachgewiesen wurde. Während die Erregungsgröße damit als zentrale Richtungsinformation anzusehen ist, ist die Funktion der Latenz als ein „Richtungscode" kritisch zu bewerten.

R. Brix (Wien): Methodisch könnten die Ergebnisse auch als Überlagerungseffekt erklärt werden; dennoch besteht auf Welle-V-Niveau ein „Zeitanalysatorsystem" zur Rhythmusdetektion, wie unsere Messungen seinerzeit zeigten.

J. Helms (Würzburg): Läßt sich mit Ihrer Versuchsanordnung erkennen, auf welcher Ebene die früheste interneurale Verrechnung erfolgt?

K.F. Hamann (München): Wie verhielten sich die Latenzzeiten der Welle V bei Ihren Untersuchungen?

W.H. Döring (Aachen): Der beschriebene Effekt der Amplitudenverminderung bei seitlicher Beschallung läßt sich auch bei linear summierender Verarbeitung beobachten, da bei differenten Ohrsignalen die Korrelation der Erregungsmuster zwangsläufig abnimmt und damit die Summenamplitude kleiner werden muß. Der Schluß, daß sich in der Amplitude V ein spezieller neuronaler Verarbeitungsmechanismus des Colliculus inferior widerspiegelt, läßt sich m.E. aus diesen Messungen nicht zwingend herleiten. Hinzu kommt, daß in der einschlägigen Literatur als Generator der Welle V beim Menschen die laterale Schleife nachgewiesen wurde und daß eine wesentliche Verrechnung der binauralen Signale bereits auf der Ebene der Olivenkomplexe – also deutlich früher – stattfindet.

R. Dronse (Schlußwort):
Gegen die Vorstellung eines reinen Summationseffektes der binauralen Reize spricht z.B. die Asymmetrie der Richtcharakteristik mit Betonung des kontralateralen Input.

Die Auswertung der I–IV-Antworten ist durch niedrige Amplituden zwar erschwert, wird jetzt in weiteren Untersuchungen folgen.

Aus den bisherigen Ergebnissen läßt sich kein entsprechender Latenzshift nachweisen, so daß die Latenz eher ein untergeordneter Richtungswert zu sein scheint.

101. R. Kränzlein, U. Schuber, J. Müller-Deile, U. Reker (Kiel): Die Wirkung von Alkohol auf die evozierten Potentiale

Bezüglich des Hörvermögens unter Alkoholeinfluß gibt es in der Literatur nur wenige Untersuchungen; zudem fanden sich bei den Recherchen widersprüchliche Ergebnisse.

Wir sahen bei psychoakustischen Untersuchungen deutliche Einbußen, wobei sich besonders im Feldmann-Test eine drastische Einschränkung zeigte.

Wir haben versucht, diese Feststellung durch die vergleichende Messung der frühen, mittleren, späten und sehr späten Potentiale zu überprüfen.

Um den Einfluß des Alkohols zu untersuchen, erhielten 12 gesunde Probanden die hohe Dosis von 1,2 g reinem Alkohol/kg Körpergewicht. Die Werte schwankten hierbei zwischen 0,72‰ und 2,57‰, der maximale Mittelwert betrug 1,53‰. Nach Durchführung eines Nüchtern-Kontrollversuchs wurden die evozierten Potentiale unter Alkohol zwischen der 130. und 220. Minuten nach Trinkbeginn durchgeführt. Zum Vergleich kamen Messungen vor und nach Alkoholaufnahme:

Bei den frühen Potentialen (BERA), wurde die Interpeaklatenz der Wellen I–V ausgewertet. Nach Alkoholeinfluß hatte sich diese Latenz durchschnittlich um 0,05 ms verschlechtert, eine nicht signifikante Veränderung. Bei den mittleren Potentialen kam die Latenzzeit der Welle P_a zur Auswertung. Hier fand sich nach Alkohol eine im Wilcoxon-Test für Paardifferenzen signifikante Verlängerung der Latenz um 2 ms.

Die späten Potentiale wurden aus 750-Hz-Reizen gemittelt, indem die Latenz der Welle N_1, sowie die Amplitudendifferenz zwischen N_1 und P_2 ausgewertet wurden. Im Ergebnis fand sich eine ganz eindeutige Verschlechterung: Während sich die Latenz der Welle N_1 nur um 4 ms verschlechterte und damit noch nicht signifikant verändert war, fand sich eine drastische Reduktion der Amplitude $N_1 - P_2$ um 58%. Unter den verschiedenen Formen der sehr späten Potentiale wurde das sogenannte Verarbeitungs- oder auch cognitive

Potential P_3 gemessen. Ausgewertet wurden Latenz und Amplitude des Potentials P_3. Deutlich ausgeprägt und hochsignifikant war die Latenzzeitverlängerung von P_3 im Mittel mit 51 ms. Die entsprechende Amplitudenabschwächung um 14% bei gleichzeitig hoher Streuung war weniger auffällig und nicht signifikant.

Die Wirkung des Alkohols auf das auditorische System ist bislang unterschätzt worden. Die aufgezeigten Ergebnisse untermauern die psychoakustischen Feststellungen. So sind einfache Hörvorgänge, deren Erkennen überwiegend von intakten peripheren Funktionen abhängig ist, nach Alkohol kaum beeinträchtigt. Hochsignifikante, z. T. drastische Einbußen waren jedoch bei den Untersuchungen meßbar, die höhere Ansprüche an die zentralen Hörfunktionen stellten. Verkehrsrechtlich kann somit davon ausgegangen werden, daß gerade in schwierigen Situationen, etwa im Straßenverkehr mit akustischen Eindrücken aus verschiedenen Richtungen, eine deutliche Beeinträchtigung des Hörens unter Alkoholeinfluß besteht.

K. F. Hamann (München): Die Bedeutung der Alkoholeinwirkung auf die kortikalen Antworten für den Straßenverkehr sollte nicht überbewertet werden, da der Straßenverkehr überwiegend durch optische Signale geregelt.

G. Hofmann (Dresden): Haben Sie die Abhängigkeit von Amplituden und Latenzen der AEP bei mehreren Blutalkoholwerten gemessen? Wir fanden in früheren Untersuchungen ähnlicher Art eine stärkere zunehmende Beeinflussung der späteren Potentiale erst ab ca. 1‰ Blutalkoholwert.

R. Kränzlein (Schlußwort):

1. Die Bedeutung des Hörvermögens für den Straßenverkehr ist besonders aus der rechtsmedizinischen Literatur abzulesen. Hier bestand bislang die Meinung, das Hören sei nicht oder kaum beeinträchtigt, eben weil zu peripher bei vorigen Untersuchungen gemessen worden war.

2. Wir haben die Potentiale bei Blutalkoholwerten von im Mittel 1,2‰ – 1,3‰ gemessen. Untersuchungen zur Abhängigkeit von verschiedenen Regeln haben wir nicht durchgeführt. Zum einen weil wir noch andere Untersuchungen durchgeführt haben, zum anderen weil laut Literatur bereits Veränderungen ab etwa 0.5‰ zu erwarten waren.

102. B. Lütkenhöner, B. Ross, M. Hoke (Münster): Signifikanzanalyse auditorisch evozierter Potentiale mit Hilfe des Rayleigh-Tests

Als Kernstück eines Verfahrens zur automatischen Ermittlung der Hörschwelle mittels auditorisch evozierter Potentiale (AEP) wird ein statistischer Test benötigt, der mit einer vorgegebenen Irrtumswahrscheinlichkeit eine Aussage darüber erlaubt, ob in einem Satz von Elektronenzephalogrammepochen, die in einem bestimmten Zeitfenster nach Beginn eines auditorischen Reizes registriert wurden, eine reizsynchrone Antwort enthalten ist oder nicht. Eine solche Signifikanzanalyse kann dann dazu benutzt werden, eine Schwelensuchstrategie zu steuern, die in möglichst wenigen Schritten, d. h. mit einer minimalen Anzahl von untersuchten Reizintensitäten, die Nachweisschwelle für die betrachteten evozierten Potentiale ermittelt.

Eines der einfachsten und zugleich leistungsfähigsten Verfahren zur Signifikanzanalyse evozierter Potentiale ist der Rayleigh-Test. Hierbei wird ein definiertes Zeitfenster der verfügbaren Elektroenzephalogrammepochen durch eine sinusförmige Welle approximiert, und aus den erhaltenen Phasenwerten wird eine als Phasenkohärenz interpretierbare statistische Testgröße berechnet. Der Rayleigh-Test hat gegenüber vielen anderen Tests den unschätzbaren Vorteil, daß die Wahrscheinlichkeit für ein falsch-positives Resultat (Irrtumswahrscheinlichkeit) exakt vorgewählt werden kann. Voraussetzung für die uneingeschränkte Gültigkeit des Tests ist allerdings, daß das Analysefenster sowie die Anzahl der zu berücksichtigenden Epochen im voraus festgelegt ist. Die Mißachtung dieser Forderungen kann zu erheblichen Fehlinterpretationen führen, wie Modellsimulationen (Lütkenhöner 1990) belegen. Ein dem Rayleigh-Test verwandtes Vetahren wurde erstmals von Beagley et al. (1979) zur Signifikanzanalyse von AEP herangezogen.

Um festzustellen, in welcher Weise sich bei der Untersuchung kortikaler auditorisch evozierter Potentiale die Wahl des Analysefensters auf die Sensitivität des Rayleigh-Tests auswirkt, wurde bei einigen Musterdatensätzen der Fensterbeginn zwischen 0 ms (Reizbeginn) und 420 ms und die Fensterlänge zwischen 40 ms und 412 ms systematisch variiert (jeweils in Schritten von 12 ms), wobei für jedes der resultierenden Analysefenster die Testgröße für den Rayleigh-Test, $\bar{R}$, berechnet wurde. Die auf diese Weise erhaltenen Zahlenwerte wurden, im Anschluß an eine bikubische Spline-Interpolation zur Generierung eines feineren Rasters, in einer Isokonturliniendarstellung veranschaulicht, wie sie in Abb. 1 für zwei verschiedene Reizintensitäten gezeigt ist. Die ausgefüllte Fläche markiert Fensterdefinitionen mit $\bar{R} > 0,3$, während die in ihr enthaltenen „Inseln" Fensterdefinitionen mit $\bar{R} > 0,4$ entsprechen. Bei nur 25 verfügbaren Epochen würden diese beiden Niveaus Irrtumswahrscheinlichkeiten von etwa 10,5% bzw. 1,7% entsprechen, bei den mehr als 150 Epochen, die im vorliegenden Fall für die Analysen benutzt wurden, sind beide Irrtumswahrscheinlichkeiten jedoch nahezu Null.

Die Abb. 1 zeigt, daß die Wahl des Analysefensters bei einer Reizintensität von 80 dB über der Hörschwelle ziemlich unkritisch ist: Alle Fensterdefinitionen, die einem Punkt innerhalb der ausgefüllten Fläche entsprechen, sind im Prinzip für den Test geeignet. Dagegen sind bei einer Reizintensität von nur 30 dB der Wahl des Analysefensters wesentlich engere Grenzen gesetzt. Von großer Be-

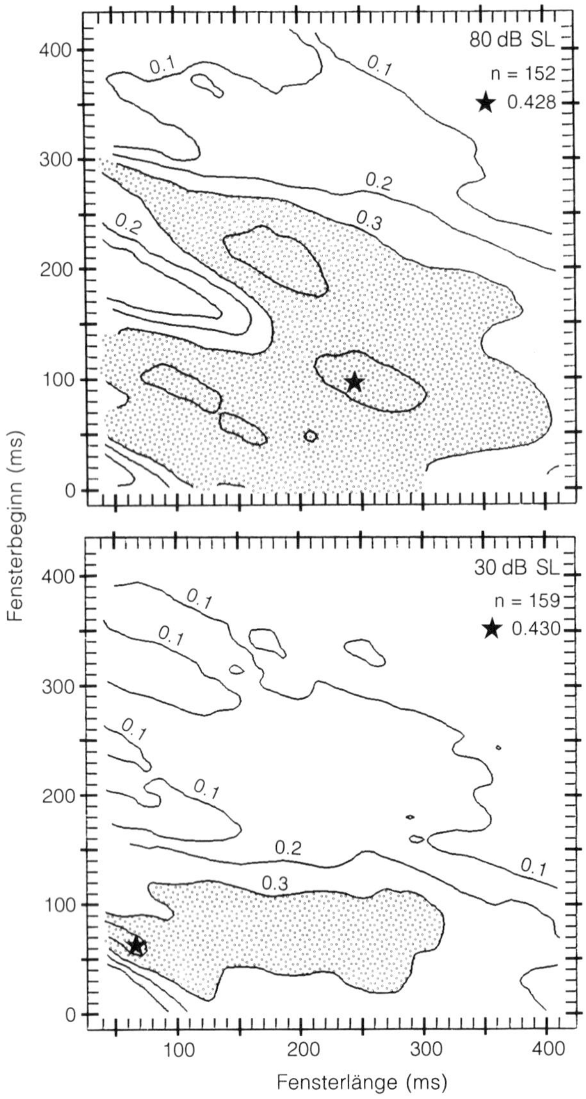

Abb. 1. Abhängigkeit der Testgröße $\bar{R}$ von der Wahl des Analysefensters, dargestellt in Form von Isokonturlinien für zwei verschiedene Reizintensitäten (Stimulation mit Tonbursts von 1000 Hz, Plateaudauer 500 ms, Anstiegs- bzw. Abfallzeit von 10 ms, Abtastintervall 4 ms, Analyse basierend auf 152 bzw. 159 Epochen). Die in die Abbildungen eingetragenen Sterne markieren jeweils das globale Optimum für die Fensterwahl. Die Zeitverläufe der zugehörigen gemittelten Potentiale sind der linken Hälfte der Abb. 2 zu entnehmen

deutung ist, daß sich in dem gezeigten Beispiel die Bereiche der möglichen Fensterdefinitionen für hohe und niedrige Reizintensitäten überschneiden, so daß es möglich erscheint (wie unsere praktischen Erfahrungen bestätigen), ein für *alle* Reizintensitäten geeignetes (wenngleich nicht unbedingt optimales) Analysefenster zu definieren. Das derzeit in unserem Institut für die Untersuchung kortikaler auditorisch evozierter Potentiale bei Erwachsenen benutzte Analysenfenster beginnt 50 ms nach Reizbeginn und hat eine Dauer von 200 ms.

Eine systematische Variation des Analysefensters kann in Zweifelsfällen dazu beitragen, die Hypothese, daß ein AEP vorliegt, zu widerlegen. Dies soll an einem Beispiel erläutert werden. Die linke Seite der Abb. 2 zeigt Potentiale, die bei Stimulation mit Tonbursts von 1000 Hz für verschiedene Intensitäten erhalten wurden. Bei visueller Inspektion des 5 dB über der Hörschwelle erhaltenen Potentialverlaufs stellt sich die Frage, ob die im Zeitbereich zwischen 200 ms und 400 ms vorhandene Welle trotz ihrer unerwartet großen Latenz ein evoziertes Potential darstellt. Die in auf der rechten Seite der Abb. 2 gezeigte Isokonturliniendarstellung legt nahe, daß diese Welle *nicht* reizkorreliert ist: Die Phasenkohärenzen für die der Welle entsprechenden Fensterdefinitionen (z. B.: Fensterbeginn bei 200 ms, Fensterlänge 200 ms) sind kleiner als 0,1, was einer Irrtumswahrscheinlichkeit von mehr als 20% entspricht. Auf der anderen Seite besitzen die beiden lokalen Maxima der Phasenkohärenz (0,188 bzw. 0,184) kein offensichtliches Korrelat im Potentialverlauf, und die zugehörige Irrtumswahrscheinlichkeit beträgt immerhin mehr als 0,3%, was in Anbetracht der Tatsache, daß die gezeigte Isokonturliniendarstellung auf etwa 1000 statistischen Tests basiert, nichts Außergewöhnliches darstellt. Zur weiteren Abklärung könnte man in solchen Fällen in einer Wiederholungsmessung den Rayleigh-Test gezielt für die der größten Phasenkohärenz entsprechende Fensterdefinition durchführen.

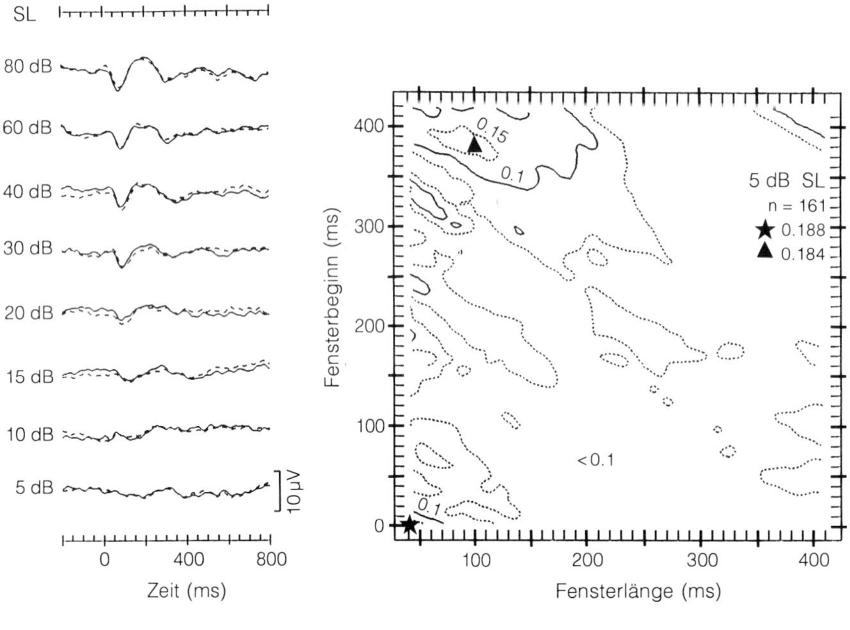

Abb. 2. *Linke Seite:* Durch Tonbursts ausgelöste AEP eines normalhörenden Probanden in Abhängigkeit von der Reizintensität (128 Mittelungen, weitere experimentelle Details wie in Abb. 1). Ipsilateral (rechts) abgeleitete Potentiale *durchgezogen*, kontralateral abgeleitete Potentiale *gestrichelt* dargestellt. *Rechte Seite:* Isokontourliniendarstellung analog zu Abb. 1, jedoch Reizintensität hier nur 5 dB über der Hörschwelle (Analyse basierend auf 161 Epochen). Lokale Maxima der Phasenkohärenz durch Stern bzw. Dreieck markeirt. Die *gepunktet* gezeichneten Isokontourlinien gehören zu den Niveaus 0,05 bzw. 0,15

W. H. Döring (Aachen): Bedarf es zusätzlicher Hardware zur Anwendung dieses Verfahrens mit gängigen ERA-Anlagen oder lassen sich die Berechnungen auch off-line, d. h. im Nachhinein, aus den üblichen Meßergebnissen durchführen?

B. Lütkenhöner (Schlußwort):
Für die Durchführung des Ragleigh-Tests bei einem festen Analysenfenster ist lediglich die Software so zu modifizieren, daß die einzelnen Epochen – zusätzlich zu der ohnehin durchgeführten Mittelung – im Analysefenster durch eine sinusförmige Welle approximiert werden, so daß aus den für die einzelnen Epochen erhaltenen Phasenwerten die Testgröße des Rayleigh-Tests berechnet werden kann.

103. M. Stecker (München): Fehldiagnosen durch Verzicht auf Knochenleitungsmessungen bei der BERA

Aufgabe der BERA in der Kinderaudiometrie ist nicht nur der objektive Nachweis einer vermuteten Hörstörung, sondern auch die Bestimmung von Art und Ausmaß einer Hörschädigung. Dies geschieht durch die Ermittlung der Potentialschwellen und die zusätzliche Auswertung der überschwelligen Reizantworten. Je nach Art der Hörstörung finden wir bei schrittweiser Pegelerhöhung Latenz- und Amplitudenveränderungen, die für die verschiedenen Hörstörungsformen charakteristisch sind. So zeigen Schalleitungs-Schwerhörigkeiten grundsätzlich eine normale Kennlinie, die der Dämpfung im Mittelohr entsprechend zu höheren Pegeln hin verschoben ist. Sensorische Innenohrhörstörungen mit Rekruitment dagegen zeigen keine vertikale Latenzkennlinien-Verschiebung, sondern meist nur eine äußerst geringe horizontale Verschiebung in Zeitachsenrichtung, die je nach Ausprägung des Rekruitments und des Hochtonverlustes unterschiedlich groß sein kann. Neurale Hörstörungen und Reifungsverzögerungen führen ebenfalls zu Latenzverlängerungen, die sich in einer horizontalen Kennlinienverschiebung niederschlagen.

Die klaren Zusammenhänge zwischen Hörstörungsform einerseits und typischer Latenzkennlinienveränderung andererseits verleiten dazu, die bei einem Kind gewonnene Kennlinie direkt zur Diagnose der Hörstörung heranzuziehen. Dies ist jedoch nicht zulässig und kann zu folgenreichen Fehldiagnosen führen, weil die Umkehrung der Zuordnung, d. h. der Rückschluß aus einer vorliegenden Kennlinie auf eine bestimmte Hörstörungsform nicht eindeutig möglich ist. Einer pathologischen Kennlinie kann nämlich nicht entnommen werden, auf welche Weise die Veränderung der Kennlinie zustande gekommen ist, ob es sich um eine reine vertikale Verschiebung und damit um eine Schalleitungs-Schwerhörigkeit, um eine reine horizontale Verschiebung und damit um eine Innenohrschwerhörigkeit oder aber um eine Kombinationsform beider Verschiebungen bzw. Hörstörungsformen handelt.

Der einzige Weg, dieser Mehrdeutigkeit der Latenzverlängerungen zu begegnen und dennoch zu einer eindeutigen Diagnose zu gelangen, besteht in der Durchführung zusätzlicher Messungen.

1. Nur wenn zusätzlich Knochenleitungsmessungen durchgeführt werden, sind die durch eine Mittelohrdämpfung verursachten Latenzverlängerungen zuverlässig zu isolieren.
2. Nur wenn zusätzlich Tieftonmessung bzw. Reize anderer Frequenzen miteinbezogen werden, können die durch Hochtonhörverluste bedingten Latenzverlängerungen separiert werden.

Wird auf diese Zusatzmessungen verzichtet, wie es vielerorts geschieht, schon weil die Gerätehersteller fast ausnahmslos nur ERA-Geräte ohne Knochenhörer anbieten, so ist die Aussagekraft der ERA äußerst eingeschränkt und Fehlinterpretationen sind kaum auszuschließen. Dies gilt selbst bei Untersuchungsergebnissen, die auf den ersten Blick ganz eindeutig zu sein scheinen. Finden wir z. B. bei einem Kind die typische Kennlinie einer Innenohr-Hörstörung mit Rekruitment und einen relativ unauffälligen Impedanz- und Trommelfellbefund, so liegt es nahe, von einer reinen Innenohr-Hörstörung auszugehen und eine Hörgeräteanpassung einzuleiten, die sich an dem ermittelten Hörverlust orientiert und zu einer entsprechend großen Verstärkung führt. Ermittelt man jedoch zusätzlich die Kennlinie für KL-Messungen, so zeigt sich häufig, daß ein wesentlicher Teil des Hörverlustes gar nicht im Innenohr sondern durch eine Dämpfung im Mittelohr verursacht worden ist. Da nach einer Sanierung des Mittelohres diese Komponente fortfällt, kann eine völlig andere Hörgeräteauswahl und Einstellung erforderlich werden und evtl. sogar ganz auf ein Hörgerät verzichtet werden. Auch wenn wir bei einem Kind die typische Latenzkennlinie einer Schalleitungs-Schwerhörigkeit finden und ein flaches Tympanogramm eine Knochenhörermessung unnötig erscheinen läßt, ist eine Diagnose nicht eindeutig möglich. Erst durch die zusätzliche Kennlinie der KL-Messung läßt sich objektiv nachweisen, ob es sich tatsächlich um reine vertikale Kennlinienverschiebung handelt, oder ob die Verschiebung wesentlich durch eine zusätzliche Innenohrkomponente verursacht wird, die unbedingt eine Hörgeräteversorgung erforderlich macht und nicht durch eine Sanierung des Mittelohres behoben werden kann.

N. Marangos (Hannover): Was für einen elektrischen Stimulus benutzen Sie für die Knochenleitungs-ERA, wie sieht dann der vom Wandler applizierte mechanische Stimulus aus und was kommt dann im Innenohr von diesem Stimulus an?

R. G. Matschke (Recklinghausen): Bitte erläutern Sie Ihr Vorgehen in der Klinik und Praxis der Ableitung der AEP mit Knochenleitungshörern unter Berücksichtigung der Schwierigkeiten bei der Kalibrierung von Kn-Hörern. Welchen Einfluß hat ein Mittelohrerguß bzw. eine Schalleitungsstörung auf die akustische Ankopplung des Innenohres? Wie wirkt sich ein Gehörgangsverschluß aus?

M. Stecker (Schlußwort):
Zu Herrn Marangos: Der el. Reiz besteht aus einer einzigen Schwingung eines 4-kHz-Tones mit alternierender Polarität. Der mechanische Reiz ist im Datenblatt des Herstellers (Madsen), am künstlichen Mastoid gemessen, zu entnehmen. Die gemessenen Reizantworten zeigen, daß das Innenohr des KL-Klick ähnlich wie den LL-Klick verarbeitet (geringfügig tieffrequenter).

Zu Herrn Matschke: Ein Ohrverschluß ohne Erguß hat keine Veränderung der Reizantwortschwelle zur Folge, weil die Klick-Reizantworten im Hochtonbereich und nicht im Tieftonbereich generiert werden. Die Eichung geschah bei hörgesunden Erwachsenen subjektiv und wurde bei normal hörenden Kindern objektiv kontrolliert. In der Praxis muß der Sitz des Knochenleitungshörers stets sehr gewissenhaft geprüft werden.

104. K. Welzl-Müller, K. Stephan, M. Kronthaler (Innsbruck): Sprachverständlichkeit und Artikulationsindex (AI) – Vergleich unterschiedlicher Modelle zur Berechnung des AI für Schwerhörige

Störschall stellt eine wesentliche Einschränkung der lautsprachlichen Kommunikation Hörgestörter dar. So wird bereits bei ginggradiger Schwerhörigkeit die Sprachverständlichkeit durch gleichzeitig auftretende Nebengeräusche deutlich herabgesetzt. Diese Phänomene sind allgemein bekannt; um sie quantitativ zu erfassen sind entsprechende Modelle erforderlich. Eine Möglichkeit ist die Anwendung von Modellen, welche die Sprachverständlichkeit Normalhörender bei Störschall beschreiben, wobei der Einfluß der Hörstörung entsprechend berücksichtigt wird.

In der vorliegenden Untersuchung wurde das Modell des Artikulationsindex (AI) gewählt. Der AI wird berechnet aus der Summe der gewichteten Pegeldifferenzen zwischen Sprachschall und Störschall in den verschiedenen Frequenzbereichen. Ist der Zusammenhang zwischen AI und Sprachverständlichkeit einmal bestimmt, so kann die Sprachverständlichkeit Normalhörender allein aus der Messung von Sprachschall und Störschall vorhergesagt werden.

Soll nun dieses Modell auf Hörgestörte übertragen werden, so muß die Hörstörung entsprechend berücksichtigt werden und zwar im Hinblick auf

a) Unterschiede in bezug auf Hörschwelle und überschwelliger Verarbeitung bei Hörgestörten im Vergleich zu Normalhörenden und
b) Unterschiede in der Abhängigkeit der Sprachverständlichkeit vom Pegel.

Eine Möglichkeit, den ersten Aspekt zu berücksichtigen, ist die Interpretation der Hörschwelle des Hörgestörten als „Mithörschwelle" Normalhörender bei „internem Rauschen". Wählt man diesen Ansatz, so geht in die Berechnung des AI nicht nur der extern einwirkende Störschall, sondern zusätzlich noch das „interne Rauschen" ein. Diese gesamte Störung ist mit dem Sprachschall zu verrechnen, wobei nicht von vornherein entschieden werden kann, wie sich diese Störung aus den beiden Komponenten „externer Störschall" und „internes Rauschen" zusammensetzt. In der vorliegenden Untersuchung wurden dafür zwei Alternativen gewählt:

1. Berücksichtigung des Rauschanteiles (externer Störschall/internes Rauschen) mit dem jeweils höheren Pegel in den einzelnen Frequenzbereichen
2. Berücksichtigung der Gesamtleistung von externem Störschall und internem Rauschen.

Hinsichtlich des zweiten Aspektes, der unterschiedlichen Steilheit der Diskriminationskurve bei Hörgestörten im Vergleich zu Normalhörenden, kann davon ausgegangen werden, daß derselbe überschwellige Pegelbereich des Sprachschalles auch bei Fehlen von externem Störschall zur Sprachverständlichkeit Hörgestörter weniger beiträgt als bei Normalhörenden. Im Modell kann diesem Phänomen durch die Einführung Hörverlust abhängiger Gewichtsfaktoren zur Berechnung des AI Rechnung getragen werden. In dieser Untersuchung wurden zwei Alternativen für die Gewichtsfaktoren verwendet:

1. Hörverlustunabhängige Gewichtsfaktoren, d. h. dieselben wie bei Normalhörenden (G)
2. Hörverlustabhängige Gewichtsfaktoren (G') entsprechend dem linearen Ansatz

$$G' = \begin{cases} G & \text{bei Hörverlust (HV)} < 15\text{ dB} \\ G\text{x}(1.2 - 0.013\text{xHV}) & \text{bei } 15\text{ dB} < \text{HV} < 94\text{ dB} \\ 0 & \text{bei HV} > 94\text{ dB} \end{cases}$$

Aus diesen Überlegungen ergeben sich insgesamt vier Modifikationen des Modells für den AI, die folgendermaßen bezeichnet werden:

- AI-N: Störschall = Komponente mit jeweils höherem Pegel pro Frequenzbereich; Gewichtsfaktoren hörverlustunabhängig
- AI-L: Störschall = Gesamtleistung von internem und externem Rauschen; Gewichtsfaktoren hörverlustunabhängig
- AI-HV: Störschall = Komponente mit jeweils höherem Pegel; Gewichtsfaktoren hörverlustabhängig
- AI-L/HV: Störschall = Gesamtleistung des Rauschens; Gewichtsfakoren hörverlustabhängig.

Anhand dieser Modelle wurden Ergebnisse von Sprachverständlichkeitsmessungen an 94 Patienten mit sensorineuraler Schwerhörigkeit unterschiedlichen Grades analysiert. Als Ausgangsdaten standen für jeden Probanden zur Verfügung

- Sprachverständlichkeitsschwelle (d. h. der Pegel 50%-ger Satzverständlichkeit) ohne Störschall
- Sprachverständlichkeitsschwelle bei Störschall von 60 bzw. 75 dB (umweltsimulierendes Rauschen) und
- Hörschwelle.

Aufgrund dieser Daten wurde für jede Testbedingung der Artikulationsindex nach den vier oben darstellten Modellen in folgenden Schritten berechnet:

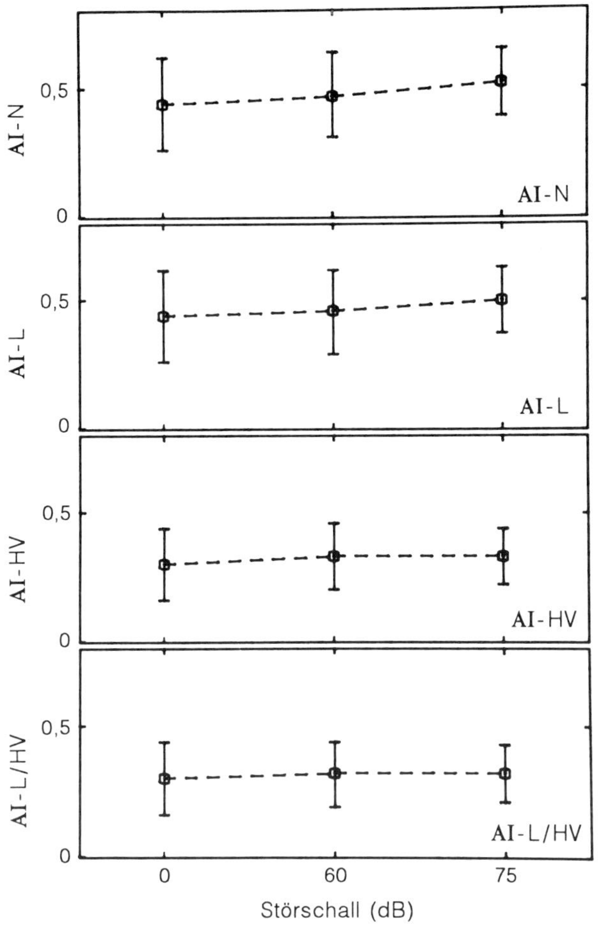

Abb. 1. Artikulationsindex aufgrund von Sprachverständlichkeitsschwelle, externem Störschall und internem Rauschen. Mittelwert (○) und Standardabweichung entsprechend den 4 Modellen: AI-N, AI-L, AI-HV, AI-L/HV (vgl. Text), für die 3 Testbedingungen: 0... ohne externen Störschall, 60 bzw. 75 dB = Pegel des umweltsimulierenden Rauschens

1. Aus der Hörschwelle des Patienten wurde pro Terz das „interne Rauschen" bestimmt, welches bei Normalhörenden zu einer Mithörschwelle führt, die der Hörschwelle des Hörgestörten entspricht.
2. Sowohl für den extern angebotenen Störschall als auch für die Sprache wurde das Terzspektrum ermittelt.

Je nach Modell wurde die Differenz zwischen dem Störschall und dem Sprachschall gebildet und je nach Modifikation entweder mit hörverlustabhängigen oder hörverlustunabhängigen Faktoren gewichtet. Die Sumem dieser gewichteten Pegeldifferenzen stellt den AI nach dem jeweiligen Modell dar.

In der Abbildung sind die Ergebnisse zusammengefaßt. Sie gibt einen Überblick über den AI für gleiche Werte der Sprachverständlichkeit (50% Satzverständlichkeit), jeweils Mittelwert und Standardabweichung für die drei Testbedingungen: ohne externen Störschall und bei 60 bzw. 75 dB externem Rauschen.

Unter der Voraussetzung, daß der AI die Sprachverständlichkeit Hörgestörter bei Störschall quantitativ beschreibt, sollte er für gleiche Werte der Sprachverständlichkeit

a) unabhängig vom Störschall sein und
b) denselben Wert wie für Normalhörende liefern.

Prüft man die vier Modelle hinsichtlich dieser Gesichtspunkte, so folgt:

Modell AI-N und AI-L. Wird der AI mit Hörverlust unabhängigen Gewichtsfaktoren unter Berücksichtigung des jeweils höheren Rauschpegels oder unter Berücksichtigung der Gesamtleistung des Rauschens berechnet, so sind die Werte wesentlich höher als bei Normalhörenden (AI = 0,2), d. h. der Einfluß der Gesamtstörung wird unterschätzt. Der AI hängt außerdem vom externen Störschall ab.

Modell AI-HV und AI-L/HV. Werden hörverlustabhängige Gewichtsfaktoren eingeführt, so sind die berechneten Werte des AI nur geringfügig höher als bei Normalhörenden, der AI ist allerdings noch abhängig vom Störschallpegel. Wird zusätzlich die Gesamtleistung der Störung pro Terz bei Berechnung des Störschalls berücksichtigt, dann ist der AI, bei dem 50% der Sätze verstanden werden, unabhängig vom Störschall.

Aufgrund dieser Ergebnisse kann die eingeschränkte Sprachverständlichkeit Hörgestörter inbesondere bei Störschall auf zwei Gegebenheiten zurückgeführt werden:

a) Dieselbe Pegeldifferenz zwischen Sprach- und Störschall trägt umso weniger zur Sprachverständlichkeit bei, je größer der Hörverlust des Betroffenen in diesem Frequenzbereich ist.
b) Entscheidend für die Verdeckungswirkung ist nicht eine Einzelkomponente des Störschalls (externer Störschall oder das die Hörstörung repräsentierende interne Rauschen), sondern die Gesamtleistung.

105. S. Preyer, S. Kröber, P.K. Plinkert, A.H. Gitter (Tübingen): Messungen spontaner otoakustischer Emissionen

Spontane otoakustische Emissionen (SOAE) sind Schallemissionen, die bei 25–55% Hörgesunder spontan mit Hilfe eines empfindlichen Mikrophons im äußeren Gehörgang registriert werden können. Die Bedeutung der SOAE ist bis heute umstritten. Es gibt sowohl Hinweise, daß es sich um ein Epiphänomen physiologischer Prozesse der Cochlea handelt, als auch, daß Minimalläsionen der Cochlea Schallemissionen induzieren können. Die systematische Untersuchung von SOAE bei verschiedenen pathologischen Zuständen des Innenohres beim Menschen könnte bei der Klärung dieser Frage hilfreich sein. Zu diesem Zweck bauten wir in unserem Labor ein einfache Meßsystem auf, bestand aus einem hochempfindlichen Mikrophon (Type ER-10, Etymotic Research), Verstärker und FFT-Analysator (AD 3525, ADN), das die routinemäßige Messung von SOAE an Patienten erlaubt.

In Übereinstimmung mit anderen Untersuchern fanden wir bei Untersuchung in dem Frequenzbereich von 0,5 bis 5,25 kHz bei 30,4% von 151 hörgesunden Probanden SOAE. In 9,2% der Fälle handelte es sich dabei um Mehrfachemissionen. Bei Erweiterung des oberen Frequenzbereichs auf 10 kHz ließen sich sogar bei 40,0% von 75 hörgesunden Probanden SOAE nachweisen. 80% der SOAE hatten eine Frequenz von weniger als 5250 Hz. Der Anteil an Mehrfachemissionen betrug 13,5%. Der Frequenzabstand der Maxima benachbarte Schallemissionen lag zwischen 125 Hz und 4648 Hz.

Erste Untersuchungen von Patienten mit cochleärer Schwerhörigkeit, die wegen eines Tinnitus, eines Hörsturzes oder eines Hörsturzes mit Tinnitus in unserer stationären Behandlung waren, ergaben keine erhöhte Inzidenz von SOAE im Vergleich zum Kontrollkollektiv. Von bisher 28 untersuchten Patienten hatten 42,9% SOAE. Wurde unterschieden zwischen erkrankten Ohren mit einem Hörverlust von 30 dB HL oder weniger in einer oder mehr Frequenzen und erkrankten Ohren mit mehr als 30 dB HL Hörverlust, zeigte sich für diese beiden Gruppen ein deutlicher Unterschied: die Gruppe von Ohren mit dem größeren Hörverlust (n = 15) hatte in keinem Fall SOAE, während 43,9% der Ohren in der Gruppe mit einem Hörverlust unter 30 dB HL (n = 41) SOAE aufwiesen. Bei den SOAE handelte es sich in 44,0% der Fälle um zwei oder mehr Emissionen auf demselben Ohr. Dies ist eine deutlich höhere Inzidenz von Mehrfachemissionen als bei Hörgesunden.

Die Messung von SOAE als Teil der Hördiagnostik erscheint wenig erfolgversprechend aufgrund ihres unregelmäßigen Vorkommens bei Normalhörigen. Möglicherweise können uns jedoch Untersuchungen an Patienten mit eingeschränktem Hörvermögen zu einem besseren Verständnis der Genese von SOAE verhelfen. Die vorliegende Studie gibt einen Hinweis, daß bei beginnender bis geringgradiger Innenohrschwerhörigkeit gehäuft Mehrfachemissionen auftreten, während bei mittel- bis hochgradigen Innenohrschwerhörigkeiten keine SOAE nachweisbar sind.

W. H. Döring (Aachen): Als Ursachen für den Einfluß der contralateralen Maskierung kämen neben kreuzenden Efferenzen auch Überhöreffekte in Frage, da eine Suppression der OAE erst ab ca. 65 dB Rauschpegel zu sehen war. Welchen Mechanismus würden Sie am ehesten annehmen?

K. Schorn (München): Bis jetzt habe ich die Meinung vertreten, daß eien otoakustische Emission spezifisch für ein Individium ist, ähnlich einem Fingerabdruck. Wenn man Ihre Theorie zugrunde legt, müßte sich ja die Emission ändern. Haben Sie Patienten, z. B. nach einem Hörsturz gesehen, wo dies der Fall war?

S. Preyer (Schlußwort):
Zu Herrn Döring: Eine Überleitung des Rauschens vom stimulierten Ohr auf das Ohr mit der SOAE konnte durch simultane Aufzeichnung des Signals beider Ohren auf verschiedenen Kanälen im Sonagramm ausgeschlossen werden. Ob die Suppression tatsächlich auf eine efferente Innervation über das olivo-cochleäre Bündel zurückzuführen ist, läßt sich nicht mit Sicherheit sagen, da ein Einfluß über den Stapediusreflex nicht ganz ausgeschlossen ist.

Zu Frau Schorn: Wir hatten bislang noch keine Gelegenheit einen Patienten zu untersuchen, bei dem eine Änderung der SOAE parallel einherging mit einer Änderung des Hörvermögens.

106. R. Hauser, R. Probst (Freiburg i. Br., Basel): Der Einfluß des Mittelohrdruckes auf spontane, transitorisch und synchron evozierte otoakustische Emissionen des Menschen

Die Messung der aktiven akustischen Aussendungen des menschlichen Ohres, der sog. otoakustischen Emissionen (OAE), findet zunehmend Anwendung in der otologischen Forschung und in der Klinik, insbesondere bei der Untersuchung von Neugeborenen und Kleinkindern. Veränderungen der OAE können prinzipiell sowohl innenohrbedingt als auch mittelohrbedingt sein. Innenohreffekte von Mittelohreffekten zu unterscheiden kann dabei sehr schwierig sein. Obwohl ein veränderter Mittelohrdruck im klinischen Alltag häufig ist, ist über die Mittelohrübertragung der OAE nur wenig bekannt. Jede OAE muß jedoch von der Cochlea kommend über das Mittelohr transportiert werden, bevor sie im äußeren Gehörgang mit empfindlichen Mikrophonen nachgewiesen werden kann. Das Mittelohr ist nun hinsichtlich der Übertragung von Schall nicht in allen Frequenzbereichen gleichmäßig effizient. Die Trägheit der Masse der Gehörknöchelchen und die Elastitzität der Bänder und Muskeln, an denen die schwingungsfähigen Anteile des Mittelohres aufgehängt sind, beeinflussen die Mittelohrübertragung von Schall in verschiedenen Segmenten des übertragbaren Frequenzspektrums unterschiedlich stark.

Wir haben bei insgesamt 67 ohrgesunden Erwachsenen den Mittelohrdruck in einer Druckkammer artifiziell modifiziert (0–800 mmH_2O) und dabei drei unterschiedliche Typen otoakustischer Emissionen gemessen, spontane OAE (Frequenzbereich: 535–4729 Hz), transitorisch evozierte OAE (Frequenzbereich: 500–4000 Hz) und synchron evozierte OAE oder sog. Distorisonsproduktemissionen (geometrisches Mittel der Primärtonfrequenzen: 1–8 kHz). Bei unseren Untersuchungen saß der Proband mit einem Untersucher in einer Druckkammer, ein weiterer Untersucher befand sich mit der Meßapparatur außerhalb. Über eine Gehörgangssonde mit Mikrofon und ggf. Zuleitungen für die akustische Stimulation wurden akustische Signale in den Gehörgang eingebracht und die akustischen Reizantworten gemessen.

Die verschiedenen Typen der OAE können aufgrund der unterschiedlichen akustischen Bedingungen bei ihrer Messung unterschiedlich durch das Mittelohr beeinflußt werden. Jede OAE kann dabei zunächst auf ihrem Weg von der Cochlea über das Mittelohr in den äußeren Gehörgang modifiziert werden, andererseits können die akustischen Stimuli, die zur Auslösung einer sog. evozierten OAE appliziert werden müssen, auf ihrem Weg vom Gehörgang in die Cochlea verändert werden. Darüber hinaus kann es zu komplizierten Interaktionen zwischen den akustischen Stimuli und den evozierten Antworten kommen.

Der einfachste Fall gilt hier für die sog. SOAE, also eine OAE, die ohne eine akustische Stimulation im Gehörgang auftritt. Hierbei findet ein Schalltransport nur in einer Richtung, nämlich von der Cochlea in den Gehörgang statt. Bei seriellen Messungen einer einzelnen SOAE während der Druckänderungen in der Druckkammer läßt sich zeigen, daß mit abnehmendem Mittelohrdruck die Frequenz der SOAE zunimmt und die Amplitude gleichzeitig abnimmt und symmetrisch bei der Rückkehr zum Umgebungsdruck die Frequenz der SOAE abnimmt und die Amplitude zunimmt. Das Verhalten von SOAE im Frequenzbereich von 1 – 1,5 kHz zeigt, daß mit abnehmendem bzw. zunehmendem Mittelohrdruck die Frequenz relativ stark zunimmt, während die Amplitude gleichzeitig relativ abnimmt. Im Mittel kommt es hier zu einer Abnahme von rund 7,5 dB/100 mmH_2O (n = 8), also mehr als zu einer Halbierung der Ausgangslautstärke. Vergleicht man nun eine Gruppe von SOAE höherer Frequenz zwischen 3 und 4 kHz, so lassen sich diese Emissionen auch noch bei sehr ausgeprägten Drucken von 800 mmH_2O nachweisen, also einem Druck, der etwa zweimal so groß ist wie die maximale Leistungsfähigkeit eines gebräuchlichen Tympanometers. Die mittlere Abnahme der Amplitude beträgt hier mit rund 2,5 dB/100 mmH_2O (n = 8) nur noch ca. 1/3 im Vergleich mit den SOAE in der tieferen Frequenzregion zwischen 1 – 1,5 kHz. Der Mittelohrdruck beeinflußt die Nachweisbarkeit der SOAE im tieferen Frequenzbereich (< 3 kHz) im Allgemeinen wesentlich stärker als im höheren Frequenzbereich (> 3 kHz).

Im Gegensatz zu den klinisch derzeit weniger wichtigen SOAE, bei denen der Schalltransport im wesentlichen nur von der Cochlea Richtung Gehörgang stattfindet, kann es bei anderen Formen der OAE, den sog. evozierten OAE, zu Wechselwirkungen des auslösenden akustischen Stimulus mit der evozierten OAE kommen. Die Bedingungen werden hier äußerst komplex, wenn zusätzlich Veränderungen des Mittelohrdruckes berücksichtigt werden müssen, die die Übertragungseigenschaften des Mittelohres in den verschiedenen Frequenzregionen unterschiedlich beeinflussen. Bei der Messung der klinisch derzeit wohl wichtigsten Gruppe der OAE, den sog. transitorisch evozierten OAE werden über eine Gehörgangssonde mit integriertem Lautsprecher und Mikrofon akustische Stimuli in den Gehörgang eingebracht und die akustischen Reizantworten gemessen (System n. Bray u. Kemp 1987). Wichtige Bewertungskriterien sind hierbei einmal die Amplitude der Emission, ihre sog. Reproduzierbarkeit, d. h. je zwei aufeinanderfolgende Messungen werden alternativ in zwei verschiedene Speicher sortiert und am Ende der Gesamtmessung die beiden Submittelungen miteinander verglichen und als Übereinstimmungsgrad in Prozent Reproduzierbarkeit angegeben. Die Wellenform der Emission läßt sich durch eine mathematische Transformation in ihr Energiespektrum umwandeln.

Zeigt sich bei der Messung einer TEOAE kein Emissionsanteil im tieffrequenten Bereich des Energiespektrums, so kann das in verschiedener Weise interpretiert werden. Ohne sonstige Hinweise könnte man annehmen, daß es sich bei einem Ohr mit einem solchen Meßergebnis um ein Ohr mit einem cochleären Funktionsverlust in den tiefen Frequenzanteilen handeln kann. Kennt man jedoch den zugehörigen Mittelohrdruck und den otoskopischen Befund so erhöht sich die Wahrscheinlichkeit, daß Veränderungen im Energiespektrum der Emission am ehesten durch eine Mittelohrpathologie bedingt sind.

Vergleicht man Ohren mit einem breiten Frequenzspektrum der Emission als Antwort auf einen Breitbandclick (ca. 0 – 5 kHz) bei normalem Umgebungsdruck und erhöhtem Umgebungsdruck bis 8 kPa, so läßt sich der tieferfrequente Anteil des Energiespektrums der Emission meist nicht mehr oder wenigstens deutlich verringert nachweisen, während die höheren Frequenzanteile erhalten bleiben.

Bei der Mittelung der Ergebenisse von 20 Ohren läßt sich zeigen, daß die mittlere Amplitude und die Reproduzierbarkeit der Emission abnehmen. Dies geschieht jedoch im wesentlichen auf Kosten der tieffrequenten Anteile der Emission. Das Verhältnis der Wirkung des Druckes auf die Amplitude des Energiespektrums der Emission in den Frequenzbereichen von 1 und 4 kHz betrug ca. 3 : 1.

Die dritte von uns untersuchte Gruppe der OAE sind sog. Distorsionsproduktemmissionen (DPOAE), d. h. Emissionen, die durch zwei simultan applizierte akustische Stimuli unterschiedlicher Frequenz in der Cochlea erzeugt werden. Die Stimulationstöne $f_1$und f_2 werden dabei meist durch zwei unabhängige Lautsprecher erzeugt. In mathematischer Abhängigkeit von den Primärtonfrequenzen werden hierbei Verzerrungsprodukte, die sog. Distorsionsprodukte erzeugt, die auch als Emissionen im äußeren Gehörgang mit einem empfindlichen Mikrophon nachgewiesen werden können. Das Distorsionsprodukt mit der größten Amplitude liegt beim Menschen bei $2\,f_1 - f_2$. Die derzeitige klinische Arbeit konzentriert sich nahezu ausschließlich auf das Distorsionsprodukt dieser Frequenz. Ein wichtiger Vorteil einer möglichen klinischen Anwendung der DPOAE-Messung scheint in ihrer großen Frequenzspezifität zu liegen. Mit den DPOAE lassen sich die einzelnen Frequenzregionen der Cochlea getrennt untersuchen und sog. „DPOAE-Audiogramme“ erstellen. Zeichnet man z. B. entsprechend den im Reintonaudiogramm geprüften Frequenzen die Amplituden der DPOAE in Wahrscheinlichkeitskurven (Perzentilen) normalhöriger Ohren ein, so ergeben sich meist erstaunliche Parallelen. Normalhörige Ohren zeigen meist über einen weiten Frequenzbereich hinweg DPOAE, Hochtonhörverluste lassen die DPOAE im hohen Frequenzbereich vermissen, Tieftonverluste haben keine DPOAE im Tieftonbereich. Die Analogie geht sogar soweit, daß auch dann noch frequenzspezifisch DPOAE nachweisbar sind, wenn die Hörschwelle nur in einem engen Segment der Hörkurve normal ist.

Analysiert man nun, wie sich der Mittelohrdruck auf die Nachweisbarkeit der DPOAE auswirkt, so ergibt sich für den klinischen Gebrauch ein ähnliches Verhalten, wie wir es für die SOAE und die TEOAE gefunden haben. Die DPOAE tieferer Frequenz (614 – 2921 Hz) nehmen dabei in ihrer Amplitude bei Druckänderung sehr stark ab, während die DPOAE unserer höchsten gemessenen Frequenzen bei einem geometrischen Mittel (GM) der Primärtonfrequenzen von 6 und 8 kHz (4567 – 6341 Hz) mit zunehmendem Umgebungsdruck, also abnehmendem Mittelohrdruck in ihrer Amplitude meist unverändert bleiben oder sogar noch etwas zunahmen. Für ein GM von 1,5 kHz betrug für 20 normalhörige Ohren die mittlere Abnahme der Amplitude der DPOAE (963 Hz) 5,14 dB/100 mmH_2O, während es beim GM von 8 kHz zu einer geringen Zunahme der Amplitude der DPOAE (6341 Hz) von im Mittel 0,12 dB/100 mmH_2O kam.

Eine dreidimensionale frequenzspezifische Mittelohrtransferfunktion der DPOAE von wiederum 20 normalhörigen Ohren zeigt zusammenfassend, daß auf jeder Umgebungsdruckstufe die Anzahl der noch nachweisbaren DPOAE praktisch stetig vom tieferen zum hohen Frequenzbereich hin zunimmt. Die Mittelohrpathologie in Form des Mittelohrdruckes stellt offenbar eine Art Hochpaßfilter dar, das die Übertragung der tieffrequenten DPOAE stark beeinträchtigt, die hohen Frequenzen jedoch ungehindert passieren läßt.

Die Ergebnisse zeigen letztlich für SOAE, TEOAE und DPOAE, daß trotz teilweise großer individueller Variabilität die Übertragung von hochfrequenten OAE hinsichtlich der Frequenz, Amplitude und Reproduzierbarkeit signifikant geringer beeinflußt wird als OAE tieferer Frequenz. Für die klinische Messung und Interpretation der OAE bei verändertem Mittelohrdruck lassen sich diese Erkenntnisse wahrscheinlich diagnostisch nutzen, da bei bekanntem Mittelohrdruck und fehlender Emissionsenergie im tieferen Frequenzbereich das Vorliegen einer mittelohrbedingten Verschiebung des Energiespektrums wahrscheinlicher ist als ein Tieftonverlust.

107. A. Beck, J. Maurer, H.-J. Welkoborsky, W. Mann (Mainz): Veränderungen der otoakustischen Emissionen unter Chemotherapie mit Cisplatin und 5FU

Wir haben die Veränderungen der otoakustischen Emissionen unter Chemotherapie mit Cisplatin und 5FU untersucht. Ziel der Untersuchung war es, eine eventuelle Schädigung der äußeren Haarzellen durch Cisplatin mittels otoakustischer Emissionen festzustellen.

Cisplatin wird als Bestandteil von Chemotherapien in den verschiedensten Fachgebieten angewendet. Als Nebenwirkungen sind gastro-intestinale Dysfunktionen, Nephrotoxizität, Knochenmarkschädigungen, periphere Neuropathien sowie ototoxische und vestibulotoxische Schädigungen bekannt. Ototoxische Nebenwirkungen von 5FU sind nicht beschrieben. In der Literatur wird die Häufigkeit der ototoxischen Nebenwirkung von Cisplatin mit Werten zwischen 9% und 50% der chemotherapierten Patienten angegeben: Erklärungen hierfür sind Unterschiede in der verabreichten Dosis, eine verschieden lange Applikationsdauer, verschiedene Einschlußkriterien für die Ototoxizität sowie unterschiedliche Meßmethoden wie Tonschwellenaudiogramm oder Hochtonaudiometrie.

Wir haben bei 11 Patienten die Veränderungen click-evozierter otoakustischer Emissionen vor und nach Chemotherapie mit Cisplatin und 5FU untersucht: alle Patienten erhielten 3 Zyklen kombinierte Chemotherapie mit 100 mg Cisplatin pro m^2 Körperoberfläche am 1 und 1000 mg 5FU pro m^2 Körperoberfläche an den Tagen 1 bis 5: die Zyklen wurden in 3wöchigen Abständen wiederholt. Bei allen Testpersonen lag eine unauffällige otologische Anamnese und ein normaler Trommelfellbefund vor. Die otoakustischen Emissionen eines jeden Ohres wurden unter Ruhebedingungen in einer schalldichten Kabine vor Beginn der Chemotherapie und vor jedem weiteren Zyklus gemessen: eine Kontrolle nach dem 3. Zyklus Chemotherapie schloß die Messungen ab. Zur Aufzeichnung wurde das System IL088 der Firma Otodynamics verwendet: evoziert wurde durch eine nicht-lineare Click-Stimulus-Gruppe zwischen 60 und 90 dB SPL mit einer Click-Folgefrequenz von 50 Hz, die Aufzeichnung erfolgte bis 20 ms nach Ende des Stimulus.

Bei 86% der Messungen zeigten sich deutliche Veränderungen der Amplituden unter Chemotherapie. Die Mittelwerte der Amplituden der otoakustischen Emissionen fallen vor Beginn der Chemotherapie von 394 mPa auf 341 mPa nach dem 1. Zyklus ab: nach dem 2. Zyklus betragen sie 293 mPa und nach Abschluß der Chemotherapie 247 mPa.

Bei nacheinanderfolgenden Zyklen mit Cisplatin und 5FU verringerten sich die Amplituden der gemessenen Kurven im Vergleich zur Messung vor der Chemotherapie durchschnittlich um 13,8% nach einem Zyklus Cisplatin und 5FU, um 26,2% nach zwei Zyklen und um 37,9% nach drei Zyklen Chemotherapie.

Zusammenfassend kann man sagen, daß es zu einer Veränderung der otoakustischen Emissionen unter Chemotherapie mit Cisplatin und 5FU kommt: die Amplitude der otoakustischen Emissionen nimmt mit zunehmender Anzahl der Zyklen ab.

Unter der Chemotherapie mit Cisplatin und 5FU fand sich in 50% der Fälle eine Verringerung der Hörschwelle, in 86% der Fälle jedoch konnte eine Verringerung der OAE als Hinweis einer Ototoxizität nachgewiesen werden. Es muß davon ausgegangen werden, daß die Amplitudenverkleinerung der OAE ein früher Hinweis auf die ototoxische Nebenwirkung ist, da die Schwelle der OAE etwas oberhalb der beim Tonaudiogramm gemessenen Hörschwelle liegt. Die Messung der OAE unter einer Chemotherapie mit eventueller Ototoxizität kann also als sensible Methode zur Erfassung solcher Nebenwirkungen aufgefaßt werden.

A. Koch (Homburg): Die transitorisch evozierten otoakustischen Emissionen (TEOAE) betreffen eher den mittleren bis tiefen, und weniger den oberen Frequenzbereich, die ototoxischen Schäden des Cisplatins jedoch ganz überwiegend und zunächst die oberen Frequenzen. Es ist deshalb verwunderlich, daß die OAE sich mit einer entsprechenden Sensibilität verändern. Die Amplituden des TEOAE unterliegen im Gegensatz zu den Frequenzen einer relativ großen intraindividuellen Varibilität. Wie groß waren die Standardabweichungen bei den gemessenen Personen als Hinweis für die Relevanz der Veränderungen? Waren die gemessenen Veränderugnen nach Ende der Chemotherapie reversibel?

A.G. Kühn (Düsseldorf): Konnten Sie bei Pat. mit einem unter Cisplatintherapie aufgetretenem Hochtonabfall (tonschwellenaudiometrisch festgestellt) auch einen Abfall im entsprechenden Frequenzbereich des EOAE-Spektrums beobachten? Erläuterung der Bewertungskriterien bei der Amplitudenanalyse der EOAE?

A. Beck (Schlußwort):
Zu Herrn Koch: 1. Die OAE betreffen nicht nur den Tieftonbereich. OAE haben üblicherweise ein Frequenzspektrum zwischen 500 Hz und 5000 Hz. Man kann also sehr wohl einen Hochtonabfall im Frequenzspektrum der OAE nachweisen. 2. Die Standardabweichungen wurden nicht angegeben: OAE sind stabil für jedes Ohr, es besteht aber eine sehr hohe interindividuelle Variabilität. Eine klassische Standardabweichung kann hier nicht zur Anwendung kommen, sondern es müssen die Ergebnisse für jedes Ohr mit den Vormessungen dieses gleichen Ohres verglichen werden. 3. Nach 3 Zyklen Cisplatin fand sich keine Erholung der OAE, Langzeitergebnisse stehen jedoch noch aus.

Zu Herrn Kühn: In dem schon gezeigten Bild war eine Verringerung der subjektiven Hörschwelle in 50% der Ohren zu erkennen: der Abfall war ausgeprägter im Hochtonbereich.

108. F. Böhnke, Th. Janssen, H.-J. Steinhoff (München): Funktionsdiagnostik der menschlichen Cochlea durch Analyse der otoakustischen Emissionen im Zeit-Frequenz-Bereich

Otoakustische Emissionen (OAE) sind Schallaussendungen des Ohres, die im äußeren Gehörgang mit einem empfindlichen Mikrofon meßbar sind. Seit der meßtechnischen Bestätigung der OAE im Jahr 1978 wurden diese vielfach als Indikator für eine objektive Funktionsdiagnostik der Cochlea vorgeschlagen. Da die OAE Folge eines äußerst komplexen Vorgangs sind, kann die Frage nach der Bedeutung der OAE für die Empfindung „Hören" heute noch nicht endgültig beantwortet werden. Zur weiteren Klärung wurden daher die Tonschwellenaudiogramme von Patienten mit den transient evozierten otoakustischen Emissionen (TEOAE) verglichen. Da die Bestimmung der Hörschwelle mit Schalldruckverläufen einzelner Frequenzen durchgeführt wird, die Messung der TEOAE dagegen mit einer spektral breiten Anregung des Organs verbunden ist, wurden die TEOAE zur besseren Vergleichbarkeit mit der subjektiven Hörschwelle, im Zeit-Frequenz-Bereich dargestellt. Der numerische Wert des Energiesignals der TEOAE, den wir mit Hilfe der Wignerverteilung errechnet haben, wurde zur übersichtlichen grafischen Darstellung in Farbe kodiert. Der Vergleich der Audiogramme der Patienten mit einseitigen Hörverlusten zeigte gute Korrelationen in dem Sinne, daß einseitige Hochtonschräg- bzw. Hochtonsteilabfälle mit einer Energieabnahme der TEOAE um mindestens den Faktor 10 im entsprechenden Frequenzbereich gegenüber dem hörgesunden Ohr verbunden war. Weiterhin konnte bei einer Patientin mit beidseits schmalbandigem Resthörvermögen im Sprachfrequenzbereich ebenso schmalbandige TEOAE gemessen werden. Obwohl unsere Ergebnisse auf einen engen Zusammenhang zwischen Hörschwelle und TEOAE hinweisen, ist eine Deutung der TEOAE als Abbild der Hörschwelle unzulässig, und weitere Untersuchungen müssen die Bedeutung der emittierten akustischen Energie als Folge des nichtlinearen aktiven Prozeß in der Cochlea aufdecken. Zusätzlich zu den erwachsenen Patienten wurden die TEOAE eines 3monatigen Säuglings mit normalen Meßergebnissen der Tympanometrie aufgezeichnet.

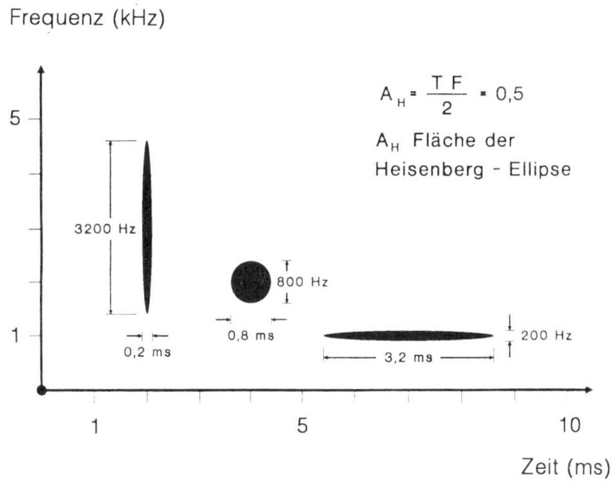

Abb. 1. Darstellung der Auflösungsgrenze durch die Unschärferelation der Nachrichtentechnik

Die Ergebnisse zeigten eine erhebliche interaurale Differenz der TEOAE in Übereinstimmung mit den Ergebnissen der Hirnstammaudiometrie. Beim Ohr mit den ausgeprägten TEOAE war die Jewett-V-Komponente bis zum Schaldruckpegel der Normalhörschwelle (0 dBnHL) ableitbar. Dagegen war beim gegenüberliegenden Ohr mit geringen TEOAE ein minimaler Pegel von 30 dBnHL zur Registrierung der Jewett-V-Komponente erforderlich. Dieses Ergebnis weist ebenso auf eine gute Eignung der OAE zur objektiven Funktionsdiagnostik der Cochlea hin. Eine allgemeine Eigenschaft der Zeit-Frequenz-Darstellungen von Signale wird durch Abb. 1 verdeutlicht. Es ist dargestellt, daß die gleichzeitige Auflösung in Zeit *und* Frequenz bei Verwendung der Wignerverteilung bestenfalls innerhalb der Heisenberg Ellipse erfolgen kann. Das bedeutet, daß ein Signal mit einer Zeitdauer von 0,2 ms mindestens eine Bandbreite von 3,2 kHz aufweist. Dem hierfür zugrunde liegenden allgemeingültigen Zeitgesetz der Nachrichtentechnik ist auch die Signalverarbeitung in unserem Ohr unterlegen. Das Ziel weiterführender Untersuchungen muß daher sein, den Zusammenhang zwischen Ergebnissen der Psychoakustik und den zugehörigen OAE, die beide der genannten Unsicherheit unterliegen, zu erforschen.

109. Vortrag ist entfallen

110. Th. Janssen, F. Böhnke, H.-J. Steinhoff (München): Ein Modell zur Simulation der transienten Erregungsverteilung in der Cochlea bei der FAEP-Auslösung

Die Erfassung von Hörstörungen mit Hilfe der akustisch evozierten Potentiale (FAEP) setzt Kenntnisse über die Funktionsprinzipien der Schallreizverarbeitung voraus. Im Zuge der Signalverarbeitung tritt im Hörorgan eine mehrfache Wandlung der Energieformen auf. Mit Hilfe von Modellen lassen sich die akustischen, hydromechanischen und elektrischen Vorgänge der Schallreizvarbeitung simulieren. Unser Ziel war es, ein Modell zu entwickeln, mit dem der Entstehungsprozeß der FAEP veranschaulicht werden kann. FAEP gehören zur Kategorie der ‚on'-Potentiale, das bedeutet, ihre Entstehung hängt im wesentlichen von den Mechanismen der Schallreizverarbeitung ab, die sich in der Phase des Einschaltens transienter Schallreize abspielen. Im folgenden sollen die modelltheoretischen Untersuchungen zum Einfluß der Steilheit und der Polarität der Einschaltflanke eines transienten Schallreizes auf die FAEP-Bildung vorgestellt werden.

Im Blockschaltbild (Abb. 1) ist der Modellaufbau skizziert. Die Eingangsgröße des Modells ist der Schalldruckverlauf p(t) in der Form der zur Auslösung der FAEP verwendeten Schallreize. Die Übertragungseigenschaften des Mittelohrs werden vereinfacht in der Form eine Tiefpaßfilters nachgebildet. Die Simulation der Makromechanik der Basilarmembran (Wanderwellenausbreitung) wurde auf der Grundlage eines eindimensionalen und linearen Cochleamodells von de Boer (1980) vorgenommen. Die dritte Modellstufe dient der Simulation der nichtlinearen Schallreizverarbeitung als Folge des aktiven Verstärkungsprozesses in der Cochlea sowie der Simulation des richtungsselektiven Transduktionsprozesses, der zur phasengekoppelten Aktionspotential-Auflösung führt. Alleinige afferente Übertragungssysteme sind die inneren Haarzellen, über die die neurale Schallreizverarbeitung abgewickelt wird. Die Ausgangsgröße des Sinneszellmodells ist das Rezeptorpotential g(x,t), welches die Menge der Zellkörper freigesetzten chemischen Tranmittersubstanzen widerspiegelt. Das Rezeptorpotential ist die steuernde Größe zur Auslösung der Aktionspotentiale. Mit der vierten Modellstufe wird der Vorgang der Aktionspotential-Auslösung unter Berücksichtigung der Refraktäreigenschaft der Nervenfaser simuliert. Aus den Aktionspotential-Folgen f(x,t) läßt sich ein Orts-Zeit-Muster bilden, welches Aufschluß über den Zeitpunkt und die Höhe der synchron zum Schallreiz ausgelösten Entladungsaktivität auf dem Hörnerv gibt.

In Abb. 2b ist der Zeitverlauf der Auslenkung der Basilarmembran an 9 Orten im basalen und medialen Cochleabereich dargestellt. Die Berechnung erfolgte für Sog-Einzelflankenreize mit den Anstiegszeiten $t_r = 0{,}1$ ms, 1 ms und 3 ms (Abb. 2a). Aufgrund der ortsveränderlichen Filterwirkung in der Cochlea und der damit verbundenen Laufzeiteffekte ergeben sich impulsförmige Schwingungsverläufe mit unterschiedlichen Amplituden und Phasen an den verschiedenen Cochleaorten. Die tiefer in der Cochlea gelegenen Orte (steigende i-Werte) werden relativ zum Reizbeginn zunehmend später ausgelenkt. Mit zunehmender Anstiegszeit der Einschaltflanke des Schallreizes treten drei Effekte auf:

1. Die Auslenkungsamplitude nimmt ab. Die Skalierungsfaktoren k_i nehmen größere Werte an.
2. Der Abstand t_m zwischen den Schwingungsmaxima wird größer und liegt in der Größenordnung der Anstiegszeit t_r.
3. Die Zeitkonstante t_1 des Einschwingvorganges nimmt im Vergleich zur Reizflankenanstiegszeit t_r nur geringfügig zu.

Abb. 2c zeigt das Orts-Zeit-Muster und die Verteilung der Aktionspotentiale auf den 160 Nervenfasern des basalen und medialen Cochleabereichs. An den Strichen, die jeweils ein Aktionspotential symbolisieren, kann abgelesen werden, wo, d. h. auf welcher Nervenfaser, und wann ein Aktionspotential auftritt. An Hand des Häufigkeitsmaximums h_1 in der Verteilung der Aktionspotential-Auslösezeitpunkte lassen sich die Höhe n_1 und das zeitliche Auftreten t_1 der synchronisierten Entladungsaktivität auf dem Hörnerv ablesen. Im basalen Cochleaabschnitt ist die Geschwindigkeit der in die Cochlea hineinlaufenden Wanderwelle am höchsten. Die Synchronisation der Entladungen auf den Nervenfaserns des basalen Cochleaabschnittes ist daher am besten. Mit zunehmender Anstiegszeit der Reizflanke werden wegen der kleiner werdenden Basilarmenbran-Auslenkung zunehmend mehr basale Sinneszellen nicht mehr aktiviert. Das Häufigkeitsmaximum wird kleiner und tritt relativ zum Schallreizbeginn zunehmend später auf. Die Synchronisation der Entladungen wird schlechter. Bei der Sogreizung werden die Aktionspotentiale in der initialen Schwingungsphase, bei Auslenkung der Basilarmembran in Richtung Scala vestibuli, ausgelöst. Bei der Druckreizung werden wegen des richtungsselektiven sensorischen Transduktionsprozesses die Aktionspotentiale nicht in der Einschwingphase sondern in der Rückschwingphase der Membran ausgelöst. Da die Umkehr der Ausschlagsrichtung der Basilarmembran mit zunehmender Anstiegszeit immer später erfolgt, werden

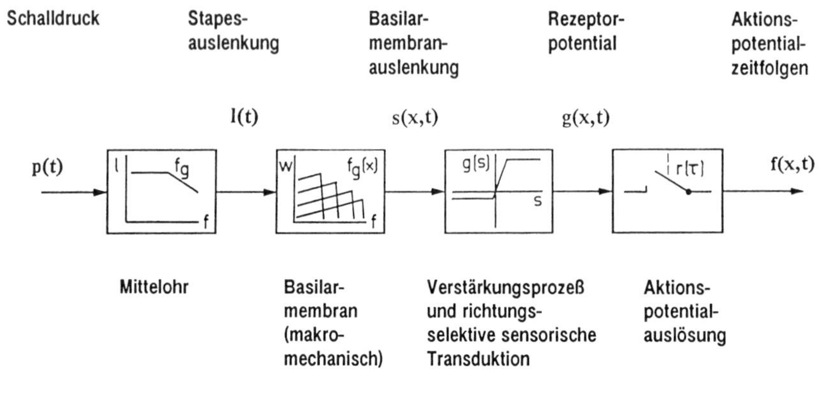

Abb. 1. Blockschaltbild des Modells zur Stimulation der transienten Erregungsverteilung in der Cochlea

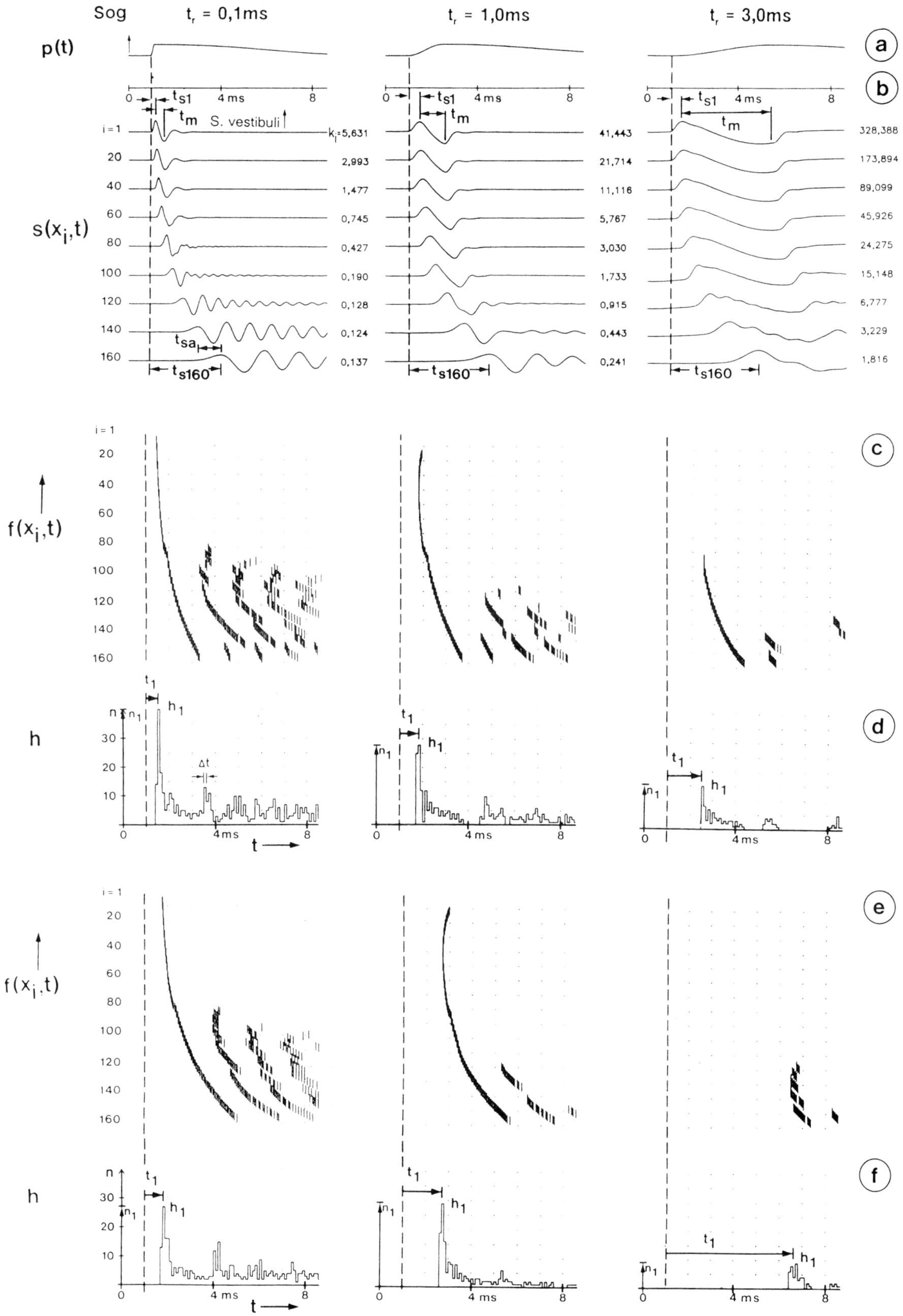

Abb. 2. Schalldruck (**a**), Basilarmembranauslenkung (**b**), AP-Orts-Zeit-Muster bei Sogreizung (**c**), AP-Verteilung bei Sogreizung (**d**), AP-Orts-Zeit-Muster bei Druckreizung (**e**), AP-Verteilung bei Druckreizung (**f**)

die Aktionspotentiale entsprechend später ausgelöst (Abb. 2d). Bei der für die Druckeinzelflanke berechneten Verteilung der Akttionspotentiale treten die Häufigkeitsmaxima daher mit sehr viel größerer zeitlicher Verschiebung auf. Auch sind die Häufigkeitsmaxima im Vergleich zum Sogreiz kleiner (Abb. 2e). Vergleicht man die Höhe h_1 und den Zeitpunkt t_1 der synchronisierten Entladungsaktivität mit der Latenz t_v und der Amplitude a_v der FAEP, so ergibt sich eine sehr nahe Übereinstimmung zwischen den Modelldaten und den physiologischen Meßdaten (hier nicht gezeigt).

Die Ergebnisse zeigen, daß neben den Laufzeiteffekten der Wanderwelle die Steilheit und die Polarität der Reizeinschaltflanke die Synchronisation der Entladungen auf dem Hörnerv beeinflussen. Mit abnehmender Steilheit der potentialauslösenden Reizflanke werden zunehmend mehr basale Sinneszellen nicht mehr aktiviert. Die Folge ist eine Abnhame und eine zeitliche Verschiebung der synchronisierten Entladungsaktivität. Schallreize mit tieffrequenten Signalanteilen (Plop, tieffrequenter Tonpip) haben im Vergleich zum Click Schallreizflanken mit kleineren Steilheiten. Mit diesen Reizen werden zwar die apikalen Sinneszellen aktiviert, wegen der großen Phasenverschiebung der Schwingungen im apikalen Cochleabereich kann jedoch keine synchronisierte Entladung auf apikalen Nervenfasern stattfinden. Die Erfassung eine Tieftonhörrestes ist damit weder mit den mit Plops ausgelösten FAEP noch mit den mit tieffrequenten Tonpips ausgelösten Frequenzfolgepotentialen möglich. Über das reizpolaritätsbedingte Latenzverhalten der FAEP kann der Nachweis der Existenz eines richtungsselektiven Transduktionsprozesses in der inneren Haarzelle beim Menschen geführt werden. Denn wie sonst kann eine Druck-Sog-Latenzdifferenz in der Größenordnung der Anstiegszeit der Reizflanke entstehen?

111. Vortrag ist entfallen

112. N. Marangos, A. Mausolf (Hannover): Elektrocochleographische Topodiagnostik familiärer Schwerhörigkeiten

1989 berichteten wir auf der ADANO über eine 29-jährige Patientin und ihre 50jährige Mutter mit familiärer Innenohrschwerhörigkeit, bei denen wir elektrocochleographisch beidseits ein vergrößertes Summationspotential wie beim endolymphatischen Hydrops gefunden hatten. Dieser Befund veranlaßte uns, alle Patienten mit symmetrischer Schwerhörigkeit mittels der transtympanalen Elektrocochleographie zu untersuchen:

Bei vier Patienten aus verschiedenen Familien mit Schwerhörigkeitsanamnese fanden wir ein pathologisches Summationspotential und eine Amplitudenrelation des Summations- zum Aktionspotential (SP/CAP) von über 0,7. Dieser Befund ist aus der Literatur und nach eigenen Untersuchungen mit einem endolympathischen Hydrops vereinbar. Der Glyceroltest war bei zwei untersuchten Patienten dieser Gruppe positiv.

Bei zwei anderen schwerhörigen Patienten aus verschiedenen Familien und den Eltern sowie beiden Söhnen einer weiteren Familie, alle mit symmetrischer Innenohrschwerhörigkeit, fanden wir keinen Hydrops; das Summationspotential war normal und die SP/CAP Relation betrug weniger als 0,3. Bei den Patienten dieser zweiten Gruppe waren die Mikrophonpotentiale (CM) nach Stimulation mit tieffrequenten 0,5-kHz-Tonbursts kleinamplitudiger als diejenigen bei hochfrequenten Reizen. Dieser Befund korreliert mit dem Tonschwellenaudiogramm der Patienten (Mitteltonmulden oder im Tieftonbereich betonte Schwerhörigkeiten) und weist auf einen Haarzellenschaden vor allem im apikalen Cochleaabschnitt hin. Im Gegensatz dazu hatten alle Patienten der Gruppe mit Endolymphhydrops normale CM.

Eine dritte Form hereditärer Schwerhörigkeit sahen wir bei zwei Brüdern mit mitochondrialer Zytopathie und beidseitiger Hörminderung. Hier deutete die überschwellige Audiometrie mit dem Schwellenschwund und dem negativen Recruitment auf eine retrocochleäre Störung hin.

Elektrocochleographisch konnten wir anhand der normalen Rezeptorenpotentiale (Summationspotential und Mikrophonpotentiale) und des schlecht synchronisierten Aktionspotentials die retrocochleäre Genese bestätigen.

Aufgrund dieser Befunde glauben wir, daß mit der Elektrocochleographie mindestens drei Typen familiärer Schwerhörigkeit zu unterscheiden sind:

- der hereditäre Hydrops ohne Haarzellausfall,
- der primärer Haarzellenausfall ohne Hydrops und
- die seltene, reine retrocochleäre Störung mit intaktem Innenohr.

113. F. J. Brügel, K. Schorn (München): Die Bedeutung der verschiedenen Unbehaglichkeitsschwellen für die Hörgeräteanpassung

Für die Auswahl eines geeigneten Hörgerätes müssen Schwellenbestimmungen ebenso wie überschwellige Tests durchgeführt werden. Die notwendige Verstärkungsleistung des Hörgeräts wird meist nach dem Hörschwellenaudiogramm auf der Basis der jeweiligen Anpaßideologie wie z. B. nach Berger, POGO, NAL oder nach der Münchner Methode kalkuliert.

Zur Berücksichtigung des überschwelligen Verhaltens des Gehörs stehen verschiedene Hörgerätevarianten bei gleicher Ausgangsleistung zur Verfügung. Ein wichtiger überschwelliger Marker des Gehörs ist die Unbehaglichkeitsschwelle. Sie kann mittels der PC = Peak-Clipping-Schaltung berücksichtigt werden, die das Anwachsen der Lautstärke oberhalb eines gewissen, einstellbaren Verstärkungspegels verhindert. Der Pegel unangenehmer Lautheit ist prinzipiell mit sämtlichen akustischen Signalen meßbar. Sinnvoll ist es, die in den gängigen Audiometern vorhandenen Schallsignale wie Breitbandrauschen, Schmalbandrauschen, Töne ebenso wie Sprache in Form von Einsilbern oder mehrsilbigen Zahlwörtern zu verwenden. Während die U-Schwelle für Töne in der Audiometrie charakteristischerweise für den Intensitätsbreitentest eingesetzt wird, um die Restdynamik des Hörens zu bestimmen und dann daraus Hinweise auf die Lokalisation der Hörstörung zu erhalten, wird für die Hörgeräteanpassung in der Regel die Unbehaglichkeitsschwelle für Sprache benutzt.

Das Anliegen der vorliegenden Studie war es zu untersuchen, ob sich für die Hörgeräteanpassung Verbesserungen ergeben könnten, wenn man die Unbehaglichkeitsschwelle nicht nur für Sprache sondern auch für andere Signale berücksichtigt.

Die im Rahmen der Studie durchgeführten Untersuchungen an insgesamt 97 Patienten mit Messungen über Kopfhörer an herkömmlichen Audiometern erbrachten folgende Erbegnisse:

1. Als durchschnittlicher Hörverlust der Patienten ergibt sich eine Innenohrschwerhörigkeit mit Betonung der oberen Frequenzbereiche. 2. Die Unbehaglichkeitsschwellen für Schmalbandrauschimpulse und Töne liegen im mittleren Frequenzbereich zwischen 500 Hz und 4 kHz bei etwa 85 dB und in den oberen und unteren Frequenzregionen bei niedrigen Pegeln. 3. Der Verlauf der Kurven des Hörverlusts und der U-Schwelle für Töne bzw. Schmalbandrauschimpulse bedeutet eine Reduzierung des Dynamikrestbereichs, besonders oberhalb 1,5 kHz auf etwa 40 dB. 4. Die durchschnittliche U-Schwelle für Breitbandrauschen liegt bei etwa 83 dB. 5. Für den Einsilber findet sich die Unbehaglichkeitsschwelle durchschnittlich bei etwa 108 dB.

Daraus ergibt sich folgendes Bild des Zusammenhanges der verschiedenen Unbehaglichkeitsschwellen: Die U-Schwellen für SBR und Sinustöne sind durchschnittlich, wie auch im Einzelfall, nahezu identisch. Aber auch zwischen Schmalbandrauschen und Breitbandrauschen zeigt sich kaum ein Unterschied. Dahingegen liegt die U-Schwelle für Einsilber bei deutlich höheren Pegeln als die Unbehaglichkeitsschwelle der anderen Signalformen. Die Differenzen zwischen den einzelnen U-Schwellen schwanken außerordentlich stark, so daß von einer U-Schwelle in keinem Fall auf eine andere geschlossen werden kann. Aus diesem Grund sollte für die Einstellung der PC neben der üblicherweise verwendeten U-Schwelle für Einsilber auch die der Töne, Schmalband- und Breitbandrauschimpulse berücksichtigt werden. Gerade die digitalen Hörgeräte bieten gute Möglichkeiten, alle diese z.T. frequenzbezogenen Erkenntnisse mit in den Anpaßprozeß zu integrieren. Zu denken ist an eine mehrkanalige AGC aber auch PC, um vor allem den sehr störenden unteren Frequenzbereich effektiv, aber am Einzelbedürfnis orientiert, ausblenden zu können.

P. Plath (Recklinghausen): Ihre Befunde bestätigen die von mir vor vielen Jahren berichteten Ergebnisse gleichartiger Untersuchungen. Es ist wichtig, daß bei der Hörgeräteanpassung die Dynamik der Hörhilfe nicht nach der Unbehaglichkeitsgrenze für Einsilber eingestellt wir, sondern daß die Grenzwerte für Geräusche berücksichtigt werden, die im Alltagsleben häufiger als Störfaktor auftreten und wegen ihrer Kurzfristigkeit nur durch ein PC beherrscht werden können.

Th. Eichhorn (Marburg): Haben Sie Korrelationen zwischen der Unbehaglichkeitsschwelle und der Stapediusreflexschwelle vorgenommen? Welchen Sicherheitsabstand halten Sie bei der Hörgeräteanpassung in der Einstellung des PC von der Unbehaglichkeitsschwelle für Töne, Rauschstimuli und Einsilber ein?

E. Löhle (Freiburg): Welche Konsequenzen ziehen Sie aus der Unbehaglichkeitsbestimmung bei der Hörgeräteanpassung?

F.J. Brügel (Schlußwort):
Zu Herrn Plath: Wir sind zu denselben Ergebnissen gekommen.

Zu Herrn Eichhorn: Wir haben keine Korrelationen zwischen den Unbehaglichkeitsschwellen und Stapediusreflexschwellen vorgenommen, obwohl selbstverständlich bei allen Patienten die Stapediusreflexmessungen durchgeführt wurden.

Die Einstellung der PC-Schaltung und der AGC erfolgt an unserer Klinik unter Zuhilfenahme aller U-Schwellen; sie liegt unterhalb der U-Schwelle für Sprache.

Zu Herrn Löhle: Als Konsequenz aus unseren Ergebnissen ist eine frequenzbezogene Einstellung der PC von Hörgeräten mit den neuen digitalen Hörgeräten vor allem im störenden tiefen Frequenzbereich anzustreben.

114. H.-G. Dieroff (Gera): Zum Wert des verhallten Freiburger Sprachtests für die Diagnostik sensorineuraler Hörschäden und für die Hörgeräteanpassung

Nachdem wir die großen Vorteile der Reintonaudiometrie für die Topodiagnostik von Hörschäden sowohl des Mittelohr- als auch des Innenohrbereiches in der Otologie umfassend und sehr praxisrelevant beherrschen, verlagert sich heute unser Interesse infolge der Entwicklung der elektronischen Hörhilfen, der Kochleaimplanttechnik, aber auch infolge der Notwendigkeit einer verbesserten Einschätzung der Hörleistung für die Begutachtung zur Erprobung erschwerter Sprachtests. So finden Sprachtests mit partiell maskierenden Geräuschen, Tests mit verzerrter oder verzögerter Sprache, aber auch Wechsellautreihen wie der Sotschek-Test, der der Lampert'schen Wechsellautreihe aus dem Jahr 1923 weitgehend ähnelt, mehr und mehr Anwendung zur Lösung diagnostischer Probleme teils auch im Zusammenhang mit Fragen des Hörtrainings und der Rehabilitation. Alle diese Tests haben das Ziel, die Selektionsfähigkeit bzw. Analysierfähigkeit des Ohres zu erfassen, wobei die Definition topographisch sehr unterschiedlich gebraucht wird. Unter Selektionsfähigkeit versteht Keidel (1966) eine zentrale Leistung des Hörsystems, Schubert (1958) eine Leistung des gesamten Innenohres und Genuit (1988) eine Leistung des Außenohres. Hier wäre demnächst eine Definitionsbereinigung erforderlich. Um den Schwierigkeiten aus dem Wege zu gehen, bezeichnen wir die Verständigungsschwierigkeiten, die mit dem verhallten Sprachtest aufzudecken sind, als eine Verschlechterung der Analysierfähigkeit, wobei alle zentralen Störungen bewußt ausgeklammert werden, denn alle erschwerten Sprachtestergebnisse sind bei zentraler Hörstörung stark positiv. Wie die Forschung gezeigt hat (Spoendlin 1972; Kim 1985), verkörpern die äußeren Haarzellen einen Teil eines Steuersystems, das die inneren Haarzellen auf empfindlich fährt. Bei Ausfall der äußeren Haarzellen beträgt der Tonhörverlust 30 bis 40 dB, wobei das Sprachverständnis bei entsprechender Verstärkung kaum eingeschränkt ist. Dagegen entwickelt sich bei größeren Tonhörverlusten mit Zerstörung der inneren Haarzellen und nachfolgender aufsteigender Degeneration eine Abflachung der Tuning-Kurven und damit eine wesentliche Verschlechterung der Analysierfähigkeit. Das peripher bereits verzerrte Wort wird mehr und mehr undeutlich perzipiert. Die Einsilber des Freiburger Sprachtests sind für eine Verhallung gut geeignet. Durch Quotientenbildung „unverhallter zur verhallten Sprache" ergeben sich entsprechend der Ausdehnung der Zerstörung sehr unterschiedliche Halloquotienten (Hq), die sich bei geringen Innenohrschäden (IS) um Hq = 1,3 bewegen, aber mit zunehmender aufsteigender Degeneration bis Unendlich ansteigen (Dieroff u. Meißner 1985; Dieroff u. Mangoldt 1989), was besonders bei Akustikus-Neurinomen zu beobachten ist. Der Hq kann trotz gleicher Tonhörverlustkurven sehr stark seitendifferent sein, entsprechend den histologischen Beobachtungen der menschlichen Kochlea vieler Autoren, z. B. Hawkins u. Johnson (1976). Bei der Betreuung von Hörgeräteträgern über viele Jahre ist oft das Ansteigen des Hq bei unveränderter Tonhörkurve die einzige audiometrische Bestätigung für die Klagen des Patienten, daß er zunehmend schlechter höre. Die Bestimmung der Hq bds. gibt auch prognostische Auskunft über Rehabilitationsmöglichkeiten bei der binauralen Hörgeräteversorgung. Im Rahmen der Begutachtung weist ein hoher Hq auf ein erhebliches Hörhandicap hin.

115. R. Brix (Wien) Der Frequenzdiskriminationstest (FD-Test) in der audiologischen Praxis

Seit der Routineanwendung objektiv audiometrischer Verfahren wie der „Hirnstammaudiometrie" werden herkömmliche audiologische „überschwellige Testverfahren" (Sisi-Test, Fowler-Test usw.) seltener angewandt, da die ursprüngliche differentialdiagnostische Weichenstellung dieser Tests in Richtung „cochleär-retrocochleäre Diagnostik" nicht mehr gegeben ist. Mit dem seit 15 Jahre klinisch erprobten „FD-Test" sollte daher der Anspruch nach einfach durchführbaren Verfahren zur zusätzlichen Charakterisierung und Typisierung von Hörstörungen erfüllt werden. Die Kriterien von Testdurchführung und Interpretation beruhen auf experimentellen Daten objektiver (EEG) und subjektiver Studien. Der „FD-Test" stellt ein Screeningverfahren zur Feststellung von Frequenzdiskriminationsstörungen innerhalb der Hauptsprachbereichs dar: in den Frequenzbereichen 250 Hz, 500 Hz, 1 KHz, 2 KHz und 4 KHz werden die „sujektiven Screeningwerte" für erkannte Frequenzmodulationen (Frequenzabnahme) ermittelt. Die Grundintensität der Anbietung variiert ab 40 dB HL, jeweils mindestens 10 dB über der individuellen Hörschwelle. Die Interpretation der Werte erfolgt – unter Berücksichtigung der „Intensitätsabhängigkeit der Funktion" – nur auf vergleichbarem Intesitätsniveau. „Frequenzmodulierte Testtöne" werden mit „frequenzstabilen Kontrolltönen" zufällig alternierend monaural angeboten und eine wiederholte (3×) „irrtumsfreie" Patientenangabe als Screeningwert akzeptiert. Die Normwerte dieser zeitsparend durchzuführenden Screeningmethode liegen durchschnittlich 2/10 über den tatsächlichen Frequenzunterschiedsschwellen.

Die wichtigsten, aufgrund des „FD-Tests" näher bestimmbaren Hörstörungen seien im folgen herausgegriffen: 1. Beim M. Menière (Hydrops cochleae) sind graduelle Typen aufgrund der primär im Tief- und Mitteltonbereich (250–1000 Hz bis zu 20%) auftretenden Diskriminationsstörung einteilbar. 2. Im Unterschied dazu ist bei einem „cochleär lokalisierten Hörsturz" der Diskriminationsverlust auch auf den Hochtonbereich (4 kHz 3–5%) ausgedehnt. 3. Bei Lärmschädigung beträgt der Diskriminationsverlust oft nur wenige Zehntelprozent. 4. Hereditäre Hörstörungen weisen pantonalen Verlust um durchschnittlich 1% auf. 5. Presbyakusis ist durch symetrischen Diskriminationsverlust gekennzeichnet, der auch in Frequenzbereichen mit geringerem Hörverlust vorhanden ist.

Spezielle Anwendungen ergeben sich in der Behandlungskontrolle von M. Menière (Infusionen bei M. Menière eher kontraindiziert) oder Hörsturz, wobei die jeweilig veränderten Diskriminationsleistung selbst bei gleichbleibender Hörschwelle zum frühzeitigen Indikator für Behandlungsstrategien wird. Die Fortschritte in der Hörgerättechnik lassen auch eine nützliche Anwendung bei der Hörgerätanpassung zu: bei Mehrkanalgeräten (z. B. Triton 3000/Siemens) dient die Kenntnis der spezifischen Diskriminationsstörungen der Feinabstimmung der Frequenzbereiche, so daß bei schwellennahen bzw. überschwelligen Diskriminationsstörungen das Hörgerät im jeweiligen Kanal adäquat justiert werden kann. Für die Anwendung des „FD-Tests" in der audiologischen Praxis steht neuerdings ein entsprechendes Audiometer („Siemens/Hansaton", Österreich) zur Verfügung.

K. Schorn (München): Das Verfahren ist nach unseren Untersuchungen nicht so einfach wie hingestellt, da die Patienten in der Regel keine völlig pancochleäre Hörschwelle haben.

D. Mrowinski (Berlin): Bei unterschiedlichem Audiogrammverlauf wird der beim FD-Test verwendete Pegel verschieden laut wahrgenommen, was Auswirkungen auf die Frequenzunterschiedsschwelle hat. Dieser Einfluß ist wahrscheinlich größer als der durch die Art der Innenohrstörung hervorgerufene.

R. Brix (Schlußwort):
Zu Frau Schorn: Frequenz und Intensität sind untrennbare Komponenten des Reizes, der auf bestimmte Basisintensität nur in der Frequenz moduliert wird. Der Patient wird aufgefordert, lediglich Reizänderungen anzugeben, unabhängig von individuellen Tonhöhen- oder Lautstärkewahrnehmungen.
Zu Frau Schorn und Herrn Mrowinski: Der FD-Test ist seit vielen Jahren „praktisch" erprobt. Bei Steilabfall wird auf *„gleichem"* Intensitätsniveau mit dem Normwert verglichen, jeweils 10 dB überschwellig.

116. R. G. Matschke, Chr. Stenzel, P. Plath (Recklinghausen): Anatomische und elektrophysiologische Befunde der Hörbahnreifung des Menschen

Die frühestmögliche Erkennung und Behandlung auditorischer Defizite wird in zunehmendem Maße anerkannt und als unverzichtbar angesehen. Elektrophysiologische Untersuchungen beim Menschen haben Befunde erheben lassen, die auf eine rapide Reifung der zentralen Hörbahn innerhalb der ersten Lebensjahre schließen lassen. Damit wurden frühere Beobachtungen von Ärzten, Eltern und Pädagogen bestätigt, die auf deutlich bessere Rehabilitationserfolge hinweisen konnten, wenn die Diagnostik und der Therapiebeginn zum frühestmöglichen Zeitpunkt eingesetzt hatten. Die anatomisch-morphologischen Befunde zur Bestätigung dieser Beobachtungen sind jedoch bis heute eher dürftig.

Embryologische und anatomische Studien an Foeten in frühen Wachstumsstudien vermitteln angesichts des nur sehr beschränkt zur Verfügung stehenden Abortmaterials lediglich Anhaltspunkte über das Wachstum der zentralen Hörbahn in diesem Lebensabschnitt. Nach Flechsig (1920) ist die Myelinisierung eines Nervenfasersystems der wichtigste morphologische Parameter für die funktionelle Reifung einer Region. Unter den Hirnnervenfasern ist es der Oktavus, der als erster myelinisierte Fasern zeigt. Yakovlev und Lecours (1967) fanden am Ende des fünften Foetalmonats die Kerne des Nervus stato-acusticus bereits myelinisiert. Rorke und Riggs (1969) fanden bei reifen Neugeborenen die Pars cochlearis des VIII. Hirnnerven einschließlich des Corpus trapezoideum, des Nucleus olivaris superior und des Lemniscus lateralis myelinisiert. Der Vorgang der Myelinisierung scheint demnach sehr schnell abzulaufen.

Anhand von 39 menschlichen Gehirnen aus einem Zeitraum von der 29. bis zur 3680. Ontogenesewoche haben wir die Volumina und die Myelinisierung der subcorticalen Hörbahnkerne bestimmt. Zwei Drittel der Hirne entstammten dem ersten Lebensjahr, das restliche Drittel verteilte sich auf die 1. bis 7. Lebensdekade. 30 Hirne stammten von männlichen und 9 von weiblichen Individuen. Zur Vergleichbarkeit zwischen verschiedenen Wachstumsuntersuchungen ist die Berücksichtigung der pränatalen Periode unerläßlich, da sich lebendgeborene Säuglinge der 26. und 42. Ontogenesewoche im Alter um mehr als 100 Tage unterscheiden. Aus diesem Grunde erfolgen alle Altersangaben in „Ontogenesewochen". Alle Hirne wurden vollständig aufgeschnitten, die Serienschnittbänder auf Objektträger aufgezogen. Die Schnittserien wurden nach zwei verschiedenen Ver-

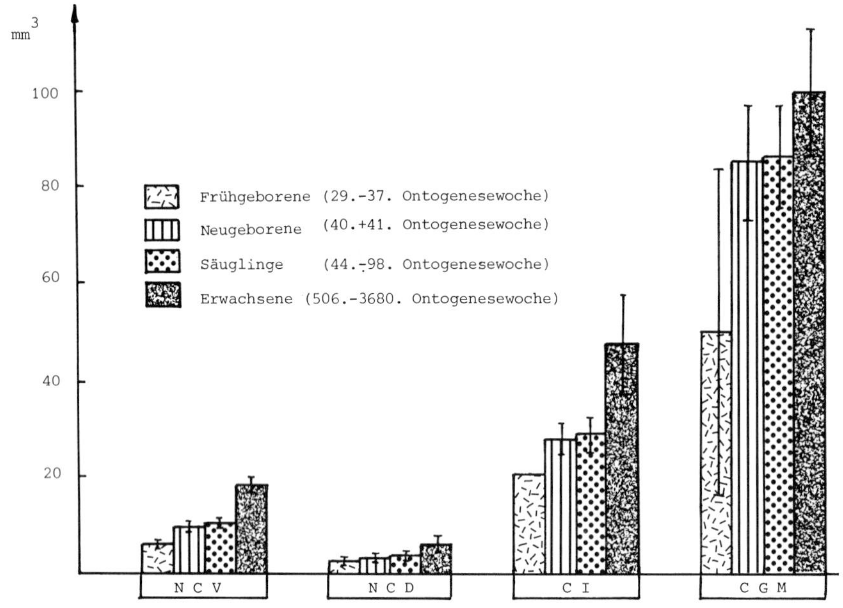

Abb. 1. Zusammenstellung der ermittelten Kernvolumina des Nucleus cochlearis ventralis (NCV) und dorsalis (NCD), des Colliculus inferior (CI) und des Corpus geniculatum mediale (CGM) nach Altersgruppen

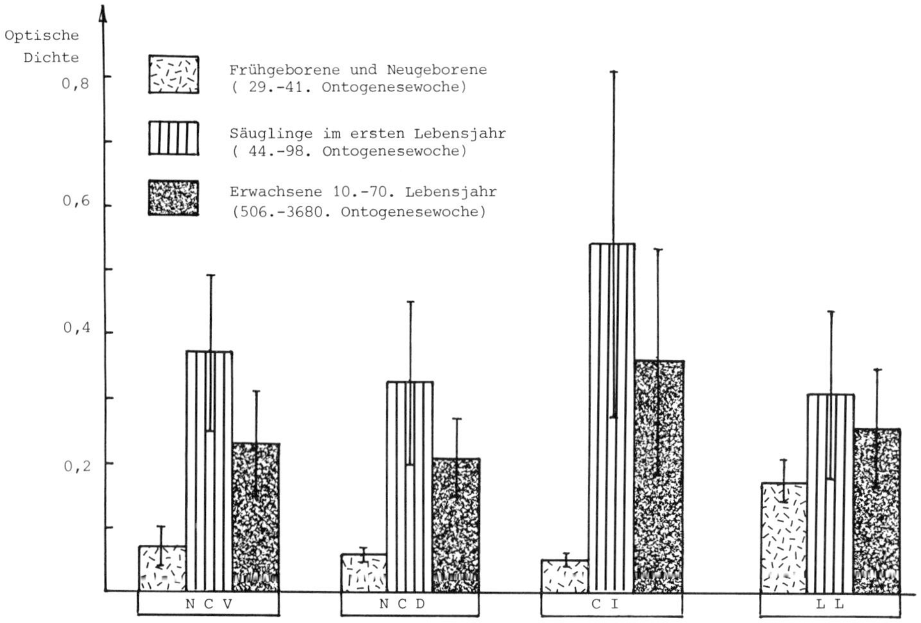

Abb. 2. Myelinisierung der untersuchten Kerngebiete Nucleus cochlearis ventralis (NCV) und dorsalis (NCD), Colliculus inferior (CI) und Lemniscus lateralis (LL) anhand der optischen Dichte nach Altersgruppen

fahren zur Darstellung der Zellkörper (Merker 1983) und der Markscheiden (Gallyas 1979) in einer Modifikation gefärbt.

Anhand der einen Serie wurden die Volumina des Nucleus cochlearis ventralis (NCV) und dorsalis (NCD), des Colliculus inferior (CI) und des Corpus geniculatum mediale (CGM) ermittelt. Aus den zunächst planimetrisch bestimmten Flächen der einzelnen Kerngebiete auf äquidistanten Serienschnitten wurden dann die Volumina der zugehörigen Kerngebiete berechnet. Vergleichbare Ergebnisse aus Wachstumsstudien lassen sich jedoch nur unter der Berücksichtigung von Frischvolumina erzielen. Dadurch können die Fehlermöglichkeiten durch Autopsie, Fixierung und unterschiedliche histologische Techniken ausgeglichen werden. Weiterhin erlaubt die Berechnung eines Schrumpfungsfaktors den Vergleich mit Lebenden.

Als Maß für die Markscheidendichte eines Kerngebietes wurde die mittlere optische Dichte an den histologischen Präparaten mit einem Fernsehbildanalysator bestimmt. Dabei ist die mittlere Extinction der auf optische Standards korrgierten Werte ein Maß für die Menge der gebildeten Markscheiden. Aus dieser Serie, die der vorausgegangenen benachbart war, konnten die Kerngebiete des Nucleus cochlearis ventralis (NCV) und dorsalis (NCD), des Colliculus inferior (CI) und des Lemniscus lateralis (LL) untersucht werden. Wegen der Alterslücke im vorliegenden Material zwischen der 100. und 500. Ontogesewoche war die Berechnung von Regressionen nicht möglich. Aus diesem Grunde wurden zur besseren Übersichtlichkeit 4 bzw. 3 Altersgruppen gebildet. Die Abb. 1 zeigt die Kernvolumina in den vier Altersgruppen Frühgeborene, Neugeborene, Säuglinge und Erwachsene der untersuchten Kerngebiete, die Abb. 2 die Marktscheidendichte aus den drei Altersgruppen Neugeborene, Säuglinge und Erwachsene.

Aus den ermittelten Daten lassen sich zwei wesentliche Ergebnisse ableiten. Zum einen bestätigen die neuroanatomischen Befunde die elektrophysiologisch gewonnenen Daten über die frühe Reifung der menschlichen Hörbahn (Galambos 1975). Der Prozeß der Myelinisierung läuft dabei mit maximaler Biokapazität ab und erreicht einen ersten Gipfel zwischen der 70. und 80. Ontogenesewoche. Dies entspricht etwa dem 9. Lebensmonat. Danach ist der Myelinisierungsprozeß jedoch nicht abgeschlossen, sondern wird auf einer Ebene fortgeführt, deren Untersuchung nur elektronenoptisch möglich ist. Die Volumenzunahme der untersuchten Kerngebiete verläuft im Zusammenhang mit der Volumenzunahme des gesamten Gehirns und zeigt keine Involution. Die scheinbare Abnahme der Markscheidendichte kann als Effekt einer gegenüber der Myelinisierung verzögerten Volumenzunahme der Kompartimente in den akustischen Kerngebieten interpretiert werden, die keine Markscheiden enthalten, wie präsynaptische Axonendigungen, Dendriten, marklose Fasern und Astroglia. Die fortschreitende Synaptogenese im Bereich der sucorticalen Hörbahn ist lebenslänglich an die akustische Stimulierung gebunden und zeigt dann auch keine Involution. Die Funktion des Innenohres ist die unverzichtbare Voraussetzung zur Aufnahme des akustischen Stimulus und damit auch der Generierung der akustisch evozierten Potentiale. Die Ergebnisse unserer Untersuchungen liefern die morphologische Bestätigung für die Notwendigkeit einer frühestmöglichen Erkennung von auditorischen Defiziten und deren allumfassende therapeutische Beeinflussung.

117. H. Erwig, H.H. Bauer (Münster): Pädaudiologische Befunde bei Säuglingen nach Sektio

Anlaß der folgenden Untersuchungen und Überlegungen war das häufige Auftreten von Tubenventilationsstörungen bei Kindern, die durch Sektio entbunden wurden. Untersucht wurden in einer Testreihe insgesamt 46 Säuglinge. Das Lebensalter lag zwischen 1 Woche und 11 Monaten. Lediglich bei 15 Säuglingen fanden sich glänzende, durchscheinende, reizlose und intakte Trommelfelle sowie ein normaler tympanometrischer Befund. Bei 31 Kindern dagegen, das sind über 67%, sprachen die ohrmikroskopischen Befunde und der trympanometrische Kurvenverlauf für das Vorliegen einer Tubenbelüftungsstörung.

Als Ursache hierfür kann ein mit dem abweichenden Geburtsvorgang verbundener, narkosebedingter muskulärer Hypotonus angenommen werden, der ein spontanes Öffnen der Tube verhindert. Unmittelbar nach der Geburt wurden nur flache Tympanogrammkurven aufgezeichnet, bedingt wahrscheinlich durch noch in der Paukenhöhle befindliches Fruchtwasser. Ein weiterer Grund für die Tubenbelüftungsstörung könnte stein, daß die Säuglinge nach der Sektio aus neonatologischer Indikation beatmet werden müssen; vor der Intubation erfolgt in der Regel eine Hyperventilation zur Sauerstoffsättigung durch Maskenbeatmung. Im Anschluß daran fanden sich vorgewölbte Trommelfelle, der Peak der Tympanogrammkurven lag im Überdruckbereich. Die erforderliche nasale Intubation bedingt zum einen eine mechanische Irritation, zum anderen eine behinderte Ventilation mit Sekretansammlung im Epipharynx. Hierdurch sind möglicherweise die Tubenventilationsstörungen mit Bildung eines Seromucotympanons zu erklären.

Von den 46 Säuglingen mußten nach der Sektio 27 beatmet werden. Bei 19 von diesen 27 wurde eine Tubenventilationsstörung nachgewiesen, das sind ca. 70%; jedoch auch bei 12 der 19 nichtbeatmeten Kinder ließ sich eine Tubenbelüftungsstörung diagnostizieren, dies entspricht etwa 63%: Somit konnten die Ergebnisse der Testreihe den oben postulierten intubationsbedingten Entstehungsmechanismus nicht bestätigen. Bei allen Kindern wurden die Hörreaktionen im freien Schallfeld untersucht, um eine Hörstörung auszuschließen. Das Ausmaß des durch eine Tubenbelüftungsstörung bedingten Hörverlustes kann jedoch nicht exakt abgeschätzt werden. Da die meisten pädaudiologischen Verfahren – einschließlich der Stammhirnaudiometrie – kaum die Lokalisation einer Hörstörung ermöglichen, erlaubt erst die Beseitigung der Schalleitungsschwerhörigkeit eine weitergehende therapieweisende Diagnostik. Bleibt eine konservative Behandlung erfolglos, so wird eine Paukenrevision, ggf. mit Einlage von Paukenröhrchen, auch bei Kindern unter einem Jahr durchgeführt. Die Kontrolle des Nasenrachenraumes entscheidet über eine eventuelle Adenotomie. Gelingt es danach in der Kontrollaudiometrie nicht, eine altersentsprechende Reaktionsschwelle zu ermitteln, und sind keine otoakustischen Emissionen auf jeder Seite nachzuweisen, dann werden zur Hörschwellenbestimmung die akustisch evozierten Potentiale abgeleitet.

Zusammenfassend kann gesagt werden: Bei 31 der 46 durch Kaiserschnitt entbundenen Kinder wurde eine Tubenbelüftungsstörung mit Schalleitungsschwerhörigkeit nachgewiesen. Aufgrund dieses hohen Prozentsatzes sollte bei Säuglingen, die durch Sektio entbunden worden sind, in höherem Maße als bisher auf derartige Hörstörungen geachtet werden, – schon im Hinblick auf die sprachsensible Phase der Kinder.

K. Schorn (München): Wieso können Sie mit der Hirnstammaudiometrie keine Lokalisation der Hörstörungen wahrnehmen? Wir haben doch heute gehört, daß es Knochenleitungsmessungen gibt und auch aus der Reizantwort der Sitz der Hörstörung zumindest abgeschätzt werden kann.

H. Erwing (Schlußwort):
Eine Ableitung von akustisch evozierten Potentialen durch einen Knochenleitungshörer ist in Münster nicht möglich, so daß eine Schalleitungskomponente von der BERA ausgeschlossen sein muß.

118. K. Begall, H.J. Schwetge, H. v. Specht (Magdeburg): Schwerhörigkeiten bei Frühgeborenen mit intrakraniellen Blutungen

Schwerhörigkeiten bei Frühgeborenen werden vorwiegend durch zusätzliche Erkrankungen wie Asphyxie, Hyperbilirubinämie u. a. hervorgerufen.

In den vorliegenden Untersuchungen sollte geklärt werden, ob intrakranielle Blutungen als Ursache für Hörstörungen anzusehen sind. Die Diagnostik der intrakraniellen Blutung erfolgte in den ersten 10 Lebenstagen durch eine Sonographie über die offene Fontanella anterior. Die intrakranielle Blutung wird entsprechend der Klassifikation nach Papile und Kleinhans in 6 Schweregrade eingeteilt.

Retrospektive Untersuchungen

Bei 31 Kindern, die im Jahre 1985 im Frühgeborenenzentrum Magdeburg mit einer intrakraniellen Blutung im Stadium II–IV behandelt wurden, erfolgte 1990 eine audiologische Untersuchung. Aus der Anamnese waren keine Auffälligkeiten seitens des Hörvermögens bekannt. Die Untersuchungen zeigten bei 6 Kindern eine bisher unbekannte hochtonale neuronale Hörstörung. Ein Kind wurde bereits 1985 als hochgradig schwerhörig erkannt und rehabilitiert. Bei der Ableitung von frühen akustisch evozierten Potentialen (FAEP) waren nur bei den 6 geringgradig schwerhörigen Kindern Latenzveränderungen im Vergleich zu einer Gruppe von 18 altersentsprechenden Normalhörenden zu erkennen. Die Latenzwerte der Welle I unterschieden sich zwischen den beiden Gruppe nicht. Dagegen war die Latenz der Welle V bei den Kindern nach intrakraniellen Blutungen um durchschnittlich 0,4 ms signifikant verlängert (t-Test nach dem Bonferroni-Prinzip). Die Verlängerung des I-V-Intervalls deutet auf eine neuronale Komponente der Hörstörung hin.

Untersuchungen an Frühgeborenen im Inkubator

Im Frühgeborenenzentrum Magdeburg wurden von Oktober 1990–März 1991 zehn Frühgeborene mit intrakraniellen Blutungen im Stadium II–IV behandelt. Bei reflexaudiometrischen Untersuchungen reagierten 9 dieser Frühgeborenen sofort auf die akustischen Reize. Bei einem Kind mit fehlenden Reflexantworten konnten auch bei der FAEP-Ableitung nur Potentiale oberhalb von 70 dB nachgewiesen werden. Es wurde mit dem Verdacht einer Schwerhörigkeit in die sonderpädagogische Betreuung überwiesen.

Die Gipfellatenzen der FAEP der 9 Frühgeborenen mit intrakraniellen Blutungen wurden mit denen von 16 Frühgeborenen ohne zusätzliche Schädigungen gleichen Konzeptionsalters und Körpergewichts verglichen. Die Latenzen der Welle I unterschieden sich statistisch nicht voneinander. Dagegen waren die Latenzen der Welle V signifikant um 0,5 ms bei den Frühgeborenen mit intrakraniellen Blutungen verlängert.

Schlußfolgerungen

Intrakranielle Blutungen in der Frühgeborenenperiode sind als Risikofaktor für Hörstörungen anzusehen.

Für ein entsprechendes Hörscreening von Kindern im Frühgeborenenzentrum hat sich bei uns folgende Verfahrensweise bewährt:

1. Inspektion und Säuberung des äußeren Ohres
2. Durchführung der Reflexprüfung (Wobbeltongenerator) bei allen Frühgeborenen. Reagieren die Frühgeborenen nicht oder unzureichend, dann ist eine FAEP-Registrierung indiziert.
3. Obligatorisch sollten FAEP-Ableitungen bei Frühgeborenen mit Risikofaktoren (Geburtsgewicht unter 1500 g, Hyperbilirubinämie, intrakranielle Blutungen ab Stadium II) durchgeführt werden.

119. Th. Wiesner, M. Röhrs (Hamburg): Kooperation und Koordination bei der Frühdiagnostik hörgeschädigter Kinder zwischen HNO-Poliklinik und phoniatrisch-pädaudiologischer Abteilung

Da die zeitlichen und personellen Möglichkeiten pädaudiologischer Spezialabteilungen begrenzt sind, ist es notwendig, daß vor eine Überweisung in diese Einrichtungen ein nach Alter und diagnostichen Möglichkeiten gestaltetes Auswahlprogramm geschaltet wird. Insbesondere müssen Kinder mit einer schalleitungsbedingten Schwerhörigkeit von denen mit einer vermuteten sensorineuralen Schwerhörigkeit getrennt werden. Die mittelohrbedingte Schwerhörigkeit sollte dann behoben und die Kinder zügig auf eine verbliebene sensorineurale Schwerhörigkeitskomponente erneut getestet werden. Vorgestellt wird ein Konzept, das, in einer Matrix zusammengefaßt, selbst den in Fragen kindlicher Hörstörungen unerfahrenen Kollegen eine dem Alter des Kindes und dem Ergebnis der Erstuntersuchung angepaßte Entscheidung über das weitere diagnostische Vorgehen ermöglichen soll.

Das Ablaufschema unterteilt die Kinder in drei Altersgruppen: (1) Kinder jünger als 4. Lebensmonate, (2) Kinder zwischen dem 4. und 12. Lebensmonat und (3) Kinder älter als ein Jahr. Es gibt weiterhin Hinweise zur Anamnese und zur adäquaten Erstdiagnostik und differenziert dann, je nach Altersgruppe, die Kinder mit einem *unauffälligen Erstuntersuchungsbefund* in eine Gruppe a. mit einer ebenfalls unauffälligen Anamnese, einer Gruppe b. mit einer fraglichen Anamnese und eine Gruppe c. mit einer auffälligen Anamnese (z. B. Risikokinder). Die Kinder mit einem *auffälligen Untersuchungsbefund* werden unterteilt in eine Gruppe d. mit Hinweisen für einen Paukenerguß und eine Gruppe e. ohne Hinweise für einen Paukenerguß.

Für jede Gruppe wird das weitere Procedere möglichst genau festgelegt. Dabei wird besonders darauf geachtet, daß auf Grund der Unsicherheit aller Untersuchungsbefunde in dem frühen Lebensalter immer mindestens eine Hörprüfungskontrolle vorgesehen ist und daß, bei insgesamt rechtzeitiger Vorstellung beim Arzt, ein Kind mit einer hochgradigen Hörstörung vor Vollendung des ersten halben Lebensjahres diagnostiziert worden ist, und so rechtzeitig einer weiteren Betreuung (Hörgeräteversorgung, Frühförderung) zugeleitet werden kann.

G. Aust (Berlin): Wie liegen bei Ihrem gut organisierten System zur Diagnostik von Hörschäden im Säuglingsalter die Zeiten der Stellung der Diagnose (Erfassungsalter) und der Hörgeräteversorgung bei Vorliegen einer Hörbehinderung?

A. Hildmann (Datteln): Benutzen Sie vor der Vollendung des 1. Lebensjahres keine subjektiven Testverfahren? Was sind für Sie kindgerechte Geräusche?

Th. Wiesner (Schlußwort):
Zu Herrn Aust: Falls Kinder frühzeitig vorgestellt werden, haben wir glücklicherweise vermehrt Kinder, die mit ca. 1/2 Jahre bereits mit Hörgeräten versorgt sind. Das generelle Versorgungsalter dürfte jedoch mithin nicht über dem ersten Lebensjahr liegen.

Zu Herrn Wiesner: Wie beschrieben, werden bei allen Kindern zunächst subjektive Hörteste durchgeführt, bei Verdacht wird die ERA nur als Ergänzung eingesetzt. Die Testung mit kindgerechten Geräuschen sollte von der CD mit einem definierten Pegel erfolgen.

120. H. v. Wedel, U.-Chr. v. Wedel, U. Schauseil-Zipf, P. Herkenrath (Köln): Hörscreening-Verfahren bei Risikokindern im Neugeborenen- und Säuglingsalter unter besonderer Berücksichtigung der BERA

Auch die neueste Umfrage der Bundesgemeinschaft der Eltern und Freunde schwerhöriger Kinder e. V. zum Stand der Früherkennung und Förderung schwerhöriger Kleinkinder in der Bundesrepublik Deutschland ergab, daß der Zeitpunkt der Erstdiagnose einer Hörstörung im Kindesalter weiterhin bei durchschnittlich 2 Jahren liegt. Nicht nur bei Neugeborenen mit unauffälligem prä- und perinatalem Verlauf sondern vor allem bei Risikokindern, bei denen die Inzidenz für eine Hörstörung wesentlich höher liegt, sollten Hörscreening-Verfahren eingesetzt werden, die zu einer frühzeitigen Erfassung von Hörstörungen geeignet sind, um so bei den betroffenen Kindern erhebliche Sprachentwicklungsverzögerungen mit zum Teil irreversiblen Störungen der geistigen und intellektuellen Entwicklung zu verhindern. Im Rahmen der in den letzten Jahren weltweit untersuchten Screening-Ansätze zur Erfassung frühkindlicher Hörstörungen bei Frühgeborenen, Neugeborenen und Säuglingen wurde an der Kölner Universitätsklinik eine Studie zur Prüfung der Validität und Effektivität verschiedener Hörscreening-Verfahren bei 420 Risiko-, Früh- und Neugeborenen vorgenommen. Verglichen wurden reflexaudiometrische Verfahren (Freifeldaudiometrie, Knochenleitungsaudiometrie, Stapediusreflexe) mit einem automatisierten Screening-Verfahren durch Ableitung der akustischen evozierten Hirnstammpotentiale. Verglichen wurden die Untersuchungsergebnisse mit einem üblicherweise in der Routine verwendeten ERA-Untersuchungssystem. Nachuntersuchungen (follow-up) fanden im Alter von 3 und 12 Monaten statt. Die Aussagekraft der verschiedenen Screening-Verfahren wurde auch unter dem Aspekt des Untersuchungszeitpunktes (Geburt, 3. oder 12. Lebensmonat) verglichen.

Beim Vergleich des automatisierten BERA-Screenings zur konventionellen BERA ergibt sich eine Sensitivität von 95,2% und eine Spezifität von 92,7% für das automatisierte BERA-Screening. Im Rahmen der follow-up-Studie wurden die Ergebnisse des Screening I (Geburtstermin) durch das automatisierte BERA-Screening-System nach 3 Monaten mit dem üblicherweise verwendeten ERA-Untersuchungssystem erneut kontrolliert. Die Matrix in Abb. 1 verdeutlicht, daß von den hier untersuchten Risikokindern auch weiterhin 4 Ohren einen übereinstimmend auffälligen Befund und 138 Ohren einen

		Kontrolluntersuchung oB	Kontrolluntersuchung path
Screening I	oB	138	18
Screening I	path	20	4

Abb. 1. Prognostische Effizienz in Abhängigkeit vom Lebensalter

unauffälligen Befund zeigten. Erstaunlich hoch war der Anteil der Ohren, die eine Befundnormalisierung oder eine Verschlechterung aufwiesen. In der Regel handelte es sich jedoch um leichtgradige, überwiegend mittelohrbedingte Hörstörungen, die dazu führten, daß das Schwellenkriterium des automatisierten ERA-Screening-Verfahrens mit 35 dB bei der Kontrolluntersuchung nicht erfüllt wurde. Bei einem Kind mit einem unauffälligen Erst-Screening wurde bei der Kontrolluntersuchung nach 3 Monaten eine mittel- bis hochgradige sensorineurale Hörstörung beiderseits festgestellt.

Eine Bewertung der Effizienz der verschiedenen Methoden ist schwierig, da zahlreiche praktische, technische und epidemiologische Faktoren berücksichtigt werden müssen. Abbildung 2 zeigt halbschematisch den Anteil der Kinder, bei denen die jeweilige Screening-Methode eine Hörstörung sicher ausschließen konnte. Es wird deutlich, daß das Screening mittels der Hirnstammpotentiale eine sehr gute Aussagekraft unabhängig vom Alter hat. Am besten sind die Ergebnisse während des Untersuchungstermins im 3. Lebensmonat. Der Nachteil ist, daß zu diesem Zeitpunkt nicht mehr alle Kinder in der Regel ausreichend erfaßbar sind. Damit wäre zu empfehlen, dieses automatisierte BERA-Screening-Verfahren unmittelbar nach Geburt oder noch während des Aufenthalts in der entsprechenden Klinik durchzuführen. Daß die Hirnstammpotentiale mit einem normal verwendeten Untersuchungssystem zum Zeitpunkt von 12 Monaten etwas eingeschränkte Aussagen erbringen, liegt daran, daß im Rahmen dieser Studie auf eine Sedierung verzichtet wurde. Im Gegensatz zu den akustisch evozierten Potentialen ist die Effizienz der Freifeld- und knochenleitungsaudiometrischen Screening-Verfahren vor allem während der ersten drei Lebensmonate als nicht ausreichend für Risikokinder anzusehen. Die impedanzaudiometrischen Untersuchungen sind nur schematisiert dargestellt, da sich mit dem verwendeten Untersuchungssystem zur Registrierung ipsilateraler Stapediusreflexe bei einer Sondenfrequenz von 800 Hz erhebliche Durchführungs- und Beurteilungsprobleme ergaben.

Bei Vorliegen von Risikofaktoren für eine frühkindliche Hörstörung sollte ein systematisches Hörscreening wie z. B. mit den akustisch evozierten Hirnstammpotentialen vorgenommen werden. Die Vorteile des vorgestellten automatisierten Screening-Verfahrens sind in den standardisierten Untersuchungsparametern, der automatisierten Methode mit digitaler Analyse, der Artefaktunterdrückung mit einem dualen Filtersystem, der Detektion und Berücksichtigung von Umgebungsgeräuschen, der definierten Messung im Bereich der Hörschwelle, der reduzierten Meßzeit durch hohe Stimulusraten sowie in der Benutzung und Bedienung durch nicht ausgebildetes Personal zu sehen. In wieweit eine Kombination der akustisch evozierten Hirnstammpotentiale und der otoakustischen Emissionen in einem Screening-System zu einer noch größeren Sensitivität als der alleinigen Benutzung der akustisch evozierten Hirnstammpotentiale führt, kann erst nach entsprechenden Vergleichsstudien endgültig beurteilt werden.

P. Plath (Recklinghausen): Die Verwendung teurer Maschinen läßt Zweifel aufkommen, ob man Ihr Verfahren als „Screening" bezeichnen darf im Sinne der Definition, die u. a. auch die Forderung nach allgemeiner Anwendbarkeit enthält. Bei der Beschränkung auf Risikokinder auf Intensivpflege-Stationen mag die Verwendung des Begriffs „Screening" vielleicht noch zulässig sein. Aber auch technisch anspruchsvolle Verfahren können nicht verhindern, daß einzelne Fälle nicht erkannt werden können, bei denen sich der Hörverlust erst post partum im 1. Lebensjahr entwickelt. Hierin liegt eine Schwäche aller Neugeborenen-Screening-Methoden.

Th. Wiesner (Hamburg): Es ist anzumerken, daß die angegebenen Untersuchungszeiten mit dem Algo 1 nur bei der Stationierung des Gerätes direkt auf der Säuglingsstation möglich sind, da nur dann der jeweils optimale Zeitpunkt (Kind ruhig schlafend) genutzt werden kann. Bei anderer Handhabung kann die Unruhe der Kinder durch eine permanente Aktivierung des Muskelartefaktunterdrückungssystems bewirken und die Messung zeitlich extrem verlängern.

H. von Wedel (Schlußwort):
Zu Herrn Plath: Die Untersuchung mit dem BERA-Untersuchungssystem Algo kann als Screeningsfaktor angesehen werden, da es z. B. auf Neugeborenenstationen oder auf Intensivstationen (Risiko-

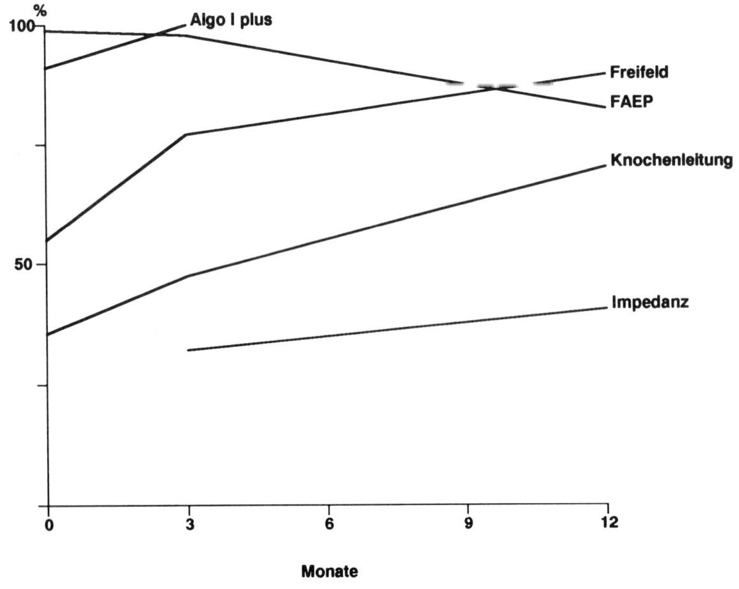

Abb. 2. FAEP-Befunde

kinder!) von nicht geschultem Personal eingesetzt werden kann. Durch die Angabe „false“ oder „positive“ ist ein eindeutiges Entscheidungskriterium gegeben! Das automatische BERA-Screening mußte im Rahmen dieser Studie durch Querschnitts- oder Längsschnittstudien validisert werden. Hierzu gehören die zusätzlich vorgestellten audiologischen Untersuchungen sowie „follow-up“-Untersuchungen nach 3, 12 und 24 Monaten. Die Quote von Hörstörungen, die erst nach dem Erstscreening auftreten, liegt nach unseren Verlaufskontrollen bei ca. 20% der Risikokinder. Dieser Prozentsatz betrifft aber vornehmlich leichtgradige interkurrente Veränderungen des Hörvermögens, vornehmlich Mittelohrkomplikationen. Ca. 0,5% der insgesamt 400 untersuchten Kinder zeigten zu einem späteren Zeitpunkt bei unauffälligem Screeningbefund bei Geburt eine mehr als mittelgradige Hörstörung sensorineuraler Art. In einem Fall kann ein PFC-Syndrom, welches bekanntlich eine nach der Geburt erst auftretende und zunehmend sensorineurale Hörstörung zur Folge haben kann, nicht ausgeschlossen werden.

Zu Herrn Wiesner: Wie oben erklärt, ist das Screening mit dem Algo-Untersuchungssystem in der Intensivstation einer Pädiatrie ohne Probleme und mit den angegebenen kurzen Überwachungszeiten zu realisieren.

121. B. Ross, B. Lütkenhöner, M. Hoke (Münster): Eine neue Strategie zur meßtechnischen Erfassung kortikaler auditorisch evozierter Potentiale

Mit Hilfe eines VME-Bus-Computers wurde ein integriertes System für die Erfassung und Analyse kortikaler auditorisch evozierter Potentiale (CAEP) realisiert. Datenerfassung, Stimulation und Signalanalyse laufen als eigenständige Prozesse im Echtzeit-Multitasking-Betrieb parallel ab. In Echtzeit werden Artefaktkontrolle, Mittelung sowie Signifikanzanalyse der evozierten Potentiale durchgeführt, und die Ergebnisse werden ohne Verzögerung auf einem graphischen Bildschirm dargestellt. Ein weiterer paralleler Prozeß steuert einen programmierbaren Signalgenerator, mit dem die Testreize sowie das Rauschen für die Maskierung des Gegenohrs erzeugt wird. Eine kontinuierliche Datenaufzeichnung während der gesamten Untersuchungszeit ermöglicht es, im Anschluß an die Untersuchung beliebige Off-line-Analysen durchzuführen. Als Reizsignal dienen Tonbursts von 500 ms Länge mit kosinusförmigen Flanken von 10 ms Anstiegszeit. Die Trägerfrequenzen der Stimuli nehmen in randomisierter Folge die Werte 500, 1000, 2000 und 3000 Hz an und decken damit den für das Sprachverständnis wesentlichen Frequenzbereich ab. Das mittlere Intervall zwischen Stimuli gleicher Frequenz beträgt 6 s, das Intervall zwischen zwei Stimuli unterschiedlicher Frequenz jedoch nur 1,2 bis 1,8 s, wodurch die Untersuchungszeit auf ein Minimum reduziert wird.

Die Entscheidungen über den Verlauf der Untersuchung werden zunächst subjektiv aus der Betrachtung der gemittelten Potentiale getroffen. Dazu steht dem Untersucher jeweils die Gesamtheit aller bis zu diesem Zeitpunkt gewonnenen Ergebnisse als graphische Darstellung zur Verfügung, die nach jeder neuen Epoche entsprechend aktualisiert wird. Nach Abschluß der Schwellensuche ergibt sich ein Bild, wie es auf der linken Seite der Abb. 1 dargestellt wurde. Die in einer jeden Zelle der Abb. 1 dargestellten Ergebnisse wurden jeweils quasi-simultan abgeleitet, so daß sich Einflüsse von Vigilanzänderungen oder nichtstationären Störungen des EEGs gleichmäßig auf die Ergebnisse für die vier Testfrequenzen verteilen. Aus dieser Vorgehensweise ergibt sich eine zusätzliche Kontrollmöglichkeit, wie an einem Beispiel erläutert werden soll. In der Abb. 1 ist in dem Potentialverlauf, der bei Stimulation des linken Ohres mit 55 dB in Antwort auf den 3000-Hz-Reiz erhalten wurde, kein reizkorreliertes Signal zu erkennen. Aus der Tatsache, daß bei Stimulation mit 500 bis 2000 Hz zur gleichen Zeit deutliche Antworten erhalten wurden, kann ohne eine Wiederholung der Messung geschlossen werden, daß bei 3000 Hz ein unterschwelliger Reiz Ursache für die fehlende Antwort ist, nicht jedoch ein technischer Defekt oder eine Vigilanzänderung des Patienten.

Als Ergänzung zu der on-line erfolgten Vorgehensweise wird nach der Messung durch Analyse der Phasenverteilung (vgl. Lütkenhöner et al. 1991) in 20 Zeitfenstern mit unterschiedlichem Beginn (40, 60, 80 bzw. 100 ms nach Stimulusbeginn) und unterschiedlicher Länge (120, 160, 200, 240 bzw. 280 ms) automatisch des Signifikanzniveau berechnet. Dann werden in einem Diagramm (Abb. 1 rechts) diejenigen Intensitäten markiert, bei denen in zumindest einem der 20 Fenster das 0,1%-Niveau unterschritten bzw. in allen Fenstern das 1%-Niveau überschritten wurde. Im vorliegenden Fall beträgt der Intensitätsbereich, in dem sich das Signifikanzniveau um den Faktor 10 ändert, 5 bis 10 dB; es liegt damit ein deutliches Schwellenverhalten vor.

Auf der rechten Seite der Abb. 1 wurden zusätzlich die Ergebnisse zweier Tonaudiogramme durch Kreise gekennzeichnet, die durch gestrichelte Linien verbundene wurden. Offensichtlich besteht eine gute Übereinstimmung zwischen den objektiven und den subjektiven Meßergebnissen. Untersuchungen an normalhörenden Probanden ergaben, daß die tatsächliche Hörschwelle um etwa 5 bis 15 dB besser als die Nachweisschwelle des beschriebenen Verfahrens ist.

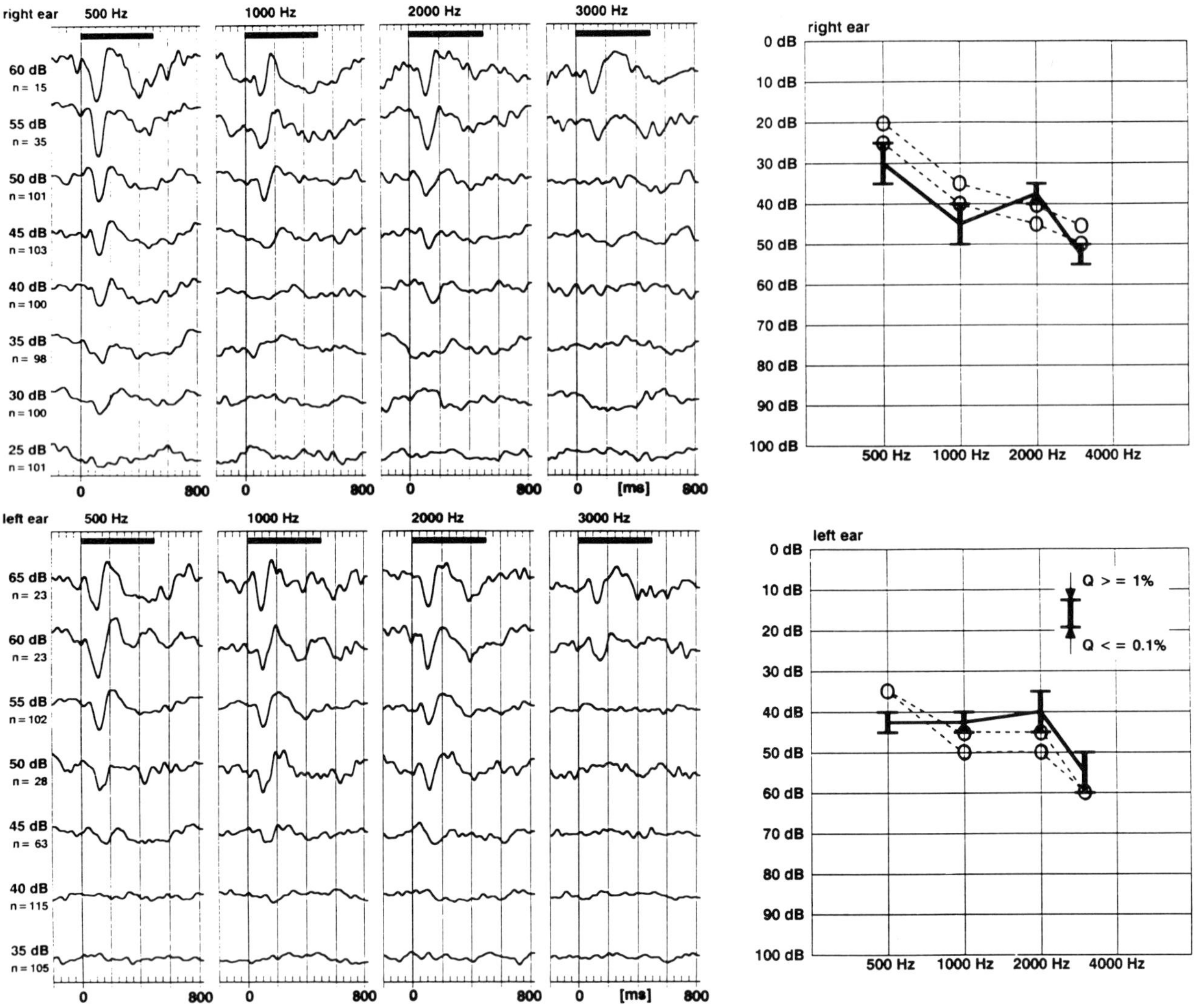

Abb. 1. *Links:* Beispiel für die nach Abschlß der Schwellensuche auf dem Computerbildschirm dargestellt Übersicht über sämtliche Meßergebnisse *Rechts:* Es wurde für die vier untersuchten Frequenzen der Intensitätsbereich dargestellt, in dem die Irrtumswahrscheinlichkeit von 01,% und 1% anwächst. Zusätzlich wurden die Schwellen zweier Tonaudiogramme durch *Kreise* und *gestrichelte Linien* gekennzeichnet

M. Hoke (Münster): Ihre Strategie geht davon aus, daß der Hörverlust bei den geprüften Frequenzen weitgehend gleich ist. Wie verhält es sich in dem Falle, wo die Schwellenweiten unterschiedlich sind, wie z. B. bei einem Steilabfall?

B. Ross (Schlußwort):
Bei Patienten mti sehr starker Frequenzabhängigkeit der Hörschwelle, z. B. einem starken Hörverlust bei höheren Frequenzen, kann die Untersuchung nach der beschriebenen Methode noch recht lange dauern, da bei vielen Stimulusintensitäten gemessen werden muß. Es wird daran gearbeitet, die Stimulation dahingehend zu erweitern, daß nicht nur die Frequenz, sondern auch die Intensität der quasimultan dargebotenen Reize variiert wird. Die Intensitäten könnten dann automatisch an die Schwellenkurve der Patienten angepaßt werden.

122. B. Dieckmann, B. Ross, B. Lütkenhöner, M. Hoke (Münster): CERA (Cortical Evoked Response Auditometry) im Säuglingsalter

Die Erfassung kortikaler auditorisch evozierter Potentiale (CAEP) zur objektiven Hörschwellenbestimmung stand für viele Jahre im Brennpunkt der Forschung. In den siebziger Jahren ist jedoch diese Methode zugunsten der von weniger Einflußgrößen abhängenden und wesentlich leichter zu interpretierenden Hirnstammpotentiale verlassen worden. Nachdem nun in unserem Institut eine neue Strategie zur Erfas-

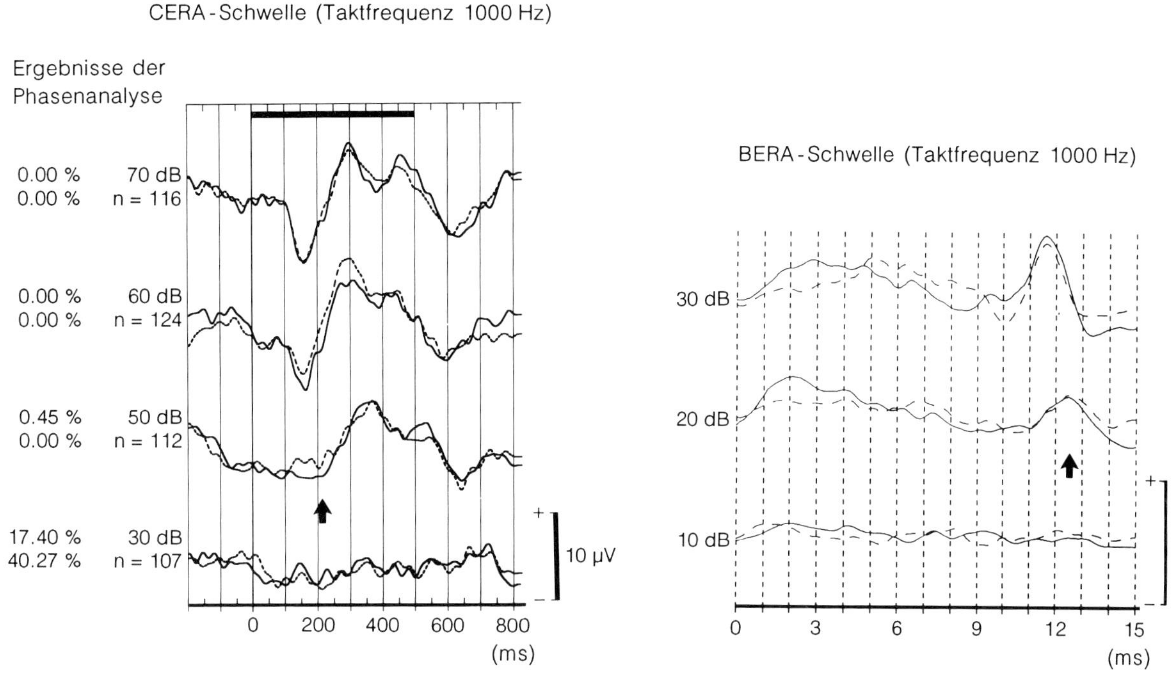

Abb. 1. Vergleich der CERA-Schwelle mit der BERA-Schwelle bei einem fünf Monate alten, nach dem Ergebnis der BERA normalhörenden Säugling bei einer Testfrequenz von 1000 Hz. Die Phasenanalyse (Start 150 ms nach Reizbeginn, Dauer 200 ms) gibt die Wahrscheinlichkeit in Prozent dafür an, daß in dem betrachteten Zeitabschnitt keine reizkorrelierte Antwort vorliegt. Liegt diese Wahrscheinlichkeit unter einem Prozent, wird von einer eindeutigen reizkorrelierten Antwort ausgegangen

sung der CAEP entwickelt und bei Erwachsenen klinisch erprobt worden war (Ross et al. 1991), wurde damit begonnen, die Brauchbarkeit dieses Verfahrens auch in der pädaudiologischen Diagnostik bei Säuglingen und Kleinkindern zu testen. Zu diesem Zweck wurden normalhörende Säuglinge sowie Säuglinge mit Verdacht auf eine Hörstörung im Wachzustand untersucht. Um das Vigilanzniveau ausreichend konstant zu halten, wurden die Säuglinge während der Messung mit geräuschlosem Spielzeug beschäftigt. Die Stimulation erfolgt mit Tonbursts unterschiedlicher Trägerfrequenzen (500, 1000, 2000 und 3000 Hz), die monaural und quasisimultan in zufälliger Reihenfolge mit einem Interstimulusintervall zwischen 1,2 und 1,9 Sekunden über einen offenen Kopfhörer dargeboten wurden. Zur Schwellenbestimmung wurde die Stimulusintensität in Schritten von 10 bis 20 dB variiert; dabei wurden jeweils 100 Einzelantworten registriert. Die Entscheidung, ob eine reizkorrelierte Antwort vorliegt, wurde neben der visuellen Betrachtung aufgrund eines objektiven Antworterkennungskriteriums getroffen. Diese Signifikanzanalyse beruhte auf einem Phasenanalysetest (Lütkenhöner et al. 1991). Die ermittelte CERA-Schwelle wurde mit der BERA-Schwelle desselben Säuglings verglichen (Abb. 1). Das Ergebnis der Phasenanalyse ist im Schwellenbereich eindeutiger als das Ergebnis der visuellen Inspektion. Die CERA-Schwellenwerte konnten durch die BERA-Schwelle bestätigt werden; es zeigt sich jedoch, daß die BERA-Schwelle um ca. 30 dB niedriger ist. Um die Reproduzierbarkeit der CERA-Schwellenergebnisse zur prüfen, wurden die Säuglinge mehrmals unter gleichen Stimulus- und Meßbedingungen untersucht (Abb. 2). Beim Vergleich der Antworten zeigt sich, daß die Form der Potentialschwankungen weitgehend gleich ist. Zwar differiert die Latenz um etwa 30 ms, die CERA-Schwelle ist jedoch bei beiden Messungen gleich, nämlich unterhalb von 50 dB. Die Ergebnisse der Methode sind somit hinreichend reproduzierbar.

Das Ergebnis unserer bisherigen Untersuchungen läßt sich wie folgt zusammenfassen:

1. Geeignete Untersuchungsbedingungen erlauben es, Säuglinge eine halbe bis eine ganze Stunde wach und ihr Vigilanzniveau hinreichend konstant zu halten. 2. In diesem Zeitraum können an einem Ohr die CERA-Schwellen für vier Frequenzen ermittel werden. 3. Wiederholte Messungen bei demselben Säugling zeigen, daß die CERA-Schwellen reproduzierbar bestimmt werden können. 4. Die Phasenanalyse bestätigt das Ergebnis der visuellen Inspektion. Im Schwellenbereich erlaubt sie eine zuverlässigere Aussage. 5. Die frequenzspezifischen BERA-Schwellen (Hoke et al. 1984) bestätigen die frequenzspezifischen CERA-Schwellen, liegen aber um ca. 30 dB niedriger. 6. Es ist

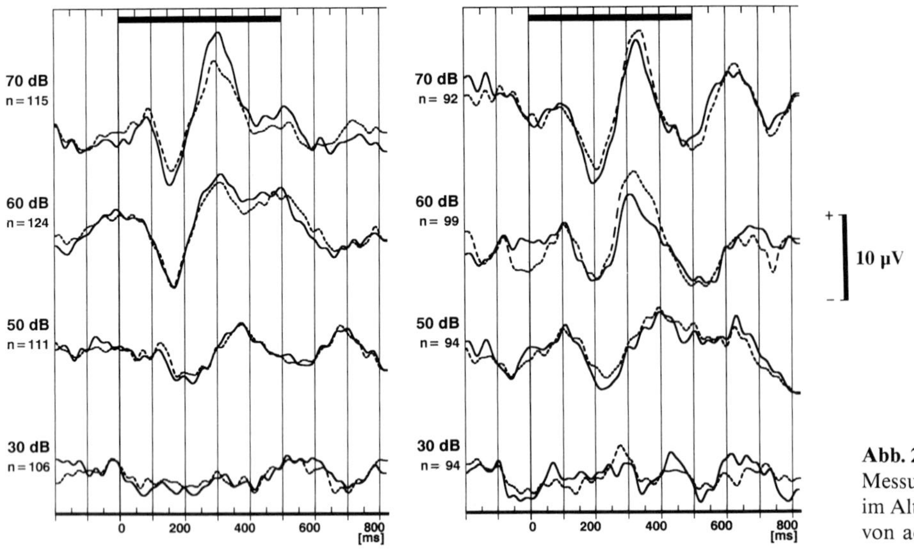

Abb. 2. Vergleich der Ergebnisse von zwei Messungen an demselben Säugling, *links* im Alter von fünf Monaten, *rechts* im Alter von acht Monaten (Testfrequenz 500 Hz)

zu erwarten, daß nach Abschluß der Validisierung des Verfahrens die nur in tiefer Sedierung durchführbare BERA in vielen Fällen überflüssig wird.

R. G. Matschke (Recklinghausen): Haben Sie eine Erklärung für die schlechtere Schwelle bei der CERA, und wie war der Reifezustand (Alter) Ihrer Säuglinge?

B. Dieckmann (Schlußwort):
Wir stehen derzeit erst am Anfang unserer Untersuchungen, so daß wir über die Frage nur spekulieren können. Aufgrund der Tatsache aber, daß die Reifung der kortikalen MEP bis ins Pubertätsalter reicht und daß die Differenz zwischen CERA-Schwellen und Hörschwellen selbst beim Erwachsenen noch 5–15 dB beträgt, liegt die Annahme nahe, daß die größere Schwellendifferenz im Säuglingsalter auf die ungenügende Ausreifung zurückzuführen ist.

Nase, Nasennebenhöhlen

123. P.A. Mir-Salim, H.-J. Merker, O. Rauhut (Berlin): Elektronenmikroskopische und immunmorphologische Untersuchungen der Basalmembran der menschlichen Nasenschleimhaut

Die subepitheliale Basalmembran wurde an 12 Biopsien von hyperplastischen unteren Nasenmuscheln elektronenmikroskopisch und immunmorphologisch untersucht. Die wichtigsten Funktionen dieser Struktur sind: Bindeglied und Filter zwischen dem versorgenden subepithelialen Bindegewebe und dem Epithel; Stabilisator für die Epitheldifferenzierung und Proliferation; mechanisches Stützgerüst.

Zur besseren Darstellung des Bindegewebes wurden die Präparate in Tanninlösung fixiert. Immunfluoreszenzmikroskopische Untersuchungen wurden hinsichtlich Laminin, Nidogen, Heparansulfat – Proteoglykan und Kollagen Typ I, III, IV, V, VI, VII durchgeführt.

Die Basalmembran der menschlichen Nasenschleimhaut zeichnet sich lichtmikroskopisch durch eine besondere Dicke aus (10–15 µm) und erscheint einschichtig. Elektronenmikroskopisch zeigt sich ein mehrschichtiger Aufbau. Zu erkennen sind direkt subepithelial die Basallamina mit ca. 160 nm Dicke, die sich wiederum unterteilen läßt in die Lamina rara und Lamina densa. Darunter schließt sich eine relativ dicke Zone dicht gepackter Kollagenfibrillen an, die durch Ankerfilamente mit der Basallamina verbunden ist. Diese fibrilläre Schicht zeichnet sich durch weitgehende Zellfreiheit aus, vereinzelt sind unmyelinisierte Nerven zu erkennen. Zur Tiefe hin folgt ohne klare morphologische Grenze der Übergang in das subepitheliale Bindegewebe, welches Gefäße, Fibrozyten und zelluläre Bestandteile wie Makrophagen enthält. Immunfluoreszenzmikroskopisch ließen sich in der Basallamina erwartungsgemäß Kollagen Typ IV, Laminin, Nidogen und Heparansulfat-Proteoglykan nachweisen. In der fibrillären Zone fanden sich Kollagen Typ I, III, V und VI. Direkt subepithelial zeigte sich eine schwache Reaktion hinsichtlich Kollagen VII.

In allen untersuchten Proben war eine relative Verdickung der Basalmembran zu finden, womit dieser Befund als Normalfall anzusehen ist. Beschrieben wurde dies bereits bezüglich der Tracheal- und Bronchialschleimhaut.

Der elektronenmikroskopische Aufbau und die immunfluoreszenzmikroskopisch nachgewiesenen Bestandteile der Basallamina zeigen eine hierfür typische Struktur. Der schwache und subepithelial begrenzte Nachweis von Kollagen VII entspricht den nachgewiesenen Ankerfilamenten der Lamina densa. Die daruntergelegene dicke fibroretikuläre Schicht hingegen ist in ihrer Zusammensetzung und ihrem Aufbau einzigartig und ist das wichtigste Unterscheidungsmerkmal zu Basalmembranen anderer Lokalisation. Aufgrund der Morphologie ist zu vermuten, daß dieses enge Geflecht die Funktion einer Barriere hat, die die Penetration von zellulären oder sogar auch antigenen Strukturen behindern könnte. Der Aufbau der subepithelialen Basalmembran der menschlichen Nasenschleimhaut erscheint uns ungewöhnlich und ist in dieser Form noch nicht beschrieben worden.

124. H. Riechelmann, J. Krekel, E. Weihe, W. Mann (Mainz): Immunhistochemischer Nachweis peptiderger Nervenfasern in der Nasenschleimhaut

Neuropeptide sind an der nasalen Nociception sowie an der Regulation der Blutzirkulation, der Sekretion und des mukoziliaren Transportes der Nase beteiligt. Die Untersuchung wurde durchgeführt, um das peptiderge Innervationsmuster der Nasenschleimhaut bei Nasengesunden darzustellen. Zusätzlich wurde untersucht, ob durch Abschwellen und Lokalanästhesie der Nasenschleimhaut vor der Probenentnahme der immunhistochemische Nachweis von Neuropeptiden verfälscht wird. Dazu wurden bei Nasengesunden in Intubationsnarkose von der unteren Nasenmuschel je drei Schleimhautproben mit einer Gerritsma-Zange entnommen, ohne Vorbehandlung, nach Applikation von 10% Tetracainlösung und nach Applikation von 1 : 1000 verdünnter Privinlösung.

Das entnommene Gewebe wurde sofort in Bouin de Hollande fixiert. Der lichtmikroskopische, immunhistochemische Nachweis von Neuropeptiden wurde mittels der Streptavidin-Peroxidase-Technik an entparaffinierten Schnitten durchgeführt.

Das Verteilungsmuster und die Zielbeziehungen der peptidergen Innervation stellte sich wie folgt dar: Neuropeptid Y-immunreaktive (ir) variköse Nervenfasern bildeten einen dichten periarteriellen Plexus und waren auch mit den Glandulae nasales assoziiert. Vasoaktives intestinales Polypeptid- und Peptid Histidin Isoleucin – immunreaktive Fasern dominierten in den Drüsenregionen. Substance P (SP)- und Calcitonin gene-related peptide (CGRP)-immunreaktive Fasern waren charakteristisch für das subepitheliale Bindegewebe, indem sie entweder die Mikrovaskulatur ansteuerten oder als freie Nervenendigungen auftraten. SP- und CGPR-ir-Fasern nahmen mehr oder weniger enge räumliche Beziehung mit Immunzellen auf. Eine Vorbehandlung der Nasenschleimhaut mit 10% Tetracainlösung oder 1:1000 verdünnter Privin-Lösung veränderte den immunhistochemischen Nachweis von Neuropeptiden nicht.

Zusammenfassend stellen wir ein Modell der peptidergen Innervation der Nasenschleimhaut vor (Abb. 1). SP/CGRP-ir-Nervenfasern finden sich als freie Nervenendigungen im subepithelialen Bindegewebe. Sie dienen vor allem der Nociception und ziehen ins Ggl. trigeminale. Durch lokale Axonreflexe und Umschaltung auf das Ganglion sphenopalatinum sowie durch Verschaltungen im Hirnstamm beeinflussen sie den nasalen Gefäßwiderstand und die Sekretionstätigkeit. Kontakte mit Immunzellen deuten auf eine Beteiligung an immunologischen Vorgängen hin. VIP/PHI-ir-Nervenfasern verlaufen teilweise in cholinergen Fasern und steuern überwiegend die nasalen Drüsen aber auch nasale Gefäße an, wo sie die Sekretion stimulieren oder eine Vasodilatation bewirken. Die Fasern stammen aus dem Ggl. sphenopalatinum. NPY-ir-Nervenfasern sind teilweise identisch mit noradrenergen Fasern und sind an der Regulation des nasalen Gefäßwiderstandes beteiligt. Sie stammen aus sympathischen Halsganglien.

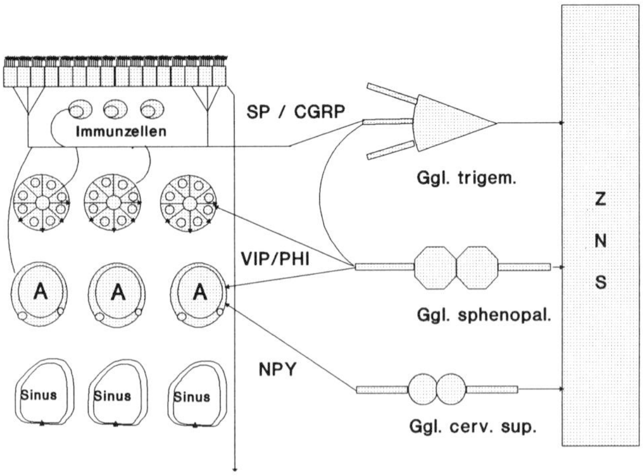

Abb. 1. Peptiderge Innervation der humanen Nasenschleimhaut

Die Probengewinnung mit der Gerritsma-Zange nach Abschwellen und Anästhesie der Nasenschleimhaut erlaubt einen weitgehend artefaktfreien und unverfälschten immunhistochemischen Nachweis von Neuropeptiden. Mit dieser Methode lassen sich bei zumutbarer Belastung für den Patienten reliable immunhistochemische Untersuchungen der Nasenschleimhaut bei verschiedenen Erkrankungen durchführen.

125. A. Riederer, G. Grevers, P. Trudrung (München): Neuropeptide in der Nasenschleimhaut von Kaninchen und Mensch – Eine immunhistochemische Untersuchung

Die nervale Steuerung des komplexen Gefäßsystems der Nasenschleimhaut ist noch weitgehend ungeklärt. Neben den bekannten adrenergen und cholinergen Substanzen wird hier zunehmend auch peptidergen Neuromediatoren eine bedeutende Rolle zugeschrieben. Hierbei handelt es sich um kurze Aminosäureketten, welche in verschiedenen Körperregionen bestimmte Transmitterfunktionen erfüllen. Entsprechend den nervalen Strukturen, in denen diese Proteine vermehrt anzutreffen sind kann man sensorische (CGRP, SP), parasympathische (VIP) und sympathische (NPY) Peptide unterscheiden. Die englisch-amerikanische Forschergruppe um Baranuik (1990) hat einigen dieser Neuromediatoren bestimmte Funktionen in der Nasenschleimhaut zugesprochen. So soll NPY eine Konstriktion der Arteriolen und CGRP eine Dilatation der Arterien bewirken. Die endgültige Entschlüsselung der an der Gefäßregulation der Nasenschleimhaut beteiligten Stoffe ist jedoch komplexer und bedarf gerade im Hinblick auf die Gefäßmorphologie weiterführender Studien. Unsere Arbeitsgruppe will nun, aufbauend auf eigene fundierte Studien über die Gefäßarchitektur in der Kaninchen- und Menschennasenschleimhaut und anhand der Untersuchung von Neuropeptiden der Darmschleimhaut, ein Muster der Gesamtinnervation und ein Verteilungsmuster von neuropeptidimmunreaktiven Strukturen mit Hilfe immunhistochemischer Verfahren erarbeiten. Hierbei soll zunächst der physiologische Zustand und konsekutiv pathologisch und pharmakologisch verändertes Gewebe untersucht werden.

Nach Injektion von Nembutal in eine Kaninchenohrvene wird anschließend an eine Heparin-Kochsalz-Kurzinfusion 4% Paraformaldehyd perfundiert. Dann werden die benötigten Nasenstrukturen präpariert und bis zur Untersuchung im Fixans aufbewahrt. Die menschliche Nasenschleimheut wird direkt im Anschluß an die Entnahme für mindestens eine Woche in eine gepufferte Fixierlösung gelegt. Die kryoprotektierten Präparate werden gefriergeschnitten und dann abwechselnd immunhistochemisch und histologisch (Methylenblau Azur II) aufgearbeitet. Da die indirekte Immungold-Silber-Färbung (IGSS) ein relativ einfaches, kostengünstiges Verfahren darstellt und mit einer großen Antigensensitivität behaftet ist, wird diese Methode gewählt. Hierzu werden zuerst die unspezifischen Bindungsstellen mit Rinderserum und unmarkiertem Ziege-Anti-Kaninchen-Serum blockiert. Dann erfolgt das Auftragen der verschiedenen im Handel erhältlichen Primärantikörper vom Kaninchen. Nach einer 48-stündigen Inkubation wird der sekundäre goldmarkierte Antikörper zugesetzt und diese Markierung durch eine abschließende Silberintensivierung verstärkt. Die Untersuchungen erfolgen vergleichend an aufeinanderfolgenden Gewebeschnitten und an Kontrollpräparaten ohne Zugabe des Primärantikörpers. Die Gesamtinnervation konnte mit Antiseren gegen NSE und S-100 und die adrenerge Innervation mit Antiseren gegen D-β-H dargestellt werden. Die Neuropeptid-immunreaktiven Strukturen (CGRP, GAL, NPY, SOM, SP und VIP) wurden mit entsprechenden peptidergen Antiseren sichtbar gemacht.

Die Ergebnisse zeigen, daß mit Hilfe der Immungold-Silber-Färbung eine hintergrundfreie Anfärbung mit Kaninchenprimärantiseren gegen peptiderg-immunreaktive Strukturen sowohl in der Nasenschleimhaut des Kaninchens als auch des Menschens möglich ist. Neuropeptide ließen sich neben Drüsen und subepithelialen Strukturen auch im Perichondrium und vor allem paravaskulär nachweisen. Letzteres untermauert den Einfluß auf die Gefäßregulation. In weiteren Untersuchungen soll anhand des peptidergen Verteilungsmusters die Bedeutung der einzelnen Substanzen auf die verschiedenen Gefäßstrukturen geprüft werden.

126. G. Rasp (München): Tryptase und ECP – zwei neue Marker nasaler Erkrankungen

Nasale Erkrankungen zählen mit zu den häufigsten Leiden. Die Diagnose ist eine klinische-apparative, erfaßt aber nicht die immunologische Pathogenese. Mit molekularen Markern ist ein direkter Nachweis des Pathomechanismus möglich. Im Rahmen dieser Studie werden ein Marker für die Mastzellaktivierung, Tryptase und ein Marker für die Aktivierung eosinophiler Granulozyten, ECP (eosinophil cationic protein) untersucht. Tryptase ist eine tetramere Serinendoproteinase mit einem Molekulargewicht von 134 kDa und spaltet nach Lysin und Arginin, unter denaturierenden Bedingungen zerfällt sie in inaktive Monomere von 33 kDa und 37 kDa. Die Inaktivierung von Fibrinogen, eine Aktivierung von C3 zum Anaphylatoxin C3a sowie eine Aktivierung von Kollagenasen sind bekannt. Tryptase ist mastzellspezifisch und wird bei der Degranulation freigesetzt. ECP ist ein Hauptbestandteil der Granula von eosinophilen Granulozyten. ECP ist ein einkettiges Protein mit einem Molekulargewicht um 20 kDa und einen isoelektrischen Punkt bei 11. ECP ist in vitro zytotoxisch, aktiviert Plasminogen und unterdrückt die T-lymphozytäre Antwort auf Phytohämagglutinin. ECP führt zur Degranulation von basophilen Granulozyten und besitzt Ribonuclease-Aktivität.

Untersucht wurden 23 Patienten. Bei allen Patienten wurde die Konzentration von Tryptase und ECP in Serum und Nasensekret doppelt bestimmt. Die Bestimmung erfolgte als Sandwich-Immunoassay in antikörperbeschichteten Röhrchen (Pharmacia, Freiburg) als RIA mit ^{125}J-markiertem Antikörper. Bei der Bestimmung von Tryptase im Serum ist ein Wert über der Nachweisgrenze von 0,1 ng/ml pathologisch, zur Nasensekretbestimmung liegen wie bei ECP keine Daten vor. Für ECP im Serum werden Werte von 2,3 ng/ml bis 16 ng/ml als normal angesehen.

16 Patienten hatten eine gesicherte allergische Rhinopathie, davon wurden 12 cosaisonal getestet, 4 extrasaisonal. 6 Patienten hatten eine chronische Sinusitis ethmoidalis und/oder maxillaris. Eine relevante nasale Allergie wurde bei diesen Patienten ebenso wie bei einem Patienten mit vasomotorischer Rhinopathie ausgeschlossen. Tryptase konnte in keinem der untersuchten Seren nachgewiesen werden. Die ECP-Bestimmung im Serum zeigte nur bei zwei der Patienten Werte über 16 ng/ml. Im Nasensekret wurden Werte bis 640 ng/ml für Tryptase und bis 506 ng/ml für ECP gemessen. Die Ergebnisse sind in der Abb. 1 dargestellt.

Die allergische Rhinopathie zeigt eine deutliche Erhöhung von Tryptase und ECP im Nasensekret bei Normalwerten im Serum. Extrasaisonal zeigt sich die Tryptase im Nasensekret nicht mehr nachweisbar, die Werte für ECP sind niedriger, aber über die Norm erhöht. Damit ist eine entzündliche Veränderung der Nasenschleimhaut bei der allergischen Rhinopathie auch weit über den Zeitraum der Allergenbelastung hinaus nachweisbar. Das legt die Vermutung nahe, daß die Allergie zu allergenunabhängigen Langzeitveränderungen der Nasenschleimhaut führt. Die vasomotorische Rhinopathie zeigt eine deutliche Mastzellaktivierung ohne nennenswerte entzündliche Reaktion. Umgekehrt zeigt die chronische Sinusitis erhöhtes ECP im Nasensekret bei nur tendenziell angehobenen Normwerten im Serum. Tryptase im Nasensekret ist hier nicht nachweisbar. Insgesamt besteht im Nasensekret eine hohe Streubreite im pathologischen Bereich. Die Diagnostik und Differentialdiagnose der nasalen Erkrankungen läßt sich durch die vorgestellten Verfahren sicher bereichern, zudem ist nun erstmalig eine individuelle nichtinvasive Verlaufskontrolle bei der Therapie möglich.

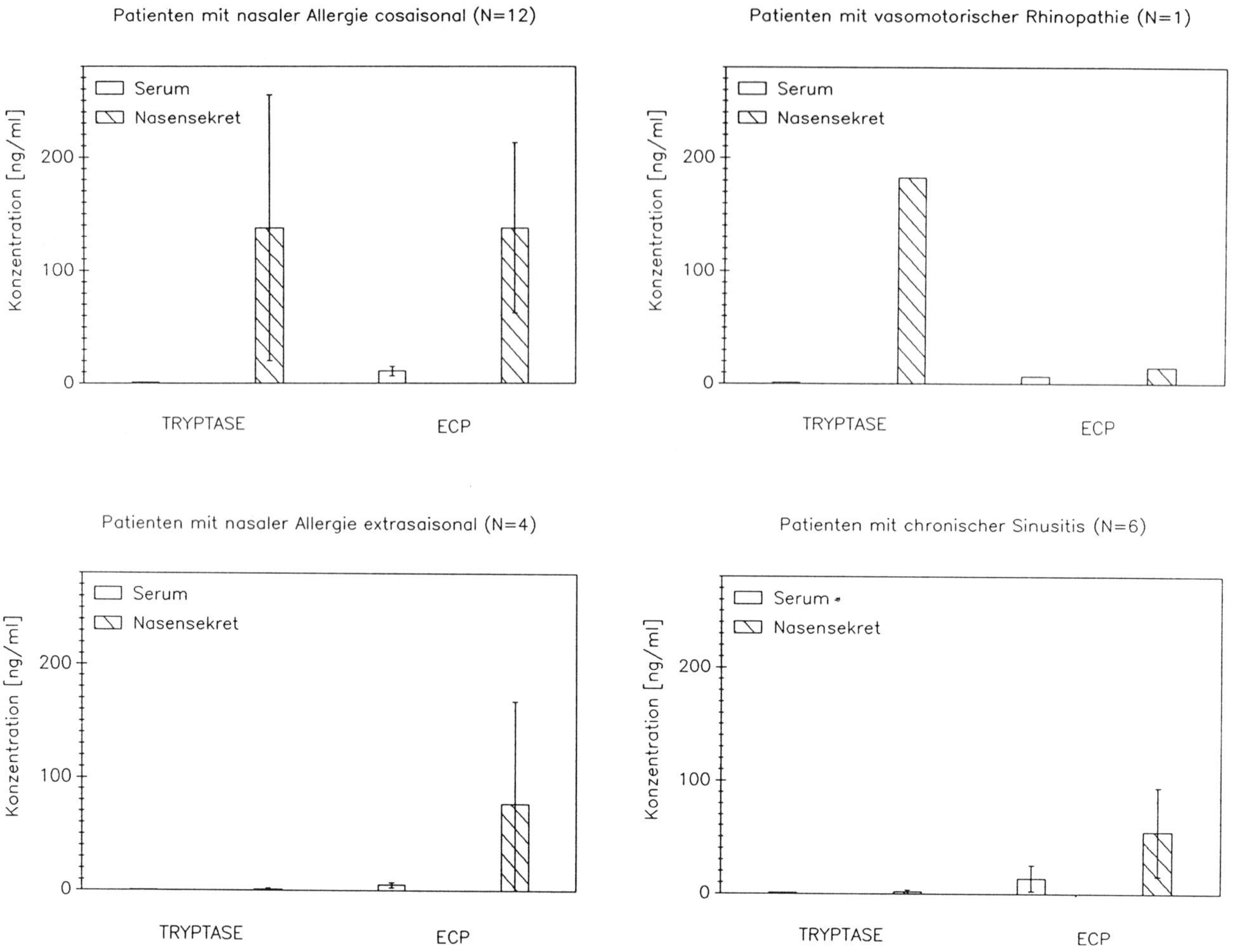

Abb. 1. Gegenüberstellung der Werte von Tryptase und ECP in Serum und Nasensekret bei verschiedenen nasalen Erkrankungen. Die Säulen stellen die Mittelwerte der gemessenen Werte dar, die jeweiligen Standardabweichungen sind durch Balken kenntlich gemacht

C. Bachert (Düsseldorf): Tryptase wird während der Aktuphase der allergischen Reaktion freigesetzt. Wie lange ist dieser Marker nach allergischen Reaktionen bzw. nach Allergenkontakt im Sekret nachweisbar? Läßt sich daraus eine Diagnostik ableiten?

G. Rasp (Schlußwort):
Zu Herrn Bachert: Detaillierte Untersuchungen hierzu wurden nicht durchgeführt, die bekannten Untersuchungen legen eine Verweildauer von nur Stunden bis Tagen nahe.

127. C. Bachert, H. Behrendt, U. Hauser, B. Prem (Düsseldorf): Makrophagen und Monozyten bei der allergischen und viralen Rhinitis

Makrophagen, Monozyten und dendritische Zellen sind aktiv an der Immunabwehr des Körpers beteiligte Entwicklungsstufen phagozytierender und antigenpräsentierender Zellen (APC), denen zell- und organspezifisch verschiedene Aufgaben zukommen können. In der menschlichen Nasenschleimhaut kann subepithelial ein regelrechtes Netzwerk dendritischer Zellen nachgewiesen werden, das – erkennbar an der Expression von Haupthistokompatibilitätsantigenen an der Zelloberfläche – offenbar eine wesentliche Rolle bei der immunologischen Verarbeitung von Fremdantigenen spielt. Im respiratorischen Epithel und damit auf der Oberfläche der Nasenschleimhaut lassen sich nur wenige (unter 2%) APC mittels Lavage- oder Bürstentechnik nachweisen, während im unteren Respirationstrakt Alveolarmakrophagen bis zu 90% der weißen Blutkörperchen im Bronchiallumen ausmachen.

Mit Hilfe einer Bürstentechnik und der immunhistochemischen Markierung von spezifischen Oberflächenantigenen haben wir zunächst am Modell der nasalen Allergenprovokation zeigen können, daß es im Laufe der sog. zellulären Spätphase mit einem Maximum bei 4 Stunden zu einem signifikanten Anstieg von Makrophagen und nach 8 Stunden zu einem signifikanten Anstieg von monozytären Zellen auf der Schleimhautoberfläche kommt. In einer kürzlich mit einer schwedischen Arbeitsgruppe durchgeführten Studie (Julisson et al.) haben wir diese Zellmigration bestätigen können. Nicht nur im Modell, sondern auch unter natürlichen Bedingungen läßt sich eine signifikante Zellmigration nachweisen:

1. Zusammen mit der schwedischen Arbeitsgruppe konnten wir zeigen, daß während der Birkenpollensaison ein signifikanter Anstieg der Makrophagenzahlen nachzuweisen ist. Dieser Anstieg war in einer Plazebo-kontrollierten Doppelblind-randomisierten Studie durch topische Kortikosteroide nicht zu blockieren und korrelierte nicht unmittelbar mit den Symptomen der Patienten.
2. In einer prospektiven Studie an Patienten mit einem viralen Schnupfen konnten wir einen signifikanten Anstieg an monozytären Zellen gegenüber den Werten vor und nach dem Schnupfen demonstrieren.

Die APC wiesen dabei Aktivitätszeichen auf, wie z. B. die Expression des Haupthistokompatibilitätskomplexes der Klasse II und die Expression von CD4 Oberflächenantigenen, wobei dieser Befund als Zeichen der Einwirkung von Gamma-Interferon auf die Zelle zu werten ist. Die APC ließen sich als CD68- und HLA-DR-positiv, aber CD1- und CD23-negativ charakterisieren; sie unterscheiden sich damit von den Langerhans-Zellen der Haut. Sowohl die Zunahme der Zellzahl als auch die genannten Aktivierungszeichen deuten auf eine aktive Teilnahme dieser Zellen an der viralen und allergischen Rhinitis hin. Elektronenmikroskopische Untersuchungen von Schleimhäuten während der Saison bestätigen die Anwesenheit von Makrophagen und monozytären Zellen, die häufig direkte Zellkontakte zu T-Lymphozyten zeigten. Auch dieser Befund läßt eine immunregulatorische Funktion vermuten.

Aus In-vitro-Befunden wissen wir, daß Makrophagen und Monozyten ein weites Spektrum an Mediatoren und Zytokinen synthetisieren können: Arachidonsäuremetabolite, den Plättchen-aktivierenden Faktor (PAF), Komplementbruchstücke, Histamin-freisetzende Faktoren (HRF), Sauerstoffradikale und die Interleukine IL 1, 6 und 8 sowie GM-CSF und TNF. Den APC könnte daher eine entscheidende Rolle bei der Aktivierung und Modulation weiterer entzündlicher Zellen, so der T-Lymphozyten, Mastzellen und eosinophilen Granulozyten, zukommen.

H. Rudert (Kiel): Handelt es sich bei der von Ihnen mitgeteilten Methode um ein auch in der Praxis durchführbares Verfahren zur Unterscheidung einer allergischen von einer viralen oder vasomotorischen Rhinitis?

C. Bachert (Schlußwort):
Zwischen allergischer und vasomotorischer Rhinitis kann mit Hilfe des Nachweises von IgE-positiven Zellen im Nasensekret unterschieden werden, sofern der Patient die Symptome hat oder kürzlich hatte.

128. C. Herberhold, M. Gerken (Bonn): Magnetstimulation an der Riechbahn

Die Erregung sensorischer Strukturen durch zeitlich veränderte Magnetfelder sind bislang nicht beschrieben. Durch Variation von Ort und Richtung des Magnetfeldes einer handelsüblichen Magnetspule wurden erstmals reproduzierbare Reizbedingungen an der Riechbahn erarbeitet. Im Mittelungsverfahren sind bereits bei 20 Wiederholungen von reizkorrelierten EEG-Passagen nach transkranieller Magnetstimulation Potentialschwankungen von der Schädeloberfläche bei bipolarer Ableitung Vertex-Schläfe registrierbar, die mit der Riechleistung korrelieren.

Durch Kontrollversuche werden Artefakte und Reizung anderer nervaler Strukturen ausgeschlossen. Die Oberflächenanästhesie des Riechepithels beeinträchtigt die Potentialformen nicht. Bei tumorbedingter gleichzeitiger Resektion von Bulbus und Tractus olfactorius treten keinerlei Potentialschwankungen nach Magnetstimulation auf. Bei alleiniger Aplasie des Bulbus olfaktorius sowie nach Schädelhirntraumen sind allerdings gegenüber Normosmikern differierende Potentiale ableitbar. Unterschiedliche Potentialformen werden weiterhin bei Patienten mit Anosmie/Ageusie bzw. Anosmie/Normogeusie gefunden.

Die Interpretation der bisherigen Ergebnisse verspricht die Differenzierung von peripheren und zentralen Riechstörungen, da offenbar durch Magnetstimulation zentrale, postbulbäre Strukturen stimuliert werden.

D. Mrowinski (Berlin): Von großer Bedeutung wäre die genaue Ermittlung der örtlichen Verteilung des Magnetfeldes, um zu ermitteln, ob der Riechnerv oder schon Hirnstrukturen erregt werden.

C. F. Claussen (Würzburg): Der Ansatz der Magnetstimulation der Riechbahn ist stimulierend für die Neurootologie. Können Sie den Erregungsfocus näher eingrenzen oder die Area praepiriformis? Sollten Sie angesichts der erweiterten Möglichkeiten der Stimulustechnik nun nicht auch die zervikalen Ableitungen polytopisch vornehmen?

C. Herberhold (Schlußwort):
Zu Herrn Mrowinski: Unsere maximale Feldstärke liegt derzeit bei 1,5 T. Natürlich wurde auch die Richtcharakteristik experimentell wie klinisch überprüft. Mit frontal gestaltener Spule kommen wir offenbar am günstigsten ins System.

Zu Herrn Claussen: Derzeit meinen wir, annehmen zu können, daß wir im Bereich Bulbus/Tractus olfact. stimulieren. Die Tiefenindikation läßt bei der verwendeten Spule gegenwärtig eine distantere Struktur unwahrscheinlich sein. Die Studien zur Topik gehen mit Hilfe neurochirurgischer Patienten weiter.

129. F. Mathe, H. Auffermann, G. Gerull (Berlin): Simultanregistrierung von olfaktorisch evozierten Potentialen und CNV für die objektive Olfaktometrie

Eine objektive Geruchsprüfung kann durch die Ableitung kortikaler olfaktorisch evozierter Potentiale sowie die Registrierung der Contingent Negative Variation (CNV) erfolgen, die als Erwartungspotential vor einem Zweitreiz (z. B. Ton) ebenfalls am Vertex gemessen wird. Bei einer geeigneten Wahl des Ableitfilters sind beide Signale simultan, also für denselben Duftreiz, erfaßbar.

Die Stimulation erfolgt durch das von uns bereits vorgestellte Olfaktometer. Beim spontanen Einatmen des Patienten wird ein Duftimpuls stoßfrei in einen Frischluftstrom eingebettet; zugleich wird die Mittelwertbildung von EEG-Abschnitten der Länge von 2,5 s synchronisiert. In stochastischer Folge werden zwei Duftreize unterschiedlicher Art appliziert, von denen einer nach 2 s von einem über Kopfhörer angebotenen Ton gefolgt wird. Die Erwartung und Aufmerksamkeit für diesen Zweitreiz wird dadurch gesteigert, daß der Patient den Ton durch einen Knopfdruck beenden kann. In den hier vorgestellten Untersuchungen werden Kampfer- und Fliederduft sowie zur Kontrolle auch ein Wasser-Luft-Gemisch je 30 ml in zufälliger Reihenfolge angeboten. Für diese insgesamt 90 Atemzüge ergibt sich eine Untersuchungszeit von ca. 7 bis 10 min. In der Abb. 1 ist das Ableitergebnis für einen Patienten mit Hyposmie dargestellt. In der ersten Spur bildet sich auf Kampferduft nur ein evoziertes Potential aus; in der zweiten Spur entsteht bei der Zuführung von Fliederduft neben dem olfaktorisch evozierten Potential wegen der Erwartung des folgenden Zweitreizes zusätzlich eine deutliche CNV. Die untere Kontrollspur weist keinerlei Potentiale auf.

Es wurde ein Patientenkollektiv von 12 Personen mit Anosmie, 11 mit Hyposmie, 6 mit Parosmie einer Normalgruppe (n = 10) gleicher Altersverteilung gegenübergestellt. Die Amplituden der olfaktorisch evozierten Reaktion sind beim Vorliegen einer Hyposmie hochsignifikant geringer als die des Normalkollektivs, bei Patienten mit Parosmie zeigt sich keine signifikante Verminderung dieser Amplitude. Die Meßwerte für Patienten mit Anosmie unterscheiden sich nicht signifikant vom Kollektiv mit Hyposmie, was hauptsächlich an der breiten Streuung durch verschiedene Grade der Hyposmie liegen dürfte. Bei Patienten mit Hyposmie traten gegenüber den Normalpersonen überraschenderweise deutlich größere CNV-Amplituden auf, da die schwächer wahrnehmbaren Duftreize die Aufmerksamkeit des Patienten erhöhen. Im Fall der Parosmie wird eine signifikant verringerte CNV gemessen, da wegen des fehlenden Unterscheidungsvermögens die selektive Erwartungsreaktion ausbleibt.

Die gleichzeitige Registrierung von olfaktorisch evozierten Potentialen und der CNV ermöglicht in zumutbarer Untersuchungszeit die Diagnose der Anosmie, Parosmie und der Hyposmie. Der Grad einer Hyposmie ist nur über die Amplitude der evozierten Reaktion abzuschätzen, nicht jedoch über die CNV-Amplitude. Die erhöhte CNV-Schwellenreaktion erlaubt zwar beim Einsatz von Verdünnungsreihen eine gute Schwellenbestimmung, ist aber aus Zeitgründen nur in wenigen Fällen duchführbar.

C. F. Claussen (Würzburg): Das Volumen der olfaktorischen Potentiale gekoppelt mit CNV stellt eine wichtige Erweiterung der Olfaktometrie dar. Da, wie wir mit den 9 Riechstoffklassen des Scheibenolfaktogrammes gezeigt haben, immer wieder partielle Anosmien nur für einzelne Grundgerüche vorkommen, sollten Sie das Spektrum der von Ihnen verwendeten Riechstoffe vergrößern. Unsere Arbeiten mit dem Braun Electrical Activity Mapping geben Hinweise darauf, daß man das Elektrodenlageschema erweitern oder ggf. modifizieren sollte.

F. Mathe (Schlußwort):
Zur Überprüfung aller Geruchsqualitäten ist selbstverständlich eine Darbietung von mehr als zwei Duftstoffen notwendig, für eine klinisch anwendbare Methode (wie die unsere) ist jedoch eine möglichst kurze Versuchsdurchführung wichtig; bei Bedarf ist selbstverständlich auch eine Messung mit weiteren Duftqualitäten möglich. Die einkanalige Messung zwischen Kortex und Mastoid ist unserer Erfahrung nach für den klinischen Einsatz hinreichend, für Forschungszwecke ist eine mehrkanalige Registrierung sicherlich wünschenswert.

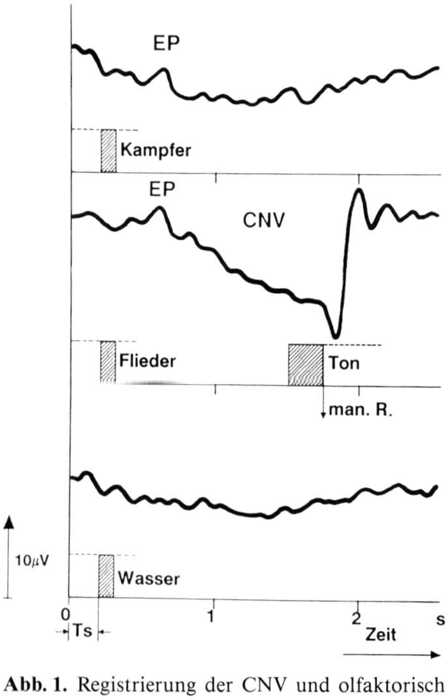

Abb. 1. Registrierung der CNV und olfaktorisch evozierter Potentiale bei Hyposmie

130. H. Lenders, W. Pirsig (Ulm): Akustische Rhinometrie: Kriterien zur Indikationsstellung in der Chirurgie des oberen Respirationstraktes

Manuskript nicht eingegangen

131. M. Bartsch, J. Spaeth, R. Mösges (Aachen): Lassen sich die Beschwerden des Rhinitikers mit der Computer-Rhinomanometrie objektivieren?

Die Anwendung der Rhinomanometrie in der Diagnostik der Nasenatmungsbehinderung ist weit verbreitet. Das Verfahren ist standardisiert. Trotzdem stellt man immer wieder Diskrepanzen fest zwischen den subjektiven Angaben des Patienten zur Nasenatmung und den rhinomanometrischen Meßwerten. So hat Bachmann bereits früher darauf hingewiesen, daß die Rhinomanometrie nicht in allen Fällen das Empfinden des Patienten widerspiegelt.

Was sind die Gründe hierfür?

1. Die subjektive Empfindung der erschwerten Nasenatmung folgt am Weber-Fechner'schen Gesetz, d. h. eine Zunahme der Obstruktion bei einer ohnehin behinderten Nasenatmung wird vom Patienten schlecht wahrgenommen.
2. Identische Flowwerte werden von verschiedene Patienten ganz unterschiedllich empfunden. Der absolute Wert des rhinomanometrisch bestimmten Flows korreliert nicht immer mit den Empfindungen des Patienten.

Wir verwenden das von Vogt et al. entwickelter Rhinomanometrie-System, das sich durch folgende technische Fortschritte auszeichnet:

1. Durch Spline-Interpolation werden alle vier Phasen eines Atemzuges gesondert dargestellt, dadurch wird der Einfluß der sogenannten Nasenklappe sichtbar.
2. Das Mitzeichnen der Atemkurve auf dem Monitor erlaubt kontrolliert mitzuatmen, die Meßwertaufnahme erfolgt in einem biofeedback unter Kontrolle des Patienten.

Die im Folgenden vorgestellten Messungen wurden zur intraindividuellen Verlaufskontrolle unter Therapie der saisonalen Rhinitis bei 29 Allergikern durchgeführt. Es wurden jeweils zwei Messungen im Abstand von 14 Tagen erhoben und mit der entsprechenden Beurteilung der Nasenatmungsbehinderung und anderen nasalen Symptomen durch den Patienten (Eigenbeurteilung) korreliert. Zusätzlich beurteilte ein Hals-Nasen-Ohren-Arzt (Fremdurteil) den Befund gemäß den gleichen Scores und durch anteriore Rhinoskopie.

Die computer-rhinomanometrisch gemessenen Veränderungen des nasalen Flows von Tag 14 gegenüber dem Ausgangsbefund wurden registriert. Hiermit wurden die Angaben von Arzt und Patient verglichen (Abb. 1, 2). Die rhinomanometrisch gemessene Flowzunahme wurde in der Mehrzahl der Fälle (ca. 80%) sowohl durch den Prüfarzt als auch durch den Patienten als solche bestätigt. Eine Verschlechterung der Nasenatmung unter Therapie wurde in mehr als der Hälfte der Fälle durch den Patienten richtig angegeben, nur die Minderzahl der Patienten glaubte, trotz (allerdings meist nur geringer) Flowabnahme, besser zu atmen.

Bei der Untersuchung der Therapiewirkung antiallergischer Medikation wurde die objektiv faßbare intraindividuelle Verbesserung des Flows zu 80% in der Selbstbeurteilung der Patienten bestätigt. Lediglich bei 10% wurde eine Flowzunahme nicht gleichsinnig verspürt. Die Computer-Rhinomanometrie nach Vogt kommt damit dem Ideal sehr nahe, intraindividuelle Veränderungen der Nasenatmung zu dokumentieren.

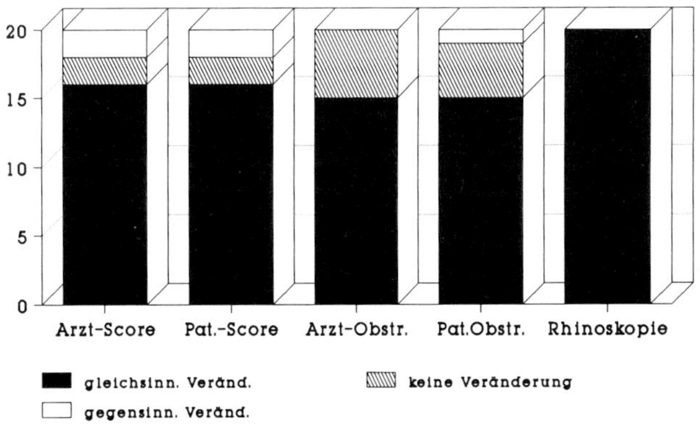

Abb. 1. Flowzunahme in der Rhinomanometrie

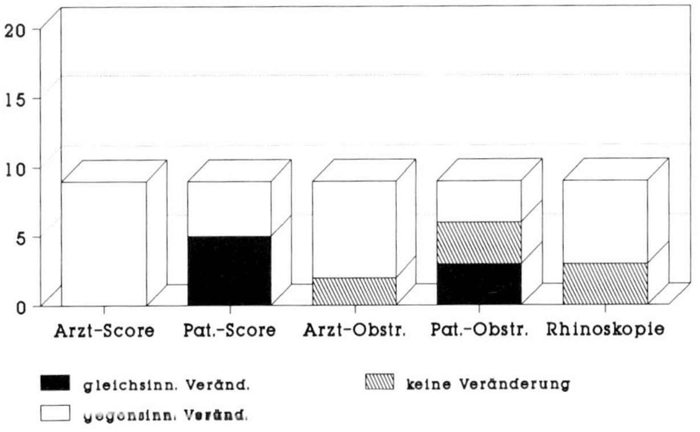

Abb. 2. Flowabnahme in der Rhinomanometrie

Verbleibende Diskrepanzen können auf zweierlei zurückgeführt werden:

- Die hohe Sensibilität der Methode erlaubt es, geringste Flowänderungen zu messen, die von Patienten noch nicht registriert werden.
- Die höhere Rate der Fehlurteile bei Flowabnahmen läßt sich auch durch Reduktion anderer lästiger Symptome der Rhinitis bei persistierender Obstruktion erklären.

Mit der akustischen Rhinometrie und der Computer-Rhinomanometrie stehen zwei sich ergänzende sensitive Verfahren in der rhinologischen Diagnostik zur Verfügung: Die akustische Rhinometrie dient der genauen Analyse der anatomischen Verhältnisse in der Nasenhaupthöhle. Die modernste Form der Rhinomanometrie, die hier untersuchte Computer-Rhinomanometrie nach Vogt, erlaubt demgegenüber die hochpräzise Beurteilung der Funktion. Sie gibt damit die Möglichkeit, subjektive, vom Patienten empfundene Verbesserungen der Nasenatmung zu objektivieren und zu dokumentieren.

132. G. Kuth, H. Hermes, U. Krügelstein, G. Schlöndorff (Aachen): Computertomographische Untersuchungen zur Entwicklung der Nasennebenhöhlen

Die anatomische Beschreibung der Nasennebenhöhlen (NNH) basiert auf unterschiedlichen Untersuchungstechniken, die dem jeweiligenn Stand der Zeit entsprechen. In der HNO-Klinik in Aachen haben wir die Größenzunahme der NNH an mehr als 8600 Computertomogrammen retrospektiv untersucht.

Es wurden in dieser Studie Computertomogramme des Schädels aus den Jahren 1975 bis 1987 herangezogen, in denen die NNH mit erfaßt waren. Die kranialen Computertomogramme der bis zu 25 Jahre alten Patienten wurden aus unterschiedlichen Indikationen angefertigt. In den in axialen Ebenen erstellten Computertomogrammen wurde die maximale mediolaterale und anteroposteriore Ausdehnung der NNH mit einem Meßzirkel bestimmt. Die Größe in Zentimetern ließ sich über einen von der Aufnahme abhängigen Faktor errechnen. Die Schichtdicke betrug zwei bis vier Millimeter. Es wurden die Stirnhöhle, Siebbeinzellen, Keilbein- und Kieferhöhle ausgemessen. Die Kieferhöhlen waren aufgrund der gegebenen Indikation zur kranialen Computertomographie nur bei einem Fünftel der untersuchten Patienten abgebildet.

Ab welchem Lebensjahr waren die NNH im Computertomogramm nachweisbar?

Die Stirnhöhle stellte sich bis auf Einzelfälle ab dem 4. Lebensjahr dar. Siebbeinzellen ließen sich in fast allen Fällen von Geburt an nachweisen. Die Keilbeinhöhle zeigte sich im 1. Lebensjahr in 17%, im 2. Lebensjahr in 35%, im 3./4. Lebensjahr in ungefähr 50–60% und ab dem 8. Lebensjahr schließlich in über 90% des Patientengutes. Die Kieferhöhlen kamen ab dem 3. bis 4. Lebensjahr im Computertomogramm zur Darstellung.

Welches Wachstumsverhalten zeigen die NNH?

Die Stirnhöhle durchläuft einen Wachstumsschub zwischen dem 4. bis 9. Lebensjahr in anteroposteriorer Ausdehnung. Beim weiblichen Geschlecht nimmt das Wachstum in der Breite bis zum 11., beim männlichen bis zum 19. Lebensjahr ab. Die Siebbeinzellen nehmen in ihrem mediolateralen Wachstum kontinuierlich an Größe zu. In ihrem Tiefenwachstum erfahren sie einen stärkeren Schub bis zum 9. Lebensjahr. Die Keilbeinhöhle zeigt ein kontinuierliches Tiefenwachstum, während das Breitenwachstum mit dem 11. Lebensjahr

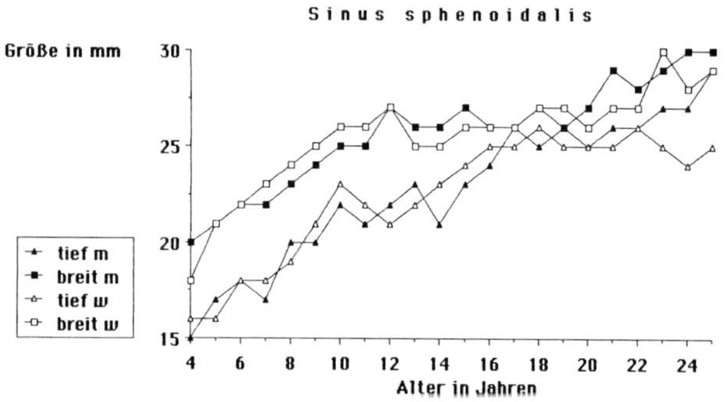

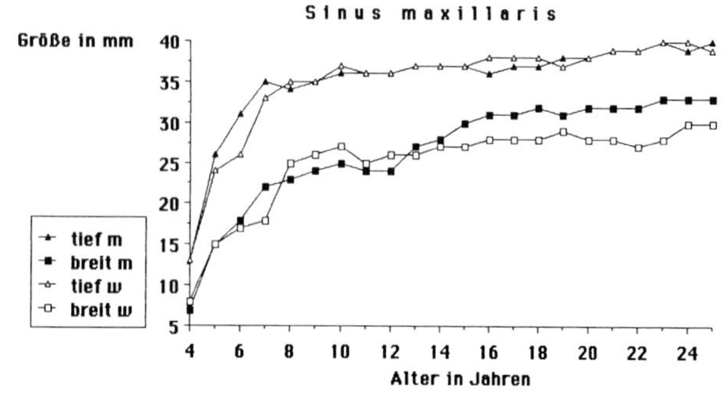

Abb. 1. Wachstum der Sinus sphenoidalis und maxillaris

weitgehend abgeschlossen ist. Die Kieferhöhlen durchlaufen einen Wachstumsschub zwischen dem 4. und 8. Lebensjahr. Danach nimmt die Größe bei Mädchen und Frauen nur geringgradig, bei Männern bis zum 17. Lebensjahr zu. Die Größe der Kieferhöhlen wird zudem durch die Zahnung bzw. Zahnentwicklung beeinflußt. Eine Seitendifferenz der Kieferhöhlengröße wurde nicht gefunden.

Im statistischen Mittel des untersuchten Patientenguts wurde keine Seitendifferenz der NNH im Auftreten, im Wachstumsverhalten oder in der Maximalgröße gefunden. Das Siebbeinzellsystem stellte sich fast ausnahmslos bei allen untersuchten Patienten im Computertomogramm dar. Interessanterweise waren vor dem 4. Lebensjahr die Kieferhöhlen in 9% und die Stirnhöhlen in 3% der Fälle nachweisbar. In fast 15% des untersuchten Patientenguts zeigten sich Verschattungen der NNH als symptomfreier Nebenbefund.

G. S. Godbersen (Kiel): Wiederholt habe ich sich in das Stirnhöhlenlumen ausbreitende Knochenlamellen gesehen, die teilweise sogar zu einer Abschottung des Stirnhöhlenausführungsganges geführt haben. Früher hat man diese Strukturen als Bulla frontalis bezeichnet. Haben Sie die Bulla frontalis in Ihren Nachuntersuchungen beobachtet und evtl. auch zunehmende Pneumatisationen gesehen?

Th. Deitmer (Münster): Es wäre gut, die Erfahrung aus Ihren Nachuntersuchungen zu nutzen, um die meines Wissens offene Frage zu klären, inwieweit interessierende Struktur, wie z. B. die Schädelbasis bei Kindern und Säuglingen bereits verknöchert sind. Für die Frage einer medianen Dehiszenz hatten wir ein solches Problem.

G. Kuth (Schlußwort):
Zu Herrn Godbersen: Wir haben die Bulla frontalis nicht gesondert untersucht. Es wurden die maximale mediolaterale und anteroposteriore Weite der Cellulae ethmoidales ausgemessen.

Zu Herrn Deitmer: Die Computertomogramme waren in axialen Ebenen erstellt. Ihre Anregung, auch koronare Schnitte in eine solche Untersuchung mit einzubeziehen, ließe sich noch durch Sekundärrekonstruktionen, z. B. mit Hilfe des CAS-Systems, verwirklichen.

133. Th. Deitmer, S. Müller (Münster): Niederfrequente Luftoszillationen fördern den nasalen Flimmertransport

Angeregt durch Veröffentllichungen in Zusammenhang mit der Hochfrequenz-Jet-Ventilation prüften wir die Frage, ob die Applikation von Luftoszillationen in der Nase den Schleimtransport fördern kann. Hierzu erzeugten wir mittels eines umgebauten Trommelfellmassagegerätes Luftoszillationen, die der Nase mittels eines Nasenadapters zugeführt wurden. Die Frequenz des Oszillationen wurde auf 16 Hz eingestellt, wobei eine Amplitude von insgesamt 400 mm Wassersäule, gemessen direkt an dem Nasenadapter, erreicht wurde. Die Geschwindigkeit des mucoziliaren Transports in der Nase wurde mit Hilfe des Saccharintests bestimmt. An gleichen Tagen wurde bei gesunden Probanden je ein Test mit und ohne Applikation solcher Oszillationen durchgeführt, wobei die Testreihenfolge randomisiert war und die Nase bei beiden Testabläufen auf der untersuchten Seite durch die Nasenolive okkludiert blieb. Bei 30 untersuchten Normalpersonen ergab sich unter statistischer Aufarbeitung ein schneller Transport in der Nase, wenn die Luftoszillationen angewendet wurden. An Erklärungsmöglichkeiten bietet sich die Hypothese an, daß durch annähernd gleiche Erregungsfrequenz und ziliare Schlagfrequenz die Effektivität des mucoziliaren Transportes erhöht wird. Des weiteren wäre zu vermuten, daß durch die niederfrequente Anregung und die bekannten thixotropen Eigenschaften des respiratorischen Schleims eine für den Transport günstige Viskositätsänderung eintritt. Ein weiterer möglicher Effekt könnte in der Entmischung des Schleims durch Änderungen zwischen Haft- und Gleitreibung vermutet werden. Die therapeutische Nutzung der Beobachtung ist noch offen, wäre jedoch für Zustände der Sinusitis oder sekretorischen Otitis media denkbar. Gerade für die letztere Anwendung müßte eine mögliche Schädigung der Cochlea ausgeschlossen werden.

G. S. Godbersen (Kiel): Ich könnte mir vorstellen, daß es am verschwollenen Ostium durch einen Ventilmechanismus zu einer Aufblähung der Nebenhöhle und so zur Schleimhautschädigung durch ein Barotrauma kommt.

Th. Deitmer (Schlußwort):
Wir haben bis dato keine Patienten behandelt. Ein Ventilmechanismus im Bereich eines Nebenhöhlen-Ostiums wäre denkbar.

134. J. Heermann (Essen): Pulsschlag in rechter Nase: Kauterisierung der A. ethmoidalis anterior durch den knöchernen Kanal im Siebbein

Ein 117 kg schwerer Metzgermeister (189 cm) mit Diabetes, klagte 1 Jahr über Klopfen und Pochen mit dem Pulsschlag in der rechten Nase. Untersuchungen bei verschiedenen Ärzten und Fensterung der Kieferhöhle hätten keine Besserung gebracht. Er fragte sich, ob er verrückt sei. Da die Arteriographie negativ ausfiel, haben wir zunächst eine Korrektur des deviierten Septums ausgeführt. Nach mikrochirurgischer Ausräumung des rechten Siebbeins wurde der knöcherne Kanal der A. ethmoidalis anterior dargestellt und in voller Breite im Siebbein mit feiner monopolarer Nadel durch den Knochen im Kanal die Arterie unter binokularer Sicht kauterisiert. Sofort nach der Operation war der Patient ohne Beschwerden (inzwischen 18 Monate).

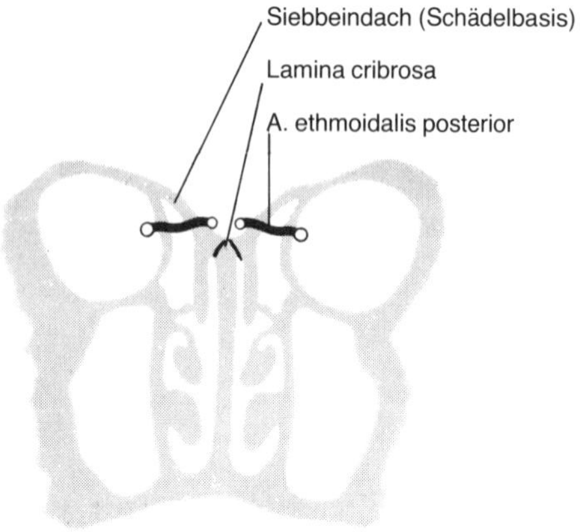

Abb. 1. Vertikalschnitt durch Orbita, mittlere Nase und Ethmoidalarterie. Merke: Lamina cribosa liegt tiefer als A. ethmoidalis. A. ethmoidalis liegt tiefer als Siebbeindach

Seit vielen Jahren versorgen wir unsere Patienten bei rezidivierender Epistaxis aus der Riechspalte oder anderen Bereichen der oberen Nase nach mikrochirurgischer Ausräumung des Siebbeins mit einer Kauterisierung der A. ethmoidalis anterior durch den knöchernen Kanal (HNO [1986] 34:208–215).

Die anteriore Arterie ist stärker angelegt und viel häufiger betroffen als die posteriore Arterie. Vom Sehnerv liegt die anteriore Arterie 2 cm und die posteriore Arterie 1 cm entfernt. Eine Unterbindung der Gefäße von außen war nie erforderlich.

In 30 Jahren führten wir 9000 (800 in 1990) mikrochirurgische Siebbeineingriffe aus. Wir beobachteten 3 iatrogene Liquorfisteln, die jeweils in gleicher Sitzung endgültig versorgt werden konnten. Anhaltende Sehstörungen, die ursächlich mit der Operation zusammenhingen, traten nicht auf.

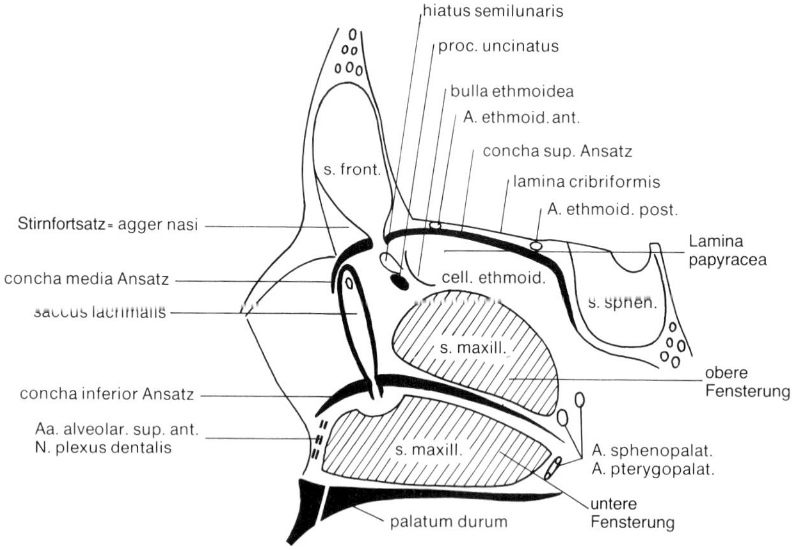

Abb. 2. Die Ethmoidalarterien entspringen der A. carotis interna. Lage im Siebbein zum Tränensack und maximaler oberer Fensterung der Kieferhöhle (HNO 34:208–215)

135. M. Iemma, W. Müller-Forrell, H. Riechelmann, H. Klusemann et al. (Mainz): Präoperatives Computertomogramm und intraoperativer Befund bei entzündlichen Nasennebenhöhlenerkrankungen

Die hochauflösende Computertomographie ist die Standardmethode zur präoperativen Diagnostik entzündlicher Erkrankungen der Nasennebenhöhlen. An unserer Klinik werden vor Nasennebenhöhleneingriffen regelmäßig hochauflösende coronare Computertomogramme der Nasennebenhöhlen mit einem Schichtabstand von 3 mm sowohl im Knochen- als auch im Weichteilfenster angefertigt. Häufig finden sich intraoperativ jedoch pathologische Veränderungen, die in ihrer Ausdehnung vom CT nicht vollständig dargestellt worden waren.

Wir haben einen standardisierten Erhebungsbogen erstellt, in dem der Nasennebenhöhlenoperateur den präoperativer CT-Befund mit dem intraoperativen Befund vergleicht. Es werden die computertomographischen Veränderungen: marginale Verschattung, totale Verschattung, Sekretspiegel, Zelen oder Zysten differenziert. Aufgeschlüsselt wird nach deren Vorkommen in der Stirnhöhle, den vorderen Siebbeinzellen, den hinteren Seibbeinzellen in der Kieferhöhle sowie in der Keilbeinhöhle. In einer vorläufigen Auswertung zeigte sich mehrfach bei den vorderen und hinteren Siebbeinzellen intraoperativ ein ausgedehnterer Befund als im CT. Intraoperativ gefundenes pathologisches Sekret zeigte sich mit CT häufig nicht. Bei Mukozellen und Zysten zeigte sich eine hohe Übereinstimmung zwischen CT und intraoperativem Befund.

136. M. Linnarz, J. U. G. Hopf, P. Gundlach, H. Scherer et al. (Berlin): Die Mikroendoskopie der Nase und der paranasalen Sinus mit ultradünnen Optiken – Indikationen und klinischer Einsatz

Die Mikroendoskopie der Nasenhaupthöhle, der paranasalen Sinus und des Nasopharynx ist ein neuartiges atraumatisches Untersuchungsverfahren. Sie erlaubt direkte Einblicke in anatomische Areale, die bisher aufgrund ihrer limitierenden Eigengröße oder der nur geringen Dimension ihrer zu- und ableitenden Gangsysteme entweder überhaupt nicht oder nur durch massive chirurgische Intervention einer direkten Inspektion zugänglich gemacht werden konnten.

Indiziert ist die Mikroendoskopie bei folgenden Krankheitsbildern: In der Differentialdiagnostik der Luftnot und der Nasenatmungsbehinderung bei Kindern gewährleistet sie die direkte optische Verifizierung von Nasen- und Nasenrachenfremdkörpern, einer Choanalatresie, einer benignen Rachenmandelhyperplasie, Neoplasien in frühen Stadien. Therapeutisch besteht damit die Möglichkeit, in gleicher Sitzung den Fremdkörper zu entfernen oder laserassistiert eine bestehende Atresie zu öffnen. Bei pathologischen Ursachen in Larynx und Tracheobronchialsystem erlaubt sie eine Diagnosefindung ohne Instrumentenwechsel und bietet zusätzlich eine optische Intubationshilfe. In der Akut- und Routinediagnostik beim Erwachsenen ermöglicht sie erstmals die atraumatische Passage der natürlichen Ostien der paranasalen Sinus. Sie ersetzt damit stark gewebetraumatisierende diagnostische Verfahren wie beispielsweise die Antroskopie der Kieferhöhle über die Fossa canina oder den unteren Nasengang. Therapeutisch kommt über den Arbeitskanal die gezielte Sekretgewinnung zur Erregerbestimmung und eine „stumpfe Spülung" bei endoskopisch gesichertem akzessorischem Ostium in Frage. Bei chronisch-polypöser Rhinosinusitis, und dabei insbesondere nach vorangegangener Ethmoidektomie, läßt sich der Situs genauestens inspizieren und dokumentieren. Bei Rezidiven ist eine Lasertherapie mit über den Arbeitskanal laufenden fasergeleiteten Systemen in gleicher Sitzung möglich. Bei gesichts- und schädeltraumatisierten Patienten ermöglicht die Mikroendoskopie die frühzeitige Entdeckung direkter und indirekter Zeichen bei Orbita-, Stirnhöhlen und Mittelgesichtsfrakturen. Dies betrifft auch die endoskopische Entdeckung einer Liquorfistel bei Frakturen im Bereich der Schädelbasis.

Aufgrund der relativen Armut an Orientierungspunkten innerhalb der paranasalen Sinus bedient man sich zur Lokalisierung des Mikroendoskops der umgekehrten Diaphanoskopie.

Zum Einsatz kamen Mikroendoskope mit Außendurchmessern von 350–650 µm, die mit Hilfe von in der Spitze aktiv steuerbaren Kathetern positioniert wurden. Weiterhin standen uns ein aktiv in einer Ebene lenkbares Mikroendoskop mit einem Durchmesser von 1,0 mm sowie ein weiteres von 1,6 mm mit integriertem Arbeitskanal zur Verfügung. Bei der Applikation am Siebbeinzellsystem kann auch für Katheter und Endoskopie-Equipment ein Durchmesser von 1,6 mm größenlimitierend werden. Um noch engerlumige Ostien passieren zu können, greift man auf das Mother-Baby-Scope-Verfahren zurück. Dabei wird unter permanenter Sichtkontrolle das Mother-Scope vor das gewünschte Ostium positioniert. Das durch den Arbeitskanal eingebrachte Baby-Scope passiert nun bei Größendruchmessern von 350–500 µm Areale, die für das Mother-Scope nicht mehr zugänglich sind.

W. Draf (Fulda): Wie steht es mit der Empfindlichkeit der technischen Systeme, werden sie als Einmalsysteme zur Verfügung stehen?

M. Linnarz (Schlußwort):
Die zur Verfügung stehenden Mikroendoskope sind bisher von keiner langen Haltbarkeit. Insbesondere die Fasersysteme von 350 bis 650 µm sind bei unsachgemäßer Handhabung äußerst faserbruchgefährdet.

Abhängig vom Absatz erwägt der Hersteller, das reine Fasersystem als erschwinglichen Einmalartikel anzubieten. Dies wird gestützt von der Tatsache, daß Okular und Fasersystem anders als bei bisher existierenden flexiblen Endoskopen durch einen Handgriff problemlos voneinander zu trennen sind. Dies erleichtert für uns gegenwärtig die Gassterilisation der mikroendoskopischen Fasersysteme nach vorheriger Oberflächenbehandlung mit Desinfizienzien. Besondere Sorgfalt muß einer genauesten Reinigung eines bestehenden Arbeitskanals gewidmet werden.

137. M.-B. Hilka, R. Laszig (Hannover): Septumschleimhautplastik nach Lehnhardt zur Dauerdrainage der Keilbeinhöhle

Isolierte Erkrankungen der Keilbeinhöhle sind selten. Von 1979 bis 1990 sahen wir 22 Patienten mit einem isolierten Befall des Sinus sphenoidalis. Bei den meisten Patienten (n = 10) lag eine Sinusitis sphenoidalis vor. Während der Zugang zur Keilbeinhöhle im Rahmen einer Pansinusitis über das Siebbein erfolgt, bevorzugen wir in der HNO-Klinik der Medizinischen Hochschule Hannover bei isolierten Erkrankungen dieses Sinus den transseptalen Zugang. Vor Beendigung der Operation legen wir einen Septumschleimhautlappen zur Dauerdrainage der Keilbeinhöhle an, vergleichbar mit dem Uffenorde-Lappen der Stirnhöhle und dem Boenninghaus-Lappen der Kieferhöhle. Operationstechnisch wird zunächst die Septumschleimhaut submukös gelöst und das Septum am hinteren Anteil reseziert. Nach Darstellung der Keilbeinhöhlenvorderwand wird diese weggenommen und auch ein wesentlicher Teil des Keilbeinhöhlenbodens. Aus der Septumschleimhaut werden lateral gestielte Lappen umschnitten und dann türflügelartig in die Keilbeinhöhle eingeschlagen. In dieser Lage werden sie durch lockere Tamponaden über ein paar Tage gehalten.

Nachteile dieses Operationsverfahrens konnten wir nicht erkennen. Eine vermehrte Tendenz zur Borkenbildung sahen wir nicht. Alle Patienten, die wir nachuntersuchen konnten, waren beschwerdefrei (n = 15). Den größten Vorteil dieses Verfahrens sehen wir darin, daß wir die Operationszeit verkürzen können, das Siebbein mit seinen gefährlichen Strukturen belassen und trotzdem einen breiten Abfluß zur Nase geschaffen haben.

C. v. Ilberg (Frankfurt): Ich sehe keinen Vorteil der Methode gegenüber dem transethmoidalen mikrochirurgischen Vorgehen, welches m.E. rascher und gefahrloser ist. Zudem hat man dabei die Möglichkeit, das meist mitbefallene Ethmoid mit zu sanieren.

W. Draf (Fulda): Die Schwierigkeit der von Ihnen dargestellten Schleimhautlappenplastik liegt darin, eine Wundfläche an der lateralen Keilbeinhöhlenwand mit den wichtigen darunterliegenden Strukturen wie N. opticus und A. carotis interna zu schaffen, in dem dort die Schleimhaut entfernt wird. Haben Sie diesbezüglich Probleme gesehen?

M.-B. Hilka (Schlußwort):
Zu Herrn von Ilberg: Die Operationszeit für einen erfahrenen Operateur entspricht etwa der Zeit, die wir für den transethmoidalen Zugang benötigen, teilweise wird sie kürzer. Den Hauptvorteil in diesem transseptalen Vorgehen sehen wir darin, daß wir anatomisch gesunde Strukturen belassen können.

Zu Herrn Draf: Nach Ausräumung der pathologisch veränderten Schleimhaut entsteht eine ausreichend große Wundfläche an der lateralen Keilbeinhöhlenwand, an der der Schleimhautlappen anheilen kann. Durch präoperative Anfertigung eines axialen CT's haben wir uns über die Knochenstärke der Keilbeinhöhle informiert.

138. G.S. Godbersen, H. Rudert, M. Köllisch, U. Schubert (Kiel): Die diaphanoskopische Lokalisation der Ausführungsgänge von Stirnhöhle und Kieferhöhle in der modernen Nasennebenhöhlenchirurgie

Das Vertrauen in die fortschreitende operative Technik, in die Wirksamkeit von Antibiotika und die häufigen Erfolgsmeldungen lassen allzu oft vergessen, daß die endonasale Siebbein- und Stirnhöhlenoperation eine gefährliche Operation ist, die in die Hände eines erfahrenen Operateurs gehört. Dabei sind die Übergänge zur Kieferhöhle und zur Stirnhöhle insbesondere dann ein locus minoris resistentiae, wenn die Orientierung an bekannten anatomischen Strukturen bei mehrfach operierten Patienten erschwert ist. Die Probleme bei den Mehrfachoperationen wird anhand einer statistischen Untersuchung an 1363, in den Jahren 1985–1989 in Kiel an den Nasennebenhöhlen operierten Patienten verdeutlicht. 84 von insgesamt 129 Patienten, bei denen kombinierte Stirnhöhlen- und Siebbeinoperationen durchgeführt worden waren, konnten

Abb. 1. Beck-Bohrung (*B*) und Sinuskopie der Kieferhöhle (*K*) im anatomischen Präparat. Einstellen der Siebbeinregion mit dem selbsthaltenden Spekulum (*S*). Endoskopie der Stirnhöhle (*E*) zur diaphanoskopischen Lokalisation des Ausführungsganges

Abb. 2. Bimeatales Vorgehen bei der endonasalen Siebbeinoperation unter Sicht mit einem Binokularmikroskop (*M*) und mit einem selbsthaltenden Spekulum (*S*). Endoskopie der Stirnhöhle mit einer Kaltlichtoptik (*E*) über eine Beck-Bohrung (*B*) zur Diaphanoskopie

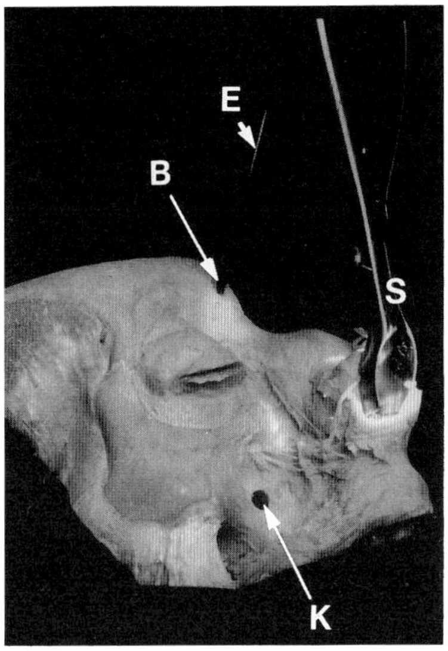

Abb. 1

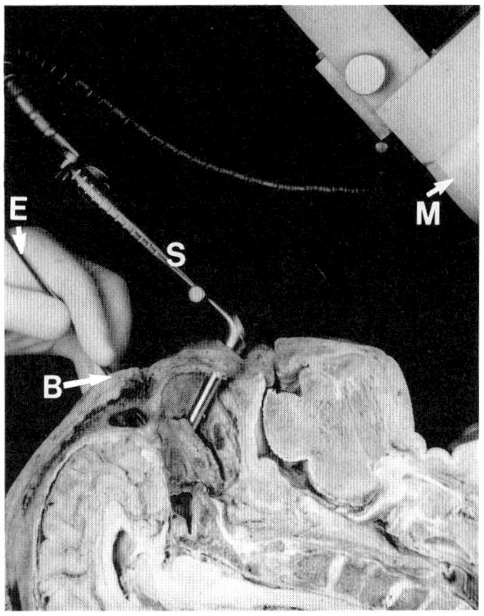

Abb. 2

ausgewertet werden. 51% dieser Patienten wurden mehrfach operiert. Während die Indikation zur primären Operation hauptsächlich die akute Sinusitis und die Polyposis war, stellten die Mucozelen und die Rezidivpolyposis den häufigsten Grund für die Nachoperation dar. Weniger häufige Indikationen waren Vernarbungen und Rezidivosteome. Ursache für die Vernarbungen war in 4 Fällen eine salbenstreifeninduzierte Fremdkörperreaktion, wobei in einem Fall eine Myospherulose vorlag.

Bei den Nachoperationen ist die Orientierung manchmal auch mit Hilfe von Mikroskop und Optik erschwert. Vor Manipulation ohne direkte Sicht, muß gewarnt werden, da Läsionen der Orbita im Bereich der Lamina papyracea bei der endonasalen Kieferhöhlenfensterung und Duradefekte bei der endonasalen Eröffnung der Stirnhöhle am Dach des Siebbeins und an der medialen Riechspalte entstehen können.

In Kiel erfolgt die endonasale Siebbeinoperation nach der von Rudert 1989 beschriebenen Methode in Vollnarkose mit dem Operationsmikroskop und dem lateral abgesetzten, selbsthaltenden Spekulum, in der Regel einschließlich Sinuskopie der Kieferhöhle über die Fossa canina (Abb. 1). Die Sinuskopie der Stirnhöhle erfolgt nur dann, wenn im CT auffällige Verschattungen eine Endoskopie nötig machen oder wenn eine Erweiterung des Ausführungsganges geplant ist (Abb. 1 u. 2). In dem Bemühen, Komplikationen bei diesem Eingriff zu vermeiden, wenden wir eine modifizierte Methode des 1981 von Wigand und vorher von Hellmich beschriebenen bimeatalen Vorgehens an (Abb. 2), indem wir uns bei ausgeschaltetem oder abgedunkeltem Mikroskoplicht die Eigenschaft des hellen Lichtes starrer Endoskope zu diaphanoskopieren, zunutze machen. Dabei weist die am hellsten durchscheinende Region den Weg in die Nasennebenhöhle. Wenn man sich genau an diese Region hält und die dunklen Bereiche meidet, ist die Gefahr der Läsion von Orbita oder Schädelbasis ausgeschlossen.

139. P. Tolsdorff (Bad Honnef): Endonasale Nasennebenhöhlenchirurgie unter Lupenbrillenkontrolle

Die in der Chirurgie peripherer Nerven und der Parotis-Chirurgie bewährte Lupe hat bisher in der Nasennebenhöhlenchirurgie noch keine breitere Verwendung gefunden. Dies dürfte damit zusammenhängen, daß eine geeignete Kombination zwischen Lupe und Lichtquelle nicht existierte. Für die Kombination zwischen Brille, Lupe und Lichtquelle gibt es verschiedene Möglichkeiten.

Lösung 1: Lupe und Lichtquelle werden in einer Einheit zusammengefaßt und an einem Kopfreif montiert vor den Augen bzw. der Brille getragen. Der Nachteil dieser Anordnung liegt darin, daß bei geringster Verschiebung des Kopfreifs und damit der Lupe Seh- und Lupenachse nicht mehr zusammenfallen, das Bild verschwindet vor dem Auge. Dies geschieht nach unserer Erfahrung z. B. bei nur geringen Verrutschen des Kopfgestells infolge Zug am Lichtkabel etc.

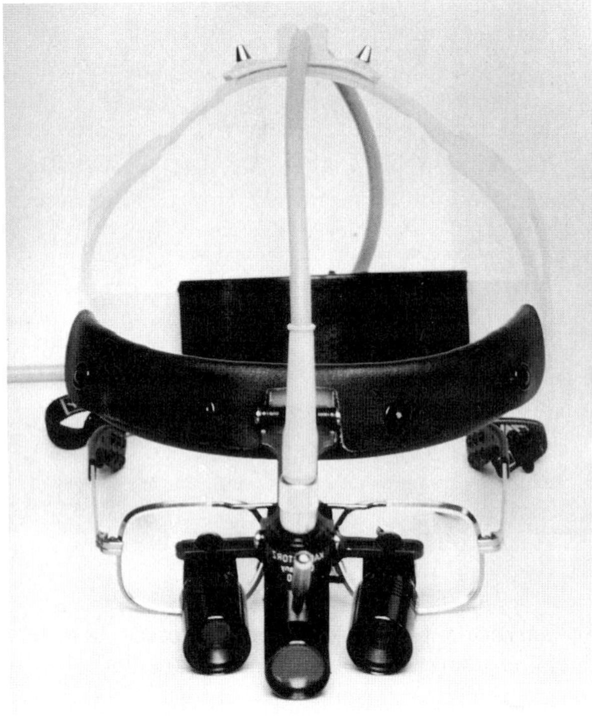

Abb. 1. Kaltlichtkopfleuchte mit Keeler-Lupenbrille kombiniert

Wir haben uns deshalb nach eingehenden Versuchen für eine *Lösung 2 entschieden:* „Lupe und Brille an einem Brillengestell montiert, Lichtquelle extra, am Kopf frei getragen". Dazu haben wir eine Kaltlichtkopfleuchte mit Fokussiermöglichkeit [1] mit einer sog. Keeler-Lupenbrille [2], Vergrößerung 3,0× oder 6,0×, kombiniert (Abb. 1). Das die Lupe tragende Brillengestell wird hinter dem Kopf mit einem Klippverschluß sicher fixiert. Dies bedingt einen festen und angenehmen Sitz des Brillengestells. Die Lupen sind mit variabel einstellbarer Pupillendistanz (PD) auf dem nasal gut aufsitzenden Brillengestell montiert, das die zusätzliche Verwendung von Korrekturgläsern gestattet. Die Lupen sind nach oben abklappbar, so daß jederzeit auch ohne Lupeneinsatz operiert werden kann. Die beiden Lupenstrahlen konvergieren in der Mitte mit dem Lichtstrahl. Der Konvergenzpunkt der beiden Lupenstrahlen, d.h. der Brennpunkt, liegt bei einer Pupillendistanz PD von z. B. 62 mm bei Vergrößerung 3×0 in einer Entfernung von 350 mm vor den Brillengläsern. Dies ist der Punkt des scharfen Sehens. Berücksichtigt man, daß mit dem Spekulum die Apertura nasi auf einen Durchmesser von ca. 20 mm beim Erwachsenen aufgedehnt werden kann und daß die Entfernung vom Naseneingang (spina nasalis anterior) zur Keilbeinhöhlenvorderwand beim Erwachsenen durchschnittlich 61 mm beträgt bei einer durchschnittlichen Ausdehnung der Keilbeinhöhle im Mittelbezirk von 24,8 mm (9–36 mm), so wird deutlich, daß selbst im Bereich der Keilbeinhöhlenhinterwand immer noch binokular und damit räumlich gesehen werden kann. Die Lupenvergrößerung gestattet somit ein exaktes Operieren auch in der Tiefe des pneumatisierten Schädels. Die Vor- und Nachteile von Mikroskop, Endoskop oder Lupe sind in Tabelle 1 gegenübergestellt. Zusammenfassend lassen die guten Erfahrungen bei mehr als 1000 endonasalen Nebenhöhlenoperationen während der letzten 4 Jahren in der Wigand- bzw. Stammberger-Messerklinger-Technik den routinemäßigen Einsatz der Lupe bei diesen Operationen geeignet erscheinen. Auf den Einsatz von abgewinkelten starren Optiken kann im Bereich des Recessus frontalis und in der Kieferhöhle nicht verzichtet werden. Das Mikroskop ist unverzichtbar bei diffizilen Problemen an der Schädelbasis wie Liquorfisteln und anderen Manipulationen, die ggf. eine höhere Vergrößerung als 6,0× erfordern. Das Mikroskop ist ebenso unverzichtbar bei dem Wunsch, stereoskop zu operieren und gleichzeitig über Video zu demonstrieren oder zu dokumentieren.

Eine Kombination von Lichtquelle und ultraleichter Chip-Videokamera am Kopfreif in Verbindung mit der Lupenbrille zur Videodemonstration- und Dokumentation befindet sich z. Zt. in der Entwicklung und wird von uns in Kürze vorgestellt werden. Die Lupe dürfte sich u. E. als zeitsparende, praktikable und effiziente Alternative zum Mikroskop ihren Platz in der täglichen Operationsroutine der endonasalen Nasennebenhöhlenchirurgie sichern.

[1] Fa. Storz, Tuttlingen, Nr. 0940

[2] Fa. Fischer, Freiburg

Tabelle 1. Vergleich: Lupe – Mikroskop – Endoskop

	Binokulares stereoskopisches Sehen	Beidhändiges Arbeiten	Keine Kontaminierung mit Blut/Sekret möglich	Abgewinkelte Betrachtung möglich Rezessus frontalis	Seh- + Lichtachse folgen fixiert den Kopfbewegungen	Demonstration + Dokumentation z. B. Video möglich
Mikroskop	+	+	+	○	○	+ (!)
Endoskop	○	○	○	+ (!)	○	+ (!)
Lupe	+	+	+	○	+ (!)	○ (!) (in Entwicklung)

140. R. Polsak, M. Iemma, H.J. Welkoborsky, W. Mann (Mainz): Stirnhöhlen- und Siebbeinmukozelen: Endonasaler Zugang oder Operation von außen?

Mukozelen im Bereich der Nasennebenhöhlen sind in absteigender Häufigkeit in den Stirnhöhlen, Siebbeinzellen, Keilbeinhöhlen und Kieferhöhlen lokalisiert. Sie entstehen in der Folge von entzündlichen Vorgängen, tumorösen Neubildungen oder posttraumatisch. Die Ziele der Mukozelenchirurgie sind eine möglichst vollständige Entfernung des Mukozelensackes sowie eine breite Drainage der betroffenen Nasennebenhöhlen in die Nasenhöhle oder die Obliteration der betroffenen Nasennebenhöhle.

Die Operation der Mukozelen erfolgt über einen externen oder endonasalen Zugang. Vorteil des externen Zuganges ist die gute Übersicht über das Operationsfeld und die Zelenausdehnung. Nachteile des externen Zuganges sind die äußerlich sichtbare Narbenbildung sowie die mögliche funktionelle Beeinträchtigung primär nicht erkrankter Strukturen durch die Operation. Der endonasale Zugang bietet die Möglichkeit der funktionsschonenden Operation ohne äußerlich sichtbare Narbenbildung. Nachteil dieses Verfahrens ist die schlechtere Übersicht über das Operationsfeld und die Mukozelenausdehnung. Fernerhin ist dieser Zugangsweg durch die Lokalisation der Mukozele limitiert.

Die unterschiedlichen Möglichkeiten der Mukozelenchirurgie ließen es sinnvoll erscheinen zu überprüfen, inwieweit sich aus der präoperativen Diagnostik objektivierbare Kriterien für die Wahl des chirurgischen Zugangsweges finden lassen. Im Rahmen einer Studie wurden bei 29 Patienten, die zwischen 1988 und 1990 wegen einer Mukozele in der Universitäts-HNO-Klinik Mainz operiert wurden, die Ergebnisse der präoperativen Untersuchungen mit dem intraoperativen Befund korreliert. Die präoperative Diagnostik umfaßte neben den Anamneseerhebung die Endoskopie der Nasenhaupthöhlen, die A- und B-Bildsonographie der Nasennebenhöhlen sowie eine computertomographische Untersuchung der Nasennebenhöhlen und der Frontobasis in koronarer Schnittführung zur Erkennung der Ausdehnung und Nachbarschaftsbeziehungen der Mukozele sowie zum Ausschluß von knöchernen Defekten in der Frontobasis.

Nach unseren bisherigen Erfahrungen lassen sich folgende vorläufige Kriterien für einen externen Zugangsweg formulieren:
- Größe der Mukozele über 3 cm
- Lokalisation lateral im Nebenhöhlensystem mit unzureichender Zugänglichkeit von endonasal
- Ausdehnung in die Weichteilstrukturen.

Folgende Bedingungen gestatten eine endonasale Mukozelenchirurgie:
- Größe der Mukozele unter 3 cm
- Lokalisation medial im Nebenhöhlensystem
- leichte Zugänglichkeit von endonasal und günstige Drainagemöglichkeit
- keine Ausdehnung in Weichteilstrukturen.

Bei diesen Voraussetzungen bietet der endonasale Zugangsweg die Möglichkeit der funktionsschonenden, sicheren Sanierung der Mukozele bei geringer Belastung des Patienten.

W. Draf (Fulda): Mit Hilfe der CT-Diagnostik einschließlich multiplanarer Rekonstruktion sollte entschieden werden können, ob der endonasale oder ein externer Zugang erforderlich ist. Wenn ein äußeres Vorgehen notwendig ist, muß es Ziel sein, die Mukozelenwand vollständig zu entfernen und die Stirnhöhle nach osteoplastischer Eröffnung mit Fett zu obliterieren. In den anderen Fällen ist zu bevorzugen, die Zele endonasal breit zur Nase zu marsupialisieren und die die Drainage umgebenden Knochenstrukturen nur soweit wegzunehmen als für eine breite Eröffnung nötig. Damit wird die Schrumpfungsgefahr mit erneuter Zelenbildung verringert.

R. Polsak (Schlußwort):
Sie haben sicherlich Recht, wenn Sie sagen, daß es selten gelingt, die Mukozele vollständig zu entfernen, jedoch sollte trotzdem das Ziel jeder Mukozelenchirurgie – egal ob extern, endonasal oder kombiniert – der Versuch der vollständigen Entfernung sein.

141. H. Luckhaupt, G. Bertram (Dortmund): Ist eine perioperative Antibiotikaprophylaxe in der endonasalen Nasennebenhöhlenchirurgie erforderlich?

Zielsetzung einer perioperativen Antibiotikaprophylaxe ist die Verhinderung einer postoperativen Infektion nach Kontamination mit pathogenen Keimen. Wichtige Forderungen an eine effektive perioperative Antibiotikaprophylaxe sind neben der strengen Indikationsstellung die frühzeitige Gabe des Medikamentes (z. B. bei Narkoseeinleitung), eine hohe Konzentration des Antibiotikums am Ort des Eingriffs zum Zeitpunkt des operativen Zuganges, eine hohe Gewebekonzentration sowie eine günstige Halbwertszeit, daneben sollte das Antibiotikum typische bakterielle Erreger abdecken und gut verträglich sein. Zu den gesicherten Indikationen der perioperativen Antibiotikaprophylaxe zählt die Tumorchirurgie im Kopf-Hals-Bereich mit intraoperativer Eröffnung von Mundhöhle, Pharynx oder Larynx. Mann et al. (1990) empfahl für endonasale Siebbein-Operationen eine Einmal-Prophylaxe mit 600 mg Clindamycin i.v.

In einer prospektiven randomisierten Studie bei 100 Patienten, die sich bei beiderseitiger Polyposis nasi einer endonasalen Nasennebenhöhlen-Operation unterzogen, erhielten 50 Patienten bei Narkoseeinleitung 3 g Ampicillin plus Sulbactam (One-shot-Prophylaxe), bei 50 weiteren Patienten erfolgte keine perioperative Antibiotikaprophylaxe (Antibiotikum-

Gruppe: 21 Patienten mit endonasaler Kieferhöhlen-Siebbein-Operation beiderseits, 19 Patienten mit Kieferhöhlen-Siebbein-Operation plus Septumkorrektur und Conchotomie, 10 Patienten mit beiderseitiger Pansinus-Operation; Null-Gruppe: 24 Patienten mit endonasaler Kieferhöhlen-Siebbein-Operation, 17 Patienten mit Kieferhöhlen-Siebbein-Operation plus Septumkorrektur und Conchotomie, 9 Patienten mit Pansinus-Operation beiderseits). Bei sämtlichen Patienten wurden die Nasentamponaden 24 Stunden nach dem Eingriff entfernt.

Die Auswertung des Patientengutes bzgl. Temperaturverlauf, Auftreten einer Leukozytose am 1. oder 2. postoperativen Tag, einer eitrigen Nasensekretion in den ersten beiden Tagen nach der Operation, einer Rötung u./o. Schwellung im Bereich des Naseneinganges, der äußeren Nase und der Gesichtsweichteile sowie einer starken subjektiven Schmerzangabe der operierten Patienten zeigte keine signifikanten Unterschiede in beiden Gruppen. Die Ergebnisse der Studie belegen, daß zumindest bei Patienten mit endonasalen Nasennebenhöhlen-Eingriffen und einer Liegedauer der Nasentamponaden von maximal 24 Stunden nach der Operation eine perioperative Antibiotikaprophylaxe nicht erforderlich ist (Ausnahme z. B. Patienten mit insulinpflichtigem Diabetes mellitus). Selbstverständlich müssen operative Eingriffe bei Sinusitis-Komplikationen wie orbitale Komplikationen unter hochdosiertem Antibiotikumschutz durchgeführt werden. Hierfür eignen sich u. a. Beta-Lactamase-Hemmer (Ampicillin plus Sulbactam, Amoxycillin plus Clavulansäure).

J. Heermann (Essen): Nach ambulanten oder tagesstationären Eingriffen sahen wir Meningitiden nach eitrigen Tränensackoperationen. Eine antibiotische Abdeckung scheint uns hier sicherer.

H. Rudert (Kiel): Die systemische Anwendung von Antibiotika erreicht bei ausgedehnten Polyposisoperationen häufig gar nicht einen genügend hohen Gewebsspiegel im Zielorgan. Die lokale Applikation von Tetracyclin-Salbenstreifen ist sicher wirksamer, auch über mehrere Tage. Die antibiotische systemische Behandlung ist häufig im Laufe der sich über Wochen hinziehenden Abheilungsphase notwendig, vor allem, wenn die wichtige HNO-ärztliche Pflege durch Absaugen und eventuell Spülen nicht gewährleistet ist.

H. Luckhaupt (Schlußwort):
Zu Herrn Heermann: Eine beispielsweise nach 1 Woche auftretende Komplikation darf nicht einer One-shot Antibiotikaprophylaxe angelastet werden.

Zu Herrn Rudert: Bei hartnäckiger purulenter Sekretion in der Wundheilungsphase nach endonasalen Nasennebenhöhleneingriffen kann eine gezielte orale Antibiotikatherapie indiziert sein. Von großer Bedeutung ist aber die gezielte lokale endoskopische Nachbehandlung, hierbei ist aber an die lokale Applikation antibiotischer oder steroidhaltiger Salben zu denken.

142. A. Laubert, P. Weinel, J. Bernhards (Hannover): Zur Differentialdiagnose der akuten rhinogenen Erblindung im Kindesalter

Die Orbitaphlegmone bei akuter Sinusitis ethmoidalis ist wohl die häufigste Ursache einer drohenden, meist jedoch einseitigen, rhinogenen Erblindung im Kindesalter. Die beidseitige akute rhinogene Amaurose ist ein dramatisches, glücklicherweise aber seltenes Geschehen.

Berichtet wird über zwei Kinder, die akut bzw. progredient über einige Wochen aus zunächst unbekannten Ursachen erblindeten.

Fall 1: T., F.-O.: 4 Jahre alt, männlich

Die stationäre Aufnahme (Mai 1990) erfolgte am selben Tag, nachdem der Junge seine Mutter fragte: „Mama, warum ist es auf einmal so dunkel?" Eine ophthalmologische Erkrankung konnte ausgeschlossen und die beidseitige Amaurose gesichert werden. Im kranialen Kernspintomogram wurde ein großer Nasen- und Nasennebenhöhlentumor sichtbar. Hinweise auf ein juveniles Nasenrachenfibrom oder Meningiom fanden sich angiographisch nicht. Bei der Nasenendoskopie waren polypöse Wucherungen zu beobachten, welche die hinteren Nasenabschnitte fast vollständig obturierten. Die sofortigen zytologischen Untersuchungen der Biopsien machten ein hochmalignes Non-Hodgkin-Lymphom sehr wahrscheinlich. Anhand dieser Diagnose wurde notfallmäßig eine Chemotherapie eingeleitet. Die histologischen und immunhistologischen Beurteilungen bestätigten die Diagnose: hochmalignes B-Zell-Non-Hodgkin-Lymphom vom Burkitt-Typ. Nach 6 Kursen Polychemotherapie ist bis jetzt klinisch und kernspintomographisch eine komplette Remission zu verifizieren. Der Visus hatte sich bereits 2 Monate nach Therapiebeginn normalisiert.

Fall 2: S., S.: 11 Jahre, alt weiblich

Im Juli 1990, also 2 Monate später, sahen wir ein 11-jähriges Mädchen, das, retrospektiv über einige Wochen progredient, beidseits fast vollständig erblindet war. Im kranialen Kernspin- und Computertomogram fand sich eine ausgedehnte Raumforderung mit Kalzifikationen, die fast sämtliche Strukturen des hinteren Mittelgesichtes involvierte. Rhinobasis und Clivus waren destruiert (Abb. 1, 2).

In Analogie zu „Fall 1" und den klinisch inoperablen Befund berücksichtigend, haben wir sofort eine kombinierte Radio-Chemotherapie begonnen, obwohl die zytologischen und histologischen Untersuchungen zunächst einen Tumor nicht verifizieren konnten. Weitere Biopsien, auch transseptal, bestätigten schließlich auch histologisch die Diaganose Rhabdomysarkom. Trotz aggressiver Chemo- und Radiotherapie zeigte das Rhabdomyosarkom radiologisch und klinisch keine nennenswerte „response", so daß wir nun eine Operation des Tumors in palliativer Absicht diskutierten, entsprechend an Behandlungsrichtlinien der „Cooperativen Weichteilsarkomstudie der Gesellschaft für Pädiatrische Onkologie" von 1986.

Die beiden, klinisch zunächst ähnlich erscheinenden Fälle, verdeutlichen einerseits die Notwendigkeit einer raschen Diagnosefindung, andererseits die Auswahl eines davon abhängigen, geeigneten Behandlungsregimes, was besonders problematisch ist, wenn die Therapie dringlich eingeleitet und die Frage operatives oder konservatives Vorgehen sofort entschieden werden muß.

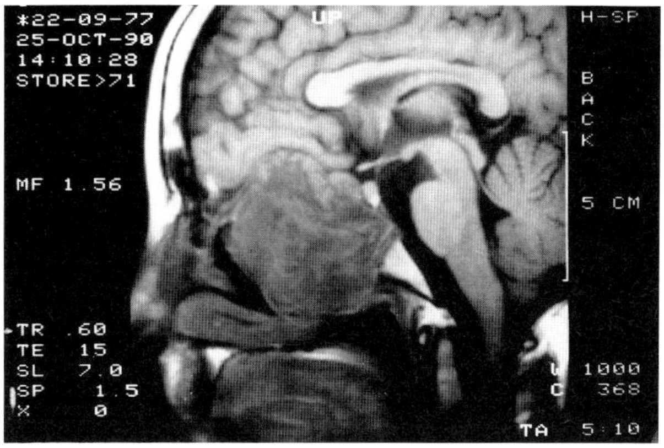

Abb. 1. Kraniale Kernspintomographie mit Darstellung der ausgedehnten Tumorformationen im hinteren Mittelgesicht und Destruktion von Rhinobasis und Clivus

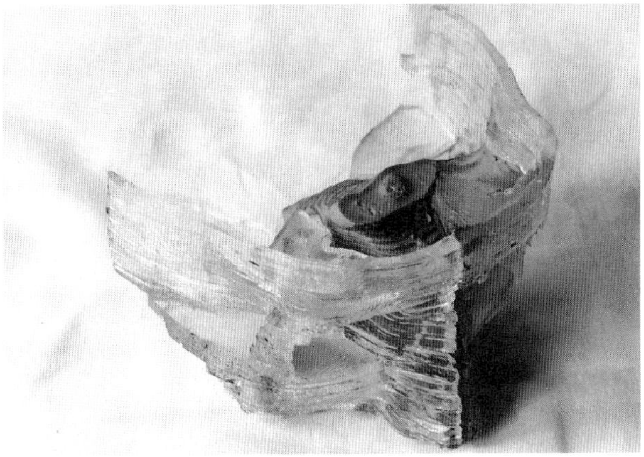

Abb. 2. Individuelles, naturgetreues Schädelmodell, rechnergestützt (CAD/CAM) und auf den CT-Daten basierend hergestellt, zur Darstellung von Tumorgröße und -lokalisation

Als wegweisende diagnose- und therapierelevante Gesichtspunkte, sind folgende Feststellungen und Konsequenzen zu nennen:

1. B-Zell-Non-Hodgkin-Lymphome und Rhabdomyosarkom sind die beiden häufigsten malignen Tumoren der Nasennebenhöhlen im Kindesalter.
2. Beide Tumorformen werden vorwiegend chemotherapeutisch behandelt. Das unterschiedliche Proliferationsverhalten beider Tumoren spiegelt die Prognose der Visusstörung und quoad vitam wider: Das B-Zell-Lymphom ist ein rasch wachsender Tumor mit hoher Sensität auf die Polychemotherapie und guter Prognose. Die Heilungsrate der NHL liegt nach dem Schrifttum bei mehr als 80%. Im Vergleich dazu spricht das Rhabdomyosarkom langsamer auf die kombinierte Radio-Chemotherapie an, was auch die geringe Visusverbesserung verdeutlicht. Die Heilungsrate liegt nach Literaturangaben bei 60–70%.
3. Die Differentialdiagnose, „entzündlicher oder tumoröser Visusverlust“ ist nur durch raschen Einsatz moderner bildgebender und morphologischer Verfahren möglich und unerläßlich für die sofort einzuleitende Therapie.

Hauptvortrag I

H.-G. Schroeder (Marburg): Traumatologie des Gesichtsschädels

Über 90% der Gesichtsschädelfrakturen zeigen eine Mitverletzung der Nasenhaupthöhle oder zumindest einer Nasennebenhöhle. Schon allein diese Tatsache unterstreicht die zentrale Rolle des Hals-Nasen-Ohren-Arztes bei der Diagnostik und Behandlung derartiger Verletzungen.

Das Thema „Traumatologie des Gesichtsschädels" wurde in regelmäßigen Abständen als Referat oder Hauptvortrag auf den Jahresversammlungen unserer Fachgesellschaft abgehandelt.

So hielt L. B. Seiferth 1954 das Hauptreferat über die „Unfallverletzungen der Nase, der Nasennebenhöhlen und der Basis der vorderen Schädelgrube" (23).

Seiferth konnte auf große Erfahrung bei der Behandlung zahlloser Verletzter aus dem zweiten Weltkrieg zurückgreifen. Ein operatives Vorgehen wurde zu dieser Zeit nur zur Sanierung der Nebenhöhlen und bei Komplikationen wie Basisfrakturen mit Rhinoliquorrhoe empfohlen. Die Kieferbruchbehandlung erfolgte durch kieferorthopädische Maßnahmen wie Zahnschienungen und Aufhängungen. Osteosynthesen im Gesichtsbereich waren noch unbekannt.

1968 wurde von Kley ein wegweisendes Referat über die „Unfallchirurgie der Schädelbasis und der pneumatischen Räume" gehalten (6). Kley gab eine deutliche Definition zur Berechtigung und Verpflichtung des Hals-Nasen-Ohren-Arztes zur Behandlung dieser Verletzungen und stellte klare Indikationen zum operativen Vorgehen, wobei nun auch die Drahtosteosynthese zur Fixierung reponierter Frakturen erwähnt wird.

Kley empfahl bei der Versorgung ein Vorgehen von innen nach außen, das heißt zuerst Sanierung der Basis und der Nebenhöhlen, dann Behandlung des Auges und abschließend die kieferorthopädischen bzw. kieferchirurgischen Maßnahmen.

In seinem Referat über die „rhinochirurgischen Aufgaben bei der Chirurgie des an die Schädelbasis angrenzenden Gesichtsschädels" zeigte Boenninghaus 1974 [1] die Möglichkeit eines anderen Vorgehens auf, nämlich von caudal nach cranial, zuerst Stabilisierung der Kiefer- und anschließend Versorgung der Nebenhöhlen auf der Basis, eine Reihenfolge, die sich heute wohl allgemein durchgesetzt hat. Allerdings sah Boenninghaus die Aufgabenverteilung so, daß der Rhinochirurg nur die Basis und die Nebenhöhlen sanieren solle, der Kieferchirurg aber das frakturierte Mittelgesicht zu reponieren und zu fixieren habe. Einer Zuständigkeitsverteilung in dieser Form können wir in der heutigen Situation sicherlich keineswegs zustimmen.

Einen großen Fortschritt stellte die 1973 von Michelet in die Behandlung von Mittelgesichtsfrakturen eingeführte Miniplattenosteosynthese dar [9], die später von Champy und anderen modifiziert wurde [2, 4, 8].

Im deutschsprachigen HNO-Bereich wurde die Miniplattenosteosynthese 1977 von Weerda vorgestellt, der 1987 in einem Hauptvortrag über seine Erfahrungen mit Miniplatten im Gesichtsbereich berichtete [28, 29].

Die Versorgung des verletzten Gesichtsschädels stellt also eine Tradition unseres Faches dar, die es zu wahren gilt.

Anhand des Krankengutes der Marburger Klinik soll im folgenden über den aktuellen Stand der Diagnostik und Therapie von Gesichtsschädelfrakturen berichtet werden.

Von 1973 bis 1990 wurden in der Marburger Universitäts-Hals-Nasen-Ohren-Klinik 2248 Gesichtsschädelfrakturen operativ behandelt. Darunter befanden sich 1313 isolierte Nasengerüstfrakturen. Der Anteil der Nasengerüstfrakturen von 58,4% ist repräsentativ für ein rhinologisches Krankengut. In kieferchirurgischen Statistiken beträgt der Anteil isolierter Unterkieferfrakturen bis zu 77% aller Gesichtsschädelfrakturen [25].

Sowohl bei den Nasengerüstfrakturen (♂ : ♀ = 3 : 1) als auch bei den übrigen Gesichtsschädelfrakturen (♂ : ♀ = 5 : 1) überwiegen bei weitem die Männer. Der Altersgipfel liegt bei beiden Verletzungsarten zwischen dem 10. und 30. Lebensjahr.

Während die meisten Nasengerüstfrakturen beim Sport und durch Tätlichkeiten entstehen, ist der Verkehrsunfall mit Abstand die häufigste Ursache für die übrigen Gesichtsschädelfrakturen (Tabelle 1). Die schweren kombinierten Frakturtypen sind erwartungsgemäß fast ausschließlich bedingt durch Verkehrsunfälle, wogegen die umschriebenen Verletzungen häufiger durch Sportunfälle oder Tätlichkeiten verursacht werden. Interessant zu erwähnen ist die Tatsache, daß sich 63% aller Sportunfälle mit Gesichtsschädelfrak-

Tabelle 1. Ursachen der isolierten Nasengerüstfrakturen (n = 1313) und der übrigen Gesichtsschädelfrakturen (n = 935)

	Isol. Nasengerüstfrakturen	Sonst. Gesichtsschädelfrakturen
Verkehrsunfälle	13.1%	44,8%
Sportunfälle	28,5%	13,3%
Tätlichkeiten	27,1%	12,4%
Arbeitsunfälle	5,8%	9,6%
Häusl. Unfälle	8,0%	11,8%
Stürze, sonstige	17,5%	2,1%

turen beim Fußballspielen ereigneten. Vergleichbare Zahlen aus anderen europäischen Ländern zeigen sehr unterschiedliche Anteile: England: 21% [5], Finnland: 29% [16], Österreich: 41% [26], Italien: 80% [10].

Bei dem Versuch, die Gesichtsschädelfrakturen einem der klassischen Schemata zuzuordnen, z. B. Le Fort oder Waßmund [7, 27], zeigte sich, daß die heute auftretenden Gewalteinwirkungen und Unfallmechanismen nicht zu vergleichen sind mit den beispielsweise von Le Fort durch Aufschlagen auf Leichenschädel erzeugten Verletzungen.

Die Durchsicht des eigenen Krankengutes mit Auswertung aller Röntgenbefunde und OP-Berichte erbrachte eine eigene Klassifizierung [20], bei der wir das Gesicht in drei Etagen einteilen, wobei Verletzungen des mittleren Drittels engste Beziehungen zum oberen, aber nur geringe zum unteren haben. In Anlehnung an Pape [11, 12] unterscheiden wir in der mittleren Etage zwischen den zentralen und lateralen Mittelgesichtsanteilen (Abb. 1). Verletzungen des lateralen Mittelgesichtes sind mit zwei Drittel aller Gesichtsschädelfrakturen die häufigsten (Tabelle 2).

Sowohl im lateralen als auch im zentralen Mittelgesicht finden wir umschriebene Frakturen einzelner Knochen und auch komplexere Verletzungen. Zu den umschriebenen Frakturen des lateralen Mittelgesichtes gehören die relativ seltenen isolierten Frakturen des Jochbogens und der fazialen Kieferhöhlenwand sowie die etwas häufigeren isolierten Orbitabodenfrakturen.

Bei stärkeren einseitigen Gewalteinwirkungen treten die komplexen lateralen Mittelgesichtsfrakturen auf, bei denen wir je nach Ausdehnung drei Schweregrade unterscheiden. Ist die Verletzung auf den Jochbeinkomplex beschränkt, so sprechen wir vom Grad 1. Grad 2 weist zusätzlich noch eine Beteiligung des Oberkiefers mit ausgedehnter Zertrümmerung der fazialen Kieferhöhlenwand auf.

Werden außerdem noch die Nasenpyramide, der Stirnfortsatz des Oberkiefers oder gar die Stirnhöhle mit in die Verletzung einbezogen, sprechen wir von einem Grad 3.

Die isolierte Fraktur des knöchernen Nasengerüstes stellt die einfachste Form einer zentralen Mittelgesichtsfraktur dar. Die Nasengerüstfraktur ist nicht nur die häufigste Gesichtsschädelfraktur überhaupt, sondern auch die am häufigsten schlecht behandelte Verletzung. Der Versorgung dieser scheinbaren Bagatelle wird häufig nicht genügend Sorgfalt gewidmet, so daß viele Patienten mit unzureichend reponierten Nasen herumlaufen und später eine Rhinoplastik wünschen.

Je nachdem aus welcher Richtung und in welcher Stärke die Gewalt auf die Nasenpyramide einwirkt, treten unterschiedliche Typen von Frakturen auf [19] (Tabelle 2). Trifft die Gewalt die Nase in sagittaler Richtung, sehen wir die „frontale Impression" mit

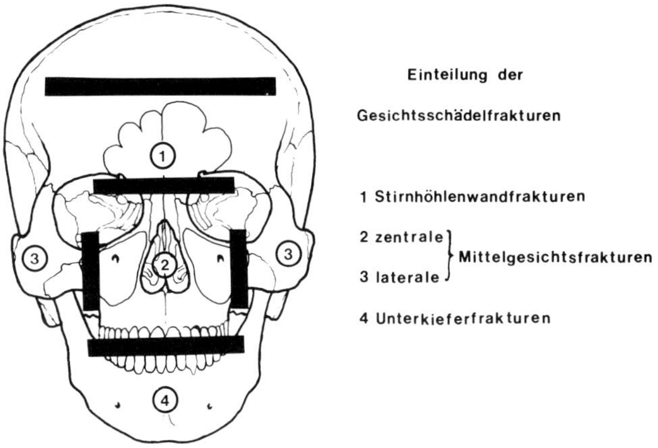

Abb. 1. Einteilung des Gesichtsschädels in drei Etagen, wobei die mittlere Etage in ein zentrales und ein laterales Mittelgesicht eingeteilt wird

Septumverletzung, die bei Kindern mehr als „openbook"-Typ beobachtet wird. Nach seitlicher Gewalteinwirkung entsteht die Seitenwandimpression mit intakt gebliebenem Septum. Bei stärkerer seitlicher Gewalteinwirkung wird der gesamte Nasenrücken zur Seite verlagert, so daß bei dieser häufigen Pyramidendislokation die Fragmente auf der einen Seite auseinandergesprengt, auf der anderen Seite ineinandergestaucht werden. Viel seltener sind die völlig irregulären Trümmerbrüche.

Um die Nase als prominentesten Punkt im Mittelgesicht können sich konzentrisch weitere Verletzungen verschiedenen Ausmaßes gruppieren, dies sind die zentralen Mittelgesichtsfrakturen verschiedenen Schweregrades (Tabelle 2).

Tabelle 2. Klassifizierung der in der Marburger Univ.-HNO-Klinik operativ behandelten Gesichtsschädelfrakturen (1973–1990) (n = 2248)

Isolierte Nasengerüstfrakturen (n_1 = 1313)	58,4%
Übrige Gesichtsschädelfrakturen (n_2 = 935)	41,6%
Isolierte Nasengerüstfrakturen	
Frontale Impression	18,5%
Seitenwandimpression	24,1%
Pyramidendislokation	53,0%
Irreguläre Trümmerbrüche	4,4%
Übrige Gesichtsschädelfrakturen	
Isolierte Jochbogenfrakturen	3,7%
Isolierte Kieferhöhlenwandfrakturen	1,8%
Isolierte Orbitabodenfrakturen	13,6%
Laterale Mittelgesichtsfraktur Gr. 1	13,9%
Laterale Mittelgesichtsfraktur Gr. 2	25,6%
Laterale Mittelgesichtsfraktur Gr. 3	7,7%
Zentrale Mittelgesichtsfraktur Gr. 1	6,6%
Zentrale Mittelgesichtsfraktur Gr. 2	4,9%
Zentrale Mittelgesichtsfraktur Gr. 3	9,2%
Isolierte Stirnhöhlenfrakturen	11,4%
Unterkieferfrakturen	0,7%
Nicht klassifizierte	0,9%

Grad 1 besteht aus einer Impression der Nasenpyramide mit Glabellaabriß und Beteiligung der Fronto-orbito-ethmoidalregion.

Sind die Oberkiefer meist durch Frakturen der Orbitaunterkante sowie der Processus frontales mitbetroffen, so sprechen wir vom Grad 2.

Beim ausgedehntesten Verletzungstyp ist das Mittelgesicht bis zum Alveolarkamm und in die Stirnregion hinein geborsten. Zusätzlich finden wir ein Übergreifen auf das laterale Mittelgesicht mit Sprengung der Sutura-zygmatico-frontalis, wobei ein kompletter Abriß des Neurokraniums vom Splanchnokranium vorliegen kann.

Zusätzliche Frakturen der Stirnhöhlenwände traten bei 46% der zentralen Mittelgesichtsfrakturen auf.

Isolierte Frakturen der Stirnhöhlenwände, meist der Vorderwand, in mehr oder weniger ausgedehnter Form als Verletzung der oberen Gesichtsetage, sahen wir in 11,4% unseres Krankengutes.

Eine Mitverletzung der Schädelbasis fanden wir in 14,6% unserer Gesichtsschädelfrakturen. Die Rhinobasisfrakturen traten nur bei bestimmten Typen von Gesichtsschädelfrakturen und da jeweils zu einem unterschiedlichen Anteil auf. Bei isolierten Stirnhöhlenwandfrakturen war die Schädelbasis in 34,6% mit gebrochen. Die zentralen Mittelgesichtsfrakturen zeigten mit 42,2% einen noch höheren Anteil an Mitbeteiligung der Rhinobasis.

Auch die Otobasis kann bei Gesichtsschädelfrakturen mitbetroffen sein, wir beobachteten diese Verletzung in 3,6% der komplexeren lateralen Mittelgesichtsfrakturen.

In der Diagnostik von Gesichtsschädelfrakturen spielen neben der klinischen Untersuchung eigentlich nur noch radiologische Methoden eine maßgebliche Rolle. Neben den konventionellen Röntgenmethoden,

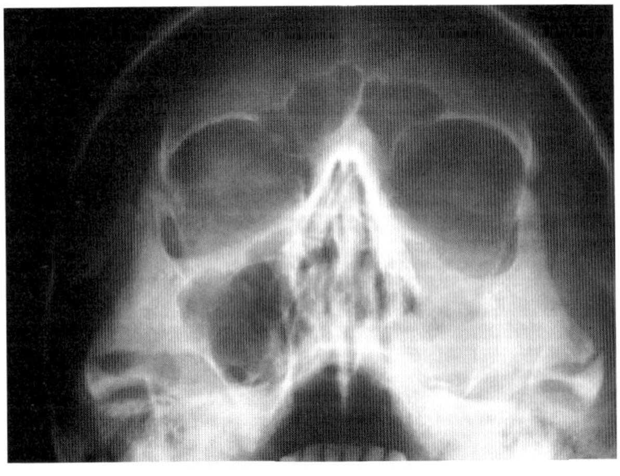

Abb. 2. Laterale Mittelgesichtsfraktur links, dargestellt auf einer Nasennebenhöhlen-Übersichtsaufnahme in okzipito-dentaler Projektion

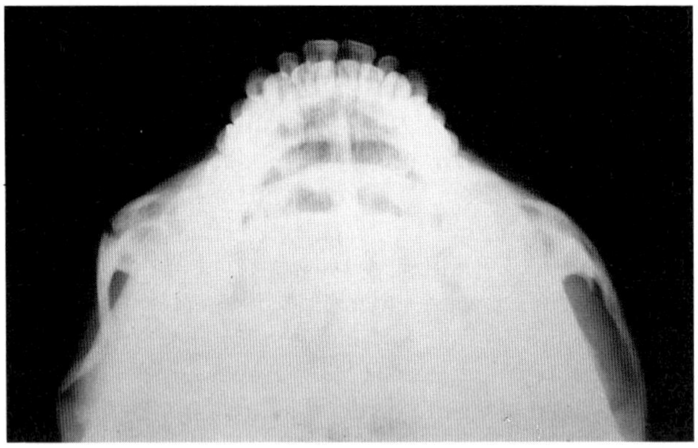

Abb. 3. Isolierte Jochbogenfraktur, dargestellt auf einer axialen Schädelaufnahme (Henkeltopf-Aufnahme)

einschließlich Schichtaufnahmen und Orthopantomographie [21], steht uns die Computertomographie zur Verfügung, die durch ihr hohes Kontrastauflösungsvermögen neben der Darstellung des Knochens auch eine Weichteildifferenzierung ermöglicht. Die axiale Schichtebene des CT eröffnete uns zudem neue Perspektiven der räumlichen Betrachtung.

Neben dem CT hat aber die konventionelle Tomographie wegen ihres ausgezeichneten räumlichen Auflösungsvermögens und ihrer besseren Verfügbarkeit durchaus ihre Bedeutung behalten, da sie auch zeit- und kostensparend ist.

Umschriebene Frakturen lassen sich meist mit Übersichtsaufnahmen oder Spezialprojektionen ausreichend darstellen, wie beispielsweise eine laterale Mittelgesichtsfraktur in okzipito-dentaler Projektion (Abb. 2) oder eine Jochbogenfraktur im axialen Strahlengang (Abb. 3).

Frakturen der knöchernen Nase werden üblicherweise in einer seitlichen Aufnahme dargestellt. Die Durchsicht unseres Krankengutes ergab, daß 30% der Frakturen in diesem Strahlengang nicht gänzlich erfaßt werden, dies gilt besonders für die Seitenwandimpression, die das Nasenprofil nicht verändert. Wir fertigen deshalb immer Aufnahmen in zwei Ebenen an, wobei die zweite Aufnahme eine überkippte Aufnahme ist, bei der der Strahlengang parallel zum Nasenrücken verläuft, also individuell eingestellt werden muß [19]. Hierauf lassen sich Veränderungen der seitlichen Nasenwand gut erkennen (Abb. 4).

Isolierte Orbitabodenfrakturen lassen sich auf den Nebenhöhlenübersichtsaufnahmen meist nur durch indirekten Nachweis erfassen, wie durch den hängenden Tropfen oder eine Spiegelbildung in der gleichseitigen Kieferhöhle. Bei einem Drittel unserer operierten Fälle sahen wir auf den Übersichtsaufnahmen keinen pathologischen Befund [18]. Deshalb sind wir hier auf die konventionellen Tomographien angewiesen, die

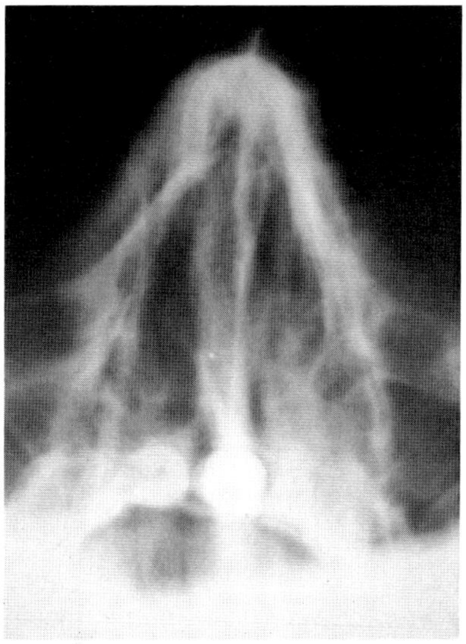

Abb. 4

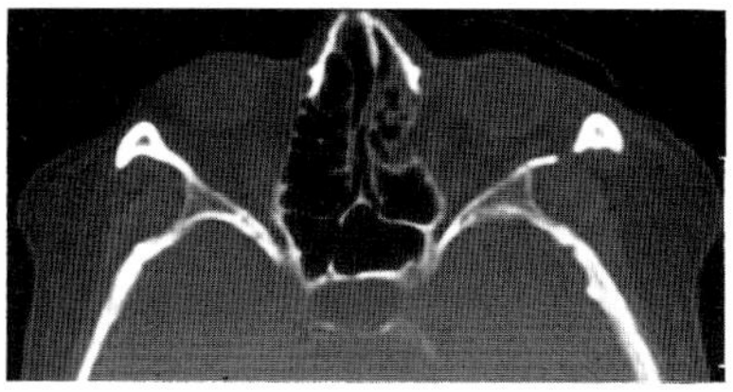

Abb. 5

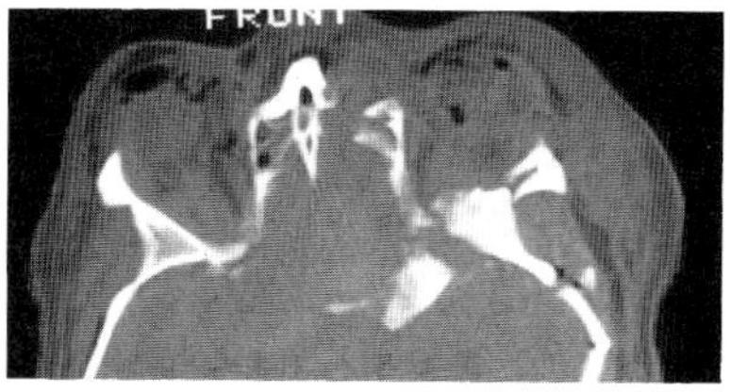

Abb. 6

Abb. 4. Impression der rechten lateralen Nasenwand (axiale Nasenaufnahme)

Abb. 5. Schädel-CT bei einer ausgeprägten, lateralen Mittelgesichtsfraktur mit Verletzung der Lamina papyracea und Einklemmung von Orbitaweichteilen

Abb. 6. Ausgedehnte zentrale Mittelgesichtsfraktur mit erheblicher Weichteilschwellung und Luftemphysem

dann die dislozierten Orbitabodenanteile gut darstellen.

Während Orbitabodenfrakturen computertomographisch in den bei Frischverletzten meist nur möglichen axialen Schichten schlecht zur Darstellung kommen, lassen sich Frakturen der seitlichen Orbitawände und der Orbitaspitze im CT gut erkennen wie beispielsweise eine Verletzung der Lamina papyracea mit Einklemmung von Orbitaweichteilen (Abb. 5).

Kombinierte ausgedehnte Frakturen des Mittelgesichtes werden mit konventioneller Röntgentechnik in ihrem ganzen Ausmaß nicht voll erfaßt. Das CT dagegen stellt überlegen die in die Tiefe des Gesichtsschädels reichenden Frakturen, die Komplexität der Dislokation und die Beteiligung der Weichteile wie Hämatom, Emphysem etc. dar (Abb. 6).

Verletzungen der Stirnhöhlenvorder- und -hinterwand sind ebenfalls eine Domäne der Computertomographie. Mit der Hochauflösungstechnik lassen sich auch kleinste Frakturlinien aufdecken. Gelegentlich erhält man Hinweise auf einen Basisdefekt auch nur durch den Nachweis intrakranieller Luft (Abb. 7).

Bei Schädel-Hirn-Verletzten wird gegenwärtig fast routinemäßig ein CT zum Ausschluß endokranieller Läsionen durchgeführt. Bei klinischem Verdacht auf Beteiligung des Gesichtsschädels oder der Rhinobasis sollte vorher in jedem Falle die „high-resolution"-Untersuchung unter Einbezug des Gesichtsschädels geplant und durchgeführt werden, um den Patienten später zusätzliche Röntgenuntersuchungen und nochmalige CT zu ersparen. Um dies indizieren zu können, ist es aber erforderlich, daß ein in der Traumatologie erfahrener Rhinologe von Anfang an in die Planung mit einbezogen wird.

Weiterentwicklungen der Computer-Software ermöglichten in den letzten Jahren dreidimensionale Rekonstruktionen des Schädels sowie Ansichten aus ver-

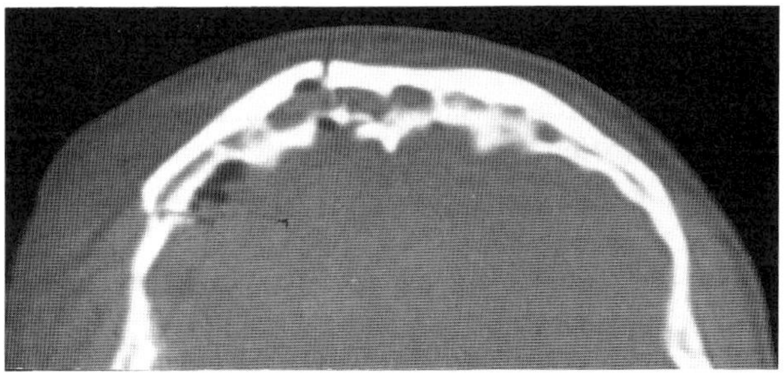

Abb. 7. Hochauflösungsschädel-CT mit Fraktur der Stirnhöhlenvorder- und -hinterwand und endokranieller Luftansammlung als indirektes Zeichen der Basisfraktur

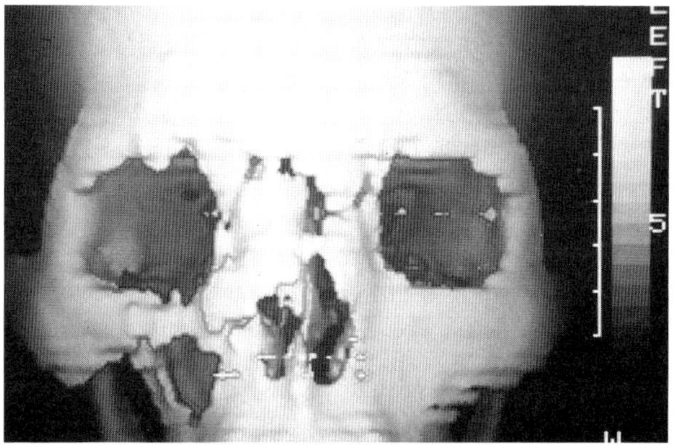

Abb. 8. 3-D-CT bei einer ausgedehnten zentralen Mittelgesichtsfraktur

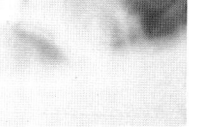

schiedenen Perspektiven, die dem Operateur ein plastischeres Bild von der Läsion geben (Abb. 8).

Da der rechnerische Rekonstruktionsvorgang zeitlich relativ aufwendig ist, ist die 3-D-Computertomographie weniger für Notfälle als für planbare größere Rekonstruktionen geeignet.

Die Behandlung der Gesichtsschädelfrakturen wird durch den Typ und das Ausmaß der Fraktur bestimmt. Isolierte Jochbogenfrakturen lassen sich leicht von temporal oder vom Mundvorhof reponieren oder transkutan mit einem Einzinkerhaken. Eine Fixierung ist nur in Ausnahmefällen erforderlich, da der Muskelfortsatz des Unterkiefers den reponierten Bruch in Position hält.

Zur Indikation des operativen Vorgehens bei isolierten Orbitabodenfrakturen bestehen stark divergierende Meinungen, die von abwartend konservativer Behandlung bis zur Operation in jedem Falle reichen [13, 17, 24].

Wir sehen die Indikation zur Orbitabodenrevision dann, wenn sich röntgenologisch eindeutig eine dislozierte Fraktur darstellt, bei auffälligem Enophthalmus, infraorbitalen Sensibilitätsstörungen oder wenn im physiologischen Blickfeldbereich synoptometrisch Vertikaldivergenzen von über 2 ° nachweisbar sind und somit subjektiv Doppelbilder gesehen werden [18]. Als Zugang bevorzugen wir den Subziliarschnitt, da er kosmetisch dem Orbitarandschnitt deutlich überlegen ist und nicht die Gefahr eines persistierenden Lidödems mit sich bringt. Gegenüber dem transkonjunktivalen Zugang bietet der Subziliarschnitt eine bessere Übersicht und ist wegen der fast unsichtbaren Narben kosmetisch ebenso unauffällig. Ein primäres transmaxilläres Vorgehen, wie von anderen Autoren beschrieben [22], halten wir für obsolet.

Nach Lösen der Inkarzerationen des periorbitalen Gewebes (nur selten sind die caudalen Augenmuskeln selbst eingeklemmt) genügt bei den „trap-door"-Frakturtypen häufig die Reposition der in die Kieferhöhle verlagerten Knochenlamelle mit Verkeilung. Bei Trümmerfrakturen mit Defekten müssen diese überbrückt werden, wofür Septumknorpel oder Knochen, Conchaknorpel, lyophilisierte Dura- oder Faszienstücke verwendet werden können. In letzter Zeit haben wir auch gute Erfahrung mit der Verwendung von PDS-Folien gemacht. In allen unseren Fällen konnte auf diese Weise eine stabile Rekonstruktion des Orbitabodens erreicht werden, so daß wir für die Anwendung der häufig empfohlenen Antralballons auch bei komplexeren Frakturen keine Indikation sehen.

Laterale Mittelgesichtsfrakturen mit Dislokation des gesamten Jochbeinkomplexes bedürfen einer Fixierung nach Reposition, da durch den Muskelzug des Masseter eine Redislokation zu befürchten ist. Eine alleinige perkutane Jochbeinreposition mittels Einzinkerhakens in der Hoffnung auf stabile Heilung des Bruches sollte heute nicht mehr angewandt werden, da es höchst unwahrscheinlich ist, drei knöcherne Fortsätze ohne Sichtkontrolle exakt zu reponieren.

Bis zur Einführung der Miniplattenosteosynthese waren wir auf die Fixierung mit Drahtnähten angewiesen. Da einfache Drahtnähte nur in einer Dimension fixieren können und zwei Freiheitsgrade der Bewegung offen bleiben, mußte an drei Stellen fixiert werden, um ausreichende Stabilität zu erreichen. Dies geschah in der Regel an der gesprengten Sutura zygmatico frontalis, an der Orbitaunterkante sowie an der Crista zygomatico alveolaris. Absolute Immobilisation, insbesondere gegenüber Dreh- und Scherkräften konnte hiermit jedoch nicht erreicht werden.

Durch Anwendung der Miniplattenosteosynthese kann mit einer Platte eine dreidimensionale Stabilisierung erreicht werden. Nach exakter Reposition wird die Platte im Normalfalle im Bereich der Sutura zygmaticofrontalis angebracht (Abb. 9). Ist der Jochbeinkomplex an der lateralen Orbita stabil fixiert, reichen bei ausgedehnteren Verletzungen zur Rekonstruktion der Kieferhöhlenvorderwand und der unteren Orbitakante meist Drahtnähte aus. Osteosyntheseplatten am Orbitaunterrand vermeiden wir möglichst, da sie hier direkt unter der dünnen Lidhaut gelegen sind und als störend empfunden werden. Die nochmalige Eröffnung des Subziliarschnittes zur Plattenentfernung bringt zumal die Gefahr eines Ektropions oder einer auffälligeren Narbe mit sich.

Für die Miniplattenosteosynthese im Gesichtsbereich stehen uns unterschiedliche Systeme und Plattenformen zur Verfügung. Kompressionsplatten halten wir, wenn überhaupt, nur für den Unterkieferbereich für indiziert. Ansonsten verwenden wir ausschließlich

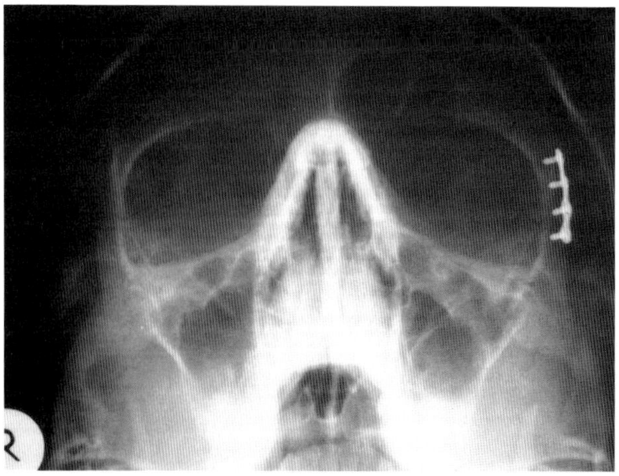

Abb. 9. Zustand nach Reposition einer lateralen Mittelgesichtsfraktur links und Fixierung mittels einer Vierloch-Miniosteosyntheseplatte im Bereich der lateralen Orbita

Adaptationsplatten, die sich leicht über Kante und Fläche biegen lassen und so besser den Konturen des Gesichtsschädels anzupassen sind.

Die in neuerer Zeit erhältlichen Titanplattensysteme zeichnen sich durch geringere Gewebereaktion aus.

Bei den isolierten Frakturen des Nasengerüstes ist in der Regel keine Osteosynthese erforderlich. Allerdings muß die Reposition nach Kenntnis der Dislokationsrichtung ebenso sorgsam erfolgen, wie bei den anderen Frakturtypen. In Ausnahmefällen kann das Nasengerüst bei offenen Trümmerfrakturen gedrahtet werden.

Auch bei den zentralen Mittelgesichtsfrakturen Grad 1, den reinen Naso-Orbital-Frakturen, sind Drahtnähte zur Rekonstruktion ausreichend, da hier noch keine größeren Zugkräfte wirksam sind. Im Naso-Orbital-Bereich ist auf genaueste Reposition der Fragmente mit Fixierung der Lidbändchen zu achten, um dem gefürchteten posttraumatischen Telekanthus vorzubeugen, wie Richter dies eindrucksvoll gezeigt hat [14, 15].

Im Gegensatz hierzu stehen die komplexeren Mittelgesichtsfrakturen, in deren Behandlung die Miniplattenosteosynthese für den Patienten sicherlich die größten Vorteile mitbrachte.

Während die Verletzten in der Zeit davor mit externen Fixateuren, Drahtosteosynthesen mit Kieferaufhängung, wochenlanger Kieferimmobilisation durch Schienung mit intermaxillärer Verschnürung behandelt werden mußten, erlauben die Miniplatten nun eine funktionsstabile Osteosynthese, wodurch den Patienten eine wochenlange Kieferverschnürung erspart bleibt, was nebenbei zu einer drastischen Verkürzung der Hospitalisation führt.

Zum anatomiegerechten Wiederaufbau des Mittelgesichtes mit folgender Plattenosteosynthese ist ein breites Freilegen der Frakturen erforderlich. Hierfür stehen uns hauptsächlich folgende bewährte Zugänge zur Verfügung, wenn der Zugang durch begleitende Weichteilverletzungen nicht ohnehin schon vorgegeben ist: intraorale, vestibuläre Schnittführung am Ober- und Unterkiefer, lateraler Augenbrauenschnitt, Killian-Schnitt und Subziliarschnitt. Als sehr vorteilhaft mit gutem kosmetischem Resultat erweist sich der Bügelschnitt nach Unterberger, der bei der Rekonstruktion ausgedehnter Mittelgesichtsfrakturen Verwendung findet. Hiermit kann die gesamte Nasofrontalregion mit Orbitadach und lateraler Orbita übersichtlich dargestellt und auch die Basis revidiert werden.

Bei der Versorgung komplexer zentraler Mittelgesichtsfrakturen gehen wir von caudal nach cranial vor. Nach Anlegen von Zahnschienen erfolgt die Einstellung der Okklusion durch anatomiegerechte Reposition der Oberkiefer mit anschließender intermaxillärer

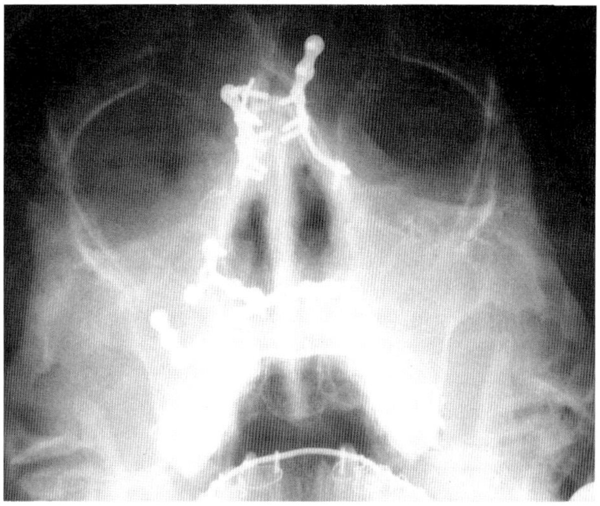

Abb. 10. Zustand nach Versorgung einer zentralen Mittelgesichtsfraktur mit Zahnschienen und mehrfachen Osteosyntheseplatten, insbesondere des medialen Gesichtsschädelpfeilers

Verschnürung. Nun können die Nebenhöhlen saniert werden, wobei wir darauf achten, möglichst viel der Schleimhaut erhalten zu können. Erst nach der Rekonstruktion der Orbita und Stabilisierung des lateralen und medialen Gesichtspfeilers erfolgt die Revision der Rhinobasis mit Versorgung eventueller Duraläsionen (Abb. 10).

Den Abschluß bildet dann der Wiederaufbau der Stirnhöhlenvorderwand. Da hier häufig multiple kleine bis kleinste Knochenfragmente vorliegen, ziehen wir hier Drahtnähte der Plattenosteosynthese vor [3] (Abb. 11).

Die intermaxilläre Verschnürung kann bei stabiler Rekonstruktion des Mittelgesichtes nach ca. vier postoperativen Tagen wieder geöffnet werden.

Zu der immer wiederkehrenden Frage, wann Drahtnaht, wann Plattenosteosynthese, hat sich bei

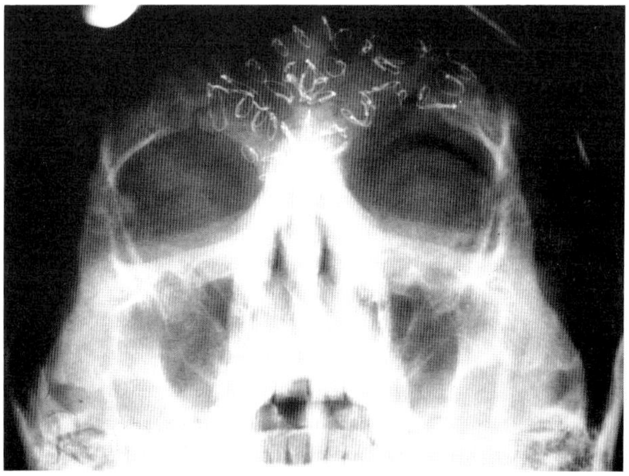

Abb. 11. Zustand nach Versorgung einer ausgedehnten Stirnhöhlenvorderwandfraktur mittels multipler Drahtosteosynthesenähten

uns folgende Indikationsstellung bewährt. Drahtosteosuturen verwenden wir an der Stirnhöhlenvorderwand, der fazialen Kieferhöhlenwand, der lateralen Nasenwand und der Orbitaunterkante.

Osteosyntheseplatten bringen wir an am Unterkiefer, am Alveolarfortsatz, am lateralen und medialen Gesichtsschädelpfeiler, also dort, wo die stärksten Zug-, Druck- und Scherkräfte auftreten. Die kombinierte Anwendung von Drahtnaht und Miniplatten je nach zu versorgender Region erscheint uns sinnvoller als die übertriebene ausschließliche Plattenosteosynthese.

Die Operation von komplexen Mittelgesichtsfrakturen mit Beteiligung der Rhinobasis sollte in einer Sitzung und von einem Operationsteam durchgeführt werden, um zu gewährleisten, daß Nebenhöhlensystem, Gesichtsschädel und Rhinobasis als eine funktionelle Einheit betrachtet und behandelt werden.

Plattenosteosynthese und das Anlagen von Zahnschienen sind Techniken, die von jedem Hals-Nasen-Ohren-Chirurgen erlernt werden können und zu seinem routinemäßigen Operationsrepertoire gehören sollten.

Die Tatsache, daß Patienten mit Gesichtsschädelfrakturen häufig zu ungünstigen Tages- bzw. Nachtzeiten zu versorgen sind, sollte kein Hinderungsgrund für uns sein, uns weiterhin mit diesen Verletzungen zu beschäftigen. Der zwar mühevolle, aber dankbare Wiederaufbau eines zertrümmerten Gesichtsschädels kann für den Kopf-Hals-Chirurgen ein willkommener Ausgleich für die leider immer häufiger notwendig werdende destruierende Tumor-Chirurgie sein.

Danksagung. Herrn Professor Dr. A. Lütcke, Leiter der Abteilung für Neuro-Radiologie am Medizinischen Zentrum für Nervenheilkunde der Philipps-Universität Marburg sei Dank gesagt für die freundliche Überlassung der computertomographischen Bilder.

Herrn A. Dietrich und Herrn W. Seiler sei gedankt für die Mithilfe bei der Auswertung des umfangreichen Krankengutes.

Literatur

1. Boenninghaus HG (1974) Rhinochirurgische Aufgaben bei der Chirurgie des an die Schädelbasis angrenzenden Gesichtsschädels. Archiv für Ohren-, Nasen- und Kehlkopfheilkunde 207:1–228
2. Champy M, Lodde JP, Muster D, Wilk A, Gastelo L (1977) Les ostéosynthèses par plaques visées miniaturisées en chirurgie faciale et cranienne. Ann Chir Plast 22:261–264
3. Glanz H, Schroeder HG, Kleinsasser O (1979) Sofortige Rekonstruktion der frakturierten Stirnhöhlenvorderwand Vorgehen und Verlaufskontrollen. Laryngol Rhinol 58:653–659
4. Härle F, Dücker J (1976) Miniplattenosteosynthese am Jochbein. Dt zahnärztl Z 31:91–94
5. Hill CM, Crosher RF, Mason DA (1985) Dental and facial injuries following sports accidents – a study of 130 patients. Br J Oral Maxillofac Surg 23:268–276
6. Kley W (1968) Die Unfallchirurgie der Schädelbasis und der pneumatischen Räume. Archiv für Ohren-, Nasen- und Kehlkopf-Heilkunde 191:1–216
7. Le Fort R (1901) Études experimentale sur les fractures de la mâchoire supérieure. Rev Chir (Paris) 23:208–227, 360–379, 479–507
8. Luhr HG (1979) Stabile Fixation von Oberkiefer-Mittelgesichtsfrakturen durch Mini-Kompressionsplatten. Dt zahnärztl Z 34:851–854
9. Michelet F, Deymes J, Dessus B (1973) Osteosynthesis with miniaturized screwed plates in maxillo-facial surgery. J Maxillofac Surg 1:79–84
10. Panzoni E, Clauser C, Giorgi B (1983) Fratture maxillo-facciali da sports: contributo clinico-statistico su 107 casi. Rivista Italiana di Stomatologia 12: 955–960
11. Pape K (1969) Die Frakturen des zentralen Mittelgesichtes und ihre Behandlung. In: Reichenbach E (Hrsg) Traumatologie im Kiefer-Gesichts-Bereich. Barth, München, S 313 ff.
12. Pape K (1969) Die Frakturen des lateralen Mittelgesichtes und ihre Behandlung. In: Reichenbach E (Hrsg) Traumatologie im Kiefer-Gesichtsbereich. Barth, München, S 345 ff.
13. Puttermann AM (1977) Nonsurgical management of blow-out fractures of the orbital floor. In: Brockhurst RJ, Bornchoff SA, Hutchinson BT, Lessell S (eds) Controversy in Ophthalmology. Saunders, Philadelphia, London, Toronto, pp 406–413
14. Richter W Ch, Georgi W, Collins N (1983) Das Trauma des interorbitalen Raumes, 1. Teil: Pathologie. HNO 31:145
15. Richter W Ch, Georgi W, Brunner FX (1983) Das Trauma des interorbitalen Raumes, 2. Teil: Therapie. HNO 31:303–310
16. Sane J, Lindqvist C, Kontio R (1988) Sports-related maxillofacial fractures in a hospital material. Int J Oral Maxillofac Surg 17:122–124
17. Schlöndorff G, Kaufmann H (1973) Diagnostik und Therapie der Orbitabodenfrakturen. Klin Mbl Augenheilk 162:760–766
18. Schroeder HG, Glanz H, Welge-Lüssen L (1978) Frakturen des Orbitabodens, Diagnose, Behandlung und synoptometrische Kontrollen. Laryngol Rhinol 57:1091–1096
19. Schroeder HG, Eichhorn T, Glanz H, Kleinsasser O (1981) Klassifikation von isolierten Frakturen des knöchernen Nasengerüstes. HNO 29:335–338
20. Schroeder HG, Glanz H, Kleinsasser O (1982) Klassifikation und 'Grading' von Gesichtsschädelfrakturen. HNO 30: 174–179
21. Schroeder HG, Bünger B (1989) Die Orthopantomographie und ihre Bedeutung für den Hals-Nasen-Ohren-Arzt. HNO 37: 496–500
22. Schwab W, Mang WL (1986) Traumatologie des Mittelgesichtes. HNO 34:1–10
23. Seiferth LB (1954) Die Unfallverletzungen der Nase, der Nasennebenhöhlen und der Basis der vorderen Schädelgrube. Archiv für Ohren-, Nasen- und Kehlkopf-Heilkunde 165:1–98
24. Smith B, Regan WF (1957) Blow-out fracture of the orbit. Am J Ophthal 44:733–739
25. Sonnenburg M, Härtel J (1985) Zur Epidemiologie der Gesichtsschädelfrakturen im Zeitraum 1945–1980. Zahn-, Mund- und Kieferheilkd 73:350–357
26. Strassl H, Riedl V, Moser K (1988) Sportabhängige Frakturen im Gesichtsschädelbereich in Österreich. Unfallchirurgie 14:308–310
27. Waßmund M (1927) Frakturen und Luxationen des Gesichtsschädels. H Meusser, Berlin
28. Weerda H (1977) Die Versorgung von Jochbein- und Orbitaringfrakturen mit der Miniplattenosteosynthese. Arch Otorhinolaryngol 217:245–246
29. Weerda H, Joos U (1987) Die Osteosynthese im Gesichtsbereich. Arch Otorhinolaryngol [Suppl II]:121–134

H.-G. Boenninghaus (Heidelberg): Sie haben in Ihrem Hauptvortrag eine mit Beifall bedachte Äußerung darüber gemacht, daß die Mittelgesichtsfrakturen und die dabei nötige therapeutische Versorgung möglichst in ohrenärztliche Hände statt in kieferchirurgische kommen sollten. Unser Präsident hat im Eröffnungsvortrag des Kongresses darüber Klage geführt, daß einige Kieferchirurgen Nasenbeinfrakturen, Nasenplastiken und Nebenhöhlenoperationen einschließlich Stirnhöhlenoperationen ausführen und wir das abwehren müssen. Wenn wir von einer Konfrontation mit den Kieferchirurgen zu einer Zusammenarbeit kommen wollen, wäre es sicher dienlich, wenn wir nicht versuchen würden, den Kieferchirurgen die von ihnen eingeführte Miniplattenosteosynthese der zentralen Mittelgesichtsfakturen streitig zu machen.

Ich glaube, es wäre klug, wenn wir erreichen könnten, daß Hals-Nasen-Ohren-Ärzte und Kieferchirurgen sich jeweils auf dem Gebiet betätigen würden, für die sie zuständig sind und die in der Ausbildungsordnung für sie vorgesehen sind. Bei den hier zur Frage stehenden Gesichtsschädelfrakturen und Schädelbasisfrakturen sollten sie zusammenarbeiten und gegebenenfalls den Patienten gemeinsam versorgen.

Th. Deitmer (Münster): Welchen zeitlichen Ablauf empfehlen Sie für die operative Versorgung? Auf welchem Wege legen Sie den Beatmungstubus bei einer notwendigen intermaxillären Verschnürung?

P. Federspil (Homburg): Welche Fälle sind allein durch eine klassische Tomographie abzuklären, in welchen Fällen ist auf die CT-Untersuchung nicht zu verzichten?

P. Tolsdorff (Bad Honnef): Ist Schrauben- und Plattenentfernung bei den heutigen Materialien noch notwendig. Wenn ja, wann? Warum nicht transkonjunktivaler Schnitt mit lateraler Kanthotonie? Die Schnittführung erlaubt eine breite, auch laterale Freilegung bei ausgezeichnetem kosmetischem Resultat.

B. Christoph (Magdeburg): Weshalb wird die Osteosynthese in der Reihenfolge Peripherie – zentralwärts (bzw. von unten nach oben), Revision der Schädelbasis und Versorgung der verletzten Dura zuletzt empfohlen? Nach unserer Erfahrung sollte die Versorgung der verletzten Dura, mit dem erforderlichen Zugang an den Anfang gestellt werden. Für den Zugang sind vorhandene *nicht versorgte* Frakturspalten gut zu nutzen.

H. Stierlen (München): Die Indikationsstellung zur operativen Versorgung einer isolierten Orbitabodenfraktur bei augenärztlichem unauffälligem Befund läßt sich erleichtern durch die Antroskopie der Kieferhöhle. Auch das Vorliegen einer Symptomatik des Trigeminus-Nerven ist eine Indikation zur operativen Revision.

W. Draf (Fulda): In wie vielen Fällen mit Schädelbasisbeteiligung lag eine Duraverletzung vor? Ist der transmaxilläre Zugang wirklich obsolet? Uns hat er sich für die Dekompression des N. infraorbitalis als einziger Weg bestens bewährt.

G. S. Godbersen (Kiel): Meiner Meinung nach wird die Nasenseptumplastik bei Nasenbeinfrakturen viel zu selten durchgeführt. Wann indizieren Sie die Septumplastik der Nasenbeinfrakturen?

H.-G. Schroeder (Schlußwort):
Zu Herrn Deitmer: Wir bemühen uns immer, den Zeitpunkt der operativen Versorgung so früh wie möglich zu legen. Die Erfahrung hat uns gelehrt, daß bei möglichst früher Versorgung die kosmetischen Resultate am besten sind, dies gilt insbesondere für die Weichteile. Die besten Resultate erhalten wir stets bei der Versorgung am Unfalltage. Ist wegen der Schwere der Verletzung oder wegen eines begleitenden Hirntraumas eine sofortige Versorgung nicht möglich, so muß die Frakturversorgung zu einem späteren Zeitpunkt erfolgen. Sind mehr als 10 bis 14 Tage nach dem Unfall vergangen, so lassen sich die Frakturen meist erst nach Reosteotomie wieder reponieren. Wenn die Patienten intermaxillär verschnürt werden müssen und gleichzeitig eine rhinobasale Fraktur vorliegt, so halten wir in diesen Fällen eine Tracheotomie für unumgänglich. Dies ist immerhin in über 40% der zentralen Mittelgesichtsfrakturen der Fall.

Zu Herrn Federspil: In all den Fällen, bei denen vom klinischen Bild her der Verdacht auf eine rhinobasale Fraktur oder eine Fraktur im Bereich der Stirnhöhle besteht sowie bei allen ausgedehnten zentralen Mittelgesichtsfrakturen können wir auf ein CT nicht verzichten. Bei Orbitabodenfrakturen ist eine konventionelle Tomographie immer ausreichend. Gelegentlich führen wir zur Diagnosesicherung auch bei lateralen Mittelgesichtsfrakturen eine konventionelle Tomographie durch, die dann auch ausreichende Informationen liefert.

Zu Herrn Tolsdorf: Im Normalfalle entfernen wir Schrauben und Platten nach ca. vier bis fünf Monaten. Bei den gewebeverträglicheren neuen Titansystemen soll sogar ganz auf die Metallentfernung verzichtet werden können. Wir sind dabei, dies zu untersuchen. Wie im vorangegangenen Vortrag bereits erwähnt, halten wir die Plattenosteosynthese bei lateralen Mittelgesichtsfrakturen der Drahtosteosynthese für deutlich überlegen, da durch alleinige Drahtosteosynthese keine stabile Frakturfixierung erreicht werden kann. Zur Frage des transkonjunktivalen Zuganges zum Orbitaboden haben wir die Erfahrung gemacht, daß eine ausreichende Übersicht nur erreicht werden kann, wenn gleichzeitig eine laterale Kanthotomie durchgeführt wird. Zudem ist beim transkonjunktivalen Zugang die Gefahr der Verletzung des Septum orbitale größer, so daß wir, wie schon erwähnt, den weniger gefährlichen, kosmetisch aber ebenso günstigen Subziliarschnitt bevorzugen.

Zu Herrn Christoph: Wir bevorzugen das Vorgehen von caudal nach cranial deshalb, weil wir der Meinung sind, daß nach Einstellung der Okklusion und intermaxillären Verschnürung zuerst das Mittelgesicht reponiert und fixiert werden muß. Hierbei sind gelegentlich erhebliche Kraftanwendungen erforderlich, die möglicherweise eine vorher angelegte Duraplastik erheblich gefährden und wieder undicht machen können. Aus diesem Grunde führen wir die Versorgung der Rhinobasis einschließlich der mitverletzten Dura erst dann durch, wenn das gesamte Mittelgesicht reponiert und stabil fixiert ist.

Zu Herrn Stierlen: Selbstverständlich haben Sie recht, daß zu den von mir genannten Indikationen zur Revision einer Orbitabodenfraktur noch die infraorbitale Sensibilitätsstörung genannt werden muß.

Zu Herrn Draf: Verletzungen der Dura, einschließlich Rhinoliquorrhoe, sahen wir nur in ca. einem Drittel aller Basisfrakturen. Ein primäres, transmaxilläres Vorgehen bei Orbitabodenfrakturen halten wir deshalb nicht für sinnvoll, da sich Einklemmungen von oben weitaus besser lösen lassen als von unten. Eine Reposition von der Kieferhöhle her wird ja auch erst dann möglich, wenn die inkarzerierten Orbitaweichteile gelöst sind. Deshalb halten wir ein Vorgehen von oben für unverzichtbar. Nur in ganz wenigen Ausnahmefällen mußten wir zusätzlich noch transmaxillär vorgehen.

Zu Herrn Godbersen: Bei Septumverletzungen im Rahmen von Frakturen des knöchernen Nasengerüstes führen wir die Versorgung des frakturierten Septums sofort, d. h. in einer Sitzung mit der Versorgung der äußeren Nase durch.

Trotz konsequenter Dekompression des Nervus infraorbitalis bei Frakturen in diesem Bereich mußten wir bei Langzeitnachuntersuchungen feststellen, daß 30% der Patienten langfristig noch unter infraorbitalen Sensibilitätsstörungen litten. Diese Anzahl ist unabhängig vom Schweregrad der Fraktur.

Tumoren Larynx-Hypopharynx

143. J. Lamprecht (Aachen): Kehlkopfkrebs – Disposition oder Exposition? Anhaltspunkte für die Beurteilung berufsbedingter Kehlkopfkrebse

Die Ätiologie des Kehlkopfkarzinoms ist zu komplex, als daß die Anschuldigung nur eines einzelnen Faktors berechtigt sein könnte. Der Rückblick auf klinische und experimentelle Untersuchungen zeigt, daß deutliche Hinweise auf eine exogene Entstehung des Kehlkopfkarzinoms (Rauchen, Beruf) bestehen. Umfangreiche eigene Untersuchungen zur Strömungsbeobachtung im Menschen, zum Niederschlagsverhalten von inhalierten Aerosolen an Probanden, zur Strömungsbeobachtung im transparenten Kehlkopfmodell sowie zur Beobachtung des Niederschlagsverhaltens im Kehlkopfmodell haben ergeben, daß der Hauptatemstrom zwar ungehindert durch die hintere Kommissur zieht; die deutliche Einschnürung des Atemstroms im Bereich der vorderen Kommissur verbunden mit der Umlenkung in einem hinten offenen stumpfen Winkel führt jedoch zu einem typischen Niederschlagsmuster auf den Oberflächen der Stimmlippen im vorderen Bereich, gefolgt von dem Winkel zwischen Taschenfalte und Kehldeckel und in deutlich geringerem Ausmaß auf den übrigen supraglottischen Strukturen. Der subglottische Raum ist primär frei von Ablagerungen. Es kommen demnach nicht nur die tieferen Luftwege für Berufskrebse in Betracht; auch die innere Schleimhautauskleidung des Kehlkopfes repräsentiert ein bedeutendes Zielorgan für den Kontakt inhalativ aufgenommener Karzinogene.

Ein Zusammenhang zwischen Beruf und Kehlkopfkarzinom kann mit Eindeutigkeit weder bejaht noch verneint werden. Zu berücksichtigen ist das Ausmaß der geforderten Wahrscheinlichkeit, wobei für eine Anzeige bei der Berufsgenossenschaft wegen des Verdachtes auf Vorliegen einer Berufskrankheit eine geringere Wahrscheinlichkeit verlangt wird als bei der Einschätzung im Rahmen einer Begutachtung; die Berufsgenossenschaft fragt nach der überwiegenden Wahrscheinlichkeit.

Für die Einschätzung beim Kehlkopfkarzinom wird das Vorgehen nach folgenden Beurteilungskriterien vorgeschlagen:

Die *typische Histologie* für den beruflich verursachten Tumor im Kehlkopf ist das Karzinom.

Die *typische Tumorlokalisation* nach inhalativer Aufnahme karzinogener Schadstoffe ist der Endolarynx, insbesondere die vorderen zwei Drittel der Glottis.

Die *karzinogene Potenz* des Inhalates muß erwiesen sein; die Existenz dieser Stoffe am Arbeitsplatz wird durch den Technischen Aufsichtsdienst der Berufsgenossenschaft vor Ort geklärt. Besondere Bedeutung kommt der Kombination von verschiedenen karzinogenen Schadstoffen zu, die als Gemisch in der Atemluft vorliegen und eine deutliche Erhöhung des Risikos bewirken können.

Die *Dauer der Exposition* beträgt meist mehr als 10 Jahre. Kürzere Expositionszeiten kommen jedoch gleichfalls in Betracht.

Die *Intensität der Exposition* läßt sich nur unter Berücksichtigung der Angaben des Technischen Aufsichtsdienstes in Verbindung mit den Angaben des Versicherten abschätzen. Die Anwendung von listenmäßigen Arbeitsplatzkonzentrationen erscheint bei der Beurteilung von Berufskrebsen zumindest problematisch. Wesentlich ist die Frage des individuellen Atemschutzes, die Frage nach dem Vorhandensein von Absauganlagen sowie die atmosphärischen Bedingungen am Arbeitsplatz: Hitze, Trockenheit und eine hohe stimmliche Belastung sind in der Lage, die Elimination der Schadstoffe aus dem Kehlkopf (sogenannte Clearance) zu behindern und damit die Verweildauer der Niederschläge auf der Schleimhaut zu erhöhen.

Die *Latenzzeit* sollte ebenfalls mehrere Jahre betragen. Die Latenzzeit wird ab Beginn, nicht ab dem Ende der Exposition gerechnet.

Der Beurteilung und Abwägung *außerberuflicher Risiken* kommt eine große Bedeutung zu. Gerade die Gewichtung der beruflichen und außerberuflichen Einwirkungen kann im Rahmen der Begutachtung entscheidenden Charakter bekommen. Die Erfahrung zeigt, daß beruflich exponierte Arbeiter häufig auch zu der Gruppe der Raucher zählen. Darüber hinaus ist damit zu rechnen, daß der Versicherte mit begründetem oder unbegründetem Anspruch auf Rente dazu neigt, das Ausmaß des Zigarettenkonsums herunterzuspielen und zu negieren. Aussagen aus der Zeit vor dem Auftreten des Kehlkopfkarzinoms, zum Beispiel anläßlich früherer Untersuchungen beim Hausarzt, bei Kuraufenthalten o. ä. erlangen hier einen größeren Wert als spätere Ausführungen des Versicherten.

Insgesamt ist die berufliche Exposition der außerberuflichen gegenüberzustellen und eine sorgfältige Abwägung vorzunehmen. Die Tatsache, daß der Versicherte während seines Lebens schon einmal geraucht hat, reicht allein nicht aus, einen Zusammenhang zwischen Beruf und Kehlkopfkrebs abzulehnen. Handelt es sich um einen starken Raucher bei geringfügiger beruflicher Exposition, ist der Zusammenhang zwischen Beruf und Karzinomentstehung als unwahrscheinlich einzuschätzen. Ist ein Nichtraucher einer erheblichen beruflichen Exposition ausgesetzt gewesen, wird die Anerkennung der Kehlkopfkarzinomerkrankung als berufsbedingt leichtfallen. In dem Bereich dazwischen wird die Gegenüberstellung der Dauer und Intensität der Exposition mit Dauer und Intensität des Zigarettenrauchens entweder ein deutliches Überwiegen eines Faktors ergeben und damit eine Empfehlung des Gutachters ermöglichen oder bei ausgeglichener Bilanz dazu führen, daß der Gutachter eine überwiegende Wahrscheinlichkeit der berufsbedingten Entstehung des Kehlkopfkrebses nicht feststellen kann.

In Zweifelsfällen sollte auch die Möglichkeit geprüft werden, durch Reihenuntersuchungen im betreffenden Betrieb unter sorgfältiger Berücksichtigung des Rauchverhaltens exponierte und nicht exponierte Arbeitnehmer daraufhin zu untersuchen, ob eine karzinogene Wirkung am Arbeitsplatz besteht. Es erscheint im übrigen fragwürdig, ob der Nachweis einer karzinogenen Wirkung einer Substanz (Beispiel: polyzyklische aromatische Kohlenwasserstoffe), für eine Berufsgruppe nachgewiesen, für eine weitere Berufsgruppe mit gleich hohem Aufwand (z. B. Kohortenstudie) erneut geführt werden muß.

Im Falle der überwiegenden Wahrscheinlichkeit der beruflichen Entstehung des Kehlkopfkrebses kommt eine Empfehlung der Anerkennung nach der entsprechenden Listennummer oder nach Paragraph 551 Absatz 2 RVO (sogenannte General- und Öffnungsklausel) in Betracht. Der Nachweis der gegenüber der übrigen Bevölkerung erheblich höheren Belastung muß *nicht* für die gesamte Berufsgruppe geführt werden. Eine derartige Gruppe kann auch sehr klein sein; bei besonderer Belastung mag auch eine Einzelperson einer Gruppe gleichgestellt werden.

K. Fendel (Solingen): Es ist eine Zunahme der supraglottischen Karzinome gegenüber den glottischen zu verzeichnen. Gibt es hier eine Erklärung? Disposition oder Exposition?

J. Lamprecht (Schlußwort):
Die Zunahme der Frequenz supraglottischer Karzinome läßt sich nicht mit Sicherheit erklären. Denkbar ist die Zunahme des Alkoholkonsums als Grund hierfür, wie übrigens auch für die Lokalisation des Karzinoms in Mundhöhle und Mundrachen.

144. D. Kleemann, J. Meißner (Rostock): Serumtestosteronuntersuchungen in Beziehung zu tumorbiologischen Daten des Larynxkarzinoms

Die Geschlechtsbevorzugung im Auftreten der Larynxkarzinome ist ein deutliches Argument für den Einfluß der Sexualhormone im Rahmen der multifaktoriellen Genese dieser Tumoren. Die vermuteten Zusammenhänge zwischen Geschlechtshormonhaushalt und Entstehung des Larynxkarzinoms sind zwar seit Jahrzehnten untersucht, aber dennoch nicht erwiesen. Arbeiten verschiedener Autoren führten bisher zu eher kontroversen Ergebnissen.

Von 33 männlichen Patienten mit einem endolaryngealen Karzinom und 26 Männern mit einer chronischen Laryngitis bestimmten wir den Gesamttestosterongehalt im Serum. Als Vergleichsgruppe untersuchten wir 10 alkoholabhängige Männer ohne Kehlkopferkrankung sowie 10 Männer ohne Zeichen einer Kehlkopferkrankung bzw. Alkoholkrankheit. Das Durchschnittsalter der Gruppen lag zwischen dem 50. und 55. Lebensjahr. Die Blutentnahme erfolgte generell prätherapeutisch und morgens zwischen 7 und 10 Uhr. Als Bestimmungsmethode diente ein Testosteron-RIA.

Sowohl für die Larynxkarzinompatienten als auch für die Laryngitispatienten stellten wir je 2 Subgruppierungen auf:

1. chronisch hyperplastische Laryngitis (n = 14),
2. chronische Laryngitis ohne Hyperplasie (n = 12),
3. Larynxkarzinom bei vorbestehender chronischer Laryngitis, eindeutige Anamnese bzw. histologisch gesichert (n = 14),
4. Larynxkarzinome ohne Laryngitisanamnese oder vorbestehende klinische Befunde (n = 19).

Die Gesamtgruppe der Patienten mit einer chronischen Laryngitis weist signifikant höhere Durchschnittswerte des Testosteronserumspiegels auf als die Gesamtgruppe der Karzinompatienten. Von der Kontrollgruppe unterscheiden sich beide nicht signifikant.

Betrachtet man allerdings die aufgestellten Subgruppen, so zeigen die Patienten mit einer chronisch hyperplastischen Laryngitis die signifikant höchsten Durchschnittswerte, gefolgt von den Patienten mit einem Karzinom nach chronischer Laryngitis. Signifikant unter den Werten der Kontrollgruppe liegen die Durchschnittswerte der Subgruppe „chronischer Laryngitis ohne Hyperplasie“ und deutlich am niedrigsten der Subgruppe „Karzinom ohne Anamnese“. Die Werte der G1-Tumor-Patienten liegen signifikant höher als die der G2/G3-Tumor-Patienten. Niedrigere Serumgesamttestosteronwerte finden sich bei Karzinompatienten mit einer fortgeschrittenen Tumorausbreitung (TNM-System). Die Altersverteilung aller von uns untersuchten larynxerkrankten Patienten zeigt in Beziehung zum Testosteronspiegel die natürliche Tendenz zu geringeren Werten im höheren Lebensalter. Alkoholkranke Karzinompatienten (nach einem psychologischen Screeningtest zur Alkoholabhängigkeit) weisen signifikant niedrigere Durchschnittswerte auf als die übrigen Karzinompatienten aber auch als die Kontrollgruppe alkoholkranker Männer ohne Larynxerkrankung.

Bei der Betrachtung unserer Teilergebnisse zeichnen sich Übereinstimmungen mit Erfahrungen anderer Autoren ab. Mit aller Vorsicht, auch aufgrund unseres zahlenmäßig noch eingeschränkten Patientengutes, möchten wir folgende Schlußfolgerungen formulieren:

1. Der Sexualhormonhaushalt spielt im Rahmen der multifaktoriellen Genese des Larynxkarzinoms und seiner Entwicklungsdynamik eine Rolle. 2. Es existieren mindestens zwei, eher mehr Möglichkeiten der hormonellen Beeinflussung der Entstehung bzw. des Wachstums von Larynxkarzinomen (zum einen ständig hohe Androgenwirkung, zum anderen Verminderung der androgenen Komponente im Sinne des männlichen „Klimakteriums"). 3. Eine enge Verbindung der Hormonwirkung mit verschiedenen kanzerogenen Faktoren ist für die Beeinflussung der Karzinomentstehung wahrscheinlich.

145. H. Maier, U. Gewelke, A. Dietz, H. Thamm et al. (Heidelberg/Mainz/Karlsruhe): Inhalative Exposition gegenüber Arbeitsstoffen und Kehlkopfkrebsrisiko

Neben Tabak und Alkohol gibt es eine Reihe anderer bislang unterschätzter Kausalfaktoren für Kehlkopfkrebs. Unter anderem sind hier eine Fehl- oder Mangelernährung, Virusinfektionen, endokrine Faktoren, eine genetische Praedisposition – dies ist von besonderem Interesse – die berufliche Exposition gegenüber Schadstoffen zu nennen.

Eine Reihe von beruflichen Tätigkeiten bzw. Arbeitsstoffen wurde weltweit in den letzten Jahrzehnten mit der Entstehung von Kehlkopfkrebs in Verbindung gebracht, ohne daß dies für die BK-Verordnung in der Bundesrepublik bislang nennenswerte Konsequenzen gehabt hätte.

Nicht zuletzt deshalb haben wir uns in der Heidelberger Kehlkopfkrebsstudie, die in Zusammenarbeit mit dem Hauptverband der gewerblichen Berufsgenossenschaften und dem Forschungsrat Rauchen und Gesundheit durchgeführt wurde, mit dieser Thematik auseinandergesetzt. Die Studie wurde als konsekutive Fall-Kontroll-Studie an 164 männlichen Patienten mit Plattenepithelkarzinomen des Kehlkopfes durchgeführt. Als Kontrollen dienten 656 zufällig ausgewählte männliche Patienten der HNO-Poliklinik und der Med. Poliklinik Heidelberg, bei denen keine Tumorerkrankung bekannt war, die vergleichbaren Alters waren und aus einem vergleichbar großen Wohnort stammten (1 : 4 matching design). Beruf und Exposition gegenüber Arbeitsstoffen wurden im Rahmen von Interviews auf der Basis eines von unserer Arbeitsgruppe entwickelten strukturierten Fragebogens ermittelt. Berücksichtigt wurden nur Arbeitsstoffe, mit denen die Befragten mindestens 1× wöchentlich über einen Zeitraum von wenigstens 10 Jahren Kontakt hatten. Die Auswertung der Daten erfolgte mit dem Statistikprogramm SAS am Institut für Statistik und mathematische Wirtschaftstheorie der Univ. Karlsruhe. Hinsichtlich einer Exposition gegenüber Metallen, Pflanzenschutzmitteln, Schweißdämpfen, Asbest, ionisierenden Strahlen und Farben oder Lacken fanden wir keine signifikanten Unterschiede zwischen Fällen und Kontrollen. Gegenüber Zement waren 20,2% der Tumorpatienten und 10,5% der Kontrollen exponiert. Gegenüber Holzstaub (allgemein) waren 12,6% der Tumorpatienten und 8,3% der Kontrollen exponiert. Auffällig war insbesondere der hohe Anteil fichtenholzstaubexponierter Tumorpatienten. Gegenüber Kohlen-/Teerprodukten waren 10% der Tumorpatienten und lediglich 3,2% der Kontrollen exponiert.

Welche Krebsrisikowerte errechnen sich aus diesen Daten? Das Kehlkopfkrebsrisiko war für Teer-/Kohleproduktexponierte um das ca. 2,8fache erhöht. Für Holzstaubexposition (allgemein) fanden wir ein um das ca. 2-fache erhöhtes Risiko, wobei dieser Wert in erster Linie durch eine Fichtenholzstaubexposition bedingt war. Und für Zementexponierte wurde ein um das 1,4fache erhöhtes Kehlkopfkrebsrisiko ermittelt. Natürlich handelt es sich bei der überwältigenden Mehrzahl der Krebspatienten um Raucher und Trinker. Was sind diese Zahlen nach statistischer Bereinigung möglicher Tabak- und Alkoholeffekte noch wert? Erwartungsgemäß sinken die Risiken etwas ab, bleiben aber dennoch erhöht, insbesondere für Fichtenholzstaub und Kohlen- und Teerprodukte (Tabelle 1).

Überraschende Aspekte ergeben sich, wenn man Glottiskarzinome und Supraglottiskarzinome getrennt betrachtet (Tabelle 2). Für Zement und Kohlen- und

Tabelle 1. Kehlkopfkrebsriskio bei Exposition gegenüber verschiedenen Arbeitsstoffen (adjustiert für Alkohol und Tabak)

Arbeitsstoff	Rel. Risiko	p-Wert	K.I.
Zement	1,18	0.1	0.9 – 1,4
Fichtenholzstaub	1,92	0,05	0,9 – 3,7
Kohlen-/Teerprodukte	2,67	0,02	1,1 – 6,1

Tabelle 2. Relatives Risiko, an einem glottischen bzw. supraglottischen Kehlkopfkarzinom zu erkranken bei Exposition gegenüber verschiedenen Arbeitstoffen

Arbeitsstoff	Rel. Risiko	p-Wert	K.I.
Glottiskarzinome			
Zement	1,26	0,58	0,5 – 2,9
Kohlen-/Teerprodukte	1,22	0,78	0,2 – 5,0
Fichtenholzstaub	3,18	0,03	1,1 – 9,0
Supraglottiskarzinome			
Zement	1,88	0,14	0,8 – 4,3
Kohlen-/Teerprodukte	6,11	0,005	1,7 – 21,5
Fichtenholzstaub	1,29	0,6	0,4 – 3,5

Teerprodukte fanden sich bezogen auf das Glottiskarzinom nur noch tendentiell erhöhte Risikowerte, die darüber hinaus statistisch nicht signifikant waren. Für Fichtenholzstaubexponierte hingegen war das Risiko, an einem Glottiskarzinom zu erkranken, um das 3,2fache erhöht. Betrachten wir die supraglottischen Karzinome, so fällt für Zement mit 1,9 ein deutlich höheres Risiko auf – wenngleich dieser Wert statistisch nicht signifikant war.

Für Fichtenholzstaub errechnete sich hier nur eine Tendenz zu einem erhöhten Risiko. Anders verhielt sich der Risikowert für eine chronische Exposition gegenüber Kohlen- und Teerprodukten: Das Risiko, an einem supraglottischen Karzinom zu erkranken, war um mehr als das 6fache erhöht. Die unterschiedlichen Risikowerte für supraglottische und glottische Karzinome sind unseres Erachtens am ehesten durch ein unterschiedliches intralaryngeales Sedimentationsverhalten der verschiedenen Schadstoffe, denen Arbeiter der betroffenen Berufssparten ausgesetzt sind, zu erklären.

Es ist nicht das erste Mal, daß diese 3 Arbeitsstoffe mit der Entstehung von Kehlkopfkrebs in Verbindung gebracht wurden. Verschiedene vorausgegangene Fall-Kontroll-Studien lieferten ähnliche Ergebnisse. Auf welche Art und Weise steigern diese Arbeitsstoffe das Kehlkopfkrebsrisiko?

Zement enthält geringe Mengen hexavalentes Chrom als ein anerkanntes Karzinogen. Zum anderen reagiert Zementstaub auf der Schleimhaut stark alkalisch (pH 12). Es kommt über eine chronische Reizung zu einer Schädigung der Schleimhaut, die dadurch in verstärktem Maße vulnerabel gegenüber der lokalen Einwirkung von Umweltkarzinogenen wird.

Auch hinsichtlich des Holzstaubes dürfte eine chronisch irritative Wirkung vorrangig zu diskutieren sein. Bemerkenswert ist, daß sich das erhöhte Krebsrisiko ausschließlich auf Fichtenholzstaub bezieht. Hier sind ähnlich wie bei der Zementstaubexposition noch viele Fragen offen.

Bei Kohlen-/ und Teerprodukten ist die Situation wesentlich eindeutiger. Ist es doch gerade der Steinkohlenteer, der von Pott über v. Volkmann bis zu Yamagiwa als eine der auffälligsten krebserzeugenden Substanzgemische erkannt wurde. Das im Steinkohleteer ebenso wie im Tabakteer vorkommende Benzo(a)pyren ist mehr oder weniger zu einer Symbolsubstanz für lokal wirkende Karzinogene geworden. Tatsächlich wurde in den letzten Jahren eine Anerkennung als Berufskrankheit immer wieder diskutiert.

Die vorliegende umfangreiche abgesicherte Studie hat ein signifikant erhöhtes Kehlkopfkrebsrisiko bei chronischer Exposition gegenüber Kohlen- und Teerprodukten ermittelt und erneut unterstrichen, wie berechtigt diese Diskussionen waren. Angesichts dieser Daten sollte man jedoch nicht mehr länger im Stadium der Diskussion stagnieren, sondern endlich Kehlkopfkrebs bei Exposition gegenüber Teerprodukten in die BKVO aufnehmen.

J. F. Herrmann (Groningen): Haben Sie Hinweise, wie die Inhalationskarzinogene angreifen? Ist das eigentlich aktive Karzinogen direkt oder indirekt als Stoffwechselprodukt wirksam?

H. Maier (Schlußwort):
Von einer systemischen Wirkung von Karzinogenen ist auch beim Kehlkopfkrebs auszugehen. Dies betrifft insbesondere die Interaktion zwischen Alkohol- und Nitrosaminstoffwechsel. So konnte nachgewiesen werden, daß durch chronischen Alkoholkonsum in der Schleimhaut Zytochrom P-450 II E1 indiziert wird, das unter anderem prokarzinogene, z. B. mit der Nahrung oder über Tabakprodukte in die Zirkulation gelangte Nitrosamine aktiviert.

146. U. Bockmühl, F. Bockmühl, G. Dominok, V. Dimmer et al. (Dresden/Cottbus): „Nucleolar Organizer Regions“ (NORs) beim Larynxkarzinom

Die „Nucleolar Organizer Regions“ (NORs) sind strukturell große DNA-Schleifen, welche die ribosomale RNA kodieren und auf den kurzen Armen der 5 akrozentrischen Chromosomen lokalisiert sind. Die NORs fungieren als zytochemische Marker für die ribosomale DNA und geben somit Informationen über die Transkription einer Zelle. Ihre Anzahl und Größe scheint mit der Proliferation, der Differenzierung oder aber auch mit der malignen Transformation von Zellen zusammenzuhängen.

In unseren bisherigen Untersuchungen an invasiven duktalen Mammakarzinomen fanden wir die Anzahl der NORs korreliert mit dem Lymphknotenstatus und der Prognose der Tumoren. Wir stellten uns die Frage, ob die NORs beim Larynxkarzinom eine ähnliche Bedeutung haben könnten. Die Abb. 1 und 2 verdeutlichen Unterschiede in der Anzahl und der Größe der NORs.

Deshalb untersuchten wir 30 Plattenepithelkarzinome von Patienten, die zwischen 1984 und 1987 im Klinikum Cottbus behandelt worden waren. Die postoperative Beobachtungsdauer betrug wenigstens 3 Jahre. Innerhalb dieser Zeit waren 10 Patienten an ihrem Karzinomleiden verstorben.

Von dem Tumormaterial wurden 4 µm dicke Gewebsschnitte hergestellt und mit einer speziellen Versilberungstechnik gefärbt. Mit Hilfe der halbautomatischen Mikroskopbildanalyse wurden die NORs von jeweils 100 Zellkernen pro Fall erfaßt. Neben der Zahl und der Größe der NORs wurden karyometrische Merkmale (Kernfläche, -radius, usw.) errechnet. Aus der Aufnahme entsprechend nach Feulgen gefärbter Präparate wurden zusätzlich DNA-Parameter (DNA-Mittelwert; DNA-Malignitätsgrad, 5cER und 2cDJ nach Böcking; DNA-Index nach Atkin; AUER-Typ) ermittelt. Weiterhin wurden das histopathologische Grading und die klinischen Daten der Patienten erfaßt.

Im Ergebnis stellten wir fest, daß fast alle Karzinome der verstorbenen Patienten deutlich mehr NORs pro Zellkern enthielten als die der Überlebenden. Bei

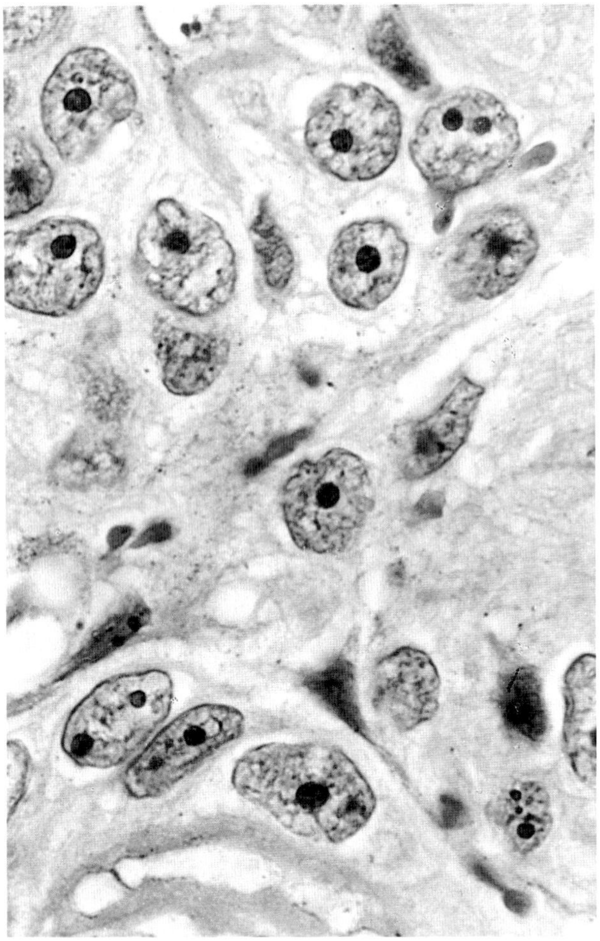

Abb. 1. Plattenepithelkarzinom des Larynx mit günstiger Prognose (postoperativ 3 Jahre überlebt). Versilberungstechnik nach Ploton et al. Wenige große NORs sichtbar. Vergrößerung: ×100, Ölimmersion

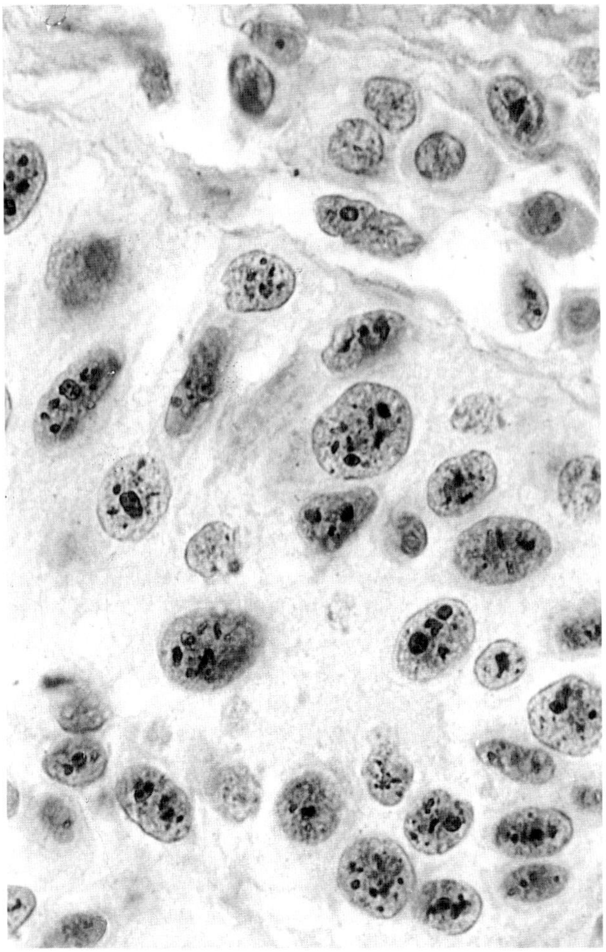

Abb. 2. Plattenepithelkarzinom des Larynx mit ungünstiger Prognose (innerhalb von 3 Jahren postoperativ am Karzinom verstorben). Versilberungstechnik nach Ploton et al. Viele kleinere NORs sichtbar. Vergrößerung: ×100, Ölimmersion

der multivariaten Auswertung mit der Diskriminanzanalyse wurde durch die Merkmalsreduktion die Anzahl der NORs als der trennfähigste Einzelparameter für die Unterscheidung der Patienten nach der Prognose gefunden ($p < 0{,}03\%$). Anhand der NOR-Zahl konnten 16 von 20 prognostisch günstigen Karzinomen und 9 von 10 Tumoren mit ungünstiger Prognose richtig klassifiziert werden. Ein Zusammenhang zwischen den NORs und den DNA-Parametern ließ sich nicht feststellen. Dagegen erwiesen sich die DNA-Parameter, besonders die 5c-Exceeding-Rate nach Böcking und der DNA Index nach Atkin mit dem T-Stadium der Karzinome korreliert ($p < 0{,}08\%$).

Aus diesen Ergebnissen läßt sich schlußfolgern, daß die „Nucleolar Organizer Regions" sowohl wie die DNA-Parameter unabhängige Marker für die Vorhersage der Prognose beim Larynxkarzinom sein könnten. In Anbetracht der geringen Fallzahlen möchten wir unsere Untersuchungen als eine Pilotstudie aufgefaßt wissen, die zu weiteren Forschungen auf diesem Gebiet, an einer größeren repräsentativen Population ermutigt.

147. T. Kimmich, O. Kleinsasser (Marburg): Benigne Keratome, eine besondere Form von Stimmlippentumoren

Hinter den Bezeichnungen „Keratose“ und „Leukoplakie“ verbirgt sich eine Vielzahl klinischer und histopathologischer Veränderungen. Verhornungen des Stimmlippenepithels können Folge einer Entzündung sein oder traumatisch reaktiv an der Oberfläche von gutartigen Stimmlippenveränderungen entstehen. Aber auch präkanzeröse Epithelveränderungen und Stimmlippenkarzinome weisen sehr häufig eine Hornoberfläche auf, weshalb man bei allen Verhornungen an den Stimmlippen vorerst den Verdacht auf einen malignen Prozeß haben sollte.

Anhand einer Serie von 61 Patienten wollen wir aus den verschiedenen pathologischen Prozessen, die durch eine oberflächliche Verhornung gekennzeichnet sind, eine Veränderung hervorheben, die wir als gutartiges Keratom bezeichnen. Es handelt sich hierbei um einen echten gutartigen Stimmlippentumor, der durch bestimmte klinische und histopathologische Merkmale von den entzündlichen und reaktiven Veränderungen abgrenzbar ist und als gutartiges Pendant den Präkanzerosen und den Karzinomen gegenübergestellt werden kann.

Gutartige Keratome stellen sich als flache, warzige oder papilläre Tumoren der Stimmlippen mit unterschiedlich starker Verhornung dar. Sie sind in der Regel einseitig, gut umschrieben und von einem gesunden, dünnen Epithels umgeben. Ihre Ausdehnung wechselt von 2–3 mm Durchmesser bis zu Tumoren, die die ganze Stimmlippe bedecken. Bei der Mikrolaryngoskopie lassen sie sich auf dem Musculus vocalis gut verschieben. Histologisch zeigen die Veränderungen ein mehr oder weniger stark hyperplastisches Plattenepithel ohne Veränderung des regelmäßigen inneren Aufbaues und ohne oder mit nur vereinzelten Zellatypien bzw. Reifungsstörungen. Die gesteigerte Wachstumstendenz kann sich sowohl in der Bildung von Zellkolben bemerkbar machen, die sich in die Submukose einsenken, als auch in einer unregelmäßigen Gestaltung der Oberfläche in Form von warzenartigen oder papillären Auswüchsen. Die oberflächliche Hornbildung kann von einem dünnen Hornfilm bis zu mächtigen, schwielenartigen Auflagerungen reichen. Fälle dieser Art wurden bisher als Verrucae laryngis und adulte Papillome oder einfach als Leukoplakien oder Keratosen bezeichnet.

In einem Beobachtungszeitraum von 16 Jahren zwischen 1974 und 1989 wurden an der Marburger Hals-Nasen-Ohren-Klinik 61 Patienten mit gutartigen Keratomen der Stimmlippen behandelt. 57 davon waren Männer, 4 Frauen. Das durchschnittliche Erkrankungsalter betrug 54 Jahre. Bis auf eine Patientin hatten alle Patienten geraucht. Bei allen Patienten wurden die Tumoren im Sinne einer Excisionsbiopsie primär vollständig abgetragen und an Schnittserien histologisch untersucht. 57 der 61 Patienten konnten von uns nachverfolgt werden. Bei zwei Patienten traten Tumorrezidive auf. Die übrigen Patienten blieben im Mittel 8 Jahre rezidivfrei. Von keinem unserer Patienten ist bekannt, daß sich aus dem benignen Keratom ein Carcinoma in situ oder ein invasives Karzinom entwickelt hätte. Dieser Verlauf in Verbindung mit dem histologischen Bild der Tumoren legt die Vermutung nahe, daß es sich bei den Keratomen um echte Tumoren handelt, die ein gutartiges Pendant zum Plattenepithelkarzinom darstellen und nicht um Präkanzerosen, den Vorläufern eines Karzinoms. Einschränkend muß jedoch bedacht werden, daß in allen unseren Fällen eine Excisionsbiopsie ausgeführt wurde, die den natürlichen Verlauf der Erkrankung unterbrochen hat. Wir können somit nicht mit Sicherheit ausschließen, daß irgendwann aus einem gutartigen Keratom eine Präkanzerose und schließlich ein invasives Karzinom entstehen kann.

148. S. Kellermann, B. Clasen, H.-J. Steinhoff, W. Schwab (München): Zur Epidemiologie und Therapie des Larynxkarzinoms in Deutschland – Ein Beitrag aus dem Register der Arbeitsgemeinschaft Klinische Onkologie der Deutschen Gesellschaft für Hals-Nasen-Ohren-Heilkunde, Kopf- und Hals-Chirurgie

Basierend auf 4233 Datensätzen der Arbeitsgemeinschaft werden Epidemiologie und Dynamik des Larynxkarzinoms in Deutschland während der letzten sieben Jahre untersucht. Die Daten wurden auf freiwilliger Basis an den HNO-Kliniken der alten Bundesländer und an einigen Kliniken des deutschsprachigen Auslands erhoben und an der HNO-Klinik des Klinikums Rechts der Isar der TU München anonym verarbeitet.

- Die während des Beobachtungszeitraumes erfaßten Daten zeigen einen relativen Rückgang des Anteils von Larynxkarzinomen an bösartigen Tumoren des oberen Aerodigestivtraktes.

- Zwar ist das männliche Geschlecht bei weitem bevorzugt, so zeigt sich jedoch eine Zunahme der an Larynxkarzinomen erkrankten Frauen.
- Nach wie vor stellt die Operation bei allen T-Kategorien die am häufigsten praktizierte Behandlungsmodalität dar.
- Operation und Nachbestrahlung finden am häufigsten Anwendung bei T_2- und T_3-Tumoren.
- Die alleinige Radiatio zeigt bei allen T-Kategorien eine rückläufige Tendenz, stellt aber nach wie vor bei T_1-Tumoren eine Behandlungsalternative dar.
- Die kombinierte Radiochemotherapie spielt bei der Therapie kleiner Larynxkarzinome praktisch keine Rolle, gewinnt jedoch bei der Behandlung von T_3-Tumoren und vor allem von T_1-Tumoren immer mehr an Bedeutung.

149. B. Skotnicka, M. Rogowski, E. Hassmann-Poznańska, J. Oleński (Białystok): Zur computertomographischen (CT) Diagnostik von Larynxkarzinomen

Das für die Behandlungsplanung eine große Bedeutung besitzende genaue Erfassen der Ausbreitung eines fortgeschrittenen Larynxkarzinoms schafft oft schwierige Probleme. Um die Übereinstimmung zwischen der tatsächlichen und klinisch erfaßbaren Tumorausbreitung zu überprüfen, wurden die klinischen Befunde mit den CT und makroskopischen Kehlkopfschnitten verglichen.

Bei 24 Patienten mit Plattenepithelkarzinom des Kehlkopfes wurden eine indirekte und direkte Laryngoskopie vor der CT durchgeführt. Die exstirpierten und nach Michaels und Gregor vorbereiteten Kehlköpfe wurden analog zur CT in etwa 4 mm dicke axiale Scheiben geschnitten.

2 Karzinome wurden aufgrund der CT anders lokalisiert, was sich aus der histologischen Untersuchung ergab. Ein Transglottis-Karzinom wurde als Postcricoid-Karzinom bewertet; ein Supraglottis-Karzinom erwies sich wegen der CT-faßbaren Infiltration der Glottis und Subglottis als Transglottis-Karzinom. In einem Fall wurde ein sowohl klinisch als auch im CT bestimmter Transglottis-Tumor als Subglottis-Tumor definiert. Insgesamt wurden 17 der 24 untersuchten Karzinome (70,8%) radiologisch und klinisch gleich bewertet. 7 Karzinome wurden im CT anders als klinisch eingestuft. All diese Fälle waren aufgrund der CT höher klassifiziert worden (von T3 auf T4) und zwar: die Supraglottis-Karzinome wegen Infiltrationen in die Zungenwurzel und Valleculae; die Transglottis-Karzinome und ein Postcricoid-Karzinom wegen Knorpelarrosionen und Infiltration der extralaryngealen Weichteile; ein Subglottis-Karzinom wegen Infiltration der Knorpel und der Trachea. Die morphologischen Untersuchungen der Präparate bestätigte in 6 von 7 Fällen die mit CT begründete Änderung der Klassifizierung. In 1 Fall fand die radiologisch erfaßte neoplasmatische Infiltration des Schildknorpels keine morphologische Bestätigung. In der CT wurde bei 11 Tumoren eine histopathologisch bestätigte Infiltration des präepiglottischen Raumes festgestellt. Bei 1 Transglottis-Karzinom wurde im CT ein histopathologisch als Metastase des Plattenepithelkarzinoms nachgewiesener Tumor der Schilddrüse ermittelt. Unter den 24 besprochenen Tumoren war die im CT gestellte Diagnose in 23 Fällen (95,8%) richtig. Eine Schildknorpelinfiltration wurde in der CT bei 9 Fällen nachgewiesen und bei 6 Fällem morphologisch bestätigt. Bei 3 Fällen waren die CT-Befunde falsch-positiv. 4 radiologisch diagnostizierte Ringknorpelarrosionen und 5 der 9 radiologisch diagnostizierten Gießbeckenknorpelarrosionen konnten histologisch bestätigt werden. In weiteren 4 Fällen war auch die Gießbeckenknorpelarrosion histologisch erkennbar. 4 falsch-positiven standen 4 falsch-negative Befunde gegenüber. Die Erkennungspräzision einer Knorpelarrosion mittels der CT betrug also 78,9%. Unter den untersuchten Tumoren bilden die Supraglottis-Tumoren die größte Gruppe (9 = 37,5%). Hier wurde versucht, die Brauchbarkeit der CT in der Erfassung einer Infiltration der Taschenfalte des Morgagni-Ventrikels, der Stimmlippe, der Commissura anterior und des paraglottischen Raumes zu bestimmen. Eine gänzliche Übereinstimmung der CT und der morphologischen Bewertung wurde nur in 2 Fällen verzeichnet (T2 und T3). Die größte Übereinstimmung wurde in der Bewertung der Taschenfalte und des paraglottischen Raumes, der geringste in der Bewertung der Commissura anterior und der Stimmlippe festgestellt.

150. Ch. Popella, H. Glanz, O. Kleinsasser (Gießen/Marburg): Prognoserelevanz der pTpN-Klassifikation von Larynxkarzinomen und ihre Bedeutung für die Verbesserung der TN-Klassifikation

Bei der prätherapeutischen Klassifikation von Larynxkarzinomen nach dem TNM-System der UICC treten bekanntermaßen in einem hohen Prozentsatz Fehleinschätzungen bezüglich der wirklichen Tumorgröße und -ausdehnung auf, die zu einer mangelnden Separierung der Kategorien hinsichtlich der Prognose führen. Das bisherige TNM-System definiert nicht nur ungenügend die Grenzen der Tumoren, sondern stützt sich auch auf ungenaue klinische, schlecht reproduzierbare Angaben, die lediglich indirekte Hinweise auf die wirkliche Ausdehnung der Tumoren geben. Es stellt sich daher die Frage, ob dieses Klassifikationssystem genügend sinnvoll ist und weiterhin aufrechterhalten werden sollte.

Um eine genauere und prognoserelevantere Einschätzung der Tumoren zu erhalten, haben wir daher die bereits erarbeitete pTpN-Klassifikation an 381 nicht vorbehandelten Larynxkarzinomen, die von

1978–1988 an der HNO-Klinik Marburg behandelt worden waren, angewandt. Die exstirpierten Kehlköpfe und Teilresektionspräparate wurden mittels Stufenserienschnitten aufgearbeitet und die Tumoren in 3 Ebenen in mm ausgemessen und anatomischen Regionen zugeordnet. Zusätzlich wurden die Halslymphknoten von den Patienten, bei denen eine Neck dissection durchgeführt worden war, hinsichtlich der Metastasierung histopathologisch untersucht. Die Stadien der TN-Klassifikation wurden unserer pTpN-Klassifikation gegenübergestellt und die jeweiligen Überlebens- und Rezidivfreiheitsraten verglichen, die mittels Sterbetafelmethode errechnet wurden.

Insgesamt konnten wir feststellen, daß knapp die Hälfte der Stimmlippenkarzinome nach Einordnung in die pT-Kategorien im Vergleich zur prätherapeutischen Klassifikation einem höheren Tumorstadium zugeordnet werden mußte. Sowohl die Überlebens- als auch die Rezidivfreiheitsraten zeigen, daß die pT-Klassifikation eine wesentlich bessere Separierung der einzelnen Kategorien und damit eine genauere prognostische Aussage macht.

Nach dem Übergang von 12 T2-Karzinomen in pT3 und sogar 3 Fällen in pT4 sowie 16 T1b-Karzinomen in pT2 liegt die 5-Jahres-Überlebensrate von pT2-Tumoren 8,5% über der der T2-Tumoren mit 76%. Erhebliche Unterschiede zeigen auch die Rezidivfreiheitsraten. 16 von 22 bilateralen Karzinomen des Stadiums T1b waren über 1,5 cm groß und wurden daher der Kategorie pT2 zugeordnet. Dadurch stieg die Rezidivfreiheitsrate des Stadiums pT1 auf 98% an, die von pT2 stank lediglich um 2%, da 1/3 der T2-Tumoren in pT3 und pT4 übergegangen waren. Bei den Rezidiven handelte es sich um Lokalrezidive, die gut zu beherrschen waren. Die primär als T2NO eingestuften Karzinome, die durch Teilresektion entfernt wurden, wiesen fast keine Lokalrezidive auf. Rezidive waren hier spät aufgetretene Lymphknotenmetastasen. Das beweist die richtige Indikation zur Teilresektion, zeigt aber gleichzeitig die Notwendigkeit der zusätzlich durchzuführenden Neck dissection. Somit ist neben der Tumorgröße die Metastasierung das wichtigste Kriterium für Rezidivfreiheit und Überleben.

Auf Grund der Ergebnisse läßt sich zusammenfassend feststellen, daß die vorgeschlagene pT-Klassifikation als reproduzierbares System relevantere prognostische Aussagen als die bisherige T-Klassifikation ermöglicht. Zusammen mit den modernen bildgebenden Verfahren gäbe sie die Möglichkeit für eine genauere und aussagekräftigere Größeneinteilung und damit für eine individuellere Therapie. Dies gilt insbesondere für die Indikation zu funktionserhaltenden Operationen der niedrigen Tumorstadien, besonders unter Einbeziehung der regionären Lymphabflußgebiete.

151. E. Meyer-Breiting, R. Bettinger (Frankfurt/M.): Zur T-Klassifikation supraglottischer Karzinome

Die Klassifikation maligner Tumoren dient dem Ziel, Daten über Diagnostik und Therapie allgemein vergleichbar zu machen. Um diesen Anforderungen zu genügen, müssen die Klassifikationsregeln bestimmte Mindestbedingungen erfüllen, klare Definition der regionalen Gliederung, klare Definition der einzelnen Klassen, gute klinische Erfaßbarkeit und prognostische Relevanz. Seit 1987 gelten besonders für die T1- und T2-Klassen der Supraglottis veränderte Regeln, auf die hier noch einmal kurz hingewiesen sei. Anders ist vor allem, daß alle Tumoren, die zwei und mehr Unterbezirke befallen, zu T2 gezählt werden, also auch die nach den Regeln von 1979 unter T1b klassifizierten Karzinome.

Mit dem Ziel festzustellen, ob diese Neufassung den o. g. Bedingungen näher kommt als die frühere Klassifikation und ob sich aus der histologischen Untersuchung der Tumorresektate Parameter finden lassen, die die o. g. Kriterien erfüllen, wurde der folgende Untersuchungsgang vorgenommen. Alle Patienten mit supraglottischen Karzinomen, die in den Jahren 1970–1985 an der Frankfurter HNO-Universitätsklinik behandelt worden waren, wurden klinisch und histologisch mit den T-Klassifikationen von 1979 und 1987 versehen. Patienten, bei denen die Klassifikation auf Grund der Dokumentation oder des Zustands der Präparate nicht zweifelsfrei möglich war, wurden aus den jeweiligen Untersuchungen herausgenommen. Zur Prüfung auf die prognostische Relevanz wurde versucht, das posttherapeutische Schicksal der Patienten möglichst lückenlos aufzuklären. Auf dieser Basis ermittelten wir kumulativ die Überlebenserwartung der Patienten gegliedert nach den klinischen T-Klassen in monatlichen Intervallen, hier zunächst für die klinische T-Klassifikation nach den Regeln von 1979, wobei T1a und 1b zusammengefaßt wurden. Die Kurven für T1 und T2 fallen fast zusammen. Hierfür gibt es zwei Erklärungen. Die unter T1b eingestuften Karzinome infiltrierten in der Regel schon den para- und oder den präepiglottischen Raum in der Tiefe, was klinisch ohne CT nicht erfaßbar war. Andererseits liegt bezüglich T2 eine unzulässige Schlußumkehr vor. Während die Glottis eine Region mit eigenen, günstigen prognostischen Bedingungen ist, verschlechtert das Übergreifen auf die Supraglottis oder die Subglottis die Prognose, was umgekehrt so nicht sein kann. Nach der aktuellen Klassifikation wird T1 durch diese Winkelkarzinome entlastet und T2 belastet, dessen Kurve jetzt dichter an die enger beieinander liegenden Kurven von T3 und T4 heranrückt. Die Ausdehnung auf die Glottis blieb bei T2 nach unserer Auffassung unbedeutend, denn, wird in der pathohistologischen pT-Klassifikation T2 von den tiefer infiltrierenden Prozessen befreit, so fällt es wieder mit T1 zusammen. An der prognostischen Relevanz einzelner Definitionen bestehen somit nach wie vor Zweifel.

In einer weiteren noch nicht abgeschlossenen Serie haben wir verschiedene mit endoskopisch oder mit bildgebenden Verfahren erfaßbare Parameter auf ihre prognostische Aussagefähigkeit hin untersucht: 1. die erfaßbare oberflächliche Ausdehnung, 2. die räumliche Ausdehnung der supraglottischen Karzinome und 3. das Maß der Tiefeninfiltration.

Bisher wurden hierauf 100 bzw. 102 Fälle untersucht. Das bedeutet, daß wir für den paarweisen Gruppenvergleich z. Zt. in keiner der Untersuchungen das Signifikanzniveau von p = 0,05 erreichten. Die folgenden Ausführungen sind deshalb eher als Trends denn als gesicherte statistische Erkenntnisse zu werten. Die *Oberflächenausdehnung* als Parameter kann im Grunde nicht zuverlässiger sein als das bisherige. Im wesentlichen lassen sich drei Gruppen entsprechend denen beim Mundhöhlenkarzinom trennen. Gliedert man aber weiter in 10 mm Schritten auf, so erkennt man die eigentlichen Ungenauigkeit. Bei der *räumlichen Ausdehnung* wird die gültige Klassifikation insofern bestätigt, als die oberflächenbeschränkte und die extralaryngeale Ausbreitung die beiden prognostischen Extreme darstellen. Bisher haben wir aber keinen Anhalt dafür, daß sich der Bereich dazwischen sinnvoll aufgliedern ließe. Das gilt im übrigen auch für das Maß der *Tiefeninfiltration*. Wie bei den o. g. Parametern haben wir auch hier zunächst mit einer feineren Unterteilung in 5-mm-Schritten gegen die Prognose ausgelistet. Sie sehen, daß der Bereich zwischen 10 und 30 mm prognostisch dicht beieinander liegende Daten bringt (Abb. 1). Dementsprechend ergibt sich auch hier eher eine Dreigliederung.

Zusammenfassung: Aus dem Vergleich histologischer Parameter mit der jeweils damit verbundenen Überlebenserwartung scheint eine Gliederung in drei Gruppen am sinnvollsten:

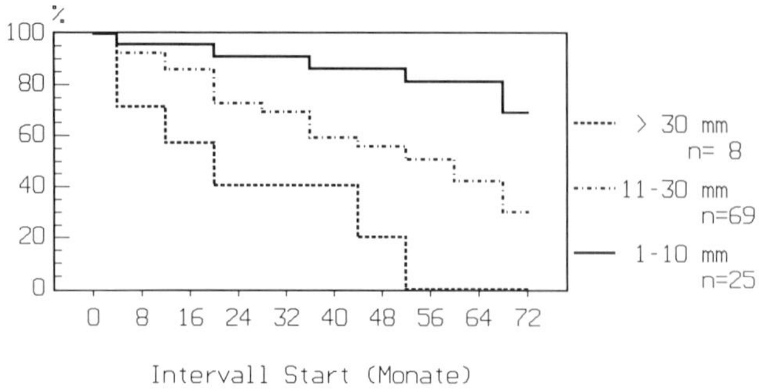

Abb. 1. Supraglottische Karzinome ($n = 102$). Infiltrationstiefe und kumulative Überlebenserwartung, 1. Revision

Entweder Infiltration bis 10 mm, 11–30 mm und über 30 mm oder aber Oberflächenwachstum, endolaryngeale Tiefeninfiltration und extralaryngeale Ausbreitung.

Die vorgetragenen Ergebnisse sind vorläufig und werden durch Aufstockung durch den Behandlungszeitraum 1986–1988 ergänzt. Aber schon jetzt läßt sich sagen, daß nur in Zusammenarbeit mit anderen Kliniken aussagekräftige Ergebnisse zu erzielen sein werden.

152. P. Waldecker-Herrmann, K. Rieden, H. Maier (Heidelberg): Staging-Untersuchungen beim Larynxkarzinom: Ein Methodenvergleich zwischen Laryngoskopie, Larynxtomographie, Computertomographie und Kernspintomographie

40–50% aller Kopf- Hals-Tumoren sind im Larynx lokalisiert. Die Wahl des therapeutischen Vorgehens wird vorwiegend von Tumorlokalisation, -größe und -infiltration bestimmt.

Bei 40 Patienten mit Larynx-Hypopharynx-Karzinom wurde prospektiv die Prädiktivität von klinischem und radiologischen Befund bezüglich Tumorklassifikation und -lokalisation untersucht. Die klinische Diagnostik bestand aus Stützlaryngoskopie und histologischer Aufarbeitung der gewonnenen Probeexcisionen. Konventionelle Larynxtomogramme wurden in anterior-posteriorer Projektion bei Ruheatmung und Phonation angefertigt. Computer- und kernspintomographische Abbildungen erfolgten nach Kontrastmittelapplikation in axialer Schnittführung bei einer Schichtdicke von 5–10 mm. Als Referenz diente das Ergebnis der histologischen Aufarbeitung der Operationspräparate. Die bildgebenden Verfahren wurden zeitlich vor der Mikrolaryngoskopie durchgeführt, um eine posttraumatische Schwellung nach Biopsieentnahme zu vermeiden. Die korrekte T-Klassifikation konnte durch die Mikrolaryngoskopie in 82,5%, durch die konventionelle bzw. Computertomographie in 70% und durch die Kernspintomographie in 75% vorhergesagt werden. Die Tumorgröße wurde durch die Larynx- und Computertomographie überschätzt, durch die klinische und kernspintomographische Untersuchung eher unterschätzt. Von den 35 angefertigten CT-Abbildungen waren 5 artefaktüberlagert. Larynx-Karzinome mit einem Durchmesser < 1 cm können nur durch die klinische Untersuchung zuverlässig diagnostiziert werden. Mit zunehmender Tumorausdehnung steigt die Aussagekraft der radiologischen Methoden.

Weiterhin wurde die Wertigkeit der Untersuchungsmethoden auch hinsichtlich der Tumorlokalisation untersucht. Die Sensitivität der klinischen Untersuchung liegt bei Malignomen der Epiglottis, des Stimmbandes und der Subglottis bei 90, 83 bzw. 75%. Die Larynxtomographie ist die einzige radiologische

Methode, die Tumoren im Sinus Morgagni darstellen kann; ihre Sensitivität beträgt 78%. Die subglottische Region wird durch die konventionelle Larynxschicht unter den genannten Untersuchungsbedingungen exakter dargestellt als durch Computer- und Kernspintomographie. Bei der Beurteilung von Taschen- und Stimmband fällt die hohe Sensitivität der Kernspintomographie von 92% auf. Bei der gleichen Lokalisation liegt die Sensitivität der Computertomographie bei nur 72%. Die Diskrepanz dieser beiden bildgebenden Verfahren wird durch das höhere Auflösungsvermögen der Kernspintomographie erklärt. Bei Addition aller Lokalisationen liegt die Treffsicherheit der Stützlaryngoskopie bei 93%, der Larynxtomographie bei 79% und der Computer-Kernspintomographie bei 82 bzw. 83%.

Aus den hier vorgestellten Ergebnissen einer prospektiven Studie schließen wir, daß die Stützlaryngoskopie bei der Diagnostik von Larynx-Hypopharynx-Karzinomen eine höhere Aussagekraft besitzt, als die bildgebenden Verfahren. Da jedoch tumoröse Weichteil- oder Knorpelinfiltrationen nur durch die Computer- oder Kernspintomographie dargestellt werden können, sollten diese bildgebenden Verfahren bei fortgeschrittenen Malignomen als „adjuvante Methode" eingesetzt werden.

Diskussion zu Vortrag Nr. 150, 151 und 152:

W. Schwab (München): Durch die Vorträge 150 und 151 bin ich angesprochen. Als Leiter der Sektion Oto-Rhino-Laryngologie im deutschsprachigen TNM-Komitee (DSK) von 1966 bis 1985 und als Vorsitzender der Arbeitsgemeinschaft AO/HNO seit 1974 halte ich es für meine Pflicht, das TNM-System zu propagieren, weil es weltweit etabliert ist; ich bin mir bewußt – ich habe dies auch wiederholt betont –, daß das TNM-System nicht nur Vorteile hat, sondern auch Schwächen aufweist. Deshalb begrüße ich ganz nachdrücklich Aktivitäten – wie sie zunächst von Kleinsasser und Frau Glanz ausgingen und jetzt von der Arbeitsgruppe Ganzer praktiziert werden – mit dem Ziel, offensichtliche Mängel im TNM-System zu korrigieren und notwendige Änderungen in der UICC durchzusetzen. Inhaltlich stimme ich mit den Vorstellungen von Frau Glanz (Vortrag-Nr. 150) und Herrn Meyer-Breiting (Vortrag-Nr. 151) überein; ich kann nur wünschen, daß ihre Bemühungen internationale Anerkennung finden. In den Vorträgen 150 und 152 wurde mehrfach die Formulierung *T-Stadien* gebraucht; dies ist nicht korrekt, es muß *T-Kategorien* heißen.

153. Vortrag ist entfallen

154. A. Keilmann (Mannheim): Phonationsmechanismen nach Kehlkopfteilresektion und therapeutische Möglichkeiten zur Verbesserung der Phonation

Zur Beurteilung der Stimmfunktion nach Kehlkopfteilresektion sollten routinemäßig mehrere objektive Parameter ermittelt werden. Wir führten bei 68 Patienten, bei denen mindestens 6 Monate zuvor eine Kehlkopfteilresektion durchgeführt wurde, eine phoniatrische Untersuchung durch und schlagen folgende mit vertretbarem Aufwand zu messenden Untersuchungsparameter vor: Mit der *Laryngostroboskopie* soll der Phonationsmechanismus untersucht werden. Sie erlaubt eine Beurteilung des (Glottis-)Schlusses und der Schwingungen. Die Hälfte unserer Patienten nach Chordektomie phonierten auf Stimmlippenniveau, ein Drittel supraglottisch, der Rest unter Einbeziehung beider Ebenen. Bei den Patienten nach frontolateraler Teilresektion bedienten sich die Hälfte eines supraglottischen Phonationsmechanismus. Die *mittlere Sprechstimmlage* hängt vom Phonationsmechanismus ab, bei supraglottischer Phonation sind tiefere Stimmlagen häufiger. Oft sind aber zur Erzielung eines (Glottis-)Schlusses so hohe Spannungen notig, daß eine überhöhte mittlere Sprechstimmlage resultiert. Die *maximale Phonationsdauer* (MPT) erlaubt eine Aussage über die Güte des (Glottis-)Schlusses. Unsere Patienten erreichten im Mittel eine MPT von 9–10 s. Zwischen den einzelnen Operationsverfahren ergab sich kein statistisch signifikanter Unterschied; auch das Vorliegen einer Synechie wirkte sich nicht aus. Mit der *Sonographie* und der Klassifikation der Sonagramme nach Yanagihara ist eine Beurteilung der Heiserkeit möglich. Nach konventioneller Chordektomie und frontolateraler Teilresektion wiesen jeweils etwa die Hälfte der Patienten den Heiserkreitsgrad III nach Yanagihara auf, die übrigen verteilten sich auf die Grade II und IV zu gleichen Teilen. Lediglich in der bei uns noch sehr kleinen Gruppe von Patienten nach Laser-Chordektomie (9 Patienten) überwog der Heiserkeitsgrad II.

Im ersten halben Jahr nach der Operation ist eine Besserung der Stimmqualität durch eine logopädische Therapie erreichbar. Mit der Durchtrennung von Synechien konnten wir keine Besserung der Stimmqualität erreichen. Bei sehr ungünstigen Fällen kann mit einer

Kollageninjektion eine Besserung der phonatorischen Insuffizienz erreicht werden. Um die Tumorfreiheit postoperativ kontrollieren zu können, sollte ein solcher Eingriff frühestens 1 Jahr postoperativ erwogen werden.

M. Münzel (Hamburg): Eine logopädische Übungsbehandlung nach Kehlkopfteilresektionen ist in der Regel unabdingbar, wenn man ein optimales funktionelles Ergebnis erzielen will.

Leider muß man beobachten, daß viele Logopäden für diese Nachbehandlung während ihrer Ausbildungszeit nicht genügend vorbereitet wurden. Sie sind mit der Aufgabe, Patienten nach Kehlkopfteilresektion zu betreuen, schlicht überfordert. Haben Sie diese Beobachtung auch gemacht, und wie verhalten Sie sich dann?

H.-J. Schultz-Coulon (Neuss): Sie haben klar und übersichtlich demonstriert wie man die postoperative Stimmfunktion objektiv bewerten kann. Ich bin der Ansicht, daß man objektive Stimmfunktionskontrollen nicht nur nach Teilresektionen des Kehlkopfes, sondern nach allen operativen Eingriffen am Kehlkopf durchführen sollte, denn nur so läßt sich die funktionserhaltene Leistungsfähigkeit verschiedener Operationsmethoden miteinander vergleichen. Wie haben Sie die Sprechtonhöhe bestimmt, denn bei heiseren Stimmen ist die Messung der Sprechtonhöhe aufgrund des hohen Rauschanteiles im Stimmsignal nicht ganz einfach?

A. Keilmann (Schlußwort):

Zu Herrn Münz: Wir haben leider auch die Erfahrung gemacht, daß nicht alle Logopädinnen die Therapie von Patienten nach Teilresektionen beherrschen. Deshalb sollte eine gezielte Zuweisung erfolgen.

Zu Herrn Schultz-Coulon: Die Sprechstimmfelder haben wir mit dem Stimmfeldmeßcomputer der Fa. Homoth, dem Phonomaten, bestimmt. Lediglich bei absolut aphonen Patienten ist keine Bestimmung möglich

155. K. Reinartz, H.-J. Schultz-Coulon (Neuss): Elektrophysiologisches Vitalitätsmonitoring beim freien Jejunumtransplantat

Bei der chirurgischen Behandlung ausgedehnter Tumoren im Oro- und Hypopharynxbereich hat sich das freie Jejunumtransplantat zur Deckung großer Schleimhautdefekte zu einem etablierten Verfahren entwickelt. Dennoch bleibt dem Jejunumtransplantat als wesentliches Problem die Gefahr der Transplatatnekrose, die in Höhe von etwa 10% liegt. Eine der wichtigsten Aufgaben während der unmittelbar postoperativen Phase ist daher die Vitalitätsprüfung des Darmsegmentes, um bei einer Störung der Durchblutung eventuell noch operativ intervenieren zu können, da die Ischämietoleranz des Darmes etwa 4 Stunden beträgt.

Bisher ist eine Vitalitätsprüfung nur durch direkte Inspektion des Transplantates oder anhand des indirekten Vitalitätszeichens der massiven Schleimproduktion möglich.

Ausgehend von der Erkenntnis, daß auch das transplantierte Jejunumsegment eine Peristaltik zeigt und diese auf myoelektrischer Erregung beruhen muß, und die Erinnerung an die Arbeit von Meyers (1980), der erstmalig von einem freien Jejunumtransplantat elektrische Potentiale ableitete, haben wir versucht, ob sich die elektromyographischen Potentiale aus dem transplantierten Jejunumsegment für ein elektrophysiologisches Vitalitätsmonitoring verwenden lassen.

Die elektrophysiologischen Komponenten der glatten Muskulatur des Darmes bestehen nach Code (1976) im wesentlichen aus zwei Komponenten: (1) den „slow-waves" mit einer Frequenz von 9–13/min sowie (2) den sie überlagernden „spike potentials". Dabei gelten die „slow-waves" als Schrittmacher der Peristaltik und werden von den meisten Autoren als Zeichen der Vitalität eines Darmabschnittes angesehen.

Bei 8 Patienten implantierten wir unmittelbar nach Einnähen und Revaskularisation des freien Jejunumtransplantates sogenannte „hooked-wire"-Elektroden nach Hirano, die die Ableitung der elektromyographischen Potentiale ermöglichen sollten. Als Registriergerät verwendeten wir zunächst ein herkömmliches EEG-Gerät, später das EKG-Modul eines Intensivmonitors mit Schreibermodul, dessen geringere Papiervorschubgeschwindigkeit eine stärker komprimierte und daher übersichtlichere Langzeitregistrierung erlaubte.

Bei allen 8 Patienten machten wir unmittelbar nach Revaskularisation des Jejunumtransplantates ähnliche Beobachtungen: unmittelbar nach der Revaskularisierung und Wiederauftreten der Peristaltikwellen ließen sich langsame unregelmäßige Potentialschwankungen im Millivoltbereich (1–2 mV) registrieren, die sich auch in den folgenden Beobachtungstagen nicht änderten (s. Abb. 1). Die kurzen, beim Dünndarm unter physiologischen Bedingungen zu beobachtenden „spike-potentials" konnten in keinen Fall abgeleitet werden. Um auszuschließen, daß es sich bei

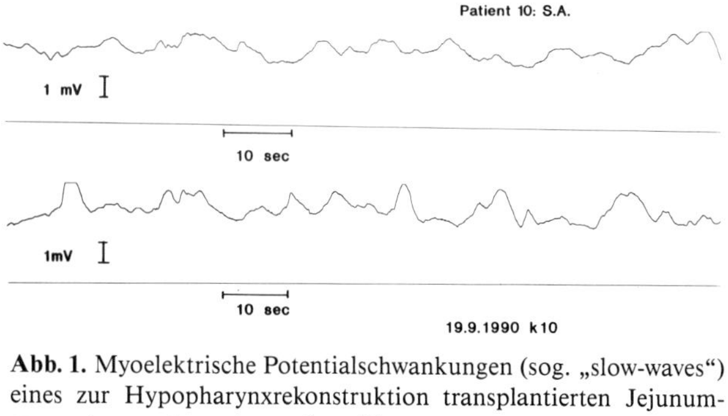

Abb. 1. Myoelektrische Potentialschwankungen (sog. „slow-waves") eines zur Hypopharynxrekonstruktion transplantierten Jejunumsegmentes am 1. postoperativen Tag

den registrierten Potentialen um Artefakte handelte, wurden mit gleicher Methodik Ableitungen von der Mundschleimhaut am wachen Patienten durchgeführt, jedoch ohne Potentialschwankungen beobachten zu können. Darüber hinaus war nachzuweisen, ob mit Ausfall der Durchblutung des transplantierten Darmsegmentes tatsächlich die registrierten „slow-waves" sistieren würden. Hierzu wurde in Zusammenarbeit mit den abdominalchirurgischen Kollegen anläßlich einer Darmresektion ein Experiment durchgeführt, bei dem wir intraoperativ die myoelektrischen Potentiale von dem zu resizierenden Darmsegment ableiten: unmittelbar nach Unterbrechung der Blutzufuhr verschwanden zusammen mit den Peristaltikwellen auch die „slow-waves". Nach diesen Beobachtungen gehen wir davon aus, daß die Ableitung myoelektrischer Potentiale tatsächlich eine elegante Möglichkeit darstellt, um die Vitalität eines frei transplantierten Jejunumsegmentes postoperativ zuverlässig und kontinuierlich zu überwachen, wobei der besondere Vorteil dieser Methode darin zu sehen ist, daß sie für den Patienten völlig gefahrlos und nicht belastend ist.

156. H. J. Straehler-Pohl, C. Herberhold (Bonn): Pharynxrekonstruktion mit gefäßgestieltem pektoralem Faszienlappen

Eigene Untersuchungen zur Gefäßarchitektur myocutaner Insellappen haben ergeben, daß das versorgende Gefäßnetz in der Regel in einer Ebene auf der dem Muskel unterlegten Faszie verläuft. So liegt die A. thoraco-acromialis mit ihren Gefäßaufzweigungen unter dem M. pectoralis major auf dessen Faszie. Da uns häufig das erhebliche Volumen des gesamten myokutanen Pektorallappens bei der Rekonstruktion stört bzw. auch Schwierigkeitenn bereitet, haben wir begonnen, lediglich die gefäßführende Pektoralfaszie mit einer gewissen, etwa 1 cm breiten Muskelschicht als myofaszialen Lappen zu benutzen.

Hierzu wird die Brusthaut seitlich weiträumig umschnitten und der laterale Rand des Pectoralis major aufgesucht. Von lateral wird der Muskel mit seiner auf der Unterseite befindlichen gefäßführenden Faszie vom M. pectoralis minor abgehoben. Umschnittene Brusthaut mit weiten Anteilen des M. pectoralis major werden mobilisiert und nach medial geschlagen. Es verbleibt die gefäßführende pektorale Faszie mit einer dünnen Muskelschicht, die entsprechend der Größe des resektionsbedingten Pharynxdefektres umschnitten und nach kranial bis unter die Clavicel präpariert wird. Durch einen ausreichend weiten kutanen Tunnel wird der gefäßtragende Stiel über die Clavicel geführt und der pektorale Faszienlappen so in den pharyngealen Defekt eingearbeitet, daß die glatte Faszienunterseite als innere Auskleidung des rekonstruierten Pharynx dient. Die Adaptation mit der Pharynxschleimhaut erfolgt überlappend mit resorbierbaren Einzelknopfnähten. Durch Rückverlagerung der nach medial geschlagenen Hautmuskelschicht kann der thorakale Entnahmedefekt spannungsfrei ohne weitere Gewebeverschiebungen verschlossen werden.

Mit diesem Verfahren haben wir im letzten Jahr bei 34 Patienten eine Deckung des Pharynxdefektes erreicht, der in Einzelfällen kranial bis zum weichen Gaumen reichte. Komplikationen in Form von postoperativ aufgetretenen pharyngokutanen Fisteln stellten sich bei 2 der 34 Patienten ein. Diese wurden in einem zweiten Eingriff erfolgreich verschlossen. In allen übrigen Fällen resultierte eine komplikationslose Wundheilung. Die Ernährungssonde konnte wie üblich nach 10 bis 14 Tagen entfernt werden. Der zunächst postoperativ blutig imbibierte und aufgequollene Faszienlappen paßte sich zunehmend der umgebenden Schleimhaut an und war makroskopisch etwa nach 2 Monaten von dieser kaum noch abzugrenzen. Postoperativ durchgeführte Gewebsproben ließen eine vom Randsaum ausgehende schrittweise Abdeckung der Faszienoberfläche mit sogenanntem Regeneratepithel erkennen. Kontrastmitteluntersuchungen zeigten bei allen Patienten eine ausreichend weite Speisepassage mit zunehmender morphologischer und funktioneller Anpassung des Faszienlappens an den restlichen Speiseweg. Grundsätzlich haben wir festgestellt, daß sich zunächst über die Faszienschicht ein noch junges, zellreiches Granulationsgewebe mit einem unreifen Regeneratepithel nachweisen läßt. 3 Monate später findet sich ein geordnetes, reifes, geschichtetes Plattenepithel an der Oberfläche, bei dem sich lediglich die Zellanordnung vom ortsständigen Epithel unterscheidet, das jedoch eine mechanisch stabile Oberflächenabdeckung darstellt. Zusammenfassend zeigt sich, daß wir mit dem an den thoracoarcamialen Gefäßen gestielten pektoralen Faszienlappen ein körpereigenes Material gefunden haben, das sich für die Deckung resketionsbedingter Pharynxdefekte sowohl in seiner Handlichkeit, in seiner biologischen Stabilität als auch funktionellen Brauchbarkeit erstaunlich geeignet erwiesen hat.

157. K. Terrahe, H. J. Meyer, W. Schmidt (Stuttgart): Larynxrekonstruktion mit dem mikrovaskulär reanastomosierten Unterarmlappen

Manche einseitigen glottischen T3-Karzinome bringen den auf funktionserhaltende Kehlkopfchirurgie bedachten Laryngologen in Konflikt, vor allem wenn sie nach dorsal über den Processus vocalis des Stellknorpels hinausgegriffen, dessen mediale Schleimhautfläche überwachsen und die subglottische Zone der hinteren Kommissur erreicht haben. Früher war ein in diesem laryngealen Wetterwinkel angetroffener Karzinomausläufer das unabweisbare Signal zur Kehlkopftotalexstirpation. Heute sind wir, sofern das Malignom vorwiegend exophytisches und abgrenzbares Wachstum erkennen läßt, zu schonenderen Maßnahmen bereit. Erlaubt der skizzierte Befund eines dorsal und subglottisch expandierten glottischen T3-Karzinoms eine cricoidschonende Hemilaryngektomie? Nein, den heute gebräuchlichen und bewährten Techniken nach Som und Ogura trauen wir, obschon sie den dorsalen Arytaenoidpfeiler in den Resektionsblock miteinbeziehen, nicht die umfassende Radikalität zu.

Aufschlußreiche pathohistographische Studien führen uns übereinstimmend die Unberechenbarkeit der dorsalen und dorsalateralen Wachstumsroute solcher Tumoren vor Augen und verlangen detailgerechte strenge Indikationskonzepte: nicht nur das Cricoarytaenoidgelenk mit seinen ansetzenden Muskeln und Bändern ist zu entfernen; oft gehört auch der angrenzende homolaterale Ringknorpel teilweise oder ganz zum Resektat. Auch prüfe man sorgfältig die angrenzende Hypopharynxschleimhaut und das cricothyreoidale Dreieck, um gegebenenfalls rechtzeitig eine anfänglich okkulte T4-Situation aufzudecken und ihr die weitere operative Strategie anzupassen.

Die kaudale Ausweitung der üblichen Hemilaryngektomie stellt uns aber vor ein ausgesucht rekonstruktives Problem: wie epithelisiere ich die kaudale Hälfte des Resektionsdefektes? Wie schwierig diese Aufgabe von jeher eingeschätzt wurde, wird deutlich am Verhalten vieler Pioniere der Larynxchirurgie, die vor Jahrzehnten, ohne die Möglichkeiten der freien Transplantationschirurgie, die klassische Halbseitenresektion nach Gluck-Soerensen aufgaben, ausgenommen Denecke, der die Epidermisierung über ein temporär angelegtes Laryngostoma erreichte. Der bewährte hypopharyngeale Gleitlappen nach Som, mit dem wir bei der den Ringknorpel aussparenden Hemilaryngektomie die seitliche Wundfläche mühelos epithelisieren, reicht für eine Deckung des nach kaudal ausgedehnten Substanzdefektes nicht aus. Sollte in solchen Fällen bereits die subtotale Laryngektomie nach Pearson unausweichlich sein? Sie gehört zum operativen Repertoire unserer Klinik. Selbstverständlich erfüllt dieses Verfahren mit seiner umfassenden Resektion, die nur ein cricoidales Überbleibsel, den Stellknorpel und einen Mukosastreifen auf der weniger befallenen Seite stehen läßt, den onkochirurgischen Zweck: die dorsalateral befallenen Kehlkopfanteile der neoplastische betroffenen Seite bekommen wir voll in den Griff. Aber zu einer derart verstümmelnden Operation, die zwar auch die laryngeale Phonation wiederherstellt, aber die natürlichen oberen Atemwege funtionell ausschaltet, braucht man sich nur bei jenen glottischen Karzinomen zu entschließen, deren breiter neoplastischer Übergriff auf die vordere Kommissur die Mitresketion der anterioren Kehlkopfanteile erzwingt. Also entschließen wir uns, abgesichert durch die Möglichkeiten heutiger Laryngoplastik, zur kaudal erweiterten Hemilaryngektomie! Für den Wiederaufbau eignet sich der bewährte vom Unterarm gewonnene kutane Radialislappen. Er wird in typischer Weise gewonnen und in die laryngeale Lücke eingenäht; seine mitpräparierten zu- u. abführenden Gefäße finden Nahtanschluß an in Reichweite befindlichen zervikalen Arterien und Venen.

Zwar konnte auf diese Weise bei unseren bisher so operierten 3 Patienten, die unbestrahlt blieben, der funktionstüchtige kontralaterale Hemilarynx geschont und die natürliche mit Exspiration bewirkte Stimmgebung erhalten werden. Auch fühlen sich die so behandelten Patienten durchaus vom Schicksal begünstigt, mit diesem schonenden Verfahren der als Alternativlösung erörterten Laryngektomie entronnen zu sein. Zudem sind sie seit dreieinhalb, bzw. zweieinhalb Jahren rezidivfrei. Aber störungsfrei gestaltete sich die postoperative Rehabilitationsphase keineswegs. Dem Aspirationsrisiko begegnen wir mit der myochondralen Schwenkplastik nach Blaugrund, mit der ja auch bei der einfachen Hemilaryngektomie die dorsale Kehlkopfbarriere wieder aufgebaut wird. Ein am Constrictor gestielter oberer Schildknorpelstreifen wird dem Ringknorpelrest aufgesetzt. Immerhin gab es keine bleibenden Überschluckprobleme. In einem Fall verursacht die Nachgiebigkeit des Hauttransplantates Stridor. Dabei wölbt sich bei Inspiration infolge Bernouilli-Sogeffekt die weiche Wand in den Glottisbereich ein. In den ersten 3 Jahren war die Atmung ausreichend, bei dem inzwischen Siebzigjährigen mußten wir aber vor kurzem ein Tracheostoma erneuern und eine Sprechkanüle anpassen.

Offensichtlich ergibt sich die Indikation zur kaudal erweiterten Hemilaryngektomie mit Laryngoplastik durch mikrovaskulär anastomisierte Radialislappen selten. Das bringt jedenfalls ein Vergleich der hier besprochen winzigen Gruppe von 3 Patienten mit den sonstigen in unserer Klinik überblickbaren etwa 280 Kehlkopfteileingriffen zum Ausdruck. Dennoch halten wir diese durch die Transplantationschirurgie ermöglichte Variante für eine wichtige Ergänzung unserer vertikalen Teilresektionen.

E. Kastenbauer (München): Könnten Sie sich vorstellen, an Stelle des von Ihnen verwendeten Unterarmlappens den im vorhergehenden Vortrag (Straehler-Pohl) demonstrierten pektoralen Faszienlappen zu verwenden und in diesen ein autogenes Knorpeltransplantat als Stützgerüst einzuarbeiten? Würde dieses Vorgehen auch genügen?

K. Terrahe (Schlußwort):
Herrn Kastenbauers Empfehlung, den gefäßgestielten pektoralen Faszienlappen statt der mikrovaskulär anastomisierten Hauttransplantate zu verwenden, werde ich kaum folgen, da ich dieses Verfahren für eine Epithelisierung für zu riskant halte, Schrumpfungen im Larynx besonders verhängnisvoll wären und der Lappen zu weich wäre. Zudem halte ich die freie Hauttransplantation für gewiß nicht aufwendiger als das Bonner Verfahren. Außerdem werden wir zukünftig den Paraskapularlappen wählen, da er rigider ist und sich weniger einwölben wird. Autogenen Costalknorpel nehmen wir gern für die Teilrekonstruktion des Kehlkopfes, aber nur als anteriore Pfeiler, nicht seitlich.

158. G. Sambataro, C. Guastella, F. Ottaviani (Milano/Heidelberg): Direkte Rekonstruktion des Hypopharynx nach Pharyngolaryngektomie

Mehrere chirurgische Methoden sind für die Rekonstruktion des Pharynx nach totaler Laryngektomie mit subtotaler oder totaler Pharyngektomie bekannt.

Für diese Rekonstruktion kann man in einer oder mehreren Sitzungen plastische Hautlappen oder die Transposition von abdominalem Darmgewebe verwenden.

Es wird über eine chirurgische Methode für die direkte Rekonstruktion des Pharynx nach totaler Laryngektomie mit subtotaler Pharyngektomie oder auch in bestimmten Fällen mit einer totalen Pharyngektomie berichtet.

Es ist möglich, den Verlust von Pharynxschleimhaut (subtotal oder auch total) wiederherzustellen, wenn der Schleimhautverlust im Bereich der posterioren Pharynxwand bzw. im Bereich der prävertebralen Schicht max. 3 cm ist.

Der Verlust der vorderen Schleimhaut kann um 10–12 cm größer sein. Unser chirurgisches Vorgehen:
- Bildung eines Muskel- und Schleimhautlappens im Bereich des Zungengrundes (Abb. 1.)
- Einsetzen einer Magensonde durch eine tracheo-ösophageale Fistel, später als Stimmfistel benutzt (Abb. 1, 2)
- Naht der Schleimhautränder des Pharynx an die Schnittränder des Zungenlappens
- Horizontale Naht des Muskulatur des Zungengrundes mit der zervikalen Ösophagusmuskulatur (s. Abb. 2).

Wie man erkennen kann, handelt es sich hierbei keineswegs um eine ganz neue chirurgische Methode, jedoch um eine neue chirurgische Strategie unter Verwendung verschiedener in der Literatur beschriebener, Techniken:

Nach Laryngektomie und subtotaler- oder auch totaler-Pharyngektomie erfolgt die Präparation eines Muskel- und Schleimhautlappens im Bereich des Zungengrundes nach der bekannten Technik von Hirandani (1967).

Als nächster Schritt werden der zervikale Ösophagus und der Tracheostomabereich freipräpariert und eine tracheo-ösophageale Fistel eingelegt, durch welche eine Magensonde gelegt wird. (Für die Zukunft wird diese Fistel zur Einsetzung einer Stimmprothese benutzt.) Die Fistel wird im Tracheostoma, im oberen posterioren Bereich angelegt (Abb. 2).

Mit einem Instrument im Ösophagus wird der exakte Bereich identifiziert, in dem die Trachea inzidiert wird. (ca. 0,5 cm vom cranialen posterioren Tracheostomarand, caudalwärts). Die Spitze des Instrumentes wird durch die Fistel geschoben, nimmt die Magensonde und schiebt die Magensonde in den Ösophagus. Die Naht der Schleimhautränder des chirurgischen Pharyngostomas erfolgt durch Einzelnähte auf der rechten und auf der linken Seite in horizontaler Richtung, welches uns die Möglichkeit gibt, mittels einer progressiven Traktion im Bereich der Schleimhautränder und des Zungen-

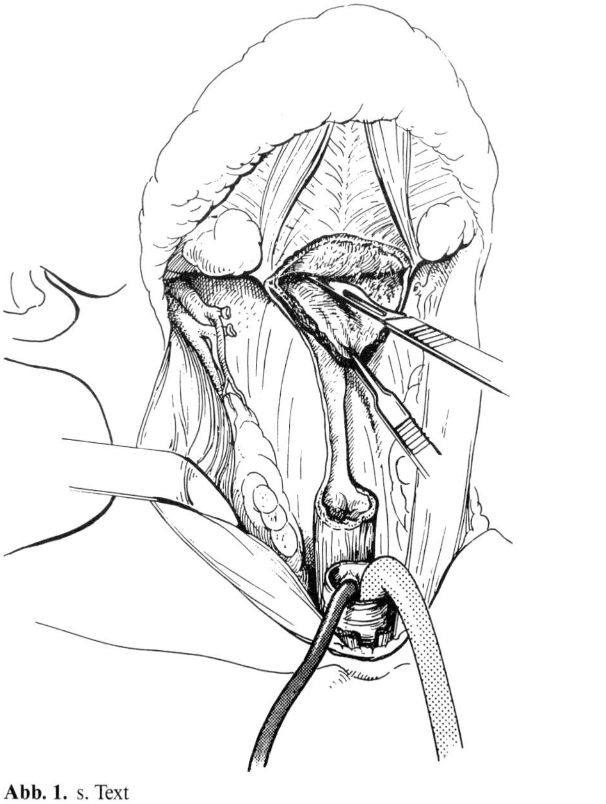

Abb. 1. s. Text

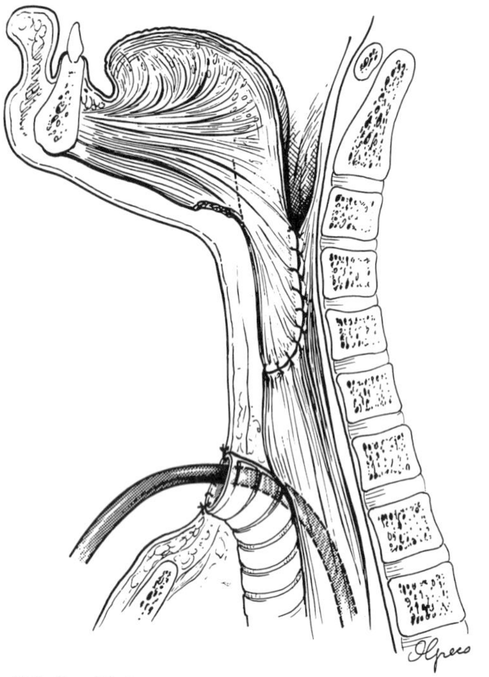

Abb. 2. s. Text

grundlappens in vertikaler Richtung den Pharynx zu verschließen. Eine zweite Nahtschicht mit langsam resorbierbarer Naht gibt uns die Möglichkeit, die Zungengrundmuskulatur mit der Ösophagusmuskulatur zu vernähen. Diese zweite Schicht wird auf die erste Schicht gelegt, und somit wird eine exzessive Traktion im Bereich der Schleimhaut vermieden. Hat man einen zirkulären Schleimhautverlust, wird die Schleimhaut im Bereich der prävertebralen Schicht nur mit Einzelknopfnähten näher zusammengebracht. Ein verbleibender Defekt auf der Pharynxhinterwand heilt in der Regel durch spontane Epithelisierung auf der prävertebralen Schicht. Die Zunge ist nach der Operation leicht nach hinten retrahiert, aber die Zungenmobilität und ihre Funktion ist normal. Das Einsetzen einer Stimmprothese ist ebenfalls nach einer großen Pharynxteilentfernung möglich. Die Literatur teilt diese Ansicht nicht.

Wir haben insgesamt acht Patienten operiert. Bei fünf Patienten wurde eine totale Laryngektomie und subtotale Pharyngektomie, bei drei Patienten eine totale Laryngektomie und totale Pharyngektomie vorgenommen.

Ergebnis:
1. Dauer des stationären Aufenthaltes durchschnittlich 19 Tage
2. Verweildauer der Magensonde postoperativ durchschnittlich 14 Tage
3. Anzahl der eingesetzten Stimmprothesen: 6
4. Komplikationen: Ein Fall mit Dehiszenz bzw. Fistel im Hypopharynxbereich, durch Behandlung mit kompressivem Verband geheilt.

Wie man sehen kann sind die Ergebnisse gut und dieselben wie nach einer einfachen totalen Laryngektomie.

Unserer Meinung nach begründen sich diese guten Ergebnisse folgendermaßen:
1. Die Einbringung der Magensonde durch eine tracheo-ösophageale Fistel, die vorher angelegt wurde, vermeidet, daß ein Infekt durch Schleim aus der Nasenhaupthöhle in das Op-Gebiet einwandern kann, man vermeidet evt. Druckstellen von der Magensonde im Wundbereich und begünstigt eine partielle Immobilisierung der Trachea und des Ösophagus.
2. Die horizontale Schleimhautnaht und der Zungengrundlappen geben die Möglichkeit, eine vertikale Progression des zur Verfügung stehenden Gewebes zu erreichen. Hier wird eine massive Traktion vermieden.
3. Eine zweite muskuläre Schicht am Zungengrund überbrückt kleine Schleimhautdehiszenzen der ersten Schicht.

159. R. Bettinger, R. Roitman, M. Loerz, R. Knecht (Frankfurt/M.): Indikation und Stellenwert automatischer Klammernahtgeräte in der Chirurgie des Pharynx

In der Chirurgie des Gastrointestinaltraktes ist mittlerweile der Gebrauch von automatischen Klammernahtgeräten weit verbreitet. Demgegenüber haben sich die automatischen Klammernahtgeräte in der operativen Praxis des HNO- Arztes noch nicht durchgesetzt. Vielmehr wird die Schleimhaut des Pharynx z. B. nach einer Laryngektomie in der Regel „per Hand" vernäht. Auch hier müssen wir uns jedoch die Frage stellen, ob sich nicht mit einer maschinellen Naht eine zeitlich schnellere und sichere Naht erzielen läßt.

Wir haben seit Anfang 1989 bei 24 Patienten ein automatisches Klammernahtgerät zum Verschluß des Schleimhautdefektes (Autom-Suture TA 30 und TA 55 von der United States Surgical Corporation) nach totaler Laryngektomie eingesetzt. 6/24 (25%) der Patienten entwickelten postoperativ eine pharyngo-cutane Fistel. Einer dieser sechs Patienten war präoperativ wegen eines Schilddrüsenkarzinoms bestrahlt worden, einer litt unter einem insulinpflichtigen Diabetes, weitere zwei hatten einen nur schwer einstellbaren Hypertonus. Alle Fisteln waren nach maximal 29 Tagen verschlossen. In keinem der Fälle sahen wir postoperativ röntgenologisch Klammernahtbrüche.

Der wesentliche Vorteil der maschinellen Naht liegt in der erheblichen Zeitersparnis von, nach unseren Erfahrungen, 30 bis 45 min. Dies bedeutet für die Patienten mit einem Kehlkopfkarzinom, bei denen erfahrungsgemäß häufig erhebliche Narkoseprobleme bestehen, eine wesentliche Verminderung perioperativer Komplikationen, da es sich in der Mehrzahl der Patienten um kardio-pulmonale Risikopatienten handelt.

R. Hagen (Würzburg): Wir haben das Gerät ebenfalls getestet. Es ist zu teuer, unhandlich, bringt keine wesentliche Zeitersparnis und verschenkt Schleimhaut. Die Pharynxfistelquote von 25% bei einer Laryngektomie ohne Pharynxteilresektion erscheint zu hoch. Haben Sie eine 2. Schicht zur Nahtsicherung verwendet?

K. Terrahe (Stuttgart): Das Gerät für die Klammernähte ist sehr wenig manovrierfähig wegen seiner breiten Arbeitsfläche.

R. Bettinger (Schlußwort):
In der Tat ist der Auto-Suture relativ teuer. Wir fanden den Auto-Suture handlich in der operativen Handhabung. Nach Setzen der Klammer folgt ein mehrschichtiger Wundverschluß und die Einlage von Redon-Drainagen.

Histologische Studien haben im Tierversuch an den Klammernähten z. T. einzelne Fremdkörper-Riesenzellen ergeben, die Fisteln erklären können. Beim den z. T. kardio-pulmonal vorbelasteten Tumorpatienten sehen wir einen wesentlichen Zeitgewinn mit dem Auto-Suture, das das Risiko peri-operativer Komplikationen wesentlich verringern kann. Dies rechtfertigt unseres Erachtens nach den Einsatz des Auto-Suture, zumal die Rate der Fisteln z. T. bei vorbestrahlten Patienten im erwartenden Rahmen bleibt.

160. B. Latkowski, C. Jakubik (Łódź): Kanülenlose Tracheostomaplastik

Trachealstenosen sind für den Patienten ein ernsthaftes Problem, falls er ständig die Kanüle tragen muß. Für solche Fälle wird eine Plastik in Z-Technik oder die Methode nach Montgomery empfohlen.

Bei unserem verschiedenen Vorgehen gehen wir davor aus, daß die Ursachen für derartige Stenosen im kranialen und lateralen Bereich der Tracheostomie liegen. Bei der ersten Methode wird, bevor der kraniale Hautlappen mit der hinteren Trachealwand vernäht wird, am Lappenrand eine doppelte Hautfalte präpariert, die in ihrer Länge dem oberen Trachealabschnitt entspricht, und zunächst mit Matratzennähten über einen dünnen Katheter (2–3 mm Durchmesser) geformt, der nach der Hautnaht wieder entfernt wird. Der freie Rand der so gebildeten Falten wird an den hinteren Abschnitt der lateralen Trachealabschnitte angenäht, um den membranösen Bereich des Tracheostomas bleibend zu stabilisieren.

Bei zurückliegender Laryngektomie wird in folgender Weise vorgegangen: In Lokalanästhesie wird ein Hautschnitt zirkulär zwischen 9 und 15 Uhr parallel zum Tracheostoma im Abstand von 2–2,5 cm geführt und gestielt ein Hautlappen am oberen und lateralen Tracheostomabereich gebildet. Aus diesem Hautlappen werden auch hierbei zwei Hautfalten gebildet und durch Matratzennähte ausgeformt, durch die dann beim Wundverschluß die seitlichen und hinteren Partien der Tracheostomie versteift werden.

Mit einer zweiten Methode kann auch bei länger zurückliegender Laryngektomie vorgegangen werden, bei der in LA Halbringe aus orthopädischem Draht eingesetzt werden. Dazu wird an 3–4 Stellen Haut und Subkutis vertikal in 0,5 cm Länge vor der Trachea eingeschnitten und vorsichtig zwischen den Schnitten mit einer eingeschobenen Klemme ein „Tunnel" präpariert, der das Tracheostoma vorn und lateral umgreift. In den auf diese Weise gebildeten Tunnel wird ein omegaförmiger Metallring eingeführt und an den Enden nach außen gebogen, damit die Ringenden nicht in das Tracheostoma durchbrechen können.

Mit beiden Methoden läßt sich eine Stabilisierung des oberen kutanen und subkutanen Tracheaabschnittes erreichen.

Vestibularis

161. H. Feldmann, K. B. Hüttenbrink, K. W. Delank (Münster): Untersuchungen und neue Erkenntnisse zum Wärmetransport im Felsenbein bei der kalorischen Vestibularisprüfung[1]

Nach Dohlmann (1925) wird die Wärme bei der kalorischen Vestibularisprüfung vom äußeren Gehörgang zum Labyrinth durch Wärmeleitung im Knochen übertragen. Dies ist seither unbestrittene Lehrminderung. Die kurze Latenz bis zur Aukunft der Wärme am Labyrinth veranlaßten jedoch Harrington (1969) und O'Neill (1987) zu diskutieren, ob nicht auch ein Teil der Wärme durch die Luft des Mittelohres über Konvektion fortgeleitet werden könnte.

Grundsätzlich gibt es 3 Arten des Wärmetransportes:

1. Wärmeleitung. Sie ist gebunden an eine materielle Kontinuität, abhängig von deren Wärmeleitfähigkeit; in Körpergewebe schlecht, daher langsam.

2. Konvektion. Sie setzt eine Zirkulation von flüssiger oder gasförmiger Materie voraus, ist abhängig von deren Wärmekapazität; für Luft extrem gering, daher langsam.

3. Wärmestrahlung. Sie kommt bei „Sichtkontakt" zweier Körper in Betracht, ist proportional der Differenz der zur 4. Potenz erhobenen absoluten Temperaturen beider Körper, abhängig von ihrer Farbe. Für den Bereich von 27–47 °C (300–320K) verhält sich Körpergewebe wie ein schwarzer Körper: Strahlung und Absorption transportieren die Wärme praktisch verlustfrei mit Lichtgeschwindigkeit.

Strahlung als Mittel des Wärmetransportes bei der kalorischen Vestibularisprüfung ist bisher noch nicht in Erwägung gezogen worden. Wir wollten klären, ob sie eine Rolle spielt und eventuell manche der ungeklärten Fragen lösen kann. Dazu haben wir an 10 menschlichen Felsenbeinen Experimente mit Nickel-Chrom-Nickel-Thermosonden von 0,5 mm Durchmesser ausgeführt, die an geeigneten Punkten der Präparate angebracht waren. Der Gehörgang war mit einem System verbunden, das standardisierte Spülungen von 15 s Dauer mit 50 ml Wasser von 48 °C ermöglichte. Nach Ausschluß zahlreicher Fehlerquellen (Verdunstungskälte, Beleuchtung) und unter Verwendung einer geschlossenenn Klimabox (37 °C, gesättigter Wasserdampf) erreichten wir eine Reproduzierbarkeit der Ergebnisse mit Abweichungen von weniger als 0,1 °C.

In Abb. 1. ist der Temperaturverlauf in einem Präparat an 3 Orten dargestellt. Im Trommelfellrahmen steigt die Temperatur in 40 s um 4,3 °C, in der Brücke in 60 s um 3 °C, im Inneren des horizontalen Bogenganges in 80 s um 2,3 °C. Dies ist mit Wärmeleitung durch den Knochen gut vereinbar. Wenn die knöcherne Brücke zwischen Gehörgang und Labyrinth abgetragen wird wie bei einer ausgedehnten posterioren Tympanotomie, ist der Weg für die Wärmeleitung um

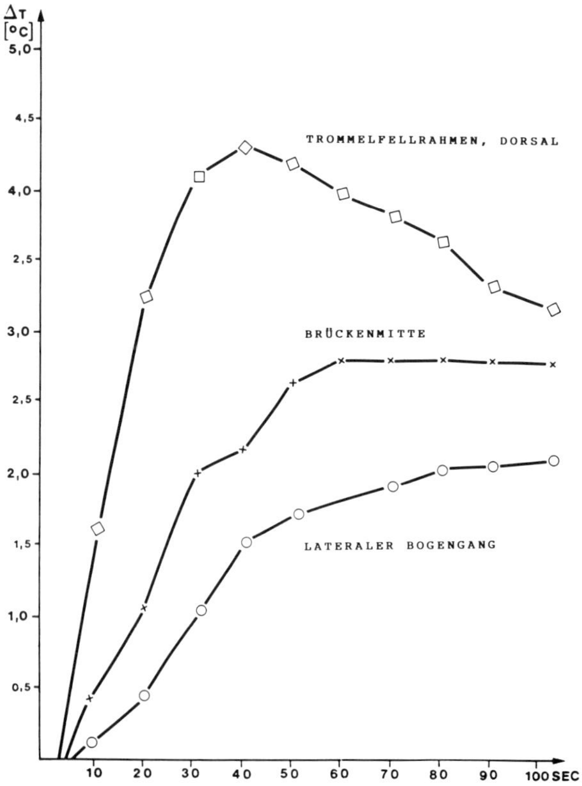

Abb. 1. Sonde im Knochen an verschiedenen Stellen des Weges der Wärmeleitung

[1] Eine ausführliche Darstellung erscheint in Laryngo-Rhino-Otologie

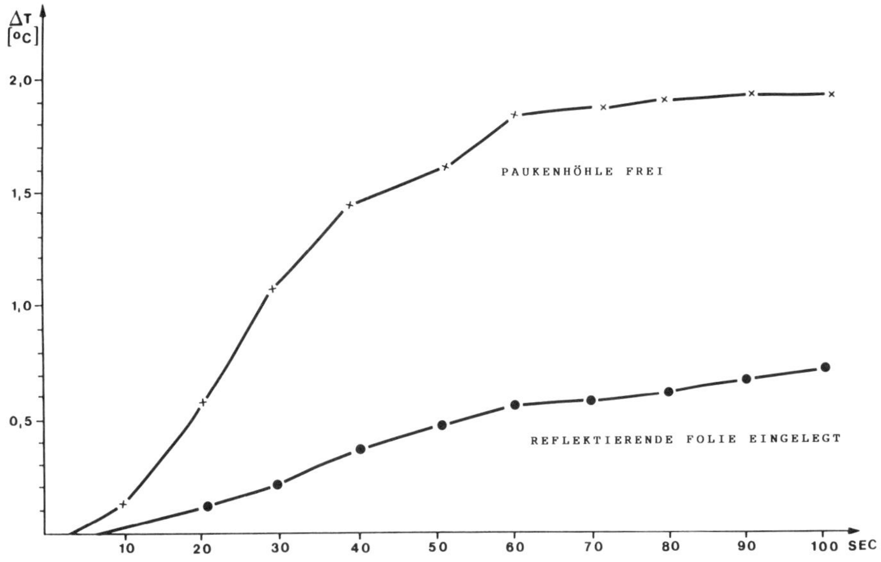

Abb. 2. Sonde im lateralen Bogengang. Brücke entfernt

ein Vielfaches länger; die Wärme müßte also stark verzögert und schwächer am Bogengang ankommen. Das aber ist nicht der Fall (Abb. 2): Der Wärmeanstieg im horizontalen Bogengang ist eher beschleunigt. Legt man nun in demselben Präparat eine reflektierende Folie zwischen Trommelfell und Labyrinthblock, so wird die Temperaturübertragung zum horizontalen Bogengang drastisch reduziert. Dies heißt, daß in dieser Situation die Wärme hauptsächlich durch Strahlung übertragen wird. Eine vergleichbare Wirkung hat auch eine Flüssigkeit (Gel) im Mittelohr, wie Versuche bei sonst intakter Anatomie zeigten. Obwohl die knöchernen Wege dabei unberührt bleiben und durch das Gel sogar ein zusätzlicher Weg für Wärmeleitung geschaffen wurde, ist der Wärmetransport reduziert, weil die Strahlung unterbunden ist.

Unsere Folgerungen: Die Wärmeübertragung vom äußeren Gehörgang zum Labyrinth ist ein komplexer Vorgang, bei dem neben Wärmeleitung auch Strahlung eine wichtige Rolle spielt. Sie kann manche klinische Beobachtung, z. B. die einer scheinbaren vestibulären Untererregbarkeit bei bestimmten Mittelohrprozessen erklären.

A. Meyer z. Gottesberge (Düsseldorf): Durch Strahlen kann nur der horizontale Bogengang erreicht werden. Die vertikalen Bogengänge, die aber auch kalorisch bei stärkerer Spülung mit Nystagmus reagiren, sind nur durch Wärmeleitung zu erreichen. Macht sich dieser Unterschied bemerkbar?

M. Westhofen (Hamburg): Die von Ihnen zur Minderung der Strahlungseffekte eingeführte Folie führt m. E. auch zur Beeinflussung der Kovektion, bei direktem Knochenkontakt auch zur Wärmeleitung.

H. Feldmann (Schlußwort):
An der Wärmeübertragung durch Strahlung ist immer auch Wärmeleitung beteiligt, und zwar im Inneren der strahlenden bzw. absorbierenden Körper. Bei der kalorischen Prüfung erreicht die Strahlung nur die Oberfläche des Labyrinthblockes, hauptsächlich also den horizontalen Bogengang. Dann wird die Energie aber durch Wärmeleitung in das Innere fortgeleitet, also auch zu den anderen Bogengängen. Dabei treffen beide Wärmewellen aufeinander, die primär über die Brücke kommende und die sekundäre, die von der Strahlung absorbierenden tympanalen Oberfläche ausgeht. Dadurch erklärt sich die verwirrende Verteilung der Wärme im Labyrinthblock. Der Widerspruch zwischen unseren Ergebnissen und denen der Hamburger Gruppe erklärt sich wohl daran, daß wir den Wärmeleitweg durch Knochen praktisch vollständig unterbinden, dafür aber den Weg für die Strahlung geöffnet haben. Die Hamburger Gruppe hat nur den Wärmeleitweg reduziert, aber den Weg für die Strahlung nicht verbessert.

162. D. Nadjmi, H. Imgart, M. Westhofen (Hamburg): Der Einfluß der Antrotomie auf die thermische Reizung des Labyrinths

Seitdem Bárány mit der Konvektionstheorie ein Modell zur Entstehung des kalorischen Nystagmus entwickelt hat, sind neben den Vorgängen im Endolymphraum nach thermischer Stimulation auch Transferstrecken und Transferzeiten der Wärme vom äußeren Gehörgang zum Labyrinth Gegenstand wissenschaftlicher Diskussion. Klinische Beobachtungen an Patienten nach Antrum- und Mastoidchirurgie lassen vermuten, daß die Referenzwerte für die Beurteilung der thermischen Prüfung ohrgesunder Patienten nicht ohne weiteres übertragbar sind. Ein Zusammenhang mit operationsbedingten Defekten nach Attiko-Antrotomie oder posteriorer Tympanotomie erscheint wahrscheinlich.

An 10 Felsenbeinpräparaten, die zur Annäherung an eine physiologische Temperaturverteilung im Wasserbad auf 37 °C erwärmt wurden, konnten mit Mikrotemperatursonden und einer computergestützten Auswertung Temperaturverlaufskurven vor und nach Antrotomie gewonnen werden. Die Sonden wurden nach Entfernen des Tegmen tympani in kleine, mit ohrchirurgischem Instrumentarium gefertigte, knöcherne Kanäle eingeführt. Diese lagen in der hinteren Gehörgangswand und im Knochen über dem lateralen Bogengang. Eine weitere Sonde wurde im äußeren Gehörgang plaziert. Die Operationsdefekte wurden mit Silikonfolie wasserdicht abgedeckt. Die Stimulation erfolgte mit 30 °C und 44 °C über eine Dauer von 30 s nach der auch klinisch praktizierten Methode. Die Temperaturregistrierungen ergaben, daß die Wärmewelle am antrotomierten und nicht-antrotomierten Felsenbein mit durchschnittlich 15,3 s deutlich früher als bisher gemeinhin angenommen den lateralen Bogengang erreicht. Die Antrotomie führte zu einer um 33% verringerten Anflutung der Wärme am lateralen Bogengang, wobei der zeitliche Verlauf und der Beginn der Temperaturänderung nach Antrotomie nicht in konsistenter Weise beeinflußt wurde. Bei Patienten mit postoperativen Schwindelbeschwerden muß daher berücksichtigt werden, daß die Reizanflutung am Bogengang bei der thermischen Stimulation verringert ist und somit mit einer geringeren Nystagmusantwort gerechnet werden muß.

H. Scherer (Berlin): Die Ergebnisse von Feldmann und Ihnen widersprechen sich. Zur Validierung der Ergebnisse von Feldmann et al. wäre es sinnvoll, die Brücke abzutragen und die Untersuchung mit Ihrem Meßsystem zu wiederholen.

D. Nadjmi (Schlußwort):
Um die klinisch relevante Frage des Einflusses der Antrotomie zu beurteilen, wurde im Versuch die hintere Gehörgangswand belassen, auch um das System geschlossen zu halten.

Freie Konvektion, Wärmeleitung und Strahlung sind sich gegenseitig beeinflussende Größen; eine sichere quantitative Bewertung der einzelnen Komponenten ist Ziel weiterer Untersuchungen.

163. S.R. Wolf, P. Christ, C.T. Haid (Erlangen): Neue Freiheitsgrade in der neurootologischen Diagnostik: „Telemetrie-ENG" – Grundlagen und erste klinische Erfahrungen

Die Grenzen der konventionellen neurootologischen Diagnostik anfallsartiger Schwindelzustände sind jedem Hals-Nasen-Ohren-Arzt und jedem Neurologen gut bekannt. Entgegen der eindrucksvollen Schilderung heftiger Drehschwindelgefühle, teils verbunden mit vegetativen Begleitsymptomen wie Übelkeit und Erbrechen, Schweißausbrüchen und Angstgefühlen, lassen sich bei verschiedenen Patienten im „anfallsfreien Intervall" nur geringgradig pathologische oder sogar keinerlei vestibuläre Störungen objektivieren. Für die Menièresche Erkrankung können so in 40–60% nur unspezifische Läsionen z. B. im Sinne einer kalorischen Untererregbarkeit aufgezeigt werden. Nach einer neueren Untersuchung an unserer Klinik werden lediglich einige wenige Patienten mit M. Menière im akuten Anfall untersucht (Venus 1989: 6/219).

Die Verbesserung der Diagnostik war das primäre Ziel der Entwicklung der „Telemetrischen Elektronystagmographie". Dem Patienten sollte ein Gerät an die Hand gegeben werden, um im Schwindelanfall eine Objektivierung der Symptome zu ermöglichen und das auch außerhalb der Reichweite stationärer Behandlung oder des niedergelassenen Facharztes. Die Elektronystagmographie stellt wegen ihrer hohen klinischen Akzeptanz und Bedeutung für die Vestibularisdiagnostik derzeit das für diese Indikation am besten geeignete Untersuchungsverfahren dar. Es gelang, durch die Konstruktion eines digital speichernden „Taschen-Elektronystagmographen", der netzunabhängig zu betreiben ist, zusammen mit speziellen, mit Elektroden ausgerüsteten Brillen diesem Ziel näher zu kommen. Die technische Spezifikation des Rekorders ist in Tabelle 1 wiedergegeben.

Für die Anwendung in der Praxis des niedergelassenen Facharztes oder im Vestibularislabor konnte eine spezielle „Universalbrille" entwickelt werden, die die Vorzüge einer Elektrodenbrille mit rascher und zuverlässiger Positionierung der Elektroden mit den Vorteilen einer modifizierten Frenzelbrille vereinigt. Diese Brille besteht aus einem elektrodenbestückten Gestell und leicht austauschbarem Rahmen. Ein Rahmen mit

Tabelle 1. Technische Daten zur „Telemetrischen Elektronystagmographie"

Rekorder:
- 2-kanalig, digital, programmierbar
- Abtastrate 25 ... 200 HZ
- Aufzeichnungsdauer 40 min (bei 100 HZ; erweiterbar)
- Zeitkonstante 1 ... 5 s (Empfindlichkeit 200 – 800 μV)
- Datum und Uhrzeitfunktion
- Off-line: manuelles Ein-, Ausschalten
  vorgegebene Registrierungsintervalle
  automatisch beim Aufsetzten der Brille
- On-line: direkte Darstellung der ENG-Kurven auf einem Computerbildschirm
- Softwareunterstützte Auswertung mit einem handelsüblichen PC, Abspeicherung auf Diskette, Ausdrucken der Kurven
- Datenübertragung über serielle Schnittstelle

Tabelle 2. Indikationen zur Anwendung der „Telemetrischen Elektronystagmographie“

Ambulanter Eingriff
- Schwindelattacken – Diagnosesicherung (z. B. M. Menière)
- Lage-, Lagerungsschwindel (z. B. Cupulolithiasis)
- Kontrolle chirurgischer, physikalischer und medikamentöser Therapie
- Gutachten

Einsatz im Vestibularis-Labor in Klinik und Praxis
- Niedergelassener Arzt ohne „Standard-ENG“
- Konsildienst
- Bettlägrige Patienten z. B. auf Intensivstationen
- Forschung
- Unterricht

Fresnell-Linsenfolien erlaubt mit der eingebauten Beleuchtung, ähnlich wie die Frenzelbrille, die direkte Beobachtung der durch die 16 dpt starken Linsenfolien vergrößerten Bulbi. Ein zweiter Rahmen ist schwarz zur Unterdrückung okulärer Fixation.

Der Rekorder ist durch seinen Aufbau einerseits zur indirekten Aufzeichnung im Speichermodus geeignet, er erlaubt aber auch den Einsatz im One-line-Modus mit direkter Darstellung der ENG-Kurven auf dem Computerbildschirm. Mit den speziellen Brillen wurde ein universelles, preisgünstiges System in handlichem Format zur Registrierung und Dokumentation von Bulbusbewegungen geschaffen. In Tabelle 2 sind die wichtigsten Einsatzbereiche dieser Registrierungsmethode aufgeführt.

Die ersten Erfahrungen in der Anwendung entsprechender Prototypen sind ermutigend. Es läßt sich feststellen, daß die Patienten nach entsprechender Einweisung keinerlei Bedienungsprobleme mit dem Gerät haben. Die registrierten Aufzeichnungen zeigen qualitativ einwandfreie Kurven und lassen die Untermauerung der Diagnose z. B. anfallsartiger Schwindelerkrankungen zu. Dieses konnte bereits an Einzelfällen nachgewiesen werden. Der umfangreiche Einsatz dieser Technik läßt weitere Informationen zu dem Verlauf verschiedenster Schwindelzustände erwarten. Umfangreichere klinische Studien sind in Vorbereitung.

K.-F. Hamann (München): Zweifelhaft erscheint es, ob eine Selbsterziehung durch den Patienten mit der Telemetrie-ENG möglich ist.

H. Scherer (Berlin): Ist eine Schnellanalyse möglich, bzw. von Ihnen geplant?

A. Weber (Frankfurt/Main): Kann der Patient die Brille auch im anfallsfreien Intervall aufziehen und damit arbeiten oder ist eine normale Fixation ausgeschlossen?

S. R. Wolf (Schlußwort):

Zu Herrn Hamann: Eine Eichungsvorrichtung, die sich an der ENG-Brille befindet, ist in Vorbereitung. Der Patient soll jedoch erst die Schwindelattacke aufzeichnen und eine Eichung möglichst im Anschluß durchführen. Gute Erfahrungen wurden mit Zeitintervallen von 1–2 Wochen „Ausleihdauer“ für den Patienten erzielt.

Zu Herrn Scherer: Möglichkeiten der Täuschung sind gegeben. Aber die Art des Nystagmusverlaufs konnte z. B. eine kalorische Reaktion ausschließen. Zusätzlich könnten Bewegungssensoren die Aufzeichnung mit ergänzen (wären an der Brille anzubringen).

Zu Herrn Weber: Aus psychologischen Gründen wurden keine vollständig undurchsichtigen Brillengläser verwendet. Die Brillengläser wären aber austauschbar. Der Patient soll die Augen schließen; abgetönte Gläser reduzieren die visuelle Fixation.

164. A. H. Clarke, W. Teiwes, H. Scherer (Berlin): Die Dreidimensionalität des vestibulookulären Reflexes – dargestellt anhand des kalorischen und Lagerungsnystagmus

Jede Kopfbewegung im dreidimensionalen Raum kann in eine Kombination von Drehkomponenten um die drei orthogonalen Achsen und Linearkomponenten entlang den drei orthogonalen Ebenen ausgelöst werden. Dementsprechend ist das vestibuläre Labyrinth mit den drei Bogengängen und zwei Otolithenorganen so angeordnet, daß diese sechs Freiheitsgrade adäquat erfaßt werden. Um das Blickfeld zu stabilisieren, führen diese Labyrinthsignale über die vestibulookulomotorischen Bahnen zu kompensatorischen Augenbewegungen. Somit kann jede Art von Linear- und/oder Drehbewegung des Kopfes eine Aktivierung der drei extraokulären Augenmuskelpaare auslösen. Nach der konventionellen klinischen Beschreibungsweise bestehen die resultierenden Augenbewegungen aus horizontalen, vertikalen und torsionalen Komponenten.

Aufgrund dieses systematischen Zusammenhangs stellt die Analyse von Augenbewegungen das wichtigste objektive Hilfsmittel in der Gleichgewichtsdiagnostik dar.

Unter den verschiedenen Methoden der quantitativen Registrierung von Augenbewegungen sind heute die Elektrookulographie und die Foto-Elektro-Okulografie am weitesten verbreitet. Beide Methoden messen jedoch nur zwei der drei vorhandenen Komponenten von Augenbewegungen, die horizontale und die vertikale Komponente. Die dritte Komponente, die torsionale Augenbewegung, ist aufgrund der Rotationssymmetrie des Auges bisher nur sehr zeitaufwendig durch Einsatz photometrischer Verfahren oder mit Hilfe von induktiven Kontaktlinsen (Search-Coil-Technik) möglich. Letztere stellt bisher die genaueste Meßmethode der Augenposition dar, ist jedoch aufgrund des halbinvasiven Eingriffs durch das Einsetzen der Kontaktlinsen kaum klinisch verwendbar.

Die Erkenntnisse der Gleichgewichtsforschung erfordern jedoch zunehmend die Messung der Augenrollung für die klinische Diagnostik. Aus diesem Grund realisieren wir eine klinisch anwendbare Methode, die seit kurzem durch neueste Entwicklungen in der Echtzeitverarbeitung von Bildern möglich geworden ist. Die leichte Handhabung dieses Video-Okulografie-Systems (VOG) erlaubt seinen Einsatz in den verschiedensten Anwendungsgebieten.

Zur Illustration werden Daten von einem Zentrifugenexperiment präsentiert, wobei die Dreidimensionalität der kalorischen Nystagmusreaktion besonders hervorgehoben wird. Als Demonstration der klinischen Anwendung werden Daten von einem Patienten mit einem klassischen Lagerungsschwindel vorgestellt; hierbei erlaubt die Videookulografie erstmals eine quantitative Registrierung der dynamischen, torsionalen Komponente des Lagerungsnystagmus. Als weiteres klinisches Beispiel werden prä- und postoperative Augenbewegungsregistrierungen von einem Patienten präsentiert, der wegen eines Akustikusneurinoms einseitig neurektomiert wurde. In diesem Fall erlaubt die Erfassung des dreidimensionalen Ausfallnystagmus neue Einblicke in den vestibulären Kompensationsvorgang.

Mit Hilfe der neueren Technik sind sowohl in der Forschung als auch in der Klinik neue und präzisere Beobachtungen und Messungen möglich. Dadurch eröffnen sich neue Perspektiven zur Verfeinerung unserer Kenntnisse des vestibulären Systems.

A. Meyer z. Gottesberge (Düsseldorf): Die interessanten Befunde bei der kalorischen Reaktion weisen auf die Beteiligung des vertikalen Bogenganges hin, die häufig übersehen wird. Es ist leider zu wenig bekannt, daß in jedem vertikalen Bogengang (vorn wie hinten) sowohl vertikaler wie rotierender Nystagmus erzeugt werden kann. Nur diese Ausnahme, die auch durch Tierexperimente bestätigt ist, ergibt ein schlüssiges Konzept der Synergie der vertikalen Bogengänge.

K.F. Hamann (München): Erlaubt Ihre Analyse auch die Feststellung einer Schlagfeldverlagerung? Definitionsgemäß kann nur die langsame Phase okulomotorischer Reaktionen als VOR bezeichnet werden.

A.H. Clarke (Schlußwort):

Zu Herrn Hamann: Mit der Videookulographie wird eine Schlagfeldverlagerung mit erfaßt und zwar ohne die Drift-Fehler wie bei EOG. Die Augenposition in bezug auf den Kopf wird kontinuierlich registriert. Unseres Erachtens besteht kein Zweifel, daß die torsionale Komponente auch zum „klassischen VOR" gehört. Allerdings soll der Begriff „vestibulookulärer Reflex" überhaupt mit etwas Vorsicht benutzt werden.

165. M. Westhofen (Hamburg): Die Neuronopathia utriculosaccularis – eine unterschätzte klinische Entität

Bei Patienten mit Schwindelbeschwerden und unauffälliger thermischer Prüfung wird häufig von nicht labyrinthärer Ursache ausgegangen. Isolierte Funktionsstörungen der Otolithenorgane finden bislang in der klinischen Diagnostik und Therapie kaum Berücksichtigung. Der breite Einsatz verschiedener Otolithenfunktionstests im Rahmen der umfangreichen Vestibularistestbatterie an der Hamburger Klinik bei mehr als 700 Patienten läßt eine Analyse der neurootologischen Befunde und Beschwerden der Patienten zu. Funktionsstörungen der Otolithenorgane standen dabei im Vordergrund. Ziel war die Erkennung von Befundkonstellationen, die eine Differenzierung von Patienten mit Erkrankungen der Otolithenorgane in der klinischen Praxis erlauben. Bei allen Patienten wurden Spontan-, Lage-, Lagerungsnystagmus, okulomotorische Prüfungen, Drehpendelprüfung, thermische Prüfung und Untersuchung der Halswirbelsäule durchgeführt. Die Otolithenfunktion wurde mittels statischer Kippung und Bestimmung der subjektiven Vertikalen sowie bei ausgewählten Patienten mittels der Off-vertical- und exzentrischen Rotation geprüft. In keinem der Fälle fanden sich widersprüchliche Befunde der drei Otolithentests. Die bislang höchste Sensitivität ergibt sich bei Bestimmung der subjektiven Vertikalen unter statischer Kippung. Bei 24% von 730 Patienten fand sich bei Vergleich mit einer gesunden Vergleichsgruppe eine pathologische subjektive Vertikale bei lateraler Kippung in eine der beiden Richtungen. 6% der 730 Patienten (Gr. A) zeigten eine pathologisch verstärkte Kippung der subjektiven Vertikalen in die gekippte Richtung, 18% der Patienten (Gr. B) wiesen Abweichungen der subjektiven Vertikalen entgegen der Kipprichtung auf. Alle Patienten der Gruppe A hatten sensorineurale Schwerhörigkeit mit Hochtonsenken oberhalb von 3 kHz von mehr als 40 dB oder hochgradiger pancochleärer Schwerhörigkeit. Bei allen waren die lateralen Bogengänge funktionstüchtig. Bei Patienten der Gruppe B lagen sensorineurale Schwerhörigkeiten nur in 35% der Fälle vor. Bei allen Patienten persistierte die akut aufgetretene Hörminderung. Bei 70% der Patienten der Gruppe A trat innerhalb von 3 Tagen eine Kompensation der Störung auf, wie sie schon früher nach operativer Otolithenläsion von uns berichtet wurde. Bei 20% der Patienten traten rezidivierende Schwindelbeschwerden auf. Bei 10% der Patienten, die sämtlich stärkste pathologische Befunde aufwiesen, perpetuierten die Schwindelbeschwerden. Die einseitige Funktionsstörung der Otolithenorgane mit begleitender sensorineuraler Schwerhörigkeit ohne Bogengangsfunktionsstörung sind einer Störung peripher des Nucleus vestibularis zuzuordnen. Die begleitende Schwerhörigkeit könnte Hinweis auf Funktionsstörungen im Bereich der vestibulocochleären Anastomose (Oort'sches Bündel) oder des sog. Y-Nucleus vestibularis sein, wo sich cochleäre und maculäre Neurone jeweils berühren.

K.F. Hamann (München): Wichtig erscheint der Unterschied zwischen der haptischen und der visuellen subjektiven Vertikalen! Zu welchem Zeitpunkt nach Krankheitsbeginn haben Sie Ihre Messungen durchgeführt?

C.F. Claussen (Würzburg): Sie haben eine Reihe von Funktionsbefunden erhoben, die Sie mit der Utriculus- und Sacculus-Funktion in Zusammenhang bringen. Was veranlaßt Sie, diese Befunde pathologisch-anatomisch als Neuronopathia utriculo-saccularis zu bezeichnen, die beide Vestibularnerven mit einbeziehen würde. Ist diese Bezeichnung auf klinische Pathologie oder spekulativ interpretierend begründet?

M. Westhofen (Schlußwort):

Zu Herrn Hamann: Wie gezeigt, wurde die haptische subjektive Vertikale untersucht. In früher publizierten Studien hatte sie sich der visuellen Vertikale als überlegen erwiesen. Die Untersuchung läßt sich gerade ohne Zusatzeinrichtung für klinische Fragen leicht einsetzen. Nach eigener Erfahrung ist die vertikale Schielstellung nur selten zu beobachten und daher für die klinische Bewertung unzuverlässig.

Zu Herrn Claussen: An lebenden Patienten sind wohl keine morphologischen Befunde zu vestibulären Neuronen zu erheben. Sektionsbefunde von Fällen unserer Patienten liegen erfreulicherweise bislang nicht vor.

166. M. Bach-Quang, W. Denß, R.E. Blessing, J. Wustrow (Lübeck): Die Augenrotation durch Otolithenreiz – ein wichtiges Meßverfahren beim Schwindel unklarer Genese

Während die Bogengänge in ihren jeweiligen Ebenen durch Kopf- oder Körperbewegungen Nystagmus auslösen, führen die Otolithenorgane – Sacculus und Utriculus – bei entsprechender Körperneigung zur reproduzierbaren statischen Augenrotation. Deren Messung dient daher zur direkten Funktionsprüfung der Otolithenorgane beider Ohren.

Im Rahmen dieser Arbeit wurden die Otolithenfunktionen mit zwei Geräten gemessen, einmal mit der Brille nach Vogel in Form des Vesta-Gerätes, zum anderen mit der Video-Leuchtbrille – eine neue Entwicklung an der Hals-Nasen-Ohren-Klinik der Universität Lübeck. Mit der Brille nach Vogel kann die subjektive Vertikale und Augenrotation bestimmt werden. Dabei führt eine Kopfneigung unter dem Einfluß der Otolithenorgane zu einer kompensatorischen Augengegenrollung. Über die in die Retina eingeblitzte Markierung kann der Patient einen Lichtbalken auf die retinale Blitzmarke justieren, und die Augenrotation kann dadurch ermittelt werden. Mit der Video-Leuchtbrille kann die Otolithenfunktion objektiv ohne Mitarbeit des Patienten gemessen werden. Dabei wird der Kopfneigungswinkel auch mittels eines vor einem Auge angebrachten Inklinometers bestimmt. Das andere Auge des Patienten wird mit einer Videokamera durch die Leuchtbrille gefilmt und auf dem Monitor dargestellt. Über einen Video-Analyser kann die Position einer Marke auf der Iris festgehalten und die Bewegung analysiert sowie die Augenrotation objektiv ermittelt werden.

Die Untersuchung von 16 Gesunden mit der Vogel-Brille ergab eine maximale Abweichung der subjektiven Vertikalen von 18,4 Grad. Bei einer Gruppe von 17 Patienten mit verschiedenen systemischen Schwindelerkrankungen zeigte sich eine maximale Deviation der subjektiven Vertikalen von 16,4 Grad. Nach Vogel besteht ein linearer Zusammenhang zwischen dem Zuwachs der Augentorsion pro Grad der Körperneigung – Gain genannt – und dem Logarithmus des Körperneigungswinkels. Unsere Meßwerte streuen erheblich. Dies liegt sicherlich zum Teil daran, daß die Probanden in dieser Meßmethode nicht geübt waren und anfangs Schwierigkeiten hatten, das retinale Nachbild ausreichend lange und intensiv zu sehen.

Mit der Video-Leuchtbrille sammeln wir zur Zeit die ersten Erfahrungen. Eine erste Auswertung zeigte auch hier erhebliche Schwankungen der Meßwerte. Erste Messungen an Patienten mit systemischem Schwindel berechtigten uns zur Hoffnung, daß es mit diesen Methoden möglich ist, latente Fehlfunktionen der Otolithenorgane, wie sie z. B. beim paroxysmalen Lagerungsschwindel vorkommen, zu diagnostizieren. Dies wird die Treffsicherheit der Diagnostik des paroxysmalen Lagerungsschwindels im beschwerdefreien Intervall erhöhen.

Zusammenfassend stehen uns beim gegenwärtigen Stand der Diagnostik zwei effektive, direkte bilaterale Meßmethoden der Otolithenfunktion zur Verfügung: zum einen die Brille nach Vogel als schnelles, klinisch brauchbares Meßverfahren, in das allerdings subjektive Komponenten des Patienten mit eingehen, und zum anderen die Video-Leuchtbrille mit aufwendiger, jedoch objektiver Meßmethodik.

A. Clarke (Berlin): Sie behaupteten, daß sowohl der Utriculus wie auch der Sacculus eine Augentorsion auslösen kann. Den Resultaten unserer Untersuchungen nach erzeugt nur der Utriculus eine Augentorsion. Können Sie Ihre Aussage bestätigen oder eine entsprechende Studie dazu nennen?

R. Blessing (Schlußwort):
Sie haben völlig recht, nur der Utriculus löst Augentorsion aus, der Sacculus vertikale Deviation.

167. K.-F. Hamann, Ch. Krausen (München): Zur Natur des Vibrationsnystagmus

Üblicherweise werden zur Aufdeckung einer vestibulären Störung Provokationsmaßnahmen wie Kopfschütteln und Lage- und Lagerungsprüfungen benutzt. Man nimmt an, daß durch den überschwelligen Reiz und die unspezifische Aktivierung Tonusungleichgewichte deutlicher werden. Angeregt durch eine Mitteilung von K. Lücke prüften wir die Frage, ob Vibrationsreize geeignet sind, einen latenten Spontannystagmus sichtbar zu machen.

In einem ersten Ansatz wurde an gesunden Versuchspersonen geprüft, ob durch Vibrationsreize (50 Hz, Aufsatzpunkt Mastoid) unter der Frenzelbrille Nystagmen erkennbar werden. Bei 75 Versuchspersonen trat dies in keinem einzigen Fall auf. Unter gleichen Reizbedingungen wurden 50 Patienten, die an einer peripher vestibulären Erkrankung litten, untersucht. Hier zeigte es sich, daß bei rund 2/3 der Patienten während des Vibrationsreizes ein Nystagmus auftrat, der zur Seite des Tonusüberwiegens gerichtet war. In all den Fällen, in denen auch ein Kopfschüttelnystagmus bestand, trat auch ein Vibrationsnystagmus auf, der manchmal sogar durch diesen Reiz verstärkt wurde (Abb. 1). In einer dritten Untersuchungsserie wurden neben den Aufsatzpunkten jeweils über dem Mastoid zusätzlich die Halsmuskulatur in der Höhe von C1 und in der Medianlinie über C7 gereizt. Dabei kam klar zum Ausdruck, daß die durch Vibrationsreize auslösbaren Nystagmen am ehesten auftraten, wenn über dem Mastoid gereizt wurde. Die in Höhe von C1 durchgeführten Vibrationsreizungen erbrachten seltener Nystagmen, am schlechtesten war die Ausbeute über C7 (Abb. 2).

Die Analyse der Befunde läßt zunächst einmal die Schlußfolgerung zu, daß durch Vibrationsreize latente Nystagmen aktiviert werden können, die bei den sonst verwandten Provokationsmaßnahmen nicht zur Darstellung kämen. Nach dieser für den Kliniker interessanten Feststellung, daß die Aufwendung von Vibrationsreizen eine Verbesserung der vestibulären Provokationsmaßnahmen darstellt, stellt sich die Frage nach der Ursache dieses Phänomens.

Grundsätzlich stehen sich 2 Erklärungsmöglichkeiten gegenüber. Wir neigen zu der Annahme, daß es durch einen 50-Hz-Vibrationsreiz zu einer unspezifischen Erregung der peripheren Rezeptoren im Vestibularorgan kommt, die bei einem Ungleichgewicht, das noch dazu zentral nicht kompensiert ist, eine tonische Augendeviation mit zentraler Rückstellkomponente (Nystagmus) bewirkt. Die andere Hypothese berücksichtigt die seitendifferente Erregung der Spindeln der zervikalen Muskulatur. Es ist denkbar, daß durch die unphysiologische Reizung dieser Rezeptoren, die zumindest teilweise auch in das Vestibulariskerngebiet weitergeleitet und mit vestibulären Informationen verrechnet wird, Tonusungleichgewichte entstehen, die wiederum einen Spontannystagmus auslösen. Gegen

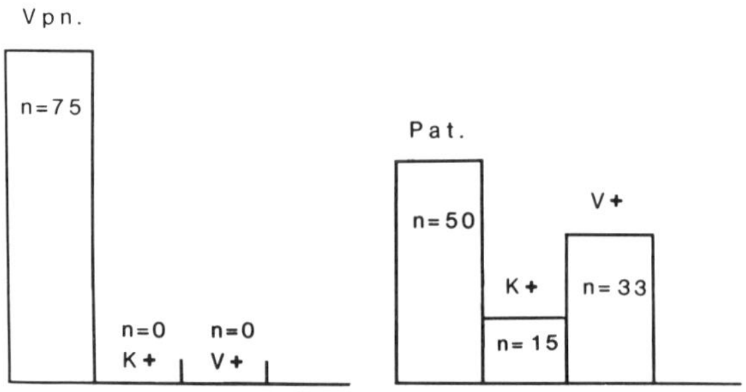

Abb. 1. Vibrationsnystagmus (Mastoid)

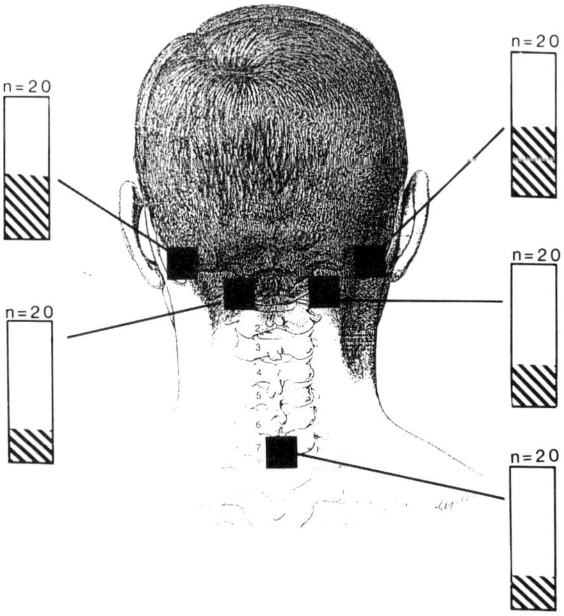

Abb. 2. s. Text

diese Überlegungen spricht jedoch, daß die Auslösbarkeit des Vibrationsnystagmus über dem Mastoid am besten war, also dort, wo die Halsmuskulatur am wenigsten erregt wird. Für die Vertreter des zervikogenen Schwindels wäre es interessant zu untersuchen, ob bei einem Schwindel, der als HWS-bedingt angesehen wird, durch Vibrationsreize über der Halsmuskulatur pathologische Nystagmen unter der Frenzelbrille auszulösen sind.

H. Scherer (Berlin): Sie erwähnten, daß der Nystagmus die Richtung wechselt. Er kann dann nicht mit dem Kopfschüttelnystagmus zusammenhängen. Es kommt auch ein athrokinetisches Phänomen in Frage.

C.F. Claussen (Würzburg): Die schwedische Neurootologengruppe aus Lund, Schweden, hat in den vergangenen Jahren häufiger vor dem Forum der Gesellschaft für Neurootologie und Aequilibrometrie den Einfluß von muskulären Vibrationsreizen auf die Gleichgewichtssteuerung vorgetragen. Diese Autoren weisen auf die Einflüsse der reinen Muskelspindelreizung hin.

K. Lücke (Oberhausen): Ich habe seit 25 Jahren die Vibrationsmethode angewendet und glaube, daß sich durch diese einfache Methode ein pathologisch peripherer Nystagmus provozieren läßt. Meine Hypothese war, daß sich durch die starke Schalleinwirkung der Ruhetonus aller Bogengänge depolarisiern läßt, was zu *keiner* Nystagmusreaktion unter der Frenzelbrille führt. Ist der Aufbau des Tonus erschwert (Labyrinthschädigung) oder der Transport der neuroelektrischen Energie gehemmt, kommt es zu einer deutlichen Nystagmusreaktion in der Regel zur gesunden Seite. Tullio, Partsch, Trinker wiesen bereits auf die Erregbarkeit von Schwindel durch Schalleinwirkung hin.

R. Blessing (Lübeck): Haben Sie auch Vibrationsnystagmus unter geschlossenen Lidern mit dem ENG beobachtet? Wir konnten Vibrationsnystagmus auf einem Rüttelkissen auch bei Gesunden nachweisen, wenn wir unter der Frenzel-Brille beobachteten. Wir wissen heute, daß die Frenzel-Brille auch bei Gesunden zu Nystagmus führen kann.

K.F. Hamann (Schlußwort):

Zu Herrn Scherer: Gegenwärtig können wir uns den Richtungswechsel des Vibrationsnystagmus nicht erklären.

Zu Herrn Claussen: Unserer Kenntnis nach haben die von Ihnen zitierten schwedischen Autoren nur spinalmotorische Reaktionen, nicht jedoch okulomotorische Reaktionen untersucht. Vergleiche sind daher nur schwer möglich.

Zu Herrn Lücke: Die von uns beobachteten Fälle mit Richtungswechsel waren eindeutig pathologisch.

Zu Herrn Blessing: Unterschiede Ihrer Beobachtungen zu den unserigen erklären sich wohl durch die unterschiedlichen Reizgeber.

168. Th. Eichhorn (Marburg/Lahn): Zur Frage der Aussagekraft eines vestibulären Rekruitments

Vestibuläre Tests wurden bereits von mehreren Autoren dahingehend ausgewertet, ob sich aus seitendifferenten Reaktionen nach verschiedenen intensiven kalorischen oder rotatorischen Reizungen Anzeichen für das Vorliegen eines Rekruitments ergeben. In der vorliegenden Studie wird bei Normalpersonen (n = 70) und Patienten (n = 216) mit unterschiedlichen Läsionen im Vestibularsystem („Vestibularisausfall", Felsenbeinfraktur, Akustikusneurinom, Hörsturz mit Vestibularbeteiligung, benignem proxysmalen Lagerungsnystagmus) im akuten Erkrankungsstadium wie auch nach wiedererreichter Restitution aus den Daten einer routinemäßigen ENG-Untersuchung (Langdrehtest mit per- und postrotatorischer Reaktionsphase, Kalt- und Warmspülung) überprüft, inwieweit die für ein audiologisches Rekruitment geltenden Kriterien auch bei diesen Krankheitsbildern erfüllt werden.

Für die Mittelwerte der Nystagmusreaktionen trifft bei der Rotation zu, daß die stärkeren Reize auf beiden Seiten auch zu einer intensiveren Reaktion als die schwächeren führen. Bei der Kalorisation sind die Abstände der mittleren Nystagmusreaktionen zwischen beiden Spültemperaturen (27 °C und 44 °C) im Vergleich dazu weniger ausgeprägt. Die perrotatorische Nystagmusreaktion unterschreitet die des Postrotatorius I in den einzelnen Patientengruppen in 64,4% – 92,1% der Fälle; bei der thermischen Reizung führt die Kaltspülung bei 41,7% – 69,8% der Erkrankten zu den stärkeren Nystagmusantworten.

Das Kennzeichen rekruitmentpositiven Verhaltens, daß die Reaktionswerte auf den schwellennäheren Reiz deutlicher von denen eines Normalkollektivs abweichen als die nach deutlich überschwelliger Stimulation, traf beim Drehtest lediglich für die zur kranken Seite weisenden Nystagmusphasen zu. Auch die Forderung, daß sich ein vestibuläres Rekruitment auf der erkrankten Seite durch einen eingeschränkten Dynamikbereich (geringerer Abstand zwischen den Reaktionen auf den schwächeren und stärkeren Reiz) auszeichnen müsse, wurde in keiner der untersuchten Patientengruppen erfüllt. Im Mittel fiel die Differenz der Nystagmusreaktionen bei der Rotation sogar stärker als in der Kontrollgruppe aus. Auch intraindividuell bestanden keine über das Normalmaß hinausgehenden Seitenunterschiede zwischen den Bereichen, die durch die jeweiligen Nystagmusreaktionen eingegrenzt werden.

Schließlich wurde überprüft, ob im Seitenvergleich der Nystagmusreaktionen der geringere Reiz bei einer einseitigen Schädigung deutlichere Reaktionsunterschiede zwischen gesundem und krankem Ohr verursacht, als es nach dem intensiveren Stimulus der Fall ist, und sich daraus Hinweise für ein Rekruitment ableiten lassen (Fowler-Test der Audiologie). Wenn auch die Mittelwertskurven im Rahmen der Verlaufsbeobachtung eines sogenannten „Vestibularisausfalles" zeigen, daß der Rückgang des postrotatorischen Richtungsüberwiegens deutlich dem der perrotatorischen directional preponderance vorausgeht und sich auch das Seitenüberwiegen der Kaltspülung eher zurückbildet als das der Warmspülung, konnte dieses Nystagmusverhalten wiederum im Mittel nur bei knapp 68% (Rotation) bzw. 61,6% (Kalorisation) der Patienten beobachtet werden. Dabei zeigte weder das Alter der Patienten, das Stadium der

Erkrankung noch die Form der Restituation (Erholung/Kompensation) einen Einfluß auf das Richtungs- und Seitenüberwiegen.

Zusammenfassend erbrachten unsere Untersuchungen keine Ergebnisse, die eindeutig das Vorhandensein eines vestibulären Rekruitments rechtfertigen würden. Die Überprüfung der für ein audiologisches Rekruitment geltenden Kriterien fiel innerhalb der einzelnen Patientengruppen uneinheitlich aus und war deshalb bei der Lokalisation der Läsion nicht hilfreich. Die häufigste Beobachtung, daß der schwächere rotatorische und kalorische Reiz die einseitige vestibuläre Schädigung deutlicher und länger nachweist als es mit dem stärkeren Reiz möglich ist, berechtigt nach unserer Meinung allein noch nicht dazu, dieses Phänomen als Rekruitment anzusprechen. Da dieser pathophysiologische Begriff mit weiterreichenden Konsequenzen audiologisch belegt ist, sollte er bei der Beschreibung vestibulärer Befunde auch nur dann Anwendung finden, wenn er den vorgegebenen Anforderungen entspricht, die Interpretation von Krankheitsbefunden topodiagnostisch verläßlich bereichert oder zu einer Klassifikation führt, die eine differenziertere und nachweisbar effektivere Therapie einzusetzen erlaubt.

169. J.C. Engelke, M. Westhofen (Hamburg): Die klinische Bewertung des pathologischen Spontannystagmus bei Differenzierung des otogenen Schwindels

Pathologischer Spontannystagmus dient bei Störungen des vestibulären Systems seit langem als wichtige differentialdiagnostische Hilfe. Insbesondere der horizontale Spontannystagmus ist bisher ein wichtiges Kriterium zur Beurteilung von otogenen Schwindelbeschwerden. Die Klassifizierung des Spontannystagmus entscheidet häufig, ob es sich um eine otogene Erkrankung handelt und in welchem Stadium der Schädigung oder Abheilung sich das periphere Vestibularorgan gerade befindet. Die vorliegende Untersuchung überprüft den klinischen Wert der vielfach geübten Einteilung des Spontannystagmus in Reiz-, Ausfall- und Erholungstypus im Vergleich zur thermischen Labyrinthfunktion.

Dazu wurden an 1162 Patienten mit Schwindelbeschwerden erhobene Vestibularisbefunde EDV-gestützt ausgewertet. Insbesondere wurde das Verhalten des Spontannystagmus mit einer pathologischen Seitendifferenz bei der thermischen Prüfung verglichen. Von den untersuchten Patienten hatten 453 Patienten horizontalen Spontannystagmus. Von diesen Patienten hatten 70,8% einen Spontannystagmus nach links. Die Untersuchung des Spontannystagmusverhaltens bei Vorliegen einer pathologischen Seitendifferenz zeigt sowohl bei Untererregbarkeit rechts als auch bei Untererregbarkeit links ein deutliches Überwiegen der Spontannystagmusrichtung nach links (68,8% bzw. 61,7%). Auch bei isoliert betrachteter seitengleicher Labyrinthfunktion zeigte sich ein deutliches Überwiegen linksgerichteter Spontannystagmen (75%). Mit der vielfach geübten Einteilung in Ausfall-, Reiz- und Erholungsnystagmus lassen sich diese Befunde nur schwer in Einklang bringen. Eine zentralnervöse Störung des vestibulo-okulären Reflexes erscheint näherliegend als eine peripher-vestibuläre Erkrankung. Das signifikant häufigere Linksüberwiegen des Spontannystagmus aller Patienten wird möglicherweise zusätzlich durch die Hemisphärendominanz und Dominanz nach rechts gerichteter Augenbewegungen begünstigt.

Vor dem Hintergrund dieser Ergebnisse ist eine Beurteilung otogener Schwindelzustände unter Zuhilfenahme des Spontannystagmus nur bedingt zu empfehlen, wenngleich pathologischer Spontannystagmus als Zeichen einer Affektion des vestibulären Systems ohne Lokalisationshinweis gelten kann.

C.F. Claussen (Würzburg): In Ergänzung Ihrer Ausführungen darf ich mitteilen, daß wir bereits vor 22 Jahren dasselbe gezeigt haben, nämlich daß ein statistisches Linksüberwiegen des Spontannystagmus besteht. Bei der Cranio-Carpo-Graphie (CCG) des Tretversuchs entsprach das einem körperlichen Rechtsüberwiegen. Die Vektoranalyse der horizontalen und vertikalen Augenfolgebewegungen hat ebenfalls ein Linksüberwiegen in der Statistik ergeben. Es scheint sich um ein generelles Asymmetrie-Verhalten zu handeln. Interessant ist Ihre korrigierende Bemerkung zu den sog. Vestibularis Interpretationsrichtlinien der ADANO. Dabei möchte ich anmerken, daß diese Richtlinien wohl ohnehin nur auf der Basis eines selektiven Konsenses zustandegekommen sind. Die Evidenz nimmt nun zwangsläufig Korrekturen vor.

J.C. Engelke (Schlußwort):
Schon Coats 1969 berichtete darüber, wir stellen aber insbesondere die Einteilung des otogenen SN im Reiz-, Ausfall- und Erholungsnystagmus in Frage.

170. K. Helling, M. Westhofen (Hamburg): Spezielle Drehpendelverfahren zur klinischen Beurteilung der verstibulären Kompensation

Der klinische Einsatz der Drehpendelprüfung bei der Beurteilung der zentralen Kompensation einer peripher-vestibulären Läsion wird bis in die Gegenwart kontrovers diskutiert. Bisherige eigene Untersuchungen an mehr als 250 Patienten mit einer positionsabhängigen Drehpendelprüfung zeigen eine nicht hinreichende Korrelation von klinischem Beschwerdebild und Untersuchungsbefund. Daher wurde bei einer ausgesuchten Gruppe von 30 Patienten die positionsabhängige mit einer frequenzabhängigen Drehpendelprüfung (Slow Harmonic Acceleration) verglichen. Bei der positionsabhängigen Pendelung wurden die Patienten bei einer konstanten Frequenz von 0,05 Hz zunehmenden Winkelschleunigungen (3°/s2, 6°/s2, 9°/s2, 12°/s2, 15°/s2) durch Variation der Stuhlauslenkungen ausgesetzt. Dagegen wurde bei der frequenzabhängigen Pendelung eine konstante maximale Winkelgeschwindigkeit von 50°/s vorgegeben, während die Frequenz (0,01 Hz, 0,02 Hz, 0,04 Hz, 0,08 Hz, 0,16 Hz) verändert wurden. Bewertet wurden das Richtungsüberwiegen in Prozent, der Gain sowie bei der frequenzabhängigen Pendelung die Phasenverschiebung zwischen Pendelstimulus und vestibulookulären Reflex. Bei einem Vergleich der mit den beiden Pendelverfahren erhobenen Befunde waren vor allem Diskrepanzen des Richtungsüberwiegens zu beobachten. Bei mehreren Patienten mit anhaltenden Schwindelbeschwerden fand sich eine Ausgewogenheit des vestibulookulären Reflexes bei der positionsabhängigen Drehpendelung. Durch Einsatz der frequenzabhängigen Pendelung konnte pathologisches Richtungsüberwiegen in 30% der Fälle aufgedeckt werden. Der Gain zeigte ebenfalls eine deutliche Frequenzabhängigkeit. Die Gainbefunde waren allerdings nicht signifikant mit den Patientenbeschwerden zu korrelieren. Die Slow Harmonic Acceleration erlaubt eine erweitere Diagnostik der Kompensationsberuteilung mit höherer Sensitivität als sie mit herkömmlicher positionsgesteuerter Drehpendelprüfung zu erreichen ist. Die Beschränkung auf nur eine Pendelfrequenz kann in der klinisch-otologischen Praxis zu einer fehlerhaften Bewertung und vor allem zu falsch-positiven Befunden suffizienter Kompensationsleistung führen.

H. Scherer (Berlin): Die langsamen harmonischen Schwingungen wurden von Pfaltz untersucht. Er fand keinen Nutzen dieser Untersuchungsform. Sie fanden das Gegenteil. Wo liegt die Wahrheit?

K. Helling (Schlußwort):
Richtungsüberwiegen bei der frequenzabhängigen Pendelung fand sich vor allem im niederfrequenten Bereich (< 0,05 Hz). Die Diskrepanz älterer Untersuchungen zwischen positions- und frequenzabhängigen rot. Prüfungen finden sich beim Einsatz der *„Pendel“*-Drehprüfung, wie hier vorgestellt, sehr wohl.

171. K. Mahlstedt, M. Westhofen, K. König (Hamburg): Funktionelle Kopfgelenksstörungen – Ursache oder Folge einer Vestibularisaffektion

Die funktionelle Kopfgelenksstörung gilt heute als wesentliche Ursache für den zervikalen Schwindel. Besserung der Schwindelbeschwerden nach Manualtherapie der funktionellen Kopfgelenksstörungen sind vielfach beschrieben worden. Wir überprüften die Therapieerfolge der Manualtherapie bei 28 Schwindelpatienten mit allein zervikaler oder zervikaler und labyrinthärer Funktionsstörung. Es galt hierbei, die Frage zu klären, ob die Manualtherapie als Behandlung der Ursache oder der Folge der Vestibularisaffektion zu verstehen ist.

Alle Patienten wurde einer ausführlichen otoneurologischen Untersuchung, die u. a. die Prüfung des Spontan-, Lagen-, Lagerungs- und Zervikalnystagmus und die Pendelprüfung umfaßte, unterzogen. Zur Beurteilung der HWS-Funktion wurde die Prüfung der Segmental- und Gesamtbeweglichkeit, die Muskelpalpation und die Druckdolenz herangezogen. Zu den apparativen Untersuchungen der HWS gehörten die a. p. und seitlichen Röntgenaufnahmen nach Gutmann und die biometrische Röntgenfunktionsdiagnostik nach Arlen. Entsprechend der Manualbefunde wurde die Manualtherapie durch einen Manualtherapeuten vorgenommen. Die eingangs erhobenen Befunde wurden mit dem Therapieergebnis innerhalb von 2- bis 4-wöchigen Abständen verglichen.

Bei 22 Patienten mit funktionellen Kopfgelenksstörungen und normaler Labyrinthfunktion konnte durch Manualtherapie eine Normalisierung der HWS-Beweglichkeit erreicht werden. 15 dieser Patienten gaben eine Schwindelbesserung an. 4 Patienten mit funktionellen Kopfgelenksstörungen und Vestibularisaffektion gaben nach erfolgreicher Therapie der HWS-Störung eine Schwindelbesserung an, obwohl bei zwei dieser Patienten die Labyrinthfunktionsstörung persistierte. Bei einem Patienten blieb bei therapieresistenter HWS-Funktionsstörung der Schwindel trotz Normalisierung der Labyrinthfunktion unverändert. In einem Fall rekurrierte die HWS-Funktionsstörung trotz Manualtherapie bei fortbestehender Labyrinthaffektion. Die Beschwerden blieben in diesem Fall unverändert.

Durch Manualtherapie der funktionellen Kopfgelenksstörung kann sowohl bei Patienten mit alleiniger

HWS-Störung als auch bei Patienten mit Labyrinth- und HWS-Störung Beschwerdefreiheit erzielt werden. Die Manualtherapie erreicht selbst bei Patienten mit persistierender Labyrinthfunktionsstörung Beschwerdefreiheit. Bei einzelnen Patienten mit persistierenden Labyrinthfunktionsstörungen werden nur kurzfristige Therapieerfolge erreicht. In diesen Fällen wird keine bleibende Beschwerdefreiheit erreicht. Die Verursachung der Kopfgelenksstörung durch die Labyrinthaffektion, wie sie auch nach operativer Labyrinthausschaltung häufig zu beobachten ist, muß in diesen Fällen angenommen werden.

Die Manualtherapie ist bei kombinierten funktionellen Kopfgelenksstörungen und Labyrinthaffektionen obligater Bestandteil der Therapie.

R. Blessing (Lübeck): Konnten Sie eine Häufung bestimmter periphervestibulärer Läsionen finden, wenn eine zusätzliche funktionelle Kopfgelenksstörung vorlag? Wir sehen es häufiger beim Lagerungsschwindel, selten beim Menière.

W. Angerstein (Aachen): Hatten Ihre Schwindelpatienten mit funktionellen HWS-Gelenkstörungen auch andere Symptome, die mit zervikalen Gelenkblockierungen einhergehen können, wie z. B. Tinnitus, Hörminderung, Dysphonie oder Globusgefühl? Wenn ja, in welchen Häufigkeiten?

K. Mahlstedt (Schlußwort):
Zu Herrn Blessing: Bei unseren Patienten fand sich bei sechs der Patienten mit Labyrinthaffektionen eine Affektion des lateralen Bogenganges, wobei die Ätiologie bekanntlich schwierig zu klären ist. In vier Fällen handelt es sich dabei um den Befund eines Vestibularisausfalles.

Zu Herrn Angerstein: Zur Frage des otoneurologischen Begleitsymptomen funktionellen Kopfgelenksstörungen mit Schwindel fand sich in unserem Patientenkollektiv bei 3–10% ein einseitiger Tinnitus auris und eine Schallempfindungsschwerhörigkeit im Hochtonbereich.

172. G. Aust, Y. Homayoun, H. Krzok (Berlin): Vestibulospinale Befunde bei hörbehinderten und normalhörenden Kindern. Eine posturographische Studie

Die Nystagmusantwort auf kalorische und rotatorische Reize entwickelt sich im Laufe des Lebens. Auch die Körpergleichgewichtsreaktionen – Stehen und Gehen – ändern sich in Abhängigkeit vom Lebensalter. Störungen der Gleichgewichtserregbarkeit sind bei Patienten mit angeborener Hörbehinderung bekannt. Für uns stellte sich die Frage, ob sich die Körpergleichgewichtsreaktionen von Kindern mit angeborenen Hörschäden von Kindern mit normalem Gehör unterscheiden. Als ein für Kinder geeignetes Untersuchungsverfahren für die Aufzeichnung von vestibulospinalen Reaktionen bot sich die Posturographie ein.

In die Untersuchung wurden zwei Gruppen einbezogen: 1) 9 hörbehinderte Kinder im Alter zwischen 4,8 und 7,3 Jahren mit einer beiderseitigen Schallempfindungsschwerhörigkeit (mittlerer Hörverlust über 60 dB). 2) 10 Kinder mit normalem Gehör im Alter zwischne 4,3 und 6,9 Jahren als Vergleichsgruppe. Die Untersuchung gliederte sich in zwei Teile: 1) Stehen in Romberg-Position mit offenen fixierenden und mit geschlossenen Augen während 30 s; 2) Stehen in Romberg-Position über 30 s mit visuellem Feedback. Hierzu wurden dem Kind auf einem Bildschirm folgende optische Muster vorgegeben, denen es mit Verlagerung seines Körperschwerpunktes nachfolgen sollte: Pendelbewegung anterior-posterior und rechts-links, Kreisbewegung im und gegen den Uhrzeigersinn und Nachfolgen einer Doppelschleife bzw. „8". Die Kinder standen auf einer „Luzerner Meßplatte", die mit einem Personalcomputer zur Aufnahme der Daten gekoppelt war.

Die Meßergebnisse beider Gruppen unterscheiden sich nur geringfügig und wiesen eine ausgeprägte Streubreite auf. Für den Romberg-Test lagen die Einzelmeßwerte der Hörbehinderten bei 5,0–6,6 Bildschirmeinheiten (Mittelwert von 5,66 bei offenen und 5,77 bei geschlossenen Augen). Für die Normalhörenden variierten die Einzelmeßwerte zwischen 4,7 und 6,2 Bildschirmeinheiten (Mittelwert von 5,51 bei offenen und 5,48 bei geschlossenen Augen). Der arithmetrische Mittelwert des Kreuzkorrelationsfaktors bei der Verlagerung des Körperschwerpunktes unterschied sich für beide Gruppen nicht und lag bei unter 0,6. Ein hörbehindertes Kind im Alter von 6,10 Jahren fiel bei allen Tests deutlich aus den Werten des übrigen Kollektives heraus. Dieses Kind war bereits vor der Untersuchung durch große Unruhe und Hyperaktivität aufgefallen. Wir diskutieren in diesem Zusammenhang ein hyperkinetisches Syndrom. Nach den Ergebnissen kann gesagt werden, daß weder beim Romberg-Test noch bei der Verlagerung des Körperschwerpunktes mit visuellem Feedback ein Unterschied zwischen Kindern mit sensorineuraler Schwerhörigkeit und bei normalhörenden Kindern mittels der Posturographie festzustellen ist. Posturographische Untersuchungen mit visuellem Feedback in der von uns verwendeten Form sind bei Kindern im Vorschulalter noch zu schwierig. Für dieses Alter müßten geeignete Bewegungsmuster entwickelt werden, um signifikante Aussagen über die Interaktionen zwischen visuellen, vestibulären und propriozeptiven Stimuli zu erhalten.

173. S. Krug, R. Reichert, D. Pittasch, M. Roloff, F. Bauer, E. König (Leipzig): Neurootologische Untersuchungen nach Kleinhirnbrückenwinkel-Tumoroperation

Im Zeitraum von 1965 bis 1990 wurden in der Klinik für Neurochirurgie der Universität Leipzig 176 Patienten mittels retroauriculärer osteoklastischer Kleinhirntrepanation an einem Kleinhirnbrückenwinkeltumor operiert.

Das Ziel unserer Nachuntersuchung war eine Analyse der postoperativen vestibulären, otologischen und neurologischen Parameter zur Charakterisierung der psychophysischen Kompensation. Die Methode umfaßte neben Anamnese und HNO-Spiegeluntersuchung die Audiometrie (Schwellenaudiometrie, BERA), die Vestibularisdiagnostik (CCG, ENG, vertikaler Zeichentest) und die Fazialisdiagnostik (ENG, EMG). Zur Beurteilung kamen 62 Patienten, wobei es sich um 35 weibliche und 27 männliche Patienten mit einem Durchschnittsalter von 44,3 bzw. 46,3 Jahre handelt. Histologisch fanden wir bei den 62 Kleinhirnbrückenwinkeltumoren 54 Akustikusneurinome, 4 Meningeome, 1 arachnitische Zyste und 3 Epidermoidzysten. Die Kleinhirnbrückenwinkeltumoren wurden hinsichtlich ihrer Größe in Anlehnung an Fisch in drei Gruppen eingeteilt, wobei sich in unserem Krankengut kein intrakanalikulärer Tumor fand. Die Gruppe mit Tumoren im Stadium II – größer 8 mm – umfaßte 14, die Gruppe mit Tumoren im Stadium III – größer 25 mm – umfaßte 48 Fälle. Zur Beurteilung der vestibulospinalen Reaktionen wurden die Versuche nach Unterberger und Romberg herangezogen, wobei uns in 28 Fällen die Craniocorpographie zur Verfügung stand. Beim Unterberger-Tretversuch ergab sich bei 17 Patienten keine vestibulospinale Abweichung, 23 Patienten zeigten eine Abweichung zur operierten Seite, wobei bei 13 Patienten ein pathologischer Drehwinkel registriert werden konnte und bei 10 Patienten der Versuch infolge starker Fallneigung zur operierten Seite abgebrochen werden mußte. Bei 10 Patienten fand sich eine Abweichung zur Gegenseite und bei 12 Patienten eine ungerichtetete Fallneigung.

Der vertikale Zeichentest fiel bei 33 Patienten regelrecht aus. 18 Patienten wiesen Abweichungen zur operierten und 6 Patienten zur Gegenseite auf. Deutliche Ataxiezeichen im VZI registrierten wir nur bei 10 Patienten. Wir fanden keine Korrelation zwischen den auf Ataxie hinweisenden Ergebnissen des Unterberger-Tretversuchs und denen des VZI.

Elektronystagmographisch fand sich zum Zeitpunkt der Untersuchung bei 11 Patienten kein Spontannystagmus, 12 Patienten wiesen einen Nystagmus zur operierten Seite und 39 Patienten einen klassischen Ausfallnystagmus zur Gegenseite auf. Die Kalorisation ergab bei 2 Patienten eine symmetrische Erregbarkeit, bei 38 Patienten eine Untererregbarkeit der operierten Seite und 21 Patienten waren kalorisch nicht erregbar. Die bei 38 Patienten festgestellte kalorische Untererregbarkeit zeigte sich bei 19 Patienten in allen drei untersuchten Parametern (Amplitude, Frequenz und maximale Winkelgeschwindigkeit), bei 19 Patienten in zwei Parametern und bei 10 Patienten nur in einem Parameter. Im Vergleich der drei ausgewerteten Parameter wies die Amplitude die größere Empfindlichkeit zur Aufdeckung einer kalorischen Unterregbarkeit auf.

Postoperativ wurde im Schwellenaudiogramm bis auf 3 Fälle mit Hörresten eine Ertaubung der operierten Seite registriert. Bei 44 Patienten wurde im Rahmen unserer Untersuchung eine objektive Audiometrie durchgeführt. Ein pathologisches Wellenbild ergab sich in 9 Fällen, und bei 35 Patienten konnte kein akustisch evoziertes Potential auf der operierten Seite nachgewiesen werden. Postoperativ wies der Nervus facialis elektroneurographisch bei 10 Patienten eine regelrechte Funktion auf, bei 18 Patienten fand sich eine inkomplette und bei 34 Patienten eine komplette Parese. Wir ermittelten in der Gruppe mit regelrechter Fazialisfunktion signifikant häufiger das Tumorstadium II im Vergleich mit kompletter bzw. inkompletter Parese, wo die Tumorgröße im Stadium III überwog.

174. A. Hahn, C.-F. Claussen, D. Schneider, Ch. Kolchev (Würzburg): Brain-Mapping-Befunde bei Patienten mit zentralen Gleichgewichtsfunktionsstörungen

An einem Kollektiv von neurootologischen Patienten mit zentralen Gleichgewichtsfunktionsstörungen werden simultan die klassische Aequilibriometrie mit polygraphischer Elektronystagmographie sowie kalorischer per- und postrotatorischer Reizung und Cranio-Corpo-Graphie parallel zum sequentiell dynamischen EEG-Mapping angewendet. Letzteres ist ein neues hochauflösendes bildgebendes Verfahren zur Untersuchung der spontanen Hirntätigkeit sowie der Hirntätigkeit unter dem Einfluß von Sinnesreizen. Für das Brain Electrical Activity Mapping (BEAM) wird in der Neurootologie der Universitäts-HNO-Klinik in Würzburg ein 17-Kanal-Picker-Schwarzer-Brain-Mapping-Gerät verwendet. Die Elektrodenaufnahme ist für die EEG-Untersuchung am elektronisch programmierbaren Drehstuhl angebracht.

Die Vestibularisreize, die wir derzeit zum Zwecke der Auslösung der vestibulär evozierten Potentiale anwenden, bestehen in wiederholten kurzdauernden Drehstuhlbeschleunigungen nach rechts bzw. nach links. Auf die Beschleunigung folgt jeweils kurz danach eine Entschleunigung. Der Beginn der Beschleunigung dient als Trigger-Impuls für das EEG-Averaging. Die Beschleunigung beträgt dabei $530°/s^2$. Die Be- und Entschleunigungsphasen dauern jeweils 1 Sekunde. Die Drehamplitude der Beschleunigungsphase erstreckt sich über 25°; es werden standardmäßig 25 Beschleunigungsimpulse erfaßt und verrechnet. Dies gilt sowohl für die Rechts- wie auch für die Linksdrehbeschleunigung. Mit dieser Methode können wir 5–7 positive/negative Wellenkomponenten als Graphoelemente der vestibulär-evozierten Hirnpotentiale in einem Zeitraum zwischen 70 und 850 ms nach Beginn der Drehbeschleunigung registrieren. Gesichert erscheinen uns dabei vor dem Hintergrund größerer Kollektive von Normalpersonen und Patienten 6 Wellen, deren Auftretungspunkt in Tabelle 1 beschrieben ist.

Besonders hervorstechend sind für die Diagnostik die Wellen III, IV und V im temporalen Segment. Statistisch signifikante Unterschiede bei Rechts- und

Tabelle 1. Die 6 typischen Graphoelemente der vestibulär evozierten Hirnpotentiale

Welle	Latenzzeit im ms
I	75,5 ± 9,9
II	178,8 ± 9,0
III	332,9 ± 18,0
IV	488,5 ± 15,6
V	631,3 ± 18,7
VI	813,0 ± 18,6

Linksdrehung wurden nicht beobachtet. Bei Veränderung der Drehbeschleunigung von 530 °C/s^2 auf 730 °C/s^2 beobachtet man eine Verkürzung der Latenzzeiten.

Nystagmusartefakte konnten mit unserer Technik ausgeschlossen werden.

Eine Patientengruppe, die an verschiedenen Typen von zentralen Gleichgewichtsstörungen leidet (z. B. vertebrobasiläre Insuffizienz, „Transitory Ischemetic Attacks [TIA]) im vertebrobasilären oder Karotissystem, Zustand nach Schädelbasistrauma) ist untersucht worden.

Bei Patienten mit typischen zentralen Gleichgewichtsstörungen haben wir folgende Resultate erzielt:

Patient Nr. 1: 31jährige Frau, K.Ch. Schleudertrauma 1978.
Seitdem klagt sie über Kopfschmerzen vor allem im okzipitalen Bereich sowie über Drehschwindel, der bei schnellen Bewegungen auslösbar ist. Zusammenfassung der konventionellen neurootologischen Untersuchungen: Labile zentrale Nystagmusstörung mit teilweiser linksseitiger Enthemmung und Blockierung mit vestibulärem Decruitment bei Reizverstärkung. Die optokinetischen Augenbewegungen und die vestibulo-spinale Gleichgewichtsregulation sind normal.
Diagnose: Zentrale Gleichgewichtsstörung.
Zusammenfassung der Untersuchung der vestibulär-evozierten Potentiale:
Die Wellen I – V sind sehr gut demonstrierbar, die Amplitude ist vergrößert, das Auftreten der Welle I ist deutlich verkürzt (40 ms) im Vergleich mit der Norm (75,5 ms). Es fällt eine allgemeine Verspätung des gesamten Komplexes auf. Welle (in den Klammern Normalwerte) II – 170 (178,8) ms, III – 275 (332,9) ms, IV – 460 (488,5) ms, V – 525 (631,3) ms, VI – 625 (813,0) ms.
Beurteilung des Befundes: Übererregter Funktionszustand der vestibulären Hirnprojektionen.

Fall Nr. 2: 61jährige Patientin mit der Diagnose vertebrobasiläre Insuffizienz.
Rezidivierende Schwindelanfälle und Zustände mit „drop attacks". Kurzfristige Bewußtlosigkeit. Zusammenfassung der konventionellen neurootologischen Untersuchungen: Die Nystagmusreaktionen sind beidseits gehemmt. Vestibuläres Recruitment in VRRSV rechts. Die optokinetische Augenbewegungsfunktion ist normal. Die vestibulo-spinale Gleichgewichtsregulation ist rechts gehemmt.
Diagnose: Störung der zentralen Nystagmusgeneratorfunktion, kombinierte periphere und zentrale Gleichgewichtsstörung.
Zusammenfassung der Untersuchung mittels vestibulärevozierter Potentiale: Es besteht eine Amplitudenhemmung des gesamten Wellenkomplexes und außerdem eine Verspätung aller typischen VsEP-Wellen. Welle I – 95 (75,5) ms, II – 245 (178,8) ms, III – 370 (332,9) ms, IV – 480 (488,5) ms, V – 685 (631,3) ms. Beurteilung des VsEP-BEAM-Befundes: Hemmungszustand des Gehirnes.

Bei Patienten mit Akustikusneurinomen beobachtet man eine auffällige Seitendifferenz beim Vergleich der Rechts- und Linksdrehungen. Wenn die Drehbeschleunigungen in Richtung auf die Tumorseite erfolgen, sind die Graphoelemente der vestibulär-evozierten Potentiale verändert. Die Amplituden sind vermindert und die Latenzen der Hauptkomponenten sind verlängert.

M. Westhofen (Hamburg): Die von Ihnen erneut dargestellten Befunde sind unzutreffend gedeutet. Obwohl der vestibuläre Cortex beim Menschen nur etwa 1 cm Durchmesser hat, weisen Sie Cortexaktivierung vestibulärer Genese über der gesamten Hemispäre nach. Der von Ihnen benutzte Stimulus ist wegen zu langer Reizdauer von 1000 ms ungeeignet für die Ableitung evozierter Potentiale. Die gezeigten Antworten sind ON- und OFF-Effekte, die nicht spezifisch für einzelne Sinnesmodalitäten sind.

A. Hahn (Schlußwort):
Ihre Ausfürungen, die Sie bereits im letzten Jahr gemacht haben, wurden von uns überprüft und Fall für Fall entkräftet. Die Nystagmusartefakte werden durch das Averaging und zusätzliche Blickfixierung während der Drehung eliminiert.
Der Andrehvorgang ohne abrupte Abbremsung führt beim festsitzenden Patienten zur Ausschaltung sog. On-off-Effekte der Kurzbremsung.

175. C.-F. Claussen, E. Claussen, O. G. Bertora, J. Bergmann (Bad Kissingen): Über den Einsatz der transkraniellen Dopplersonographie bei Vertigopatienten

Aus den 4 neurootologischen Datenbanken NODEC I bis NODEC IV wissen wir von der Symptomatologie von 30000 neurootologischen Patienten, daß die neurootologischen Erkrankungen mit Schwindel, Taumeligkeit, Ohrengeräuschen und Hörstörungen in etwa der Hälfte mit einem Herz- und/oder Kreislaufleiden verknüpft sind. Das Hauptsymptom der vertebro-basilären Insuffizienz ist Schwindel. Aetiologisch stehen dabei die ischaemischen Versorgungsstörungen im Bereich des Hirnstammes im Vordergrund. Deshalb gewinnen die modernen Verfahren der Dopplerangiographie auch Bedeutung für die gezielte neurootologische Diagnose und Therapie.

Das strömende Blut kann mit dem Dopplerverfahren abgebildet werden. Es handelt sich um ein C-Mode-Verfahren, also um eine zweidimensionale Projektion der Position von Dopplersignalen. Die Sonde wird mit kleineren Suchbewegungen über das Gefäß in oder entgegen der Blutstromrichtung geführt. Immer wenn Dopplerfrequenzen oberhalb einer festgelegten Schwelle empfangen werden, zeichnet sich die Scanlinie auf dem Speicheroszilloskop hell ab. Dadurch ergibt sich ein Abbild des Blutstromes. Die Abbildungsgenauigkeit ist durch den Durchmesser des Schallzylinders am Gefäßort der Dopplermessung, d.h. durch die Arterienwandpulsation und Bewegungsartefakte begrenzt, so daß keine morphologischen Details wie Wandunregelmäßigkeiten dargestellt und Stonsegrade nicht direkt morphologisch bestimmt werden können. Die Dopplersignale werden als Video- und Tonsignale aufgezeichnet. Das Flußvolumen ergibt sich rechnerisch aus der Multiplikation von Strömungsgeschwindigkeit des Blutes und Querschnittsfläche des Gefäßes. Da nicht in allen Teilen des Blutstromes die gleiche Strömungsgeschwindigkeit herrscht, ist der Mittelwert der Strömungsgeschwindigkeit entscheidend.

Für unsere Untersuchungen verwenden wir ein kombiniertes intra- und extrakranielles Dopplersonographiegerät Typ Transpect/TCD. Dieses Gerät ist mit einer gepulsten 2-MHz-PW-Sonde für transkranielle Untersuchungen und einer 4-MHz-CW-Sonde für extrakranielle Untersuchungen ausgestattet. Es enthält einen IBM-compatiblen Rechner mit separatem Fast-Fourier-Transformations-analysator und Bildprozessor. Eingebaut ist ein hochauflösender Monitor mit 60 Graustufen, ein Videoanschluß, ein Farbbildschirm und ein Thermodrucker. Wichtige Befunde können auch gespeichert und später reproduziert werden.

Bei unseren neurootologischen Patienten führen wir bei Verdacht auf eine gefäßbedingte Störung die Untersuchung der extrakraniellen Hirngefäße mittels der mit 4 MHz gesteuerten kontinuierlichen Dopplersonde durch. Es handelt sich um die Arteria supratrochlearis rechts und links, die Arteria carotis communis rechts und links, die Arteria carotis externa rechts und links, die Arteria carotis interna rechts und links, sowie die Arteria vertebralis rechts und links. Die Arteria vertebralis untersuchen wir beidseits proximal und distal vom atlanto-okzipitalen Übergang. Die Strompulskurve der Arteria vertebralis zeigt ähnlich wie die Arteria carotis eine geringe Pulskonfiguration. Sondenposition und Strömungsrichtung müssen besonders sorgfältig im Atlasschlingenbereich kontrolliert werden. Dort verläuft die Arteria vertebralis durch die Foramina costotransversaria. Dabei entstehen wechselnder Fluß auf die Sonde zu und von der Sonde weg. Die Geräuschcharakteristika der Arteria carotis interna und externa an der extrakraniellen Carotisbifurkation gestatten meist bereits die akustische Differenzierung beider Gefäße.

Mit der 2-MHz-Sonde verfolgen wir im Pulsbetrieb die Arteria vertebralis intrakraniell rechts und links sowie die Arteria basilaris von einer subokziptalen Position aus. Für die gepulste Doppleruntersuchung der extrakraniellen Arterien gibt es 3 Fenster, nämlich an der Schläfenschuppe zur transtemporalen Beschallung, durch die Orbita zur transbulbären Beschallung über das Foramen magnum zur subokzipitalen bzw. transnuchalen Beschallung. Mit gepulstem Ultraschall mit der geringen Sendefrequenz von 1–2 MHz ist es möglich, den Schädelknochen an besonders dünnen Stellen, d.h. den sogenannten Knochenfenstern, zu durchstrahlen und Dopplersignale von intrakraniellen Hirnaterien zu empfangen. Da die Gefäßdifferenzierung bei diesem Verfahren wesentlich auf der Kenntnis der Untersuchungstiefe basiert, ist die gepulste Schallimmission erforderlich.

Im Vordergrund der Bewertung stehen die Seitenvergleiche der Flußvolumenmessungen an den hirnversorgenden Arterien. Bei gravierenden Minderungen z. B. einer Vertebralisperfusion schließen wir heute nichtinvasive kernspintomographische Gefäßdarstellungen an, die unsere Untersuchungen im Einzelfall quantitativ verifizieren.

Abschließend sollte bemerkt werden: Die dopplersonographische Untersuchung gilt für den Hals-Nasen-Ohren-Arzt zunächst als schwierig. Das Umsetzen von akustischen und visuellen Informationen in Handbewegungen, um die Sondenposition jeweils zu optimieren, ist zunächst ungewohnt. Die Untersuchungstechnik ist aber erlernbar. Sie sollte vom Arzt in Kenntnis des neurootologischen Funktionsstatus persönlich gezielt angewendet werden.

Mittels der subokzipital-transnuchalen gepulsten Doppersonographie werden nicht nur die Arteria vertebralis und die Arteria basilaris, sondern auch die Arteria cerebellaris inferior posterior (PICA) der Blutströmungsuntersuchung zugänglich gemacht.

Insgesamt ergibt sich mit der kombinierten Technik der kontinuierlichen und gepulsten Dopplersonographie auch für den neurootologisch tätigen Arzt die komplette Darstellung der zerebralen Haemodynamik. Eine früher vorhandene Beschränkung auf Teilbereiche bei ausschließlicher Verwendung der kontinuierlichen Dopplersonographie löst sich auf. Das Verfahren ist nichtinvasiv. Es kann unbegrenzt wiederholt werden. Dadurch sind auch Verlaufskontrollen nach medikamentösen durchblutungsfördernden Behandlungen möglich. Bei Schwindel und Ohrengeräuschen wird die Erkennung extra- und intracranieller Stenosen und Verschlüsse möglich. Der Arzt kann die Kollateralkapazität der Hirngefäße beurteilen. Schließlich wird durch die screeningartige Anwendung dieses Verfahrens eine Vorselektion für die spätere Angiographie getroffen.

Plastische Chirurgie

176. A. Gunkel, W.F. Neiss, E. Stennert, O. Guntinas Lichius (Köln): Zur Neurobiologie der Hypoglossus-Fazialis-Anastomose im Tiermodell

Die Hypoglossus-Fazialis-Anastomose wurde erstmalig von Körst 1901 am Menschen ausgeführt. Nach dieser Kreuzanastomose übernehmen die Motoneurone des Hypoglossuskerns anstelle der des Fazialis die Innervation der mimischen Muskulatur. Welche funktionellen, neurobiologischen und morphologischen Veränderungen nach einer Kreuzanastomose im Gehirn selbst ablaufen, ist noch weitgehend unbekannt und bislang niemals im Tiermodell untersucht worden. Wir haben eine solche Untersuchung am Tiermodell der Wistarratte begonnen und stellen hier die Operationstechnik bei der Ratte vor, sowie Befunde der Wirkung der Hypoglossus-Fazialis-Anastomose auf die synaptische Plastizität im Hirnstamm.

Operationstechnik: In Avertinnarkose (1,2–1,5 ml pro 200 g Ratte) werden nach einem bogenförmigen retroauriculär und nach distal entlang der Mandibula geführten Schnitt der Fazialishauptstamm und der N.hypoglossus freigelegt. Der N. facialis wird unmittelbar distal seines Ohrastes durchtrennt, der N. hypoglossus kurz vor seiner Bifurkation. Die Naht der Kreuzanastomose zwischen zentralem Hypoglossusstumpf und peripherem Fazialisstumpf erfolgt mit monofilem Polyamidfaden der Stärke 10×0. Der Kaliberunterschied zwischen N. facialis (ca. 0,5 mm) und N. hypoglossus (ca. 0,3 mm) bietet mikrochirurgisch keine Probleme.

Tierversuch: Bei 48 Wistarratten (weibliche Tiere, 200 g KG) wurde die Hypoglossus-Fazialis-Anastomose unilateral durchgeführt; die unbehandelte Gegenseite diente jeweils zur Kontrolle. Nach einer postoperativen Überlebenzeit von einem Tag bis zu 16 Wochen wurden die Tiere getötet und mit Bodian'scher Lösung perfusionsfixiert, der Hirnstamm der Ratte jeweils entnommen, in Paraffin eingebettet und als komplette Serie mit 6 µm Schichtdicke geschnitten. In zwei Schnitten durch den Nucleus n. hypoglossi pro Tier wurden die präsynaptischen Boutons im Kerngebiet immunhistochemisch mit Anti-Synaptophysin (Klon SY 38, Fa. Progen, Heidelberg) und Immunogold-Silber als Detektorsystem nachgewiesen. Synaptophysin ist ein integrales Membranprotein präsynaptischer und neurosekretorischer Vesikel.

Ergebnisse: Im normalen Hypoglossuskerngebiet ohne chirurgischen Eingriff bilden die präsynaptischen Boutons der axosomatischen Synapsen dicht geschlossene Ringe um die Perikaryen der Motoneurone. Die Durchtrennung des peripheren N. hypoglossus ohne Nervennaht verursacht einen fortschreitenden Verlust der axosomatischen Synapsen an den Motoneuronen des Hypoglossuskerns. 3 Tage nach Axotomie sind die Synapsenringe fragmentiert und partiell von den Perikaryen abgedrängt; nach 14 Tagen fehlen sie völlig. Die Durchtrennung des peripheren N. hypoglossus mit Nervennaht, d.h. der Zustand nach Hypoglossus-Fazialis-Anastomose, erzeugt im Hirnstamm initial ebenfalls eine immunhistochemisch nachweisbare Fragmentierung der Synapsenringe um die von der Axotomie betroffenen Motoneurone. Aber bereits 14 Tage nach Nervennaht zeigen die Synapsenringe eine deutlich nachweisbare Regeneration mit Wiederanlagerung der präsynaptischen Boutons an die Zellmembran der Motoneurone. 56 Tage post operationem ist mit dieser Methode kein Unterschied zur unbehandelten Kontrollseite mehr nachweisbar.

Von entsprechender Bedeutung für eine rasche Regeneration der Synapsen ist nach heutigem Kenntnisstand der Anschluß des zentralen Nervenstumpfes an einen peripheren motorischen Nervenstumpf und sein Versorgungsgebiet. Nur so können neurotrophe Faktoren (z. B. NGF, CNTF of bFGF) durch retrograden axoplasmatischen Transport ins Kerngebiet gelangen und die Regeneration positiv beeinflussen. Fehlen sie – wie bei Nervendurchtrennung ohne Nervennaht – kommt es auf Dauer zu einer Degeneration des motorischen Ursprungskerns.

177. W. Stoll (Münster): Die Nasenchirurgie mit der offenen Septorhinoplastik – Ein Fünfjahresbericht

In den letzten 5 Jahren wurde bei 184 von insgesamt 229 Nasendeformitäten die offene Septorhinoplastik indiziert. Dabei wurde im wesentlichen das bereits früher publizierte Vorgehen von Goodman gewählt. Bei den zum Teil sehr ausgedehnten operativen Maßnahmen ergab der prä- und postoperative Vergleich der

Tabelle 1.

	Patienten	%
Krankengut (n = 184)		
Frauen	62	33,7
Männer	122	66,3
Durchschnittsalter	14 – 67 Jahre	29,6 Jahre
Postoperative Ergebnisse (n = 179)		
Funktionelle Beurteilung		
Freie Nasenatmung nach 4 Wochen	101	56,4
Freie Nasenatmung nach 3 Monaten	64	35,7
Vasomotorische Rhinitis bis > 3 Monate	7	4
Revisionsoperation indiziert	7	4
Subjektive kosmetische Beurteilung		
Sehr zufrieden	116	64,8
Zufrieden	58	32,4
Nicht zufrieden	5	2,8
Komplikationen		
Spanabstoßung – Tricalciumphosphat		1
Gore-Tex-Abstoßung aus einer Brandnarbe		1
Abszeß nach Perforationsverschluß		1
Fistelbildung unter implantiertem Beckenkamm		1

Befunde zumeist ein zufriedenstellendes funktionelles und kosmetisches Ergebnis (Tabelle 1). Die Columellanarbe wurde sehr gut toleriert. Lediglich bei zwei Rauchern zeigte sich in diesem Bereich ein verzögerter Heilungsprozeß mit kleinen Dehiszenzen. Schwere Komplikationen traten nicht auf. Die Komplikationsrate belief sich insgesamt auf 5,9% und schloß kleinere Infektionen, Implantatabstoßung und postoperative Nasenwegsobstruktionen ein.

Zum Ausgleich eines Nasensattels wurde insgesamt 9mal Trikalziumphosphat und 2mal Hydroxylapatit sowie 18mal Gore-Tex eingesetzt. Nur bei einem Trikalziumphosphatspan zeigte sich eine Abstoßreaktion. Bei 4% der Patienten traten im Bereich des vorderen Septums postoperativ derart starke Narbenbildungen auf, so daß eine Zweitoperation erforderlich war.

Zusammenfassend können wir die externe Rhinoplastik für alle außergewöhnlichen Fälle empfehlen, die mit einer schweren Nasendeformität verbunden sind oder bei denen eine gute Übersicht über die Pathologie erforderlich erscheint.

Die Untersuchungsergebnisse wurden bereits in der Zeitschrift Laryngo-Rhino-Otol. 70 (1991) 171 – 176 veröffentlicht.

E. Kastenbauer (München): Ich möchte um Verständnis bitten, wenn ich sage, daß ich Ihren Vortrag nicht mit Bewunderung, sondern mit *Ver*wunderung zur Kenntnis genommen habe. Die von Ihnen gezeigte Schnittführung im Bereich der Columella ist mitunter nur indiziert im Sinne einer V-Y-Plastik bei der Verlängerungsplastik des Nasensteges bei der Spaltennase, bei der Flach- oder Schrumpfnase. Alle anderen von Ihnen gezeigten Rhinoplastiken sind ohne äußere Inzision vorzunehmen und sehr gut ausführbar.

W. Stoll (Schlußwort):
Ihr Kommentar belebt die Diskussion, auch wenn ich Ihnen in allen Punkten widersprechen muß: Die Urheber der offenen Rhinoplastik habe ich in zahlreichen Publikationen vorgestellt. Anhand der gezeigten Kasuistiken wird der Stellenwert der offenen Technik in vollem Umfang bestätigt. Es widerspricht jeglicher chirurgischer Erfahrung, daß Sie über eine Hemitransfixion die gleichen korrigierenden Maßnahmen vornehmen können wir über einen offenen Zugang. Bezüglich der Ausbildung jüngerer Kollegen bietet die offene Technik demonstrative Möglichkeiten, die im anglocanadischen Sprachraum schon lange propagiert werden. Diesem Trend kann man sich nur anschließen.

178. Vortrag ist entfallen

179. Vortrag ist entfallen

180. A. Krisch (Bonn): Stellenwert der Z-Plastik und ihrer Modifikationen in der plastischen Chirurgie des Gesichtes und Halses

Die vielfältigen Möglichkeiten und Vorzüge von Lokalplastiken für Korrekturen und Rekonstruktionen in der Gesichts-Hals-Region sind seit langem bekannt und geschätzt. Zu ihnen gehört das universelle Prinzip der Z-Plastik, einer Lokalplastik mit dreieckigem Lappenaustauch. In ihrer einfachen und ursprünglichen Form geht sie auf R. Berger (1904) zurück, während die geometrischen Prinzipien von A.A. Limberg (1929) ausgearbeitet wurden. Die multiple Z-Plastik beschrieb als erste H. Morestin im Jahre 1914.

In ihrer klassischen Form besteht die einfache Z-Plastik aus gleichlangen Balken und gleichgroßen Dreiecken mit einem Winkel von 60° und ergibt so den idealen Längengewinn. Die Z-Plastik verfolgt hauptsächlich 3 Ziele: 1. den Verlängerungseffekt in einer Kontrakturzone, 2. die Richtungsverlagerung einer Naht oder Narbe, 3. den topographischen Austausch zweier benachbarter Regionen.

Strangförmige Narben des Halses mit Kontrakturen und Einschränkung der Beweglichkeit stellen ein häufiges Indikationsgebiet dar. Ursächlich kommen äußere Gewalteinwirkungen, inadäquate Schnittführungen und Sekundärheilungen in Frage. Die senkrechte Tracheotomienarbe ist dafür ein typisches Beispiel.

Da es sich bei der Z-Plastik um einen lokalen Gewebeaustausch handelt, können mit Rücksicht auf die Umgebung Balkenlänge und Transferfläche nicht beliebig groß gewählt werden. Multiple oder Serien-Z-Plastiken tragen diesem Umstand Rechnung.

Im Gesichtsbereich besitzen symmetrische und asymmetrische Serien-Z-Plastiken größte Bedeutung, um eine Beeinträchtigung der funktionell und kosmetisch wichtigen Nachbarstrukturen zu vermeiden. Insbesondere trifft dieses für die Nasenflügel, die Mundwinkel und die Augenlider zu. Unter sparsamer Exzision der in ihrer Form meist vom Zufall bestimmten Narben bzw. Wunden erlauben viele Variationen von Winkel und Balkenlänge, den individuellen Gegebenheiten Rechnung zu tragen. In der Regel wird man im Gesicht aber eine Balkenlänge von 1 cm nicht überschreiten. Die doppelte, gegenläufige Z-Plastik hat sich zur Korrektur bogenförmiger Narben mit dem Ziel einer Flächenverschiebung zur konkaven Seite bewährt. Beim traumatischen Epicanthus oder der Mongolenfalte findet dieses, nach Ushida benannte Prinzip seine Anwendung.

Die Kenntnis der Relaxed Skin Tension Lines (RSTL) stellt eine Voraussetzung für die richtige Wahl von Incisionen und damit für die sachgerechte Anwendung des Z-Plastik-Prinzips dar. Im Hinblick auf die Wundheilung handelt es sich dabei um Linien größtmöglicher Entspannung. Sie liegen senkrecht zur Zugrichtung der mimischen Muskulatur. Verletzungen oder Inzisionen, die weder mit den RSTL, noch mit den Faltenlinien korrespondieren, führen häufig zu hypertrophen Narben und sukzessiven Kontrakturen. Scherkräfte mit verstärktem Reiz auf die kollagenen Fasern werden dafür verantwortlich gemacht. Quer oder schräg zu den RSTL verlaufende, hypertrophe Narben sollen durch Dreiecksaustausch in Richtung der RSTL gedreht werden. Der Winkel der Z-Plastik wird um so kleiner gewählt, je schräger die Narbe zu den RSTL verläuft.

Es ist eine bekannte Tatsache, daß Sekundärkorrekturen in der Regel aufwendiger sind und schlechtere Ergebnisse liefern, als plastisch-chirurgisch orientierte Primärversorgungen. Kenntnis und Anwendung der Z-Plastik und ihrer Variationen sollten daher zum Repertoir jedes Operateurs gehören, der Primär- oder Sekundärversorgungen von Verletzungen des Gesichtes und Halses vornimmt.

181. G. Geyer, J. Helms (Würzburg): Die Rekonstruktion von Schädeldefekten mit einem Knochenersatzmaterial auf Glasionomerbasis

Seit 1987 steht mit Glasionomerzement (IONOS bone cement)[1] ein Knochenersatzmaterial zur Verfügung, das sich bei der Aushärtung mechanisch-stabil mit Hartgeweben verbindet.

Bei der Überbrückung größerer Knochensubstanzdefekte gewinnen – abweichend von den Anforderungen in der Mittelohrchirugie – die mechanischen Eigenschaften des Materials an Bedeutung. Die Druckfestigkeit des Zements beträgt nach Aushärtung z. B. bis zu 400 mPa, die Elastizitätsmodul wird mit 18 gn/m^2 angegeben, und ist so dem E-Modul der Kortikalis vergleichbar. In einem knöchernen Schädeldefekt kann – z. B. nach 3dimensionaler computertomographischer Rekonstruktion – ein gegossenes Implantat paßgenau eingefügt oder ein partiell vorgeformter Rohling in die Schädellücke einzementiert werden. Bei den vorgestellten Fällen wurde der Zement in zähflüssigem Zustand schichtweise in den Defekt eingestrichen und nach 15minütiger Aushärtung an den angrenzenden Knochen finiert.

[1] Fa. IONOS, Am Griesberg 2, W-8031 Seefeld/Obb., BRD

Klinische Beispiele

An Kalotte und Stirnbein besteht, im Gegensatz zur Rekonstruktion knöcherner Defekte an der vorderen und seitlichen Schädelgrube, keine Verbindung zu einer kontaminierten, ggf. infizierten Körperhöhle.

Kalottenimplantat: Bei einem 52jährigen Patienten wurde ein Meningiom der Kalotte und Dura neurochirurgisch reseziert und der Defekt in einer zweiten Operation 8 Wochen später mit frisch bereitetem, zähflüssig eingebrachtem Zement gedeckt. Das Ergebnis 1,5 Jahre nach Zementimplantation zeigte ein unverändert in situ befindliches Implantat ohne Anhalt für Dislokation.

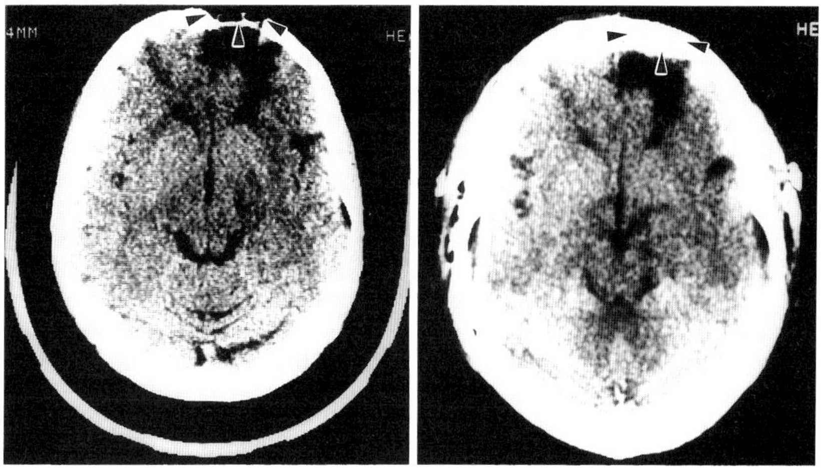

Abb. 1. a Axiale CT bei Stirnbeindefekt links frontal (5×9 cm), *Pfeilspitzen:* Defektränder. **b** Gleicher Patient 1 Jahr nach Rekonstruktion des Stirnbeins mit Glasionomerzement (*Pfeilspitzen*) (IONOS® bone cement). Röntgenologisch lückenloser Zement-Knochen-Übergang

Stirnbeinimplantat: Bei einem 28jährigen Patienten bestand nach einem Unfall ein kosmetisch beeinträchtigter Knochendefekt am Stirnbein mit deutlich sichtbarer Pulsation des Frontalhirns in der Stirnbeinregion. Abbildung 1a demonstriert den 5×9 cm messenden Substanzdefekt, Abb. 1b das röntgenologische Resultat 1 Jahr nach dem Eingriff. In der vorderen und seitlichen Schädelgrube ist der Zement dem bakteriell kontaminierten und gelegentlich infizierten Milieu der Nebenhöhlen- und Mittelohrräume ausgesetzt.

Rekonstruktion der vorderen Schädelgrube: Nach bifrontaler Craniotomie wurde der im Frontalhirn gelegene Tumoranteil durch den Neurochirurgen reseziert und der Defekt mit konservierter Dura verschlossen. Der Boden der vorderen Schädelgrube wurde nach Entfernung des im Siebbein lokalisierten Geschwulstanteiles schichtweise mit Glasionomerzement rekonstruiert. Computertomographisch bestätigte sich auch nach 2 Jahren ein durch Glasionomerzement von der Nasenhaupthöhle lückenlos abgeschottetes Endokranium. Bei endoskopischen Kontrollen war auch nach dem genannten Intervall das alloplastische Material nicht mit Schleimhaut bedeckt. Entzündungszeichen am Übergang zur Nasenschleimhaut, eine Craquelierung der Oberfläche oder eine Dislokation des Materials zeigten sich nicht.

Rekonstruktion der seitlichen Schädelgrube: Ein großer laterobasaler Knochen- und Duradefekt wurde mit Glasionomerzement zuverlässig stabil verriegelt. Auch bei unvermindertem Liquorfluß konnte durch schichtweise aufgetragenem Zement der Knochendefekt schrittweise verschlossen werden. Röntgenologisch war 2 Jahre später keine Dislokation des Knochenersatzmaterials bei klinisch unauffälligen Verlauf zu erkennen.

Schlußfolgerung

Mit Glasionomerzement lassen sich im Stirn- und Kalottenbereich Knochendefekte fugenlos stabil und kosmetisch überzeugend rekonstruieren. Der Verschluß des Endokraniums mit Glasionomerzement ist nach den bisherigen Erfahrungen stabil und auch in den Fällen mit intraoperativ defekter Dura zuverlässig wasser- und bakteriendicht. Langwierige, gelegentlich mit Verzögerung einhergehende Abheilungsvorgänge bei Verwendung von Muskellappen sowie autogenem oder allogenem Gewebe entfallen. Die bisherigen, bis zu 3 Jahre dauernden Beobachtungen bei insgesamt 16 Patienten weisen Glasionomerzement als vielversprechendes Ersatzmaterial in der Kopf-Hals-Chirurgie aus.

H. Weerda (Lübeck): In der Regel sollte man alloplastische Materialien beidseits mit durchblutetem Gewebe bedecken. Haben Sie nicht Angst, bei fehlender einseitiger Bedeckung langfristig Komplikationen zu provozieren?

G. Rettinger (Erlangen): Toxikologische Gefahren?

G. Geyer (Schlußwort):
Zu Herrn Weerda: Es ist wünschenswert, alloplatisches Material mit Weichgewebe zu bedecken. Eine Nachbeobachtungszeit bis zu 3 Jahren hat gezeigt, daß der Werkstoff reizfrei, ohne Craquelierung der Oberfläche sich in situ befand. Die Erfahrung zeigt, daß in besonderen Situationen, wenn gängige Verfahren nicht zur Verfügung stehen, die Verwendung eines alloplasten Materials vertretbar ist, ohne daß eine Epithelisierung angestrebt wird.

Zu Herrn Rettinger: Lediglich in der frühen Abbindephase des Zements können vorübergehend z. B. Al^{+++}-Ione austreten. In keinen Fall konnten – auch nach Implantation größerer Werkstoffmengen – erhöhte Werte im Blut und Urin nachgewiesen werden.

182. J. A. Werner, H. Rudert, B. M. Lippert, J. Wustrow (Kiel): Die Nd:YAG-Laserlichtbehandlung – ein ausgezeichnetes Therapieverfahren bei kavernösen Hämangiomen

Die zu 50% im Kopf-Hals-Bereich lokalisierten kavernösen Hämangiome bilden sich in etwa 85% der Fälle innerhalb weniger Jahre spontan zurück, weswegen üblicherweise von einer Behandlung abgesehen wird. Die Problematik dieser abwartenden Haltung liegt allerdings darin, daß es bislang keinen Parameter gibt, wonach die vollständige Spontaninvolution eines Hämangioms vorausgesagt werden kann, und selbst nach spontaner Rückbildung kann es mitunter zur ausgeprägten, kosmetisch oder auch funktionell unbefriedigenen Vernarbung kommen. Ebenso können bei Hämangiomen zu jedem Zeitpunkt lokale Komplikationen auftreten und schließlich kann das „Leben mit einem Hämangiom" bei Kind und Eltern starke psychische Belastungen erzeugen. Aus diesen Gründen halten wir die abwartende Behandlungsrichtlinie für nicht immer zeitgemäß, zumal mit bestimmten Formen der Lasertherapie schonende Techniken vorliegen, die eine unkomplizierte frühzeitige Hämangiombehandlung ermöglichen. Die genannten Folgen und Komplikationen können hiermit umgangen werden. Zur Hämangiombehandlung halten wir vor allem den Nd:YAG-Laser für geeignet, zumal mit diesem Gerät flache und auch voluminöse Hämangiome mit gleichermaßen gutem Erfolg behandelt werden können. Das Nd:YAG-Laserlicht wird hierbei hochgradig vom Hämangiom absorbiert. Diese Absorption induziert intratumorale Umbauvorgänge, wodurch es letztlich zur Involution des laserlichtbestrahlten Gefäßgewebes kommt. Zur Gewährleistung einer ungestörten, möglichst narbenfreien Rückbildung des Hämangioms müssen Gewebsverbrennungen sorgfältig vermieden werden, weswegen wir die Nd:YAG-Laserlichtbestrahlung immer unter einer adjuvanten Gewebskühlung durchführen. Ist das Hämangiom hierbei im Bereich der Haut lokalisiert, so wird es zur Verbrennungsprotektion mit möglichst blasenfreien Eisstücken oder mit eiskalten konventionellen histologischen Glasobjektträgern komprimiert, durch welche die Laserstrahlung zum Gewebe geführt wird. Durch die Gewebskompression kann die Eindringtiefe der Strahlung weiterhin erhöht werden. Bei in der Mundhöhle oder im Rachen lokalisierten Hämangiomen kühlen wir das Gewebe vor und während des Laser-Vorgangs mit eiskalter Ringer-Lösung.

Dauer und Leistung der Nd:YAG-Laserbestrahlung orientieren sich an der Hämangiomreaktion auf das Laserlicht. Wir bestrahlen bis zum Einsetzen einer Verkleinerung und nicht bis zur nur mit Verbrennungen erreichbaren vollständigen Einebnung des Gefäßtumors. Diese Technik verfolgt das Ziel, das Hämangiom initial zu verkleinern und darüber hinaus Umbauprozesse in Gang zu setzen, die den verbliebenen Hämangiomrest langfristig möglichst vollständig beseitigen lassen. Die hierzu verwendete Laserleistung orientiert sich vor allem an der speziellen Art des Hämangioms. Bei rein kavernösen Hämangiomen erreicht man bereits mit niedrigen Laserleistungsdichten deutliche intraoperative Verkleinerungen, während dieser Effekt durch eine zusätzliche kapilläre Komponente verringert werden kann. Die von uns verwendeten Laserleistungsdichten liegen zwischen 500 und etwa 2500 W/cm^2.

Zusammenfassend halten wir eine frühzeitige, laserlichtinduzierte Hämangiombehandlung für sinnvoll, zumal hiermit Komplikationen, starke spätere Vernarbungen und erhebliche psychische Belastungen bei Kind und Eltern vermieden werden können. Zur Vermeidung späterer narkosepflichtiger Eingriffe erweist sich die punktförmige Laserlichtbestrahlung des Hämangioms in dessen Entstehungsstadium als sinnvoll.

W. Draf (Fulda): Ich möchte die Aussagen von Herrn Werner bestätigen. Auch große Hämangiome im Kehlkopfbereich lassen sich beseitigen ohne Tracheotomie und sichtbare Narben.

G. Rettinger (Erlangen): Frage nach Anästhesie.

J. A. Werner (Schlußwort):
Zu Herrn Rettinger: Das Anästhesieverfahren ist unmittelbar abhängig von Größe und Lokalisation des Hämangioms. Bei gut erreichbaren, kleineren Hämangiomen (d. h. Hämangiome mit einer Tiefenausdehnung von weniger als 1 cm, sonographisch bestimmbar) reicht oftmals die alleinige Eiskühlung, sofern sich die Nd:YAG-Lasertherapie auf die von uns lokalisierte „low-dose irradiation" beschränkt. Größere Hämangiome werden unter konventioneller Lokalanästhesie (z. B. 1% Meaverin) ohne Zusatz vasokonstriktorischer Substanzen) oder vereinzelt auch, dieses gilt für pharyngeale oder laryngeale Hämangiomsitze, in Intubationsnarkose angegangen.

183. H.-J. Schultz-Coulon (Neuss): Plastisch-chirurgische Behandlung der Akne comedonica der Ohrmuschel

Für die Akne comedonica als bekannteste Dermatose der Gesichtshaut stellt auch die Haut des Cavum conchae eine gewisse Prädilektionsstelle dar. Comedonen in diesem Bereich sind häufig, klinisch jedoch meist belanglos. Zwar kann es hin und wieder durch Infektion zur Entwicklung von kleinen Akneknötchen und Pusteln kommen, jedoch lassen sich diese leicht durch eine ambulante konservative Behandlung zur Abheilung bringen. Wenn allerdings diese entzündlichen Reaktionen sehr häufig rezidivieren und furunkeloseähnliche Bilder hervorrufen, so wird die Comedonenakne nicht nur ästhetisch unangenehm, sondern im Hinblick auf eine evtl. Ohrmuschelperichondiritis auch nicht ganz ungefährlich.

Berichtet wird über eine 17jähre Patientin, die mit einer solchen Vorgeschichte und nach jahrelangen vergeblichen konservativen Behandlungsversuchen zur Weiterbehandlung überwiesen wurde. Da es eine konservative Kausaltherapie nicht gibt, blieb nur die chirurgische Exzision des befallenen Hautareals mit gleichzeitigem Hautersatz übrig. Angesichts der ästhetisch relativ sensible Ohrregion war eine Methode zu wählen, die einen weitestgehend spurlosen Hautaustausch ermöglichen würde. Ein freies Vollhauttransplantat erschien wegen des Einheilungsrisiko ungeeignet, ein präauriculärer Rotationslappen hätte präauriculäre Narben hinterlassen. Gelöst wurde das Problem mit einem retroauriculär gestielten Rotationslappen, der durch einen transauriculären Tunnel auf die Vorderfläche der Ohrmuschel transferiert wurde. Der Eingriff wurde in der gleichen Sitzung auf beiden Ohren in Lokalanästhesie durchgeführt. Beidseits heilten die Lappenspitzen reizlos ein, so daß 10 Tage später die Lappenrückverlagerung unter Verschluß des transauriculären Tunnels erfolgen konnte, ebenfalls beiderseits zur gleichen Zeit in einer ambulanten Sitzung. Das ästhetische Resultat war sehr zufriedenstellend, die Patientin ist seitdem (2 Jahre) beschwerdedrei.

C. Herberhold (Bonn). Nicht ganz leicht für mich bleibt die Indikation zur Lappenplastik bei Comedonen der Ohrmuschelconcha nachvollziehbar. Wenn dann schon, so scheint mir der Masson-Walter-Lappen empfehlenswerter, da er retroaurikulär in der Umschlagfalte und im Cavum sehr residuenarm einheilt.

H.-J. Schultz-Coulon (Schlußwort):
Wir hatten die gleichen Bedenken wie Sie und haben daher auch lange mit der Indikation der plastisch-chirurgischen Versorgung einer im Grunde genommen harmlosen Comedonen-Akne gezögert. Die Patientin litt jedoch so sehr unter den häufig rezidivierenden Gehörgangseingangsfurunkeln und war schließlich so verzweifelt, daß uns kein anderer Ausweg blieb, und da sie seither völlig beschwerdefrei ist, hat sich, glaube ich, der Eingriff retrospektiv gesehen sehr gelohnt. Der retroauriculäre Insellappen ist mir bestens bekannt, jedoch ist er sicher etwas riskanter als die von uns gewählte Methode; aus diesem Grunde haben wir auf den Insellapen verzichtet, denn angesichts der ungewöhnlichen Indikation wollten wir das Risiko einer Lappennekrose so klein wie möglich halten. Das demonstrierte histologische Präparat entstammt aus dem bei der Patienten entnommenen Hautareal.

184. M. Kásler, T. Rácz, J. Piffkó (Budapest): Über die Rekonstruktion der Hinterwand von Naso-, Meso- und Hypopharynx

Manuskript nicht eingegangen

185. K. Mees, E. Kastenbauer (München): Faziale und zervikale Defektrekonstruktion – aktuelle Aspekte zur Transplantation und Implantation

In dem vergangegen Jahrzehnt hat sich auf dem Gebiet der rekonstruktiven Kopf- und Halschirurgie eine stete Wandlung vollzogen. Die Entwicklung mikrochirurgischer Nahttechniken an kleinen Arterien und Venen hat den freien Gewebetransfer ermöglicht, der unsere bisherigen Rekonstruktionsverfahren nachhaltig beeinflußt und verändert hat. Zu einer vollständigen Abkehr von älteren Rekonstruktionsverfahren ist es aber nicht gekommen. Die initiale Euphorie der Verfechter mikrochirurgischer Techniken hat sich etwas gelegt, wie auch die anfängliche Skepsis konservativer Kopf-Hals-Chirurgen erkennbar abgenommen hat. Welche zusätzlichen Vorteile bietet uns nun die mikrochirurgische Gewebetransplantation, und wie hat sie insbesondere unsere Wahl der Rekonstruktionsverfahren beeinflußt? Grundsätzlich gilt, daß eine gestielte Lappenplastik einer mikrochirurgischen Transplantation immer dann vorzuziehen ist, wenn sie eine funktionsgerechte und ästhetisch befriedigende Rekonstruktion ermöglicht. Demzufolge liegen die Vorteile der mikrochirurgischen Gewebetransplantation bei der 1. Rekonstruktion von mehrschichtigen onkochirurgischen bzw. traumatischen fazialen Gewebedefekten (z. B. allschichtige Wangendefekte, Gesichts-

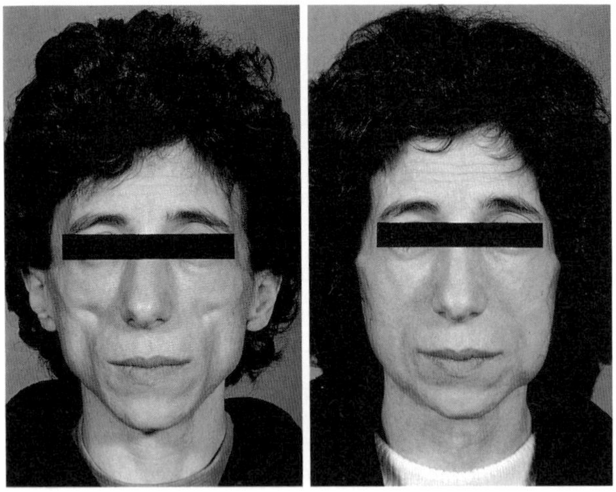

a b

Abb. 1a, b. Lipodystophie. **a** Ausgeprägter Schwund des fazialen Fettgewebes. **b** Zustand nach Augmentationsplastik beidseits mit einem desepithelisierten Skapularlappen

weichteildefekte mit begleitenden Unter- und Oberkieferdefekten). 2. Rekonstruktion mehrschichtiger zervikaler Weichteildefekte bzw. -veränderungen, insbesondere narbiger Weichteilindurationen nach perkutaner und endogener Strahlentherapie von Schilddrüsenkarzinomen bei funktioneller Beeinträchtigung oder Narbenkarzinom. 3. Rekonstruktion von fazialen und zervikalen Gewebedefekten nach Rezidivoperationen, wenn kein gestielter Defektverschluß mehr möglich ist. Ersatz von Fernlappen- und Wanderlappenplastiken! 4. Korrektur von angeborenen oder erworbenen Gesichtsasymmetrien (z. B. Hemiatrophia faciei, Lipodystrophie). 5. Rekonstruktion von fazialen und zervikalen Weichteildefekten, die aufgrund ihrer Größe mit gestielten Lappenplastiken nicht mehr verschlossen werden können. 6. Rekonstruktion kompletter Hypopharynx- und zervikaler Ösophagusdefekte.

Zur Rekonstruktion dieser Defekte stehen heute eine Vielzahl von freien Transplantaten zur Verfügung. Hierbei handelt es sich um reine Haut- bzw. Hautfetttransplantate, Hautmuskel- und Osteomyokutantransplantate. In der Regel kommt man mit einer begrenzten Anzahl von Transplantaten aus. Als besonders zuverlässig haben sich nach unserer Erfahrung der Skapular- und Radialislappen erwiesen, da sie je nach Bedarf entweder als Haut-, Hautfettgewebs-, Hautmuskel- oder Hautmuskelknochengewebstransplantate gehoben werden können. Darüber hinaus kann der Skapularlappen desepithelisiert und somit zur Korrektur von Gesichtskonturen bei angeborenen oder erworbenen Gesichtsasymmetrien (Hemiatrophia faciei, Liodystrophie, Abb. 1a, b) eingesetzt werden. Mit einem Knochenspan aus dem seitlichen Skapularrand oder der Spina scapulae eignet er sich zur Rekonstruktion von begleitenden Oberkiefer- und Unterkieferdefekten. Noch dünner als der Skapularlappen ist der fasziokutane Unterarmlappen, der von der Beugeseite des Unterarmes entnommen wird. Er kann wie der Skapularlappen unter Mitnahme von Anteilen des Radius auch als osteokutanes Transplantat entnommen werden, und steht somit ebenfalls zur Rekonstruktion von Begleitdefekten an Unter- und Oberkiefer zur Verfügung. Der fasziokutane Radialislappen ist ingesamt dünner und geschmeidiger als der Skapularlappen und demzufolge insbesondere geeignet zur Rekonstruktion perimandibulärer Weichteildefekte und zum Schleimhautersatz bei Mundhöhlenrekonstruktionen. Auch die Rekonstruktion von allschichtigen Wangendefekten oder der Ersatz des weichen Gaumens ist möglich. Hierzu wird der Unterarm gefaltet und im Nahtbereich desepithelisiert. Auf diese Weise lassen sich zwei Oberflächen gleichzeitig bilden.

Die Wiederherstellung der Anatomie und Funktion des Hypopharynx und des zervikalen Ösophagus gelingt am besten mit einem freien Jejunumtransplantat. Neben der Transplantation des Jejunums als geschlossenes Rohr kann Jejunumschleimhaut auch offen transplantiert werden. In dieser Form eignet es sich besonders zur Rekonstruktion der Oropharynxwände. Zur Transplantation in der Mundhöhle ist es allerdings weniger geeignet, da sich das voluminöse Transplantat oft zwischen die Zahnreihen schiebt und den Kauakt beeinträchtigen kann.

Zur Wiederherstellung oder Korrektur profilgebender Gesichtsstrukturen bedarf es volumen- und formstabiler, aber vor allem inerter Implantate, die von ortständigem Bindegewebe entweder durchwachsen oder umkapselt und somit ortsfest verankert werden. Jahrelange Erfahrungen haben gezeigt, daß poröse Polyäthylenimplantate solche Idealbedingungen durchaus erbringen können. Sie sind heute entweder als industriell vorgefertigte Implantate, z. B. für die Kinn- oder Periorbital-Jochbeinaugmentation oder den Ohrmuschelaufbau oder als blattartige Implantate unterschiedlicher Stärke erhältlich. Die blattartigen Implantate (z. b. Gore-Tex) können nach Bedarf dimensioniert und entweder ein- oder mehrschichtig implantiert werden. Bei Gesichtsregionen, die starken mechanischen Beanspruchungen ausgesetzt sind, wie die Ohrmuschel und die Nase, ist die Kunststoffaugmentation nur unter bestimmten Voraussetzungen (Ohrmuschel) oder nur äußerst eingeschränkt (Nase) möglich. Das Polyäthylengerüst in der zu bildenen Ohrmuschel heilt nur dauerhaft gut ein, wenn seine Oberfläche allseits mit einem straffen und gut vaskularisierten Faszienlappen (fan-flap) bedeckt ist. Im Nasenrücken sind Kunststoffimplantate inbesondere aus zwei Gründen weniger geeignet. Einerseits können sie nicht mit einer, dem fan-flap vergleichbaren zusätzlichen protektiven Gewebeschicht bedeckt werden und andererseits ist das Risiko der Abstoßung durch aufsteigende Infektionen aus dem Naseninneren sehr hoch.

F. Bootz (Tübingen): Zur Rekonstruktion des weichen Gaumens genügt es meiner Meinung nach, die Rückfläche des Lappens zum Nasopharynx hin unbedeckt zu lassen.

Die Faszie des Unterarmlappens epithelisiert sich von den Rändern her. Die Gefahr des gefalteten Lappens besteht eher in der Gefahr der Nekrose des distalen Lappenanteils.

H. Rudert (Kiel): Sie sagten, nach anfänglicher Begeisterung für die freien, mikrovasukären anastomosierten Lappen hätten Sie die Indikation zurückgedrängt. Woran liegt dies? Sind es vorwiegend logistische Probleme?

K. Mees (Schlußwort):
Zu Herrn Bootz: Durchblutungsstörungen bei gefalteten Radialislappen haben wir bislang noch nicht beobachtet.

Zu Herrn Rudert: Sowohl der personelle als auch der zeitliche Aufwand kann bei den mikrochirurgischen Transplantationsverfahren mitunter beträchtlich sein, vor allem Rekonstruktion mit dem Skapularlappen ermöglichen keine simultane Hebung und Vorbereitung des Empfängerlagers wie das bei dem Unterarmlappen gut möglich ist.

186. G. E. Diehl, K. Mees, K. Kastenbauer (München): Zur Rekonstruktion von ausgedehnten Unterlippen-Kinn-Defekten

Zur Rekonstruktion von Unterlippendefekten sind zahlreiche Verfahren beschrieben worden. Bei einer Defektausdehnung auf das Kinn oder bei einer Einbeziehung des Unterkieferknochens können diese Methoden aber nur bedingt oder gar nicht angewandt werden. Als Möglichkeiten der Rekonstruktion solch ausgedehnter Defekte sollen drei Verfahren mit ihren Vor- und Nachteilen dargestellt werden.

Bei unserem ersten Patienten hatte der Tumor dreischichtig die gesamte Unterlippe, das Kinn und die angrenzende Submentalregion erfaßt. Der Unterkieferknochen war nicht vom Tumor befallen. Da bei diesem Patienten ein Immundefekt aufgrund eines Non-Hodgkin-Lymphoms vorlag, kam es zu einem foudroyanten Tumorwachstum. Ferner hatte der Patient im Krieg seinen linken Arm verloren. Nach der Resektion wählten wir deshalb zur Defektrekonstruktion den myokutanen Pectoralis-major-Lappen als schnell durchzuführendes und zuverlässiges Verfahren. Leider konnte auch eine Faszienzügelplastik ein Absinken des Lappens nicht verhindern. Deshalb entschlossen wir uns, zur Rekonstruktion des oberen Unterlippenanteils einen Visierlappen von der Stirn anzuwenden. Die Blutversorgung dieses Lappens erfolgt über frontale Äste der Arteria temporalis superficialis. Die Vorteile des Visierlappens liegen darin, daß er operativ schnell und problemlos zu heben ist und eine relativ konstante Vaskularisation besitzt. Nachteilig ist, daß er bei nur begrenzten Anwendungsmöglichkeiten gelegentlich dick, steif und unelastisch ist und einen kosmetisch unschönen Hebedefekt hinterläßt. Die Stieldurchtrennung macht einen zweiten operativen Eingriff nötig. Auch der Pectoralis-major-Lappen ist einfach zu präparieren. Er ist ein kräftiger Lappen mit einer zuverlässigen Blutversorgung. Er kann als osteomyokutaner Lappen Verwendung finden und besitzt eine universelle Anwendbarkeit. Problematisch ist, daß er manchmal zu dick und unhandlich ist und ggf. eine störende Behaarung besitzt.

Auch bei dem nächsten Patienten lag ein ausgedehntes, dreischichtiges Unterlippen-Kinn-Karzinom vor. Der Unterkieferknochen war auch in diesem Falle nicht vom Tumor infiltriert. Wir entschlossen uns deshalb zur Rekonstruktion mit einem mikrovaskulär anastomosierten fasziokutanen Radialislappen. Dieser Lappen wird von der Beugeseite des Unterarms entnommen, wobei die Entnahme sowohl am proximalen, mittleren als auch distalen Unterarmdrittel möglich ist. Er wird über die Äste der Arteria radialis versorgt. Grundsäztlich kann der Unterarmlappen als fasziokutaner Lappen bzw. unter Mitnahme von Anteilen des Radius als osteokutaner Lappen entnommen werden. Der dünne, geschmeidige, meist haarlose und leicht zu präparierende Lappen zeichnet sich durch einen langen Gefäßstiel mit einer guten Vaskularisation aus. Er kann als neurovaskulärer oder osteokutaner Lappen behoben werden. Komplikationen entstehen meistens nur im Bereich des Hebedefektes. So kann infolge einer Narbenbildung eine Funktionsbeeinträchtigung der Hand und beim osteokutanen Radialislappen durch eine Schwächung des Radius eine Spontanfraktur auftreten.

Das dritte Rekonstruktionsverfahren wird an einem Patienten mit einem ausgedehnten Rezidiv eines Mundboden-Unterkiefer-Karzinoms demonstriert, dessen Tumor über das Vestibulum oris die Unterlippe und die Kinnpartie infiltriert hatte. Nach bereits erfolgter simultaner Radiochemotherapie kam nur noch eine chirurgische Therapie in Betracht. Zur Rekonstruktion dieses Defektes entschieden wir uns für einen mikrovaskulär anastomosierten osteomyokutanen Lappen vom Beckenkamm. Je nachdem, ob die Rekonstruktion im Corpus mandibulae oder im Kieferwinkelbereich durchgeführt werden muß, kann der

Knochenspan zurechtgeschnitten bzw. durch Osteotomie bogig geformt werden. Das Knochtransplantat wird auf einer Rekonstruktionsplatte fixiert. Mit den anhängenden Weichteilen können sowohl intra- als auch extraorale Gewebedefekte rekonstruiert werden. Die Arteria circumflexa ilium profunda versorgt vor allem den Knochen und die Arteria circumflexa ilium superficialis die Weichteile. Als wesentliche Vorteile bietet dieser Lappen ein ausreichendes Angebot an Knochen und Weichteilen. Ferner besitzt er einen langen Gefäßstiel mit einer hervorragenden Vaskularisation. Man findet ein funktionsgerechtes, knöchernes Prothesenlager, das früh eine definitive prothetische Rehabilitation ermöglicht. Adjuvante Therapien können rasch einsetzen. Nachteilig kann der anatomisch variable Verlauf der Gefäße sein. Ferner besteht ein deutlicher Unterschied in Farbe und Textur zur Gesichtshaut.

Bei solch ausdgedehnten Weichteil- und Knochendefekten geben wir dem freien mikrovasulären Gewebetransfer den Vorzug vor den gestielten Fernlappenplastiken. Handelt es sich lediglich um eine Haut-, Schleimhaut- oder dreischichtigen Gewebeersatz, empfehlen wir den fasziokutanen Radialislappen. Wird hingegen eine größere Menge an Weichteilgewebe einschließlich Knochen zur Rekonstruktion benötigt, bietet sich der osteomyokutane Lappen vom Beckenkamm an. Natürlich können diese Ausführungen keinen Anspruch auf Vollständigkeit oder gar auf Allgemeingütligkeit erheben. In jedem Einzelfall muß deshalb auch unter Berücksichtigung anderer und bewährter Verfahren die Rekonstruktion des Defektes individuell diskutiert werden.

W. Draf (Fulda): Es ist höchst erfreulich, daß der mikrovaskuläre Gewebstransfer breiten Eingang in unser Fach gefunden hat. Frage: Erreichten Sie bei den Patienten mit dem reinen Weichteilgewebstransfer tatsächlich einen guten Mundverschluß?

H. Weerda (Lübeck): Bei Patient 1 wäre evtl. statt einer Visierlappenplastik besser ein doppelseitiger Estlander-Lappen gewählt worden. Das funktionelle Ergebnis ist so sicher etwas besser, allerdings muß anschließend eine beidseitige Mundwinkelerweiterung durchgeführt werden. Bei Patient 2 könnte man auch die Auffüllung des Defektes mit einem Zungenlappen diskutieren.

G. Rettinger (Erlangen): Möglichkeit einer interstitiellen Strahlentherapie?

G. E. Diehl (Schlußwort):

Zu Herrn Draf: a) Bei der Kombination des Pectoralis-major-Lappens mit dem Visierlappen ist die Funktion des Muskelrings um den Mund nur eine passive, d. h. daß je nach seitlicher Aufhängung des Lappens dieser passiv mitbewegt wird.

b) Beim Radialislappen besteht die Möglichkeit, diesen als neurovaskulären Lappen zur Rekonstruktion des Ramus marginalis mandibulae zu benutzen.

Zu Herrn Weerda: a) Natürlich gibt es kosmetisch bessere Möglichkeiten der primären Rekonstruktion als die Rekonstruktion mit einem Pectoralis-major-Lappen in Kombination mit einem Visierlappen. Da bei diesem Pat. aber primär nur eine Rekonstruktion mit einem Pectoralis-major-Lappen geplant war, war bei den internistischen Grunderkrankungen der Eingriff möglichst gering zu halten. Da es erst später zu diesem Folgedefekt an der Oberlippe kam, muß jetzt ein ergänzendes Rekonstruktionsverfahren gewählt werden. Hierzu diente der Visierlappen.

b) Das Lippenrot soll durch Schleimhautverschiebelappen rekonstruiert werden. Der Zungenlappen kann sicherlich als Anregung bedacht werden.

Zu Herrn Rettinger: Der Vorzug der Rekonstruktion durch den mikrovaskulären Gewebetransfer liegt unter anderen in der Möglichkeit des unverzüglichen Einsetzens adjuvanter Therapien, wie z. B. einer Bestrahlung oder einer interstitiellen Radiotherapie.

187. H.-J. Meyer, K. Terrahe, W. Schmidt (Stuttgart): Anwendungsmöglichkeiten des Latissimus-dorsi-Lappens, gefäßgestielt und mikrovaskulär reanastomosiert

Der myokutane Latissimus-dorsi-Lappen wird in der rekonstruktiven Chirurgie unseres Faches vergleichsweise selten verwendet; wie wir meinen zu Unrecht. Gefäßgestielt ist sein Anwendungsspektrum dem des wesentlich häufiger gebrauchten myokutanen Pectoralis-major-Lappens zumindest ebenbürtig. Darüber hinaus besteht die Möglichkeit der freien Transplantation mit mikrovaskulärer Reanastomosierung. Die Gewinnung eines Latissimus-dorsi-Lappens ist mit Sicherheit deutlich aufwendiger als die eines Pectoralis-major-Lappens. Nach unserer Erfahrung wird dieser vermehrte Aufwand durch wesentliche Vorteile wettgemacht: Der Gefäßstiel ist beim Latissimus-dorsi-Lappen großkalibriger und länger. Auch die Vasa perforantia sind deutlich stärker als beim Pectoralis-Lappen. Die subkutane Fettschicht fällt demgebenüber meist deutlich dünner aus. Insgesamt ist die Hautinsel fester mit dem Muskelstiel verbunden. Die Reichweite des Latissimus-dorsi-Lappens ist größer. Bei gleichseitiger Neck dissection wird die Schulterfunktion geringer beeinträchtigt als nach Hebung eines Pectoralis-major-Lappens. Zudem besteht bei Patientinnen nicht die Gefahr einer Atrophie oder Verziehung der Brust.

Zur Defektdeckung im Bereich der Halshaut oder der Wangen-Parotis-Region bevorzugen wir den myokutanen Latissimus-dorsi-Lappen gefäßgestielt. Zum Verschluß einer großen, orokutanen Fistel haben wir auf dem Muskelstiel eines gefäßgestielten Latissimus-dorsi-Lappens zwei Hautinseln umschnitten: eine Hautinsel verschließt die enorale Fistelöffnung, die zweite Hautinsel ersetzt fehlende Halshaut. Auch zur isolierten Rekonstruktion von Mundhöhle und Pharynx haben wir den myokutanen Latissimus-dorsi-Lappen – jeweils gefäßgestielt – mehrfach verwendet. Wo immer dies möglich ist, bevorzugen wir allerdings zum Wiederaufbau von Mundhöhle und Pharynx mikrovaskulär reanastomosierte Dünndarmwand. Wir verwenden den Latissimus-dorsi-Lappen zur Rekonstruktion von Mundhöhle und Pharynx nur, wenn ein Jejunumtransplantat aus internistischen, bauch- oder gefäßchirurgischen Gründen nicht möglich ist, andererseits zur Sekundärrekonstruktion nach fehlgeschlagener Jejunumtransplantation oder wenn das Transplantat prothesentragenden Kieferknochen auf größerer Fläche bedecken muß.

Der myokutane Latissimus-dorsi-Lappen kann jederzeit frei transplantiert und mikrovaskulär reanastomosiert werden. Für einen solchen freien Transfer haben sich uns drei Indikationen herauskristallisiert: Das Defektareal liegt außerhalb der Reichweite des gestielten Lappens. Durch freien Transfer läßt sich ein besseres Rekonstruktionsergebnis erzielen. Nur durch die freie Transplantation wird eine einzeitige Rekonstruktion ermöglicht. So verwenden wir den Latissimus-dorsi-Lappen in seiner mikrovasculär reanastomosierten Variante zur Sofortrekonstruktion nach Oberkieferresektion mit Exenteratio orbitae. Wenn dies der Defekt erfordert, können auf dem Muskelstiel des Lappens insgesamt drei Hautinseln umschnitten werden: Die Hautinsel, die dem Gefäßstiel am nächsten liegt, ersetzt das resezierte Gaumenareal. Die mittlere Hautinsel dient zum Wiederaufbau der lateralen Nasenwand. Mit der dritten, vom Gefäßstiel am weitesten entfernten Hautinsel wird eine prothesenfähige Augenhöhle rekonstruiert. Durch schraubenartige Faltung des Myokutanlappens erreicht jede der drei Hautinseln ihre Rekonstruktionsebene.

Wegen seines breiten Anwendungsspektrums ist der myokutane Latissimus-dorsi-Lappen nach unserer Erfahrung eine echte Bereicherung der Rekonstruktionsverfahren in der Kopf- und Hals-Chirurgie.

G. Schlöndorff (Aachen): Bei Hautdefekt im Parotisgebiet präauriculär haben wir gute Erfahrungen mit einem retroauriculär gestielten Lappen. Der Lappenentnahmedefekt kann mit Spalthaut gedeckt werden. Der gestielte Lappen ist farblich optimal der Umgebung angepaßt. Es gibt keine Probleme mit einem eventuell rekonstruierten oder interponierten N. facialis. Falls der Defekt für den von retroauriculär stammenden Lappen zu groß ist, läßt sich der Defekt mit Hilfe eines partiellen Liftings verkleinern. Man sollte diese bewährten und für den Patienten wenig belastenden Techniken in der verständlichen Begeisterung für die frei transplantierten Lappen nicht ganz vergessen.

H. Weerda (Lübeck): Bei der jungen Dame, bei der Sie die radikale Parotidektomie durchgeführt haben, haben Sie sehr schön den Defekt mit einem Latissimus-dorsi-Lappen gedeckt. Wäre es hier nicht möglich gewesen, mit einem regionalen Transpositionslappen oder einem bi-lobed flap aus dem Hals einen farblich etwas besser angepaßten Lappen zu nehmen?

H. J. Meyer (Schlußwort):
Zu Herrn Weerda und Herrn Schlöndorff: Der farbliche Unterschied des Latissimus-dorsi-Lappens im angesprochenen Fall mußte bewußt in Kauf genommen werden, um günstige Ernährungsbedingungen für das gleichzeitig benützte Nerventransplantat zu schaffen. Das Nerventransplantat wurde durch den Muskelanteil des Latissumus-dorsi-Lappen nahezu komplett eingehüllt.

188. R. J. Kau, S. Horlitz (Düsseldorf): Ergebnisse der epithetischen Versorgung mit kaltpolymerisierendem Silikonkautschuk

Der Verlust von für die menschliche Physiognomie wichtigen Organen wie Nase, Auge oder Ohr ist für den Betroffenen ein tiefer Einschnitt in die Entwicklung seiner Persönlichkeit. Während bei älteren Menschen häufig diese Organe im Rahmen vom Tumorerkrankungen zur operativen Sanierung geopfert werden müssen, ist der Grund für den Verlust bei jüngeren Menschen häufig im Rahmen von schweren Unfallgeschehen zu finden. Neben den erworbenen Gesichtsdefekten gibt es eine Gruppe von Patienten mit angeborenen Organaplasien. In Fällen von vollständigem Verlust der Nase oder einer Ohrmuschel wurden in den vergangegen Jahren Methoden entwickelt, die es erlauben, in mehreren Operationsschritten unter Zuhilfenahme von Lappentechniken diese Organe zu rekonstruieren. Die kosmetischen und funktionellen Ergebnisse sind in der Regel gut.

Dennoch besteht weiterhin neben den operativen Rehabilitationsmöglichkeiten die Indikation, Patienten mit Epithesen zu versorgen. Gründe hierfür können das hohe Alter der Patienten, fehlende Narkosefähigkeit oder der Wunsch der Betroffenen nach einer schnellen, nichtoperativen Rehabilitation sein. Auch nach Tumoroperationen wird man sich vor einem operativen Wiederaufbau über einen Sicherheitszeitraum einer Epithese bedienen. In der Vergangenheit wurden hauptsächlich heiß- und kaltpolymerisierende Arcylate zum Epithesenbau verwandt. Diese harten und weichbleibenden Acrylate, die miteinander eine gute Verbindung eingehen, ermöglichen eine Farbzumischung. Aufgrund der Steifigkeit des Materials ist jedoch der Randabschluß einer Epithese schlecht und diese häufig zu schwer, um sie allein durch Hautkleber zu fixieren. Eine Befestigung an Brillengestellen ist gut möglich.

Wir arbeiten nur noch mit einem kaltpolymerisierenden Silikonkautschuk. Dieser additionsvernetzte Silikonkautschuk ist weder toxisch noch enthält er aggressive Bestandteile. Allergien sind nicht bekannt. Dieser Kunststoff ist geschmacks- und geruchsneutral und hat eine hohe Dimensionsstabilität und hohe Viskosität. Das Material ist nahezu schrumpfungsfrei, und so läßt sich ein guter Randabschluß der Epithesen erzielen. Die transparente Basisfarbe kann durch Zumischen verschiedener Grundfarben auf den jeweiligen Hauttyp abgestimmt werden. Das nachträgliche Einschminken einer Epithese wird deutlich reduziert. Auch die Befestigung der Epithesen wird durch das Material erleichtert. Sie können weiterhin an einer Brille fixiert werden. Aufgrund des geringen Gewichtes ist das alleinige Kleben der Epithesen ebenfalls möglich. Es läßt sich aus dem gleichen Kunststoff ein weichbleibender Hohlkörper erstellen, der an der Epithese angebracht wird und unter Berücksichtigung der unter sich gehenden Stellen der Epithese ausreichend Halt gibt.

Die normale Wundversorgung nach Ablatio nasi oder Extenteratio orbitae birgt für den Patienten eine Vielzahl psychischer und physischer Probleme. Bedingt durch den oft recht langen Zeitraum bis zur endgültigen operativen oder epithetischen Versorgung gewöhnt sich der Patient an den Ist-Zustand. Nach Ablatio nasi bereitet das Umdenken vom konturlosen Plattverband in eine nasenähnliche, dem Patienten jedoch fremde Form immer große Schwierigkeiten. Nach Exenteratio orbitae ist der Patient durch den für den Laien unästhetischen Anblick in seinem sozialen Umfeld stark eingeschränkt.

Das schnell und mühelos verarbeitbare Epithesenmaterial veranlaßte uns zur Entwicklung einer Immediatepithese. Die Patienten können sehr schnell mit einer Nasenschale bzw. einem Hohlkörper aus Silikonkautschuk versorgt werden. Das Tragen einer Brille wird dadurch erheblich verbessert und auch das Beschlagen der Brillengläser, bedingt durch den Atem, wird durch den guten Randabschluß der Epithese erheblich vermindert.

189. R. Keerl, W. Draf (Fulda): Operative Zugänge in der periorbitalen Chirurgie

Die Chirurgie in der periorbitalen Region ist ein sehr komplexes und vielschichtiges Problem. Denn bedingt durch die Anatomie ist hier die Zusammenarbeit mehrerlei Fachdisziplinen vonnöten. Außerdem bedingt die Vielzahl von funktionellen und ästhetischen Strukturen und Gewebearten eine kombinierte makroskopische und mikroskopische operative Vorgehensweise. Mit diesen Techniken stehen uns leistungsfähige Methoden zur Verfügung, um im Gegensatz zu früheren Zeiten mehr Gewicht auf die Ästhetik und damit das postoperative Aussehen des Patienten legen zu können, ohne am operativen Ziel Abstriche machen zu müssen.

Fünf Hauptzugänge, nämlich der transmaxilläre, der transfaziale, der transfrontale über einen Bügelschnitt, der einfache Bügelschnitt und der transnasale Zugang stehen uns in der Hauptsache zur Verfügung. In den letzten 10 Jahren habe wir in der Tumorchirurgie der periorbitalen Region insgesamt 79 Patienten versorgt.

Beispiel 1 (transmaxillär): Eine 74jährige Patientin wurde uns mit einer Protrusio bulbi vorgestellt. Das CT zeigte, daß die untere Orbitahälfte mit tumorösen Massen ausgefüllt war. Über einen transmaxillären Zugang konnten wir einen Teil des Tumors entfernen. Histologisch ergab sich im Schnellschnitt und auch in der endgültigen Untersuchung eine plasmazelluläre Entzündung. Nach konservativer Therapie zeigte sich ein deutlicher Rückgang des Befundes.

Beispiel 2 (Kombination transfrontal intradural und transfaziales Vorgehen): Ein Ästhesioneuroblastom bei einer 29jährigen Patientin hatte ausgehend vom Riechnerven die linke Schädelbasis und die linke Nasenhaupthöhle betroffen. In enger Zusammenarbeit mit den Neurochirurgen (Prof. Samii, Hannover) haben wir obiges Vorgehen gewählt. Über einen bifrontalen Bügelschnitt wurde der Tumor unter Resektion der Lamina cribrosa, des Siebbeindaches und eines Teils der Planum sphenoidale unter Mitnahme der beiden Riechnerven en bloc in die Nasenhöhle verlagert. Danach wurde transfazial der gesamte Block entfernt.

Beispiel 3 und 4 (transnasaler Zugang): Aufgrund einer plötzlichen Erblindung wurde unserer Neurochirurgie ein 11jähriger Junge bei Verdacht auf einen Hypophysentumor zugewiesen. Das CT zeigte eine isolierte Verschattung der Keilbeinhöhle. Da es sich hierbei unserer Meinung nach nicht um einen Tumor, sondern eine Mukozele handelte, haben wir auf transnasalem Wege die Keilbeinhöhle eröffnet. Intraoperativ bestätigte sich unsere Diagnose, denn es entleerte sich unter Durck stehender Eiter. Postoperativ erholte sich der Visus insoweit, daß der Patient Personen mit dem betroffenen Auge erkennen kann.

Ein im Bereich der Schädelbasis und der linken Orbita anliegendes ossifizierendes Fibrom konnte ebenfalls transnasal entfernt werden.

Beispiel 5 (Bügelschnitt): Ein 12jähriger Junge wurde uns mit einer Druckdolenz im Bereich der hinterem lateralen Orbitawand vorgestellt. Dies an sich sehr unspezifische Symptomatik brachte in der weiteren Diagnostik einen überraschenden Befund zutage. Denn das CT zeigte einen Tumor im Bereich des Pteronium unter Destruktion des dortigen Knochens.

Über einen Bügelschnitt konnten wir das befallene Areal übersichtlich darstellen, den Knochen resezieren und die lateralen Gesichtsweichteile rekonstruieren. Histologisch ergab sich ein eosinophiles Granulom.

Aus diesen Ausführungen ergibt sich, daß nicht unbedingt kleine Zugänge an optisch exponierten Stellen gute Ergebnisse zeitigen, sondern daß in der Mehrzahl der Fälle große Schnitte an „versteckten" Regionen unseren hohen Anforderungen eher gerecht werden.

190. U.H. Ross, H.P. Zenner (Hannover, Tübingen): Zur In-vitro-Herstellung eines lebenden Hautersatzes

Eine Erweiterung bewährter Hauttransplantations- und Augmentationstechniken stellt die Defektdeckung mit Hilfe autogener, in vitro gezüchteter Hautepithelien dar – ein Verfahren, das seit 1981 von verschiedenen Arbeitsgruppen bereits klinisch angewendet wird.

Angesichts der ausgeprägten Wundkontraktion und der geringen mechanischen Belastbarkeit reiner Epidermistransplantate haben wird in unseren Versuchen an Ratten jeweils ein komplexes Transplantat aus in vitro kultivierten autogenen Epidermiszellen und einer membranösen Bindegewebsgrundlage als Koriumäquivalent zur Vollhautdefektdeckung eingesetzt. Als Quelle zur Gewinnung der Zielzellen dienten Vollhautproben von jeweils 1 cm^2 vom Rumpf der Ratten. Der Isolierung und Kultivierung von Epidermiszellen lag die von Eisinger beschriebene Methode in modifizierter Form zugrunde. Als Koriumäquivalent für gezüchtetet Epidermiszellen dienten jeweils lyophilisierte, menschliche Dura mater, Schweinedermis und eigens präparierte Lamellen dehydratisierter humaner Fascia lata. Die vorbereiteten Transplantate wurden hinsichtlich ihrer Zellpopulation jeweils autogen zur Deckung eines Vollhautdefektes von 2×3 cm transplantiert. Bei Verwendung von Dura mater und Schweinedermis als Koriumäquivalent blieb innerhalb eines Beobachtungszeitraums von drei Wochen jegliche Vaskularisation der Transplantate aus. Nach drei Wochen waren die Hautdefekte ohne Integration der Transplantate im Sinne einer Wundheilung unter dem Schorfe verheilt. Bei Verwendung einer Lamelle menschlicher Fascia lata, deren Schichtdicke mit 0,1 – 0,2 mm unter der derjenigen der oben genannten Bindegewebstransplantate lag, war eine Woche nach Verpflanzung der Transplantate bereits eine vom Wundgrund her einsetzende Vaskularisierung sowie eine Verstärkung der Epithelschicht erkennbar. Nach zwei bis drei Wochen war die Wundheilung jeweils bei reizloser Integration der Transplantate abgeschlossen. Ein Jahr postoperativ imponierte das Transplantatgebiet jeweils als unbehaartes Hautareal von ca. 2×2 cm mit irregulärer Narbenbildung.

Histologisch läßt sich das subepitheliale Bindgewebe des Transplantats durch eine dichtere, gleichförmigere Kollagenfaserstruktur vom normalen Korium der angrenzenden Haut unterscheiden, das eine lockere Struktur von Kollagen- und elastischen Fasern aufweist. Das Epithel des Transplantationsgebietes zeigt peripher eine dünne, überwiegend aus reiferen Zellen bestehende Schicht, während im Zentrum neben diesen zahlreiche Basalzellen erkennbar sind. Die Höhe des Epithels differiert zwischen 4 – 6 Zellagen. Die Epidermis der angrenzenden Haut weist regelmäßig 6 – 8 Zellagen mit vergleichsweise stärkerer Ausprägung des Stratum spinosum auf. Hautanhangsgebilde, wie Drüsen und Haare, fehlen im Transplantationsgebiet.

Ein in vitro hergestellter Hautersatz aus Fascia-lata-Lamelle als Koriumäquivalent sowie kultivierten Epidermiszellen wird nach Transplantation reizlos in das Empfängergewebe integriert und ermöglicht somit eine dauerhafte Hautdefektdeckung. Die Resultate nach seiner Einheilung entsprechen funktionell und kosmetisch jenen nach Anwendung von Spalthaut. Der große Nachteil ergibt sich allerdings aus seiner späteren Verfügbarkeit. So erforderte die Herstellung eines Hautersatzes von 6 cm^2 mit Hilfe autogener Epidermiszellen aus einer Hautprobe von 1 cm^2 einen Zeitraum von 4 – 5 Wochen.

191. R. Siegert, H. Weerda, S. Hoffmann, C. Mohadjer (Lübeck): Klinische und experimentelle Untersuchungen zur intermittierenden intraoperativen Kurzzeitexpansion

Zur Unterstützung der Defektdeckung im Kopf-Hals-Bereich wird von verschiedenen Autoren eine intermitterende intraoperative Kurzzeitexpansion zur Ausnutzung biomechanischer Eigenschaften der Haut empfohlen. Dabei soll insbesondere ihr mechanisches, bisher nur in vitro nachgewiesenes Kriechverhalten ausgenutzt werden.

Ziel dieser Studie ist es, das Ausmaß des intraoperatioven „Hautzuwachses" zu quantifizieren, seine Herkunft zu analysieren und die zugrundeliegenden biomechanischen Vorgänge zu beleuchten. Bei 26 Patienten mit Mikrotien 3. Grades oder Ohrmuschelamputationen wurden im Rahmen des ersten Schrittes der Ohrmuschelrekonstruktion nach Weerda insgesamt 242 Expansionen im 5-min-Rhythmus mit einem konstanten Gewebedruck von 100 mmHg durchgeführt, die erzielten Volumina protokolliert und Mikrozirkulation mit Hilfe der Laser-Doppler-Flußmetrie überwacht. Bei 5 Hunden wurde ebenfalls mit einem Gewebedruck von 100 mmHg über insgesamt 80 Zyklen von

20 min. Dauer expandiert und neben den Volumina die Abstandsänderungen von Hautmarkierungen und die Expanderdurchmesser bestimmt.

Bei allen Patienten sanken die Laser-Doppler-Flußwerte während der Expansionsphasen auf biologische Nullwerte ab. In den Expansionspausen stiegen sie regelmäßig wieder auf Bereiche wie vor Beginn der intermittierenden Expansion an; eine persistierende Minderperfusion zeigte sich nicht. Häufig traten zu Beginn der Expansionspause erhöhte Flußwerte auf, die auf eine kurzzeitige kompensatorische Hyperämie hinweisen.

Die infundierten Volumina zeigten im Verlauf der intermittierenden Expansion eine steigende Tendenz. Bei den Patienten betrug die Volumenzunahme im Mittel 12,3%/h und beim Versuchstier 34,0%/h. Die Längenänderung der Hautmarkierungen betrug 15–20%. Die Dehnungs-/Volumenkurven der einzelnen Expansionszyklen waren identisch. Nach Erreichen der maximalen Längenzunahme von 15–20% trat trotz steigender Volumina keine weitere Hautdehnung auf. Statt dessen dehnten sich die Expander subcutan aus, so daß sich ihre Durchmesser kontinuierlich vergrößerten.

Aufgrund dieser Ergebnisse wird gefolgert, daß die Volumenzunahme während der intraoperativen Kurzzeitexpansion nicht durch das propagierte Kriechverhalten bedingt ist.

Hauptthema II
Chirurgie der Haut im Kopf-Hals-Bereich
Teil I: Tumoren der Gesichtshaut

192. K. Bork (Mainz): Differentialdiagnose und Operationsindikation aus dermatologischer Sicht

Manuskript nicht eingegangen.

193. H.-M. Schneider (Karlsruhe): Die morphologische Heterogenität der Basaliome und deren Bedeutung für die Therapie

Das Basaliom gehört nach dem 40. Lebensjahr zu den häufigsten Tumoren der Haut, wovon 70% im Kopfbereich lokalisiert sind, wobei hier meist eine aktinische Hautveränderung vorliegt. Obwohl klinisch wie morphologisch verschiedene Typen der Basaliome vorkommen, stellt der Tumor „Basaliom" eine gut definierte Einheit dar: Es handelt sich um einen Tumor der Haut, epidermodermal gelegen, lokal destruierend und infiltrierend wachsend, keine Metastasen ausbildend. Weiterhin besteht keine tumorbedingte Beeinträchtigung des Allgemeinbefindens, wie z. B. Kachexie.

Morphologisch ist das Basaliom klar charakterisiert durch 2 wesentliche Elemente (T. Hardmeier et al. 1979):

1. Es finden sich basophile Epithelkomplexe mit typischer palisadenartiger Kernanordnung in den Randbezirken, meist von einer Basalmembran umgeben. Die übrigen Epithelien sind unregelmäßig gruppiert und zeigen reichlich Mitosen.
2. Ein wesentliches Strukturmerkmal des Basalioms stellt das Stroma dar. Es handelt sich um ein tumoreigenes Stroma, was die lokale Aggressivität des Basalioms ermöglicht, gleichzeitig jedoch die Metastasierung verhindern soll, worin letztlich der grundsätzliche histobiologische Unterschied zum Karzinom begründet liegt.

Histogenetisch handelt es sich um einen Tumor pluripotenter Zellen der Epidermis, die zu epidermoider und adnexoider Differenzierung befähigt sind. Aufgrund dieser pluripotenten Differenzierungsmöglichkeit ergibt sich auch die erhebliche Heterogenität des morphologischen und des klinischen Bildes des Basalioms und das unterschiedliche biologische Verhalten.

Morphologisch unterscheidet man folgende verschiedene Basaliomtypen:

Betrachtet man den Verlauf der einzelnen operierten Basaliomtypen, so ist deutlich erkennbar, daß die 3 letztgenannten Gruppen eine hohe Rezidivquote – insbesondere im Kopfbereich – aufweisen, was einerseits mit der aggressiveren biologischen Potenz, andererseits in hohem Maße mit dem Wachstumsverhalten und der daraus resultierenden ungenügenden operativen Therapie zusammenhängt.

Weiterhin von morphologischer Bedeutung ist die Möglichkeit, daß sich innerhalb oder am Rande der Basaliome – insbesondere der nodulären – ein Plattenepithelkarzinom entwickeln kann, was zwar wenig Bedeutung für die lokale Therapie besitzt, jedoch das Gesamtkrankheitsbild – mit der Möglichkeit der Metastasierung – und damit die Prognose grundsätzlich verändert.

Für das chirurgische Vorgehen wichtig und erwähnenswert sind auch dem Basaliom assoziierte benigne Veränderungen, die dem Therapeuten die Beurteilung der Größe und der Wachstumsart des eigentlichen Basalioms erschweren. So kann z. B. eine Epidermoidzyste in einem Basaliom ein noduläres Wachstum vortäuschen, obwohl histologisch ein diffuser Infiltrationstyp vorliegt.

	Primärtumor	Rezidiv
1. Prämalignes Fibroepitheliom (Pinkus)	1–2%	
2. Noduläres Basaliom	50%	9%
– pigmentiert, adenoid, cystisch		
– kompakt, unscharf abgegrenzt, mit mehreren unregelmäßigen Knoten		
– nicht ulzerös (25%)		
– ulzerös (25%)		
3. Sklerodermiformer Wachstumstyp	7%	20%
– hoher Stromaanteil		
4. Oberflächliches, offenbar multifokales Basaliom	18%	20%
5. Nicht eindeutig charakterisiert	20–25%	12%
– Mischformen		

(nach Angaben von Gantenbein S; Hardmeier T; Pathologisches Institut Münsterlingen/Schweiz; 1991)

Die Kenntnis der Heterogenität der Basaliome ist für den Chirurgen äußerst wichtig. Sie indiziert eine dem Basaliomtyp angepaßte Tumorexzision, z. B. wie sie an unserer Klinik im Schnellschnittverfahren mit exakt markierten Resektionsrändern durchgeführt wird, was zur Folge hat, daß sich die Rezidive der Basaliome bis auf wenige extrem aggressive und ungünstig gelegene Basaliomtypen nahezu vollständig vermeiden lassen.

E. Haas (Karlsruhe): Die Notwendigkeit einer histologisch gesicherten Basaliomentfernung in sano wirft die Frage auf, ob, ggf. in welcher Häufigkeit, und aus welchen Gründen eine histologische Schnellschnittuntersuchung keine verbindliche Aussage gestattet.

M. Axhausen (Berlin): Gibt es isolierte Herde beim Basaliom oder sind diese strangförmig mit dem Haupttumor verbunden? Gäbe es echte Zellnester, könnte eine Randschnittuntersuchung ja nicht zuverlässig ein Residuum ausschließen.

H.M. Schneider (Schlußwort):
Zu Herrn Haas: Unsicherheit beim Schnellschnitt besteht beim tiefwachsenden sklerodermiformen Typ. Wichtig ist, daß dieses Problem dem Chirurgen mitgeteilt wird. Ein weiteres Problem stellt die Multifokalität dar. Hier gibt es keine Unsicherheit bezüglich der Schnellschnittechnik, da die Resektionsränder eindeutig beurteilbar sind. Probleme ergeben sich bei der herkömmlichen histologischen Aufarbeitung, da auch hier falsch-negative Resektionsränderbestimmungen möglich sind.

Zu Herrn Axhausen: Es ist nach wie vor ungeklärt, ob das oberflächliche Basaliom multifokal entsteht oder ob es sich nur um einen zusammenhängenden verzweigten Tumor mit pseudomultifokalen morphologischen Aspekten handelt.

194. A. Beigel (Kiel): Onkochirurgische Behandlungsprinzipien beim Basaliom

Das Basaliom nimmt unter den Tumoren der Haut eine Sonderstellung ein: es wächst lokal infiltrierend und destruierend, hat ein hohes Rezidivrisiko, metastasiert fast nie und wird als semimaligner Tumor bezeichnet.

Anhand des gemeinsamen Krankengutes der HNO- und der Hautklinik Kiel (690 Patienten mit 1062 Basaliomen im Gesicht-Hals-Bereich, bei denen die Therapie länger als 3 Jahre zurücklag, 503 Patienten mit 773 Tumoren lückenlos kontrolliert) werden die onkochirurgischen Behandlungsprinzipien des Basalioms dargestellt. Die Altersverteilung war mit einem Altersgipfel im 7. Lebensjahrzehnt zwischen Männern und Frauen ausgeglichen. Die Dauer der Anamnesen war lang – sie reicht bis zu 6 Jahren. Entsprechend waren die Tumoren bei Therapiebeginn in der Mehrzahl relativ groß. Der Prozentsatz von Rezidiven (23%) entspricht den Angaben in der Literatur.

Den Haupteinfluß auf die Rezidivrate bei Basaliomen haben die Lokalisation des Tumors, sein pathologisch-histologischer Befund und das gewählte operative Prinzip.

Lokalisation: An Regionen, wo genügend ortsständiges Material zur plastischen Deckung nach ausgedehnter Resektion zur Verfügung steht (Wange, Stirn), ist das Rezidivaufkommen wesentlich geringer als die prozentuale Verteilung der Primärtumoren. An der Nase und auch an der Ohrmuschel ist die Rezidivquote dagegen deutlich höher.

Histologischer Befund: Die Rezidivrate betrug bei den soliden Basaliomen 7,5%, bei den sklerodermiformen 20% und die der seltenen metatypischen sogar 50%. Als eine der Ursachen ist anzunehmen, daß die soliden Basaliome in aller Regel lokal gut exstirpiert werden können. Im Gegensatz dazu dringen die sklerodermiformen Basaliome in aller Regel in die Subkutis, die Muskulatur und auch Knochen und Knorpel ein und sollten deshalb bei der Operation tiefer reseziert werden.

Bei den primären Basaliomen überwiegen die soliden, bei den Rezidiven die sklerodermiformen Basaliome. Dies beruht sowohl auf der höheren Rezidivfreudigkeit der sklerodermiformen Basaliome als auch darauf, daß Basaliome im Verlaufe ihrer Rezidivierung ihren histologischen Befund verändern können. Rezidive von soliden Primärtumoren können histologisch ein sklerodermiformes, die der sklerodermiformen Primärbasaliome auch ein metatypisches Bild zeigen.

Operatives Prinzip: Als Voraussetzung für eine sichere Resektion bereitet die genaue Tumorausdehnungsbestimmung bisweilen Schwierigkeiten, denn die Tumoren bestehen in aller Regel aus einem sichtbaren klinischen und einem mit dem bloßen Auge nicht erkennbaren, nur histologisch feststellbaren subklinischen Anteil. Das Ausmaß der Resektion wird durch den subklinischen Anteil bestimmt.

Als sicherste Methoden der Tumorausdehnungsbestimmung gelten derzeit Operationen mit histologischen Untersuchungen der Schnittränder (Mikroskopisch kontrollierte Chirurgie, Operation mit histologischer Schnittrandkontrolle – Prinzip: Nach der Tumorresektion histologische Beurteilung der Tumorfreiheit, danach Rekonstruktion). Das Verfahren der Operation mit histologischer Schnittrandkontrolle wurde an 115 Patienten mit Primär- und 57 mit Rezidivbasaliomen kontrolliert: die Rezidivquote konnte bei den Primärbasaliomen von 7,3 auf 0,9% und bei den Rezidivbasaliomen von 36,9 auf 6,3% gesenkt werden.

Ab dem 3. und 4. Jahr sank die Rezidivrate stetig. Im Gegensatz stieg die Rate der Zweit- und Mehrfachbasaliome an: nach dem vierten Jahr zeigten 16% der Patienten ein Zweitbasaliom und nach 5 Jahren erkrankten nahe 20% der Patienten an neuen, teilweise mehr als 3 Basaliomen. Als Konsequenz befürworten wir eine lebenslange Kontrolle der Basaliom-Patienten.

195. H. Weerda (Lübeck): Therapiekonzept und Möglichkeiten der plastischen Defektrekonstruktion beim Spinaliom der Lippen*

Etwa 80 bis 90% aller Hauttumoren finden sich im Gesicht-Hals-Bereich, 25–30% der Karzinome findet man im Bereich der Lippen, davon 90% an der Unterlippe. Die Metastasierungsrate ist gering.

Es gibt über 300 Operationsmethoden zur Lippenrekonstruktion, ein paar wesentliche Techniken werden hier vorgestellt.

Rekonstruktion der Oberlippe bei erhaltenem Lippenrot

Nach Exstirpation kleiner Tumoren werden die resultierenden Defekte mit oben oder unten gestielten Transpositionslappen der Defektumgebung gedeckt. Im Bereich des Nasenflügels verwenden wir Gleitlappen aus der Nasolabialfalte. Bei großen Defekten können Transpositionslappen oder Mehrfachlappen eingesetzt werden.

Durch ein großes Karzinom der Nase und Lippe bei einem 40jährigen Patienen konnte nach Resektion der Nase, von Wangenweichteilen und der Oberlippe das Lippenrot und große Teile der vestibulären Schleimhaut erhalten werden (Abb. 1a).

Mit einem modifizierten Wangenrotationslappen nach Esser auf der linken Seite und einem Burowschen Verschiebelappen rechts wurden die Oberlippe rekonstruiert und die Wangendefekte verschlossen. Nach Rekonstruktion der Nase mit einem Converse-scalping-flap konnte ein befriedigendes kosmetisches Resultat erreicht werden (Abb. 1b).

Rekonstruktion der Oberlippe mit Lippenrotersatz

Bei Defekten im Bereich der lateralen Lippe und dem Lippenrot konnten die Defekte mit einem Wangenrotationslappen nach Blasius (1833) rekonstruiert werden. Im Verlauf des Lippenrots wurden die Lappen desepithelisiert und durch Mobilisation der Schleimhaut des Vestibulums das Lippenrot rekonstruiert.

Chirurgie der Unterlippe

Bei keratinischen Schäden mit Veränderungen wie Leukoplakien oder kleineren Tumoren sollte das gesamte Lippenrot exstirpiert und der Defekt mit Vestibulumschleimhaut gedeckt werden.

Bei kleineren Tumoren in der Mitte der Lippe kann eine herzförmige Exzision des Tumors erfolgen, wenn

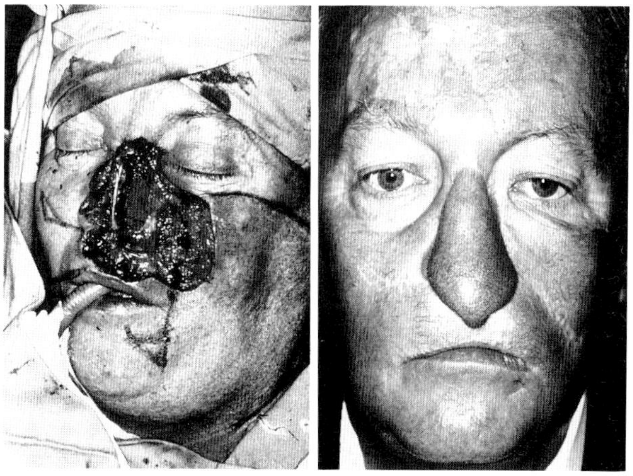

a b

Abb. 1. s. Text

---

* Der Vortrag wird ausführlich in der Zeitschrift für Otorhinolaryngologie-NOVA veröffentlicht

der Defekt nicht mehr als ein Drittel der gesamten Unterlippe ausmacht.

Bei kleineren Defekten in der lateralen Unterlippe kann nach den Vorschlägen von Estlander (1872) ein keilförmiges Resektat der lateralen Oberlippe nach unten in den Defekt eingeschlagen werden.

Eine etwas erweiterte Form dieser Rotation der Oberlippe um die Mundwinkel wurde von Gillies (1957) angegeben. Diese als fan-flap angegebene Lappenplastik ist eine Modifikation der von Bruns (1859) angegebenen Lippenplastik.

Eine für fast alle Defekte der Unterlippe gut geeignete Methode wurde 1852 von Bernard und 1856 von Burow entwickelt und von vielen Chirurgen modifiziert und verbessert.

In Verlängerung der Mundspalte wird beiderseits etwas nach oben inzidiert, dabei oberhalb des Schnittes etwas Mundschleimhaut zur Rekonstruktion des Lippenrotes umschnitten. Im Bereich der Nasolabialfalte wird ein zweischichtiges Burowsches Dreieck entfernt, desgleichen werden zweischichtig um das Kinn herum und kleine zweischichtige Burowsche Dreiecke unterhalb des Kinns geschnitten. Die so mobilisierten Wangenlappen können nach median verlagert jede Größe eines Unterlippendefektes rekonstruieren. Die funktionellen und kosmetischen Ergebnisse sind hervorragend.

Neben diesen Standardmethoden wurden Kombinationen von Estlander-Lappen mit der Universalmethode nach Rezidiv-Operationen vorgestellt, des weiteren wurde ein sich auf Kinn, Wange und Unterkieferknochen ausbreitendes Karzinom entfernt, der Unterkieferdefekt mit Knochen und AO-Rekonstruktionsplatte rekonstruiert und Kinn und Wangen mit einem großen, gefäßgestielten myocutanen Pectoralis-major-Insellappen gedeckt. Die Lippen konnten durch zwei Estlander-Lappen ersetzt werden. Nach beidseitiger Mundspaltenerweiterung resultierte ein gutes funktionelles und kosmetisches Ergebnis.

196. R. Nordström (Helsinki): Der Gewebeexpander. Neue Möglichkeiten der Defektrekonstruktion im Kopf-Hals-Bereich

Manuskript nicht eingegangen.

197. W. Draf (Fulda): Stellenwert und Langzeitergebnisse verschiedener Rekonstruktionstechniken

Die Vielzahl rekonstruktiver Techniken im Gesicht-Hals-Bereich ist verwirrend, die für den individuellen Kasus zu treffende Auswahl des geeignetsten Vorgehens gerade für den jüngeren Kollegen oft schwierig.

Sie hängt von folgenden Kriterien ab:
1. Die Operationstechnik sollte so einfach wie möglich sein; 2. die operativ bedingten Unannehmlichkeiten sind so gering wie möglich zu halten; 3. ein gutes Sofortergebnis ist ebenso wünschenswert wie 4. ein zufriedenstellendes Langzeitergebnis.

Von Sofortergebnissen sprechen wir deshalb innerhalb der ersten vier Wochen nach der Operation, von einem Langzeitresultat frühestens ein Jahr nach dem Eingriff. Sowohl Sofort- als auch Langzeitergebnis basieren auf der primären Wundheilung mit oder ohne Komplikationen und dem Narbenprozeß während der folgenden Monate und Jahre. Anhand einiger weniger Beispiele von mehr als 2000 Weichteillappenplastiken an der Fuldaer Klinik während der letzten 12 Jahre werden 2 Fragen diskutiert:

1. „Bedeutet ein gutes Sofortergebnis zwangsläufig auch ein gutes Langzeitergebnis?"

Vollhauttransplantate sowie Composite-Grafts zeigen in Abhängigkeit von der Qualität des Empfängerbetts nicht selten ein gutes Frühergebnis. Nach ein bis zwei Jahren kann sich das Resultat in Folge von Schrumpfungstendenzen verschlechtern. Wird ein freies Knorpeltransplantat in ein günstiges Wundbett eingesetzt, sind Resorptionsvorgänge unwahrscheinlicher.

Gestielte Lappen bieten in der Mehrzahl nicht nur ein gutes Sofort-, sondern auch ein dauerhaftes Langzeitergebnis. Besonders hervorzuheben ist der Riegerlappen (Rieger 1967), der sich für viele Rekonstruktionen im Bereich des Nasenrückens bewährt hat. Haartragende Areale an gestielten Lappen können nach mehreren Jahren Haarverluste zeigen.

Somit kann die erste Frage dahingehend beantwortet werden, daß vor allem bei Anwendung freier Gewebstransplantate keineswegs sicher ist, ob ein gutes

Sofortergebnis auch ein gutes Langzeitergebnis bleibt. Bei gestielten Lappen darf man meist, aber nicht immer davon ausgehen, daß gute Frühresultate auch der kritischen Langzeitnachbeobachtung standhalten.

2. „Bedeutet ein schlechtes Sofortergebnis notwendigerweise auch ein schlechtes Langzeitergebnis?"

Die Antwort ist aus folgenden Gründen von großer Bedeutung:

a) Der Operateur muß wissen, ob er ein ungünstiges Primärergebnis sofort oder nach einer längeren Wartezeit korrigieren soll, nicht selten vom Patienten dazu gedrängt. b) Der Patient kann vor der Operation fundiert über das zu erwartende Aussehen informiert werden, auch wenn es zunächst nicht so günstig erscheint.

Das freie Hauttransplantat im Stirnbereich sieht primär meist nicht sehr attraktiv aus, kann sich aber zu einem sehr günstigen Gesamteindruck entwickeln, vor allem dann, wenn die Stirn als gesamte ästhetische Einheit und nicht nur teilweise versorgt wurde.

Besonders interessant in der Langzeitnachbeobachtung sind die häufig verwendeten verschiedenen Typen des Nasolabiallappens. Sie bringen in der Regel im Langzeitergebnis sehr gute Resultate, auch wenn das Frühbild nicht ideal erscheint. Demgegenüber erbringt der nasolabiale Insellappen schlechtere Spätresultate, was sowohl die Defektdeckung als auch die Entnahmestelle anbetrifft, weshalb er in der Fuldaer Klinik nicht mehr angewandt wird.

Ein schlechtes Sofortergebnis nach Anwendung freier Weichteiltransplantate muß häufig, aber nicht immer ein schlechtes Langzeitergebnis bedeuten. Mit gestielten Lappen wandelt sich ein schlechtes Froehergebnis meist in ein noch günstiges Langzeitergebnis um.

Zusammenfassend ist die Notwendigkeit der dokumentierten Langzeitnachbeobachtung zu unterstreichen. Für den Operateur ergeben sich daraus permanent Verbesserungen der rekonstruktiven Techniken, der Patient kann besser informiert, ohne Schwierigkeiten geführt werden und ist letztlich leichter zufriedenzustellen.

198. E. Wilmes, M. Landthaler, G. Schubert-Fritschle (München): Empfehlungen zur Therapie des malignen Melanoms im Kopf-Hals-Bereich

Das Spektrum der Therapieempfehlungen bei malignen Melanomen reicht von sparsamen Exzision des Primärtumors ohne Behandlung des Lymphabflusses bis zur großzügigen Blockresektion mit radikaler Neck dissection. Diese widersprüchlichen Auffassungen stellen die bisherigen mechanistischen Vorstellungen über das Metastasierungsverhalten in Frage, sie geben aber keine eindeutige Orientierung bzw. Richtlinien für therapeutisches Handeln.

An dieser Stelle soll unser Konzept zur Behandlung des malignen Melanoms vorgestellt werden:

Für eine sinnvolle, stadiengerechte Therapie ist die Kenntnis prognoserelevanter Faktoren unabdingbar. Die Prognose wird im wesentlichen durch die Tumordicke (nach Breslow), den Mitose-Index (nach Schmoeckel et al.), Geschlecht, Alter und durch die Lokalisation bestimmt. Das Metastasierungsrisiko ist bei einer Tumordicke unter 0,75 mm niedrig. Es ist hoch bei einer Tumordicke über 3 mm. So haben dünne Melanome mit einer Tumordicke bis zu 0,75 mm bei ausreichender Resektion eine gute Heilungschance (Die 5-Jahres-Überlebensrate liegt bei 98,6% [n = 149]).

Sicherheitsabstand: Bis zu einer Tumordicke von 0,75 mm wird beim Primärtumor ein Sicherheitsabstand von 1 cm gewählt (Ausnahme: die prognostisch ungünstigen Skalpmelanome). Bei einer Tumordicke über 0,75 mm liegt der Sicherheitsabstand bei 3 cm. Der Primärtumor soll zur Tiefe bis zur Faszie, im Gesicht bis zur mimischen Muskulatur exzidiert werden.

Chirurgie der regionalen Lymphknoten: Die chirurgische Behandlung des Lymphabflusses wird beim malignen Melanom kontrovers diskutiert. Bei dünnen Melanomen liegt die Metastasierungsrate unter 5%, daher wird hier keine Neck dissection durchgeführt. Bei dicken Melanomen über 4 mm Tumordicke ist der Sinn einer Neck dissection fraglich, weil die Überlebenschance durch die in über 70% vorliegenden okkulten Fernmetastasen bestimmt wird.

Bei unserem, bezüglich Geschlecht, Alter und Lokalisation inhomogenen Krankengut lag die 5-Jahres-Überlebensrate bei Tumoren mit einer Tumordicke über 1,5 mm bei jeweils 58 % sowohl für Patienten mit und ohne Neck dissection.

Bisher nicht endgültig zu beantworten ist die Frage, ob es bestimmte *Untergruppen* von Melanompatienten mittlerer Tumordicke gibt, denen die Neck dissection nutzt. Es deuten einige Vergleichsstudien darauf hin, daß die Neck dissection beim malignen Melanom lediglich bei Männern mit einer Tumordicke von

1,5 bis 3 mm die Prognose verbessert. Wir selbst führen die Neck dissection (immer funktionell – d. h. unter Erhaltung von Musculus sternocleidomastoideus, Nervus accessorius und Vena jugularis) bei Patienten mit einer Tumordicke von 1,5 bis 3,9 mm durch.

Darüber hinaus hat die histologische Aufarbeitung des Präparates bei der Neck dissection einen hohen prognostischen Aussagewert. Sind nämlich die Lymphknoten befallen, so verschlechtert sich die Prognose rapide. Adjuvante Therapien haben bisher den gewünschten Erfolg nicht gezeigt. Bei 80% unserer Patienten mit manifester Lymphknotenmetastasierung traten innerhalb eines Jahres Fernmetastasen auf. Dennoch lohnt es sich schon aus Gründen der Lebensqualität – solange wie eben möglich – Metastasen schonend und funktionserhaltend zu entfernen.

Mittelohr I

199. A. Rauchfuss, H. Hildmann, K. Gundlach, W. Kehrl (Hamburg/Bochum): Mißbildungen der Otobasis. Tierexperimentelle Untersuchungen bei induzierten Mißbildungen

Das Grundprinzip der Teratogenese ist die Phasenspezifität. Mißbildungen des Ohres rechnet man zu den Embryopathien; beim Menschen ist demnach er Zeitpunkt der Schädigung zwischen 18. Tag und drittem Monat der Embryonalentwicklung anzunehmen. Hier wurden bei Ratten Mißbildungen mittels Cyclophosphamid induziert. Am 12. Tag post conceptionem wurde dem Muttertier Cyclophosphamid appliziert (in definierter unterschiedlicher Dosierung), wobei dieses Entwicklungsstadium der Ratte dem 25. bis 40. Tag der menschlichen Embyonalentwicklung entspricht. Am 18. Tag p. c. erfolgte die Sektion. Das Material (v.-Kreybig'sche Sammlung der Univ.-ZMK-Klinik Hamburg) wurde histologisch aufgearbeitet und mit analogen Befunden der normalen Entwicklung (Sammlung d. Univ.-HNO-Klinik Hamburg) verglichen.

Bei den nicht intrauterin bereits abgestorbenen Feten (ca. 50%) fanden sich ausgeprägte Extremitätendefekte und Dyskranien (parietale und parieto-occipitale Enzephalomeningozelen) sowie Hypoplasien der Gesichtsregion. Im Bereich der Otobasis erscheint die Anlage des Innenohres amorph, die Anlage des knorpeligen Labyrinths dysplastisch. Die Entwicklung im Bereich des ovalen Fensters ist gestört. Die normale Entwicklung der Labyrinthkapsel der Ratte zeigt am 18. Tag p. c. deutlich die Anlage der Fußplatte und das Entwicklungsfeld des Ringbandes mit Vorläufern der später spindelförmigen Fibroblasten. Die Verschmelzung der Fußplattenanlage mit der Stapessuprastruktur hat begonnen. Bei den induzierten Mißbildungen sieht man im Bereich des Ringbandes vakuolige Zellen mit teils pyknotischen Kernen, anstelle der Fußplatte sieht man eine atrophe, membranartige Struktur, wahrscheinlich Folge der Nekrose des Entwicklungsfeldes. In anderen Fällen induzierter Mißbildungen ist die Fußplattenanlage ebenfalls nicht ausgebildet, die Suprastruktur des Steigbügels verschmilzt mit der Anlage des Hammergriffes, das Cavum tympani ist nicht entfaltet. In allen Fällen induzierter Mißbildungen sieht man nur vereinzelte oder gar keine Gefäße im Mesenchym des Mittelohres. Auch die A. stapedia kann fehlen.

Auch beim Menschen geht die Mißbildung der Fußplatte häufig mit einer Mißbildung des Innenohrs einher. Das Fehlen der A. stapedia bei angeborenen Mißbildungen der Otobasis wird für eine gleichseitige Unterkieferhypoplasie verantwortlich gemacht.

Der Schädel der Säugetiere besteht aus Mischknochen. Das heißt: auf enchondral angelegten Knochen (Labyrinthkapsel) wird Knochen aufgelagert, der nach dem Modus der desmalen Ossifikation entsteht (Mastoid, Schläfenbeinschuppe, Jochbogen, Teile des Os tympanicum). Die Ausbildung der knorpeligen Anlage und die folgenden Stadien der Ossifikation unterliegen einerseits einer immanenten genetisch festgelegten Prozeßsteuerung, zum anderen hängen die weiteren Entwicklungsschritte von den Zellen des perivaskulären Mesenchyms einsprossender Gefäße ab, aus denen sich Chondroklasten und die Zellen der Osteogenese entwickeln. Durch Applikation von Cyclophosphamid erfolgt eine Schädigung des Entwicklungsprogramms in frühen embryologischen Stadien, andererseits erfolgt auch eine Schädigung der Gefäßentwicklung im Mesenchym des Mittelohres. Dadurch wird der Wachstum und Stoffwechsel der knorpeligen Anlage (Versorgung mittels Diffusion) zusätzlich gestört, so daß die folgenden Entwicklungsschritte (enchondrale Ossifikation und desmale Ossifikation) ausgeprägten Störungen unterliegen.

H.P. Zenner (Tübingen): Ist die Hemmung der Angiogenese spezifisch? Welche Mißbildungen traten außerhalb des Ohres auf?

R. Nowak (Rostock): Beim Mondini-Typ der Cochlea und dem Patau-Syndrom findet man eine fehlende Ossifikation der Membrana basilaris und der Knochenspindel der Cochlea. Sie haben bei Ihren Untersuchungen eine Schädigung der Knorpelanlage des Innenohres beobachtet. Ergibt sich daraus auch eine fehlende Ossifikation der Membrana basilaris und der Knochenspindel? Wenn dem so ist, ergeben sich aus Ihren Untersuchungen Hinweise auf eine Schädigung des genetischen Materials primär oder wird die Entwicklung der Knorpelanlage gestört?

A. Rauchfuß (Schlußwort):
Zu Herrn Zenner: Die Bedeutung der Vaskularisation bei induzierten Mißbildungen ist nicht ohrspezifisch. Der erste Schritt der normalen Entwicklung läuft nach einem genetisch festgelegten Programm ab. In dem Augenblick, wo die Anlage eine bestimmte Ausdehnung erreicht hat, ist die Ernährung durch Diffusion von der Oberfläche her nicht möglich, da die Gefäße fehlen; es fehlen jetzt auch die zellulären Elemente für die folgenden Schritte der Ossifikation.

Zu Herrn Nowak: Das von uns verwendete Cyclophosphamid setzt sehr komplexe Schäden, so daß feinere, umschriebene Defekte nicht gesehen werden. Die Anlage der Cochlea war in allen Fällen stark geschädigt.

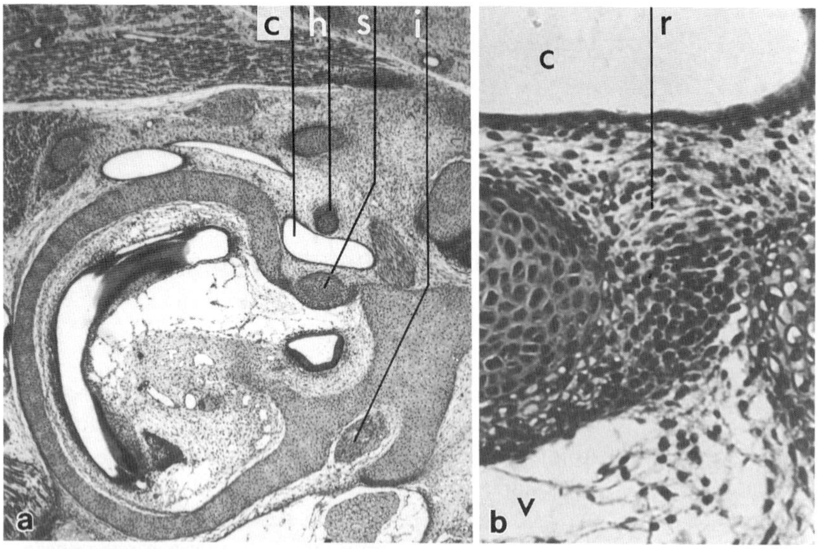

Abb. 1a, b. a Ratte 18. Tag p. c. Normale Entwicklung. Anlage von Labyrinth und Mittelohr. *c* Cavum tympani, *h* Anlage des Hammergriffs, *s* Anlage des Steigbügels, *i* innerer Gehörgang. HE, x60. **b** Detail aus Abb. 1a. Anlage der Fußplatte. *v* Vestibulum, *r* Anlage des Ringbandes mit Fibroblasten, die teilweise bereits spindelförmig sind, *c* Cavum tympani. HE, × 200

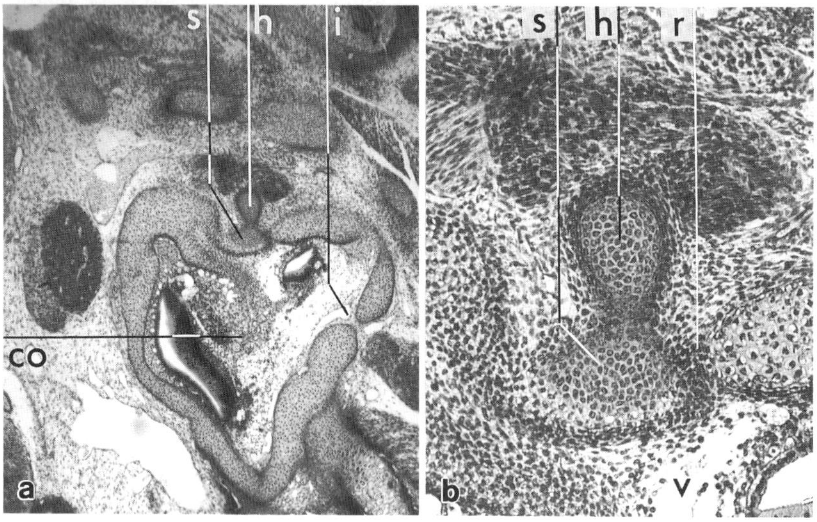

Abb. 2a, b. a Ratte 18. Tag p. c. Induzierte Mißbildung (20 mg Cyclophosphamid/kg Körpergewicht intraperitoneal am 12. Tag p. c.). Deformierte Anlage des Labyrinths mit zentraler Einblutung in der Cochlea (co), *s* rudimentäre Anlage der Stapessuprastruktur, damit verschmolzen die Anlage des Hammergriffes (*h*), vgl. Abb. 1a, *i* deformierter innerer Gehörgang. Das Cavum tympani ist nicht angelegt. HE, x60. **b** Detail aus Abb. 2a. Verschmelzung der Stapessuprastruktur (*s*) mit der Anlage des Hammergriffs (*h*), *r* rudimentäre Ringbandanlage, *v* Vestibulum. HE, × 160

200. M. Bernal-Sprekelsen, G. Borkowskyi, H. Hildmann (Bochum): Beobachtungen zur Entwicklung der Belüftung der Pauke in embryonalen Felsenbeinen

Zur Erfassung der Entwicklung der bindegewebsfreien Räume des Mittelohres wurden 116 histologische Schnitte von 29 entkalkten und HE-gefärbten Felsenbeinen zwischen dem 4. und dem 8. Embryonalmonat (EM) morphometrisch untersucht. Die Meßergebnisse lassen folgende Überlegungen zu:

1. Um dem gleichzeitigen Wachstum des Felsenbeines gerecht zu werden, wurden die Meßwerte der bindegewebsfreien Areale nicht als absolut gewertet, sondern stets in Relation zur gesamten Fläche des präformierten Raumes gesetzt. Es kann daher geschlußfolgert werden, daß mit Alterszunahme auch durch Rückbildung des embryonalen Bindegewebes (EBG) eine echte Vergrößerung der bindegewebsfreien Areale im Felsenbein stattfindet.

2. Die Zunahme dieser Areale erfolgt schubweise zwischen dem 4. und 5. sowie dem 6. und 7. EM. Da an allen untersuchten Präparaten diese Beobachtung gemacht wurde, ist bei der Raumbildung der Mittelohrräume von einer potentiellen Gesetzesmäßigkeit auszugehen.

3. Im peritubaren Raum ist von vornherein weniger EBG. Dies könnte darauf hindeuten, daß das EBG in dieser Region nie vollständig eine Lumenfüllung erreichte, oder daß die Rückbildung des EBG hier bereits zu einem früheren Zeitpunkt initiiert wird.

4. Nach unseren Ergebnissen setzt mit Beginn des 7. EM in allen Regionen gleichzeitig die Rückbildung des EBG und somit die Raumentstehung ein. Diese Beobachtung erlaubt die Verwerfung bislang gültiger Pneumatisationstheorien, die von einer Raumbildung von der Tube her in Richtung Antrum ausgingen.

5. Die von anderen Autoren postnatal beschriebenen Reste EBG im Epitympanon dürften eher auf die dort individuell verlaufende Raumbildung zurückzuführen sein, als auf eine inkomplette von tubenwärts startende Rückbildung des EBG.

6. Die Untersuchung von Felsenbeinen im Embryonalstadium erlaubt den Ausschluß postnataler Einflüsse auf die Raumentwicklung. Die Resultate der vorliegenden Messungen können daher auf kongenitale und/oder hereditäre Faktoren zurückgeführt werden. Eine genaue Unterscheidung zwischen beiden ist nicht möglich. Es ist daher abschließend festzustellen, daß pränatal, trotz Wachstumsunterschiede der einzelnen Felsenbeine, die Rückbildung des EBG, ausschließlich des epitympanalen Raumes, eine Uniformität bis zum 7. EM aufweist. Die individuelle Raumbildung im pränatalen Zeitraum kann zur Erklärung postnataler Pneumatisationsunterschiede herangezogen werden, wenn man bedenkt, daß eine Verblockung in diesem Bereich zu Belüftungsstörungen des gesamten Mastoids führen kann.

Unsere Beobachtungen deuten darauf hin, daß wesentliche Faktoren, die zur Entwicklung eines individuellen pneumatischen Systems führen, anlagebedingt sind. Da eine enge Korrelation zwischen der Frequenz der chronischen Mittelohrentzündung und dem gehemmten Pneumatisationssystems besteht, muß ein Faktor, der zu dieser Erkrankung führt, anlagebedingt sein. So können möglicherweise anatomische Negativvarianten der Luftzuführung über Tube und Antrum, also nicht nur die Belüftung der Mastoidzellen, eine Rolle spielen. Ein Hinweis darauf findet sich in dem Meßergebnis, daß bereits pränatal die Raumbildung im Antrum größer ist als im Epitympanon.

201. B. Hövelmann, A. Rauchfuss (Hamburg): Histologische Untersuchungen zur Pneumatisationshemmung des Warzenfortsatzes

Zahlreiche Untersuchungen haben sich mit der normalen und gestörten Pneumatisation des Schläfenbeins beschäftigt, ohne daß es bisher gelungen ist, ein letztendlich verbindliches Konzept für die Pneumatisationshemmung zu finden. Als Ursachen wurden bisher subakute chronische Entzündungsreize diskutiert, die eine ausgedehnte Mastoidpneumatisation verhindern. Die Knochen des Schädels sind sogenannte Mischknochen, die teils aufgrund enchondraler Ossifikation, teils aufgrund desmaler Ossifikation entstehen. So sind auch die medialen Anteile des Warzenfortsatzes enchondralen Ursprungs, die lateralen desmalen Ursprunges. Neuere Untersuchungen (Ikashiri et al. 1988) zeigen eine Hemmung mehrkerniger Osteoklasten durch Entzündungsprozesse. Hier wurden menschliche, in Serie geschnittene Schläfenbeine der Wittmaakschen Sammlung unterschiedlicher Entwicklungsstadien untersucht, wobei in Einzelfällen elektronenmikroskopische Präparate der Warzenfortsatzpneumatisation beim Hund herangezogen wurden. Neben unterschiedlichen Stadien der Apposition, also des Knochenanbaues, die in frühen postnatalen Stadien der Warzenfortsatzpneumatischen im Antrumbereich typisch sind, finden sich auch lateral Resorptionsfronten. Diese sind erkenntlich am gezacktrandigen Verlauf. Hier finden wir aber im Gegensatz zu anderen Untersuchungen keine mehrkernigen Osteoklasten. Vergleichende elektronenmikroskopische Untersuchungen zeigen, daß diese einkernigen Osteoklasten der Resorptionsfront vorangehen, wobei sich ihre plumpen Fortsätze gleichsam in den Knochen hineinbohren. Diese lineare oder flache Resorption wurde 1889 von Kassowitz beschrieben und auch glatte Resorption genannt. Diese Sonderform der Ossifikation, die erstmals in langen Röhrenknochen gefunden wurde, ist offensichtlich für den Warzenfortsatz typisch. Bei der Pneumatisationshemmung sieht man glatte Appositionsflächen, die von Osteoblastentapeten überzogen sind, ohne Hinweis auf Resorption der Grundsubstanz durch einkernige Osteoklasten. Hier ist anzunehmen, daß durch die Entzündungsreize die enzymatische Aktivität der Osteoklasten gehemmt wird.

J. Helms (Würzburg): Wie wird die Richtung der Resorption und Apposition des Knochens gesteuert?

B. Hövelmann (Schlußwort):
Nähere Untersuchungen liegen dazu nicht vor. Es werden genetische Steuerungsmechanismen der lateralen Knochenapposition durch Osteoblasten und mediale Resorption durch Osteoklasten angenommen.

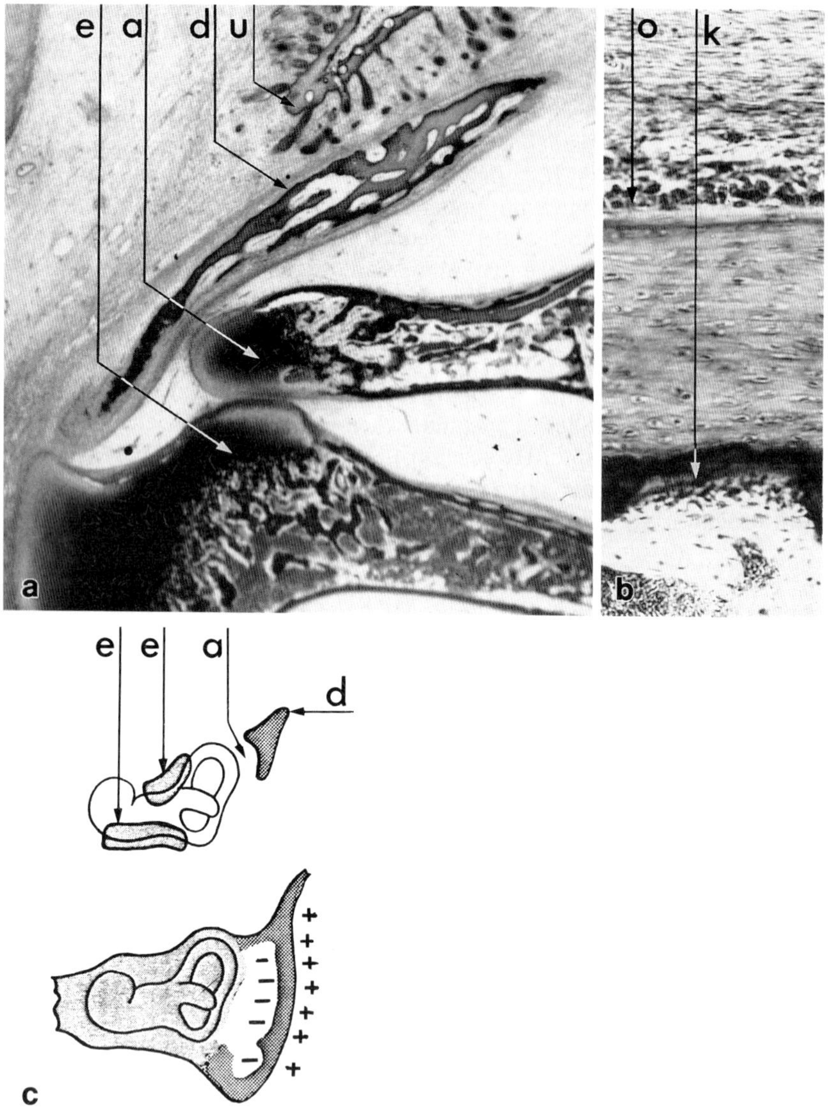

Abb. 1. a Mittelohr- und Mastoidentwicklung. Menschlicher Foetus 22. Woche. *e* > enchondrale Ossifikation der Labyrinthkapsel, *a* knorpelige Anlage des Amboß, *d* Knochenbälkcken der desmal entstehenden Schläfenbeinschuppe, *u* retroauriculäre Umschlagsfalte der Ohrmuschelanlage. HE ×40. **b** Ausschnitt aus Abb. a. Lateral auf die Schläfenbeinschuppe aufgelagerte Osteoblastensäume (*o*). Medial lineare, glatte Resorption (*k*). HE ×120. **c** Schematische Darstellung der Felsenbeinentwicklung. *e* Knochenkerne, von denen die enchondrale Ossifikation der Labyrinthkapsel ausgeht (ca. 16. Woche). *a* Anlage des Antrums, *d* desmal verknöcherte Schläfenbeinschuppe. Die schematische Zeichnung darunter zeigt medial Knochenresorption (−), lateral Knochenanbau (+)

202. C. de Meester (Würzburg): Postoperative Ergebnisse nach Korrektur von Mittelohrfehlbildungen

Mißbildungen des Schallübertragungsapparates sind eine Herausforderung an den Ohrchirurgen.

Bei angeborenen Fehlbildungen wird zwischen kleinen und großen Ohrmißbildungen unterschieden. Ziel bei den kleinen Fehlbildungen ist es, eine annähernde Normalhörigkeit zu erreichen; dabei steht die Stapeschirurgie im Vordergrund. Große Fehlbildungen stellen weitaus größere Anforderungen an den Operateur. Weil das Ausmaß der Fehlbildung prognostisch eine große Rolle spielt, ist das 10-Punkte-Staging nach Jahrsdoerfer eine große Hilfe.

An der Hals-Nasen-Ohren-Klinik der Universität Würzburg wurden in den letzten 3 Jahren 52 Patienten an Mittelohrfehlbildungen operiert. Nach der Durchführung eines hochauflösenden Felsenbein-CTs erfolgte die Bewertung der einzelnene Strukturen (Tabelle 1). 14 Patienten mit einem postoperativen Hörgewinn von 21−40 dB hatten eine prognostische Quote nach Jahrsdoerfer von 7−9, d. h., sie hatten vorausgesagte befriedigende bis sehr gute Operationsaussichten.

Als operative Technik zur Gehörgangsanlegung erfolgte eine Z- oder Brückeninsellappenplastik mit Auskleidung des neugeschaffenen Gehörganges durch Spalthaut und Fibrinkleber und Knochennaht, verbunden mit einer Tympanoplastik Typ I oder Typ III,

Tabelle 1. 10-Punkte-Skala nach Jahrsdoerfer

Stapes vorhanden	2
Freies ovales Fenster	1
Mittelohrbelüftung	1
Verlauf Nervus facialis regelrecht	1
Hammer-Amboß-Gelenk	1
Mastoidbelüftung	1
Amboß-Stapes-Gelenk	1
Freies rundes Fenster	1
Normal angelegter äußerer Gehörgang	1

Chancen für Hörverbesserung:
0–5 schlecht, 5–8 gut, 8–10 sehr gut

Tabelle 2. Hörergebnisse nach Mißbildungsoperation

GM präoperativ	KM präoperativ	dB SL-Komponente	GM postoperativ	KM postoperativ
n = 29	n = 23		n = 29	n = 23
0	0	0–10	0	6
0	9	11–30	17	16
18	13	31–50	10	0
11	1	>51	2[a]	1[a]

GM = Große Mißbildung; KM = Kleine Mißbildung
[a] Ertaubung

ggf. Promotorialfensterung je nach Belüftungssituation. Die Ergebnisse bei kleinen Mißbildungen sind sehr günstig, trotzdem darf das Ertaubungsrisiko nicht unterschätzt werden. Bei der Chirurgie der großen Ohrmißbildung ließ sich in keinem Fall eine annährnde Normalhörigkeit erzielen, doch hatten 63% der Patienten postoperativ nur noch eine Schalleitungskomponente von 11–30 dB (Tabelle 2).

Zwischen der präoperativen prognostischen Punkteskala nach Jahrsdoerfer und unseren postoperativen Ergebnissen bestand eine gute Übereinstimmung.

203. D. F. à Wengen (Basel): Oberflächenanästhesie des Trommelfells mit Lidocain-10%-DMSO: Klinische Erfahrungen

Um die klinische Wirksamkeit der Oberflächenanästhesie mit Lidocain-10% in DMSO, wie sie letzthin von Strutz et al. beschrieben wurden, zu prüfen, führten wir eine prospektive klinische Studie durch. Dank der Trägersubstanz Dimethylsulfoxid (DMSO) kann das intakte Plattenepithel der Haut und damit auch des Trommelfells durchdrungen werden. Lidocain in der apolaren, lipophilen Form als Base dringt mit diesem Carrier zu den Nervenstrukturen in den verschiedenen Schichten des Trommelfells vor.

Material und Methoden: 31 Patienten in konsekutiver Reihe konnten in die Studie aufgenommen werden. Es wurden keine Patienten ausgeschlossen. Das Alter reichte von 8 bis 70 Jahren. Fünfzehnmal wurde ein Paukenröhrchen eingelegt, neunmal eine Trommelfelldeckung bei traumatischer Perforation durchgeführt, je dreimal eine Parazentese und ein Promontoriumtest und einmal eine Trommelfellanfrischung vorgenommen. Die Dauer der Einlage von getränkten Gelfoamkügelchen variierte zwischen 2 min und 60 min.

Resultate: Bei der Benetzung des Trommelfells mit Midocain-10%-DMSO gaben 61% der Patienten ein leichtes Brennen oder Stechen an. Beim Eingriff blieben 65% völlig schmerzfrei, 29% gaben ein leichtes Stechen während einigen Sekunden an, und je 3% beschrieben ein Brennen oder Ziehen. Eine zusätzliche Lokalanästhesie durch Injektion von Lidocain-1% um den Gehörgang wurde bei 5 Patienten notwendig, wobei drei davon dies zur Durchführung des Promotorialtests bereits präliminar erhielten. Somit bestand nur bei 2 der 31 Patienten eine für den jeweiligen Eingriff insuffiziente Anästhesie. Bei einer Patientin war die Indikation für die Parazentese ein entzündlich vorgewölbtes Trommelfell. In entzündetem Gewebe wirkt die Lokalanästhesie weniger, was durch die pH-Verschiebung und das Oedem erklärt wird. Der zweite Patient blieb auch nach der Injektionsanästhesie unruhig. Er beschrieb sich selbst als ängstlich und psychisch instabil.

Von den 31 Patienten würden 30 (97%) diese Art der Anästhesie wieder wählen (Abb. 1). Nur der oben

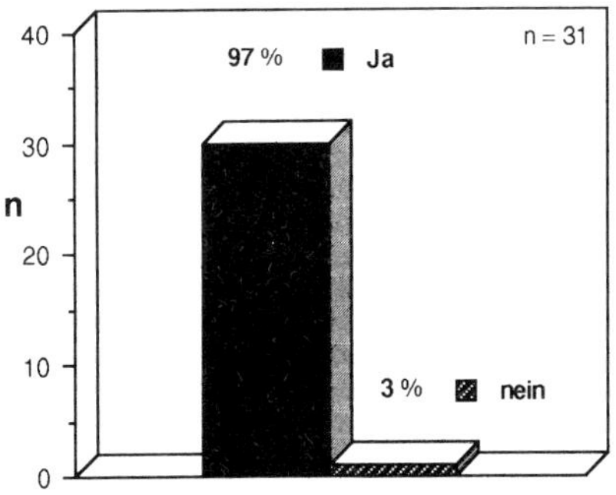

Abb. 1. „Würden Sie diese Anästhesieart wieder wählen?"

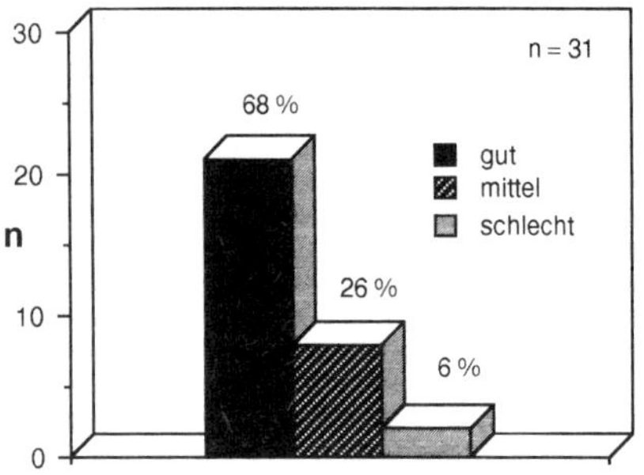

Abb. 2. Trommelfell-Oberflächenanästhesie Lidocain-10%-DMSO. Beurteilung durch Patienten

beschriebene nervöse Patient würde davon absehen. Auf die Frage nach Beurteilung dieser Art der Anästhesie klassifizierten 68% der Patienten sie als „gut", 26% als „mittel" und 6% als „schlecht" (Abb. 2). Damit wird in 94% eine suffiziente Anästhesie erreicht.

Diskussion: In der täglichen Praxis gehören kleine Trommelfelleingriffe zu den häufigsten Operationen des Facharztes. Die früher verwendeten Oberflächenanästhesien mit Kokain alleine oder in Form der Bonainschen Lösung aus gleichen Teilen Kokain, Phenol und Menthol blieben in ihrer Verläßlichkeit und Effektivität unsicher. Die Iontophorese ist aufwendig und zeitlich ineffektiv. Weil diese uns bisher zur Verfügung stehenden Techniken der Oberflächenanästhesie keine verläßliche Anästhesie bieten konnten, begannen wir 1988 mit der Verwendung von Lidocain-10%-DMSO. Damit wird in zwei Dritteln eine absolute Schmerzfreiheit erreicht. Die übrigen angegebenen Symptome wie Stechen, Brennen oder Ziehen werden von den Patienten als erträglich beschrieben. Vierundneunzig Prozent der Patienten beurteilen diese Anästhesie als gut oder mittel. Und 97% würden sie für den gleichen Eingriff wieder wählen. Damit erreichen wir eine bedeutend höhere Akzeptanz als dies mit anderen Methoden angegeben wird. In einer klinischen Studie von Sirimanna et al. zum Vergleich der Effizienz von EMLA-Crème und Iontophorese bei der Einlage von Paukenröhrchen gaben 30% der Patienten nach EMLA-Crème und 27% nach Iontophorese auf einer Schmerzskala von 0 bis 4 mittelstarke (3) bis starke (4) Schmerzen an.

Die Bonainschen Lösung wird wegen der bekannten epithelschädigenden Wirkung durch Epitheliolyse seither bei uns nicht mehr verwendet. Jugendliches Alter schränkt die Indikation zur Oberflächenanästhesie mit Lidocain-10%-DMSO nicht ein. Der jüngste Patient in unserer Studie war 8 Jahre alt. Die Deckung der Trommelfellperforation war bei ihm völlig schmerzfrei. Eine gute Kooperation des Kindes und eine sorgfältige Patientenführung sind aber Grundvoraussetzungen für Trommelfelleingriffe bei Kindern und Jugendlichen. Eine systemische Analgesie oder Sedation wurde in keinem Fall verwendet. Der Eingriff wird ambulant durchgeführt. Bei einem engen Gehörgang wird man wegen der fehlenden Anästhesie der Gehörgangshaut durch die Oberflächenanästhesie des Trommelfells die Injektionsanästhesie vorziehen.

Zusammenfassung: Die Oberflächenanästhesie des Trommelfells mit Lidocain-10%-DMSO ist eine verläßliche, technisch einfache und billige Anästhesiemethode, die anderen Methoden überlegen ist, und die für die tägliche klinische Praxis empfohlen werden kann.

U. Koch (Hamburg): Sie gaben als Indikation auch die Trommelfellanfrischung an. Haben Sie bei perforiertem Trommelfell keine Komplikationen gesehen?

D. à Wengen (Schlußwort):
Lidocain-10%-DMSO bewirkte in unserem Patientengut keine systemischen Nebenwirkungen. Lokal können eine Rötung oder Verdickung des Trommelfells beobachtet werden. Eine Schädigung von Mittelohr oder Innenohr sahen wir nicht. Bei Trommfellperforationen soll die Benetzung aber nur durch Watte erfolgen.

204. V. Schilling, B. Negri, J.Bujìa, P. Schulz et al. (München): Die mögliche Rolle von Interleukin-1 α und Interleukin-1 β in der Pathogenese des Mittelohrcholesteatomes

Knochendestruktion ist das wichtigste klinische Merkmal des Cholesteatoms. Der exakte Mechanismus der Knochenresorption ist allerdings weiterhin nicht vollständig verstanden, so daß die chirurgische Entfernung die einzig effektive Behandlung des Cholesteatoms bleibt.

Seit der ersten Entdeckung des Interleukin-1 (IL-1) in transformierten Mäusekeratinozyten ist gezeigt worden, daß IL-1 zwei molekulare Spezies besitzt, nämlich IL-1α und IL-1β. Sie haben unterschiedliche isoelektrische Punkte, aber eine teilweise Homologie der Aminosäuresequenz und ähnliche biologische Aktivität. Beide werden hauptsächlich von Makrophagen produziert, aber auch in normaler Epidermis exprimiert und haben das Potential, als autokriner Wachstumsfaktor für epidermale Zellen zu wirken. Darüber hinaus ist IL-1 als der bis heute potenteste Knochenabbaufaktor bekannt. IL-1 hat dabei keinen direkten Einfluß auf Osteoklasten, ist aber auf die gleichzeitige Anwesenheit von Osteoblasten angewiesen. Der exakte Mechanismus, durch den die Osteoblasten zur Knochenresorption beitragen, ist hierbei weitgehend unklar. Möglich ist eine direkte Interaktion zwischen Zellen oder ein löslicher Faktor, der von Osteoblasten gebildet wird. Ahn et al. (1990) beschreiben in diesem Zusammenhang beispielsweise den Einfluß von Prostaglandin E_2.

Um die Rolle des IL-1 beim Knochenabbau im Rahmen einer Cholesteatomerkrankung und die Unterschiede in der Verteilung der beiden Subtypen α und β zu untersuchen, wurden Gefrierschnitte von Cholesteatomproben und von normaler Haut angefertigt. In diesen Schnitten wurde anschließend mit Hilfe von polyklonalen Antikörpern gegen die beiden molekularen Spezies des IL-1, IL-1α und IL-1β, deren Lokalisation im Epithel untersucht. Zur Darstellung der Antigen-Antikörper-Reaktion kam die Peroxidase-Antiperoxidase-Methode zur Anwendung. Danach zeigt überwiegend die basale und suprabasale Zellschicht des Epithels eine positive Reaktion mit den Antikörpern.

Wiederholt man den Versuch mit Schnitten von Cholesteatomgewebe, fällt auf, daß sämtliche Zellagen eine intensive Anfärbung als Zeichen der positiven Reaktion mit dem jeweiligen Antikörper zeigen. Verstreut im subepithelialen Stroma finden sich weiterhin einige Zellen, die für beide Interleukinspezies positiv sind. In Cholesteatomgewebe eingebettete Hohlräume, die von einem kubischen Epithel ausgekleidet sind, dürften Resten von Mittelohrmucosa entsprechen. Sie lassen sich nicht mit einem gegen IL-1 gerichteten Antikörper zur Anfärbung bringen.

Um auch die im Stroma des Cholesteatoms positiv reagierenden Zellen näher charakterisieren zu können, wurden an einigen Gewebeproben Doppelfärbungen durchgeführt. Hierzu wurde im ersten Schritt mit Hilfe der Peroxidase-Antiperoxidase-Methode mit Antikörpern gegen IL-1α gearbeitet. Die Anfärbung des zweiten Antigens geschah mit dem Kieler Makrophagenantikörper Ki-M8 sowie dem die meisten T-Lymphozyten erkennenden Anti-CD3-Antikörper. Die zweite Antikörperreaktion wurde mit Hilfe der Alkalischen-Phosphatase-Anti-Alkalischen-Posphatase-Methode sichtbar gemacht. Hierdurch konnte nachgewiesen werden, daß die IL-1-positiven, subepithelial liegenden Zellen zum größeren Teil Makrophagen und zum kleineren T-Zellen entsprechen.

Zusammenfassend könnte IL-1 eine zweifache Rolle in Verbindung mit anderen biologischen Mediatoren in der Pathogenese des Cholesteatoms spielen. Einerseits ist nachgewiesen worden, daß es als autokriner Wachstumsfaktor für Keratinozyten angesehen werden kann, andererseits zeigen unsere Untersuchungen, daß die gegenüber normaler Haut deutlich größere Menge an nachweisbaren IL-1 den verstärkten Knochenabbau im Cholesteatom erklären helfen könnte.

U. Koch (Hamburg): Welche Rolle spielen die Osteoblasten beim Knochenabbau? Haben Sie Interleukin auch bei beginnendem Retraktionscholesteatom nachweisen können. Dies wäre wichtig zu wissen im Hinblick auf die Ätiologie des Cholesteatoms.

F. Hoppe (Würzburg): Konnte IL-1 auch in Langhanszellen der Cholesteatommatrix nachgewiesen werden?

R. Nowak (Rostock): Gibt es eine Möglichkeit der Inaktivierung von freigesetztem IL-1? Da man intraoperativ nicht immer sicher ist, die letzte Cholesteatomepithelzelle mit ausgeräumt zu haben, kommen der Blockierung der IL-1-Liberation bzw. der Inaktivierung von freigesetztem IL-1 eine besondere Bedeutung zu.

V. Schilling (Schlußwort):
Zu Herrn Koch und Herrn Hoppe: Thomson hat nachgewiesen, daß die alleinige Zugabe von IL-1 zu einer Osteoklastenkultur nicht zum Abbau von Knochen führt, sondern daß gleichzeitig Osteoblasten anwesend sein müssen. Wir haben bisher nur Cholesteatome und noch keine Retraktionstaschen des Trommelfells auf die Anwesenheit von IL-1 untersucht. Durch IL-1 werden nicht nur Osteoblasten in der o. a. Weise angeregt, sondern auch Zellen der Monozyten-Makrophagen-Reihe zu osteoblastenähnlichen Zellen umgewandelt.
Zu Herrn Nowak: Die Wirkung des IL-1 kann experimentell bereits durch Interleukin-1-Inhibitoren oder IL-1-Rezeptor-Antagonisten aufgehoben werden. Letztere verhindern z. B. im Tierversuch die mit dem Endotoxinschock einhergehenden Effekt des IL-1. Eine Anwendung am Menschen ist mir nicht bekannt.

205. B. Negri, J. Bujía, V. Schilling, P. Schulz (München): Immunhistochemische Untersuchungen an infiltrierenden Makrophagen im Stroma des Cholesteatoms

Ungehemmtes Wachstum verhornenden Plattenepithels im Mittelohr und eine in ihrer Ursache bisher nicht eindeutig geklärte Knochenresorption sind verantwortlich für die z. T. erheblichen Destruktionen, die das Cholesteatom in den Mittelohrräumen hervorruft. Histologische Untersuchungen der Knochenresorptionszone zeigen in der Regel ein dichtes Infiltrat von Immunzellen. In der vorliegenden Arbeit wurden die Zellen des Monozyten-Makrophagen-Systems im Cholesteatom mit Hilfe monoklonaler Antikörper gegen definierte zelltypspezifische Antigene (Tabelle 1) in histologischen Gefrierschnitten charakterisiert und mit Hilfe immunhistochemischer Färbemethoden (APAAP-Methode) sichtbar gemacht. Als Vergleichsgewebe diente normale Ohrhaut.

Bei der Verwendung des Antikörpers, der spezifisch mit dem CD45-Antigen reagiert und damit fast alle aus dem Knochenmark stammenden Zellen an-

Tabelle 1. Monoklonale Antikörper zur Charakterisierung der Immunzellinfiltration

Antigen	Antikörper	Kommentar
CD45	DAKO-LC	aus dem Knochenmark stammende Zellen
CD11c	Ki-M1	α-Kette eines Leukozyten-Integrins
CD68	Ki-M6	Bindungsregion an äußerer Membran von Lysosomen
–	Ki-M8	reagiert nicht mit Sternhimmelzellen
–	Mac387	reagiert nicht mit Langerhans-Zellen
CD1a	DAKO-T 6	Langerhans-Zellen
CD22	DAKO-pan B	B-Zellen
CD3	DAKO-T 3	T-Zellen
CD6	anti-T pan cell (CD6)	T-Zellen
HLA-Dr	Ia 2	MHC-Klasse 2
HLA-DP	TÜ39	MHC-Klasse 2
HLA-DQ	TÜ22	MHC-Klasse 2

färbt, zeigte sich im Stroma des Cholesteatoms eine wesentlich dichtere Infiltration als im Subkutangewebe normaler Haut. Im Epithel des Cholesteatoms hingegen war CD45 ebenso selten zu finden wie in normaler Haut. Die einzigen Zellen aus der Monozyten-Makrophagen-Reihe im Cholesteatomepithel sind die sogenannten Langerhans-Zellen, die mit einem spezifisch das CD1a-Antigen erkennenden Antikörper angefärbt wurden. Ihre Funktion besteht weniger in Phagozytose als vielmehr in der Antigenpräsentation. Sie unterscheiden sich aber in ihrer Zahl nicht wesentlich von ihren Äquivalenten in der Haut, so daß ihnen offensichtlich keine herausragende Bedeutung beim Cholesteatom zukommt. Der Makrophagen-Antikörper KiM8, der als verläßlichster Marker für dermale Phagozyten gilt, zeigte im Stroma des Cholesteatoms wesentlich mehr positive Zellen als in normaler Haut (Abb. 1). In der Epithelschicht des Cholesteatoms hingegen färbten sich keine Zellen an. Der Antikörper Mac387 reagiert mit den meisten Makrophagen positiv, ist jedoch nicht in der Lage, normale Hautphagozyten zu erkennen. Durch ihn anfärbbare Zellen sind charakteristisch für erkrankte Haut. Überraschenderweise ließen sich Mac387-positive Zellen im Cholesteatom genausowenig nachweisen wie in normaler Haut. Die deutlich positive Reaktion mit dem charakteristischen Antikörper Ia2 im Cholesteatom zeigt eine starke Expression des HLA-Klasse-II-Antigens DR, das aus aktivierten Makrophagen und T-Zellen exprimiert wird und einen aktiven Immunprozeß anzeigt. Die Keratinozyten hingegen, die bei rein entzündlichen Veränderungen am Trommelfell ebenfalls HLA-DR exprimieren, zeigen hier keine positive Reaktion.

Faßt man die Ergebnisse zusammen, so findet man im Cholesteatom eine gegenüber normaler Haut deutlich erhöhte Zahl immunologisch aktivierter Makrophagen, wohingegen die antigenpräsentierenden Langerhans-Zellen im Cholesteatom nicht häufiger vorkommen als in normaler Haut. Die Keratinozyten zeigen beim Cholesteatom im Gegensatz zu rein entzündlichen Ohrerkrankungen keine HLA-DR-Expression. Inwieweit sich aus der Dichte und Art des zellulären Infiltrates Rückschlüsse ziehen lassen auf klinische Eigenschaften des Cholesteatoms wie Aggressivität, Rezidivfreudigkeit und osteolytische Aktivität, wird Gegenstand unserer weiteren Untersuchungen sein.

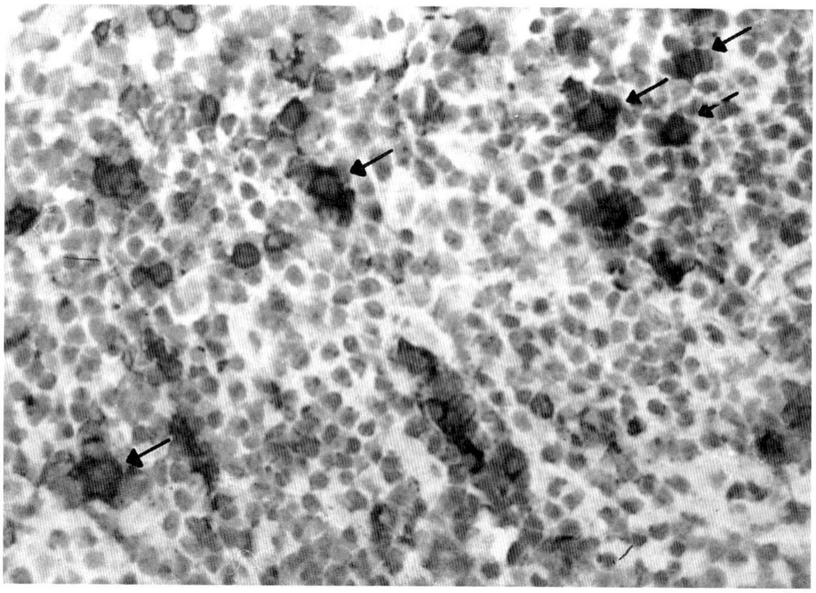

Abb. 1. KiM8-positiven Zellen (*Pfeile*) im Stroma des Cholesteatoms. APAAP-Methode. Vergrößerung 400×

H. W. Pau (Hamburg): Sie haben die wesentliche Rolle der Perimatrix herausgestellt. Legt man eine Radikalhöhle an und beläßt Matrix, so findet sich oft später eine reizlose Höhlenauskleiung. Spielt hierbei die abklingende Entzündung eine Rolle oder z. B. die veränderte Gaszusammensetzung?

B. Negri (Schlußwort):
Nicht alle ausoperierten Cholesteatomhöhlen, in denen die Matrix als Epithelauskleidung belassen wird, heilen aus. Hier läßt sich unter Umständen auch ein klinischer Ansatzpunkt bezüglich sehr unterschiedlicher aggressiver, destruierender Eigenschaften einzelner Cholesteatomtypen finden, der immunologisch weiter abgeklärt werden muß.

206. A. Stremlau, F. Hoppe (Würzburg): Korrelation zwischen Aggressivität eines Cholesteatoms und DNA-Gehalt in Matrix und Perimatrix

Die Pathophysiologie des Mittelohrcholesteatoms, insbesondere die Induktion des papillären Tiefenwachstums, ist ungeklärt. 27 Proben von verschiedenen Mittelohrcholesteatomen wurden in dieser Studie analysiert. Es wurden neben histologischen und histochemischen Untersuchungen auch molekularbiologische Arbeiten durchgeführt. Das Ausmaß der Aggressivität von Cholesteatomen wurde intraoperativ durch den Operateur anhand folgender Kriterien bestimmt:

Entzündungszeichen, Anheftung des Cholesteatoms an die Unterlage, Ausbreitung des Cholesteatoms, Knochenarrosion. Die entnommene Matrix/Perimatrix wurde unter dem Mikroskop ausgebreitet, die Schichtdicke bestimmt und ein Fragment der Größe 4×4 mm abgetrennt; die verbleibende Matrix/Perimatrix wurde der histologischen Aufarbeitung zugeführt. Mit Hilfe von Phenol und Isoamylalkohol wurde die DNA aus dem Cholesteatomfragment extrahiert. Der Degradierungsgrad der DNA wurde elektrophoretisch bestimmt und die DNA-Konzentration photometrisch erfaßt.

Die Häufigkeitsverteilung der DNA-Menge erbrachte 3 Gruppen von Cholesteatomen (Abb. 1). Die Gruppe der reizlosen Cholesteatome enthielt signifikant weniger DNA als die Gruppe der aggressiven Cholesteatome (Abb. 2). Die Ursachen der bemerkenswerten Aggressivität sind auf molekularbiologischer Ebene zu suchen; zu diskutieren sind eine Genamplifikation, eine Aneuploidie und die Integration viraler DNA. Monozytäre Infiltrate können die unterschiedlichen DNA-Mengen nicht erklären, da entzündliche und nichtentzündliche Gehörgangshaut im DNA-Gehalt nicht differieren. Genamplifikation, Aneuploidie und Virusintegration deuten auf eine neoplastische Komponente der Cholesteatome.

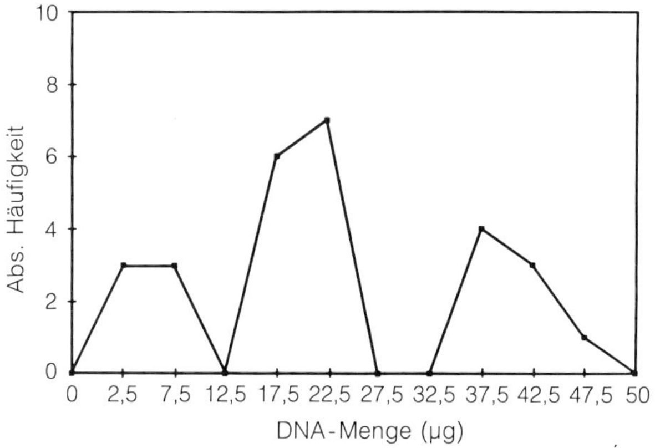

Abb. 1. Die Häufigkeitsverteilung der DNA-Menge zeigt 3 Gruppen von Cholesteatomen; Gruppe I mit ca. 5 µg DNA, Gruppe II mit ca. 20 µg DNA und Gruppe III mit ca. 40 µg DNA

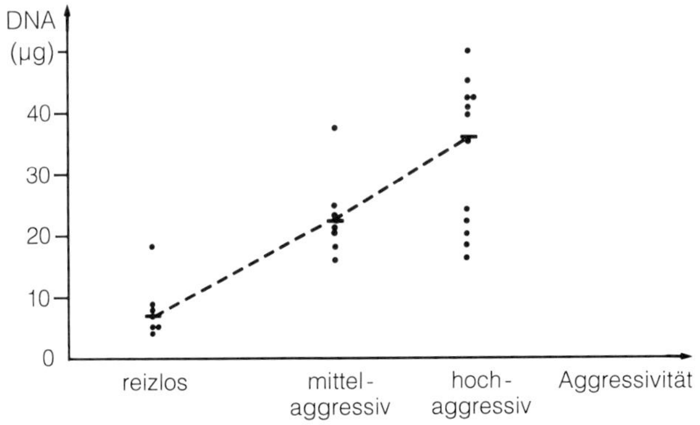

Abb. 2. DNA-Mengen und Aggressivität der Cholesteatome (27 Patienten). Die reizlosen Cholesteatome enthielten signifikant weniger DNA als die aggressiven Cholesteatome (Wilcoxontest, Signifikanzniveau 0,01)

207. F. Hoppe, A. Stremlau (Würzburg): Die Bedeutung des lymphomonozytären Infiltrates der Cholesteatomperimatrix für die Knochenresorption

Fortgeschrittene Cholesteatome des Mittelohres gehen häufig mit einem Knochenabbau einher. Die Ursache dieser Knochenresorption wird kontrovers diskutiert. Zum einen wird eine Osteoklastenaktivierung durch vom Cholesteatom selbst ausgeübten Druck angeschuldigt; zum anderen sollen von Makrophagen produzierte osteoklastenstimulierende Zytokine die Knochenresorption induzieren. Voraussetzung für diesen zytokinbedingten Knochenabbau ist eine Zell-Zell-Interaktion zwischen antigenprästentierenden Zellen der Cholesteatommatrix und H-Helfer-Zellen sowie zwischen CD-4+T-Lymphozyten und Makrophagen in der Perimatrix.

An 25 Gewebeproben von Patienten mit Cholesteatomen wurde mit immunhistologichen Einfach- und Doppelmarkierungen überprüft, ob die zellulären Voraussetzungen und ein entsprechendes Mikromilieu für diese Annahme im Cholesteatomgewebe gegeben sind. Immunkompetente Langhans-Zellen können mit dem Antikörper Leu-6 oder HLA-DR in der Cholesteatommatrix dargestellt werden. CD-4-positive T-Helferzellen sind in der Perimatrix, am Übergang Perimatrix-Matrix, und manchmal auch in der Cholesteatommatrix selbst zu beobachten. Deutlich weniger vorhanden sind CD-8-positive Suppressorzellen in der Perimatrix; sie wurden lediglich einzeln in der Cholesteatommatrix gefunden. Durch die Markierung zweier Zellpopulationen auf einem Gefrierschnitt kann ein Zell-Zell-Kontakt zwischen Langhans-Zellen und T-Helfer-Zellen in der Cholesteatommatrix gezeigt werden. In der Perimatrix fällt ein häufig zu beobachtender Kontakt zwischen Makrophagen und T-Helferzellen auf. Die Befunde zeigen, daß eine Antigenpräsentation durch Langhans-Zellen an T-Helferzellen in der Cholesteatommatrix möglich ist. Als Antigen kommt dabei Cholesteatomdebris in Frage. Die aktivierten T-Helferzellen können dann in der Perimatrix gelegene Makrophagen aktivieren, die zur Zytokinproduktion in der Lage sind. Diese Zytokine, z. B. Tumor-Nekrose-Faktor und Prostaglandin E_2, könnten Osteoklasten zum Knochenabbau anregen.

208. F. Raquet, H. Klusemann, W. Mann (Mainz): Cholesterin-Granulome des Mittelohres

Cholesterin-Granulome entstehen auf dem Boden einer Störung der Ventilation und Drainage der Mittelohr-Räume. Sie können in allen Abschnitten des Os temporale lokalisiert sein, zeigen eine langsame Wachstumstendenz und führen gewöhnlich nicht zu knöchernen Destruktionen. Die Ergebnisse der verschiedenen Operationsverfahren (Paukendrainage, Tympanoplastik und Mastoidektomie) sollen anhand des Patientenguts der Mainzer Universitäts-HNO-Klinik dargestellt werden.

Von 1979 bis 1991 kamen 15 Patienten zur Behandlung. Bei 13 Patienten war das Cholesterin-Granulom unilateral lokalisiert, bei 2 Patienten bilateral. Mit jeweils 6 Patienten war das Cholesterin-Granulom gleich häufig im Mittelohr und Mastoid wie allein im Mittelohr anzutreffen. Bei 3 Patienten beschränkte es sich auf das Mastoid.

5 Patienten, von denen 2 beidseitige Cholesterin-Granulome aufwiesen, wurden 9mal mit einer Paukendrainage versorgt. Bei 3 der 5 Patienten wurde durch die zweite Paukendrainage ein dauerhafter Erfolg erzielt. Die verbliebenen 2 Patienten mit therapieresistenten Cholesterin-Granulomen beidseits wurden in der Folge einem kombinierten Mittelohr-Mastoid-Eingriff zugeführt, ohne daß dadurch eine dauerhafte Sanierung erreicht wurde. Alle 4 Patienten, bei denen eine Tympanoplastik durchgeführt worden war, wurden dadurch rezidivfrei. In 9 Fällen erstreckte sich der Eingriff nicht nur auf das Mittelohr, sondern auch auf das Mastoid, wodurch 6 Patienten primär rezidivfrei wurden. Nach einem zweiten Eingriff war ein weiterer Patient rezidivfrei. Zweimal wurde ein Mastoid-Eingriff durchgeführt, der bei einem Patienten zur Sanierung führte. Insgesamt waren 13 Patienten rezidivfrei. 3 Patienten entwickelten Rezidive, die bei 1 Patienten nach einem Zweiteingriff behoben waren, bei 2 Patienten jedoch trotz mehrfacher Ohroperationen persistierten. Beide Patienten boten z. T. wechselnd lateralisierte, beidseits auftretende Cholesterin-Granulome in Pauke und Mastoid.

Nach den vorliegenden Erfahrungen scheinen also die folgenden Schlußfolgerung nahezuliegen: 1. Patienten mit beidseitigen Cholesterin-Granulomen stellen ein therapeutisches Problem dar. Ätiologisch ist dabei neben morphologisch-anatomischen Risikofaktoren wie Fehlbildungen des Gaumens auch die Möglichkeit einer entsprechenden Schleimhautdisposition in Erwägung zu ziehen. 2. Die Lokalisation des Cholesterin-Granuloms bestimmt das operative Vorgehen. Es scheint also nicht in jedem Fall eine Mastoidektomie erforderlich zu sein. Vielmehr kann in Übereinstimmung mit Sheehy et al. (1969), Farrior et al. (1981), und Plester et al. (1982) auch in Anbetracht des vergleichsweise blanden klinischen Erscheinungsbildes gegebenenfalls die Durchführung des Minimal-Eingriffs, nämlich der Paukendrainage, sinnvoll sein.

209. M. Schrader (Essen): Histologische und immunhistologische Befunde an Granulomen nach Stapesplastik

Mit dem Aufschwung der operativen Therapie der Otosklerose durch die Stapesplastik kam es naturgemäß auch zu einer Zunahme der Komplikationen. Plester publizierte 1986 eine Übersicht über die Ursachen von Mißerfolgen der Stapeschirurgie verschiedener Kliniken, die eine Revision in Tübingen erforderlich gemacht hatten. Darunter waren in 2,7% der 1040 operierten Revisionen Granulome in der ovalen Nische als Ursache einer postoperativen Hörverschlechterung festgestellt worden.

Iatrogene Granulome nach Stapesplastik sind somit selten – die Inzidenz lag an der Tübinger Klinik unter 0,6%. Andererseits sind sie besonders gefürchtet, weil sie wahrscheinlich über eine erst seröse, dann sero-fibrinöse Labyrinthitis zu einem vestibulären und cochleären Schaden bis hin zur Ertaubung führen können. Deshalb ist die Frage nach der Ursache des Granuloms besonders wichtig, um beim Eintritt dieser Komplikation eine adäquate, optimale Therapie durchführen zu können.

Granulome sind knötchenförmige Entzündungen, entstanden durch eine verstärkte Makrophagenaktivität in Folge schwer eliminierbarer Substanzen oder Mikroorganismen und bei Entzündungen, die mit einer zellulären Überempfindlichkeit einhergehen. Dabei kommt es durch eine Fusion der Makrophagen zur Ausbildung mehrkerniger Riesenzellen.

Pathologisch-anatomisch lassen sich ein immunologisches Granulom und ein nichtimmunologisches Granulom unterscheiden. Beim immunologischen Granulom (z. B. bei Tuberkulose und Lepra) kommt es durch eine Stimulation im T-Zellsystem zu einer Hyperergiereaktion von verzögertem Typ. Histologisch sind dann Lymphfollikel zu finden; im nichtimmunologischen Granulom sind diese selten oder fehlen ganz. Ursachen eines nichtimmunologischen Granuloms sind Fremdkörper, toxische Substanzen und experimentell auch eine Stimulation durch C3-Komplement.

Unter den 26 histologisch untersuchten Granulomen waren in 12 Fällen Fremdkörper gefunden worden. Interessanterweise war der letzte Stärkefremdkörper (Handschuhpuder) 1971 und der letzte Fremdkörper (OP-Tuchflusen) überhaupt 1978 nachgewiesen worden, nachdem – angeregt durch die Untersuchungen von Steinbach und Strauss – eine Fremdkörperkontamination während der Stapesplastik peinlichst vermieden wurde.

Ziel dieser Untersuchung war es, mit immunhistologischen Methoden festzustellen, welche Rolle einerseits Fremdkörper und andererseits der Immunstatus des Patienten bei der Entstehung der Poststapedektomiegranulome haben.

Methoden und Ergebnisse: Dazu wurden immunhistologisch Serienschnitte mit der PAP Methode auf Antikörper gegen reife B-Zellen, reife T-Zellen, T-helper- und T-suppressor-Zellen, Langerhans-Zellen, Monozyten und Makrophagen untersucht.

Positiv war die Reaktion gegen Monozyten und Makrophagen. Der gleiche Antikörper reagierte auch mit Langhans'schen Riesenzellen. Die übrigen Untersuchungen zeigten negative Ergebnisse. Faßt man die immunhistologischen Ergebnisse zusammen, sind im Poststapedektomiegranulom aus der Reihe der polymorphen mononukläeren Leukozyten lediglich Monozyten und Makrophagen nachweisbar. Ebenfalls positiv reagieren Langhans'sche Riesenzellen – Riesenzellen, die letztendlich ein höheres Organisationsstadium der ungeordneten Fremdkörperriesenzellen darstellen (Abb. 1).

Daß die mehrkernigen Riesenzellen nur in relativ geringer Anzahl anzutreffen sind, ist ebenfalls typisch, weil sie der Literatur nach selten vor dem 5. Tag auftreten und nur eine kurze Lebensdauer haben. Bereits lichtmikroskopisch konnten Granulozyten ausgeschlossen werden. Zellen des T-Zellsytems sind – ebenso wie B-Zellen – immunhistologisch nicht nachweisbar. Lediglich in einem Fall konnte eine follikuläre Lymphozytenansammlung gefunden werden.

Die histologischen und immunhistologischen Untersuchungen zeigen, daß es sich in 25 von 26 Fällen um ein nichtimmunologisches Granulom handelte.

Diskussion: Auch wenn diese Untersuchungen einen Fremdkörper als Ursache des Poststapedektomiegranuloms nicht endgültig beweisen – hilfreich wären dazu elektronenmikroskopische Untersuchungen –, entsprechen sie doch in allen Punkten den typischen Befunden eines nichtimmunologischen Granuloms und erhärten den Verdacht eines Fremdkörpers als Ursache der Granulombildung nach Stapesplastik. Das bedeutet aber, daß bei einem Fremdkörpergranulom

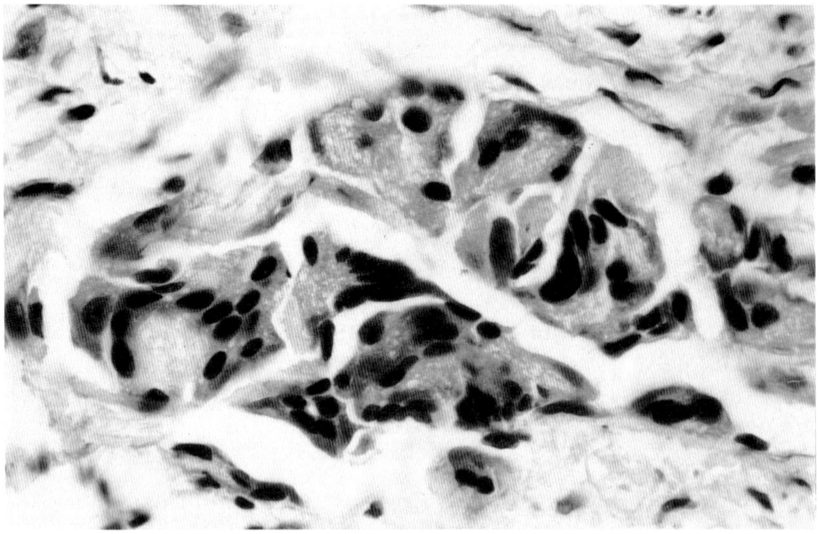

Abb. 1. Typische Langhans'sche Riesenzellen immunhistologisch positiv reagierend mit dem Antihuman-Makrophagen-Antikörper

therapeutisch eine Nachoperation zur Entfernung des Fremdkörpers anzustreben ist.

Eine medikamentöse Therapie – wie sie von Elies und Hermes vorgeschlagen wurden – hat nur einen geringen Einfluß auf die Granulomentwicklung, beeinflußt aber stark die seröse bzw. sero-fibrinöse Labyrinthitis und ist deshalb als zusätzliche Behandlung zu empfehlen.

210. H. Schöttke, J. Hartwein, H.-W. Pau (Hamburg): Einfluß unterschiedlicher Transplantatmaterialien bei der Tympanoplastik Typ I auf das Reflexionsverhalten des Trommelfell-Gehörknöchelchen-Apparates (TGA)

Die akustischen Verhältnisse im Gehörgang werden – wie schon Helmholtz herausfand – hauptsächlich durch Resonenzphänomene geprägt. Im Durchschnitt kommt es beim menschlichen Gehörgang durch Resonanz zu einer Verstärkung das Schalldruckpegels von 20–25 dB im Bereich der Resonanzfrequenz von 3 kHz. Ein weiterer Faktor, der auf den Schalldruckpegel vor dem Trommelfell Einfluß nehmen kann, ist die Reflexion des TGA. Zur Messung des Schallwellenwiderstandes des TGA wird in der Klinik die Impedanzmessung angewandt. Mit Hilfe der in der Audiologie bewährten In-situ-Messung (System Rastronics CCI/10) lassen sich Schalldruckpegelveränderungen unmittelbar vor der Trommelfellebene nachweisen. Um den Einfluß unterschiedlicher Transplantatmaterialien auf das Reflexionsverhalten des TGA zu untersuchen, wurde eine Serie von Felsenbeinen ausgebohrt und das Trommelfell im Sinne einer Tympanoplastik Typ I verstärkt.

Wir registrierten hierzu die Kompleanzwerte vor und nach dem Eingriff sowie die Schalldruckpegel entsprechend mit Hilfe der In-situ-Messung. Als Transplantatmaterial verwendet wurden Temporalisfaszie, Perichondrium und Knorpel. Im Schnitt wurden 25–50% des Trommelfells unterfüttert, beim Knorpel wurde zusätzlich bis hin zum Totalersatz gearbeitet. Faszie und Perichondrium wurden feucht unterlegt und wiesen eine gute Adhärenz auf. Knorpel wurde mittels Fibrinkleber fixiert um im Modell eine sichere Schallankopplung zu gewährleisten.

Die postoperativen Kompleanzwerte zeigten in allen Fällen eine Versteifung des TGA an, wobei dieser Effekt beim Knorpel am stärksten auffiel. Bei der In-situ-Messung des Schalldruckpegels vor der Trommelfellebene zeigte sich jedoch, daß bei der Faszien- und Perichondriumtransplantation keinerlei Veränderungen des Reflexionsverhaltens festzustellen waren. Lediglich beim Knorpel fanden sich im Schnitt 3–4 dB Schalldruckpegelerhöhungen schmalbanding um 3 kHz. Wurde ein Totalersatz mit Knorpel unternommen, konnten im Einzelfall bis zu 7 dB Schalldruckpegelerhöhungen gemessen werden. Festzuhalten ist, daß über weite Frequenzbereiche auch der Knorpel ein unverändertes Reflexionsverhalten aufwies. Die Autoren kommen zu dem Schluß, daß aus rein akustischen Gründen Knorpel bei der Trommelfellrekonstruktion geringe Nachteile aufweist im Bereich der für die Sprachperzeption wichtigen Resonanzfrequenz, wenngleich er klinisch zahlreiche Vorteile bietet.

211. J. Tebbe, J. Prochaska (Essen): Knorpelcolumellaplastik in Treppenform mit „Annulus-Columella-Brückenpfeiler" – ein solides Verfahren

Die Columellaplastik (Wullstein) als größte Herausforderung des tympanoplastisch tätigen HNO-Chirurgen konnte sich auf der Basis der Palisaden-Knorpel-Perichondrium-Plastik nach Heermann (1962) in den letzten Jahrzehnten als ein solides Verfahren mit reproduzierbar guten Ergebnissen etablieren. Durch die Nutzung des autologen Knorpels, sowohl als Material für die Rekonstruktion des Trommelfells als auch für den Aufbau der Knorpelcolumella (Utech 1959), lassen sich Fremdkörperrekationen sowie Eiterungen infolge von Silikonfolie und Prothesen vermeiden. Ausstoßungen von künstlichen Implantaten, knöcherne Verwachsungen wie bei interponierten Leichenossikeln sowie das Bluntingphänomen werden nicht mehr beobachtet.

Nach Entfernung aller pathologischen Gewebsanteile im Mittelohr wird die Pauke nach hinten in Richtung Chorda-Fazialis-Winkel erweitert und so das ovale Fenster zentralisiert. Entscheidend zur Erlangung eines dauerhaft guten Hörergebnisses ist die solide und exakte Positionierung des „Columella-Annulus-Brückenpfeilers". Die Knorpelcolumella soll – passend zum ovalen Fenster – möglichst dick und möglichst kurz sein. Sie darf bei der Bearbeitung nicht gequetscht werden. Der Brückenpfeiler wird aus dem kräftigeren Teil des Conchaknorpels präpariert. Am unteren Ende wird eine Stufe eingeschnitten. Dadurch läßt sich der Brückenpfeiler exakt auf dem knöchernen Annulus positionieren und gleichzeitig im Hypotympanon verankern. Die Knorpelcolumella wird durch eingeschnittene Winkel mit dem Brückenpfeiler verkeilt, unter Berührung des jeweils anhängenden Perichondriums. Durch den dann folgenden stufenförmigen Aufbau der Palisadenplastik entsteht eine zentral flache und peripher weite Pauke. Dieses Verfahren ist bei geschlossener und offener Technik in gleicher Weise erfolgreich anwendbar.

Eine eingeschränkte Tubenfunktion kann durch den Einbau entsprechend kräftiger Knorpelpalisaden kompensiert werden. Bis 1990 wurden im Krupp-Krankenhaus Essen 16381 Ohren mit der Palisaden-Knorpel-Perichondrium-Plastik operiert. Meinen Ausführungen liegt die persönliche Erfahrung an 1132 Tympanoplastiken nach dieser Methode zugrunde.

U. Koch (Hamburg): Benutzen Sie die angesprochende Plastik auch zur Behandlung eines Blunting-Phänomens?

R. Nowak (Rostock): Weshalb wird bei der von Ihnen durchgeführten Operationstechnik als eine Voraussetzung einer folgreichen Operation die höhersitzende Stellung des Patienten so betont?

A. Stremlau (Würzburg): Führen Sie präoperativ eine Septumoperation durch und wenn ja, wie lange warten sie bis zur Tympanoplastik?

J. Tebbe (Schlußwort):
Durch exakte Positionierung des ersten Knorpelstücks am Tubeneingang lassen sich das Blunting-Phänomen und Rezidivperforationen vermeiden. Anhängendes Perichondrium gestattet eine lückenlose Verbindung des Knorpels mit dem Knochen und dadurch eine nahtlose Epithelisierung. – Die halbsitzende Position hat einen blutdrucksenkenden Effekt. Außerdem schaut der Operateur bei der Voruntersuchung und bei der Operation in gleicher Weise in das Ohr. So läßt sich auch eine stabilie Konstruktion entsprechend den Einwirkungen der Schwerkraft (jeder Mensch verbringt die größte Zeit seines Lebens in aufrechter Haltung) erstellen. Dadurch werden Spätperforationen vermieden. – Die Sanierung der Nase und der Nebenhöhlen erfolgt konsequent präoperativ, da wir das Ohr als eine modifizierte Nebenhöhle der Nase betrachten. Der Eingriff an der Nase sollte der Ohroperation, wenn möglich, einige Wochen vorausgehen.

212. N. Giannakopoulos, Ch. Milewski (Würzburg): Ergebnisse nach Tympanoplastik bei entzündeten Ohren

Eine Tympanoplastik ist auch dann indiziert, wenn die vorbereitetenden Maßnahmen zur Operation nicht ausreichten, um die Sekretion zu beenden oder erheblich zu reduzieren. Es sollte die Frage geklärt werden, welches Transplantatmaterial in solchen Fällen die besten Ergebnisse aus anatomischer und funktioneller Sicht ergibt.

Material und Methode. In einem Kollektiv von 489 mit einer Tympanoplastik versorgten Ohren, über einen Zeitraum von 2 Jahren, wiesen 128 präoperativ Entzündungszeichen auf. Bei 59 Patienten (46,1%) lag als Grunderkrankung ein Cholesteatom vor. Für 50 (39,1%) war der Eingriff bereits eine Revision. Bei 47 (36,7%) wurde zusätzlich zu der Tympanoplastik eine Antrotomie oder Mastoidektomie durchgeführt.

Zur Auswertung der audiologischen Ergebnisse wurde die Änderung der mittleren Schalleitungskomponente bei 500, 1000 und 2000 Hz präoperativ gegenüber postoperativ herangezogen.

Ergebnisse. Der Prozentsatz der Rezidivperforationen bei trockenen Ohren war mit 6,6% deutlich niedriger als mit 11,7% bei den entzündeten (Abb. 1).

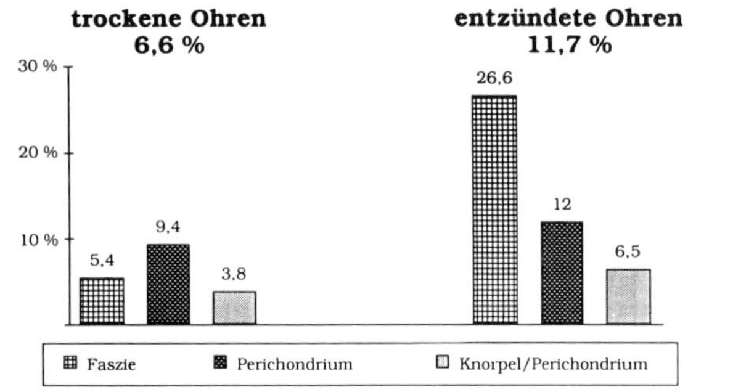

Transplantatmaterial	Trockene Ohren			Entzündete Ohren		
	n	Rez.-Perf.	%	n	Rez.-Perf.	%
Faszie	56	3	5,4	15	4	26,6
Perichondrium	171	16	9,4	67	8	12,0
Knorpel/Perichondrium	134	5	3,8	46	3	6,5

Abb. 1. Rezidivperforationen bei 489 Ohren

Bei trockenen Ohren zeigten sich weniger Perforationen beim Knorpel-Perichondrium-Transplantat (3,8%) und bei Faszie (5,4%) als beim Perichondrium allein (9,4%). Von Interesse aber ist die Beobachtung, daß in der Gruppe der entzündeten Ohren bei Verwendung von Faszie 5mal häufiger mit Rezidivperforationen zu rechnen ist. Im Gegensatz dazu steigt die Zahl von Rezidivperforationen bei Verwendung von Perichondrium oder Knorpel-Perichondrium nicht signifikant. Postoperativ hatten 54,6% der Patienten eine Hörverbesserung, deren Trommelfell mit Faszie rekonstrukiert worden war, bei 27,2% war das Hörvermögen gleichgeblieben und 18,2% hatten eine Hörverschlechterung.

Bei der Verwendung von Perichondrium hatten 57,3% der Patienten eine Hörverbesserung, bei 24,1% war das Hörvermögen gleichgeblieben und 18,6% hatten eine Hörverschlechterung.

Nach Trommelfellrekonstruktion mit Knorpel-Perichondrium-Transplantat wurde 53,4% der Fälle das Hörvermögen verbessert, in 27,8% war es gleichgeblieben und hatte sich in 18,8% verschlechtert.

Diskussion: Durch Knorpel-Perichondrium ist die Trommelfellrekonstruktion stabiler. Der Verschluß einer subtotalen Perforation ist zuverlässiger. Die Kettenrekonstruktion durch eine Prothese bei fehlendem Hammergriff ist weniger problematisch. Die Neomembran ist gegen Unterdruck in der Pauke widerstandsfähiger. Das Transplantat bleibt lange genug erhalten, um epithelisiert zu werden.

Wenn eine Tympanoplastik bei entzündeten Ohren durchgeführt werden muß, ist Knorpel mit Perichondrium ein zuverlässigeres Transplantatmaterial als Faszie.

Hauptvortrag II

W. Wey, A. Arnoux (Basel):

Persönliche Erfahrungen bei der Behandlung von Schilddrüsenkarzinomen über 15 Jahre

Die Jod-Kochsalz-Prophylaxe hat in den alten Struma-Endemiegebieten der Alpenländer die Schilddrüsen-Morbidität zurückgedrängt und im Laufe von Jahrzehnten das Profil der Strauma maligna in unseren Kliniken verändert [14, 26, 27, 37, 38]. Die früher so häufigen anaplastischen Karzinome wurden seltener und damit auch das Krankheitsbild der stürmisch wachsenden derben Struma mit der dominierenden Symptomatik von Rekurrensparalyse, Horner-Syndrom und Trachealverlegung. Unter den differenzierten Schilddrüsengeschwülsten beobachten wir eine anteilsmäßige Zunahme der papillären und eine entsprechende Abnahme der follikulären Karzinome. Die Zahl der medullären Karzinome bleibt niedrig. Wir werden uns im folgenden klinisch weitgehend auf umstrittene Aspekte des papillären und follikulären Karzinoms konzentrieren. Mit unserer Einleitung seien kursorisch das undifferenzierte einerseits und das medulläre Karzinom andererseits gestreift. In beiden Fällen besteht in der Literatur wenig Meinungsverschiedenheit über die adäquate Therapie. Anaplastische Karzinome, wegen deren raschen Bedrohung des Atemweges eine Herausforderung für den Laryngologen, sind überwiegend inkurabel. Diese hochmalignen Tumoren treffen vorwiegend Patienten in fortgeschrittenem Alter, entwickeln sich oft in einer vorbestandenen Knotenstruma, nicht selten sogar über die Vorstufe von einem papillären oder einem follikulären Karzinom, also auf dem Wege einer histologischen Transformation. Eine mutilierende aggresive Chirurgie wird der Gesamtsituation selten gerecht. Perkutane Strah-

Tabelle 1. Neue histologische Klassifikation von 1988. (Vergl. auch Lit. [11])

I. Epithelial tumors
- A. Benign
  - 1. Follicular adenoma
  - 2. Others
- B. Malignant
  - 1. Follicular carcinoma
  - 2. Papillary carcinoma
  - 3. Medullary carcinoma
  - 4. Undifferenciated (anaplastic) carcinoma
  - 5. Others

II. Nonepithelial tumors
- A. Benign
- B. Malignant

III. Malignant lymphomas

IV. Miscellaneous tumors

V. Secondary tumors

VI. Unclassified tumors

VII. Tumor-like lesions

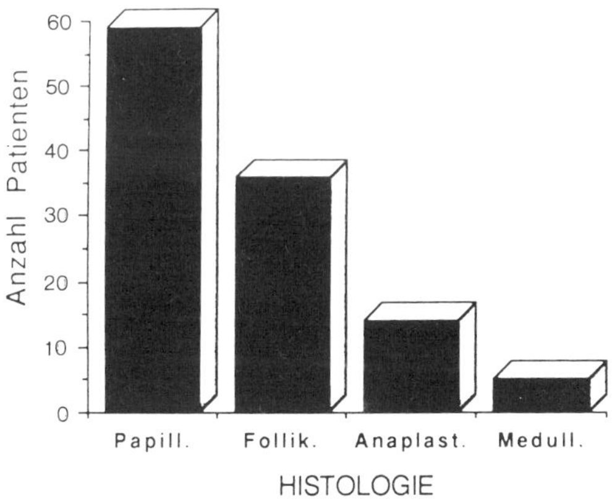

Abb. 1. Eigenes Krankengut von 120 Patienten der Jahre 1974–89 nach histologischer Diagnose

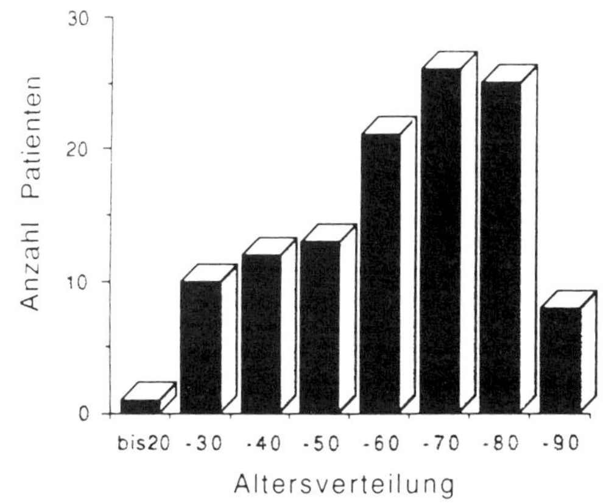

Abb. 2. Eigenes Krankengut von 120 Patienten (80 Frauen/40 Männer) der Jahre 1974–89 nach Alter

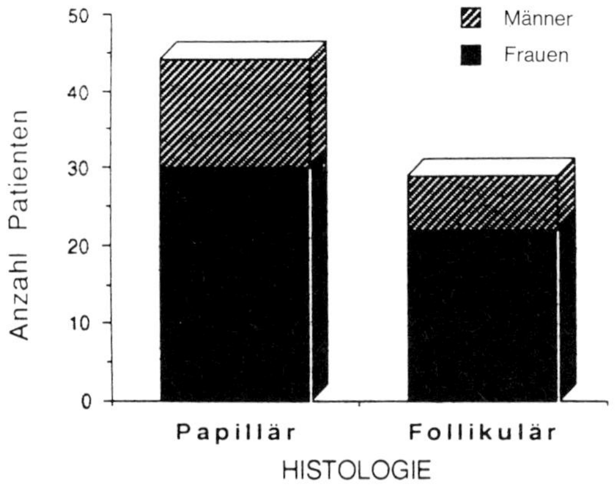

Abb. 3. Eigenes Krankengut der Jahre 1979–89: deutliche Dominanz des weiblichen Geschlechts

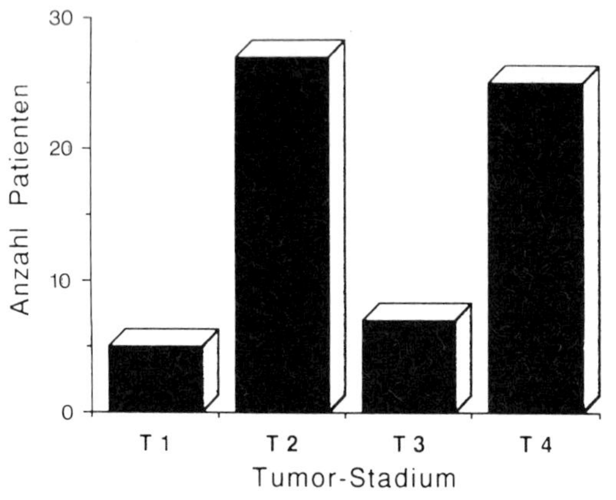

Abb. 4. Stadienverteilung bei 92 Patienten der Jahre 1974–79 (sämtliche histologische Diagnosen)

lentherapie und Polychemotherapie stehen im Vordergrund der Bemühungen [7, 8, 12, 17]. Endoskopische Laser-Chirurgie kann allenfalls ihre Indikationen finden für die Befreiung des Luftweges. Das Schicksal der Patienten entscheidet sich aber mit der fast immer frühzeitigen Fernmetastasierung. Das medulläre Karzinom, sporadisch oder familiär auftretend, ist für den endokrinologisch orientierten Internisten von höchstem Interesse. Nur adäquate chirurgische Behandlung (Thyreoidektomie) kann zur Heilung führen [6, 30].

Inzidenz und Epidemiologie der Struma maglina [2, 3, 8, 26, 27]

Nur wenig mehr als 1% der bösartigen Neoplasien entfällt auf die Schilddrüse. In den USA werden jährlich 10000 neue Fälle von Struma maligna erfaßt [12]. Das ist verhältnismäßig recht wenig. Und trotzdem ist das Schilddrüsen-Malignom im klinischen Alltag bedeutsam, weil hinter jedem Strumaknoten ein Karzinom verborgen sein kann. Ausschluß oder Nachweis

Tabelle 2. 19 von 22 Karzinomen der Jahre 1979–1989 entstanden in Rezidivstrumen (fehlende Rezidivprophylaxe)

Papillär	5
Follikulär	10
Anaplastisch	3
Non-Hodgkin-Lymphom (Stadium I)	1
Gesamt	19

des Karzinoms sind die häufigsten Indikationen der Schilddrüsen-Chirurgie.

Etwas ironisch hat in profunder Kenntnis Mazzaferri die Tendenz der Übertreibung nach zwei extremen Richtungen hin herausgehoben: die einen Ärzte seien – beeindruckt von fatalen Verlaufsbeobachtungen – bereit, bei jedem kleinen Schilddrüsenknoten eine chirurgische Indikation zu finden, während die andern – von Operationskomplikationen beeindruckt – im Messer des Chirurgen eine größere Gefahr sähen als in der Existenz eines kalten Knotens („one must understand a broad variety of thyroid disorders and their clinical behaviors to adequately mange a thyroid nodule") [23, 24].

Die Möglichkeit der Induktion eines Schiilddrüsen-Karzinoms durch eine niedrig dosierte Strahlenbehandlung in der Kindheit (Hämagniom, Skrofuloderm, Naevi) ist bekannt [2, 17, 25]. Die in den siebziger Jahren alarmierenden Zahlen in USA [36] sind glücklicherweise rückläufig. Bedeutsam ist aber auch die Feststellung, daß ein erheblicher Anteil der Karzinome in Rezidiv-Strumen auftritt [2, 38]. Zunehmend wird aus diesem Grunde nach banaler Kropf-Chirurgie (auch der Hemi-Strumektomie) eine lebenslange periodische Kropf-Chirurgie („re-call") der Patienten im Sinne einer Rezidiv-Vorsorge empfohlen. Rechtzeitig soll allenfalls mit einer suppressiven Hormontherapie nicht nur fortschreitendes Wachstum eines Struma-Rezidivs, sondern in diesem die Entwicklung zu einem Karzinom verhindert werden (Tabelle 2).

Zur Diagnostik

Feinnadelbiopsie mit Zytodiagnostik, Ultraschall, Szintigraphie, Bestimmung des Tumormarkers Thyreoglobulin, konventionelle Röntgenverfahren, Computertomographie, MRI, in speziellen Fällen sogar Angiographie und die Endoksopie stehen im diagnostischen Arsenal zur Diskussion. Mehr und mehr werden in diesem großen Umfeld der Diagnostik auch ökonomische Gesichtspunkte erwähnt. Die gekonnte Feinnadelbiopsie mit Zytodiagnostik durch den Erfahrenen findet uneingeschränkte Empfehlungen [19]. Falschnegative Resultate lassen sich (oft) auf falsche Punktionstechnik oder Verarbeitung der Ausstriche zurückführen. Es erfordern aber nicht nur falsch-negative, sondern auch falsch-positive Raten von 5–10% Beachtung. Noch schwerwiegender wiegen Unsicherheiten bei der intraoperativen Gefrierschnittuntersuchung [28]. Das follikuläre Karzinom kann mit einer Gefrierschnittuntersuchung in der Regel nicht bewiesen werden.

Überlegungen zu „Risikogruppen" und zur Wahl des geeigneten therapeutischen Verfahrens

Mit dem „Rocky Mountain Cancer data system" haben in retrospektiver Analyse Fachkollegen in den USA anhand eines Krankengutes von weit über 5000 Patienten folgende Feststellungen gemacht [16]:

a) Signifikant höher ist die Mortalität der Schilddrüsen-Karzinome für Patienten älter als 50 Jahre.
b) Erstaunlich gut ist die Prognose für sehr junge Patienten.
c) Den Mann trifft generell eine schlechtere Prognose als die Frau (in jedem Altere und bei jeder Histologie; dies allerdings nur während der ersten fünf Jahre nach Behandlungsbeginn).

Wir können dies nicht generell bestätigen und haben mehrere junge Frauen mit foudroyantem Verlauf bei papillärem Karzinom behandelt. Alter und Geschlecht, Tumorhistologie (Gefäßeinbrüche, Differenzierungsgrad) [34] und TNM-Stadium [27] sind für viele wegleitend, ob unter Berücksichtigung von „high-risk" oder „low-risk" eine konsequente aggressive, multimodale Behandlung zu wählen sei oder limitierte Chirurgie allein (in der Regel eine Hemithyreoidektomie). Die Diskussion im Schriftum entfacht sich im Falle des papillären Karzinoms an der Streitfrage, wann allenfalls eine Überbehandlung („over-treatment") vorliege [10, 23, 29, 32]. Denn es gibt keine Form der Schilddrüsen-Chirurgie, die nicht behaftet wäre mit Risiken der postoperativen Morbidität. Und Vergleichbares gilt für die Radiojod-Therapie. Das papilläre Karzinom T2/NO einer 30jährigen Frau sei – argumentieren die einen – mit einer klassischen Hemithyreoidektomie adäquat behandelt, und es genügten für die Zukunft die suppressive Hormonmedikation, periodische Kontrolle des Tumormarkers Thyreoglobulin im Serum und die Palpation (ergänzt durch Ultraschalluntersuchung) des Halses. Ab und zu lehnen Patienten nach der Aufklärung eine totale Thyreoidektomie mit nachfolgender Radiojod-Behandlung prinzipiell ab und willigen nur in eine Hemithyreoidektomie, allenfalls verbunden mit einer Neck dissection, ein. In diesen Fällen wird eine Überwachung verbessert mit dem periodischen TI-201-Ganzkörper-Szintigramm. Wir neigen heute eher zu aggressiven Therapieempfehlungen: Resektion des erkrankten Lappens mit Isthmus unter Schonung des N. recurrens, sofern der Tumor nicht in seiner unmittelbaren Nähe die Organkapsel durchbrochen hat. Auf der Gegenseite erfolgt eine nahezu totale (eine „near total") Lobektomie. Mit der Erhaltung der hinteren Kapselpartie und einem nicht allzu großen Saum von Schilddrüsengewebe sollen mit dieser Taktik zwei Epithelkörperchen geschont bleiben, und es muß mit aller Konsequenz ebenfalls der N. recurrens dargestellt und erhalten bleiben. Diese Art der Chirurgie (gefolgt von nuklearmedizinischer Diagnostik und Behandlung) muß sich über eine akzeptabel niedrige Morbidität und überzeugende Heilungsergebnisse ausweisen. Friedmann und Pacella, Chicago, haben 1990 anhand ihrer Erfahrungen dazu wie folgt Stellung bezogen: „Die Art und Häufigkeit von Komplikationen der Schilddrüsen-Chirurgie variert erheblich unter Chirurgen. Jeder Schilddrüsen-Operateur muß seine individuelle persönliche Komplikationsrate vorlegen. Die totale Thyreoidektomie in ungeübten Händen ist unbedingt zu verwerfen." [10] (Tabelle 3).

Aufwendige histologische Stufenschittuntersuchungen von Autopsieschilddrüsen haben gezeigt, daß in bis zu 5% der Fälle papilläre Mikrokarzinome gefunden wurden. Diese Feststellung könnte dazu verleiten, die T1-Befunde des papillären Karzinoms klinisch zu bagatellisieren. Wir haben in zwei Fällen regionäre Metastasen bei Primärkarzinomen von weniger als 10 mm Durchmesser beobachtet und verweisen auf die Publikationen von Satge et al. (Straßburg) über 35 Fälle von fatalem Verlauf eines Mikrokarzinoms [31]. Die nicht selten multifokale Tumorentstehung und die Möglichkeit der intrathyreoidalen Streuung von einem in den anderen Lappen bis hin zu kontralateraler Metastasierung sind gesichert [2, 3, 5, 27, 35]. Diese Feststellung wiederum bedeutet für viele eine zusätzlich vertretbare Indikation für die „near total" Thyreoidektomie.

In der Literatur ist das Konzept der regionären Lymphknoten-Chirurgie etwas weniger umstritten. Hals-Nasen-Ohren-Ärzte neigen mit ihren schlechten Erfahrungen bei der Behandlung des Plattenepithelkarzinoms eher zur Überbehandlung. Die prophylaktische Neck dissection wird mehrheitlich abgelehnt, au-

Tabelle 3. Komplikationsrate der KNO-Uni.-Klinik Basel. Morbidität der totalen („near total") Thyreoidektomie 46 Fälle (1979–1989)

Schwere peroperative Blutungen (Transfusionen)	1
Bleibende Recurrenslähmung:	
– Seite des Tumors	3
– Gegenseite	0
– Beidseits	0
Hypoparathyroidismus zu substituieren	2

ßer bei Vorliegen des Tumorstadiums T4 (Organkapseldurchbruch) [13]. Die Komplexität der Probleme beim primär verkannten oder dem inadäquat operierten Schilddrüsenkarzinom [1] illustriert die eigene Kasuistik.

Fall. J. Camille, geb. 4.4.59

Im Oktober 1981 bemerkt die damals 22j. Patientin tastbare Halslymphknoten bds. Sie wird vom Hausarzt zur Abklärung in der chirurgischen Abteilung eines kleineren Regionalspitals hospitalisiert. *1. Operation*: Exzision eine Lymphknotens. Histologische Diagnose: Lymphknotenmetastase eines papillären Karzinoms. Erst jetzt folgen ein Szintigramm und eine Ultraschalluntersuchung: Struma IIIa mit teilweise substernaler Ausdehnung; rechts und mediastinal großer kalter Bezirk. Die regionären Lymphknoten speichern Jod nicht. *2. Operation (10.11.81)*: Hemithyreoidektomie rechts (mit Opferung des N. recurrens) und Teilresektion des linken Lappens. Auf beiden Seiten Exstirpation vom Lymphknotenmetastasen der ersten Stationen. Abbruch der Operation wegen erkennbarem Befall der Trachealwand und Weichteilkarzinose im Mediastinum bis Nähe Aorta. Im Dezember 1981 Verlegung der Patientin in die HNO-Univ.-Klinik Basel: Staging, interdisziplinäre Absprache: großer Lappenrest links, multiple Lymphknoten- und Weichteilmetastasen Hals bds. und mediastinal (nun diskret jodspeichernd). *3. Operation (10.11.81)*: Zielsetzung ist maximal mögliche Reduktion der verbliebenen Tumormassen und Ausschaltung des verbliebenen großen Thyreoidealappens links im Hinblick auf eine Radiojod-Therapie. Abgesprochene und vorbereitete Hilfestellung durch Kollegen der Thoraxchirurgischen Klinik für den Fall eine Notsituation (Sternumspaltung). Sie kann in der Folge vermieden werden. Resektion des linken Lappens (Darstellung und Schonung des N. recurrens und der Epithelkörperchen), funktionelle Neck dissection links, gezielte Ektomie von Residualmetastasen rechts und mediastinal. *Februar bis August 1982*: 4 Sitzungen Jod-131 (insges. 500 mCi). *Befund nach zehn Jahren (2. Mai 1991)*: Rezidivfrei, Wohlbefinden.

Mögliche Fehler vor und während der Operation

Wer bei einer diagnostischen Lymphomektomie am Hals oder einer offenen Strumabiopsie nicht an die Möglichkeit des Schilddrüsenkarzinoms denkt, wird unter Umständen ein jodhaltiges Hautdesinfektionsmittel verwenden und damit in unglücklicher Weise eine temporäre partielle Jodblockade verursachen. Auch Kontrastmittel (bei der präoperativen Computertomographie) können sich ähnlich ungünstig auswirken. Nicht selten haben operativ tätige Kollegen die irrige Meinung, es lasse sich bei einem follikulären oder papillären Karzinom die Fernmetastasierung oder der mediastinale Lymphknotenbefall szintigraphisch schon präoperativ zuverlässig feststellen und verordnen ein Ganzkörperszintigramm, ohne sich von kompetenten Kollegen der Nuklearmedizin oder einem Endokrinologen beraten zu lassen. Sie sind erstaunt, daß Metastasen mehrheitlich Jod nicht akkumulieren, solange ein wesentlicher Anteil von Schilddrüsennormalgewebe vorhanden ist, selektiv speichert und die Metastasen „unterdrückt". Die Ausschaltung der Thyreoidea stellt besonders beim follikulären Karzinom eine Voraussetzung dar, um überhaupt im Nachhinein Metastasen zu objektivieren und allenfalls schrittweise mit Radiojod therapieren zu können. Es wird erstaunen, wie kurze Zeit nach Thyreoidektomie u. U. szintigraphisch ein miliares Bild von follikulären Lungenmetastasen nun nachweisbar und behandelbar wird. Schnellschnittberichte entheben den Operateur nicht von der Eigenverantwortung. Mit einer vorläufigen sauberen Hemithyreoidektomie wird nichts präjudiziert. Wer bei Tumorverdacht beidseits partiell strumektomiert, gerät dann in größte Schwierigkeiten, wenn der endgültige Pathologiebericht positiv lautet und womöglich bei der Erstoperation der eine N. recurrens verletzt wurde. Das Wiederauffinden und Schonen der Nn. recurrentes ist bereits nach fünf Tagen schwierig. In der Literatur wird empfohlen, Zweitinterventionen entweder in den ersten fünf Tagen oder dann erst nach Ablauf von mind. zwei Monaten vorzunehmen.

Schilddrüsenkarzinome während der Schwangerschaft

Das Wachstum eines banalen Kropfes während der Gravität wird sehr oft beobachtet. Die Entdeckung eines Karzinoms auf diese Weise ist keine Seltenheit. Wir haben eine junge Frau mit papillärem Karzinom vom Stadium T2/N0 in der 27. Schwangerschaftswoche, nach Überweisung durch ihren Gynäkologen, gesehen. Die Diagnose wurde feinnadelbioptisch (Zytologie) gestellt und der Befund nach Aufklärung der Patientin und ihres Ehegatten mit Ultraschall überwacht. Die Geburt wurde vier Wochen vor dem Termin eingeleitet und verlief normal. Die Patientin ist vier Tage später von uns thyreoidektomiert und später nuklearmedizinisch nachbehandelt worden. Zu allen damit verbundenen Problemkreisen (Fertilität, Jod-131-Risiken, Nachsorge von Patientin, Statistiken über Verlaufsbeobachtungen der geborenen Kinder) orientiert die Speziallitertur [2, 15].

Zusammenfassung

Inkurabel werden differenzierte Schilddrüsenkarzinome in erster Linie aus folgenden drei Gründen:

1. Der Primärtumor oder dessen lokoregionäres Rezidiv sind nicht resektabel.
2. Die Gesamtmasse der Tumormetastasen ist für eine schrittweise Radiojod-Elimination zu groß oder prognostisch sehr ungünstig lokalisiert (Skelett).
3. Es treten im Laufe der Behandlung histologisch Zellformen im strukturellen Aufbau des Tumors in den Vordergrund, welche eine erfolgreiche Radiojod- oder perkutane Strahlentherapie vereiteln.

Dieser bekannte und desolate Krankheitsverlauf wird am sichersten verhindert mit einer primär schon interdisziplinär abgesprochenen multimodalen Behandlung. Diese erfordert von allen Beteiligten große Erfahrung. Es ist keine Frage, daß ein nicht unerheblicher Anteil des Krankengutes – v. a. der papillären Karzinome – im Frühstadium auch mit einer einfachen Lobektomie oder subtotalen Thyreoidektomie, gefolgt von suppressiver Hormontherapie, geheilt werden könnte ohne eine zusätzliche nuklearmedizinische Behandlung und periodische Kontrolle. Im Einzelfall aber ist dies leider nicht voraussehbar.

Literatur

1. Auguste LJ, Attie JN (1990) Completion thyroidectomy for initially misdiagnosed thyroid cancer. Otolaryngol Clin North Am 23(3):429–439
2. Becker HD, Heinz HG (Hrsg) (1984) Maligne Schilddrüsentumoren Springer, Berlin Heidelberg New York Tokyo
3. Börner W, Reiners Chr (Hrsg) (1987) Schilddrüsenmalignome: Diagnostik, Therapie und Nachsorge (Gemeinsame Tagung der Arbeitsgemeinschaft Schilddrüse der Deutschen Gesellschaft für Nuklearmedizin, der Sektion Schilddrüse der Deutschen Gesellschaft für Endokrinologie und der Arbeitsgemeinschaft Chirurgische Endokrinologie der Deutschen Gesellschaft für Chirurgie, 28./29.11.1986, Würzburg) Schattauer, Stuttgart New York
4. Delamarre J, Capron J-P, Armand A, Dupas J-L, Deschepper B, Davion T (1988) Thyroid carcinoma in two sisters with familial polyposis of the colon: case reports and review of the literature. J Clin Gastroenterol 10(6):659–662
5. Deftos LJ (1983) Medullary thyroid carcinoma. In: Eckhardt S, Holzner JH, Nagel GA (Hrsg) Beiträge zur Onkologie (Contributions to Oncology), vol. 17. Karger, Basel München Paris London New York Tokyo Sydney
6. Ekman ET, Lundell G, Tennvall J, Wallin G (1990) Chemotherapy and multimodality treatment in thyroid carcinoma. Clin Norh Am 23(3):523–527
7. Falk SA (ed.) (1990) Thyroid disease: endocrinology, surgery, nuclear medicine and radiotherapy. Raven Press, New York
8. Friedmann M, Pacella BL Jr. (1990) Total versus subtotal thyroidectomy: arguments, approaches, and recommendations. Otolaryngol Clin North Am 23(3):413–427
9. Greenfield LD (1987) Radiation oncology: thyroid tumors. In: Perez CA, Brady LW (eds) Principles and practice of radiation oncology. Lippincott, Philadelphia, pp 1126–1156
10. Hamming JF, van de Velde CJH, Goslings BM, Fleuren GJ, Hermans J, Delamarre JF, van Slooten EA (1989) Preoeprative diagnosis and treatment of metastases to the regional lymph nodes in papillary carcinoma of the thyroid gland. Surg Gynecol Obstet 169:107–114
11. Hedinger Chr, Williams ED, Sobin LH (1989) The WHO histological classificaton of thyroid tumors: a commentary on the second edition. Cancer 63:908–911
12. Hod M, Sharony R, Friedman S, Ovadia J (1989) Pregnancy and thyroid carcinoma: a review of indicence, course, and prognosis. Obstet Gynecol Surv 44(11):774–779
13. Jensen MH, Davis RK, Derrik L (1990) Thyroid cancer:a computer assisted review of 5287 cases. Otolaryngol Head-Neck Surg 102(1):51–65
14. Kimmig B (1989) Radiotherapie und perkutane Strahlentherapie der Struma maligna. Radiologe 29(3):155–131
15. Kopald KH, Layfield LJ, Mohrmann R, Foshag LJ, Giuliano AE (1989) Clarifying the role of fine-needle aspiration cytologie evaluation and frozen section examination in the operative management of thyroid cancer. Arch Surg 124 (Oct):1201–1205
16. Mazzaferri EL (1987) Papillary thyroid carcinoma: factors influencing prognosis and current therapy. Semin Oncol 14(3):315–332
17. Mazzaferri EL, De Los Santos ET, Rofagha-Keyhani S (1988) Solitary thyroid nodule. Diagnosis and management. Med Clin North Am 75(5):1177–1211
18. Metha MP, Goetowski PG, Kinsella T (1989) Radiation induced thyroid neoplasms 1920 to 1987: a vanishing problem? Int J Radiat Oncol Biol Phys 16(6):1471–1475
19. Reinwein D, Benker G, Windeck R (1988) Schilddrüsenkarzinom:neue Erkenntnisse und therapeutische Strategie im Endemiegebiet. Z gesamte Inn Med 43(6):149–153
20. Riccabona G (1987) Thyroid cancer: its epidemiology, clinical features, and treatment. Springer, Berlin Heidelberg New York Tokyo
21. Rosen Y, Rosenblatt P, Saltzmann E (1990) Intraoperative pathologic diagnosis of thyroid neoplasm. Report on experience with 504 specimens. Cancer 66(9):2001–2006
22. Ross DS (1990) Long-term-management of differentiated thyroid cancer. Endocrinol Metab Clin North Am 19(3):719–739
23. Samaan NA, Hickey RC (1987) Medullary carcinoma of the thyroid: differentiating the types and current management. Oncology (Willston-Park) 1(10):21–28
24. Satge D, Grob JC, Pusel J, Methlin G (1990) Microcarcinome thyroïdien d'évolution fatale et trente-quatre cas inhabituellement agressifs rapportés dans la Littérature. Arch Anat Cytol Path 38:143–151
25. Shaw JHF, Doods P (1990) Carcinoma of the thyroid gland in Auckland, New Zealand. Surg Gynecol Obstet 171:27–32
26. Tourniaire J, Bernard-Auges MH, Adeleine P, Milan JJ, Fleury-Goyon MC, Dutrieux-Berger N (1989) Les éléments du pronostic des cancers thyroïdiens différenciés. Ann Endocrinol (Paris) 50:219–224
27. UICC (1990) TNM-Atlas. In: Spiessl B, Scheibe O, Wagner G (eds) Thyroid gland. Springer, Berlin Heidelberg New York
28. US National Council on Radiation Protection and Measurement (1985) Induction of thyroid cancer by ionizing radiation. NCRP report no 80. Bethesda, MD 20814
29. Wey W (1977) Schilddrüsenkrankheiten. In:Berendes J, Link R, Zöllner F (Hrsg) Handbuch der Hals-Nasen-Ohren-Heilkunde in Praxis und Klinik, 2. Aufl, Bd 2, Thieme, Stuttgart
30. Wey W, Heitz PhU, Müller-Brand J, Staub JJ (1985) Die Struma maligna: Wandlungen im Erscheinungsbild und in der Strategie der Behandlung. HNO 33:385–394

B.P.E. Clasen (München): Raten Sie in jedem Fall vor einer diagnostischen Lymphknotenexstirpation von der Hautdesinfektion mit jodhaltigen Desinfizienzien ab, wenn der Verdacht auf Metastasen eines Schilddrüsenmalignoms besteht, und wie lange wird durch eine solche Hautdesinfektion die folgende nuklearmedizinische Diagnostik und Therapie erfahrungsgemäß behindert?

G. Schlöndorff (Aachen): Bei der Lymphknotensuche mit Hilfe von CT wird der Radiologe ausdrücklich auf den Verzicht auf Kontrastmittel hingewiesen, damit für die Nuklearmedizin keine Hemmnisse gesetzt werden. In Aachen wird bei Schilddrüsenkarzinomen die totale Thyreoidektomie, eventuell mit Lymphknotenausräumung, durchgeführt. Dabei werden die Epithelkörperchen präpariert und erhalten, sie erholen sich davon in wenigen Tagen. Der N. recurrens wird immer, auch bei gutartigen Schilddrüsenprozessen, vom Austritt aus dem Mediastinum bis zum Eintritt in den Kehlkopf komplett dargestellt. Wir haben bisher keine bleibende Recurrenslähmung zu verantworten, auch nicht bei Nachoperationen.

H. Weidauer (Heidelberg): Gibt es neue Erkenntnisse, warum Schilddrüsenkarzinome beim weiblichen Geschlecht häufiger sind und beim männlichen Geschlecht prognostisch ungünstiger verlaufen?

W. Wey (Schlußwort):

1. Die Jodblockade ist – im Hinblick auf eine spätere nuklearmedizinische Diagnostik und Therapie – sehr unerfreulich. Kontrastmittel (präoperative Diagnostik) werden bei einer CT meistens eingesetzt, wenn der Radiologe nicht hinreichend vom Kliniker über die Differentialdiagnose (Thyreoideakarzinom, Metastasen) aufgeklärt wurde. Jodhaltige Hautdesinfektionsmittel sind kontraindiziert bei jeder diagnostischen Lymphomektomie.
2. Bei der Tumorchirurgie der Schilddrüse werden Epithelkörperchen meistens am sichersten präserviert, indem mit der intakten hinteren Organkapselpartie die Ernährung gesichert bleibt. Ist die Ernährung postoperativ fraglich, sollte ein allzu sehr „skelettiertes“ Epithelkörperchen ausgelöst und in eine Muskeltasche reimplantiert werden.
3. Die Ursache, warum nach wie vor weit mehr Frauen als Männer an Struma maligna erkranken, ist weiterhin nicht sicher geklärt.

Tumoren

213. H.-J. Welkoborsky, W. Mann, C. Roy (Mainz/Rh.): Zytomorphologische und zytometrische Untersuchungen von Plattenepithelkarzinomen und Lymphknotenmetastasen

Das Metastasierungsverhalten von Plattenephitelkarzinomen im Kopf-Hals-Bereich ist einerseits abhängig von klinischen Parametern, wie Tumorgröße und Tumorlokalisation, anderseits von histologischen Kriterien wie Differenzierungsgrad, Anzahl der Mitosen oder Infiltrationstiefe. Klinische und morphologische Kriterien alleine können jedoch das Metastasierungsverhalten nicht befriedigend erklären.

Quantitative DNA-Messungen können an histologischen Schnittpräparaten oder an zytologischen Abstrichen durchgeführt werden. Nach Hydrolisierung der Zellkern-DNA wird diese nach der Feulgen-Technik gefärbt und das Präparat über ein computergestütztes Bildanalysesystem gemessen. Bestimmt werden der absolute und relative DNA-Gehalt der Einzelzellen. Mittels numerischer Indices (2 c Deviation Index, 5 c Exceeding Rate, DNA-Malignitätsgrad) und der Bestimmung des DNA-Gehaltes der in dem jeweiligen Gewebe dominierenden Stammzellinie erhält man zusätzliche nicht morphologische, objektive Daten zur Tumorbiologie.

Im Rahmen einer Studie wurden zytologische Abstrichpräparate von 10 Plattenepithelkarzinomen ohne (Tumorstadien T2–T4, N0) und 15 Plattenepithelkarzinomen mit Lymphknotenmetastasen (Tumorstadien T2–T4, N1–N3) aus den Lokalisationen Oropharynx, Hypopharynx und Larynx sowie zytologische Ausstrichpräparate von 15 Lymphknotenmetastasen untersucht. Neben der quantitativen DNA-Analyse wurden morphologische Parameter (Zell- und Kerngröße, Zellumfang, Polymorphie, Kernfläche) analysiert.

Hinsichtlich der Zytomorphologie wiesen die Tumorzellen in Lymphknotenmetastasen gegenüber den Tumorzellen in Primärtumoren einen größeren Kernumfang, eine größere Kernfläche sowie eine höhere Polymorphie auf.

Bei den quantitativen DNA-Messungen wiesen die Primärtumoren mit Lymphknotenmetastasen einen höheren mittleren DNA-Gehalt, einen höheren 2 c Deviation Index, einen höheren Anteil an Zellen mit einem aneuploiden DNA-Gehalt von >5 c und einen höheren DNA-Malignitätsgrad auf als die Tumoren ohne Metastasen. Der mittlere DNA-Gehalt der Tumorzellen in den Lymphknotenmetastasen lag wiederum deutlich über dem der Zellen in den Primärtumoren, gleiches gilt für den 2 c DI, den Anteil an aneuploiden Zellen mit einem DNA-Gehalt von >5 c sowie den Malignitätsgrad (Tabelle 1). In den Tumoren mit Lymphknotenmetastasen fanden sich in 9 von 15 Fällen nicht euploide Stammzellinien, in den Lymphknotenmetastasen in allen Fällen eine Verschiebung der Stammzellinie in den aneuploiden Bereich.

Aus den Ergebnissen lassen sich folgende Schlußfolgerungen ziehen:

1. Primärtumoren und Lymphknotenmetastasen unterscheiden sich in den DNA-Parametrn (Stammzellinie, Malignitätsgrad, Aneuploidie). Dies läßt darauf schließen, daß besonders aneuploide Tumorzellklone die Metastasierung beeinflussen.
2. Tumoren mit Lymphknotenmetastasen haben einen höheren Anteil an aneuploiden Zellen als Tumoren ohne Metastasen.
3. Morphologisch bestehen zwischen Tumoren mit und ohne Metastasen sowie mit Tumorzellen in Lymphknotenmetastasen nur unwesentliche Unterschiede.
4. Inwieweit sich aus diesen Ergebnissen prognostische Aussagen hinsichtlich des Metastasierungsverhaltens herleiten lassen, muß an Hand einer größeren Versuchsreihe geprüft werden.

Tabelle 1. Ergebnisse der quantitativen DNA-Analyse in Primärtumoren ohne Lymphknotenmetastasen (n = 10), Primärtumoren mit Lymphknotenmetastasen (n = 15) und in Lymphknotenmetastasen (n = 15)

	Primärtumoren ohne Metastasen	Primärtumoren mit Metastasen	Lympknoten-metastasen
DNA-Gehalt	3,22±1,51	4,17±1,18	4,85±1,47
2 c Dev Index	8,39±4,34	11,97±5,88	14,83±7,62
5 c Exceed. Rate	11 ±6	16 ±8	21,5 ±8
DNA-Malign. grad	1,41±0,23	1,65±0,32	1,89±0,41

R. Quade (Bonn): Metastase und DNA-Analyse sind beides Kriterien mit Beziehung zur Prognose. Somit stehen sie zwangsläufig zueinander in Beziehung. Ob sie sich gegenseitig konditionieren, ist zweifelhaft. Vor der Schlußfolgerung, aneuploide Zellen mit intensiver DNA-Synthese seien gut geeginet zur Untersuchung, ist zu warnen. Nach Stanci müssen andere, immunologische und metabolische Kriterien der Energiebildung als wesentliche Voraussetzungen angesehen werden, um aus einer mobilen Tumorzelle den Keim einer Metastase zu machen.

U. Bockmühl (Dresden): Die Metastasierung von Tumoren hängt u. a. auch mit der Proliferation der Tumoren zusammen. Haben Sie an Ihrem Untersuchungsmaterial einen Profilartionsmarker wie Ki67 getestet?

H.-J. Welkoborsky (Schlußwort):
Zu Herrn Quade: Daß bei der Metastasierung von Plattenepithelkarzinomen zahlreiche Faktoren eine Rolle spielen, ist bekannt. Zielsetzung der vorgetragenen Untersuchungen war, Unterschiede in dem DNA-Gehalt von metastasierenden und nichtmetastasierenden Tumoren sowie von Lymphknotenmetastasen herauszuarbeiten. Fernerhin sollte die Frage geklärt werden, inwieweit sich aus den Ergebnissen der DNA-Messungen prospektiv Aussagen hinsichtlich der Metastasierungstendenz finden lassen. Wie wir zeigen konnten, sind die Unterschiede in dem DNA-Gehalt zwischen Primärtumor und Metastase statistisch signifikant.

Zu Frau Bockmühl: Wir haben bisher die DNA-Messungen nicht mit Ergebnissen anderer Proliferationsmarker, wie dem Ki 67, korreliert. Über derartige Erfahrungen kann derzeit nicht berichtet werden.

214. R. Quade (Bonn): Enzymmessungen an Gewebshomogenaten von Oropharynxkarzinomen, Tonsillen und normaler Schleimhaut

Mit histochemischen Methoden wiesen wir höhere Enzymaktivitäten von Laktatdehydrogenase (LDH, EC 1.1.1.27) und Glukose-6-Phosphat-Dehydrogenase (G6PDH, EC 1.1.1.49) in Plattenepithelkarzinomen der oberen Luft- und Speisewege nach. Für das histochemische Grading konnten diese Ergebnisse nach Sicherung ihrer Beziehungen zur Prognose genutzt werden. Zur Klärung der biochemischen Basis dieser Aussagen wurden Aktivitätsmessungen der genannten Enzyme an Gewebshomogenaten von 32 Oropharynxkarzinomen, 103 Kindertonsillen und 26 Proben normaler Mundschleimhaut durchgeführt. Somit können außer den Befunden zum Karzinomgewebe reproduzierbare Vergleichswerte ihrer gesunden Matrix vorgelegt werden. G6PDH wurde als Schlüsselenzym des DNA-Stoffwechsels als Kriterium für dessen Intensität gemessen. Das Enzym war im Karzinomgewebe (3,09 µmol/s/g), aber auch im Tonsillengewebe (2,9 µmol/s/g) durchschnittlich mit deutlich höheren Aktivitäten meßbar als in Schleimhaut (1,41 µmol/s/g). Beide Differenzen waren statistisch hochsignifikant.

LDH gilt als Repräsentant der anaeroben Glykolyse, also als Maß der O_2-freien Glukoseverwertung im Energiestoffwechsel. Die Ergebnisse enzymkinetischer Messungen an Gewebshomogenaten wiesen eine erheblich höhere durchschnittliche LDH-Gesamtaktivität in Oropharnyxkarzinomen (25,41 µmol/s/g) gegenüber der Aktivität in Schleimhaut (10,91 µmol/s/g) nach. Noch höher war die Aktivität in Tonsillengewebe (32,89 µmol/s/g). Auch hier waren beide Differenzen statistisch hochsignifikant. Interessant war die Wertung dieser Ergebnisse nach den Resultaten der LDH-Isoenzym-Bestimmung mit Hilfe der Polyacrylamid-Gel-Elektrophorese. Karzinomgewebe enthält danach den höchsten Anteil an Isoenzymen LDH III–V, die einen vorwiegend anaeroben Reaktionstyp repräsentieren. Tonsillengewebe zeigte dagegen den höchsten Anteil an LDH I–III, womit sich ein vorwiegend aerober Typ nachweisen ließ. In Schleimhaut wurden die Maxima im Bereich der LDH II–IV nachgewiesen, womit sich ein Intermediärtyp darstellt. Quantitativ deutlicher ließen sich diese Ergebnisse durch Darstellung des H/M-Quotienten demonstrieren, wobei die H-Monomerne (aerobe Reaktion) gegen die M-Monomeren (anaerobe Reaktion) in Beziehung gesetzt werden. Mit H/M-Quotient $<0,75$ wird ein anaerober M-Typ für die Isoenzymverteilung der LDH wie im untersuchten Karzionmgewebe (0,66) festgelegt. Das Tonsillengewebe zeigt hingegen einen H/M-Quotienten von 1,2, der nahezu dem aeroben Typ ($>1,2$) entspricht. Die untersuchten Schleimhautproben kamen mit dem erreichten Wert von 0,97 dem Intermediärtyp (H/M = 1,0) nahe.

Die Ergebnisse biochemischer Messungen bestätigen mit gesteigerten Enzymaktivitäten von G6PDH und LDH-Gesamt im Karzinomgewebe gegenüber Schleimhaut frühere histochemische Ergebnisse. Die intensive G6PDH-Aktivität in Kindertonsillen ist durch die bekannte hohe immunologische Aktivität ausreichend erklärbar. Für die höhere LDH-Aktivität in Tonsillen gegenüber Karzinomgewebe wird durch Nachweis einer aeroben Metabolik eine klare Abgrenzung gegen das Karzinomgewebe (anaerobe Metabolik) durch den H/M-Quotienten gesichert.

Beziehungen der in Karzinomgewebe gemessenen Enzymaktivitäten zu prognostischen Kriterien konnten nicht gefunden werden, so daß für das Malignitätsgrading histochemische Reaktionen zur Bewertung der metabolischen Kapazität weiterhin die Methode der Wahl darstellen.

T. P. U. Wustrow (München): Können Sie eine Korrelation zur Größe der Tumoren und damit zum Anteil von anaeroben Tumorarealen aufzeigen?

B. P. E. Clasen (München): Sie verwandten in Ihrer Untersuchung Gewebe von Oropharynxkarzinomen und verglichen das mit u. a. Tonsillengewebe. Waren die Oropharnyxkarzinome zufällig alle Tonsillenkarzinome?

R. Quade (Schlußwort):
Zu Herrn Wustrow: Eine Beziehung zwischen Größe und Intensität des aneroben Stoffwechsels gibt es im Durchschnitt nicht. Die Entnahme des Gewebes fand aber eher im Randgebiet an der Tumor-Ulcus-Grenze statt. Der prognostische Wert der Tumorgröße wird überschätzt.

Zu Herrn Clasen: Nicht nur Tonsillenkarzinome wurden untersucht. 30% Tonsillenkarzinome stehen 70% Schleimhautkarzinomen des Oropharynx gegenüber.

215. T. P. U. Wustrow, W. J. Issing (München): Steigerung der antigenspezifischen Antikörperproduktion in vitro durch Interleukin 2

Die Immunantwort wird zu einem wesentlichen Teil durch molekulare Signalpeptide, insbesondere von Interleukin 1 und 2, reguliert. Neben einer Vielzahl von hämatologischen, metabolischen und physiologischen Wirkungen fördert IL-1 die Aktivierung von Prä-B- und T-Zellen. Interleukin 2 wird vor allem von der Untergruppe T_H1 der Helferzellen gebildet und steigert die Proliferation von T- und B-Zellen. Nachdem in der Onkologie zunehmend versucht wird, das Tumorwachstum zusätzlich durch peritumorale Injektion oder systemische Gabe von IL-2 zu beeinflussen, sollte hierzu allerdings zuvor versucht werden, mit einem Testsystem eine Aussage über die Wirksamkeit einer solchen Behandlung für den einzelnen Patienten zu geben. Um die zellulären Interaktionen mit denen der Zytokine in vitro zu bestimmen, eignet sich der antigenspezifische Antikörpertest, da hier die T- und B-Zellen-Differenzierung und die Interleukin-Einflüsse eng miteinander verknüpft sind, so daß eine spezifische Immunreaktion empfindlich ausgetestet werden kann. Mit meinem heutigen Vortrag möchte ich Ihnen den Einfluß von Serum, Interleukin 1 und 2 auf die antigenspezifische Immunglobulinsektrion in vitro darstellen.

Zur Untersuchung der antigenspezifischen Antikörperbildung wurden mononukleäre Zellen aus dem peripheren Blut nach Dichtegradientenzentrifugation mit Oberflächendeterminaten von Schafserythrozyten aktiviert und die antigenspezifische Antikörperproduktion durch die Zahl der Lysehöfe entsprechend der modifzierten Methode nach Mishell-Dutton bestimmt. Durch die verspätete Zugabe von gepooltem menschlichen Serum zu den Kulturen am Tag 1 konnte die antigenspezifische Antikörperbildung signifikant gesteigert werden. Eine weitere signifikante Steigerung der Immunglobulinsekretion zeigte sich in all den Kulturen, deren Zellen über Sephadex-G-10-Säulen getrennt wurden. Die Steigerung nach Sephadex-Filtration ist durch die Entfernung von funktionell wirksamen Suppressorzellen erklärbar.

Wurde die über Sephadex-Säulen getrennte Zellfraktion untersucht, so zeigte sich nur eine minimale Antikörperproduktion. Wurden den Kulturen IL-1-haltige Kulturüberstände hinzugefügt, so zeigte sich in den Kulturen mit IL-1 für alle Zeitpunkte einer Serumzugabe eine signifikante Steigerung. Wurde IL-2 zeitabhängig zu den Zellkulturen gegeben, die zuvor über Sephadex-Säulen getrennt oder die in der Säule zurückgehalten und dann eluiert worden waren, so zeigte sich eine signifikante Steigerung der Antikörperproduktion nach Zugabe von IL-2 am Tag 1. Dies ist zu erklären, daß in vitro der IL-2-Rezeptorkomplex erst ausgebildet werden muß, bevor IL-2 wirken kann, und daß sich mit IL-2 selbst auf die äußerst immunsuppressive Zellpopulation ein immunmodulatorischer Effekt nachweisen läßt.

In den weiteren Versuchen wurde die IL-2 Wirkung auf ungetrennte und getrennte Zellkulturen untersucht. Durch die Zugabe von IL-2 fand sich sowohl in ungetrennten als auch in getrennten Zellkulturen eine signifikante Steigerung der antigenspezifischen Immunglobulinsekretion in vitro. Ohne Aktivierung der Zellen mit Schafserythrozyten konnte in keinem Fall eine Antikörperproduktion festgestellt werden, was die Antigenspezifität der Reaktion auch in Gegenwart von IL-2 unterstreicht.

Zusammenfassend zeigten unsere Versuche eine zeitabhängige Steigerung der antigenspezifischen Antikörperbildung in vitro durch Zugabe von Serum, Interleukin 1, Interleukin 2 und durch eine Filtration der Zellen über Sephadex-Säulen. In der Zukunft kann mit den hier erhobenen Daten untersucht werden, ob mit IL-2 sowohl in ungetrennten als auch in getrennten Kulturen eine Steigerung der antigenspezifischen Antikörperbildung bei Patienten mit Kopf-Hals-Karzinomen beobachtet werden kann. Zusätzlich können die

In-vitro-Ergebnisse einer Steigerung der antigenspezifischen Antikörperbildung nach Trennung über Sephadex-Säulen als auch nach exogener Zufuhr von IL-2 dazu verwendet werden, um die Wirkung einer IL-2-Therapie prätherapeutisch in vitro auszutesten.

216. M. Kautzky, P. Schenk (Wien): Ultrastrukturelle Morphologie des Merkelzellentumors der Kopf-Hals-Region

Im Jahre 1875 beschrieb Friedrich Siegmund Merkel erstmals die nach ihm benannten Merkelzellen, die als Mechanorezeptoren in der Basalzellreihe von Haut und Schleimhautepithelien vorkommen. 1972 berichtete Toker zum ersten Mal über die tumorartige Vermehrung der Merkelzellen, die er als trabekuläres Karzinom bezeichnete. Erst mit Hilfe des Elektronenmikroskops konnte 1978 der neuroendokrine Charakter des Tumors erkannt und der Tumor in primäres kutanes neuroendokrines Karzinom oder Merkelzellentumor umbenannt werden.

Die meisten Merkelzellenkarzinome kommen bei einem Altersgipfel von 68 Jahren in der Haut der Kopf- und Halsregion vor und zwar am häufigsten in der Wange, Nase und Halsregion. Dieser hochgradig maligne Tumor ist durch ein äußerst aggressives Wachstum gekennzeichnet und hat eine Lokalrezidivrate von bis zu 45%, eine regionale Lymphknotenmetastasierung in 56%, eine Fernmetastasierung in 20–48% und eine Letalität in 25–30% der Fälle. Die Therapie besteht deshalb in einer ausgedehnten Tumorexzision mit prophylaktischer Neck dissection und nachfolgender Strahlenbehandlung, während eine Chemotherapie nur bei Inoperabilität und Fernmetastasierung indiziert ist. Im Lichtmikroskop hat der Merkelzellentumor histologische Ähnlichkeit vor allem mit dem metastasierenden kleinzelligen Bronchialkarzinom, dem undifferenzierten Karzinom, Lymphom, Melanom, Schweißdrüsenkarzinom, Ewing-Sarkom und Neuroblastom. Als Besonderheit fand sich in unserem Material ein Bowen-Karzinom, das mit einem Merkelzellenkarzinom assoziiert war.

Immunhistochemische Ergebnisse deuten darauf hin, daß die 10-nm-Intermediärfilamente der neoplastischen Merkelzellen nicht nur einer biochemischen Filamentklasse angehören, sondern daß dieser Tumor imstande ist, beide Filamenttypen, Neurofilamente und Zytokeratine, in einer Tumorzelle auszudrücken, eine Eigenschaft, die bisher noch in keiner normalen Zelle nachgewiesen wurde. Während die Chromogranin-A-Reaktion schwach positiv und Vimentin nur in Fibroblasten und Blutgefäßen des Tumorstromas positiv war, waren Desmin und S-100 negativ; und die neuronspezifische Enolase-Reaktion zeigte im Merkelzellentumor eine positive Immunreaktion, während das Bowen-Karzinom nicht reagierte.

Im Elektronenmikroskop erkennt man deutlich den trabekulären Aufbau des Merkelzellenkarzinoms mit zahlreichen Mitosen, fokalen Nekrosen, lymphozytären und Plasmazelleninfiltraten und die typische Ultrastruktur der neoplastischen Merkelzelle: runder bis ovaler Zellkern, marginales, fein dispergiertes Heterochromatin, nukleoläre Alterationen, niedrige Elektronendichte des Zytoplasmas mit geringem Organellengehalt, individuelle 10-nm-Intermediärfilamente, fingerförmige Zytoplasmaprotrusionen, durch die bei der normalen Merkelzelle die taktilen Reize der angrenzenden Keratinozyten perzipiert werden. Zu den wichtigsten ultrastrukturellen Markern zählen die elektronendichten, neuroendokrinen Granula mit einem Durchmesser von 70–350 nm und einem elektronenluzenten 10-nm-Hof. Weitere Charakteristika sind Zwischenzellverbindungen vom Typ der Desmosomen und Zonulae adhaerentes, Alterationen des endoplasmatischen Retikulums in Form von konfrontierenden Zisternen und Fingerprint-Mustern und schließlich paranukleäre Aggregate von 10-nm-Intermediärfilamenten, welche den globulären Reaktionsmustern bei der immunhistochemischen Typisierung entsprechen. Auch in den Halslymphknoten-Metastasen des Merkelzellentumors findet man identische Merkmale wie neurosekretorische Granula, spinöse Zellfortsätze, paranukleäre Filament-Aggregate und neben anderen ultrastrukturellen Parametern Zonulae adhaerentes und sogar vollständig ausdifferenzierte desmosomale Zwischenzellverbindungen.

Nachdem weder lichtmikroskopisch noch durch immunhistochemische Analyse eine eindeutige differentialdiagnostische Abgrenzung des Merkelzellentumors möglich ist, repräsentieren unsere elektronenmikroskopischen Ergebnisse die diagnostische Ultrastruktur des Merkelzellenkarzinoms.

R. Quade (Bonn): Da sehr intensive morphologische Ähnlichkeiten zwischen Merkel-Tumorzellen und normalen Merkelzellen gefunden wurden: Wie ist die Prognose?

B. P. E. Clasen (München): Wie ist der bevorzugte Metastasierungsweg (lymphogen oder hämatogen), welches sind die Prädilektionsorgane? Würden Sie bei einer nachgewiesenen Metastasierung trotzdem zu einer Operation des Primärtumors raten? Welche Chancen hat in einer solchen Situation eine nichtradikale „minimal surgery"?

M. Kautzky (Schlußwort):
Zu Herrn Quade: Aus dem epithelialen und neurogenen Differenzierungsgrad des Merkelzellkarzinoms läßt sich in unserem Material

eine prognostische Dignität nicht ableiten. Ebensowenig ist die Produktion der Basallamina ein verläßliches Invasionskriterium des Merkelzellkarzinoms.

Zu Herrn Clasen: Die regionale Lymphknotenmetastasierung erfolgt lymphogen, die Fermentastasierung betrifft vorwiegend Leber, Knochen, Lunge, Mediastinum und Gehirn.

217. J. Wustrow, J. A. Werner, D. Schmidt (Lübeck/Kiel): Maligne Schwannome im Kopf-Hals-Bereich

Die malignen Tumoren der Nervenscheide, kommen in etwa 5% aller neurogenen Tumoren vor. In Schrifttum werden sie vorwiegend als maligne Schwannome bezeichnet.

Gemeinsam mit dem pathologischen Institut in Kiel haben wir 62 Fälle mit einem malignen Schwannom aus 1114 Weichteilsarkomen ausfinding gemacht. Dies entspricht einer Inzidenzrate von 5,6%. Der Untersuchungszeitraum umfaßt die Jahre 1978 bis 1990. Die malignen Schwannome kommen am häufigsten in rund 40% im Bereich der Extremitäten vor. Im Kopf-Hals-Bereich treten sie in rund 30% vorwiegend im Bereich des Nervus trigeminus, des Plexus brachialis und des Nervus sympathicus auf. Die Symptomatik ist durch eine plötzlich auftretende tumoröse Schwellung mit zunehmender Schmerzhaftigkeit charakterisiert. 16,1% der Fälle entstanden auf dem Boden einer Neurofibromatose. Der überwiegende Teil (83,9%) entwickelt sich de novo im Bereich der betroffenen peripheren Nerven. In unserem Krankengut besteht ein Altersgipfel in der zweiten Lebensdekade. Knaben sind geringfügig häufiger betroffen als Mädchen. Histologisch können vier Subtypen bei den malignen Schwannomen unterschieden werden.

1. Der spindelzellige Typ (75%); 2. Maligner Triton-Tumor (10%); 3. Epitheloidzelliger Typ (10%); 4. Glandulärer Typ (5%). Anhand von morphologischen Beispiele wird auf die ungewöhnlich große Differenzierungsvarianz der malignen Schwannome hingewiesen.

Erst die Immunhistochemie führt zur sicheren Diagnose eines malignen Schwannoms. In typischer Weise sind in allen Fällen (100%) Vimentin-Intermediärfilamente in den Tumorzellen nachweisbar. Charakteristischerweise sind rund 90% der malignen Schwannome positiv für den Antikörper gegen S-100-Protein. Da S-100-Protein auch in den Schwann'schen Zellen nachweisbar ist, belegt der immunhistochemische Nachweis von S-100-Protein die histogenetische Abteilung der malignen Schwannome aus den Schwannschen Zellen. Bei Einsatz eines Antikörpers gegen den nerve growth factor receptor (50% der Fälle sind positiv auf diesen Antikörper) wird die Genese der malignen Schwannome aus der Neuralleiste deutlich.

Als Therapie der Wahl hat sich die radikale Exstirpation der Tumoren bewährt. Über die Wirksamkeit einer postoperativen Radiatio werden in der Literatur unterschiedliche Angaben gemacht, da zum einen zu berücksichtigen ist, daß maligne Schwannome auch auf Grund einer Bestrahlung entstehen können und zum anderen die Strahlensensibilität als gering eingeschätzt wird. Die Prognose der Tumoren wird durch die Tumorgefäße und die Radikalität der Tumorexstirpation bestimmt. Die Prognose ist insgesamt schlecht, da die malignen Schwannome eine hohe hämotogene Metastasierungs- und Rezidivrate besitzen. Die 5-Jahres-Überlebenswerte liegen zwischen 34 bis 48% bzw. die 10-Jahres-Überlebensrate zwischen 10 bis 22%.

B. P. E. Clasen (München): Wie ist der bevorzugte Metastasierungsweg; würden Sie bei einer nachgewiesenen Metastasierung zu einer Operation des Primärtumors raten?

W. v. Glaß (Erlangen): Wurden in dem umfangreichen Krankengut auch maligne Schwannome im inneren Gehörgang gesehen?

E. Stennert (Köln): Bedeutet der Nachweis einer malignen Manifestation bei einem generalisierten Morb. Recklinghausen, daß diese Malignität dann ubiquitär vorliegt, oder können beiden Dignitäten nebeneinander bestehen?

J. Wustrow (Schlußwort):
Zu Herrn Clasen: Die Metastaiserung der malignen Schwannome erfolgt hämatogen in die Lunge und die Knochen. Sobald eine Fernmetastasierung eingetreten ist, verzichten wir auf die radikale Tumorexstirpation und beschränken uns auf palliative Maßnahmen, da oft in solchen Fällen der Tod schnell eintritt.

Zu Herrn v. Glaß: Eine Entstehung der malignen Schwannome auf dem Boden eines benignen Schwannoms wird in der Literatur im allgemeinen verneint. Wir konnten keine Entstehung eines malignen Schwannoms in einem benignen Schwannom nachweisen. Lediglich eine Beobachtung von Robsen und Ironside (Histopathology 16: 295–308, 1990) liegt vor, die diesen beschreibt.

218. B.-P. Weber, H.-G. Kempf, E. Kaiserling (Tübingen): Das maligne fibröse Histiozytom im Kopf-Hals-Bereich – Klinik und Therapie

Das maligne fibröse Histiozytom (MFH) ist das häufigste Weichteilsarkom des späteren Erwachsenenalters, tritt aber im Kopf-Hals-Bereich selten auf. Zwischen 1983 und 1990 wurden 2 weibliche und 6 männliche Patienten mit MFH an der HNO-Klinik der Universität Tübingen behandelt.

Primärlokalisationen waren 3× der Larynx, und je 1× der Oropharynx, der Mundboden, die Schilddrüse, der Ösophagus sowie die Supraklavikulargrube. Bei 5 Patienten konnte der Tumor vollständig reseziert werden. Zwei Patienten mußten wegen Inoperabilität einer Bestrahlung zugeführt werden. Eine Patientin lehnte trotz genauer Aufklärung jede Therapie ab. Bei den 5 operierten Patienten kam es bei einem Nachbeobachtunszeitraum von 2–8 Jahren zu keinem Rezidiv. 3 Patienten verstarben jedoch an anderen Erkrankungen. Einer davon 21/2 Jahre nach der Resektion des MFH an den Folgen einer Immunsuppression, die wegen einer Nierentransplantation (3 Jahre vor Auftreten des MFH) durchgeführt wurde. Die beiden bestrahlten Patienten verstarben 4 und 2 Monate nach vollständiger (70 Gy) bzw. nach bei 17 Gy abgebrochener Bestrahlung.

Die Ausdehnungsbestimmung erfolgt mittels Sonographie, CT und Kernspintomographie. Das zum Teil fingerförmige Wachstum entlang muskuloaponeurotischer Strukturen entzieht sich gelegentlich den bildgebenden Verfahren.

Bei einer Metastasierungsrate von bis zu 40%, bevorzugt in Lunge, Lymphknoten, Leber und Knochen, ist ein vollständiges prätherapeutisches Staging erforderlich.

Die histologische Diagnose erfolgt primär am formalinfixierten Material. Wegen der oft schwierigen Abgrenzung gegen verschiedene Sarkome, das maligne Schwannom, das pleomorphe Karzinom, das Myxom und die noduläre Fasziitis sollte stets eine immunhistochemische Untersuchung, und sofern möglich eine elektronenmikroskopische Kontrolle erfolgen.

Die Therapie der Wahl ist die operative Entfernung mit histologischer Kontrolle aller Ränder. Ein extrem radikales Vorgehen ist nach unseren Beobachtungen und den Angaben aus der Literatur bei laryngealen Tumoren nicht immer erforderlich. Wichtige klinische Kriterien sind die Tiefenausdehnung, Größe und Entzündungszeichen. In der Literatur wurden über einzelne, in unseren Fällen nicht zu beobachtende Erfolge nach Bestrahlung berichtet. Bei Inoperabilität ist eine Radiatio auf jeden Fall angezeigt. Zur chemotherapeutischen Behandlung liegen wenig gesicherte Daten vor.

Die Genese des MFH ist nicht bekannt; aufgrund immunhistochemischer, elektronenmikroskopischer und molekularbiologisch/genetischer Hinweise wird vermutet, daß das MFH von einer primitiven mesenchymalen Stammzelle abstammt.

Die in der Literatur wiederholt hervorgehobene Tendenz zum lokalen Rezidiv und zur Fernmetastasierung unterstreicht das zum Teil hochmaligne Verhalten.

219. W. v. Glaß, C. Stenglein, W. Goertzen, M.E. Wigand (Erlangen): Behandlungsergebnisse bei Glomustumoren des Schläfenbeins

Die adäquate Therapie von Glomustumoren des Schläfenbeins wird in der Literatur kontrovers diskutiert. Einerseits wird eine alleinige Radiotherapie, andererseits eine primäre chirurgische Therapie propagiert. Auch der Umfang der chirurgischen Behandlung ist umstritten. Er reicht von einem eher konservativen Vorgehen bis hin zu einer radikalen Operation mit Opferung von Hirnnerven und Verödnung des Mittelohrs. An der Universitäts-HNO-Klinik-Erlangen wurde bisher primär eine chirurgische Entfernung des Tumors angestrebt. Nur wenn dies wegen des Allgemeinzustandes des Patienten oder aus anderen Gründen nicht möglich war, wurde bestrahlt oder eine Bestrahlung mit einer Operation kombiniert. Um diese Behandlungsstrategie zu überprüfen, wurden die 54 Patienten, die von 1973 bis 1989 an der Klinik behandelt wurden, nachuntersucht. Bei 41 dieser Patienten konnte mit Hilfe der behandelnden HNO-Ärzte der derzeitige Zustand festgestellt werden, die übrigen wurden anhand der Krankenunterlagen analysiert. Es wurde eine durchschnittliche Kontrollzeit von 6,2 Jahren erreicht.

Zur Auswertung erfolgte eine retrospektive Klassifizierung nach Fisch. Der Klasse A werden dabei Tumoren, die vom Plexus tympanicus auf dem Promontorium ausgehen und auf die Paukenhöhle beschränkt sind, zugeordnet. Zur dieser Klasse gehörten 33% der Patienten. Der Klasse B werden Tumoren zugeordnet, die sich vom Canalis tympanicus im Hypotympanon entwickeln. Tumoren der Klasse C gehen vom Bulbus der Vena jugularis interna aus und dehnen sich dann infralabyrinthär in die Pauke und das Mastoid aus. Die Unterscheidung zwischen Klasse B und C ist retrospektiv recht schwierig. Es wurden 15% der Patienten der Klasse B und 37% der Klasse C zugeordnet. Ein intrakranielles Tumorwachstum ließ sich bei 15% der Patienten nachweisen. Sie wurden in die Klasse D eingestuft.

Die kleineren, auf die Pauke beschränkten Tumoren wurden über einen endauralen, in seltenen Fällen transmastoidalen Zugang operiert. Bei den größeren Tumoren wurde bevorzugt transmastoidal-transzervikal vorgegangen. Dabei wird nach Ausschleifen des Mastoids und einer posterioren Tympanotomie der N. facialis tympanal, mastoidal und bis in die Parotisdrüse freigelegt. Die Mastoidspitze wird reseziert, die A. carotis, die V. jugularis interna und die kaudalen Hirnnerven werden vom Hals her aufgesucht. Anschließend wird der N. facialis temporär nach vorne verlagert, um den Tumor am Bulbus, im Hypotympanon und infralabyrinthär präparieren zu können. Dazu werden zuvor der Sinus sigmoideus und die V. jugularis interna obliteriert. Die hintere Gehörgangswand und das Trommelfell bleiben wenn möglich erhalten, bzw. werden wenn nötig rekonstruiert. Die Pauke bleibt als belüfteter Hohlraum bestehen.

Die 18 Patienten der Klasse A wurden ausschließlich chirurgisch behandelt. In dieser Gruppe wurden keine Rezidive beobachten. Weder prä- noch postoperativ bestanden Hirnnervenparesen. Auch das Gehör konnte immer erhalten werden (Tabelle 1). Von 8 Patienten der Klasse B wurden 7 operiert, wobei einer zusätzlich bestrahlt wurde. Ein Patient wurde ausschließlich bestrahlt. Operativ wurde meist transmastoidal und bei einigen Patienten auch transmastoidal-zervikal vorgegangen. Es waren zwei Rezidive nach transmastoidaler Operation zu beobachten. Auch trat nach der Operation eine zusätzliche Ertaubung und eine Teilparese des Nervus facialis auf (Tabelle 1).

Von den 20 Patienten der Klasse C wurden 13 in kurativer und 7 in palliativer Absicht behandelt. Bei den palliativ behandelten Patienten handelt es sich entweder um sehr alte Patienten oder um internistische Risikopatienten. Es wurde achtmal allein opertiert, zehnmal operiert und bestrahlt und zweimal lediglich bestrahlt. Als operativer Zugangsweg wurde fast ausschließlich ein transmastoidal-transzervikales Vorgehen gewählt.

Bei den kurativ behandelten Patienten war ein Rezidiv nachzuweisen. Perioperativ ist ein Patient an einer zuvor nicht erkannten Gefäßmißbildung verstorben. In der Klasse C waren schon präoperativ bei einer Reihe von Patienten eine Ertaubung bzw. Hirnnervenparesen zu beobachten. Die funktionellen Ergebnisse, was Hirnnervenlähmungen und Ertaubungen anbelangt, sind deutlich schlechter als bei den Patienten der Klasse A und B (Tab. 1). Auch in der Klasse D mußten funktionelle Defizite in Kauf genommen werden. Wichtig erscheint die Beobachtung, daß bei allen Patienten, die palliativ behandelt wurden, d. h. Teiloperation des Tumors und Radiatio bzw. alleinige Radiatio, in keinem Fall eine gravierende Tumorprogression nach Therapie beobachtet wurde. Keiner dieser Patienten ist an seinem Glomustumor verstorben.

Tabelle 1. Zusammenstellung der Behandlungsergebnisse bei Glomustumoren des Schläfenbeins

Klassifikation nach Fisch	A	B	C	D	Summe
Summe	18	8	20	8	54
Rezidive nach kurativer Therapie	0/18	2/7	1/13	0/4	3/42
Tumorwachstum nach palliativer Therapie	0/0	0/1	0/6	0/4	0/11
Hörerhaltung	18/18	6/7	10/15	4/4	38/44
Vollständige Erhaltung der Funktion des N. VII	18/18	7/8	12/17	1/6	38/49
Vollständige Paralyse des N. VII	–	–	3	–	3
Erhaltung des N. X	18/18	8/8	10/18	2/4	38/48
Perioperative Sterblichkeit*	–	–	1	–	1

[a] Mißbildung der A. vertebralis

Auf Grund dieser Resultate wird folgende Strategie empfohlen: Erlaubt der Allgemeinzustand des Patienten eine Operation, so wird eine vollständige Tumorentfernung angestrebt. Erweist es es sich aber intraoperativ, daß dies nur durch Erzeugung erheblicher funktioneller Defekte möglich ist, wird eine möglichst ausgedehnte, aber schonende Teilresektion durchgeführt und anschließend bestrahlt. Kann man wegen eines reduzierten Allgemeinzustandes dem Patienten eine Operation nicht zumuten, so wird allein bestrahlt.

G. Bertram (Dortmund): Ist eine prätherapeutische Histologie zusätzlich zur bildgebenden Diagnostik indiziert? Wie stehen Sie zur präoperativen zerebralen Sinusphlebographie?

B. P. E. Clasen (München): Haben Sie am N. facialis ein primäres Rerouting durchführen können, was sich bei Verwendung des kombinierten transmastoidal-transzervikalen Zuganges anbietet, oder war ein Interponat erforderlich?

H. Scherer (Berlin): Haben Sie die Tumoren präoperativ embolisiert?

W. von Glaß (Schlußwort):
Zu Herrn Bertram: Bei allein zu bestrahlenden Patienten wird die Diagnose histologisch über eine Probeexzision nach Tympanotomie gesichert. Eine präoperative zerebrale Phlebographie ist unbedingt zum Ausschluß einer Mißbildung o. ä. notwendig.

Zu Herrrn Clasen: Bei Befall des N. facialis kann der Nerv reseziert und durch ein Interponat oder Rerouting rekonstruiert werden.

Zu Herrn Scherer: Die Patienten werden am Tag vor der Operation angiographisch embolisiert.

220. T. Lenarz, W. Sachsenheimer (Tübingen): Intraoperatives Monitoring bei Eingriffen im inneren Gehörgang und im Kleinhirnbrückenwinkel

Durch Einführung der BERA und der Kernspintomographie konnte die Frühdiagnostik von Kleinhirnbrückenwinkeltumoren entscheidend verbessert werden. Durch die gleichzeitige Verbesserung der mikrochirurgischen Techniken konnte die Operationsmorbidität entscheidend verbessert werden. So ist die Erhaltung der Fazialisfunktion ein realistisches Ziel geworden. Hingegen ist die Erhaltung eines präoperativ guten Hörvermögens weiterhin von zahlreichen, nur teilweise bestimmbaren Parametern abhängig. Als prognostische Faktoren spielen neben der Tumorgröße, der ton-, sprach- und hirnstammaudiometrisch bestimmbare Funktionszustand des Hörvermögens sowie der gewählte operative Zugangsweg eine Rolle. Eine Verbesserung der Ergebnisse scheint theoretisch durch die intraoperative Funktionskontrolle des auditorischen Systems mittels BERA, Elektrocochleographie und dem direkt vom Hörnerven abgleiteten Summenaktionspotential möglich zu sein. Ziel ist vor allem die Identifikation der operativen Schädigungsmechanismen, die einen postoperativen Hörverlust zur Folge haben.

Bei 96 Kleinhirnbrückenwinkeltumoren wurde während der Exstirpation auf subokzipitalem (n = 53) oder transtemporalem Zugangsweg (n = 43) dieses sog. Monitoring durchgeführt. Bei 49 Patienten konnten dabei die CM, das CAP und die BAEP komplett abgeleitet werden. Die BAEP zeigten zum Teil starke Veränderungen durch unspezifische Einflüsse wie Duraeröffnung, Hypothermie oder Hyperkapnie, wodurch die Unterscheidung von spezifischen, d. h. Funktionsstörungen der auditorischen Funktion widerspiegelnde Veränderungen sehr erschwert ist. Als weiterer Nachteil erwies sich die relativ lange Mittelungszeit von ca. 2 min, die den On-line-Charakter des Monitoring nicht erfüllt. Die BERA stellt jedoch die einzige Methode zur Erfassung von Hirnstammläsionen z. B. durch Spateldruck dar. Die dadurch induzierte Verlängerung der Interpeaklatenz sowie die Amplitudendepression der späten Potentialkomponenten können durch entsprechende Interventionen wie Spatelrepositionierung u. U. rückgängig gemacht werden.

Spezifischere Aussagen zur Hörfunktion sind dagegen mit dem durch die ECochG gewonnenen CAP des Hörnerven sowie den CM möglich, die vor allem Funktionsstörungen der Cochlea z. B. infolge Störung der Cochleaperfusion oder der afferenten Hörnervenfasern aufzeigen. Durch die kurze Mittelungszeit stellt die ECochG ein Quasi-on-line-Verfahren dar. Latenzverlängerung und Amplitudendepression des CAP zeigen eine gute Korrelation zum Ausmaß des postoperativen Hörverlustes (r = 0,464 bzw. 0,764) (Abb. 1). Bei Latenzverlängerungen von weniger als 1 ms und Amplitudenabnahmen von weniger als 50% kann mit einer Erhaltung des Hörvermögens gerechnet werden (16 von 19 Patienten). Dagegen muß der plötzliche intraoperative Potentialverlust als prognostisch ungünstiges Zeichen gewertet werden, da dies auf eine Unterbrechung der Blutversorgung der Cochlea hinweist. Durch vorsichtige Präparationsweise und die Applikation des Kalciumantagonisten Nimodipin kann in einigen Fällen eine Potentialerholung erzielt werden, was auf einen Vasospasmus als Ursache hinweist.

Das direkt vom Hörnerven abgeleitete Aktionspotential ist zwar sehr reliabel, auf Grund der erforderlichen Exposition des Hörnerven nur während eines späteren Teils der Exstirpation einsetzbar. Als echtes On-line-Verfahren gibt es am direktesten Auskunft über die Funktion des peripheren auditorischen Systems und trägt so wesentlich zur Aufklärung der Schädigungsmechanismen bei. Die prognostische Validität der BAEP hinsichtlich des postoperativen Hörvermögens ist als gering einzuschätzen (32% richtige Aussagen), die der ECocHG dagegen deutlich höher (65% richtige Aussagen). Ein Erhalt des Hörvermögens scheint demnach möglich zu sein bei Patienten mit kleineren Tumoren, einem mittleren präoperativen Hörverlust von weniger als 30 dB, erhaltenem BAEP und minimalen Veränderungen des CAP und der VAEP (Latenzverländerung weniger als 1 ms, Amplitudenabnahme weniger als 50%). Der Wert des Monitoring liegt vor allem in der Identifikation von Schädigungsmechanismen, die zu einer Korrektur des intraoperativen Vorgehens führen können.

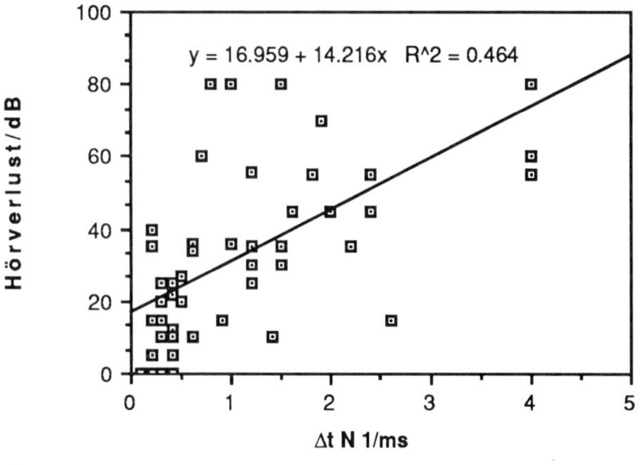

Abb. 1. Latenz N1 versus Hörverlust

221. M. Schreiner, E. Wilmes, M. Zwicknagel (München): Diagnose der Wegener-Granulomatose – Biopsie oder ACPA-Titer?

1985 entdeckten van der Woude und Mitarbeiter einen Antikörper gegen intrazytoplasmatische Antigene (ACPA) im Serum von Patienten mit Wegener-Granulomatose (WG), der für diese Krankheit spezifisch zu sein schien. Bis dahin war die Diagnose der WG nur aufgrund einer Biopsie möglich, wobei sich jedoch nur in den wenigsten Probeexzisionen, die für die WG pathognomischen histologischen Veränderungen finden ließen. Inzwischen liegen mehrere Untersuchungen vor, die sogar einen Zusammenhang mit der jeweiligen Höhe des ACPA-Titers und dem aktuellem Stadium der Erkrankung nachweisen konnten. Die Stadieneinteilung erfolgte jedoch hierbei nahezu ausschließlich nach klinischen Gesichtspunkten. Unser Interesse galt deswegen den histopathomorphologischen Veränderungen von Patienten mit WG in bezug auf den ACPA-Titer.

Wir untersuchten 8 Patienten mit histologisch gesicherter WG auf antizytoplasmatische Antikörper. Bei allen 8 Patienten manifestierte sich die WG ausschließlich im oberen und unteren Respirationstrakt; dort wurden teils multiple Biopsien entnommen und in Schnittstufen histologisch aufgearbeitet. In allen Fällen zeigten sich für die WG typische histologische Veränderungen. Der ACPA-Titer war in 7 von 8 Fällen positiv; bei einer Patientin mit einer Beteiligung der Nase, der Nasennebenhöhlen und der Lunge durch die Grunderkrankung war er negativ. Der Schweregrad der histologischen Veränderungen korrelierte in etwa mit der Höhe des jeweiligen ACPA-Titers. So fand sich bei einem Patienten mit einem Titer von 1:256 neben Granulomen in der Nasenschleimhaut auch eine Vaskulitis der kleineren Arterien und Venen in Probeexzisionen der Lunge, die mittels Bronchoskopie gewonnen werden konnten.

Aufgrund dieser Ergebnisse sind wir der Meinung, daß der ACPA-Titer eine hervorragende und wichtige Ergänzung zur Diagnosesicherung der WG darstellt. In keinem Fall sollte jedoch auf die Biopsie verzichtet werden, da gerade im Anfangsstadium der Erkrankung dieser Parameter oft negativ ist.

222. B. Wollenberg, E. Wilmes (München): Über die mögliche Bedeutung eptihelialer Zellen im Knochenmark bei Patienten mit Karzinomen des Kopf-Hals-Bereiches

Bei Patienten mit Karzinomen des Kopf-Hals-Bereiches lassen sich unter Einsatz monoklonaler Antikörper gegen Cytotkeratin-Komponenten spezifisch epitheliale Zellen innerhalb des mesenchymalen Gewebes des Knochenmarks anfärben. Wie in der Literatur bereits für andere Tumorarten beschrieben, liegt es nahe diese epithelialen Zellen als Tumorzellen zu definieren, da sie nur bei Patienten mit Karzinomen nachweisbar sind. Es muß eine Dissemination einzelner Tumorzellen aus einem epithelialen Zellverband wie dem eines Plattenepithelkarzinoms angenommen werden. Bei den Plattenepithelkarzinomen des Kopf-Hals-Bereiches läßt sich für alle Tumorstadien in unterschiedlichem Maße das Auftreten dieser Zellen zeigen. Es wird jedoch deutlich, daß mit steigender Gesamtkörper-Tumormasse die Gesamtzahl nachweisbarer Zellen pro Patient, aber auch die Gesamtzahl der Patienten zunimmt, in deren Knochenmark Zellen nachweisbar sind.

Die mögliche Bedeutung dieser epithelialen Zellen für den klinischen Verlauf einer Tumorerkrankung wird im folgenden diskutiert: Bei allen Patienten, bei denen sich mit den herkömmlichen klinischen Methoden (Skelettszintigraphie, Ultraschall, Computertomographie) solide Fernmetastasen nachweisen lassen, können auch epitheliale Zellen im Knochenmark gezeigt werden. Ein Auftreten der Tumorzellen als Zeichen einer Generalisierung der Tumorerkrankung wird somit wahrscheinlich.

Ein Jahr nach der Knochenmarksuntersuchung und abgeschlossener Therapie der Patienten konnten die klinischen Daten der bezüglich des Austretens der beschriebenen Zellen im Knochenmark positiven und negativen Patienten miteinander verglichen werden. Es ließen sich für das Oro- und Hypopharynxkarzinom zwei in Tumorlokalisation und Tumorstadium vergleichbare Gruppen bilden. Untersucht wurden die Rezidiv- und die Überlebensrate der Patienten. Es zeigte sich, daß sich die klinische Prognose eines Patienten, in dessen Knochenmark epitheliale Zellen nachweisbar sind, bezüglich der Rezidivrate und einer kürzeren Gesamtüberlebenszeit deutlich verschlechtert. Die Verkürzung der Überlebenszeit der Patienten kann durch den Nachweis der Streuung von Tumorzellen in das Knochenmark gut erklärt werden, da dieser dem Nachweis einer weiter fortgeschrittenen Tumorerkrankung entspricht.

Die Entstehung des lokalen Rezidives ließe sich zunächst durch eine lokale Mikrometastasierung zum Zeitpunkt der Operation deuten. Da sich dies als systematischer Fehler auf beide Patientengruppen erstreckt, kann die deutlich stärkere Rezidivneigung der

Patienten mit epithelialen Zellen im Knochenmark damit nicht erklärt werden. Aus der Literatur ist bekannt, daß es zu einer Rückansiedlung von Tumorzellen aus einem körpereigenen Reservoir, wie z. B. dem Knochenmark kommen kann. Diese Rückstreuung erfolgt bevorzugt an Orte lokal gestörter Resistenz, wie sie z. B. bei einer Gewebstraumatisierung im Sinne einer Operation, Bestrahlung oder bei Heilprozessen vorkommt.

Um eine etwaige Persistenz der epithelialen Zellen im Knochenmark als die Grundvoraussetzung einer etwaigen Rückansiedlung zu klären, wurden die Patienten, die vor einem Jahr noch epitheliale Zellen im Knochenmark hatten, nach einem Intervall von einem Jahr nach abgeschlossener Therapie wieder einbestellt und erneut punktiert. Die Nachuntersuchung war bei sechzehn Patienten möglich. Bei sechs der sechzehn Patienten waren nach einem Jahr noch epitheliale Zellen nachweisbar. Zwei dieser Patienten, beide mit einem supraglottischen Larynxkarzinom entwickelten innerhalb eines Jahres ein Rezidiv. Alle anderen zehn Patienten sind bislang klinisch unauffällig.

Zusammenfassend läßt sich das Auftreten dieser Zellen im Knochenmark wie im folgenden deuten: 1. Der Nachweis dieser Zellen entspricht dem Nachweis einer generellen Dissemination, wie sie auch für andere Tumorarten beschrieben ist. 2. Der Krankheitsverlauf der Patienten, die diese Zellen tragen ist prognostisch ungünstiger. 3. Inwieweit auch die Neigung zur Rezidivbildung mit der Rückansiedlung von zu einem früheren Zeitpunkt im Körper gestreuten Zellen geklärt werden kann, muß zum jetzigen Zeitpunkt diskutiert werden, kann nicht belegt werden.

223. G. Schlöndorff, J. Ammon, H. Hermes, M. Bartsch et al. (Aachen): Computerunterstützte Positionierung für das Nachladeverfahren mit Iridium-192

Die interstitielle und intrakavitäre Brachytherapie mit Iridium-192 eignet sich für die Bestrahlung umschriebener Tumore und Tumorrezidive. Die Methode hat wegen der Lage der Strahlungsquelle direkt am Tumor und wegen der geringen Reichweite der Strahlung den Vorteil hoher lokaler Dosen bei weitgehender Schonung des umgebenden nichtbetroffenen Gewebes. Bei der Brachytherapie wird eine Hohlsonde oder Hohlnadel in den gewünschten Zielbereich des Tumors plaziert. Nach radiologischer Lagekontrolle und Anschluß eines flexiblen Rohrsystems zwischen Nachladegerät und Hohlsonde verläßt das Personal den Raum. Ferngesteuert wird die Strahlenquelle in die Hohlsonde vorgeschoben.

Messungen der Dosisverteilung haben bewiesen, daß eine exakte Positionierung in vielen Fällen nicht möglich ist. Weicht die Sonde nur um einen Zentimeter vom Zeitpunkt ab, so beträgt die Dosisverschiebung über 70%. Die Vielzahl der beschriebenen Methoden ist ein Indikator der Schwierigkeiten.

Wir haben eine Methode entwickelt, die eine nachprüfbare und auf den Millimeter exakte Plazierung der Nachladesonde ermöglicht. Damit wird die Behandlungsqualität gesichert.

Methodik: 1986 wurde an der RWTH Aachen in Zusammenarbeit von HNO-Klinik und Lehrstuhl für Meßtechnik das CAS-System (Computer Assisted Surgery) entwickelt. Es dient als Lokalisaitons- und Meßsystem für NNH-, Schädelbasis- und Neurochirurgie und wurde inzwischen bei mehr als 250 Operationen angewandt. Das CAS wird seit 1989 in adaptierter Form zur exakten Plazierung der Afterloadingsonden genutzt. Dazu werden an 4 markierten Punkten des Patientenschädels kleine röntgendichte Kunststoffzylinder auf die Haut aufgeklebt. Dann wird in typischer Weise ein CT angefertigt, auf dessen Schichten die Markierungspunkte dargestellt sein müssen. Die CT-Daten werden von einem Rechner umgerechnet zur Generierung der beiden fehlenden Ebenen. Diese drei Ebenen erscheinen nebeneinander auf einem Bildschirm derart, daß die nachfolgenden Schichten wie in einer Hängeregistratur aufeinanderfolgend durch Bewegen einer elektronischen Maus sehr schnell (12 Bilder/s) aufgerufen werden können. Mit Hilfe eines elektronisch-mechanischen Meßarmes kann eine exakte Meßkorrelation zwischen den Markierungspunkten und den CT-Schichten auf dem Bildschirm hergestellt werden. Für die Afterloading-Brachy-Therapie werden gerade oder gebogene starre Hohlsonden bzw. Hohlnadeln an den Meßarm angekoppelt, deren Meßcharakteristiken im Computer gespeichert sind. Bei Einbringen einer Sonde z. B. in den Nasenrachen, erscheinen auf dem Bildschirm nacheinander in der Geschwindigkeit des Vorschiebens die CT-Schichten der durchfarbenen anatomischen Regionen. Die Spitze der Sonde ist auf dem jeweiligen Schnittbild durch ein kleines farbiges Kreuz gekennzeichnet. Darüber hinaus kann das gesamte Instrument maßstabgetreu in die drei orthogonalen Schnittbilder eingeblendet werden. Die Richtung der Bewegung, also der Bewegungsvektor, kann exakt in allen drei Ebenen dargestellt werden. Somit kann die Sonde in ihrer gesamten räumlichen Lage und Bewegung eingeordnet werden.

Die Meßgenauigkeit liegt unter einer Abweichung von 1 mm und somit unterhalb der Voxelquantisierung des CT. Dank dieser Lokalisierungsgenauigkeit bei der Sondenapplikation ist eine genaue Durchführung der geplanten Brachytherapie möglich. Dies bedeutet eine wesentliche Verbesserung der Therapiequalität.

Vor der Anwendung am Patienten wurden die Abweichungen des Systems im Meßlabor ermittelt. Die bei 80 Antastungen eines Meßkörpers ermittelten Abweichungen waren immer kleiner als 0,8 mm. Ebenso wurde die Meßgenauigkeit an einem knöchernen Schädel überprüft. Hierbei wurde eine ebenso gute Übereinstimmung gefunden.

Zwischen August 1989 und Februar 1991 wurden 10 Brachytherapien durchgeführt, bei denen die Hohlsonden CAS-gesteuert und -kontrolliert plaziert wurden. Die gewünschten Zielpunkte konnten jeweils exakt erreicht werden. Die bisherigen Anwendungen betrafen Tumoren im Nasenrachenraum und seiner Umgebung bis zur Schädelbasis, in der Kieferhöhle und der Tonsillengaumenregion. Eine Anwendung für Tumoren des neurochirurgischen Fachgebietes sowie für Tumoren im kleinen Becken bietet sich an.

224. G. Bertram, J. Lachmann, K. Siranli, H. Luckhaupt (Dortmund/Köln): Individuelle Applikatorenanfertigung für die gezielte reproduzierbare Brachytherapie im Kopf-Hals-Bereich

Trotz des Einsatzes CT-gestützter Rechnersimulationen in der perkutanen Strahlentherapie im Kopf-Hals-Bereich sind der Strahlentherapie häufig Belastungsgrenzen durch vorangegangene Radiationen oder Belastungsgrenzen hochsensibler Nachbarschaftsorgane wie Augen, Rückenmark und Hirnstamm gesetzt. Die Brachytherapie kann hier speziell im 192-Iridium-High-Dose-Therapieverfahren deutliche Verbesserungen erbringen. Im Kopf-Hals-Bereich stellen sich besondere Probleme nicht nur im Bereich natürlicher, schwer zugänglicher Körperhöhlen, wie dem Nasenrachen, sondern darüber hinaus auch nach ausgedehnten Tumorresektionen durch unregelmäßig geformte Resektionshöhlen (z. B. nach Oberkieferresektionen oder Felsenbeinteilresektionen). Die für die Brachytherapie benötigten Applikatorsonden müssen auch bei dieser Therapieform wiederholt (3–4× im Mittel) in das zu bestrahlende Areal eingebracht werden. Kann keine sicher reproduzierbare Einlage im unmittelbaren Bestrahlungsgebiet gewährleistet werden, so stellt die High-Dose-Brachytherapie eine zusätzliche Gefahr für die bereits genannten Risikoorgane des Kopf-Hals-Bereiches dar.

Aus diesem Grunde haben wir ein Abdruckverfahren für den Epipharynx entwickelt, mit dessen Hilfe auch mehrkanalige Applikatoren für die Tumortherapie individuell angefertigt und zur Planung von Boost-Therapien verwendet werden können: In Narkose wird mit einem speziellen Silikonabdruckverfahren ein erster Abdruck genommen und so vorbereitet, daß in einer zweiten Narkose mit einem feinfließenden Silikonmaterial auch teilweise sehr tiefe Exkavationen in den zu bestrahlenden Körperhöhlen bzw. operativ geschaffenen Resektionshöhlen nachgebildet werden können. An dem schließlich erhaltenen individuellen Applikator werden die Führungskatheter für die Ankopplung an das Gammamed fixiert, so daß nicht nur eine In-vitro-Dosimetrie für die Bestrahlungsplanung möglich ist, sondern auch nach späterem Einbringen in den Bestrahlungsort eine sicher reproduzierbare Brachytherapie.

Die angefertigten Applikatoren stellen sich auch im Planungs-CT gut dar, so daß softwaremäßig Weiterentwicklungen der Bestrahlungsplanung durch direkt aus der bildgebenden Diagnostik gewonnene Raumkoordinaten möglich erscheint. Ein hierauf basierendes Planungsmodell wird entwickelt.

225. Ch. Radke, V. Brust, H. Scherer (Berlin): Endosonographisch kontrollierte Applikation von Afterloading-Sonden bei der Nahfeldstrahlentherapie inoperabler Tonsillenkarzinome

Neben der perkutanen Megavoltbestrahlung und der systemischen Chemotherapie hat auch die sog. interstitielle Brachycurie-Therapie einen Platz im Therapiekonzept für inoperable oropharyngeale Karzinome gefunden. Im Wesentlichen bedient man sich dabei des sog. Afterloading-Verfahrens, für welches Geräte entwickelt worden sind, die es ermöglichen, bis zu 40 Sonden in einen Tumor einzubringen und mit Strahlenquellen zu bestücken. Der Vorteil der Nahfeldbestrahlung besteht in hoher Dosisleistung im Tumor, jedoch geringer Strahlenbelastung des umliegenden gesunden Gewebes durch steilen Dosisabfall mit zunehmendem Abstand von der Strahlenquelle. Durch die Kombination von peruktaner und Nahfeldbestrahlung kann die „Schallgrenze" von maximal 60 Gy, die durch die Strahlensensibilität von Haut und Halsmark bestimmt wird, überschritten werden, da diese Gewebe durch die Brachytherapie nicht tangiert werden.

Entscheidende Voraussetzungen für die Durchführung der interstitiellen Afterloading-Therapie sind: 1. exakte Bestimmung des Tumorvolumens; 2. kontrollierte Sondenapplikation; 3. Korrekturmöglichkeit der Sondenlage unter Sichtkontrolle.

Diese Voraussetzungen sehen wir in der bisherigen Durchführung der interstitiellen Afterloading-Therapie nicht erfüllt, denn weder mit Hilfe der üblichen röntgenbildgestützten Berechnung von Dosisverteilungen noch mittels CT-kontrollierter Sondenapplikation und Dosimetrie wird eine befriedigend genaue Darstellung der Sondenlage im Tumor und somit Abstimmung der Dosisverteilung auf die individuelle Tumorform erreicht. Auch sind Lagekorrekturen unter Zuhilfenahme der o. g. bildgebenden Verfahren nur schwer möglich. Zur Plazierung von Afterloading-Sonden unter den o. g. Bedingungen bietet sich der B-Mode-Ultraschall in der besonderen Form der intrakorporalen Sonographie an. Wir benützen hierzu das Ultraschallgerät CS 9000 der Firma Picker mit einem Curved-array-Schallkopf mit der Frequenz von 7,5 MHz. Die Einsatzmöglichkeit dieses neuen Verfahrens haben wir bei ausgedehnten Tonsillenkarzinomen erprobt. Der Schallkopf wird hierbei direkt an die Tumoroberfläche gebracht; als Vorlaufstrecke dienen uns entweder ein über den Schallkopf gezogener wassergefüllter Ballon oder destilliertes Wasser im Oropharynx, in das der Schallkopf eintaucht. Alle Tonsillenkarzinome, die wir bisher derart untersucht haben, stellen sich als flüssigkeitsreiche Gewebe im Ultraschallbild echoarm, also dunkel dar, die Tumorgrenzen waren deutlich zu erkennen. Die Sonographie als dynamisches Verfahren erlaubt die Einstellung des Tumors in beliebigen Schnittebenen, so daß die gesamte Tumorgrenzfläche umfahren und das Tumorvolumen berechnet werden kann.

Anhand dieser Angabe und des ausgedruckten Ultraschallbildes wird der Tumor mit den Applikatorsonden bestückt. Hierzu verwenden wir flexible Kunststoffschläuche, in die wir als Führungsschiene gerade oder gebogene, vorn spitze Metallmandrins einführen, welche in das Tumorgewebe eingestochen und nach erfolgter Plazierung des Schlauches wieder entfernt werden. Sowohl die Kunststoff- als auch die Metallsonden stellen sich im Ultraschallbild echoreich, also weiß dar. Die Spickung des Tumors kann sowohl von enoral als auch transkutan erfolgen.

Sind im Tumor genügend Applikatorsonden plaziert, kann der Strahlentherapeut anhand des ausgedruckten Ultraschallbildes, an dessen Rand sich eine Zentimeterskala befindet, die genaue Position der Sonden im Tumor erkennen und die Dosisverteilung unter Einbeziehung des Tumorrandes berechnen. Eventuell nötige Lagekorrekturen bei ungünstig liegenden Sonden können sofort vorgenommen werden.

Wir verwenden das Gerät Selectron der Firma Nucletron mit 19 Kanälen, als Strahlenquelle dient ein punktförmiges Iridium-192-Pellet.

Unsere Erfahrungen beschränken sich zur Zeit auf Tumoren, die noch nicht operativ oder durch Bestrahlung vorbehandelt waren. Die interstitielle Afterloading-Behandlung war hier Teil eines Therapiekonzeptes aus z. T. vorausgegangener Chemotherapie und nachfolgender perkutaner Bestrahlung.

Aufgrund der bisher geringen Erfahrungen bei kleinen Patientenzahlen und kurzem Nachbeobachtungszeitraum können wir noch keine Aussage darüber treffen, ob dieses neue Verfahren einen positiven Einfluß auf Rezidivquote und Überlebensrate sowie auf die Reduzierung der Nebenwirkungen der Strahlentherapie haben wird.

226. K.D. Schinkel, K. Jahnke, G. Fladrich, M. Busch (Essen): Ergebnisse der palliativen High-Dose-Rate-Brachytherapie mit Iridium-192 bei Tumorrezidiven des Nasopharynx

Gründe für die noch unbefriedigenden Therapieergebnisse bei Nasopharynx-Karzinomen sind späte Diagnosestellung, Schwierigkeiten der richtigen Stadieneinteilung und ein uneinheitliches Therapiekonzept. Im Klinikum Essen wurden von 1981 bis 1990 32 Patienten mit Rezidivtumoren des Nasopharynx mit 192-Iridium-High-Dose-Rate-Brachytherapie behandelt (Abb. 1). Alle Patienten waren mit den bisherigen Therapiemethoden – Operation plus externe Bestrahlung oder alleinige Feldbestrahlung, ggf. zusätzliche Chemotherapie – austherapiert. Für keinen Patienten gab es mit den bisherigen Therapien eine weitere Behandlungsperspektive. Wir verfolgen ein palliatives Konzept unter Erhalt befriedigender Lebensqualität.

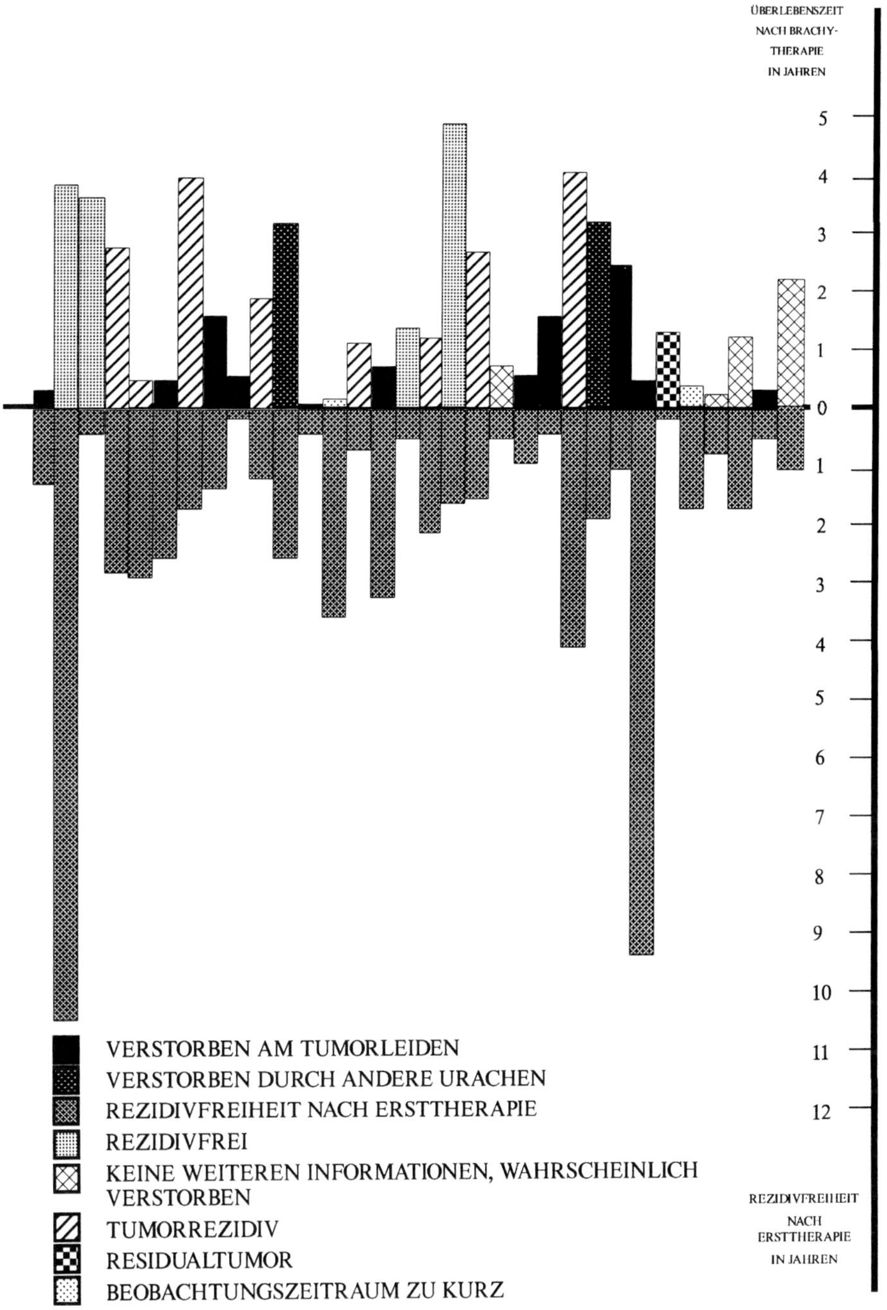

Abb. 1. Rezidivierende Nasopharynx-Karzinome. Universitäts-Klink Essen 1981 bis 1990 bei 32 Patienten

Für die Brachytherapie wurde die computergesteuerte Gammamed-Bestrahlungseinheit der Firma Sauerwein verwendet, welche mit 192-Iridium-Quellen bestückt ist. Die Strahlenquellen werden intracavitär oder interstitiell appliziert und der Sitz der Nadeln mittels konventioneller Röntgen-Verfahren kontrolliert. Der Beurteilung der Strahlenwirkung im Tumorbezirk dienten klinische Untersuchung und bei unauffälligem Befund gezielte Biopsien, in den letzten zwei Jahren routinemäßig CT- und NMR-Kontrollen. Es wurden Beispiele von korrespondierenden Schichtaufnahmen des Nasopharynx vor und nach Brachytherapie demonstriert. Schwere Nebenwirkungen traten nicht auf, wir fanden lediglich geringe Ödeme, Wundgefühl, nach hohen Dosierungen bei zwei Patienten Gaumenpartialnekrosen. An positiven Wirkungen der Strahlenbehandlung zeigten sich die Abnahme der Cephalgien, Nasenatmungsverbesserung sowie insbesondere Verbesserung der häufig gestörten Tubenlüftung.

Wir fanden 21 Plattenepithelkarzinome des Nasopharynx, 8 lymphoepitheliale Karzinome sowie drei Tumoren anderer histologischer Typen. Die Tumorstadien der Patienten zum Zeitpunkt der Erstdiagnose waren in 4 Fällen T 1, in 6 Fällen T 2, in 22 Fällen bereits fortgeschrittene Stadien T 3 oder T 4 mit lokaler LK-Absiedlung. Zum Zeitpunkt unserer Therapieübernahme fanden wir meistens weit fortgeschrittene Rezidivtumoren der Stadien T 3 und T 4. Die Rate der Teilremissionen betrug 50%; in 14 Fällen konnten Vollremissionen erzielt werden, bei nur zwei der Patienten konnte ein Ansprechen des Tumors auf die Bestrahlung nicht erreicht werden.

Die 5-Jahres-Überlebensrate betrug bei unseren Patienten stadienunabhängig 28,5%. Für die Stadien T 3/T 4 mit lokaler Lymphknotenmetastasierung errechneten wir eine 5-Jahresüberlebensrate von 27%, Stadium T 1 und Stadium T 2 33%. Die Überlebenszeiten nach Erstdiagnose und nach Brachytherapie betrugen 3,7 ± 1,95 bzw. 1,7 ± 0,95 Jahre stadienunabhängig. 5,6 ± 4,22 bzw. 2,5 ± 1,2 Jahre für Stadium T 1, 4,1 ± 1,2 bzw. 2,5 ± 1,3 Jahre für Stadium T 2, 3,25 ± 1,7 bzw. 0,9 ± 0,8 Jahre für Stadien T 3/T 4 (Mittelwerte ± SD).

Die vorgestellte Therapie ist eine Methode zur palliativen Behandlung von fortgeschrittenen Nasopharynxkarzinom-Rezidiven. Sie wird von uns auch als Boost nach externer Radiatio in Fällen von Tumoren anderer Lokalisation im HNO-Bereich angewendet, bei denen eine onkologisch ausreichende Dosis mit Feldbestrahlung wegen Vorbelastung durch eine frühere Bestrahlung nicht mehr applizierbar ist.

227. J. J. Manni, F. van den Hoogen (Nijmegen/Niederlande): Die supraomohyoidale Lymphknotenausräumung der Schnellschnittuntersuchung: Ihr Wert für das Staging des klinischen No-Plattenepithelkarzinoms der Mundhöhle

Die (modifizierte) radikale Neck dissection [(M) RND] ist das Standardverfahren bei der Behandlung zervikaler Metastasen des Plattenepithelkarzinoms der Mundhöhle. Allerdings könnte beim Fehlen von klinischen Zeichen einer zervikalen Lymphadenopathie das orale Karzinom weniger ausgedehnt als mit einer (M) RND unter Kontrolle gebracht werden. 1981 wurde eine neue Behandlungsmethode vorgestellt, welche aus der Kombination der supraomohyoidalen Neck dissection (SOND) mit einer histologischen Schnellschnittuntersuchung (SSU) der verdächtigsten oder größten jugulo-digastrischen (sofern vorhanden) und distalen jugulo-omohyoidalen (sofern vorhanden) Lymphknoten bestand. Beim Vorliegen von Metastasierungen in der SSU wurde der Eingriff um eine (M) RND en bloc mit dem Primärtumor erweitert. Ziel der Untersuchung war die Bewertung der Effektivität dieser Methode für das Staging des klinischen No-Plattenepithelkarzinoms der Mundhöhle.

Patienten und Methode: Retrospektiv wurden 57 Patienten mit einem primären Plattenepithelkarzinom der Mundhöhle und klinisch negativem Halsbefund analysiert. Sie wurden zwischen 1981 und 1988 einer SOND im Rahmen des chirurgischen Behandlungsprotokolls unterzogen. Es lagen 9 T_1-, 36 T_2-, 6 T_3- und 6 T_4-Tumoren vor (UICC, 1978). Bei 52 Patienten wurde die SOND unilateral, bei 5 Patienten mit einem medial gelegenen Tumor bilateral ausgeführt. Der kürzeste Nachuntersuchungszeitraum betrug 2 Jahre.

Ergebnisse: Die histologische SSU ergab bei 10 Patienten eine Metastasierung und führte zu einer (M) RND. In einem Schnellschnitt (SS) wurde eine Einzelmetastase außerhalb des SOND-Operationsgebietes gefunden. Bei Patienten mit metastasenfreien SSU fanden sich in 10 Fällen Metastasen an anderer Stelle im SOND-Präparat. Alle positiven Lymphknoten lagen ipsilateral zum Primärtumor. Falsche SSU-Ergebnisse gab es nicht. Von den 10 Patienten, bei denen die SOND zu einer (M) RND erweitert worden war, entwickelten 5 ein regionales Rezidiv, 1 ipsilateral, 4 contralateral.

Bei 37 Patienten mit 42 histopathologischen No-SOND-Präparaten trat in 3 Fällen ein regionales Rezidiv auf (2 ipsi-, 1 contralateral), aber alle in Anwesenheit eines lokalen Rezidivs.

Zusammenfassung: Die Ergebnisse unserer Studie unterstützen die Auffassung, daß die SOND mit SSU, wie beschrieben, eine wertvolle Methode für das Staging und Behandlung von klinischen No-Plattenepithelkarzinomen der Mundhöhle darstellt.

H. Glanz (Gießen): Haben Sie die Lymphknoten zur genaueren Lokalisation der Metastasen getrennt in den verschiedenen Gruppen (von submental bis supraomohyoidal) zur pathohistologischen Untersuchung gegeben. Wieviel Lymphknoten wurden pro Neck dissection aufgearbeitet und an welchem Ort bzw. in welchen Lymphknoten traten LK-Rezidive auf.

J. J. Manni (Schlußwort):
An den Pathologen wurden klinisch-palpatorisch suspekte Lymphome geschickt; die meisten waren der jugulo-digastrischen Region entnommen.

Hauptthema II
Chirurgie der Haut im Kopf-Hals-Bereich
Fortsetzung Teil I: Tumoren der Gesichtshaut

228. J. Feyh, A. Goetz, A. Königsberger, E. Kastenbauer (München): Photodynamische Lasertherapie bei malignen Hautgeschwülsten des Gesichtsbereiches

Bereits kleine Hauttumoren erfordern häufig eine chirurgische Intervention, die mit der Zerstörung funktionell-ästhetischer Einheiten des Gesichts einhergehen. Zwar sind diese Malignome in frühen Tumorstadien chirurgisch noch kurabel, doch rechtfertigt das plastisch und funktionell häufig unbefriedigende Ergebnis, das mit einer hohen Patientenbelastung einhergeht, den Einsatz alternativer Methoden zur Behandlung dieser Erkrankungen. Einen neuen Weg unter dieser Zielsetzung stellt die photodynamische Lasertherapie (PDT) mit Hämatoporphyrin-Derivat (HpD) dar, wie sie im Rahmen einer kontrollierten klinischen Studie seit 1988 an T_1-Gesichtsmalignomen hier angewandt wird.

Methode: An bislang 44 Patienten mit Gesichtshauttumoren wurde die primäre photodynamische Therapie durchgeführt. Die unterschiedlichen histologischen Tumortypen der behandelten Patienten sind im folgenden dargestellt.

n = 44 Patienten: Basaliome 38, Plattenepithelkarzinome 3, Carcinoma in situ 2, aktinische Keratose 1.

Hämatoporphyrin-Derivat (Photosan Fa. Seelab, Deutschland) wurde intravenös in einer Dosierung von 2 mg/kg Körpergewicht verabreicht. 48 Stunden nach Injektion des Photosensitizers wurde die integrale PDT durchgeführt. Die PDT erfolgte bei den Gesichtsmalignomen ohne Anästhesie. Die Patienten wurden nach der Injektion von HpD in tageslichtabgedunkelten Einzelzimmern der Klinik untergebracht und waren angehalten, diese während ihres stationären Aufenthaltes nicht zu verlassen. Die Patienten verweilten 5 bis 7 Tage nach der Injektion von HpD in der Klinik, mußten jedoch anschließend noch 3 Wochen das Sonnenlicht meiden. Zur integralen Bestrahlung von Tumor- und Normalgewebe wurde eine kleine optische Bank (Fa. Spindler und Heuer, Deutschland) verwendet, in die eine 600 μm Quarzglasfiber das Laserlicht (630 nm) eines Farbstofflasersystems (Fa. Meditec, Deutschland) einleitete. Der aus der Quarzfiber austretende Laserstrahl wurde in der optischen Bank durch eine Abbildungslinse auf das zu bestrahlende Gebiet entsprechend aufgeweitet und gewährleistete eine Oberflächenhomogenität von ±3% der Lichtleistung über das gesamte Areal. Die Lichtleistung bei der Therapie betrug in allen Fällen 100 mW/cm^2 bei einer Gesamtlichtdosis von 100 Joule/cm^2.

Alle Patienten wurden routinemäßig nachuntersucht und 2 Monate nach der PDT erstmals im ehemaligen Tumorareal kontrollbiopsiert, sowie bei Tumorverdacht.

Ergebnisse: Direkt nach der 17minütigen Laserlichtbestrahlung zeigten die Tumoren eine starke Extravasation und verfärbten sich in den Folgestunden livide, während im mitbestrahlten umliegenden Normalgewebe ein deutliches Erythem auftrat. Bereits 3 Tage nach der PDT bildete sich bei den epidermalen Malignomen eine schwarze Kruste selektiv im Bereich des ehemaligen Tumors. In den darauffolgenden 15 bis 24 Tagen stieß sich diese Kruste von der Haut ab und der entstandene Hautdefekt im Bereich des Tumors epithelisierte, ohne eine Narbe zu hinterlassen.

Bei 2 Patienten zeigte sich im Rahmen der Nachuntersuchung (9 und 11 Monate nach PDT) ein Rezidivtumor. Alle anderen Patienten sind über einen maximalen Beobachtungszeitraum von 32 Monaten histologisch überprüft tumorfrei. Insgesamt ergibt sich hieraus eine Heilungsrate von 95%.

Schlußfolgerung: Die photodynamische Therapie bei Gesichtsmalignomen im Tumorstadium T_1 zeigt gute kurative Ergebnisse unter Erhalt der Funktion sowie der ästhetischen Einheit der therapierten Organe. 42 von 44 Patienten mit epidermalen Malignomen unterschiedlichen histologischen Typs zeigten nach einer primären photodynamischen Therapie Tumorvollremission.

Für die weitere Validierung dieser neuen Therapieform bedarf es unbedingt standardisierter Behandlungsprotokolle und eine Einbindung des Patientengutes in prospektiv randomisierte klinische Studien. In diesem Rahmen erscheint es nicht sinnvoll, in Anbetracht der geringen Eindringtiefe des Laserlichts bei 630 nm, Tumoren mit einer Tiefenausdehnung von mehr als 7 mm zu behandeln. Nur unter diesen Bedingungen ist es realistisch, daß die photodynamische Therapie mit Hämatoporphyrin-Derivat in der Zukunft einen festen Stellenwert in der klinischen Therapie bösartiger Erkrankungen zugewiesen bekommt.

229. M. Landthaler (München): Lasertherapie von angiomatösen Veränderungen im Kopf-Hals-Bereich

Einleitung

Die Behandlung von vaskulären Fehl- und Neubildungen zählt zu den wichtigsten Indikationen für die Laseranwendung in der Dermatologie. Dabei sind Naevi flammei die einzige sog. absolute Indikation, da bislang keine vergleichbar effektive Therapie zu Verfügung stand. Aber auch bei anderen vaskulären Veränderungen im Kopf-Hals-Bereich haben sich Laser bewährt. So wurden von insgesamt 3952 Patienten, die seit 1979 an der Dermatologischen Klinik der Ludwig-Maximilians-Universität mit Lasern behandelt wurden, 2824 (71%) wegen Veränderungen im Kopf-Hals-Bereich behandelt, und bei 2508 dieser Patienten (88%) handelt es sich um vaskuläre Fehl- und Neubildungen. Insgesamt waren somit bei 63% aller Patienten die Laser wegen vaskulärer Fehl- und Neubildungen zum Einsatz gekommen (Tabelle 1 und 2).

Tabelle 1.

Gesamtzahl der seit 1979 behandelten Patienten	n = 3952
Veränderungen im Kopf-Hals-Bereich	n = 2824
Vaskuläre Läsionen im Kopf-Hals-Bereich	n = 2506

Tabelle 2. Vaskuläre Fehl- und Neubildungen im Kopf-Hals-Bereich, die mit Lasern behandelt wurden

N. flammeus	1002
Teleangiektasien	761
N. aranei	333
Angiome	286
M. Pringle	43
M. Osler	17
Lymphangiome	3
Diss. Kaposi-Sarkom	21
Sonstige	40
Insgesamt	2506

Angewandte Laser

Zur Behandlung standen Argon-, Neodym: YAG- und CO_2-Laser zur Verfügung, die sich hinsichtlich der biophysikalischen Grundlagen deutlich unterscheiden.

Das blaue und grüne Licht des Argon-Lasers (λ 488 und 515 nm) wird relativ stark vom Hämoglobin und Melanin absorbiert. Dieser Laser eignet sich deshalb besonders zur Behandlung von oberflächlichen vaskulären und pigmentierten Veränderungen. Bei relativ kurzen Expositionszeiten bis zu 0,3 s beträgt die Koagulationstiefe allerdings nur 1 mm. Nur längere Expositionszeiten, die eine Kühlung der Hautoberfläche erfordern, ermöglichen auch eine Koagulation bis zu einer Tiefe von etwa 2–3 mm.

Die infrarote Strahlung des Neodym: YAG-Lasers (λ 1060 nm) dringt relativ tief in die Haut ein. Dieser Laser eignet sich deshalb zur tiefen Koagulation von vaskulären Veränderungen bis zu einer Tiefe von etwa 5 mm.

Die Strahlung des CO_2-Lasers (λ 1 600 nm) wird sehr stark im Gewebe absorbiert, und es werden extrem hohe Leistungsdichten erreicht. Mit einem fokusierten Strahl ist es möglich, Gewebe zu schneiden, mit einem defokussierten Strahl, die Veränderung abzutragen.

Klinische Anwendungen

Naevi flammei. Internationaler Standard einer Argon-Laser-Therapie von Naevi flammei sind etwa 60–70% gute Ergebnisse bei erwachsenen Patienten. Die besten Resultate sind bei über 18jährigen Patienten mit roten und lividroten Feuermalen im Kopf-Hals-Bereich zu erzielen (Abb. 1 und 2). Es muß aber darauf hingewiesen werden, daß bei ausgedehnten Feuermalen auch im Kopf-Hals-Bereich keine gleichmäßige Aufhellung erzielt werden kann. Die Erfolgsaussichten einer Argon-Laser-Therapie bei Kindern und Jugendlichen

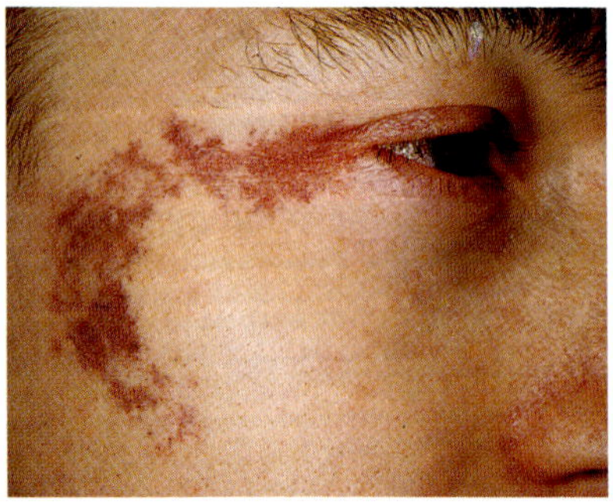

Abb. 1

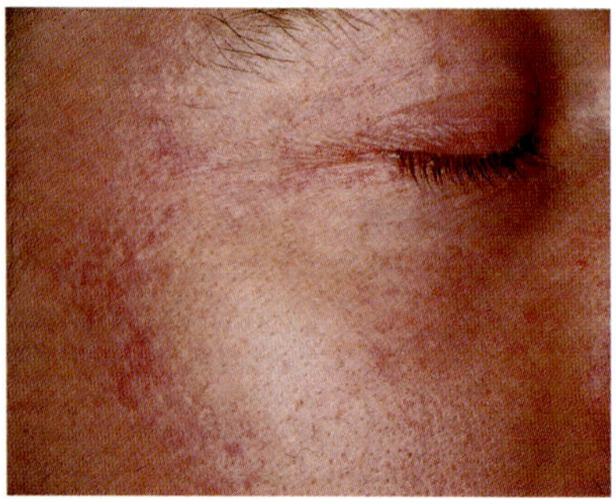

Abb. 2

Abb. 1. Feuermal bei einem 25jährigen Patienten vor Lasertherapie

Abb. 2. Ergebnisse von 6 Behanldungen mit dem Argonlaser

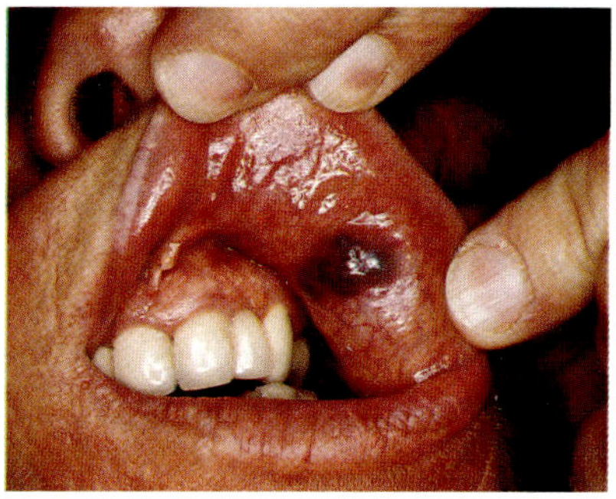

Abb. 3. Kleines venöses Angiom an der Mundschleimhaut

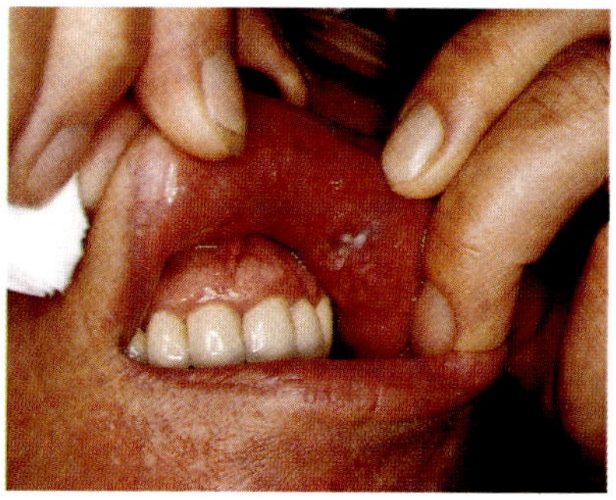

Abb. 4. Deutlicher Schrumpfungseffekt unmittelbar nach Koagulation mit dem Nd : YAG-laser

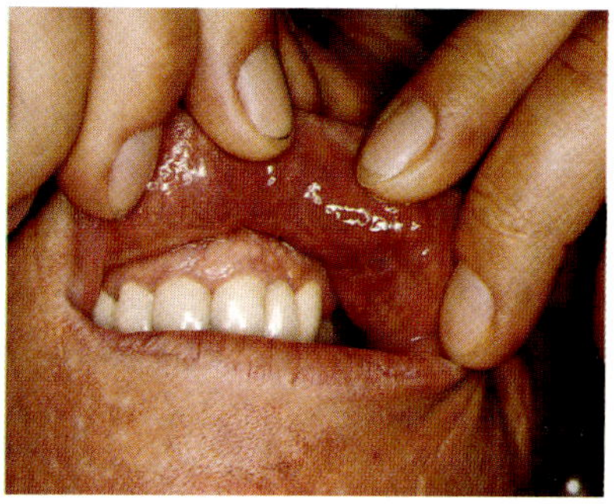

Abb. 5. Komplikationslose Abheilung nach 4 Wochen

sind relativ schlecht, so daß wir derzeit in dieser Altersgruppe die Therapie nicht vornehmen. Die häufigsten Nebenwirkungen der Argon-Laser-Therapie von Feuermalen sind Hyper- und seltener Hypopigmentierungen. Bei etwa 1% der Patienten ist mit hypertrophen Narben zu rechnen, bei etwa 7% mit eingesunkenen Narben, die sich allerdings im Laufe der Zeit dem Hautniveau angleichen.

Die Anwendung von gepulsten Farbstofflasern mit einer Wellenlänge von 577 nm hat die Behandlungsmöglichkeiten von Kindern und Jugendlichen und auch die Behandlungsmöglichkeiten für rosafarbene Feuermale deutlich bereichert. Allerdings sind die klinischen Erfahrungen derzeit noch relativ begrenzt.

Teleangiektasien und Spider-Naevi. Diese im Laufe des Lebens auftretenden Gefäßneubildungen lassen sich problemlos mit dem Argon-Laser entfernen. Bei sachgerechter Anwendung sind Komplikation außerordentlich selten, und im Vergleich zu herkömmlichen Therapieverfahren bietet der Argon-Laser deutliche Vorteile. Zu nennen ist vor allem die Schonung des umgebenden gesunden Gewebes, die schnell durchzuführende Therapie und das berührungslose Arbeiten.

Sog. senile Lippenangiome (Venous Lakes). Sie können sowohl mit dem Argon-Laser als auch dem Neodym:YAG-Laser koaguliert werden.

Kleinere kavernöse Angiome und venöse Angiome. Sie lassen sich in Lokal- bzw. Oberflächenanästhesie mit dem Neodym : YAG-Laser koagulieren. Oft ist schon nach wenigen Behandlungen eine deutliche Regression zu beobachten. Da die Behandlungen ohne Blutung durchzuführen sind und vor allem an der Mundschleimhaut Wundheilungsstörungen nicht beobachtet wurden, ist die Laserkoagulation ein einfaches und schnell durchzuführendes Behandlungsverfahren. Allerdings ist nur bei kleinen und mittelgroßen Angiomen ein Therapieerfolg zu erzielen (Abb. 3 bis Abb. 5).

Angiofibrome im Rahmen eines Morbus Pringle. Diese kosmetisch störenden Veränderungen lassen sich problemlos mit dem Argon-Laser koagulieren oder dem CO_2-Laser vaporisieren. Gegenüber der Dermabrasion, die bislang als Therapie der Wahl galt, hat die Lasertherapie mehrere Vorteile. So können die Behandlungen meist ambulant durchgeführt werden, postoperative Verbandswechsel entfallen, es besteht kein Infektionsrisiko und das gesunde Gewebe kann exakt geschont werden. Erfahrungsgemäß kommt es im Laufe von 6–12 Monaten zu Rezidiven der Angiofibrome, die ohne weiteres wieder mit Lasern behandelt werden können. Bei ausgedehnten Angiofibromen in dicht-disseminierter Anordnung hat es sich bewährt, als Ersttherapie eine Dermabrasion durchzuführen und Rezidive mit Lasern zu behandeln.

Sonstige vaskuläre Veränderungen. Auch bei Patienten mit Morbus Osler lassen sich die ektatischen Gefäße gut mit dem Argon- oder mit dem Nd : YAG-Laser koagulieren. Aufgrund der relativ dicken Gefäße sind aber immer mehrere Behandlungen notwendig und eine vollständige Rückbildung ist oft nicht erreichbar.

Bei Lymphangiomen der Zunge konnte mit dem Neodym : YAG-Laser bei drei Patienten eine gewisse Rückbildung erreicht werden. Insgesamt waren die Ergebnisse aber relativ unbefriedigend.

Bei einzelnen AIDS-Patienten mit disseminiertem Kaposie-Sarkom konnten stigmatisierende initiale Veränderungen des DKS mit dem Argon- bzw. mit dem Neodym : YAG-Laser koaguliert werden. Auch wenn mit dieser Methode keine Verbesserung der Prognose der Patienten möglich ist, konnte doch die Lebensqualität mit dieser einfach durchzuführenden Behandlung verbessert werden.

Diskussion

Unsere Erfahrungen an 2506 Patienten zeigen eindrucksvoll, daß Laser die Behandlung von vaskulären

Fehl- und Neubildungen im Kopf-Hals-Bereich deutlich bereichert haben, wobei die einzelnen Laser unterschiedliche Indikationen haben. Bei 86,7% unserer Patienten kam der Argon-Laser zum Einsatz, bei 11,5% der Neodym: YAG-Laser und nur bei 1,8% der CO_2-Laser. Bei richtiger Indikationsstellung und Behandlungstechnik ist die Lasertherapie ein modernes Therapieverfahren, das wenige Komplikationen aufweist und das zum Wohle der Patienten eingesetzt werden kann. Allerdings dürfen die Erwartungen bei Ärzten und Patienten nicht zu hoch gesteckt werden, da Laser das Unmögliche nicht möglich machen können.

Zusammenfassung

Von 3952 Patienten, die an der Dermatologischen Klinik der Ludwig-Maximilians-Universität seit 1979 mit Argon-, CO_2- und Nd: YAG-Lasern behandelt worden waren, wurden die Laser bei 2508 (63%) zur Therapie von Gefäßfehl- und Neubildungen eingesetzt. Die wichtigste Indikation zum Einsatz des Argon-Lasers sind Naevi flammei. Mit diesem Laser konnte bei 60–70% der erwachsenen Patienten ein gutes Ergebnis erreicht werden. Weiterhin sprachen Teleangiektasien, Naevi aranei, kleine kapilläre Angiome, Morbus Osler und Angiofibrome bei Morbus Pringle gut auf die Argon-Lasertherapie an. Aufgrund seiner tiefen Koagulationswirkung kam der Nd: YAG-Laser überwiegend bei Behandlung von Angiomen zum Einsatz.

Die Erfahrungen bei 2506 Patienten belegen eindrucksvoll, daß die Behandlungsmöglichkeiten vaskulärer Fehl- und Neubildungen im Kopf-Hals-Bereich durch Laser erweitert wurden.

230. O. Staindl (Salzburg): Operative Therapie der Säuglingshämangiome

Die plano-tuberösen und tubero-nodösen Säuglingshämangiome zählen zu den kapillären Angiomen.

Sie kommen bei 2–3% der Säuglinge vor und sind zunächst durch rötliche, weiche Knötchen oder unscharf begrenzte Flecken charakterisiert. Meist setzt zwischen der 2. und 5. Lebenswoche ein sehr rasches Wachstum hellrötlicher weicher Tumormassen ein. Etwa ab dem 15. Lebensmonat zeigen die Geschwülste Wachstumsstillstand und allmähliche Rückbildungstendenz. Die Rückbildung von 10% der Tumormasse pro Lebensjahr kann als Faustregel angenommen werden und ist in etwa 95% der Geschwülste zu erwarten. Daraus ergibt sich als oberstes Therapieprinzip, zunächst eine abwartende Haltung einzunehmen. Eine therapeutische Intervention ist lediglich in solchen Fällen indiziert, bei denen eine Rückbildung nicht eintritt oder Koplikationen zu erwarten sind. Komplikationen können lokaler aber auch systemischer Natur sein. Zu den Komplikationen lokaler Natur zählen Blutungen, Exulzerationen (Abb. 1) und Entwicklungshemmungen beim Sitz des Angioms an vitalen Organen: so können Lidhämangiome zur Amblyopie führen, Angiome an der Nase oder Oberlippe zu Entwicklungsstörungen, Angiome des Halses zur Atembehinderung und solche der Mundhöhle zur Beeinträchtigung der Nahrungsaufnahme. Zu den Komplikationen systemischer Natur zählt das Kasabach-Merritt-Syndrom, darüber hinaus kardiale Dekompensation bei Riesenhämangiomen mit haemodynamischer Herzinsuffizienz, sowie gastrointestinale Blutungen mit potentiell lebensbedrohlichem Verlauf.

Alle bisher genannter Faktoren stellen somit eine absolute Indikation zur Therapie dar. Diese besteht sowohl in konservativen als auch in operativen Maß-

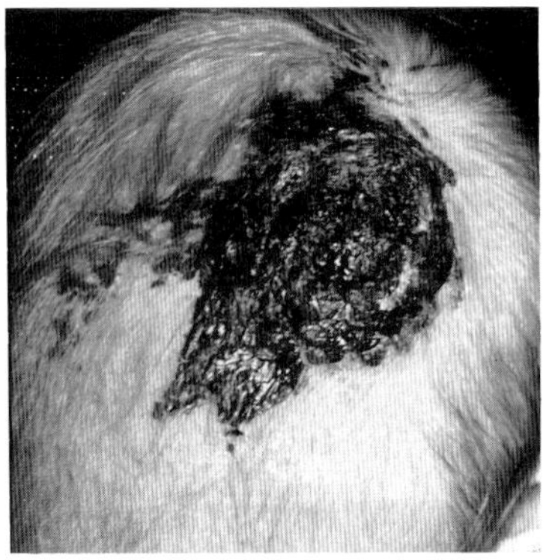

Abb. 1

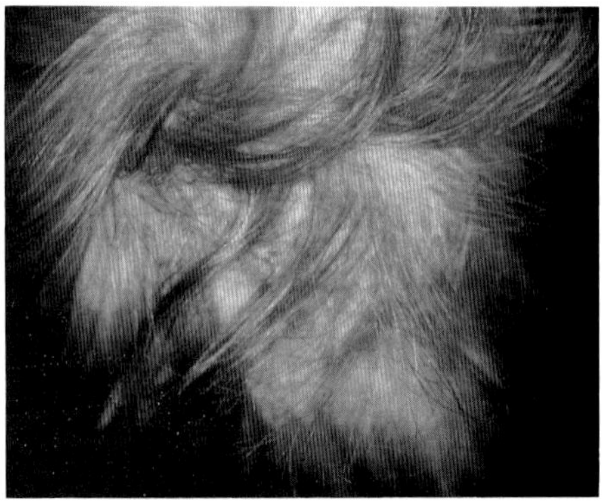

Abb. 2

Abb. 1. Exulceriertes Säuglingshämatom des Schädeldaches präoperativ

Abb. 2. Postoperativer Zustand nach 4maliger Magnesiumimplantation nahmen. Die konservative Therapie soll hier nicht weiter erörtert werden. In der operativen Therapie hat sich eine über 90 Jahre alte Methode bewährt, der in den letzten Jahren wieder verstärkt Aufmerksamkeit zugewandt wird:

Die Magnesiumspickungsbehandlung: 1893 hat Nicoladoni erstmals ein Hämangiom durch Magnesiumspickung therapeutisiert. Die erste Veröffentlichung erfolgte durch Payr 1900. Diese Therapiemaßnahme ist lange Zeit in Vergessenheit geraten und wurde zu Beginn der 80er Jahre von Wilflingseder und Mitarbeitern wieder erfolgreich zur Anwendung gebracht. An unserer Abteilung überblicken wir derzeit 14 Fälle aus den letzten 4 Jahren.

Material und Methode: Zur Implantation wird 99,8%iges Magnesium verwendet (Goodfellow Metals Ltd. Cambridge Science Park, Milton Road, Cambridge CB 4 4 DJ, England). Nach Sterilisation des Metalls werden ca. 1,5 bis 2 cm lange Drahtstücke in 10%ige Essigsäure für einige Sekunden eingelegt. Nach Spülung werden die Metallstücke entweder direkt oder über dicke Hautnadeln als Troikar in das Angiom implantiert. Abhängig von der Größe der Geschwulste werden pro Sitzung zwischen 15 und 50 cm Magnesiumdraht eingepflanzt. Stärker blutende Einstichstellen werden mit zarten Nähten vernäht. Um eine Blutung in der Tiefe zu vermeiden, wird Fibrinkleber (1 bis 2 ml) in den Tumor injiziert. Die Patienten können am ersten postoperativen Tag nach Hause entlassen werden. Die Kontrolle erfolgt alle 2 bis 3 Monate.

Die Wirksamkeit der Behandlung beruht darauf, daß chemisch nahezu reines Magnesium unter Freisetzung von Wasserstoffionen oxydiert, die eine Fibrose induzieren. Etwa 2 Wochen nach der Implantation beginnt die Resorption der Magnesiumdrähte, die in Abhängigkeit von ihrer Dicke nach 8 bis 12 Wochen abgeschlossen ist. Die das Hämangiom umgebenden Gewebsstrukturen wie Muskulatur, Nerven, etc. werden nicht irritiert, der Magnesiumspiegel im Blut hält sich in Normgrenzen (Abb. 2). Der Eingriff ist beliebig wiederholbar, die Therapie kann nach der angestrebten Involution des Angioms als beendet betrachtet oder durch einen abschließenden operativen Eingriff mit der Exstirpation des Restangioms komplettiert werden. Als Behandlungsdauer sind in Abhängigkeit von der Tumorgröße etwa 1,5 bis 2 Jahre zu erwarten.

H. Jung (Koblenz): Die Ergebnisse der Behandlung der Säuglingshämangiome mit der Magnesiumspickung erscheinen beachtlich. Wurden auch Versuche mit Fibrinkleberinjektionen durchgeführt?

K. Burian (Wien): Ist der therapeutische Erfolg der Magnesiumtherapie bei cavenösen und kapillären Hämangiomen gleichwertig? Ist es sinnvoll diese Therapie bei Hämangiofibromen einzusetzen? Ergeben sich aus der morophologischen Struktur nicht größere Unterschiede im Therapieerfolg?

W. Gubisch (Stuttgart): Wir verwenden Magnesiumspickungen in Stuttgart seit über 10 Jahren, und müssen dabei feststellen, daß eine Involution nur bei einem kleineren Teil der Hämangiome eintritt, meist kommt es lediglich zu einem Wachstumsstillstand und einer Fibrosierung mit besseren Voraussetzung für eine operative Behandlung.

O. Staindl (Schlußwort):
Zu Herrn Jung: Die Ergebnisse der Behandlung der Hämangiome mit Fibrinkleber alleiner haben keine ausreichend guten Ergebnisse gebracht, sie sind nicht mit dem der Magnesiumspickung vergleichbar.

Zu Herrn Burian: Die Ergebnisse sind bei rein angiomatösen Tumoren besser als bei Angiofibromen. Dies liegt wohl daran, daß das implantierte Magnesium nur im Kontakt mit Blut vollständig oxydiert.

Zu Herrn Gubisch: Auch bei unseren Patienten kam es nicht immer zur vollständigen Involution der Angiome, allerdings liegt die Rate der Rückbildung weit über 80%. Allerdings wird gelegentlich eine „Rückbildung" dadurch vorgetäuscht, daß der Gesichtsschädel wächst und die Blutfülle der Tumore abnimmt, so daß die Größenverhältnisse verschoben werden.

Teil II: Die alternde Gesichtshaut

231. E. Haas (Karlsruhe): Facelifting – eine ärztliche Aufgabe? *

Der enorme Anstieg der menschlichen Lebenserwartung innerhalb des letzten Jahrhunderts erklärt die Tatsache, daß auch die psychologischen Probleme des Altwerdens eine neue Dimension erreicht haben. Die Diskrepanz zwischen noch erhaltener Vitalität und Aussehen wird von vielen Menschen als echtes Handicap empfunden und ist nicht selten auch der Ausgangspunkt tiefgreifender seelischer Konflikte. Der plastische Chirurg muß diesen Tatsachen Rechnung tragen, darf dabei aber auf eine sorgfältig abwägende Anzeigestellung nicht verzichten. Zur sittlichen Vertretbarkeit einer kosmetischen Operation muß zumindest eine relative medizinische Indikation gefordert werden, die in der Überwindung psychischer Hemmungen oder in der Entfaltung einer in ihrem Selbstwertgefühl eingeschränkten Gesamtpersönlichkeit bestehen kann. Auch soziale und wirtschaftliche Gesichtspunkte dürfen in diesem Zusammenhang berücksichtigt werden. Vor allem aber ist eine vertretbare Relation bezüglich des Eingriffs und seiner Gefahren erforderlich, um dem Korrekturwunsch des Patienten stattzugeben. Nur die Berücksichtigung dieser Richtlinien bietet die Gewähr, daß Operationen wie das Facelifting Bestandteil echter ärztlicher Tätigkeit bleiben und nicht auf das Niveau kosmetischen Kurpfuschertums absinken.

Um das Facelifting zu einer Hilfe im ärztlichen Sinne werden zu lassen, müssen seitens des Patienten gewisse psychologische Voraussetzungen erfüllt sein. Aber auch in der Person des Operateurs können Ansätze für eine ethisch nicht vertretbare Indikationsstellung begründet sein, insofern nämlich, als der plastische Chirurg sich davor hüten muß, Alterserscheinungen des Gesichts stärker zu bewerten als der Patient selbst, und nicht berechtigt ist, seine persönlichen ästhetischen Vorstellungen an dem Patienten zu verwirklichen.

* Erscheint ausführlich in Oto-Rhino-Laryngologia Nova

232. C. Walter (Heiden): Gesichtshautstraffung – Gesamtkonzept und Technik

Manuskript nicht eingegangen.

233. F. Nagel (Pforzheim): Blepharoplastik und Augenbrauenlifting

Manuskript nicht eingegangen.

234. R. Münker (Stuttgart): Adjuvante Behandlungsmethoden (Fettabsaugung, Kollageninjektion, Dermabrasio, chemisches Peeling) – Eine kritische Betrachtung zu Technik und Ergebnis

Manuskript nicht eingegangen.

Mittelohr II

235. E. Steinbach (Reutlingen): Zur Einlage eines Tubenimplantates bei Belüftungsstörungen des Mittelohres

Ist es möglich, die gestörte Funktion der Ohrtrompete durch Einlage eines Tubenimplantates zu verbessern?

Wäre der Luftaustausch über die Tuba Eustachii bei allen Menschen regelrecht, so würden wir wahrscheinlich nur in Ausnahmefällen eine seröse Mittelohrentzündung beobachten, ganz selten einen Adhäsivprozeß, eine Paukenfibrose, eine Schleimhauteiterung oder ein Cholesteatom.

Die Idee, in die Ohrtrompete ein speziell geformtes Röhrchen einzulegen, ist in den 50iger Jahren von Beck in Freiburg entwickelt worden. Zöllner berichtete, daß er bei 5% seiner an einer chronischen Mittelohrentzündung erkrankten Patienten (in 40 Fällen) mit erschwerter Tubendurchgängigkeit ein Röhrchen eingelegt hatte und bei 33 einen Erfolg feststellen konnte. Auch Wullstein hatte die Einlage von Kunststoffröhrchen versucht, seinerzeit jedoch keine günstigen Resultate erzielen können.

An der Tübinger HNO-Klinik wurden während der 70iger Jahre bei erschwerter Tubendurchgängigkeit Teflon- oder Polyethylenröhrchen in die Tube geschoben, gelegentlich auch Teilstücke von Ureterenkathetern. Die Ergebnisse waren in der Mehrzahl der Fälle unbefriedigend. Die Implantate wurden bis zu 6 Monate belassen. Nach ihrer Entfernung bestand zunächst eine gute Mittelohrbelüftung, die jedoch schon wenige Wochen später nicht mehr gegeben war, offenbar infolge erneuter Granulation am Tubeneingang oder innerhalb der Tube selber.

Da an der Tübinger Klinik seit 1974 erfolgreich mit goldenen Paukenröhrchen gearbeitet wurde, lag es nahe, Tubenimplantate aus Feingold herzustellen (Abb. 1). Zunächst wurden Röhrchen mit einem Innendurchmesser von 1,5 mm eingesetzt, in der Annahme, daß die Lichtung offenbliebe. Tatsächlich zeigte es sich jedoch, daß das Lumen durch eingeflossenes Sekret rasch verlegt wurde, somit das Röhrchen seine Funktion nicht erfüllen konnte.

Nach vielfältigen weiteren Versuchen mit unterschiedlichen Formen wird seit 1986 ein rinnenförmiger Tubendraht mit einem Durchmesser von 0,6 mm eingelegt. Der Draht weist an beiden Enden einen Knopf auf, zum Pharynx ähnlich einer Knopfsonde, zum Mittelohr hin eine verbreiterte knopfartige Goldplatte, die das Abgleiten des Implantates in den Pharynx verhindert. Das Implantat besteht aus Feingold und weist eine Länge von 3,5 cm auf. Da Feingold eine außerordentlich weiche Beschaffenheit aufweist, läßt sich der Draht im Gegensatz zu den Kunststoffimplantaten ohne größere Schwierigkeiten in die Tube einschieben. Erfolgt der Eingriff in Lokalanästhesie, so empfiehlt sich eine zusätzliche Anästhesie zur Tubenschleimhaut mit 1%iger Pantocainlösung.

Die Verlaufsbeobachtungen zeigen, daß das Implantat auf Feingold gut toleriert wird. Die Patienten geben praktisch keine Beschwerden an. Liegt der Draht anfänglich fest und unbeweglich in der Ohrtrompete, so wird nach mehrmonatigem Verbleiben eine geringe Gleitbewegung des Implantates beim Valsalva'schen Versuch beobachtet. Offenbar hat die entzündungsberuhigende Wirkung des Feingoldes eine Abschwellung der Schleimhaut und damit eine Weiterstellung der Tubenlichtung bewirkt.

Insgesamt sind 117 Patienten mit einem Tubenimplantat aus Feingold behandelt worden, 30 von ihnen konnte nachuntersucht und ihr Hörvermögen geprüft werden (Abb. 2). Bei keinem der 30 Patienten wurde trotz der langen, teilweise mehrjährigen Verweildauer des Tubendrahtes eine Abstoßungsreaktion, eine Mittelohrentzündung oder eine Reaktion am Trommelfell beobachtet.

Aufgrund der erreichten Langzeitergebnisse ist folgendes festzustellen: 1. Der Tubendraht aus Feingold

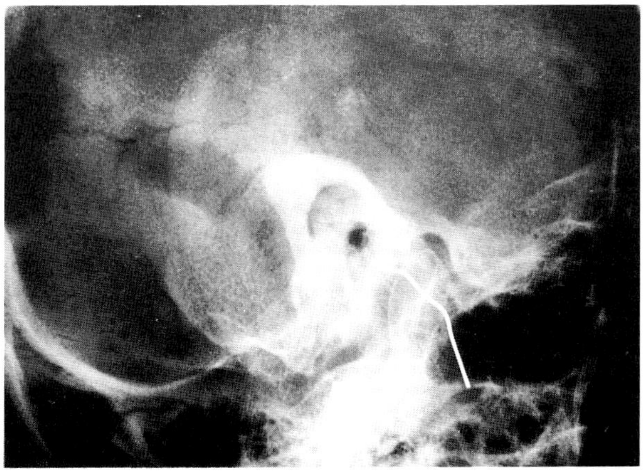

Abb. 1. Der eingelegte Tubengolddraht weist zwei Abknickungen auf als mögliche Ursache der klinisch festgestellten Mittelohrbelüftungsstörung

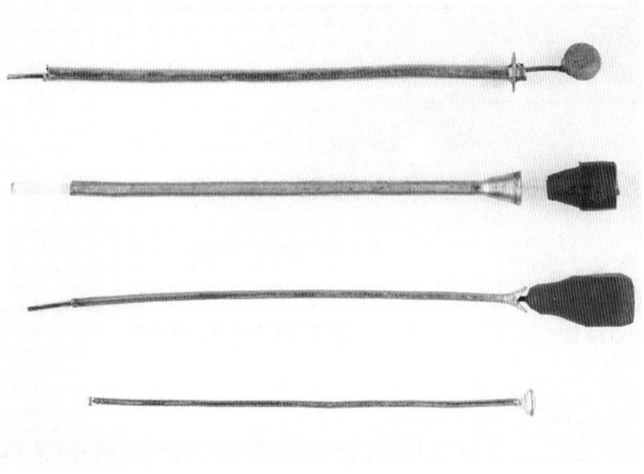

Abb. 2. Die an der Tübinger HNO-Klinik getesteten Tubenimplantate. Bewährt hat sich der im Bild untenliegende Goldtubendraht

wird gut vertragen, 2. In mehr als zwei Dritteln der Fälle konnte eine zufriedenstellende Paukenbelüftung erreicht werden, 3. Es wurde ein geringer aber deutlicher Höranstieg im Mittel um 10 dB erzielt.

H. P. Zenner (Tübingen): Was passiert, wenn das Implantat herausgenommen wird? Entstehen Narben oder Stenosen?

K. Jahnke (Essen): Wegen der hervorragenden Verträglichkeit des Golddrahtes belassen wird ihn möglichst permanent. Wann entfernen Sie ihn und wann nicht?

R. Steinert (Oldenburg): Unter welchen Aspekten legen Sie das Tubenimplantat ein? Falls Sie es auch bei Tympanoplastik anwenden – gibt es Heilungsstörungen im Mittelohr?

J. Heermann (Essen): Eine Erweiterung der knöchernen Tube mit unserer konisch-oralen Stahlsonde brachte uns dankbare Ergebnisse, ebenso die Erweiterung von Strukturen in der knorpeligen Tube mit einem durch Stahldraht armierten Epiduralkatheter. Die Ergebnisse bei belassenen Prothesen in der Tube über Monate waren enttäuschend. Haben Sie Materialermüdungen beobachtet, da sich die Tube bewegt? Konnten Sie die Prothesen vollständig entfernen?

G. Münker (Ludwigshafen): Bei der sog. Tubentamponade nach Zöllner/Beck wurden Silikonschläuche vom Paukenkeller durch die Tube und durch die Nase geführt. Mit einer kleinen Spritze wurde durch die Röhrchen Luft ins Mittelohr insuffliert. Diese Röhrchen blieben möglichst lange liegen, wurden aber von den Patienten nicht gut toleriert. Ich habe in diesem Jahr das Röhrchen bei einem Patienten entfernt, das bei ihm im Januar 1968, also vor 23 Jahren eingesetzt worden war. Während dieser Zeit hat der Patient täglich Luft in sein Ohr insuffliert. Bei heute ist die Pauke lufthaltig geblieben!

Mich wundert die hohe Zahl Ihrer Patienten. Als Indikation geben Sie „Tubenstörung" an. Das Problem ist die Indikationsstellung. Wie indizieren Sie die Notwendigkeit eines Röhrchens? Die Undurchgängigkeit mit einer Sonde sagt nicht unbedingt, daß die Tube auch nicht durchgängig ist. Sie selbst haben ein Bild von einer gewundenen Tube gezeigt; es gibt auch Blindsäcke. Außerdem braucht Ihr Implantat ja Platz und wird die enge Tube weiter verengen. Wenn das Ziel eine Erweiterung der Tube ist, könnte ich mir vorstellen, daß nach Entfernung des Implantates eine weite Tube resultiert. Eine offene Tube ist aber auch eine „Funktionsstörung". Das Problem für jede Art von Therapie bei „Tubenfunktionsstörungen" ist die Aussagefähigkeit einer Funktionsprüfung.

E. Steinbach (Schlußwort):
Bei Stenosen der Tuba Eustachii werden Goldprothesen seit 1985 eingesetzt. Die im Vortrag genannte Zahl von 117 Implantaten erscheint mir nicht hoch. An der Tübinger Klinik wurden zum damaligen Zeitpunkt ca. 2000 Ohren pro Jahr operativ behandelt, also wurden in weniger als 1% der Erkrankungsfälle derartige Implantate gelegt.

Die Indikationsstellung ergibt sich aus dem Befund am Mittelohr (Paukenfibrose oder Adhäsivprozeß) und aus der Tatsache, daß die Tube nur deutlich erschwert mit der Silbersonde oder in Ausnahmefällen mit der Heermannsonde sondiert werden kann. Die Sonde kann dauerhaft belassen bleiben, sie verursacht keine Beschwerden oder subjektiv unangenehme Symptome. Sie wird also nur gelegentlich wieder entfernt. Die kombinierte Behandlung bestehend aus Einsetzen eines Tubendrahtes wurde nur in Einzelfällen durchgeführt.

In der größeren Zahl der Erkrankungsfälle blieb die Tubenlichtung nach Entfernung des Golddrahtes offen. Eine Materialermüdung wurde nicht beobachtet.

236. K.-B. Hüttenbrink (Münster): Zur Gefahr des Perilymphlecks im Ligamentum anulare bei Präparationen am mobilen Steigbügel

Manipulationen am Steigbügel im Rahmen einer Tympanoplastik, z. B. die Entfernung von festhaftender Cholesteatommatrix, führen aufgrund der elastischen Aufhängung im Ligamentum anulare nicht zu einem hydraulischen Innenohrtrauma. Gefahr droht jedoch bei ekzessiven Verlagerungen der Fußplatte durch einen Einriß des Ligamentum anulare mit Eröffnung des Innenohres. Es wurde daher in Felsenbeinexperimenten die Widerstandsfähigkeit des Ligamentum anulare und das Auftreten von Perilymphfisteln bei definierten Manipulationen am Steigbügel untersucht. Erleichtert wurde die Entdeckung auch kleinster Lecks, indem ein Überdruck in den methylenblaugefüllten Innenohrräumen erzeugt wurde (s. Abb. 1). Bei zunehmender Verlagerung des Stapesköpfchens war nie ein Durchsickern von Flüssigkeit durch das Ringband festzustellen. Erst beim Einriß der Haltefasern entleerte sich schwallartig die Innenohrflüssigkeit. Bei dieser maximalen Auslenkung weist das Ringband neben elastischen auch Fließeigenschaften auf. Kurz vor dem Riß wanderte das Stapesköpfchen trotz nicht weiter erhöhter seitlicher Belastung weiter aus, bis nach

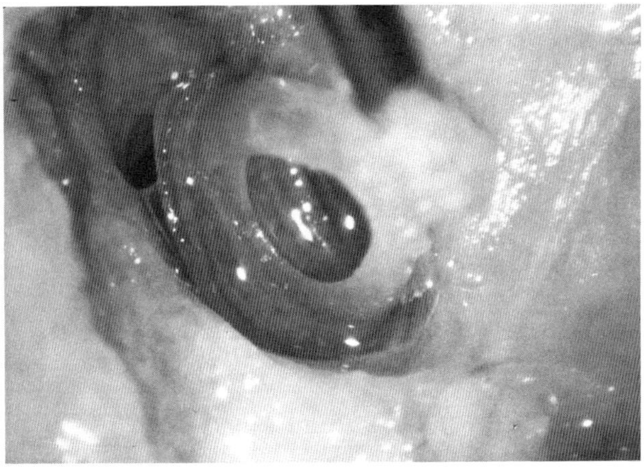

Abb. 1. Methylenblaugefärbte Perilymphflüssigkeit ist durch ein im Innenohr erzeugten Überdruck aus dem zerrissenen Ligamentum anulare bei der Steigbügelluxation ausgetreten

wenigen Sekunden das Ringband riß. In dieser Phase „floß" der Steigbügel praktisch weg, der seitliche Druck auf das Köpfchen sank sogar. Wahrscheinlich reißen in dieser Phase nacheinander die kollagenen Haltefasern, während das Innenperiost des Vestibulums noch intakt bleibt, bis es als letzte Barriere auch einreißt. Bei normalen Ringbandverhältnissen sind Perilymphfisteln somit erst bei komplettem Einriß der Haltefasern zu erwarten. Die Versuche mit den verschiedenen Präparationsrichtungen am Steigbügel zeigten, daß eine Präparation von hinten, im Verlauf der Sehne des M. stapedius, am vorteilhaftesten ist. Zwar erhöht die Sehne nicht die Festigkeit des Ringbandes, sie stabilisiert jedoch den schwankenden Steigbügel etwas gegen die drückende Nadel. Aufgrund der Hebelwirkungen sollte ein Eintauchen der Fußplatte durch zu starken Druck von oben vermieden werden. Denn bei einer Präparationsrichtung von hinten kann sich die Fußplatte gegen den bandartigen Rahmen des ovalen Fensters abstützen; erst wesentlich höhere Kräfte führen dann zum Riß der Ringbandfaser. Bei Crurarudimenten kann eine Krafteinwirkung aufgrund der wesentlich geringeren Stabilität der Fußplatte zu Querfrakturen führen, noch bevor das Ringband einreißt. Diese veränderten Hebelbedingungen sollte der Operateur bedenken, wenn er die granulationsgefüllte ovale Nische freipräpariert.

P. Federspil (Homburg): Sie sind nicht eindeutig auf die mögliche Problematik des Tonus der Stapediussehne in vivo eingegangen. Könnten Sie sichere Daten liefern, die dafür sprechen, daß das experimentelle Modell die Situation in vivo genau wiedergibt?

R.G. Matschke (Recklinghausen): Können Sie ergänzende Angaben zum Verhalten des Ringbandes bei Tympanosklerose machen? Wir wissen ja, daß insbesondere nach langdauernder Präparation bei schwerer Tympanosklerose am häufigsten postop. Labyrinthiden auftreten, die bis zum Verlust des Innenohres nach erfolgreicher Tympanoplastik führen.

C. Hommerich (Göttingen): Innenohrschäden nach Einriß des Ringbandes sind sicher nur zum Teil auf ein passageres Perilymph-Leck zurückzuführen. Histologisch sind auch teilweise Verwachsungen des Ringbandes mit dem Ligamentum spirale beschrieben. Mit ihrer Methode müßte man einmal nachsehen, ob es hier zu Einrissen bei starker Kippbewegung des Steigbügels kommt.

J. Tebbe (Essen): Durch Resektion der Attikwand und Eröffnen des Kuppelraumes oder des Antrums mit dem scharfen Meißel, also ohne Bohrer, beobachten wir keine resultierenden Innenohrschäden.

K. B. Hüttenbrink (Schlußwort):
Zur Tympanosklerose: Wir hatten nur normale Felsenbeine. Ohnehin ist das Problem der Perilymph-Fistel bei der Tympanosklerose nicht so dringend, da hier das Mittelohr als klinisch stabil angesehen wird und eine bewährte Operationstechnik die Stapesplastik mit Pistouprothese ist.

Zur Sehne des M.stapedius: Die Kraft des lebenden M. stapedius ist selbst bei max. Kontraktion zu gering, um den Stapes festzuhalten gegen eine Luxation (Riß des Ringelbandes).

237. H. Leitner, H.W. Pau, J. Hartwein (Hamburg): Bohrer-Berührung des Trommelfells bei Ohroperationen – Möglichkeit der Innenohrschädigung?

1972 veröffentliche Helms exakte Messungen zur Innenohrbelastung bei versehentlicher Berührung der Gehörknöchelchenkette mit dem laufenden Bohrer. Er konnte zeigen, daß die Auslenkungen der Fußplatte unter diesen Bedingungen um 10er Potenzen höher liegen als bei physiologischer Beanspruchung, nämlich entsprechend einer Lärmbelastung von 130–160 dB. Damit waren diese Werte potentiell innenohrschädigend.

Uns interessierte die Frage, wie es sich verhält, wenn mit dem laufenden Bohrer versehentlich das Trommelfell berührt wird, in das ja der Hammergriff eingewoben ist. Solche Berührungen bei intaktem Trommelfell sind z. B. bei Exostosenabtragungen oder bei der Mißbildungschirurgie möglich.

Dazu untersuchten wir an 10 frischen Felsenbeinpräparaten bei Bohrerkontakt am Trommelfell die Kraftübertragung auf die Fußplatte mit einer piezoelektrischen Sonde. Diese bis 7 bar linear arbeitende Sonde reagiert mit einer Anstiegszeit von 2 µs ausreichend schnell. Die Sonde wurde auf einen Mikromanipulator montiert, mit dessen Hilfe sie exakt auf die vom Labyrinth her freigelegte Fußplatte des frischen Felsenbeinpräparates plaziert werden konnte. Der vor-

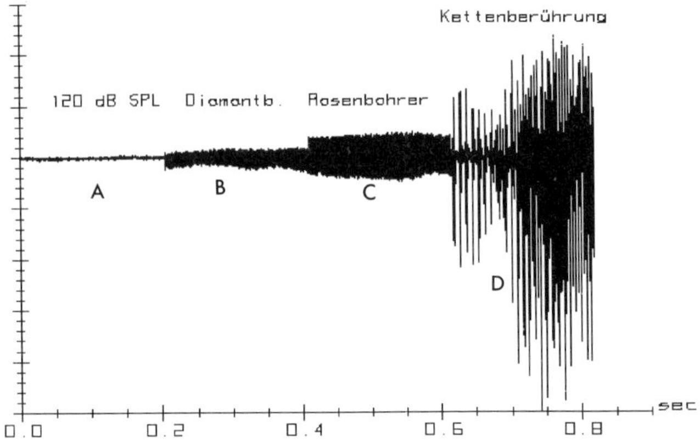

Abb. 1. Kraftübertragung auf die Fußplatte. *A* bei 120 dB Schalldruckpegel im Gehörgang (Breitbandrauschen), *B* bei Berührung des Trommelfelles mit dem Diamantbohrer, *C* bei Berührung des Trommelfelles mit dem Rosenbohrer, *D* bei Berührung der Gehörknöchelchenkette mit dem Rosenbohrer

dere Abschnitt, insbesondere Gehörgang, Trommelfell und Kette des Präparates, waren unberührt, so daß dort entsprechende Manipulationen vorgenommen werden konnten. Um die entsprechenden Kräfte an der Fußplatte vergleichen zu können, wurde als „Leerwert" ein Breitbandrauschen von exakt 120 dB SPL über eine Silikonschlauch in den Gehörgang appliziert. Die Kurve der Kraftübertragung auf die Fußplatte zeigt Abb. 1. Anschließend erfolgt eine Bohrerberührung des Trommelfells mit einem 3 mm Diamantbohrer mit ca. 20000 U/min und die Registrierung der Kraftübertragung auf die Fußplatte. Die Spitzen der Kurve liegen ca. viermal höher als beim Breitbandrauschen, entsprechend über 130 dB im Gehörgang. Bei Verwendung ein 3 mm Rosenbohrers entsprechen die Werte an der Fußplatte ca. 140 dB SPL. Bei Berührung eines ausgelösten tympanomeatalen Lappens mit dem laufenden Rosenbohrer ist die Kraftübertragung minimal. Verwendet man dazu einen Rosenbohrer, so entspricht die Kraftübertragung bereits zwischen 130 und 140 dB SPL. Beim Bohren an der hinteren Gehörgangswand mit dem Diamantbohrer wurden Werte von ca. 130 dB ermittelt, bei Verwendung eines Rosenbohrers solchen von ca. 140 dB SPL. Eine Berührung der Kette schließlich führte zu Werten in ähnlicher Größenordnung, wie von Helms angegeben: mit dem Diamantbohrer über 140 dB und mit dem Rosenbohrer über 150 dB.

Zwar sind die Schalldruckpegel bei Trommelfellberührung nicht so hoch wie bei direkter Kettenberührung, insbesondere wenn ein Diamantbohrer verwendet wird. Immerhin erreichen sie mit dem Rosenbohrer jedoch größenordnungsmäßig 140 dB. Für diese grobe Abschätzung mußten wir eine lineare Überträgerfunktion des Mittelohres annehmen, wie sie in Wirklichkeit nicht gegeben ist. Es handelt sich also bei den angenommenen Gehörgangsschalldurckpegeln lediglich um orientierende Werte. Wesentlich für die Beurteilung einer möglichen Schädigung ist auch die Frequenzverteilung der der Fußplatte aufgezwungenen Schwingungen. Dazu wurde die Frequenzverteilung bei Kettenkontakt mit dem Diamanten bzw. dem Rosenbohrer mit dem bei Trommelfellkontakt verglichen. Beim Diamanten waren im Gegensatz zum Kettenkontakt bei Trommelfellberührung eigentlich nur niedrige Frequenzen registrierbar, beim Rosenbohrer hingegen auch hohe Frequenzen. Insgesamt läßt sich feststellen, daß bei Bohrerkontakt des Trommelfells durchaus Schwingungen auf die Fußplatte übertragen werden, wie sie eindeutig gehörschädigendem Lärm im Gehörgang entsprechen können. Prinzipiell ist also eine Innenohrschädigung nicht auszuschließen.

H.P. Zenner (Tübingen): Ich habe mehrere Patienten gesehen, die anderenorts wegen Exostosen operiert wurden und danach ertaubten, offenkundig durch Bohrerberührungen des Trommelfells. Darunter war ein Fall mit beidseitiger Ertaubung. Bohrerberührungen des Trommelfells sollten daher unbedingt vermieden werden.

238. K. Hörmann, S. Schröder (Kaiserslautern): Biokompatibilität von Polysulfon-Kohlenstoff-Prothesen – auto- und homologe Gehörknöchelchen

Bei 114 Patienten konnten die Ergebnisse der hörverbessernden Tympanoplastik im Rahmen einer Nachuntersuchung kontrolliert werden. Die Rekonstruktion war bei 55 Patienten mit homo- oder autologen Gehörknöchelchen (51 Interponate, 4 Columellae) und bei 59 Patienten mit Polysulfon-Kohlenstoff-Prothesen (35 PORP, 24 TORP) durchgeführt worden.

Nach Rekonstruktion mit Gehörknöchelchen gab es keine Probleme der Verträglichkeit und Stabilität. Lediglich in einem Fall fanden wir eine umgekippte Columella. Nach Rekonstruktion mit Kohlenstoffprothesen fanden wir eine ungenügende Materialverträglichkeit in 18,7% (10,2% Extrusionen, 5,1% Protrusionen, 3,4% umgekippte Prothesen) der Fälle. Der als Schalleitungskomponente bis 30 dB definierte Hörerfolg konnte mit Gehörknöchelchen in 72,72% (74,5% bei Interponaten, 50,0% bei Columellae) und mit Kohlenstoffprothesen in 52% (65,71% bei PORP, 33,0% bei TORP) der Fälle erreicht werden.

Sowohl die Materialverträglichkeit als auch den Hörerfolg betreffend sind Gehörknöchelchen, bei einer hohen statistischen Signifikanz, den untersuchten Polysulfon-Kohlenstoff-Prothesen überlegen. Als Interponat scheinen die Gehörknöchelchen gut geeignet. Für die totale Rekonstruktion der Gehörknöchelchenkette muß jedoch weiter nach Alternativen gesucht werden.

Diskussion zu Vortrag 238 und 239

J. Tebbe (Essen): Die Verwendung der Knorpelcolumella hat sich in den vergangenen Jahren als zuverlässige Alternative erwiesen. Bezüglich der Gewebeverträglichkeit als auch der Langzeitergebnisse und des resultierenden Hörvermögens sind unsere Ergebnisse außerordentlich ermutigend.

K. Jahnke (Essen): Anfang der 80er Jahre hatten wir alle damals in Deutschland verfügbaren, für die rekonstruktive Mittelohrchirurgie infragekommenden Kohlenstoffe tierexperimentell untersucht, auch das von Ihnen eingesetzte Material. Die Ergebnisse wurden 1984 auf der Jahrestagung in Bad Reichenhall dargestellt. Sie zeigten, daß diese Marterialien für die Rekonstruktion der Gehörknöchelchenkette völlig ungeeignet waren, und zwar (1) wegen der sehr geringen Benetzbarkeit, sie werden nicht wie Gehörknöchelchen oder Biokeramiken von Schleimhaut überwachsen; (2) wegen der Größenordnung der Poren und einzelner Partikel, die herausgelöst werden und ein chronisches Fremdkörpergranulom erzeugen; (3) wegen der ungünstigen intraoperativen Bearbeitbarkeit. Nur bioinerte Glaskohlenstoffe können im Mittelohr, nämlich als Paukenröhrchen, eingesetzt werden. Aufgrund der tierexperimentellen Ergebnisse waren die von Ihnen erzielten sehr schlechten klinischen Ergebnisse, die auch von anderer Seite bestätigt wurden, vorhersehbar.

K. Hörmann (Schlußwort):
Zu Herrn Tebbe: Kein Einwand gegen die Knorpelcolumella. Wie generell in der plastischen Chirurgie sollten auch in der Chirurgie körpereigene Materialien verwendet werden.

Zu Herrn Jahnke: Die von uns verwendeten Polysulfon-Kohlenstoff-Prothesen unterscheiden sich von den von Ihnen Anfang der 80er Jahre beschriebenen Kohlenstoffen. Gleichfalls darf ich Sie darauf hinweisen, daß die klinische Serie 1986 abgeschlossen wurde.

239. F. Bernecker, K. Hörmann, K. Donath (Kaiserslautern/Hamburg): Tierexperimentelle Untersuchung zur Biokompatibilität von Feinkorngraphit als alloplastischer Gehörknöchelchenersatz

Für den alloplastischen Ersatz bei Defekten der Gehörknöchelchenkette ist das ideale Material noch nicht gefunden. In der hier dargestellten Untersuchung fanden reine Graphitmonoblöcke mit einer Mikroporosität von 9 Vol% (Fa. Schunk und Ebe, Gießen) als Implantate in Mittelohr, Unterkiefer und subcutan im Bereich der Ohrmuschel bei 18 ausgewachsenen Meerschweinchen Verwendung. So sollte der Einfluß von Implantationsort wie auch Mobilität bzw. Stabilität des Implantates im Lagergewebe untersucht werden. Bei den Kontrolltieren unterblieb die Implantatapplikation. Die Tragzeiten betrugen 10, 28, 56, 112 und 224 Tage. Die histologische Aufarbeitung erfolgte mit der entkalkungsfreien Kunststoffeinbettungs-, Säge-Dünnschlifftechnik nach Donath mit anschließender Toluidinblaufärbung.

Bei Meerschweinchen wurden 2 Arten von Reaktionen auf das Material beobachtet: In stabilem, unbelastetem Knochenkontakt eine teilweise Einscheidung, durch neugebildetes Knochengewebe – in mobilem, belastetem Weichgewebskontakt eine bindegewebige Einscheidung mit zellulärer Resorption. Der Feinkorngraphit genügt aufgrund der in beweglichem Kontakt entstehenden gelenkartigen, bindegewebigen Umhüllung den Anforderungen an ein Gehörknöchelcheninterponat. Allerdings scheint das Material ein Fremdkörper für den Wirtsorganismus zu bleiben. Eine Biointegration fehlt. Die mangelnde Biostabilität gefährdet den operativen Langzeiterfolg der Gehörknöchelchenrekonstruktion.

240. J. Mertens, R. Kränzlein (Kiel): Früh- und Spätergebnisse nach Radikalhöhlenverödung mit körpereigenem Material

Operationsmethode: Über einen retroauriculären Hautschnitt wurde ein Gewebeblock aus Cavumknorpel und subkutanem, mastoidal gelegenem Weichteilgewebe (bei Versorgung alter Radikalhöhlen retroaurikuläres Narben- und Bindegewebe, bei frischen Operationshöhlen Muskulatur) entnommen. Nach Entnahme des Gewebeblockes wurden Weichteilgewebe, Knorpel und Perichondrium voneinander getrennt. Der Epithelsack wurde bei den alten Radikalhöhlen in toto aus der Mastoidhöhle gelöst, unter Resektion überschüssiger Hautanteile gestrafft, und die Epithelschnittstelle zur Verhinderung späteren Einrollens mit Perichondrium unterfütteret. Der Cavumknorpel wurde hinter den Hautsack plaziert. Knorpel und Epithel bilden so gemeinsam den Gehörgangsersatz. Bei Obliteration frischer Operationshöhlen wurde Temporalisfaszie anstelle des Epithels als Gehörgangsabschluß eingebracht. Die abgetrennte Warzenfortsatzhöhle wurde nun mit dem Weichteilgewebe obliteriert.

74 der 90 nach dieser Technik operierten Ohren waren alte Radikalhöhlen, in 16 Fällen mußte aus unterschiedlichen Gründen eine einzeitige Obliteration frisch angelegter Operationshöhlen vorgenommen werden. Bei der Frühkontrolle nach Obliteration von 74 alten Operationshöhlen fanden wir eine reizlose Ausheilung in 74,3%, Anfangsprobleme boten 25,6%. Nach Obliteration von 16 frischen Operationshöhlen wurde lediglich in einem Fall eine eitrige Entzündung beobachtet. 65 der 74 operierten Patienten mit obliterierten alten Operationshöhlen konnten nach einem Jahr oder später kontrolliert werden: In 87,7% waren die Ohren völlig reizlos. In 7,7% boten sich verödungsunabhängige Pflegeprobleme. Auf die Obliteration zurückzuführende Komplikationen fanden wir lediglich in 4,6%. Auch nach einzeitiger Obliteration frisch angelegter Operationshöhlen waren die Ohren in 87,5% reizlos ausgeheilt.

Unterschiedlich waren hingegen die Obliterationserfolge. Bei den alten Höhlen, bei denen vollständige Verödungen durchgeführt wurden, fanden wir in 91,1% ein gutes Resultat (= gar keine oder nur sehr geringe Resorptionen des Obliterationsmaterials). Lediglich in 8,9% waren durch Teilresorption von Obliterationsmaterial unterschiedlich große Resthöhlen entstanden. 9 nur teilverödete große Höhlen boten insgesamt einen guten Obliterationserfolg. Der Verödungserfolg nach Obliteration frischer Operationshöhlen ließ hingegen zu wünschen übrig. In allen Fällen war eine vollständige Obliteration der Warzenfortsatzhöhle durchgeführt worden. Ein gutes Resultat konnte nur in 18,7% bescheinigt werden. In 81,3%, war es zu erheblichen Resorptionen des eingebrachten Materials mit Entstehung mehr oder weniger großer Resthöhlen gekommen. In 7 dieser Fälle hatte sich das Material sogar vollständig resorbiert.

Schlußfolgerungen: Eine Obliteration frisch angelegter Operationshöhlen mit autologem Material halten wir für wenig sinnvoll, da es trotz guter Ausheilung zu einer weitgehenden Resorption des Materials kommt. Zur Obliteration alter Operationshöhlen ist hingegen die vorgestellte Methode mit freien, autologen Transplantaten sehr gut geeignet, da bei guter Ausheilung der Ohren die geschaffenen Verhältnisse dauerhaft bestehen bleiben.

H. P. Zenner (Tübingen): Eigene Nachuntersuchungen bei Verödung des Mastoids mit Bindegewebe und Knorpel zeigten nach 10 Jahren eine Retraktion des Knorpels mit neuer Höhle. Bei Verödnung mit inertem Material (z. B. Keramik) und Wiederaufbau der Gehörgangswand mit Knorpel hingegen blieb die Gehörgangswand dort, wo ich sie hingesetzt hatte.

J. Heermann (Essen): Bei Ihren Verödungstechniken vermisse ich die Resektion der Mastoidspitze. Eine Schädigung des N. facialis haben wir dabei nie erlebt. Muskel und Faszie brachten schlechte Ergebnisse. Bei Verwendung eines composite Transplantates aus der Concha mit Perichondiummatte und palisadenförmig inzidiertem anhaftendem Knorpel sahen wir seit 25 Jahren die besten Früh- und Spätergebnisse.

W. Elies (Bielefeld): Residual-Cholesteatome nach Verödung mastoidaler Höhlen? Gibt es aszendierende Infekte des Mittelohres bei Golddrahteinlage in die Tube?

J. Mertens (Schlußwort):
Frühresultate waren die Ergebnisse bis 3 Wochen postop..Spätresultate frühestens 1 Jahr bis 8 Jahre postop. Ausgewertet wurden die letzten Ergebnisse.

Die Wegnahme der Mastroidspitze ist eine akzeptable Möglichkeit zur RH-Verödung. Leider können hierbei auch unübersichtliche Retraktionstaschen entstehen, da das hereinrutschende Material die Höhle nicht immer gleichmäßig ausfüllt.

Bei uns hat sich der Einsatz von Knorpelplatten bewährt, da offensichtlich bei Einsatz von Narbengewebe hinter dem Knorpel die Verhältnisse wie angelegt verbleiben. Bei Verwendung von Mukulatur hingegen stimme ich zu. Das Material resorbiert sich vollständig, und es kommt zu Verschiebungen und Resorption des Knorpels.

Das Problem Rezidiv- oder Restcholesteatom ist nur bei frischen Höhlen aktuell. In den von uns verödeten frischen OP-Höhlen handelt es sich jedoch nur in wenigen Fällen um operierte Cholesteatome, sondern um durch die hintere Gg-Wand durchgebrochene Mastoditiden und maligne Otitis externa bei unkooperativen Patienten von psychiatr. Landeskrankenhäusern. In den wenigen Fällen, wo bei Cholesteatom eine einseitige Verödung durchgeführt war – Kinder, bei denen nicht zu erwarten war, daß sie bei der Pflege mitmachen – wurde selbstverständlich eine Second-look-OP durchgeführt.

241. R. Shahab, A. Berghaus (Berlin): Die Obliteration des Warzenfortsatzes zur Verkürzung der Wundheilung nach frühkindlicher Mastoidektomie – ein methodischer Vergleich

Nach Mastoidektomie liegen ungünstige Wundverhältnisse vor, wobei sich die Wundhöhle unter Bildung von Granulationsgewebe sekundär verschließen muß. Wird nur mit Drainage nachbehandelt, kann der Heilungsprozeß mehrere Wochen in Anspruch nehmen und ist in dieser Zeit leicht Heilungsstörungen ausge-

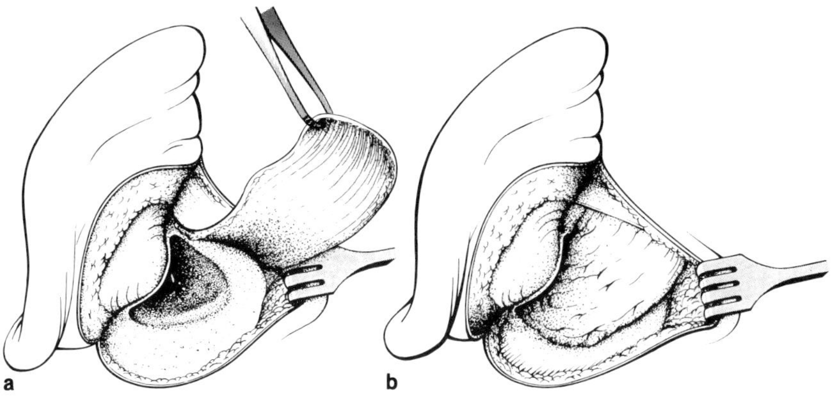

Abb. 1. a Der für die Obliteration der Mastoidektomiehöhle umschnittene Guilford-Lappen ist gehoben. **b** Verödung der Mastoidektomiehöhle durch Einschlagen des Bindegewebsmuskellappens

setzt. In der HNO-Klinik des Krankenhauses Berlin-Weißensee wurde deshalb die Verödung der Mastoidektomiehöhle mit einem Guilford-Lappen bevorzugt (Abb. 1a, b). Die mit der Verödungstechnik bei 147 Mastoidektomien erzielten Resultate wurden nach 121 Mastoidektomien ohne Obliterationstechnik aus der HNO-Klinik des Krankenhauses Berlin-Buch gegenübergestellt. Das Patientengut betraf Kinder im Alter zwischen ein und vier Jahren; beide Kollektive unterschieden sich statistisch nicht.

Die Nachuntersuchung zeigte, daß mit Obliterationstechnik operierte Kinder durchschnittlich sechs bis sieben Tage früher entlassen werden konnten. Die Varianz für die postoperative, stationäre Nachbehandlungszeit betrug bei unilateralen Mastoidektomien mit Obliterationstechnik 12,9 Tage gegenüber 74,2 Tagen bei nichtobliterativer Technik. Dies deutet auf zuverlässigere und stabilere Resultate bei der Verwendung des Guilford-Lappens hin. Im gleichen Sinne ist zu deuten, daß die Anzahl der postoperativen Verbandswechsel bei Obliterationsverfahren durchschnittlich 5,8, beim nicht obliterativen Verfahren dagegen 15,3 betrug (unilaterale Mastoidektomien).

Besonders auffällig ist, daß Wundheilungsstörungen (länger anhaltende Sekretion, Sekretverhaltungen, Nahtdehiszenzen, Nekrosen, Wundinfektion) bei Verwendung des Obliterationslappens signifikant seltener auftraten als bei der Vergleichstechnik (2,7% : 27%).

Demnach ist die Verödungstechnik geeignet, die Nachbehandlung nach kindlicher Mastoidektomie zu verkürzen und zu vereinfachen. Ergänzend wird mitgeteilt, daß sich diese vorteilhaften Ergebnisse nicht auf Mastoidektomien in Erwachsenenalter übertragen lassen, wo die Verwendung des gleichen Lappens nicht in vergleichbarem Maße zur Verkürzung der postoperativen Wundheilungsphase beiträgt.

H. Rudert (Kiel): Die Frage der Nachbehandlung nach Mastoidektomie ist sicher diskussionswürdig. Ich würde mich nur scheuen, eine operierte Operationshöhle, die ja einem Empyem entspricht, mit einem Weichgewebelappen zu veröden. Eine operierte eitrige Mastoidhöhle sollte man drainieren. Vielleicht kann man die postoperative Zeit verkürzen, indem man die Tamponade, deren Entfernung ca. 12 Tage dauert, durch eine Silikonlasche ersetzt, die dann nach wenigen Tagen nach Sistieren der Sekretion entfernt werden kann.

D. Plester (Tübingen): Sie vergleichen nicht 2 unterschiedliche Operationstechniken, sondern die Verweildauer in 2 verschiedenen Kliniken.

R. Nowak (Rostock): Liegen Ergebnisse von Erregertestungen und Antibiogramme vor? Wie sind die Ergebnisse bei den differierenden Operationsgruppen? Wurde bei der Obliterationstechnik ein Antibiotikum in die Operationshöhle eingebracht?

R. Shahab (Schlußwort):
Zur Frage der großen Zahl der ausgewerteten Mastoidektomien: Die große Zahl der ausgewerteten Mastoidektomien hängt mit der mangelhaften Antibiotikaversorgung in der ehemaligen DDR zusammen und wahrscheinlich damit, daß Kinder mit einem Jahr fast ausschließlich in Kinderkrippen untergebracht wurden. In diesen Einrichtungen bestand ein hohes Infektionsrisiko.

Zur Frage der Vergleichbarkeit beider Kliniken: Andere Operationen z. B. Septumplastiken und Tonsillektomien werden in beiden Kliniken am 7. postop. Tag entlassen. Es scheint daher unwahrscheinlich, daß bei der postop. Nachbehandlungsdauer der Mastoidektomie Faktoren eine Rolle spielen, die nicht mit den konkreten Krankheitsfällen in Zusammenhang stehen. Beide Kliniken sind außerdem bezüglich ihrer Profilierung, ihrer Trägerschaft und ihrer Bettenkapazität ähnlich.

Zur Frage ob nicht eine Drainage der Mastoidhöhle durch ein Silikonröhrchen oder eine Gummilasche sinnvoller wäre: Unabhängig von der ausreichenden Drainage, bleibt das Problem bestehen, daß sich die Wundhöhle über die Bildung von Granulationsgewebe sekundär verschließen muß. Durch die Obliteration wird dieser Prozeß wesentlich abgekürzt bzw. völlig vermieden.

Zur Frage ob eine Keimbestimmung in den Op-Höhlen durchgeführt wurde nach der antibiotischen Abschmierung: Eine Keimbestimmung wurde nicht durchgeführt. In beiden Kliniken wurden die Kinder postop. antibiotisch abgeschirmt; in Berlin-Buch im Durchschnitt länger.

242. W. Elies (Bielefeld): Erfahrungen mit Gyrasehemmern in Gehörgangstamponaden nach mikrootochirurgischen Eingriffen

Nach mikrootochirurgischen Eingriffen im Mittelohr und Mastoid werden äußerer Gehörgang und mastoidale Höhle für einen Zeitraum von 5–21 Tagen austamponiert. Als Tamponadenmaterial wird fast ausschließlich Marbagelan verwendet. Lediglich bei einer kurzfristigen Gehörgangstamponade bei unverletztem Trommelfell kann eine Gazestreifen verwendet werden. Die Durchtränkung der Tamponade mit einem Antibiotikum zur Vermeidung einer bakteriellen Infektion ist zwingend. Bislang wurde hierzu fast ausschließlich Roli-Tetracyclin (Reverin®) verwendet. Da die häufigsten Erregen bakterieller Infektionen des Mittelohres und des äußeren Gehörganges Pseudomonas aerug., Proteus, Streptokokken, Staphylokokken und E. coli sind, ist die Verwendung eines entsprechend wirksamen Antibiotikums wünschenswert. Zusätzlich sollten die fehlende Ototoxizität, eine fehlende Gewebetoxizität, eine antibiotische Aktivität bei Körpertemperatur von mehr als 21 Tagen sowie die ausreichende Freisetzung des Antibiotikums aus der Trägersubstanz gefordert werden. Diese Voraussetzungen werden allein durch die Gyrasehemmer der dritten Generation, jedoch nicht durch die Desinfizienten, Farbstoffe, Aminoglykosidantibiotika oder Cephalosporine erfüllt. Wir haben bei 250 Patienten die Tamponade mit Ofloxacin oder Ciprofloxacin getränkt, als auch Gazestreifen mit einem Cortison-Ciproba-Gel auf Methylzellulosebasis getränkt. Bei 50 Patienten mit kurzzeitig liegender Tamponade (6 Tage) zeigte sich keine Infektion. Bei 200 Patienten mit länger liegender Tamponade (21 Tage) kam es bei 10 Patienten zu einer Verflüssigung der Tamponade. Auflichtmikroskopisch zeigte sich hier keine klinisch relevante Infektion. Die nichtinfizierten entnommenen Tamponaden zeigten sich in der mikrobiologischen Untersuchung steril. Die durchschnittliche Konzentration des Antibiotikums lag bei 6 µg/g Tamponadenfeuchtgewicht. Engmaschige postoperative audiometrische und neurootologische Kontrollen zeigten keinen Hinweis auf ototoxische Effekte. Allergische Reaktionen der Haut auf chinolonhaltige Tamponaden waren nicht nachweisbar.

Die modernen Gyrasehemmer der 3. Generation (Ofloxacin, Ciprofloxacin) erfüllen in idealer Weise die spezifischotologischen Forderungen an ein Antibiotikum zur lokalen Applikation im Bereich von äußerem Gehörgang und Mittelohr.

243. S. Jovanovic, A. Berghaus, U. Schönfeld, H. Scherer (Berlin): Bedeutung experimentell gewonnener Daten für den klinischen Einsatz verschiedener Laser in der Stapeschirurgie

Gegenüber den instrumentellen Manipulationen am Steigbügel bietet der Laserstrahl zahlreiche Vorteile. Er ist exakt steuer- und dosierbar, und man kann mit ihm berührungslos arbeiten. In der Stapeschirurgie werden bislang 2 Lasertypen erfolgreich eingesetzt:

1. Die im blau-grünen Bereich liegenden Argon- (488 nm und 514 nm) und der KTP 532-Laser (532 nm) und
2. der im Infrarotbereich arbeitende CO_2-Laser (10600 nm).

Der CO_2-Laser weist eine hohe Absorption in Wasser bzw. Perilymphe auf mit daraus resultierender geringer Eindringtiefe der Strahlung im Gewebe von nur 0,001 cm. Damit ist der CO_2-Laser prädestiniert für den Einsatz in der Mittelohrchirurgie. Der Argon- und KTP-Laser dagegen können sich in Wasser (Perilymphe) ungehindert ausbreiten und weisen hohe Absorption in durchblutetem Gewebe und pigmentierten Zellen auf. Damit gefährden sie Innenohrstrukturen (Corti-Organ, Stria vascularis u. a.) und scheinen für den Einsatz in der Stapeschirurgie ungeeignet und gefährlich. Lesinski (1989) warnte deshalb vor der Anwendung dieser Laser in der Stapeschirurgie. Temperaturmessungen am Modell haben gezeigt, daß Argon-Laser-Strahlung, auf das offene Vestibulum gerichtet, zu dramatischen Temperaturerhöhungen führte. Hingegen fand Lesinski (1989) beim Einsatz des CO_2-Lasers nur eine geringfügige Temperaturerhöhung von 0,3 bis 0,5 °C im Vestibulum in einer Entfernung von 2 mm von der Fußplatte. Unsere eigenen Untersuchungen haben seine Ergebnisse bestätigt.

An präparierten menschlichen Felsenbeinen wurden experimentell für den CO_2-Laser die effektiven Laser-Energie-Parameter für die Stapedotomie ermittelt. Die Ergebnisse dieser Untersuchungen und die von Lesinski 1989 gewonnenen Daten stellen die Basis für unseren klinischen Einsatz des CO_2-Lasers dar.

Wir verwenden den Opmilas-CO_2-Laser der Fa. Zeiss. Der Laserstrahl wird über einen Spiegelgelenkarm zu einem an das Operationsmikroskop angeschlossenen Mikromanipulator geleitet und von dort auf das Felsenbeinpräparat bzw. ins Operationsgebiet geführt. Der Pilotstrahl ist ein stufenlos verstellbarer und modulierbarer HeNe-Laserstrahl. Als günstiger Arbeitsabstand erwiesen sich 250 nm. Der von der Brennweite abhängige Fokusdurchmesser des Laserstrahls beträgt dann 0,5 mm.

Weiterhin verfügt der Mikromanipulator über eine Defokussierungsverstellung, mit Spotdurchmesser (Fokusdurchmesser des Strahls) vergrößert werden kann.

Die Tabelle 1 zeigt die Zusammenstellung günstigster Laser-Parameter für die Stapedotomie anhand unserer an Felsenbeinpräparaten gewonnenen Daten und unter Berücksichtigung der von Lesinski (1989) erarbeiteten Energie-Parameter. Die so ermittelten Daten wurden klinisch bei 8 Patienten mit Otosklerose eingesetzt. Die durch den Hersteller vorgegebene Betriebsart ist continous-wave-getaktet. Als günstige Pulsdauer erwies sich die kürzeste Zeit von 0,05 s. Die Stapessehne wird mit 1 – 2 Einzelpulsen bei geringer Leistung (2 W) vaporisiert. Das Amboßsteigbügelgelenk wird daraufhin mit 3—5 Einzelpulsen von je 8 W Leistung mit dem Laserstrahl gelöst. Im folgenden erfolgt die Durchtrennung des hinteren Steigbügelschenkels mit 2 – 3 Pulsen und gleicher Leistung wie das Amboßsteigbügelgelenk. Bei der Durchtrennung des Gelenkes und des hinteren Schenkels mit dieser relativ hohen Laserleistung muß darauf geachtet werden, daß die in der Strahlrichtung liegenden Mittelohrstrukturen (Fußplatte, Fazialiskanal etc.) nicht geschädigt werden. Einen zuverlässigen Schutz bietet das Abdecken mit feuchtem Marbagelan.

Der vordere Steigbügelschenkel ist für den Laserstrahl häufig nicht direkt zugänglich; u. U. kann mit Hilfe eines Spiegels der CO_2-Laserstrahl so umgelenkt werden, daß unter Sicht eine Vaporisation des vorderen Schenkels erfolgen kann. Die Anforderungen an den Spiegel sind hoch: Er muß vollständig und ohne Streuung den CO_2-Laserstrahl reflektieren, d. h. die Laser-Energie möglichst ohne Verlust weitergeben und er muß noch ausreichend gut spiegeln, um den zu lasernden vorderen Schenkel genau erkennen und den HeNe-Zielstrahl und damit den CO_2-Laserstrahl präzise fokussieren zu können. Die uns bislang zur Verfügung stehenden Spiegel waren in dieser Hinsicht noch nicht optimal, so daß wir es dann vorgezogen haben, die Frakturierung des vorderen Schenkels konventionell mit dem Häkchen durchzuführen.

Experimentell haben wir an Felsenbeinpräparaten für die Durchtrennung des vorderen Schenkels über einen Umlenkspiegel die gleichen effektiven Leistungen wie bei direkter Bestrahlung ermittelt. Auch hier ist es ratsam, die Umgebung (Fußplatte, Fazialiskanal) mit feuchtem Marbagelan abzudecken.

Nach Entfernung der Suprastruktur kann die Vaporisation der Fußplatte erfolgen. Das Ziel ist, mit einem Schuß eine ausreichend große Perforation von 0,6 mm zu erzielen. Um dies zu erreichen, muß man den Laserstrahl defokussieren, um damit den Fokusdurchmesser von 0,5 mm auf 0,54 mm bzw. 0,62 mm zu vergrößern. Die dabei auftretenden Leistungsdichten bewegen sich zwischen 1500 und 1600 W/cm^2. In allen Fällen konnte damit eine Perforation der Fußplatte erzielt werden. Die Perforationsdurchmesser bewegen sich zwischen 0,2 und 0,4 mm. In Einzelfällen, in denen bei bestehender Perforation eine nochmalige Laserapplikation zu risikoreich erschien, wurden die Perforationen instrumentell auf die Größe von 0,6 mm aufgeweitet.

Nach unseren vorläufigen Ergebnissen scheinen höhere Leistungsdrichten für das Erzielen einer ausreichend großen Perforation in die Fußplatte mit einem einzigen Puls erforderlich. Ein Platin-Teflon-Piston von 0,4 mm Durchmesser wird dann in die Perforation eingeführt und am Incushals befestigt. Abschließend erfolgt das Abdichten der ovalen Nische mit Bindegewebe.

Bei keinem der operierten Patienten traten intra- oder postoperative Komplikationen auf. Kein Patient erlitt einen Innenohrabfall, ebenso bestand in keinem Fall eine vestibuläre Störung. Diese unkomplizierten Verläufe entsprechen den Ergebnissen, die Lesinski bei über 200 durchgeführten CO_2-Laser-Stapedotomien und Stapedektomie-Revisionen erzielen konnte. Danach scheint sich der CO_2-Laser für den Einsatz in der Stapeschirurgie gut zu eignen. Bei der vorgestellten

Tabelle 1. Effektive Laser-Energie-Parameter für die Stapedotomie (Zeiss-Opmilas CO_2-Laser)

Brennweite: f = 250 mm
Fokusgröße: 0,5 mm
0,54 mm[a]
0,62 mm[a]

Anatom. Struktur	Leistung (W)	Leistungs- (W/cm^2)	Pulsdauer (s)	Betriebsart	Anzahl der Pulse
Stapediussehne	2	1000	0,05	cw-getaktet	1 – 2
Amboß-Steigbügel-Gelenk	8	4100	0,05	cw-getaktet	3 – 5
Steigbügelschenkel	8	4100	0,05	cw-getaktet	2 – 3
Steigbügelfußplatte	3	1500[a]	0,05	cw-getaktet	1 – 2
	4	1600[a]	0,05	cw-getaktet	1 – 2

Eingrenzung der Energie-Parameter stellt der CO_2-Laser keine Gefahr für das Innenohr dar.

Die vorgestellten effektiven Laser-Energie-Parameter bedürfen in einigen Punkten, insbesondere die Stapesfußplatte betreffend, weiterer Optimierung. Bevor jedoch höhere Leistungsdichten klinisch an der Fußplatte eingesetzt werden, sind weitere Untersuchungen, insbesondere des dabei auftretenden Schallpegels, erforderlich. Neben der weiteren Untersuchung dieser Phänomene bei thermisch wirkenden Lasern sollen insbesondere kurzgepulste Lasersysteme auf ihre Eignung für die Laser-Stapedotomie untersucht werden. Dazu sind verschiedene experimentelle Modelle im Einsatz. Die Ergebnisse dieser Untersuchungen werden in den klinischen Einsatz einfließen.

K. B. Hüttenbrink (Münster): Frage zur Innenohrgefährdung durch Perilymphexplosionen und entsprechende Schalldruckspitzen.

R. Pfalz (Ulm): Wir fanden mit CO_2-Laser pro Schuß im c. w.-Betrieb 104 dB. Können Sie dazu noch kommentieren?

S. Jovanovic (Schlußwort):
Zu Herrn Hüttenbrink: Unsere Vorsicht bei der Laserapplikation auf die Fußplatte ist darin begründet, daß die dabeil evtl. auftretenden schädigenden Phänomene in der Cochlea noch nicht vollständig untersucht worden sind. Deshalb haben wir zum Teil geringere Energieparameter, als die von Lesinski (1989) als „sichere Laser-Energie-Parameter" angegebenen, gewählt. Das Ziel bei der Perforation der Fußplatte ist, mit einem Schuß eine ausreichend große Peforation zu erzielen. Dazu scheinen jedoch höhere Leistungsdichten erforderlich, deren innenohrschädigende Wirkung noch nicht völlig ausgeschlossen ist.

Zu Herrn Pfalz: Über die bei der Bestrahlung der Fußplatte mit dem CO_2-Laser in der Cochlea auftretenden Druckwellen können wir derzeit nur qualitative Aussagen machen. Über die bisherigen Ergebnisse haben wir im letzten Jahr an dieser Stelle berichtet.

244. Ch. P. Hommerich, St. Hessel (Düsseldorf/München): Untersuchungen mit dem Holmium: YAG Laser an Amboß und Steigbügel

Für die Mittelohrchirurgie, insbesondere die Stapes-Chirurgie, sind bisher verschiedene Lasertypen sowohl experimentell als auch klinisch angewendet worden. Bei Arbeiten an der Steigbügelfußplatte eignen sich insbesondere Laser, die eine hohe Wasserabsorption besitzen und gleichzeitig gute Knochenabtragungseigenschaften aufweisen. Auf die gute Knochenablation des Erbium- und des Holmiumlasers wurde von R. C. Nuss und Mitarbeitern (1988) aus Boston aufmerksam gemacht. Mit dem Holmium: YAG-Laser (Wellenlänge 2,1 µm) führten wir in vitro Experimente an frisch entnommenen menschlichen Ambossen und Steigbügeln durch. Die verwendete Pulsenergie betrug bis zu 250 mJ, die Wiederholungsrate 1 Hz und die Pulsdauer ca. 250 µs. Das Transmissionssystem bestand aus einer Quarzglasfaser mit 200 µm Kerndurchmesser. Temperaturmessungen wurden am Knochen selbst und unter der Steigbügelplatte mit einem Mikrothermoelement und Computerauswertung durchgeführt.

Mit der sog. Borefiber-Technik, d. h. im direkten Knochenkontakt mit der Spitze der Quarzglasfaser gelingt es, einen exakt zylindrischen Krater aus dem Knochen herauszustanzen (ca. 300 µm). Mikroskopisch erkennt man eine Karbonisierungs- und Übergangszone. Bei rasterelektronenmikroskopischer Aufbereitung der Proben erweist sich die Karbonisierungszone als ein 50–80 µm breiter Saum (Abb. 1, links). Benetzt man den Knochen unmittelbar vor der Laserapplikation mit einem dünnen Wasserfilm, so ist die Karbonisierungszone deutlich schmaler, etwa nur 10–20 µm (Abb. 1, rechts).

Die Knochentemperatur steigt in der Umgebung dieser Einschüsse bis auf 100 °C an, in Anwesenheit eines Wasserfilms erwärmt sich der Knochen auf 70 °C. Für die Peforation der Steigbügelfußplatte genügten je nach Dicke 1–2 Laserschüsse. Die Temperatur unter der Fußplatte wurde in einem Modellversuch in Kochsalz mit einem Mikrothermoelement in verschiedenen Abständen zur Fußplattenunterseite gemessen. In einem Abstand von 0,2 mm unter der Fußplatte erwärmte sich die Flüssigkeit um 10 °C und einer Entfernung von 1,5 mm betrug die Erwärmung unter 1 °C (Abb. 2).

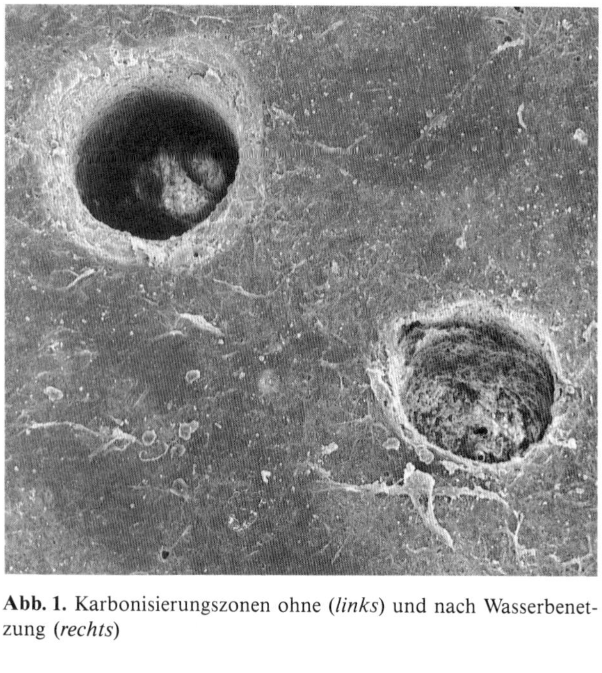

Abb. 1. Karbonisierungszonen ohne (*links*) und nach Wasserbenetzung (*rechts*)

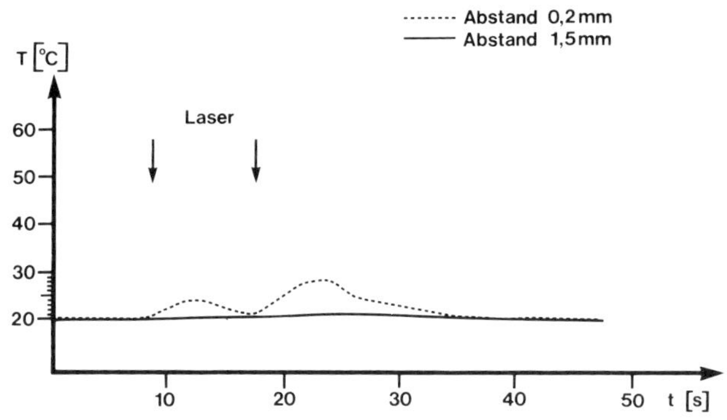

Abb. 2. Temperaturmessung unter der Steigbügelfußplatte

S. Jovanovic (Berlin): Worin sehen Sie die Vorteile bei der Anwendung eines Lichtwellenleiters gegenüber der berührungslosen Applikation des Laserstrahls? Schwächt der Wasserfilter auf der Fußplattenoberfläche den Holmium: YAG-Laser-Strahl nicht so stark ab, daß eine kontrollierte Bearbeitung der Fußplatte nicht mehr möglich ist? In welcher Entfernung von der Bestrahlungsfläche am Amboß haben Sie Ihre Temperaturmessungen durchgeführt? Können Sie etwas über das Temperaturgefälle im Amboß sagen?

Ch. Hommerich (Schlußwort):
Wie wir zeigen konnten, nimmt die Erwähnung des Knotens in Anwesenheit eines Wasserfilms deutlich ab. Er beeinflußt die Eindringtiefe des Holmium-Lasers nicht wegen der Borefiber-Methode mit Kontakttechnik. Das Wasser soll nur die Energie zu den Seiten hin absorbieren.

245. R. Pfalz, M. Lindenberger, R. Hibst (Ulm): Mechanische und thermische Nebenwirkungen des Argon-Lasers in der Mittelohrchirurgie (in vitro)

Die Lasertechnologie verspricht auch bei der Mittelohrpräparation Fortschritte. Der verwendete Aesculap-Argon-Laser, Focus 70 µm, 3,5 W gehört dem Institut für Lasertechnologie in der Medizin, Ulm, wo die Versuche stattfinden. Objekte waren Rinderohren post mortem. Das B & K-Mikrophon, 3 mm ∅, schließt den Meatus externus ab. Ein Schuß auf die Kette erzeugt einen Impulsübertrag, der proportional der verdampften Masse ist, beim Hammerkopf pro Schuß mit 3,5 W/500 ms Massenverlust 0,45 mg (n = 16). Der Rückstoß erzeugt im Meatus externus einen einen äquivalenten Schallimpuls, den der Drucker vom Speicheroszillographen bekommt. In dieser Arbeit werden die Druckspitzen in dB (A) angegeben.

Im Mittelohr sind am Präparat alle Teile zugänglich, wobei die Impedanzen intakt bleiben, mit Ausnahme der Fußplatte, die unter Erhaltung der Kette nur von der Sc. vestibuli her gelasert werden kann, nachdem das übrige Labyrinth reseziert ist. Bei Laserung der Paukenwand fehlt der Impulsübertrag auf die Kette. Es wird dann allein die Luftschallerzeugung registriert. Die Membrana tympani (MT) kann fokussiert klein, oder defokussiert, groß perforiert werden, das Manubrium mallei (Abb. 1), die Tensor-tympani-Sehne (TE) und die Stapesfußplatte (ST) können gelasert oder perforiert werden. Ein Maximal-Einzelschuß, das sind 3,5 W/500 ms, perforiert beim 13. Impuls. Jeder Schuß trägt etwa 1% des Hammers ab. Ein

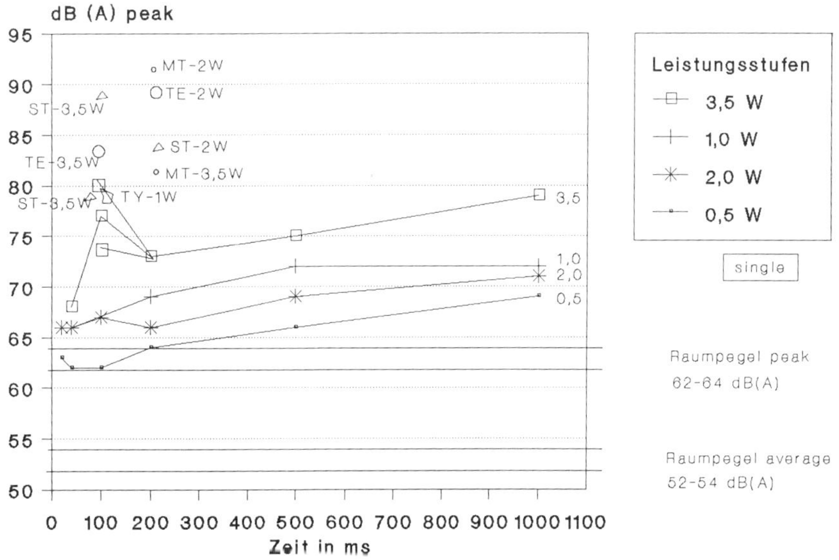

Abb. 1. Argon-Laser in der Otochirurgie (Manubrium mallei von posterior, Fokus 70 µm)

3,5 W/40 ms-Impuls am Fußplattenrand erzeugt keine Perforation, der Impulsübertrag ist 79,2 dB und überdauert den Lichtimpuls nicht. Der nächste Schuß ist 100 ms lang, im übrigen identisch. Perforation am Impulsende. Impulsübertrag 89,0 dB.

Am Manubrium mallei gibt Abb. 1 einen repräsentativen Überblick über die akustischen Nebenwirkungen beim Präparieren des Mittelohres mit dem Argon-Laser: Die Impulsüberträge auf die Kette sind nicht schädigend, die Druckspitzen dauern etwa 10 ms, meist kürzer, sie steigen bei Verdoppelung der Wattzahl um 5±1 dB und bei Verdoppelung der Impulsdauer um 3±1 dB an. Schäden nach Argonoperationen, wie sie nach Stapedotomie beobachtet wurden (Vollrath et al. 1982, 1983) sind deshalb eher in der Thermik oder in explosiver Dampfblasenbildung innerhalb des geschlossenen Labryinths zu suchen. Solche Blase von bis zu 1 mm ∅ wurden von Thoma et al. aus der Kastenbauergruppe 1981, 1982 gesehen.

Zur Thermik: Die Thermokamera Probeye 3100 Hughes, CA bildet den Zeitverlauf der unsichtbaren Wärmeemission des Objekts, und zwar nur der Oberfläche, ab. Temperaturbereich wählbar 20–950 °C. In jedem Zeitpunkt kann ein Cursor alle 1/8 mm Raster die Ortstemperaturen als Zahl abfragen, und zwar alle 1/30-tel s. Nach einem Impuls von 1 W/200 ms auf den isolierten Hammerkopf dauert der thermische Vorgang bis zur Wiederabkühlung bis zu 3,9 s. Beim Lasern am Labyrinth sind längere Zeiten zu erwarten. Erst nach Abkühlung kann der nächste Impuls angewendet werden. Nach einem Impuls von 1 W/200 ms war die Fokustemperatur maximal 335 °C, und im Abstand von 1,0–1,5 mm noch ≤60 °C. Diese Hitze dürfte über Dampfexplosionen, wenn eine Stapedotomie gemacht wird, zu Druckspitzen im Labyrinth führen, die unterschiedlich sind, je nachdem, ob die Fußplatte dick, wasserhaltig, fixiert oder beweglich ist.

246. G. Fürst, W. Mann (Mainz): Symptome, Diagnostik und Therapie bei der Thrombose des Sinus sigmoideus

Im Jahre 1990 wurden 5 Patienten – 3 Männer und 2 Frauen zwischen 38 und 71 Jahren – mit einer Sinus-sigmoideus-Thrombose an der HNO-Universitätsklinik Mainz stationär behandelt. Aufgrund eines Cholesteatoms war es beim ersten Patienten zu einer otogenen Meningitis gekommen. Im zweiten Fall fand sich eine einschmelzende Mastoiditis. Bei den intra- bzw. extracraniellen Tumoren handelte es sich um ein Meningiom im Foramen jugulare und im Felsenbein. In einem Fall wurde im NMR eine blande verlaufende Sinus-sigmoideus-Thrombose diagnostiziert.

Die Symptome der Thrombose des Sinus sigmoideus stehen in einem Zusammenhang mit der Grunderkrankung. Im Rahmen einer entzündlichen Erkrankung stehen eine akute Ohrsymptomatik, meningitische Symptome und Fieber im Vordergrund. Bei der nichteitrigen Sinus-sigmoideus-Thrombose können unsystematische Schwindel- und Kreislaufbeschwerden auftreten. Im Rahmen von Meningiomen treten Hirnnervenausfälle auf. Sehr oft bleibt die nichteitrige Sinus-sigmoideus-Thrombose ohne klinische Folgen.

Die Diagnostik erfolgte mittels CT, NMR und Angiographie. Die Therapie der Sinus-sigmoideus-Thrombose wurde von der jeweiligen Grunderkrankung abhängig gemacht. Lag ein entzündliches Geschehen vor, wurde eine Thrombektomie, eine Ligatur des Sinus sigmoideus und der V. jugularis interna durchgeführt. Zusätzlich erfolgte eine hochdosierte Antibiotikagabe und eine Heparinisierung.

Bei Tumoren im Foramen jugulare wurde der mit Tumor infiltrierte Sinus sigmoideus reseziert.

Kann man bei einer Sinus-sigmoideus-Thrombose ein tumoröses Geschehen ausschließen, ist es zu verantworten zuzuwarten.

Tonsillen

247. P. Strauss, B. Gerhardts, P. Pult, W. Radermacher et al. (Aachen): Tonsillektomie in Intubationsnarkose – Einfluß der zusätzlichen örtlichen Betäubung

Der Einfluß der örtlichen Betäubung mit Adrenalinzusatz (Xylocain, Adrenalin 1 : 200000) bei beiderseitiger Tonsillektomie in Intubationsnarkose wurde bei 75 konsekutiven Patienten sehr HNO-Belegabteilung überprüft. Die Allgemeinnarkose efolgte als Neuroplet-Narkose, die zusätzliche Lokalanästhesie wurde randomisiert rechts oder links um das Tonsillenbett direkt vor der Operation eingespritzt. Vier Operateure beurteilten bei Stärke der perioperativen Blutung, das Ausmaß der Blutstillung durch bipolare Elektrokoagulation und eventuell notwendige Umstechungen. Die Blutungsstärke wurde auf der Seite der Lokalanästhesie mit Adrenalinzusatz als deutlich geringer beurteilt, entsprechend weniger Elektrokoagulation und Umstechungen. Postoperativ wurden am 1./3./5. Tag das Ausmaß der Beläge, die Rötung um das Wundgebiet sowie die Schmerzangabe (seitengleich oder Überwiegen einer Seite) beurteilt. Die Beläge waren als Folge der weniger eingesetzten Elektrokoagulation auf der Seite der zusätzlichen Lokalanästhesie sicher geringer. Das Ausmaß der Rötung unterschied sich nicht. Überraschend schmerzte die Seite der Lokalanästhesie während der ersten drei postoperativen Tage deutlich stärker. Von 75 Patienten bluteten innerhalb der ersten fünf postoperativen Tage während der stationären Beobachtungen 10 Patienten nach, das entspricht 13%! Bei 8 dieser 10 Patienten mußte die Blutung operativ gestillt werden, das sind noch 10%. Ein weiterer Patient hat später ambulant nachgeblutet, besondere blutstillende Maßnahmen waren hier nicht erforderlich. Die 10 Patienten mit Nachblutungen wiesen sechsmal die Blutung auf der Kontrollseite und viermal die Blutung auf der Seite der Lokalanästhesie auf. Auf beiden Seiten einmal konservativ beobachtende Behandlung, auf der Kontrollseite fünfmal operative Blutstillung, der auf LA-Seite dreimal operative Blutstillung.

Die Rate der Nachblutung bei 4 erfahrenen Operateuren, die alle Operationen selbst durchführen und die Nachblutungen selbst stillen müssen, spricht eindeutig für die alleinige stationäre Behandlung nach Tonsillektomie und eine postoperative Liegedauer von 5 Tagen.

H.-W. Mollenhauber (Bad Bergzabern): Es ist nicht richtig, wegen der auffallend hohen Nachblutungsrate, wie im Vortrag angegeben wurde, die bei Anwendung der bipolaren Pinzette zur Blutstillung aufgetreten sei, diese Art der Blutstillung zu verteufeln. Ursache ist die wohl falsche Anwendung, indem nämlich mehr verbrannt wird als koaguliert. Nur das Aufquellen des Gewebes führt zur sicheren Blutstillung.

F. Froning (Wesel): Die hohe Zahl der Nachblutungen nach TE hängt wohl im wesentlichen Maße von der Anwendung der bipolaren Koagulation ab; nach meinen Erfahrungen liegt die Nachblutungsrate, sofern man zur Blutstillung nur die Umstechung anwendet bei unter 2% u. das nur in den ersten 24 Stunden nach der Op. Spätblutungen kommen dann noch seltener vor.

P. Strauss (Schlußwort):
Rate der Nachblutungen: Über einen Zeitraum von 4 Jahren 6%, Vergleichsgruppe HNO-Ärzte KV-Abrechnungsgebiet 3,5%. Begründung des Unterschiedes: Wir „stillen" auch nachts jede Blutung in Narkose, die zum Zeitpunkt der Kontrolle bereits spontan sistierte, in Narkose durch Umstechung.
Bipolare Koagulation-Umstechung: ca. 25% Umstechungen. Nachblutung nur bei Patienten, die keine Umstechung bei der Operation erforderten. Fazit: mehr umstechen.
Verteilung der Blutungen über 5 Tage postoperativ: gleich verteilt.

248. B. Eistert, C. Kirchmaier (Gießen/Frankfurt/M): Thrombozytenfunktionsstörungen als Ursache für Nachblutungen nach Tonsillektomie

Die Tonsillektomie als eine der am häufigsten durchgeführten Eingriffe in der Hals-Nasen-Ohren-Heilkunde ist mit einer Reihe von möglichen Komplikationen belastet. Die Nachblutung stellt trotz Verbesserung der chirurgischen Techniken und präoperativen Diagnostik immer noch die häufigste Komplikation nach Tonsillektomien dar.

Die Herausarbeitung der wichtigsten Ursachen von Nachblutungen nach Tonsillektomien hat ganz wesentlich zu ihrer Verhütung beigetragen. Störungen der Blutgerinnung als mögliche Ursache von Nachblutungen nach Tonsillektomien sind hinreichend bekannt und ihre diagnostische Abklärung gilt heute als nicht wegzudenkender Bestandteil präoperativer Maßnahmen.

Ziel unserer Arbeit war es, die Wertigkeit der relativ häufigen, meist medikamentös induzierten Thrombozytenfunktionsstörungen als Ursache für Nachblutungen nach Tonsillektomien zu untersuchen. Im Gegensatz zu den sehr seltenen angeborenen Thrombozytenfunktionsstörungen sind erworbene Funktionsdefekte und hier wiederum die medikamentös induzierten ausgesprochen häufig. Zu ihrer Untersuchung eignen sich die Kollagen- und ADP-induzierten Aggregationen. Eine verminderte oder fehlende induzierte Aggregation dient dabei als Hinweis auf das Vorliegen einer Thrombozytenfunktionsstörung. An unserer Studie nahmen 90 Patienten der Hals-Nasen-Ohren-Abteilung des St. Marien-Krankenhauses in Frankfurt, die zur Tonsillektomie anstanden, teil. Bei allen Patienten wurden präoperativ die bekannten zur Nachblutung disponierenden Faktoren wie Gerinnungsstörungen, Hypertonie und bestehende akut entzündliche Veränderungen ausgeschlossen. Auch postoperativ kam es in keinem Fall zu hypertonen Regulationsstörungen oder Infektionen der Wundbetten. Zu den präoperativen Maßnahmen erfolgten zusätzlich eine Untersuchung auf Thrombozytenfunktionsstörungen, wobei neben der Thrombozytenkonzentration in der angiologischen Abteilung der Universität Frankfurt die Kollagen- und ADP-induzierten Aggregationen durchgeführt wurden.

Insgesamt kam bei den Patienten der Studie zu 9 Nachblutungen. 15mal war die Kollagen- und 33mal die ADP-induzierte Aggregation gehemmt. Zwischen Nachblutung und Thrombozytenfunktionsstörung zeigte sich dabei nur eine geringe Korrelation.

Die hier erhaltenen Ergebnisse lassen die Vermutung zu, daß sie Thrombozytenfunktionsstörungen beim Zustandekommen von Nachblutungen nach Tonsillektomien keine entscheidende Rolle spielen können. Andere, insbesondere lokale Faktoren müssen nach Ausschluß der bekannten Risikofaktoren von Bedeutung sein. Einschränkend muß jedoch gesagt werden, daß keine weitere Differenzierung der Thrombozytenfunktionsstörungen erfolgte. Neben einer genauen Anamneseerhebung mit der Frage nach Blutungsneigung auch in der Familie halten wir den Quick-Test, die partielle Thromboplastinzeit, die Thrombinzeit und die Bestimmung der Blutungszeit als präoperatives Hämostase-Screening für ausreichend. Eine routinemäßige Anwendung von Thrombozytenfunktionstests ist ebensowenig gerechtfertigt wie eine absolute Kontraindikation zur Tonsillektomie nach Einnahme von Thrombozytenfunktionshemmern.

H. G. Schroeder (Marburg): Die Ergebnisse geben einen wichtigen Anhalt für die präoperativ durchzuführende Gerinnungsdiagnostik. Da in der Studie regelmäßig die plasmatischen Gerinnungsparameter bestimmt wurden, ist es von Interesse, in wieviel Fällen dort durch die routinemäßige Bestimmung pathologische Werte gefunden wurden.

B. Eistel (Schlußwort):
Insgesamt sehen wir in der Untersuchungszeit 3 plasmatische Störungen der Blutstillung. Diese Patienten wurden in unsere Studie nicht aufgenommen. Nur weitere die Blutstillung beeinflussende Erkrankungen oder Medikationen sollten bei präoperativer Einnahme von Thrombozytenaggregationshemmern zur Verschiebung einer geplanten Tonsillektomie führen.

249. R. Müller, G. Wichmann, P. Aßmus (Dresden): Serum- und Gewebespiegel bei der chronischen Tonsillitis nach oraler Gabe von 300 mg Sobelin

In der Behandlung der Tonsillitis wird bei Therapieversagen mit Penicillin infolge der Anwesenheit von Beta-Laktamase-Produzenten oder einer bestehenden Penicillinallgerige über gute Erfahrungen mit Clindamycin berichtet.

In den vorliegenden Untersuchungen wurde die Keime bei Patienten mit einer histologisch gesicherten chronischen Tonsillitis isoliert und deren minimalen Hemmkonzentrationen (MHK) und minimalen bakteriziden Konzentrationen (MBK) gegen Clindamycin erfaßt. Parellel dazu erfolgte die Bestimmung der Serum- und Gewebespiegel in den Tonsillen, um durch Vergleiche von MHK bzw. MBK mit Serum- bzw. Gewebespiegeln Rückschlüsse auf die Wirksamkeit einer Clindamycin-Therapie ziehen zu können. Untersuchungen zur Pharmakokinetik ergänzen die Studie.

Methodik: Von 30 Patienten wurde aus Tonsillenkrypten vor der Sobelin-Gabe mit einer Öse ein Abstrich entnommen, der kultiviert wurde. Die Bestimmung der MHK bei den nachgewiesenen Keimarten erfolgte mit Hilfe des Röhrchendilutionstestes. Die Patienten erhielten 1–9 h vor der Operation 300 mg Sobelin oral nüchtern. Zur Erfassung der Blut- und Gewebespiegel wurden 1, 2, 4, 6, 8 und 12 Stunden nach der Antibiotikumgabe Blutentnahmen vorgenommen und Gewebeproben von jeweils 1 g Tonsillengewebe gewonnen, die im Ultra-Turrax unter Zugabe von 1 ml Phosphatpuffer homogenisiert wurden. Zur Bestimmung der Clindamycin-Spiegel diente der Agardilutionstest mit dem Sarcina-lutea-Stamm ATCC 9184. Da nur der freie, nicht an Plasmaproteine gebundene Anteil therapeutisch wirksam ist, wurde dieser durch Ultrafiltration der Ausgangsproben abgetrennt und ebenfalls im Agardiffusionstest bestimmt.

Ergebnisse: Durchschnittlich 3,8 Keime wurden pro Tonsille isoliert, insgesamt 113 Bakterienstämme, darunter 61 aerobe und 52 anaerobe. Die häufigsten Erreger waren Pneumokokken, Staphylokokken und Streptokokken, die häufigsten anaeroben Keime Bacteroides und Fusobakterien. Die MHK erreichte Werte bis 0,25 µg/ml, die MBK bis 1,0 µg/ml. Ein Stamm von Staphylococcus aureus zeigte eine MBK von 4 µg/ml, zwei Bacteroides-Stämme eine MBK von 2 µg/ml bzw. 8 µg/ml.

Die Serumspiegel von Clindamycin lagen noch nach 6 h bei 1 µg/ml und erreichten damit die MBK der ermittelten Keime mit den 3 erwähnten Ausnahmen. Nach 8 Stunden und sogar noch nach 12 h fanden sich Konzentrationen von mehr als 0,25 µg/ml im Serum, in deren Bereich die MHK der Keime lag. Der ermittelte freie, eigentlich wirksame Anteil von Clindamycin im Serum verdeutlicht, daß bis 6 h nach Antibiotikumgabe eine sichere bakteriostatische Wirkung erreicht wird. Im Tonsillengewebe war noch nach 7–9 h eine Konzentration von 0,6–0,8 µg/ml nachweisbar, so daß zumindest ausreichende MHK-Werte erreicht wurden. Betrachtet man den freien Anteil, so reicht auch hier nach 9 h die Antibiotikumkonzentration im Gewebe aus, um die MHK der Keime zu erreichen.

Zusammenfassung: Clindamycin stellt ein wirksames Antibiotikum bei der Behandlung der chronisch-rezidivierenden Tonsillitis dar. Im Serum und Tonsillengewebe werden ausreichend hohe Spiegel erreicht, die in der Behandlung der chronischen Tonsillitis eine Dosierung von 3x täglich 300 mg Sobelin rechtfertigen.

H. E. Eckel (Köln): Legen die von Ihnen erhobenen Befunde nahe, daß Clindamycin auch bei der akuten Tonsillitis ein geeignetes Reserveantibiotikum ist, z. B. bei Penicillinallergie?

R. Müller (Schlußwort):
Natürlich kann man die chronische Tonsillitis nicht mit Clindamycin heilen. Dagegen stellt es bei einer akuten Exacerbation der chronisch rezidivierenden Tonsillitis und dem Vorliegen eines Penicillinversagens oder einer Penicillinallergie eine Behandlungsalternative dar.

250. Vortrag ist entfallen

251. J. Krekel, E. Weihe, P. Bumb, H. Riechelmann, W. Mann (Mainz): Neuroimmune Kontakte in der Tonsilla palatina des Menschen

Zwischen Immunsystem und Nervensystem bestehen funktionelle Wechselbeziehungen. Anatomische Basis dafür sind Nervenfasern, die Immunorgane innervieren und immunmodulatorische Überträgerstoffe enthalten. Neben klassischen Transmittern handelt es sich dabei vor allem um Neuropeptide. Ziel dieser immunhistochemischen Studie war: 1) die Gesamtinnervation der Tonsille samt ihrer histotopographischen Zielbeziehungen, 2) das Neuropeptidmuster und den Anteil der peptidergen Innervation an der Gesamtinnervation und 3) räumliche Beziehungen zwischen peptidergen und non-peptidergen Nerven und Immunzellen zu bestimmten. Die Gesamtinnervation wurde mit einem Antikörper gegen das panneurale Markerprotein Gene Product 9.5 (PGP 9.5) visualisiert. Das peptiderge System wurde mit Anitkörpern/-seren gegen Substanz P (SP), Calcitonin gene-related peptide (CGRP), Neurpeptid Y (NPY), Vasoaktives intestinales Polypeptid (VIP) und Peptid Histidin Isoleucin/Methionin (PHI/PHM) charakterisiert. Doppelmarkierungstechniken ermöglichsten die Darstellung von Nervenfasern und Immunzellen (B-Zellen, T-Zellen, Makrophagen) auf einem Schnitt.

Die Gesamtinnervation stellte sich wie folgt dar: der Hauptteil der Fasern war gefäßassoziiert und innervierte sowohl arterielle, als auch venöse Blutgefäße, vor allem solche in der Nähe von Lymphfollikeln. Ein geringerer Teil der Fasern zog unter das Oberflächenepithel und in Immunzellbereiche, wobei jedoch keine Fasern in den Keimzentren der Lymphfollikel nachgewiesen werden konnten. Folgende Zielbeziehungen waren für peptiderge Fasern typisch: NPY war vorwiegend in Gefäßnerven lokalisiert, SP und CGRP koexistierten in Fasern, die sich sowohl an Gefäßen als auch im Lymphparenchym verteilten. Die Innervation mit VIP/PHI-ir-Fasern war insgesamt spärlich, fand sich aber ebenfalls an Gefäßen und im Parenchym. Peptiderge und non-peptiderge Nerven kontaktierten die Immunzellen vor allem in paravaskulären Regionen, wobei enge räumliche Beziehungen vor allem zu T-Zellen bestanden, während nur ein geringer Anteil der Makrophagen angesteuert wurde. Aber auch im Randbereich von Lymphfollikeln und in subepithelialen Regionen kamen neuroimmune Kontakte vor, wenn auch in geringerer Anzahl. SP erhöht die Extravasation von Blutbestandteilen bei entzündlichen Prozessen und wirkt auf verschiedene Weise immunstimulierend. CGRP wirkt selbst immunmodulierend und verstärkt die Wirkung von SP. Für VIP/PHI/PHM sind vasodilatierende und immuninhibierende Wirkungen bekannt. Aufgrund dieser Wirkungsprofile und der besonderen Histotopographie der tonsillären Nervenfasern schließen wir auf folgende Wirkungen peptiderger und non-peptiderger Fasern: Beide Systeme dürf-

Unterstützt von der Deutschen Forschungsgemeinschaft Titel We 910/2–1/2–2 und der Volkswagenstiftung ten bei der Durchblutung der Tonsille eine wesentliche Rolle spielen. Die enge räumliche Beziehung zwischen peptidergen/non-peptidergen Fasern und Immunzellen (insbesondere mit T-Zellen) dürfte das morphologische Korrelat der postulierten wechselseitigen Kommunikation zwischen Nervensystem und Immunsystem auf tonsillärer Ebene sein. Eine Funktion der SP- und CGRP-haltigen Fasern bei der Tonsillitis und beim tonsillären Schmerz ist wahrscheinlich.

J. Lamprecht (Aachen): Wir publizierten derartige Ergebnisse bereits im Archiv-Band über eine vorausgegangene Jahrestagung in der Zeitschrift „Nova..." und auf dem Immunology-Symposium in San Diego (Arbeitsgruppe mit Fiess, Krüger u. Novottny). Wir zeigten räumliche Beziehungen zwischen Nerven und immunkompetenten Zellen nicht nur in der Gaumen-, sondern in höherem Ausmaß in der Rachenmandel. Sahen Sie auch Varikositäten in Nachbarschaft zu Lymphozyten? Wir würden zu noch mehr Zurückhaltung bei der Interpretation dieser Ergebnisse raten.

J. Krekel (Schlußwort):
Wir haben solche vasikösen Fasern gesehen. Natürlich war uns bewußt, daß den endgültigen Nachweis eines neuro-immunen Kontakts nur die Elektronenmikroskopie bringen kann und haben unsere Daten dementsprechend interpretiert.

Zu dem Vorwurf, daß Sie eine Arbeit mit dem gleichen Titel bereits veröffentlicht haben: Sie haben keinerlei Daten zu dem Neuropeptidgehalt der Nervenfasern geliefert, was den Hauptanteil unserer Studie ausmacht. Insofern ist Ihr Einwurf unberechtigt!

252. P. Kurt, L. Laubenthal, P. Federspil (Homburg/Saar): Die Tonsillektomie: Indikationen und Komplikationen

Die Tonsillektomie gehört zu den am häufigsten durchgeführten Operationen überhaupt. In den Jahren 1980–1990 wurden an der Universitäts-HNO-Klinik Homburg/Saar 3350 Tonsillektomien durchgeführt, wobei in etwa gleich viele Frauen wie Männer operiert wurden. Das Durchschnittsalter lag bei 22 Jahren, und 75% der Patienten waren jünger als 30 Jahre. In 62% der Fälle wurde eine Tonsillektomie alleine, in 26% (v.a. Kinder) eine Kombination mit einer Adenotomie durchgeführt. In nur 1,6% der Fälle wurde der Eingriff in Lokalanästhesie vorgenommen. Unter den Indikationen, die zu einer Tonsillektomie geführt haben, steht an erster Stelle die chronisch rezidivierende Tonsillits (50%), in weiteren 25% lag zusätzlich eine „Adenoide-Symptomatik" vor. Bei etwa 15% wurde die Tonsillektomie zur Sanierung eines Fokalgeschehens durchgeführt.

Die von uns benutzte Operationstechnik ist eine Dissektionsmethode. Die Blutstillung erfolgt durch Kompression, Umstechung (mit Dexon und Catgut) oder Koagulation.

In keinem Fall war der Blutverlust so hoch, daß eine Bluttransfusion notwendig wurde. In 93% der Fälle war der postoperative Verlauf komplikationslos, in 1,4% kam es zu einer Nachblutung innerhalb von 24 Stunden, in 0,5% zu einer später auftretenden Blutung. Es mußte keine Carotisastunterbringung durchgeführt werden, und es kam zu keinem Todesfall bei an unserer Klinik operierten Patienten.

Bei 11 allio-loco-tonsillektomierten Patienten mußten wir eine Gefäßunterbindung durchführen; 3 andere Patienten verstarben an einer Nachblutung, darunter ein Fall eines mykotischen Aneurysmas.

Während die Behandlung der chronisch rezidividerenden Tonsillitis unumstritten ist, läßt die Therapie des Peritonsillarabszesses mehrere Wege zu: die Abszeßspaltung unter antibiotischer Abdeckung mit oder ohne Tonsillektomie à froid oder aber die Tonsillektomie à chaud, ebenfalls unter antibiotischer Abdeckung. Bis 1985 wurde an unserer Klinik die erstere Vorgehensweise geübt, danach die TE à chaud. Bei den Patienten, deren Abszeß gespalten wurde, erlitten 18% ein Abszeßrezidiv, 30% wurden im Intervall tonsillektomiert, während 52% nicht mehr von uns behandelt werden mußten. Der TE à chaud (143 Fälle) wurde in 36% der Fälle einseitig, in 64% beidseitig durchgeführt. Die am häufigsten isolierten Keime waren βa-haemolysierende Streptokokken der Gruppe A.

Die Hospitalisationsdauer war mit im Schnitt 9 Tagen nicht länger als bei einer Tonsillektomie im Intervall; Komplikationen (Sepsis, Nachblutung) traten keine auf. Die TE à chaud hat in unseren Augen folgende Vorteile: Abszeßrezidive sind problemlos, es erfolgt eine sichere Drainage der Abszeßhöhle, die Antibiotikamenge wird reduziert und die subjektive Belastung des Patienten wird ebenfalls verringert. Mögliche Schwierigkeiten, wie eine diffizile Blutstillung auf der kontralateralen Seite oder eine fragliche Radikalität erscheinen uns nicht relevant. So führen wird bei jungen Patienten eine bilaterale TE à chaud, bei älteren Patienten je nach Anamnese eine ein- oder beidseitige TE à chaud durch.

K. H. Caspari (Remscheid): Da ich alle Tonsillektomien seit über 20 Jahren in ITN-Narkose mache, dementsprechend in den 15 Jahren vorher ausschließlich in LA, hat sich im Vergleich beider Methoden bei mir die Feststellung ergeben, daß Nachblutungen bei ITN-Operierten in bedeutend geringerem Umfang auftraten. Haben Sie bei Ihren Operierten, die nach beiden Anästhesiemethoden operiert wurden, ähnliche Feststellungen gemacht?

Eine Komplikation in nicht unmittelbarem Zusammenhang mit der ITN-Narkose ist die maligne Hyperthermie. Ist bei Ihrem ähnlich großen OP-Material ein ähnlich tragischer Vorgang aufgetreten?

H.-W. Mollenhauer (Bad Bergzabern): In wundere mich über die geringe Zahl der Tonsillektomie in Lokalanästhesie. Diese Form der Operation hat immer noch einen hohen Stellenwert. In meinem Krankengut werden je nach Jahr 10–20% in LA operiert, besonders weibliche Patienten, die wesentlich besser halten. Die Tonsillektomie in LA blutet weniger, wodurch ein saubereres Präparieren möglich ist.

P. Kurt (Schlußwort):
Zu Herrn Caspari: Wir führen nur in einem geringen Prozentsatz Tonsillektomien in Lokalanästhesie durch, v.a. bei Risikopatienten, denen eine Intubationsnarkose nicht zugemutet werden will oder bei Patienten, die nur in Lokalanästhesie tonsillektomiert werden wollen.

Zu Herrn Mollenhauer: Uns erscheint die TE in Intubationsnarkose im Bezug auf Nachblutungen sicherer, da diese nicht durch die vasokonstringierende Wirkung der LA maskiert werden. Außerdem ist die TE in Vollnarkose in einer Ausbildungsklinik die praktikablere Lösung.

Varia

253. A. Koch, P. Gabel, P. Federspil (Homburg): HNO-Erkrankungen bei Ullrich-Turner-Syndrom

Das Ullrich-Turner-Syndrom, das mit einer Häufigkeit von 1:2500–5000 Geburten auftritt, beruht zytogenetisch auf einer Monosomie des Chromosomes X, wobei es wahrscheinlich auf eine Deletion des kurzen Armes des zweiten X-Chromosomes bei Turner-Frauen ankommt. Bei der Geburt pathognomisch sind Lymphödeme an Hand- und Fußrücken der meist untergewichtigen Neugeborenen. Die Lebenserwartung von Turner-Frauen ist im allgemeinen nicht eingeschränkt. Neben einem weiblichen Phänotyp bei Wachstumsretardierung bzw. Kleinwüchsigkeit und sexuellem Infantilismus (Gonadendysgenesie) findet man bei Turner-Frauen häufig einen Cubitus valgus, Herzfehler, Nierenmißbildungen und Anomalien im Kopf-Hals-Bereich. Letztere zeigen sich nach Angaben der Literatur im wesentlichen in Form eines tiefen Haaransatzes (50%), eines Pterygium colli (35%), eines Epitkanthus (20%), einer Ptose des Oberlides (10%), Sehstörungen (10%) sowie Ohrenkrankheiten (65%).

Um die HNO-Erkrankungen bei Turner-Frauen weiter zu untersuchen, wurden in Zusammenarbeit mit einer Selbsthilfegruppe von Turner-Frauen 200 Probandinnen in Form eines Fragebogens angeschrieben und zu einer Untersuchung eingeladen. 116 Frauen haben den Fragebogen beantwortet und zurückgeschickt. 41 Probandinnen wurden untersucht. Neben dem Spiegelbefund wurde die übliche Audiometrie, evtl. mit BERA und otoakustischen Emissionen, eine Vestibularispülung, evtl. Röntgenaufnahmen nach Schüller und Stenvers sowie die Kraniometrie und eine Fotodokumentation durchgeführt.

59,5% der Probandinnen klagten über rezidivierende Otitiden. Bei 58,9% wurde eine Schwerhörigkeit festgestellt, wobei es sich bei 17,9% um eine Schalleitungsschwerhörigkeit, bei 33,3% um eine Schallempfindungsschwerhörigkeit und in 7,7% der Fälle um eine kombinierte Schwerhörigkeit handelte. Die Schwerhörigkeit betraf im wesentlichen den mittleren und oberen Frequenzbereich und war in der Regel nur leicht- oder mittelgradig ausgeprägt. Eine Hörgeräteversorgung war in 2,6% der Fälle erforderlich. Während 13% der Frauen subjektiv Gleichgewichtsstörungen oder ein Unsicherheitsgefühl angaben, konnte lediglich bei 2,4% ein objektiver Vestibularisbefund erhoben werden. Aus der Literatur sind entsprechende Gleichgewichtsstörungen bzw. Orientierungsschwierigkeiten bekannt. Eine Dysplasie des äußeren Ohres fand sich in 7,3% der Fälle in Form entweder von abstehenden Ohren, auffallenden Faltungen von Helix und Anthelix oder aber tief angelegtem äußerem Gehörgang mit entsprechender Versetzung der Ohrmuschel. Ein hoher, z. T. gotischer Gaumen fand sich in 50% der Fälle. 31% der Probandinnen wurden einmal, 15% mehrfach am Ohr operiert. Bei der BERA-Untersuchung ergaben sich keine Anhaltspunkte für retrocochleäre Schwerhörigkeiten (Tabelle 1).

Tabelle 1. Ulrich-Turner-Syndrom (Ergebnisse)

- Otitiden (59,5%)
- Schwerhörigkeit (58,9%)
- Ohroperationen (31%)
  mehrfach operiert (15%)
- Hörgeräteversorgung (2,6%)
- Subj. Gleichgewichtsstörungen
  oder Unsicherheitsgefühl (13%)
- Objekt, Vestibularisbefund (2,4%)
- Dysplasie des äußeren Ohres (7,3%)
- Hoher (gotischer) Gaumen (50%)
- Schwierigkeiten in Mathematik

Als wesentlicher pathologischer Befund im HNO-Bereich fällt bei den Turner-Frauen die hohe Quote an Otitiden mit Schwerhörigkeit und die im Vergleich zur Normalbevölkerung größere Frequenz an Ohroperationen auf. Hieraus ergibt sich die Notwendigkeit, die Kinder, welche an Ullrich-Turner-Syndrom leiden, regelmäßig einer HNO-ärztlichen Untersuchung zuzuführen, um ggf. durch rechtzeitige Einleitung entsprechender Maßnahmen (Adenotomie, Parazentese und Paukenröhrchen, Hörgeräteversorgung usw.) größeren Schaden zu verhindern. Ein im Rahmen dieser Untersuchung erfaßtes Kind, das eine Sonderschule besuchte, hatte nach Aufforderung in dem versandten Fragebogen einen HNO-Arzt aufgesucht. Es wurde eine Schwerhörigkeit festgestellt, die mit Hörgeräten versorgt wurde, woraufhin das Kind schließlich eine normale Schule besuchen konnte.

C. Rieger (Marburg): Haben Sie in Ihren Untersuchungen eine Korrelation zwischen rezidivierenden Otitiden und hohem Gaumen gefunden?

A. Koch (Schlußwort):
Eine Korrelation zwischen hohem Gaumen und rezidivierender Otitis media war nicht augenfällig. Eine Korrelation könnte jedoch theoretisch erwartet werden. In der Tat könnte eine mit dem hohen Gaumen zusammenliegende Paukenbelüftungsstörung unter anderem eine Ursache für die Otitiden darstellen.

254. A. Knöffler, O. Michel (Köln): Das Cornelia-de-Lange-Syndrom aus der Sicht des HNO-Arztes

Beim Cornelia-de-Lange-Syndrom handelt es sich um ein multiples Dysmorphie-Syndrom, dessen Ursache bisher noch nicht eindeutig geklärt ist. Das Syndrom ist gekennzeichnet durch kranio-faziale Symptome, Veränderungen am Halte- und Stützapparat, peripher- und zentralneurologische Störungen, sowie Symptome im Bereich der Genitale und des Abdomen.

An den Hals-Nasen-Ohren-Arzt stellt es verschiedene besondere Anforderungen. So klagen die Patienten häufig über funktionelle Schluckstörungen, haben Tubenventilations- und sensorineurale Hörstörungen.

Das Syndrom ist seit dem Jahre 1933 bekannt, und es wird geschätzt, daß etwa 25% der Patienten an Hörstörungen zu leiden haben. Im Schrifttum sind bisher nur weltweit 10 Patienten einer audiologischen Diagnostik zugeführt worden und in nur einem Fall wurde die Hörstörung mit Hilfe der Hirnstammaudiometrie objektiviert.

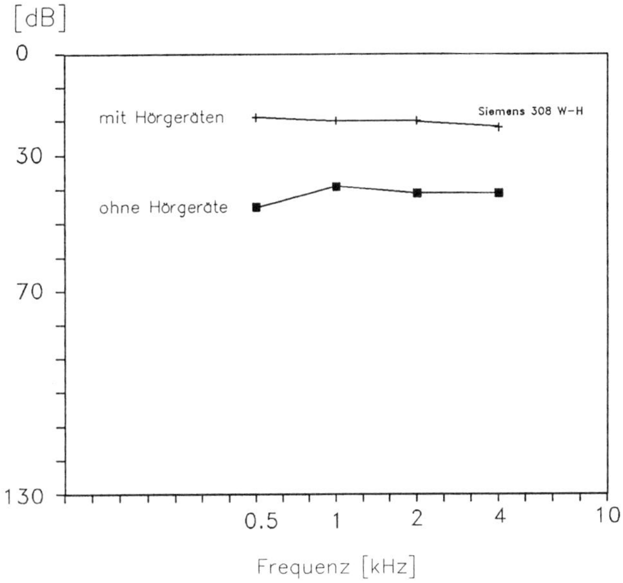

Wir hatten Gelegenheit, eine fünfjährige Patientin, die sich wegen der operativen Sanierung einer Polyposis nasi vorstellte, zusätzlich intensiv audiologisch zu untersuchen. Neben einer auch in der Hirnstammaudiometrie nachgewiesenen kombinierten Schwerhörigkeit, wobei der Schalleitungsanteil durch rezidivierende Paukenergüsse bedingt war, konnte die Patientin in regelmäßigen Abständen im freien Schallfeld und später auch mit Hilfe des Reintonaudiogrammes untersucht werden.

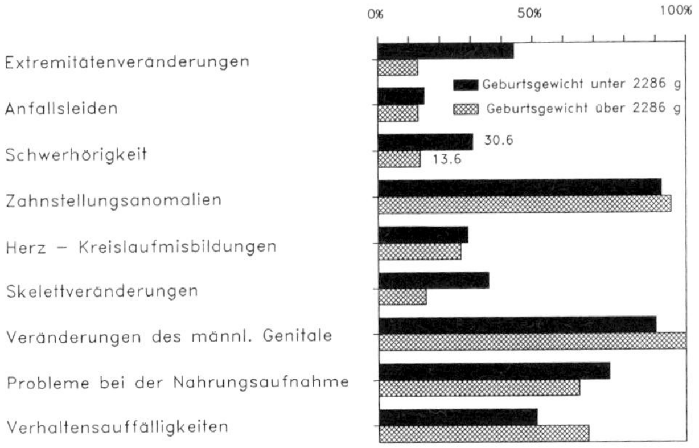

Das CT der vorderen Schädelbasis zeigte zwar diffuse Zeichen der peripheren und zentralen Großhirnatropie, in der ERA konnte aber eine Störung der neuralen Reizverarbeitung ausgeschlossen werden. Es handelt sich nunmehr, nach Sanierung der oberen Luftwege um eine panttonal verlaufende rein cochleäre Funktionsstörung. Die Patientin ist mittlerweile mit Hörgeräten versorgt und macht in der Rehabilitation deutliche Fortschritte.

255. B. Lang, J. Silberzahn (Gießen): Das hereditäre angioneurotische Ödem in der HNO-Heilkunde am Beispiel einer betroffenen Familie

Das hereditäre angioneurotische Ödem ist eine seltene, mit unterschiedlicher Penetranz autosomal dominant vererbbare Erkrankung, die zu Schwellungen an Haut und Schleimhäuten führt. Tritt diese Schwellung am Larynx auf, so kann dies zu lebensbedrohlichen Zuständen führen, so daß die Erkrankung mit einer relativ hohen Letalität belastet ist. Die Ursache der Erkrankung liegt in einem quantitativen oder qualitativen Defekt des C1-Esterase-Inhibitors; dieser hemmt die Startphase von Gerinnung, Fibrinolyse- Kinin- und Komplementsystem. Ist der Inhibitor vermindert, wird das Komplementsystem aktiviert und schließlich Histamin und Entzündungsmediatoren freigesetzt, es kommt zur Ödembildung. Typischerweise kommt es bei den Patienten zu rezidivierenden Ödemen bereits in der Kindheit, die durch Bagatelltraumen, Infekte und Hormonschwankungen ausgelöst werden. Die Ödeme treten an einer Körperstelle sehr langsam auf, erreichen ihr Maximum nach ca. zwei Tagen und schwellen ohne Therapie nach etwa drei Tagen vollständig ab.

Der HNO-Arzt sieht Schwellungen der Gesichtshaut und der Mukosa des oberen Respirationstraktes; kommt es zu Schwellungen am Larynx, so ist die

Krankheit lebensbedrohlich. Die Diagnose wird gestellt durch die genaue Anamnese mit Familienanamnese, wobei die Betrachtung des Stammbaumes bezeichnend ist.

Beweisend für das HANE-Syndrom ist die deutlich erniedrigte C1-Esterase-Inhibitor-Aktivität oder -Funktion. Zudem sind häufig C2 und C4 erniedrigt. Die alleinige C1-INH-Konzentrationsbestimmung ist nicht ausreichend, da verschiedene Formen des HANE-Syndroms existieren u. a. mit erhöhter C1-INH Konzentration, allerdings mit einer inaktivierenden Serum-Albumin-Bindung. Therapeutisch sind Antihistaminika, Kortikosteroide, Adrenalin und Kalzium beim akuten HANE-Ödem unwirksam. Die adäquate Therapie ist die i.v. Injektion von C1-Inaktivator-Konzentrat. Die Patienten und ihre Familienangehörigen sollten eingehend informiert, beraten, immunologisch untersucht und mit einem Notfallausweis ausgestattet werden.

Wichtig für den Arzt ist, bei therapieresistenten Ödemen an das HANE-Syndrom zu denken.

A. Koch (Homburg): Haben Sie Erfahrungen in der Behandlung des angioneurotischen Ödems mit Trasylol? Wie kann man im Notfall den C1-INH schnell beziehen?

C. Rieger (Marburg): Haben Sie bei dieser Patientin eine Dauertherapie mit Danazol begonnen?

B. Lang (Schlußwort):
Es wurde nur im Akutfall mit C1-Inaktivator-Konzentrat behandelt (Patientin wurde nur wenige Monate betreut). Wir haben mit Trasylol keine Erfahrungen. Medikamtendepots existieren im gesamten Bundesgebiet (Liste erhältlich von Fa. Behring) in großen Zentren, da das Medikament (C1-Inaktvator-Konzentrat) nur begrenzt haltbar ist.

256. A. Philipp, R. Laszig, M. Werner (Hannover): Das Rosai-Dorfman-Syndrom – Zur Differentitaldiagnose der Lymphknotenschwellungen

Die Sinushistiozytose mit massiver Lymphadenopathie, die nach den erstbeschreibenden Amerikanern als Rosai-Dorfman-Syndrom benannt wird, ist eine gutartige Erkrankung, die sich am häufigsten in den zervikalen Lymphknoten manifestiert. Lymphknoten anderer Lokalisation sind in etwa 80% der Fälle beteiligt, und 28% der Patienten haben gleichzeitig einen extranodulären Befall.

Die Pathogenese der Erkrankung ist ungeklärt. Die bisherigen Untersuchungen deuten auf eine infektiöse Genese oder eine abnorme Immunreaktion.

Wir berichten über eine Patientin, bei der wir klinisch und histologisch die Diagnose eines Rosai-Dorfman-Syndroms mit extranodulärem Befall der Nasennebenhöhlenschleimhaut und Infiltration der Rückenhaut sichern konnten. Histologisch fand sich in dem entnommenen Lymphknoten die für die Erkrankung typische massive Sinushistiozytose mit Ansammlung von großleibigen Histiozyten, abschnittsweise mit Verdrängung der lymphathischen Zellen. Die Histiozyten zeigten eine Hämophagozytose mit zahlreichen phagozytierten Lymphozyten. In der weiteren immunhi-

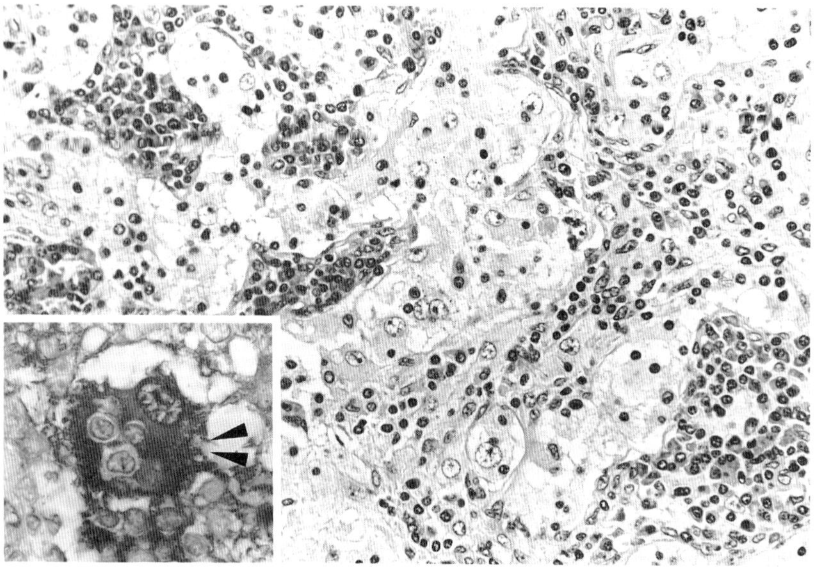

Abb. 1. Massive Sinushistiozytose des exstirpierten Lymphknotens; HE* 320; *links* im Bild: S-100-positive histozytäre Zelle mit hämophagozytierten Lymphozyten; Immunperoxidase* 480

stochemischen Aufarbeitung sahen wir die für das Rosai-Dorfman-Syndrom charakteristische Reaktion der histiozytären Zellen mit S-100 und α_1-Anti-Chymotrypsin bei fehlendem Nachweis von Lysozym (Abb. 1).

Auf Grund der vermuteten immunologischen Genese der Erkrankung wird therapeutisch bevorzugt Cortison, gegebenenfalls in Kombination mit Vincristin oder nach einer chirurgischen Revision eingesetzt. Allerdings wurden auch Beschwerdebesserungen ohne spezielle Therapie beschrieben. Auch bei unserer Patientin kam es unter einer hochdosierten Decortintherapie zu einer weitgehenden Remission.

Das Rosai-Dorfman-Syndrom ist in unseren Breiten eher selten, sollte jedoch bei therapieresistenten zervikalen Lymphknotenschwellungen mit in die differentialdiagnostischen Erwägungen einbezogen werden.

B. Eistert (Gießen): Halten Sie angesichts der berichteten spontanen Remissionen eine Behandlung mit Cortison bzw. Vincristin für gerechtfertigt?

A. Phillipp (Schlußwort):
Die Behandlung mit Cortison und Zytostatika muß sich nach dem Ausmaß der Erkrankungen richten. Ein zu Komplikationen neigender Verlauf bedarf einer massiveren Therapie.

257. J. Schreiber, P. Bumb, W. Mann (Mainz): Parotideale Lymphadenitis – Symptom einer Neuritis des Nervus facialis bei Borreliose

Die Lyme-Borreliose ist eine Anthropozoonose, die durch Borrelia burgdorferi hervorgerufen wird. Als Vektoren fungieren Zecken der Gattung Ioxes, aber auch Mücken und Fliegen. Die Erkrankung verläuft in 3 Stadien, wobei nicht alle Symptome klinisch manifest werden müssen. Das erste Stadium ist charakterisiert durch ein Erythema chronicum migrans, grippale Symptome, einen Meningismus und eine Lymphadenopathie. Im zweiten Stadium können eine lymphozytäre Meningoradiculitis, vestibulo-cochleäre Symptome, eine Fazialisparese und eine Lymphozytom auftreten. Das dritte Stadium ist gekennzeichnet durch eine Arthritis, eine chronische Meningitiscephalitis und eine Acrodermatitis chronica atrophicans. Das pathogenetische Korrelat der durch Borrelien induzierten Fazialisparese ist eine Befall des Nerven im Rahmen der lymphozytären Meningo-Polyneuritis. Diese Fazialis-Neuritis zeichnet sich im MRT nach Gadolinium-Gabe durch eine Signalabhebung des Nerven aus, insbesondere am Fundus des inneren Gehörganges und im Bereich des Ganglion geniculi. Bei idopathischer Fazialisparese hingegen wurde keine Signalanhebung am Nervus facialis beobachtet.

Bei 11 von 50 Patienten, die wegen einer peripheren, zunächst als idiopathisch angesehenen Fazialisparese konservativ stationär behandelt wurden, muß der Verdacht auf eine infektiöse Ätiologie geäußert werden. Dieser Verdacht ergab sich bei 6 von 11 Patienten aus anamnestischen Angaben wie Zeckenbiß, Mückenstich oder Entwicklung einer erythematösen Hautveränderung. Bei 8 von 11 Patienten waren erhöhte Borrelien-spezifische IgM- und IgG-Titer im Serum feststellbar. Bei 2 der 11 Patienten lieferte ein Liquoruntersuchung die Diagnose einer Neuroborreliose. Eine Ultrasonographie der Parotiden zeigte bei 10 unserer 11 Patienten schmerzlos vergrößerte, nichtpalpable Lymphknoten in der ipsilateralen Parotis.

Die Ursache für diese parotideale Siallymphadenitis ist eine entzündliche Reaktion im Lymphabflußgebiet des Nervus facialis. Die Lymphgefäße des Nerven verlaufen zunächst innerhalb der epineuralen Nervenscheide. Die Lymphsammelgefäße laufen mit den langen Blutgefäßen des Nervenstammes im Bindgewebe des knöchernen Fazialiskanales und drainieren in Lymphknoten am Foramen stylomastoideum und in der Glandula parotis. Ultrasonographisch fanden sich ein oder mehrere vergrößerte Lymphknoten am unteren Pol oder am Unterrand der Parotis. Sie imponierten als echoarme Raumforderungen innerhalb des normalen Drüsenparenchyms.

Nach unseren Beobachtungen ist eine infektiöse Ätiologie einer peripheren Fazialisparese häufiger als bisher vermutet. Anhand der Kombination von anamnestischen, serologischen, liquordiagnostischen, sonographischen und radiologischen Hinweisen stellten wir bei einem Fünftel unserer Patienten mit vermeintlich idiopathischer Fazialisparese die Verdachtsdiagnose einer Lyme-Borreliose. Diese Patienten wurden einer oralen antibiotischen Behandlung unterzogen, auch um möglich Spätmanifestationen der generalisierten Borreliose zu vermeiden. Wegen der im Vergleich zu den übrigen Parametern höheren Treffsicherheit und Praktikabilität erlangt der ultrasonographische Nachweis einer parotidealen Siallymphadenitis eine entscheidende Bedeutung in Diagnostik und Verlaufsbeobachtung der Fazialisparese bei Lyme-Borreliose.

A. Koch (Homburg): Wir entnehmen bei der „idopathischen" Fazialisparese zum Ausschluß einer Borreliose bei allen Patienten eine Serologie. Im Gegensatz zu Ihren Ergebnissen finden wir nur selten eine Fazialisparese im Rahmen einer Borreliose im Stadium II. Es ist bekannt, daß die Serologie oft falsch-positiv ist. Haben Sie bei ihren Patienten Verlaufskontrollen entnommen als zusätzlicher Hinweis für das Vorliegen einer Borreliose?

C. Rieger (Marburg): Was sind die Gründe, die Sie abhalten, eine Lumbalpunktion durchzuführen, obwohl eine borrelienbedingte Fazialparaese sehr häufig mit einer Meningitis einhergeht?

J. Schreiber (Schlußwort):
Zu Herrn Koch: Wir stimmen mit Ihnen überein, daß die Serologie eine geringe Sensitivität und Spezifität aufweist. Aus diesem Grunde wurde ein weiterer diagnostischer Parameter gesucht. Wir meinen, ihn mit der sonographisch nachweisbaren parotidealen Lymphadenitis gefunden zu haben. Serologische Verlaufskontrollen sind ebenfalls problematisch zu interpretieren. Der Beginn der antibiotischen Behandlung sollte hierdurch nicht verzögert werden.

Zu Herrn Rieger: eine Liquoruntersuchung wird nur in unklaren Fällen, bzw. falls dringlich von neurologischer oder pädiatrischer Seite gefordert, durchgeführt. Eine routinemäßige Lumbalpunktion ist erstens zur Diagnose einer borrelieninduzierten Fazialisparese nicht erforderlich, zweitens ist sie für die Patienten unangenehm.

258. U. Heller, G. Sprotte (Würzburg): Chronischer Gesichtschmerz als Folge einer Immunopathie

Im Gegensatz zum chronischen Schmerz ist der akute Schmerz durch ein klinisches Korrelat meist gut zu fassen. Der chronische Gesichtsschmerz ist atypisch und wird nicht von objektivierbaren Befunden begleitet.

Es wird von 44 Patienten berichtet, die unsere Klinik wegen chronischem Gesichtsschmerz aufsuchten, nachdem die Ursache durch neurologische, zahnärztliche, internistische oder psychiatrische Untersuchungen nicht gefunden werden konnte. Die Schmerzen bestanden meist im zweiten Trigeminusast und wurden als brennend beschrieben. An weiteren Beschwerden lagen bei 24 Patienten eine Sicca-Symptomatik der Augen, bei 22 Patienten eine Sicca-Symptomatik des Mundes, bei 26 Patienten Arthralgien, bei 25 Patienten eine Schwellung der Gesichts- und Halsregion und bei 9 Patienten Oberbauchbeschwerden mit Diarrhoe vor.

Da obige Symptome auf einen Morbus Sjögren hinweisen können, erfolgten weitere abklärende Untersuchungen: Schirmer-Test, Sonographie der Speicheldrüsen, Speicheldrüsenfunktionsszintigram, Speicheldrüsenbiopsie aus der Unterlippe und serologische Untersuchungen.

Aufgrund der Beschwerden und Untersuchungsergebnisse zeigten sich bei 30 Patienten Hinweise auf einen Morbus Sjögren, bei den anderen 14 Patienten ist eine andere Immunpathogenese des Schmerzes zu vermuten.

Die Schmerzen können ätiologisch durch eine persistierende Virusinfektion im Nervensystem, zirkulierende Immunkomplexe oder durch eine autoimmune Störung erklärt werden. Als Pathogenese des chronischen Schmerzes ist eine Vasculitis der Vasa nervorum, der meningealen oder fazialen Gefäße und eine autoimmune Neuropathie zu nennen.

Dadurch ergeben sich neue Therapieansätze. Gute Therapieergebnisse wurden mit Enzympräparaten erzielt, die zirkulierende Immunkomplexe abbauen können. Auch mit Cortison, Immunglobulinen und Immunsuppressiva lassen sich die Schmerzen günstig beeinflussen. Aufgrund unserer Untersuchungen sollte bei Patienten mit chronischem Gesichtsschmerz unklarer Genese in erster Linie an eine Immunpathogenese gedacht werden.

C. Rieger (Marburg): Was für Enzympräparate setzen Sie ein, um Immunkomplexe abzubauen?

U. Heller (Schlußwort):
Therapeutisch werden Mulsal oder Wobenzym-Drg. eingesetzt, die aus einem Enzymgemisch bestehen. Es sollte mit einer Dosis von $3 \times 8-10$ Drg. behandelt werden, um eine Wirksamkeit zu erzielen. Die intestinale Resorption dieser Enzyme in unveränderter Form, konnte im Immunologischen Institut in Wien durch mehrere Untersuchungen nachgewiesen werden. In-vivo-Untersuchungen zeigten Hinweise, daß diese Enzyme fähig sind, zirculierende Immunkomplexe abzubauen. Bei klinischen Studien konnte teilweise eine Korrelation zwischen der Besserung von Schmerzen und dem Abfall von zirc. Immunkomplexen im Blut beobachtet werden.

259. H. Enzmann (Berlin): Intraoperativer Operationsschutz: Glove Control

Wer von den operativ tätigen Kollegen kennt nicht die unangenehme Situation: Die Operation ist beendet, und der Handschuh war offensichtlich seit längerer Zeit undicht: Blut ist am Finger.

Die anschließende Blutabnahme auf HIV und Hepatitis – nach Rücksprache mit dem Patienten – belegt zwar nach fünf bis sechs Wochen, daß man aller Wahrscheinlichkeit nach Glück gehabt hat, ändert aber an der Gefährdung des Arztes einerseits aber auch des Patienten durch die Hautkeime des Arztes andererseits selbst nichts mehr.

Galvanischer Strom zur Diagnostik hat in unserem Fachgebiet eine jahrzehntelange Tradition und ist deshalb ein sicheres Verfahren:

Ich erwähne die Fazialis- und Gleichgewichtsdiagnostik, vor allem aber hier von Interesse die Elektrogustometrie. Denn die beiden ersten Methoden verwenden Gleichströme im Milliamperebereich und sind spürbar, die Elektrogustometrie arbeitet jedoch im Mikroamperebereich. In diesem Mikroamperebereich sind sensible Nerven nicht mehr reizbar, nur noch die Geschmacksrezeptoren, ein Schmerz kann damit nicht entstehen. Es sind Ströme, die in ihrer Stärke jenen entsprechen, die im Mund zwischen den zahnärztlichen Metallfüllungen entstehen können. Schäden wurden bei der Elektrogustometrie auch an den sehr empfindlichen Geschmacksrezeptoren bei sachgerechter Anwendung nie beobachtet, sind also damit auch bei Glove Control ausgeschlossen.

Es zeigt sich in den Vorversuchen sehr bald, daß anstatt der 90 V bei der Elektrogustometrie die harmlosen 9 V einer handelsüblichen Batterie zur Handschuhüberwachung ausreichen. Die maximale mögliche Stromstärke beträgt 12,5 μA, liegt also im unteren Arbeitsbereich der Elektrogustometrie. Und dieser Strom fließt auch nur dann, wenn ein Handschuh undicht ist. Über eine leitende Elektrode ist das Gerät einerseits mit dem Patienten, andererseits mit dem Operateur (z. B. am Unterschenkel) verbunden. Berührt der Arzt den Patienten ohne Gummihandschuch ist ein Stromkreis geschlossen, das Gerät meldet sich mit einem Piepston. Dies geschieht auch, wenn der Gummihandschuh perforiert ist, eine leitende Flüssigkeitsbrücke entstanden ist. Die volle Leistungsfähigkeit zeigt sich jedoch erst bei voll aufgedrehter Empfindlichkeit von Glove Check, wenn die Operation länger als eine halbe Stunde dauert und zwei Paar Handschuhe übereinander getragen werden. Nach einer halben Stunde sind die meisten Gummihandschuhe durch Transpiration auf der einen Seite, durch das Blut auf der anderen Seite anstatt hydrophob hydrophil und bei maximal eingestellter Empfindlichkeit des Gerätes für dieses nicht mehr isolierend. Das Gerät würde piepsen, wenn nicht, wie bei zwar Paar Handschuhen gegeben, zwischen diesen eine isolierende Luftschicht liegen würde. Wird diese jedoch zerstört, indem Blut vom Patienten, oder seltener, Handschuhwasser vom Arzt, oder auch nach sehr langer Operation Kondenswasser durch scheinbar isolierende Gummihandschuhe eingetreten ist, meldet das Gerät Alarm. Noch bevor eine echte Gefährdung besteht, denn ein Handschuh von zweien ist ja noch intakt, können die Handschuhe gewechselt werden.

Es gibt auch einige wenige andere Situationen, an denen das Gerät alarmiert: z. B. wenn Blutbrücken über die Kleidung entstehen einschließlich über die Schuhe, oder wenn beim Knüpfen der Fäden über dem Nagel die Gummihandschuhe bis zum Platzen belastet werden. Aufgrund der Arbeitsweise ist verständlich, daß Glove Check eine Schutzbrille gegen spritzendes Blut nicht ersetzen kann.

Zusammenfassend: Durch Glove Check kann die Infektionsgefahr für Patient als auch Arzt durch undichte Gumminhandschuhe minimiert werden. Bei der Erprobung der Geräte zeigte sich bereits, daß der Handschuhverbrauch pro Operation bei Verwendung des Gerätes sehr stark ansteigt – und das berechtigterweise.

260. M. Mertens, E. Meyer-Breiting (Frankfurt/M.): Zur klinischen Anwendbarkeit humanen Kollagenvlieses

Bei operativen Eingriffen im Kopf- und Halsbereich muß der primäre Wundverschluß oftmals unterbleiben. Diffuse Blutungen aus solchen z. T. gut vaskularisierten Wundflächen lassen sich mit herkömmlichen Blutstillungstechniken nicht selten schwer beherrschen. Zur Deckung und Blutstillung setzten wir probeweise bei 122 Operationen ein neues Kollagenvlies in Kombation mit Fibrinkleber ein, das aus humanem Plazentagewebe gewonnen wurde. Der Indikationsrahmen umfaßte Schleimhaut-, Weichteil- und Knochendefekte einschließlich Liquorfisteln, Sinus-sigmoideus-Tamponaden und Ösophagotrachealfisteln. Der häufigste Eingriff war die Tonsillektomie, gefolgt von Kehlkopfteilresektionen. Vom jeweiligen Operateur wurden die Parameter Blutstillung, Haftung, Plastizität und allgemeine Handhabung mit Bewertungen von 1 bis 6 benotet.

Die Anwendung des humanen Kollagenvlieses erwies sich vor allem als Hämostyptikum auf unterschiedlichsten Gewebeunterlagen im Kopf- und Halsbereich, besonders bei eröffnetem Sinus in der Felsenbeinchirurgie, als effizient und sinnvoll. Bei Defektdeckungsoperationen waren die Bewertungsergebnisse jedoch unterschiedlich. Das geprüfte Kollagenvlies bewährte sich als Gewebeersatz in Operationshöhlen und bei der Deckung kleiner Duradefekte. Es erwies sich aber als ungeeignet im Einsatz bei Verschlüssen von Ösophagotrachealfisteln. Auch bei arterieller Blutung mit größerem Defekt ist es notwendig, die Anwendung des Kollagenvlieses bezüglich seines Einsatzes im Kopf-Hals-Bereich hinreichend zu überprüfen. Bei Routineoperationen, wie der Tonsillektomie, ist der Einsatz dieses kostspieligen Materials nur bei erhöhtem Blutungsrisiko vertretbar.

Unverträglichkeiten wurden nicht beobachtet. Nach unserer Erfahrung ist die Anwendung des hier geprüften Kollagenvlieses nur in Kombination mit einem Fibrinkleber sowohl bezüglich Haftung und Handhabung zweckmäßig. Das humane Kollagenvlies stellt eine Bereicherung des chirurgischen Arsenals dar.

Hauptthema III
Tag der Praxis: Schwerpunkte der Hals-Nasen-Ohren-Heilkunde im Kindesalter

261. J. Sade, M. Luntz (Tel Aviv): Die sekretorische Otitis media

Als Referat in Teil I vorliegend.

Mündliche Ergänzungen nicht eingegangen.

262. G.A. Gates (St. Louis): Sinusitis im Kindesalter

Als Referat in Teil I vorliegend.

Mündliche Ergänzungen nicht eingegangen.

263. J. Mayer-Brix, T. Kappe, T. Penzel (Marburg/Lahn): Sind Schnarchen und schlafbezogene Atmungsstörungen eine relevante Indikation zur Adeno-Tonsillektomie?

In Fortführung unserer Studien, über die wir im Supplement 1991/I dieser Zeitschrift berichteten, haben wir die klinische Relevanz und Häufigkeit schlafbezogener Atmungsstörungen bei TE/AT-Kindern untersucht.

Insgesamt wurden 78 Kinder mit dem MESAM-Rekorder und einem Pulsoximeter gemessen (56 TE/AT-Kinder, 6 AT-Kinder, 9 Kontrollen: 6 Otopexien, 1 Tympanoplastik und 2 Schieloperationen).

Die guten Ergebnisse der Reliabilitäts- und Validitätsstudie (siehe Supplement I) hatten uns nun veranlaßt, nur noch eine präoperative und eine postoperative Messung am 5. Tag durchzuführen, da sich gezeigt hatte, daß das Schnarchen sich von Tag zu Tag bessert.

Wir fanden bei 40% der TE/AT-Kinder (18 von 45, die prä- und post-OP gemessen wurden) (bei 11 Kindern wurde die post-OP-Messung abgelehnt, da diese wenig schnarchten und die Eltern dem Kind weitere Belastungen ersparen wollten). Schnarchen in über 30% der gesamten Schlafzeit (die Spitzenwerte lagen bei 86%!). Regelrechte Apnoephasen fanden wir nur bei einem Kind, und bei vier Kindern wenige Hypopnoen (Phasen schwacher Atmung mit Sauerstoffabfall).

Postoperativ beobachteten wir zwei Hauptphänomene:

1. Das Schnarchen wurde in allen Fällen ausgeprägt gebessert, der Effekt war umso deutlicher je mehr die Kinder schnarchten. Bei Kindern mit geringem Schnarchen kam es natürlich postoperativ zu einer Zunahme des Schnarchens aufgrund des Gaumenbogenödems (Abb. 1).

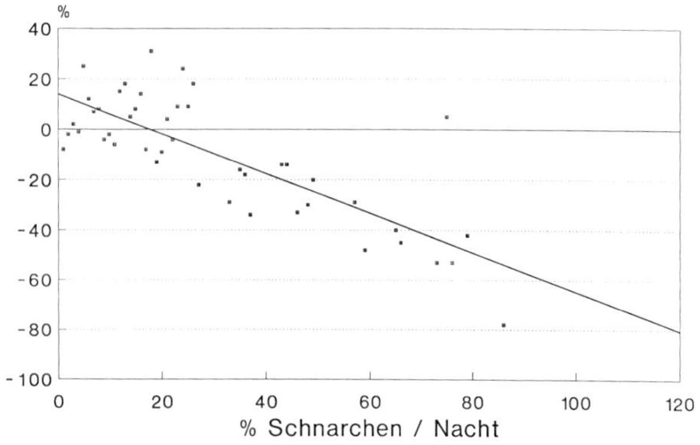

Abb. 1. Veränderung des Schnarchens (postoperativ (TE/AT), n = 45)

2. Es kam zu einer deutlichen Beruhigung der Herzfrequenzvariation bei 35% der Kinder, was auf indirekte physiologische Auswirkungen der TE/AT schließen läßt. Da wir sie auch zu 50% bei den nicht schnarchenden Kindern beobachteten, kann dieser Effekt nicht direkt durch die Besserung des Schnarchens hervorgerufen werden.

Diese postoperative Veränderung beeindruckt umso mehr, als die Kinder sich ja noch in der Kliniksituation mit postoperativen Schmerzen befanden.

Die anatomische Tonsillengröße (unterteilt in klein, mittel und groß) korrelierte nur insoweit mit der Schnarchhäufigkeit, als Kinder mit kleinen Tonsillen wenig schnarchten. Allerdings schnarchten auch 21 von 36 Kindern mit großen Tonsillen wenig. Der Vergleich der Angaben der Eltern mit der Schlafmessung zeigte eine recht gute Korrelation zur Schlafmessung, allerdings wird das Schnarchen natürlich bei den Kindern unterschätzt, bei denen es spät in der Nacht auftritt.

Insgesamt fanden wir, daß bei Kindern, die zur TE/AT einbestellt werden, in ca. 40% stärkeres Schnarchen oder unruhiger Schlaf bestehen und hier durch eine TE/AT deutliche Besserungen erzielt werden. Atemstillstände wies ein Kind auf; auch diese wurden völlig beseitigt.

Dem steht aber gegenüber, daß die Eltern von 90% der Kinder auch noch nach 1 Jahr eine deutliche Besserung des Allgemeinzustandes beobachteten, so daß dieser Effekt nicht allein auf einer Besserung der Atemstörungen im Schlaf beruhen kann. Bestehen aber klinisch typische Symptome von SBAS, so würden wir eine TE/AT auch indizieren, wenn sonst keine Infektsymptomatik vorliegt.

264. C. Rieger (Marburg): Allergische Manifestationen des Hals-Nasen-Ohren-Bereiches im Kindesalter

Manuskript nicht eingegangen.

Hauptvortrag III

265. H.-J. Schultz-Coulon (Neuss): Kanülenkinder und laryngotracheale Stenosen

Einleitung

Laryngotracheale Stenosen sind congenitale oder erworbene chronische Engen des laryngotrachealen Überganges, d.h. des subglottischen Raumes, unter Umständen mit Einbeziehung der Glottis und/oder der ersten Trachealringe. Nicht angesprochen sind die akuten oder subakuten Stenosierungen des Kehlkopfes durch Entzündung oder Tumor, obwohl man diese, wie einst Minnigerode [38] ebenfalls unter den Sammelbegriff „subglottische Stenosen" subsummieren könnte; doch würde das den Rahmen dieses Referates erheblich sprengen.

Chronische laryngotracheale Stenosen bei Kindern kannte man bis zum Beginn der 60iger Jahre fast nur als congenitale Fehlbildungen; sie galten als häufigster Tracheotomiegrund bei Neugeborenen [26]. Erst mit Übernahme der endotrachealen Langzeitintubation in die pädiatrische Intensivmedizin, insbesondere die Neonatologie – etwa Mitte der 60iger Jahre – tauchte die erworbene laryngotracheale Narbenstenose auch bei Kindern auf. Heute treten die congenitalen Larynxstenosen zahlenmäßig hinter der erworbenen Narbenstenose weit zurück: das große Krankengut von Cotton [11] enthielt nur noch 5% congenitale Stenosen, bei Narcy et al. [40] und unserem eigenen Krankengut [47] lag der Prozentsatz mit 37% bzw. 33% allerdings deutlich höher. In diesem Zusammenhang muß man darauf hinweisen, daß unter Umständen die Differentialdiagnose zwischen congenitaler und erworbener Laryngotrachealstenose äußerst schwierig und evtl. sogar unmöglich sein kann, nämlich dann, wenn sich einer congenitalen Larynxstenose durch Langzeitintubation eine Narbenstenose aufpfropft.

In den Publikationen der 60iger Jahre schwankten die Angaben zum Risiko kindlicher Postintubationsstenosen zwischen 2% (z. B. [2]) und 20,7% [16], lagen aber bei der Mehrzahl der Autoren unter 10% (Übersicht bei [3]). Inzwischen konnte das Stenoserisiko durch verbesserte Intubationstechnik und Tubusmaterialien merklich gesenkt werden – es gibt sogar Statistiken, in denen die Postintubationsstenose fehlt [z. B. 32] – , jedoch muß man wohl auch heute noch bei 2–8% der langzeitintubierten Kinder mit einer Stenoseentwicklung rechnen [9, 43, 54].

Während die Entstehungsmechanismen der Postintubationsstenose schon recht bald analysiert werden konnten – im deutschsprachigen Raum sind diesbezüglich vor allem die Namen Minnigerode [37] und Kleinsasser [30] zu nennen – bestand bezüglich der Therapie noch lange Unsicherheit. Die ersten Berichte über Behandlungserfolge bei kindlichen Laryngotrachealstenosen stammen von Grahne [20] und Kleinsasser [31] – Arbeiten, denen man durchaus Wegbereiterfunktion zuschreiben darf, denn ihnen folgte eine intensive Suche nach geeigneten Operationsverfahren, die in den heute wohl allgemein akzeptierten Methoden nach Evans u. Todd [14], Cotton [10] und Hof et al. [25] mit einer Erfolgsaussicht von über 80% auch im Kleinkindalter ein vorläufiges Ende gefunden hat.

Congenitale laryngotracheale Stenosen

Leitsymptom stenosierender Kehlkopfanomalien ist der congenitale Stridor (Stridor congenitus), der in Abhängigkeit vom Stenosegrad von einem leichten Belastungsstridor bis zu einem schweren inspiratorischen Ruhestridor mit jugulären und epigastrischen Einziehungen variiert. Weitaus die häufigste Ursache eines Stridor congenitus ist die praktisch immer harmlose Laryngomalazie, die ja nicht eigentlich den Kehlkopffehlbildungen zugerechnet werden kann, da sie lediglich Reifungsverzögerung darstellt. Bei etwa 6–8% der Kinder mit postnatalem Stridor ist jedoch mit einer congenitalen subglottischen Stenose zu rechnen [27, 51], die damit unter den eigentlich stenosierenden Larynxfehlbildungen (s. Tabelle 1, Übersicht bei [27, 45]) zur häufigsten wird. Es gibt sie in 2 Formen: einmal als sogenannte „harte" oder auch „hypoplastische" Krikoidstenose (nach Holinger et al. [28], in mehreren Formvarianten), die man auch als Abortivform der congenitalen subglottischen Kehlkopfatresie auffassen kann, und zweitens als „weiche" oder „hyperplastische" Bindegewebsstenose, die wie eine entzündliche subglottische Schleimhautschwellung imponiert. Prognose und klinisches Bild richten sich natur-

Tabelle 1. Kongenitale Kehlkopfstenosen

1. Laryngomalazie
2. Diaphragma laryngis
3. Synechie der Processus vocales
4. subglott. (harte) Krikoidstenose
5. Subglott. (weiche) Bindegewebsstenose
6. Kongen. Recurrenslähmung
7. Ankylose der Krikoarytaenoidgelenke
8. Laryngozele
9. Larynxzyste
10. Subglott. Hämangiom
11. Subglott. Lymphangiom

gemäß nach der Größe des Restlumens: eine Restöffnung von weniger als 2 mm Durchmesser führt zu einem unmittelbar postnatal einsetzenden Atemnotsyndrom und dürfte den Neugeborenen kaum günstigere Überlebenschancen einräumen als eine Kehlkopfatresie. Bei 2–3 mm Restdurchmesser verbleibt in der Regel genügend Zeit, um die Diagnose endoskopisch stellen und danach in Maskennarkose oder – wenn möglich – nach endotrachealer Intubation tracheotomieren zu können. Niemals dürfen Kinder mit congenitalen Laryngotrachealstenosen langzeitintubiert werden, da man damit die Stenose fast unausweichlich verschlimmert. Gelegentlich fallen milde subglottische Stenosen auch erst jenseits der Neugeborenenperiode auf, wenn ein erster katarrhalischer Infekt für eine zusätzliche Einengung des subglottischen Lumen durch Schleimhautschwellung sorgt; nicht selten laufen solche Säuglinge lange unter der Diagnose „rezidivierender Pseudokrupp" oder „chronische Bronchitis".

Erworbene Laryngotrachealstenosen

Im Mittelpunkt der erworbenen Laryngotrachealstenose steht die Postintubationsstenose, deren Ätiologie und Pathogenese durch klinische Beobachtung (z. B. [30, 34, 35, 37]) und experimentell (z. B. [6, 23]) recht gut geklärt erscheint: mechanische Reibungsschäden und Drucknekrosen der subglottischen Schleimhaut durch den Beatmungstubus führen zusammen mit bakterieller Kontamination zu granulierender Entzündungsreaktion, eventuell sogar zu einer Ringknorpelperichondritis, die nach Entfernung des Tubus narbig abheilen.

Bei Kindern überwiegt dabei folgender, typischer, klinischer Verlauf: Extubationsschwierigkeiten nach einer Langzeitintubation führen wiederholt zur Re-Intubation (meist in Form bedrohlicher Notsituationen mit zusätzlichen Schleimhautläsionen am Larynx durch die Intubationsversuche!), bis dann der Entschluß zur Tracheotomie gefaßt wird. Gelegentlich kommt es aber auch nach zunächst erfolgreich erscheinender Extubation erst Tage oder Wochen später zur Entwicklung einer Narbenstenose.

In Abhängigkeit von Lokalisation und Ausdehnung der Schleimhautläsionen bzw. Entzündungsreaktionen resultieren sehr variable Stenoseformen, die von der posterioren Glottisstenose durch narbige Bewegungseinschränkungen der Arytaenoidknorpel (von Bogdasaria u. Olson [5] in 4 Typen eingeteilt) über glottische und subglottische Narbensegel bis zu der typischen subglottischen „Lochblenden"-Stenose [31] oder schlitzförmigen Lumeneinengung in unterschiedlichen Kombinationen und Ausprägungen reichen. Für die Behandlung solcher Stenosen tritt oft als erschwerender Faktor hinzu, daß sich durch die notwendige Tracheotomie in Höhe des Tracheostomas eine zusätzliche Einengung durch Narbe oder Malazie entwickelt; aus diesem Grunde erscheint der Hinweis erforderlich, daß solche Kinder nur von kundiger Hand tracheotomiert werden sollten.

Neben den Postintubationsstenosen treten andere Ursachen für laryngotracheale Stenosen bei Kindern, wie etwa das stumpfe Kehlkopftrauma, Inhalationsverbrennung oder Aspirationsverätzung, weit in den Hintergrund. Da es sich hierbei ebenfalls um Narbenstenosen handelt, unterliegen sie in therapeutischer Hinsicht ähnlichen Gesichtspunkten wie die traumatischen Postintubationsstenosen.

Diagnostik

Die Diagnose einer laryngealen Stenosierung ergibt sich aus der klinischen Symptomatik, d. h. entweder aus dem congenitalen Stridor bei angeborenen, oder dem Stridor nach Intubation oder nach einem Kehlkopftrauma bei erworbenen Stenosen. Die Aufgabe der Diagnostik nach Sicherung des Kindes durch Tracheotomie ist es, Lokalisation, Form und Ausmaß der Stenose als Grundlage eines Behandlungsplanes zu klären. Hierzu steht die endoskopische Diagnostik als erste Methode der Wahl zur Verfügung. Wir führen sie grundsätzlich in Narkose mit starren Linsenoptiken durch, da nur bei voll relaxiertem Kind eine relevante Stenosebeurteilung möglich ist. Untersuchungen mit flexiblen Fiberglasoptiken können, selbst wenn sie bei einem Kind gelingt, kaum relevante Aussagen über den subglottischen Zustand machen. Allerdings reicht die Endoskopie nicht in allen Fällen aus, um Länge und Grad der Stenose eindeutig zu bestimmen, sondern benötigt ergänzend das Röntgenbild, wobei die konventionelle Kehlkopfzielaufnahme noch immer die beste Darstellung der Stenose liefert. Spirometrische oder plethysmographische Lungenfunktionsprüfung und Atemwiderstandsmessungen sind allenfalls bei älteren Kindern durchführbar und liefern auch bei ihnen durch Trachealkanüle und unsichere Kooperation nur fragwürdige Ergebnisse, so daß sie zur therapeutischen Entscheidung nur ausnahmsweise beitragen können.

Therapie

Das psychische Trauma. Die für eine erfolgreiche Behandlung kindlicher Laryngotrachealstenosen erforderlichen therapeutischen Schritte richten sich nicht nur nach Ätiologie und Grad der Stenose, sondern auch nach dem sozialen Umfeld des Kindes. Diesbezüglich muß ein besonderer Aspekt angesprochen werden, der üblicherweise kaum zwischen den Zeilen der Literatur zu finden ist: das schwere psychische Trauma bei Kind und Eltern, das notwendigerweise aus dem Erlebnis lebensbedrohlicher Atemnot und den zahlreichen Schwierigkeiten beim Umgang mit der Trachealkanüle und den daraus resultierenden Behinderungen des Kindes hervorgehen muß und aus dem in der Regel bei den Eltern eine überkritische und mißtrauische Einstellung und bei dem Kind eine heftige Abwehrhaltung gegenüber jeder weiteren ärztlichen Behandlung resultieren. Wer je mit Kanülenkindern und deren Eltern in Berührung gekommen ist, weiß, daß sie zu den weitaus schwierigsten Patientengruppen gehören: die Eltern haben die Entstehung der Stenose oder die bisherige Unfähigkeit, diese zu beseitigen, ebenso wie die Notwendigkeit zu einer Tracheotomie als medizinischen Mißerfolg oder sogar Fehlleistung unbewußt oder bewußt erlebt. Zudem sind sie tief geprägt von Angst und Kummer um ihr Kind, das sie schon wiederholt fast erstickt glaubten und das sie nun, seitdem es die Trachealkanüle trägt, Tag und Nacht beaufsichtigen müssen. „Was ist zu tun, wenn die Kanüle verstopft, der Sauger nicht funktioniert, das Kind sich die Kanüle herausreißt, die Kanüle sich nicht wieder in das Tracheostoma einführen läßt – dürfen wir überhaupt aus dem Kinderzimmer gehen – das Kind kann ja nicht schreien oder rufen usw.?" – Gillinson [18] und Jennings [29] haben diese schwer belastenden Dauerängste der Eltern von Kanülenkindern eindrucksvoll geschildert.

Aber auch das betroffene Kind ist psychisch schwer alteriert durch oft mehrere Erstickungsanfälle, durch Trachealkanüle und vor allem durch die Unfähigkeit, zu schreien und sich schreien zu hören, und entsprechend beantwortet es jeden Annäherungsversuch an die Kanüle mit panischer Angst und heftigster Abwehrhaltung. Kleinsasser [31] schrieb schon vor zwanzig Jahren, daß die psychologische Führung schwieriger sein kann als die operative Behandlung.

Sicherung des Kanülenkindes. Angesichts dieser Umstände stellt sich daher als erste Behandlungsaufgabe, das Vertrauensverhältnis zu Kind und Eltern wiederherzustellen, d. h. ihnen das sichere Gefühl zu vermitteln, daß ihr Kind mit an Sicherheit grenzender Wahrscheinlichkeit nie wieder in eine Notsituation geraten kann, sie die Kanüle auch zu Hause angstfrei wechseln und anschließend ruhig schlafen können.

Dies ist allerdings schwer möglich, wenn man bei einem Kind mit einer hochgradigen subglottischen Stenose ein Tracheostoma herstellt, das sofort nach Entfernung der Kanüle kollabiert: hier ist der Notfall vorprogrammiert, jeder Kanülenwechsel wird für Eltern und Kind – aber auch für den Hausarzt (welcher Fachrichtung auch immer!) zum Angsterlebnis, denn das Kind entwickelt unmittelbar nach dem Dekanülement einen inspiratorischen Stridor, der sich durch Schreiversuche und Abwehrbewegungen rasch zu Atemnot und Zyanose steigern kann. Die Eltern haben dann größte Schwierigkeiten, die Kanüle wieder einzusetzen, da diese ohnehin schlecht in das kollabierende Tracheostoma paßt und da das Kind sich heftig wehrt und kaum festzuhalten ist. Wenn man dann noch eine flexible Kanüle verordnet, die ohnehin schwer zu manipulieren ist, sie zusätzlich mit einem großen Luftfilter versieht, der erstens das Abhusten erschwert und zweitens das Aushusten der Kanüle fördert, und wenn dann die Kanüle noch möglichst locker mit einer Schleife fixiert wird, die sich leicht aufziehen läßt – dann sind so ungefähr alle Fahrlässigkeiten beachtet worden, die das Leben des Kindes gefährden.

Oberstes Gebot bei Kanülenkindern hat daher vor allen weiteren Behandlungsmaßnahmen deren bestmögliche Sicherung zu sein. Sie wird sowohl in der prä- als auch postoperativen Phase dadurch erreicht, daß man für ein Tracheostoma sorgt, das ausreichend stabil ist, um auch ohne Kanüle wenigstens über einige Minuten, besser Stunden, eine ausreichende Atmung zu gewährleisten. Jeder Kanülenwechsel kann dann streßfrei vorgenommen werden, und das Kind kann selbst bei einem akzidentellen Dekanülement nicht ersticken.

Im Hinblick auf die Sicherheit des Kanülenkindes halte ich darüber hinaus für die postoperative Phase die Empfehlung, ein starres Platzhalterröhrchen an die Trachealkanüle zu fixieren [11, 12, 19, 21, 22, 49], für bedenklich (Abb. 1): eine solche Trachealkanüle läßt sich praktisch nur in Narkose wechseln – eine notfallmäßige Entfernung im Falle einer Borkenbildung am Kanülenende stößt das Kind in akute Gefahr, da man das starre Platzhalterröhrchen ja nicht mitentfernen kann. Solche Kinder können nicht nach Hause entlassen werden, besonders dann nicht, wenn sie viele hundert Kilometer entfernt vom Heimatort operiert wurden; sollte es dennoch geschehen – und ich habe ein solches Kind in höchster Not erleben müssen – so sitzen Kinder-, Haus- und Hals-Nasen-Ohrenarzt in der Praxis hilflos davor und schieben verzweifelt die Kanülenborke mit dem Absaugkatheter in die Trachea – es ist notwendig, solche Schreckensbilder zu zeichnen, denn immer wieder tauchen in den Arbeiten, die sich mit Laryngotrachealstenosen und Tracheotomie im frühen Kindesalter beschäftigen, Todesfälle zu Lasten des Tracheostomas, also durch Kanülenobstruktion oder akzidentelles Dekanülement auf [z. B. 7, 15, 17, 24, 40, 42, 53].

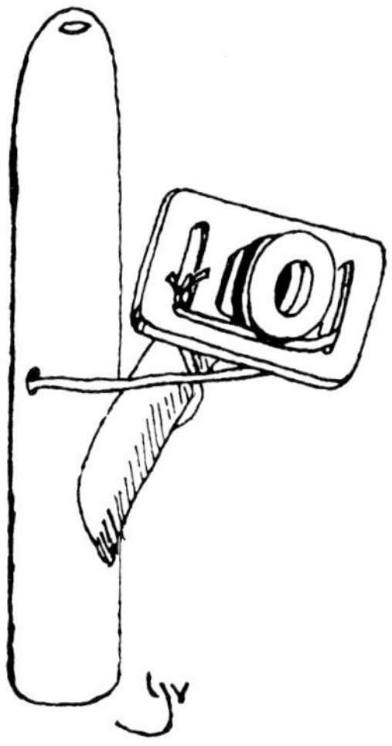

Abb. 1. Fixierung der Trachealkanüle an das starre Platzhalterröhrchen. Schema nach Healy [22]

Für weitaus sicherer halten wir eine mobile Kombination von Platzhalterröhrchen und Trachealkanüle, wie wir sie kürzlich schon einmal demonstriert haben (Abb. 2a, b): der untere Teil des Montgomery-Platzhalterröhrchens wird einschließlich des Absaugstutzens median geschlitzt bzw. schräg angeschnitten, so daß es nach Einführen in die Trachea leicht an den zu 2 Halterungsflügeln umgewandelten Seitenteilen des ehemaligen Absaugstutzens mittels Wäscheband fixiert werden kann und einer zusätzlichen Trachealkanüle aus Metall oder Kunststoff leicht Platz bietet. Selbstverständlich wird die Trachealkanüle an ihrer konvexen Kurvatur gefenstert, damit das Kind sprechen kann. Bei dieser Kanülenkonstruktion läßt sich die Trachealkanüle jederzeit gefahrlos entfernen, reinigen und wieder einsetzen; zudem erspart man sich die umständliche transkutane Fixierung des Platzhalterröhrchens, wie sie anstelle der beschriebenen Kanülenfixierung bei manchen Autoren üblich ist [24, 39, 52 u.a.]. Voraussetzung ist allerdings auch hierfür ein stabiles, ausreichend weites Tracheostoma.

Indikation und Zeitpunkt der Laryngotrachealplastik. Wesentlichstes Behandlungsziel bei Kanülenkindern mit Laryngotrachealstenosen ist die möglichst frühzeitige Rehabilitation, da trotz aller Sicherungsbestrebungen jedes Tracheostoma ein erhöhtes Risiko darstellt und darüber hinaus die sprachliche und allgemeine Entwicklung behindert. Angesichts der jüngsten Erfahrungsberichte, denenzufolge man Dank der heute zur Verfügung stehenden Operationsmethoden und technischen Hilfsmittel selbst bei ein- und zweijährigen Kleinstkindern mit einem erfolgreichen Operationsresultat in über 80% der Fälle rechnen darf [8, 13, 24, 36, 41, 46, 50], läßt sich heute kaum noch ein Mindestalter definieren, vor dem eine Laryngotrachealplastik nicht durchgeführt werden sollte. Andererseits gibt es gute Gründe, mit einer Laryngotrachealplastik zu warten: erstens werden Operation und Nachbehandlung mit zunehmendem Alter des Kindes infolge der nachlassenden Infektanfälligkeit und zunehmenden Kooperationsfähigkeit fortlaufend einfacher. Zweitens gibt es congenitale Stenosen, die man nicht zu operieren braucht, da sie ausheilungsfähig sind, wie das vor allem Holinger et al. [28] gezeigt haben. Insbesondere gehört dazu die subglottische hyperplastische Bindegewebsstenose, bei der man durch reines Abwarten sichere bessere Endresultate erhält, als durch jeden chirurgischen Erweiterungsversuch [47]. Auch bei einem subglottischen Hämangiom wird man meist eine spontane Rückbildung in den ersten 2–3 Lebensjahren beobachten können.

Aus diesen Gründen sehen wir das 3. Lebensjahr als bestgeeignetes Alter für eine eventuelle Erweiterungsoperation an, da das Kind dann bereits eine gewisse Kooperationsfähigkeit erreicht hat, andererseits aber noch genügend Zeit hat, um bis zum Schulalter eventuelle tracheostomiebedingte Entwicklungsrückstände auszugleichen, und da außerdem die Beobachtung der Stenose bis zu diesem Alter Klarheit über ihre Prognose verschafft.

Vor dem 3. Lebensjahr sollte eine Laryngotrachealplastik nur bei bestimmten Indikationszwängen

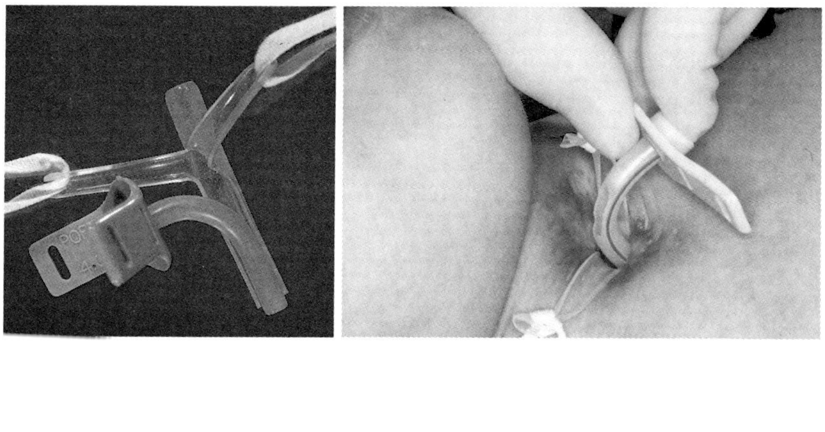

Abb. 2a, b. Mobile Kombination zwischen weichem Silikon-T-Tubus nach Montgomery und einer Trachealkanüle, wie wir sie routinemäßig nach Laryngotrachealplastik verwenden. Wie Abb. **b** zeigt, kann die Trachealkanüle jederzeit risikolos gewechselt werden

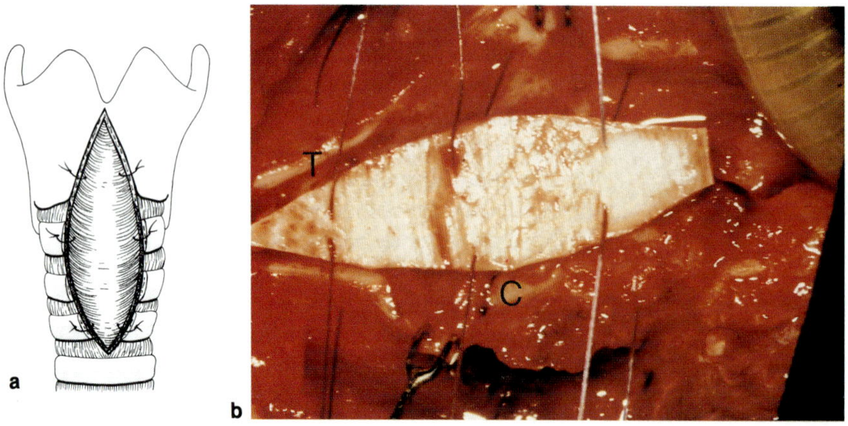

Abb. 3 a, b. Vorderwandverbreiterung durch Rippenknorpeltransplantat nach Cotton [10]. **a** Schematische Darstellung; **b** Operationssitus bei einem 6jährigen Mädchen T. M. * 16.02.1984 mit hochgradiger Laryngotrachealstenose. *T* gespaltener Schildknorpel; *C* gespaltener Krokoidbogen (Anmerkung: bei ausschließlich subglottischen Stenosierungen ist die Spaltung des Schildknorpels nicht zwingend erforderlich!)

durchgeführt werden, wie etwa bei ungünstigen Umfeldbedingungen und häuslichen Pflegeschwierigkeiten, bei Unmöglichkeit der Stimmbildung durch höchstgradige Stenosierung oder bei tracheostomiebedingter Behinderung von Rehabilitationsmaßnahmen.

Wahl der Operationsmethode. Grundsätzlich gilt, daß erst die reizlos ausgeheilte Stenose über den operativen Behandlungsweg nachdenken lassen darf, da sich erst dann Grad und Ausmaß der Stenose eindeutig erkennen lassen und da jede noch bestehende entzündliche Reaktion die Erfolgsaussichten eines plastischen Erweiterungseingriffes verringert.

Naturgemäß richtet sich die Wahl der Operationsmethode in erster Linie nach dem Stenosegrad, den man anhand des Stenosedurchmessers abschätzen kann: beträgt der Durchmesser beispielsweise nur etwa die Hälfte der ursprünglichen Trachealweite, so ist die Querschnittsfläche bereits um 75% vermindert – man spricht von einer 75%-Stenose.

Stenosen bis zu 50% sind funktionell irrelevant und bedürfen keiner Therapie. Bei 50–70%-Stenosen reicht gewöhnlich die einmalige oder wiederholte Bougierung, evtl. kombiniert mit mikrochirurgischer Abtragung einer segelförmigen Narbe, aus. Den CO^2-Laser verwenden wir bei Kehlkopfstenosen im Kindesalter nicht mehr, da es erstens recht schwer ist, durch die relativ enge Glottis im subglottischen Bereich zu resezieren, man zweitens mehrere Sitzungen mit langen Zeitintervallen benötigt, drittens die postoperative Granulationsneigung groß ist und viertens die Endresultate mäßig sind.

Nur bei Stenosen mit einer Querschnittseinengung von mehr als 70% muß man sich im allgemeinen zu erweiterungsplastischen Maßnahmen entschließen. In unser Krankengut, das inzwischen 47 behandlungsbedürftige Kehlkopfstenosen im Alter unter 6 Jahren umfaßt, war das 16mal der Fall – also bei etwa einem Drittel der Kinder. 19 Kinder konnten nach Bougierung dekanüliert werden, 5 kongenitale Stenosen heilten nach Tracheotomie spontan ab und 7 Kinder wurden und werden noch andernorts weiterbehandelt.

Für die Erweiterung der typischen isolierten Laryngotrachealstenose stehen 3 Verfahren zur Verfügung, die man auch miteinander kombinieren kann:

1. Zunächst die heute wohl von den meisten Autoren favorisierte Vorderwandverbreiterung durch Rippenknorpelimplantat („Anterior Costal Cartilage Graft") nach Cotton [10]: nach Medianinzision der

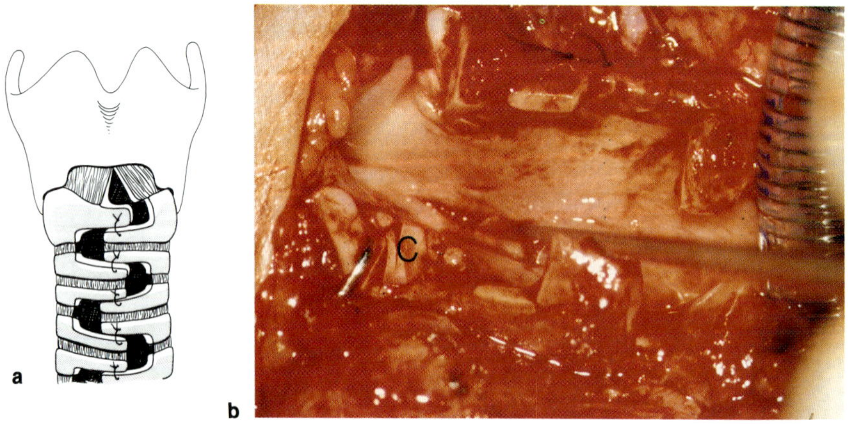

Abb. 4 a, b. Vorderwandverbreiterung nach Evans u. Todd [14]; sogenannte „Caastellated Incision". **a** Schematische Darstellung; **b** Operationssitus bei einem 1 1/2jährigen Jungen mit durch Langzeitintubation verschlimmerter kongenitaler Krikoidstenose (S. A. * 18.06.1987; *C* gespaltener Krikoidbogen)

Vorderwand des stenotischen Segmentes wird ein bootförmiger autogener Rippenknorpelspan sorgfältig unter dem Binokularmikroskop in den Vorderwanddefekt eingepaßt und eingenäht (Abb. 3a, b). Einige Autoren haben mit dieser Methode verschiedentlich sogar ohne Einlegen eines Platzhalterröhrchens Erfolg gehabt [13, 48]; wir haben dies noch nicht zu tun gewagt, sondern haben stets das neugeschaffene Lumen durch einen weichen Montgomery-Silicon-T-Tubus in der eingangs beschriebenen Technik für mindestens 1/4 Jahr gesichert.

2. Ein anderes raffiniertes, technisch allerdings etwas schwierigeres Verfahren zur Vorderwandverbreiterung haben Evans u. Todd [14] als sogenannte „castellated" oder „stepped incision" angegeben (Abb. 4a, b): es eignet sich besonders für kongenitale reizlose Knorpelstenosen, die man entlang der Medianlinie meanderförmig inzidieren und danach auseinanderziehen kann; zusätzlich empfiehlt sich, zur Versteifung der Vorderwand die Knorpellücken mit autogenen Rippenspanfragmenten zu füllen. Als Platzhalter empfiehlt Evans eine Siliconfolienspirale; wir benutzen auch hierzu das weiche Montgomery-Röhrchen.
3. Als dritte Methode hat sich die Hinterwandverbreiterung durch Medianspaltung der Krikoidplatte – entsprechend der sogenannten Laminotomie nach Réthi [44] – und zusätzliche Implantation eines autogenen Rippenknorpelspans (auch: „Posterior Costal Cartilage Graft") durchgesetzt, heute im allgemeinen mit dem Namen Hof [24] verbunden (Abb. 5a, b). Dieses Verfahren hat gegenüber der Vorderwandverbreiterung einen gewissen Vorteil, weil die Vorderwand dabei gewissermaßen zwangsläufig miterweitert wird, sei es durch einfache Vernarbung der über dem eingelegten Platzhalterröhrchen klaffenden Medianinzision der Trachealvorderwand, sei es durch zusätzliche Überbrückung des Vorderwandspaltes mit einem zweiten Rippenknorpelspan [39, 55], oder sei es durch die klassische Rinnenbildung, die ja eigentlich nichts anderes bedeutet als eine zweizeitige Vorderwandverbreiterung.

In welchen Fällen man welche Methode wählen sollte, haben Cotton et al. [13] erklärt: bei überwiegend von ventral her einengendem Narbengewebe soll man die Vorderwand, bei überwiegend dorsal stenosierender Narbe die Hinterwand verbreitern, bei höchstgradigen Stenosen empfiehlt sich die Kombination beider Methoden (Abb. 6).

Allerdings lassen sich unserer Erfahrung nach die Stenosen nicht immer so klar nach diesem Schema klassifizieren, so daß wir uns bezüglich der Methodenwahl eher intraoperativ von der Erweiterungsfähigkeit des stenosierten Trachealabschnittes lenken lassen: läßt er sich nach Medianinzision gut auffalten, dann beschränken wir uns auf die Vorderwandverbreiterung, erscheint das erreichte Lumen noch zu knapp, wie das gewöhnlich bei Stenosen mit einer über 80%igen Querschnittseinengung der Fall ist, spalten wir zusätzlich die Krikoidplatte. Darüber hinaus ist die Hinterwandverbreiterung immer dann erforderlich, wenn die Stenose auch in den Glottisbereich übergreift, oder etwa bei beidseitiger Recurrensparese.

Nach einer Hinterwandverbreiterung ist die gleichzeitige Implantation von Rippenknorpel in den Vorderwanddefekt nicht zwingend erforderlich. Stattdessen darf man auch heute noch durchaus die klassische Laryngotrachealrinne als zulässige und zuverlässige Alternative wählen [4]: man hat damit unzweifelhaft den für das Kind sichersten Weg eingeschlagen, da wegen der dann weit offenen Trachea lebensbedrohliche Probleme mit Kanüle und Platzhalterröhrchen kaum denkbar sind. Außerdem entstehen dem Kind keine Nachteile, denn der Unterschied zwischen sogenannter geschlossener Methode mit Vorderwandimplantat und der Laryngotrachealrinne ist aus der Sicht des Kindes nicht sehr groß: ihm ist es gleichgültig, ob einige Monate später eine Laryngotrachealrinne oder ein Tracheostoma verschlossen werden.

Im allgemeinen wird man zwar die sofortige Vorderwandrekonstruktion als den meist schnelleren Weg

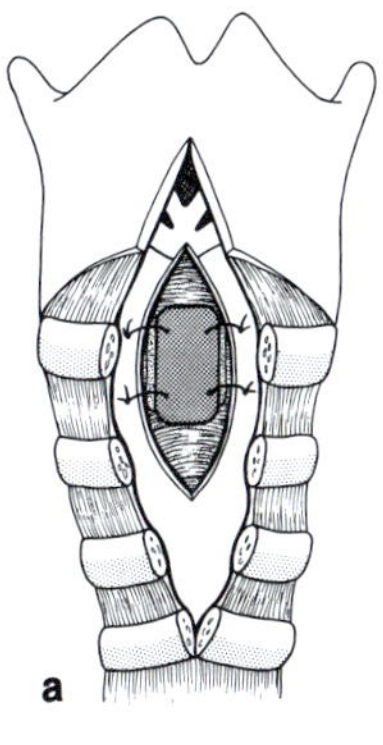

a

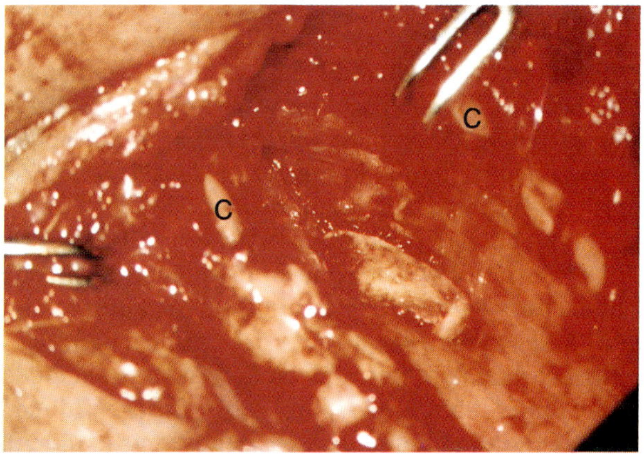

b

Abb. 5a, b. Hinterwandverbreiterung durch Spaltung der Krikoidplatte (Laminotomie nach Réthi [44]) und Rippen-Knorpeltransplantation [25]. **a** Schematische Darstellung modifiziert nach Hof [25]; **b** Operationssitus bei einem 3jährigen Mädchen (O.K. * 28.04.1987); *C* Ringknorpelbogen. Anmerkung: Im Gegensatz zur schematischen Darstellung wurde im vorliegenden Fall der Schildknorpel nicht gespalten, da dies im allgemeinen nicht erforderlich ist

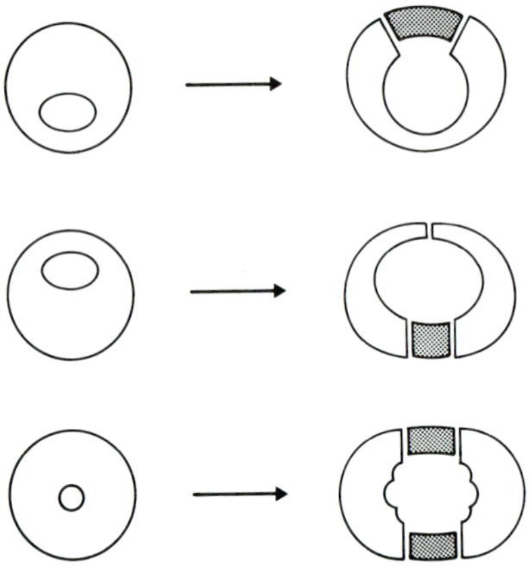

Abb. 6. Richtlinien der erweiterungsplastischen Methode in Abhängigkeit von Lokalisation und Grad der Stenose nach Cotton et al. [13], schematisch

zur Rehabilitation des Kindes wählen, jedoch kann sich der zweizeitige Weg über eine Laryngotrachealrinne durchaus empfehlen, wenn sich neben der subglottischen Stenose infolge Langzeitintubation, Perichondritis und Tracheotomie zusätzlich eine Malazie der oberen Halstrachea entwickelt hat. Hier ist neben der Hinterwandverbreiterung vor allem auch eine Wandversteifung der Trachea durch Anlage leicht nach außen gebogener Rippenknorpelspäne notwendig, wobei wir es für den sichersten Weg zum Erfolg halten, diese Maßnahmen zunächst durch Bildung einer Laryngotrachealrinne zu sichern, bis diese dann etwa 1/4 Jahr später nach reizloser Einheilung der Späne plastisch verschlossen werden kann (Abb. 7a–d).

Nachbehandlung. Jede erweiterungsplastische Operation wird von uns unabhängig von der gewählten Technik mit Einlage eines flexiblen Montgomery-Röhrchens zusammen mit einer zusätzlichen Trachealkanüle in der eingangs beschriebenen Weise abgeschlossen. Das starre Teflonröhrchen nach Aboulker [1], das vor allem die Cotton-Schule vorzieht [11], verwenden wir aufgrund der ungünstigen Fixationstechnik ebensowenig wie die massiven Kehlkopfplatzhalter nach Montgomery [39].

Postoperativ erhalten die Kinder einen breitbandantibiotischen Schutz für eine Woche bis zur Entfernung der Fäden. Kortikoide verabreichen wir nur noch bei exzessiver Granulationsneigung. Das Platzhalterröhrchen verbleibt für mindestens 12 Wochen und muß während dieser Zeit engmaschig kontrolliert werden. Entlassen wird das Kind in dem Augenblick, in dem die Eltern gelernt haben, die Trachealkanüle in aller Ruhe zu wechseln und zu reinigen. Eine sorgfältige Tracheostomapflege mit einer einfachen Fettsalbe und regelmäßiges Absaugen schützen vor Borkenbildung und Sekundärinfektion. Sollten sich dennoch inner-

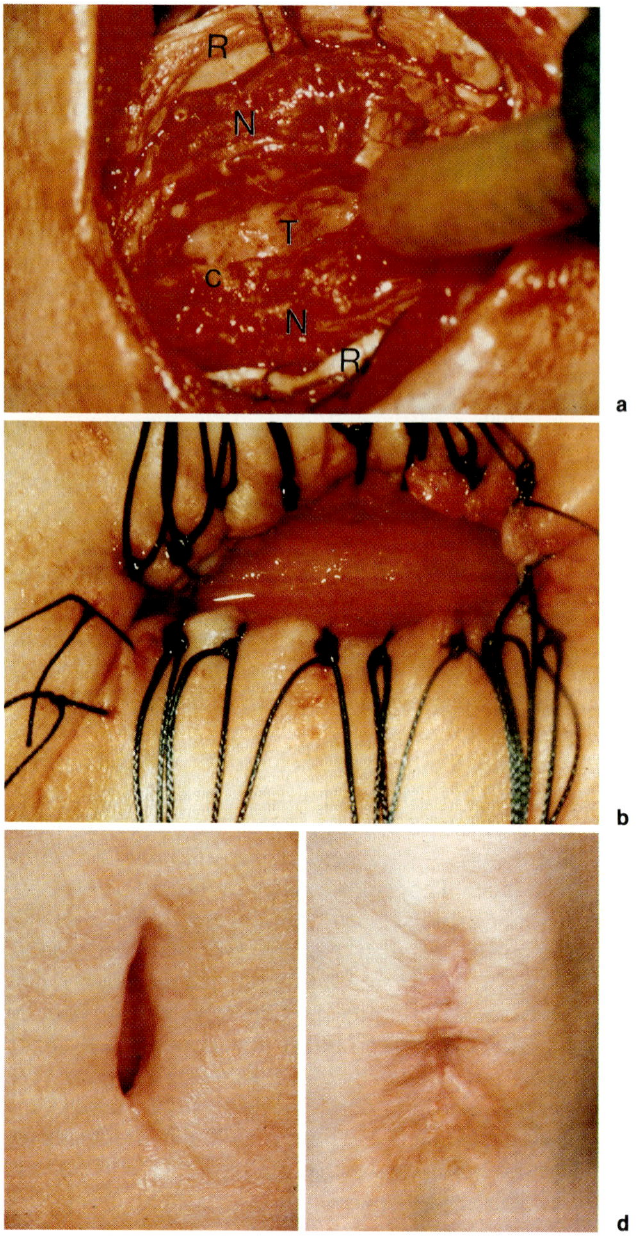

Abb. 7a–d. Zweizeitige Laryngotrachealplastik bei einem 4jährigen Mädchen (K.K. * 17.07.1981), bei der neben einer hochgradigen Laryngotrachealstenose eine ausgedehnte Tracheomalazie der oberen Halstrachea bestand. **a** Operationssitus nach beidseitiger Anlagerung der lumenwärts konkav gebogenen Rippenknorpelspäne (*RG*); *C* Krikoidbogen; *N* Narbengewebe neben der knorpellosen Trachealwand; *T* Schleimhautrest an der Trachealhinterwand; *b* Operationssitus nach Beendigung der Operation in Form einer Laryngotrachealrinne; **c** reizlos ausgeheilte und kanülenlose Laryngotrachealrinne nach 4 Monaten; **d** Zustand nach plastischem Verschluß der Laryngotrachealrinne 5 Monate postoperativ

halb des Röhrchens Borken bilden, so muß dieses in Kurznarkose gewechselt werden, um den rekonstruierten Trachealabschnitt so weit wie möglich vor Keimbesiedlung zu schützen. Entwickeln sich Granulationen am kranialen Röhrchenende, muß das Röhrchen transglottisch nach oben verlängert werden, um weitere Granulationsbildung im Bereich der Glottis zu verhindern. Nach 12 Wochen wird das Platzhalterröhrchen entfernt und die Stabilität des Laryngotracheallumens geprüft: bleibt es stabil, so dekanüliert man das Kind und beobachtet das kanülenfreie Tracheostoma weitere 3–4 Wochen lang. Auch größere Stomata verkleinern sich durch Narbenschrumpfung gewöhnlich soweit, daß sie anschließend durch einfache Türflügellappenplastik verschlossen werden können. Nur selten ist ein plastischer Verschluß erforderlich, wie wir ihn modifiziert nach Schlosshauer vor Jahren schon einmal demonstriert haben: ein zuvor parastomal implantierter Rippenknorpelspan wird zusammen mit einem Hautschwenklappen als Vorderwandersatz über das Tracheostoma geschlagen und mit einem zweiten regionalen Hautschwenklappen gedeckt [33].

Angesichts der vielen Fragen, die während dieser sensiblen Nachbehandlungsphase auftauchen, halte ich es im Interesse eines befriedigenden Behandlungsergebnisses für äußert wichtig, daß die postoperative Nachbehandlung vom Operateur selbst oder einem entsprechend erfahrenen Kollegen engmaschig überwacht wird; solange Kanülenkinder ihr Platzhalterröhrchen tragen, sollte man sie mindestens einmal in der Woche sehen. Selbstverständlich ist das nicht möglich, wenn einige hundert Wegekilometer zwischen Arzt und Patient liegen. Von Ärzten, die selbst keine Laryngotrachealplastik durchführen, kann eine sachgerechte Nachbehandlung nur bei engstem Kontakt mit dem Operateur übernommen werden.

Abschließend sei noch kurz erwähnt, was aus unseren jetzt 16 plastisch versorgten Laryngotrachealstenosen geworden ist: 14 Kinder sind inzwischen dekanüliert, 6 mit einer funktionell erträglichen Reststenose (leichter Belastungsstridor). Bei den beiden noch nicht dekanülierten Kindern handelt es sich zum einen um einen Jungen mit iatrogener Larynxatresie, über den wir bereits früher berichtet haben [47], und zweitens um ein schwerbehindertes Kind, dessen Eltern eine Nachoperation bisher ablehnten.

Um es noch einmal zusammenzufassen: die Sicherung des Kindes durch entsprechende Tracheostoma- und Kanülentechnik, die wohlüberlegte Festlegung eines für das Kind und seine individuellen Umfeldverhältnisse bestgeeigneten Operationszeitpunkts, die richtige Wahl der Operationsmethode und eine sehr sorgfältige Nachbehandlung unter den Augen des Operateurs scheinen mir die wichtigsten Voraussetzungen zu sein für eine erfolgreiche Rehabilitation dieser kleinen unglücklichen Patienten.

Zusammenfassung

Während man vor Übernahme der Langzeitintubation in die pädiatrische Intensivmedizin – etwa Mitte der 60iger Jahre – chronische kindliche Laryngotrachealstenose nur als kongenitale Fehlbildungen kannte, treten diese heute zahlenmäßig weit hinter den erworbenen Narbenstenosen zurück. Trotz der Verbesserung der Intubationstechniken muß auch heute noch bei 2–8% der langzeitintubierten Kinder mit der Entwicklung einer Narbenstenose gerechnet werden. Die für ihre Behandlung notwendigen Behandlungsmaßnahmen richten sich nicht nur nach Art und Grad der Stenose, sondern auch nach dem sozialen Umfeld des Kindes. Ein selten besprochener Aspekt kindlicher Larynxstenosen ist das schwere psychische Trauma bei Kind und Eltern, das notwendigerweise aus dem Erlebnis lebensbedrohlicher Atemnot und den zahlreichen Schwierigkeiten beim Umgang mit der Trachealkanüle und der daraus resultierenden Behinderungen des Kindes hervorgehen muß und aus dem in der Regel bei den Eltern eine überkritische und mißtrauische Einstellung und bei dem Kind eine heftige Abwehrhaltung gegenüber jeder weiteren ärztlichen Behandlung resultieren. Zur Wiederherstellung des Vertrauensverhältnisses ist vor allem die Sicherung des Kindes notwendig. Diese kann erreicht werden durch ein prä- und postoperativ ausreichend stabiles Tracheostoma, sowie – nach der Erweiterungsplastik – durch eine mobile Kombination zwischen Platzhalterröhrchen und Trachealkanüle, so daß Pflegepersonal und Eltern stets die Kanüle gefahrlos und in Ruhe wechseln können und selbst ein akzidentelles Dekanülement das Kind nicht unmittelbar in eine lebensbedrohliche Notlage bringt.

Als bestgeeignetes Operationsalter wird das 3. Lebensjahr angesehen, da das Kind dann bereits eine gewisse Kooperationsfähigkeit erreicht hat, andererseits aber noch genügend Zeit hat, um bis zum Schulalter evtl. tracheostomiebedingte Entwicklungsrückstände ausgleichen zu können. Außerdem kann eine Beobachtung der Stenose bis zu diesem Lebensalter ihre Prognose klären, denn es gibt kongenitale Stenosen, die ohne Operation ausheilungsfähig sind.

Die Wahl der Operationsmethode richtet sich schwerpunktmäßig nach dem Stenosegrad: bei 50–70% Stenosen reicht im allgemeinen die endoskopische Bougierung. Für höhergradige Stenosen stehen heute 3 Verfahren zur Verfügung: die Vorderwandverbreiterung mit Rippenknorpelimplantat nach Cotton, zweitens die Vorderwandverbreiterung durch die sogenannte „castellated-incision" nach Evans u. Todd und drittens die Hinterwandverbreiterung durch Rippenknorpelimplantat zwischen die gespaltene Krikoidplatte nach Hof. Bei höchstgradigen Stenosen lassen sich Vorder- und Hinderwandverbreiterung miteinander kombinieren. Wenn die Laryngotrachealstenose durch eine zusätzliche Malazie der zervikalen Halstrachea kompliziert wird, ist eine Wandversteifung der

Trachea durch zusätzliche Anlagerung von autogenen Rippenknorpelspänen erforderlich; in diesen Fällen empfiehlt sich als sicherster Weg das klassische zweizeitige Verfahren über Bildung einer Trachealrinne.

Jede erweiterungsplastische Operation wird unabhängig von der gewählten Technik mit Einlage eines weichen Montgomery-Silikon-T-Tubus als Platzhalterröhrchen zusammen mit einer zusätzlichen Trachealkanüle in mobiler Kombination abgeschlossen. Das Platzhalterröhrchen verbleibt für mindestens 12 Wochen und muß während dieser Zeit engmaschig kontrolliert werden, wobei diese Nachkontrolle unter den Augen des Operateurs erfolgen sollte. Nach Entfernung des Platzhalterröhrchens muß vor Tracheostomaverschluß die Stabilität des rekonstruierten Laryngotrachealsegmentes geprüft werden, indem man das Tracheostoma 3–4 weitere Wochen kanülenfrei beobachtet; erst dann erfolgt der plastische Verschluß. Zusammengefaßt gelten als wichtigste Voraussetzungen für eine erfolgreiche Rehabilitation solcher Kinder: die Sicherung des Kindes durch entsprechende Tracheostoma- und Kanülentechnik, die wohlüberlegte Festlegung eines für das Kind und seine individuellen Umfeldverhältnisse bestgeeigneten Operationszeitpunkt, die richtige Wahl der Operationsmethode und eine sorgfältige Nachbehandlung unter den Augen des Operateurs.

Danksagung. Für die Übernahme der Mehrkosten für den Farbabdruck der Abbildungen sei an dieser Stelle der Firma Bayer, Leverkusen herzlich gedankt.

Literatur

1. Aboulker P, Sterkers JM, Demaldent JE (1966) Modifications apportees a l'intervention de Rethi, Interet dans les stenoses laryngotracheales et tracheales. Ann Otol Laryngol (Paris) 83:98–106
2. Allen TH, Steven IM (1965) Prolonged endotracheal intubation in infants and children. J Anaesth 37:566–573
3. Antoniadou E, Podlesch I (1971) Komplikationen der prolongierten naso-trachealen Intubation bei Kindern. Der Anaesthesist 20:195–200
4. Biller HF, Lawson W, Weisberg V (1986) Staged repair of extensive tracheal and laryngotracheal stenoses. Ann Otol Rhinol Laryngol 95:586–589
5. Bogdasarian RS, Olson NR (1980) Posterior glottic laryngeal stenosis. Otolaryngol Head Neck Surg 88:765–772
6. Borowiecki D, Croft CB (1977) Experimental animal model of subglottic stenosis. Ann Otol 86:835–840
7. Campbell JB, Morgan DW, Pearman K (1989) Experience with the home-care of tracheotomised paediatric patients. Arch Otorhinolaryngol 246:345–348
8. Catlin FI, Smith RJH (1987) Acquired subglottic stenosis in children. Ann Otol Rhinol Laryngol 96:488–492
9. Close LG, Lozano AJ, Schaefer SD (1983) Sternohyoid myo-osseous flap for acquired subglottic stenosis in children. Laryngoscope 93:433–439
10. Cotton R (1978) Management of subglottic stenosis in infancy and childhood. Review of a consecutive series of cases managed by surgical reconstruction. Ann Otol 87:649–657
11. Cotton RT (1984) Pediatric laryngeal stenosis. J Pediatr Surg 19:699–704
12. Cotton RT, Myer EM (1984) Contemporary surgical management of laryngeal stenosis in children. Am J Otolaryngol 5:360–368
13. Cotton RT, Myer ChM, Bratcher GO, Fitton CM (1988) Anterior cricoid split 1977–1987. Evolution of a technique. Arch Otolaryngol Head Neck Surg 114:1300–1302
14. Evans NG, Todd GV (1974) Laryngo-tracheoplasty. J Laryngol Otol 88:589–597
15. Fearon B, Cotton R (1974) Surgical correction of subglottic stenosis of the larynx in infants and children. Ann Otol Rhinol 83:428–431
16. Fearon B, MacDonald RE, Smith RE, Mitchell D (1966) Airway problems in children following prolonged endotracheal intubation. Ann Otol (St. Louis) 75:975–986
17. Gates GA, Fernandez AT (1978) Laryngotracheoplasty for acquired subglottic stenosis in infants and children: experience with six cases. The laryngoscope 88:1468–1476
18. Gillinson P (1988) The parents view. J Laryngol Otol Suppl 17:41–44
19. Grahne B, Poppins H, Viljanen AA, Korkonen O, Rinne J (1983) Surgical treatment of chronic laryngeal stenosis secondary to vocal cord paralysis: pre- and postoperative evaluation of ventilatory function. Laryngoscope 93:163–167
20. Grahne H (1971) Operative treatment of severe chronic traumatic laryngeal stenosis in infants up to three years. Acta oto-laryng 72:134–137
21. Gray S, Miller R, Myer CM, Cotton RT (1987) Adjunctive measures for successful laryngotracheal reconstruction. Ann Otol Rhinol Laryngol 96:509–513
22. Healy GB (1989) Subglottic stenosis. Otolaryngol Clin North America 22:599–606
23. Hilding AC, Hilding JA (1962) Tolerance of the respiratory mucous membrane to trauma: surgical swabs and intratracheal tubes. Ann Otol 71:455–479
24. Hof E (1987) Surgical correction of laryngotracheal stenoses in children. Prog Pediatr Surg 21:29–35
25. Hof E, Grossenbacher R, Fisch U (1978) Ergebnisse der operativen Versorgung laryngotrachealer Stenosen. HNO 26:60–64
26. Holinger PH (1961) Clinical aspects of congenital anomalies of the larynx, trachea bronchi and esophagus. J Laryngol Otol 65:1–44
27. Holinger PH, Brown WT (1967) Congenital webs, laryngoceles and other anomalies of the larynx. Annals Otol (St. Louis) 76:744–752
28. Holinger PH, Schild JA, Kutnick SL (1976) Subglottic stenosis in infants and children. Ann Otol Rhinol 85:591–599
29. Jennings P (1987) Nursing and home aspects of the care of a child with tracheostomy. J Laryngol Otol Suppl 17:25–29
30. Kleinsasser O (1968) Kehlkopf- und Trachealstenosen nach assistierter Beatmung. Z Laryng Rhinol 47:552
31. Kleinsasser O (1971) Narbenstenosen des Kehlkopfes und der Trachea. HNO 19:294–302
32. Laing IA, Cowan DL, Hume R (1987) Prevention of subglottic stenosis. J Laryngol Otol Suppl 17:11–13
33. Lehnhardt E, Schultz-Coulon HJ (1978) Subglottische Trachealstenose – praktisch-therapeutische Gesichtspunkte. In: Düben W (Hrsg) Fehler und Gefahren in der plastischen Chirurgie. Thieme, Stuttgart, S 156–159
34. Lemburg P, Müntefering H, Stemmann EA (1971) Pathologisch-anatomische Befunde am Larynx nach Langzeitintubation bei Kindern. Mschr Kinderheilk 119:375–379
35. Lindholm CE (1975) Causes of laryngo-tracheal stenosis following mechanical ventilation. Ann Laryngol (Torino) 74:287–288

36. Luft JD, Wetmore RF, Tom LWC, Handler SD, Potsic WP (1988) Laryngotracheoplasty in the management of subglottic stenosis. Int J Pediatr Otorhinolaryngol 17:297–303
37. Minnigerode B (1964) Über den Einfluß der respiratorischen Lokomotion von Kehlkopf und Trachea auf die Entstehung von Intubationsschäden unter besonderer Berücksichtigung der künstlichen Wechseldruckbeatmung. Z Laryngol Rhinol 43:613–617
38. Minnigerode B (1969) Die subglottische Stenose. HNO 17: 132–139
39. Montgomery WW (1982) Subglottic stenosis. Int Surg 67: 199–207
40. Narcy P, Contencin P, Menier J, Bobin S, François M (1989) Surgical treatment of laryngotracheal stenosis in infants and children. Arch Otorhinolaryngol 246:341–344
41. Narcy P, Contencin P, Fligny I, François M (1990) Surgical treatment for laryngotracheal stenosis in the pediatric patient. Arch Otolaryngol Head Neck surg 116(9):1047–1050
42. Okamoto E, Fee WE, Boles R, Calcaterra TC, Dobic RA, Steadman MG (1977) Safety of hospital vs home care of infant tracheotomies. Tr Am Acad Ophth a Otol 84:92–99
43. Quincy RE, Gould SJ (1985) Subglottic stenosis: a clinicopathological study. Clinical Otolaryngology 10:315–327
44. Réthi A (1956) An operation for cicatricial stenosis of the larynx. J Laryngol Otol 70:283–293
45. Schultz-Coulon HJ (1984) Klinik und Therapie der kongenitalen Fehlbildungen des Kehlkopfes. HNO 32:135–148
46. Schultz-Coulon HJ (1990) Zur Wahl der Operationsmethode bei Laryngotrachealstenosen im Kindesalter. In: Kleinsasser O (Hrsg) Stenosen des Larynx und der zervikalen Trachea (Symposium anläßlich der 100-Jahrfeier der HNO-Klinik der Univ Marburg, 16.–17. Nov. 1990) (im Druck)
47. Schultz-Coulon HJ, Laubert A (1988) Laryngotrachealplastik im frühen Kindesalter. HNO 36:1–12
48. Smith RJH (1987) Laryngotracheal stenosis. Head Neck Surg 10:38–47
49. Starbuck HS (1988) Laryngotracheoplasty. Repair of subglottic stenosis in the pediatric patient. Aorn Journal 48:449–462
50. Triglia JM, Giovanni A, Cannoni M, Pech A (1990) Le traitment des stenoses laryngo-tracheales de l'enfant. Rev Laryngol Otol Rhinol Bord 111(3):261–265
51. Tucker JA, Tucker jr G, Vidi CB (1978) Clinical correlation of anomalies of the supraglottic larynx with the staged sequence of normal human laryngeal development. Ann Otol rhinol 87:636–644
52. Weerda H, Zöllner C, Schlenter W (1986) Die Behandlung der Stenosen des laryngo-trachealen Überganges und der zervikalen Trachea. HNO 34:156–163
53. Wetmore RF, Handler SD, Potsic WP (1982) Pediatric tracheostomy: experience during the past decade. Ann Otol Rhinol Laryngol 91:628–632
54. Whited RE (1983) Posterior commissure stenosis post long-term intubation. Laryngoscope 93:1314–1318
55. Zalzal GH (1988) Rib cartilage grafts for the treatment of posterior glottic and subglottic stenosis in children. Ann Otol Rhinol Laryngol 97:506–511

Podiumsgespräch: Indikationen und Kontraindikationen zur Adenektomie und Adeno-Tonsillektomie bei Kindern

Teilnehmer: P. van Cauwenberge, Gent
G. A. Gates, St. Louis
J. Mayer-Brix, Marburg
C. Rieger, Marburg
J. Sadé, Tel Aviv
K. Stehr, Erlangen

Moderator: M. W. Wigand, Erlangen

Videopräsentation I

266. D. Höhmann (Würzburg): Technik der Saccotomie mit intraoperativem ECochG-Monitoring

Im Vergleich zu anderen Techniken der Ableitung audiotorisch evozierter Potentiale können die stabilsten und reproduzierbarsten elektrophysiologischen Antworten mit der transtympanalen Elektrocochleographie gewonnen werden. Als neurootologisches Instrument zur Erfassung der cochleären Funktion wird mit dieser Technik insbesondere die Funktion der äußeren Haarzellen beurteilt. Als intraoperativer Monitor dient die Elektrocochleographie zur Überwachung der cochleären Hörfunktion, beispielsweise bei der Kleinhirn-Brückenwinkel-Chirurgie, und zur Beurteilung der Schallübertragung im Mittelohr bei der Stapedektomie oder während einer Tympanoplastik. Hierzu wird das Summenaktionspotential gemessen und im Hinblick auf seine Amplitude und Latenz analysiert.

Als ein weiteres Potential kann das Summationspotential analysiert werden, das beim Menschen bei hoher Reizintensität durch nicht-lineare Mechanismen der mechanoelektrischen Kopplung im Cortischen Organ generiert wird und sich besonders für die Diagnostik eines endolymphatischen Hydrops eignet. Ein über den Wert von $-3\,\mu V$ erhöhtes, negatives Summationspotential und ein Quotient, der Amplituden des Summationspotentials zur Amplitude des Aktionspotentials von 0,33, korrelieren in über 90% mit der Vorgeschichte eines klassischen Morbus Menière und werden als elektrophysiologisches Korrelat eines endolymphatischen Hydrops akzeptiert.

Das Prinzip der Saccotomie besteht in der Herstellung einer Drainage des hydropischen Endolymphraumes zum Mastoid. Kann die Struktur des Saccus endolymphaticus intraoperativ sicher identifiziert und über das Saccuslumen eine Verbindung zum Ductus endolymphaticus hergestellt werden, wird sich, so vorhanden, das hydropische Innenohr zum Mastoid hin entlasten können. Gilt ein erhöht negatives Summationspotential als Indiz für einen endolymphatischen Hydrops, ist für den Fall einer suffizienten Drainage eine Normalisierung oder signifikante Verbesserung des Summationspotentials oder des Quotienten-Summationspotentials zu -Aktionspotential zu erwarten. Da diese Potentiale bei wiederholten Messungen sehr stabil sind, gelten bereits Amplitudenveränderungen von mehr als 4% als signifikant. Eine Abnahme des erhöhten negativen Summationspotentials wird als Beleg angesehen, daß intraoperativ der Endolymphraum erreicht und drainiert wurde. Hiermit steht dem Operateur ein objektives Meßkriterium zur Verfügung, seinen anatomischen Zugang zum Innenohr und den funktionellen Erfolg einer Drainage zu kontrollieren.

267. P. Péré, K. Schmitz, R. Müller (München): Knorpeltympanoplastik: eine dauerhafte und funktionelle Lösung für die Mittelohrrekonstruktion nach der Behandlung von Ventilationsstörungen

268. K. Jahnke (Essen): Kettenrekonstruktion mit weiterentwickelten Keramik-Implantaten

269. C. Jansen (Gummersbach): Tympanoprothese: Neue Technik der Schalleitungsrekonstruktion

270. G. Geyer, J. Müller (Würzburg): Die Verwendung von Glasionomerzement in der rekonstruktiven Mittelohrchirurgie

271. J. U. G. Hopf, M. Linnarz, P. Gundlach, H. Scherer et al. (Berlin): Die Mikroendoskopie der Eustachischen Röhre und des Mittelohres

Die fortschreitende Miniaturisierung auf dem Gebiet der optischen Fasersysteme und ihr ausgezeichnetes Auflösungsvermögen führten zu einem wesentlich erweiterten Einsatzspektrum für flexible Endoskope in der HNO-ärztlichen Diagnostik.

Geradezu prädestiniert erscheint der Einsatz der Mikroendoskopie für die Diagnostik von Erkrankungen des Gehörorgans. Dies betrifft die pneumatisierten Räume des Mittelohres mit dem Schalleitungsapparat Trommelfell-Gehörknöchelchenkette, das mit ihm kommunizierende Mastoodzellsystem, die Eustachische Röhre und den äußeren Gehörgang. Für dieses neuartige Verfahren eignen sich flexible, ultra-dünne Fiberoptiken mit Außendurchmessern von 350 – 650 μm. Um die Penetration des nasopharyngealen Tubenostium beim transtubaren Zugang zur Paukenhöhle zu erleichtern, wird zunächst ein konventioneller Tubenkatheter positioniert. Über sein Lumen wird danach ein Ballonkatheter in das nasopharyngeale Tubendrittel eingebracht.

Eine sanfte Ballonkatheterdilation unter Manometerkontrolle ist nötig, um die räumliche Inspektion des physiologischerweise kollabierten knorpelig-membranösen Tubensegments durchzuführen.

Daraufhin wird die Fiberoptik aus dem Ballonkatheter entfernt und extrakorporal in einen flexiblen Innenkatheter eingeführt.

Dieses System wird durch das Lumen des Ballonkatheters in die Eustachische Röhre geleitet.

Erst durch den als Carrier dienenden Innenkatheter gelingt die Intubation des Tubenisthmus, die Inspektion der knöchern präformierten proximalen Tubendrittel und die Penetration der Paukenhöhle. Unter vorsichtiger Manipulation lassen sich die diagnostisch relevanten Strukturen der Paukenhöhle nun direkt visualisieren. Verbessert wird die Handhabung des Systems durch die aktive Steuerbarkeit der Spitze des Innenkatheters. Statt des Systems „Steuerbarer Innenkatheter-Mikroendoskop“ kann auch ein per se aktiv in der Spitze lenkbares Mikroendoskop verwendet werden. Wir verfügen hierzu über einen aktiv steuerbaren Prototypen mit einem Außendurchmesser von 1,0 mm. Dieses neuartige Verfahren erlaubt nun erstmals den routinemäßigen Einsatz der Mikroendoskopie der Eustachischen Röhre und der Paukenhöhle bei intaktem Trommelfell. Bemerkenswert ist die Durchführbarkeit in Lokalanästhesie.

Eine Indikation ist bei folgenden Krankheitsbildern zu sehen: Bei allen Formen der chronischen Tubenventilationsstörung erlaubt dieses Verfahren erstmals eine direkten visuelle Begutachtung der morphologischen Lumensituation der Eustachischen Röhre. Da es in Lokalanästhesie durchführbar ist, erscheinen auch dynamische Untersuchungen möglich und sinnvoll.

Die ambulant durchführbare „transtubare endoskopische Tympanoskopie“ könnte in der Zukunft bei der Otitis media chronica meso- und epitympanalis die prä- und intraoperative Diagnostik sowie die kurzfristige Verlaufskontrolle verbessern. Weiterhin erscheint sie geeignet zur Differenzierung von Mittelohrdysplasien, bei denen bisherige radiologische Verfahren nicht oder nur unzureichend Aufschluß geben konnten. Inwieweit sich durch sie der Second-look-Eingriff nach vorausgegangener Cholesteatom-Operation verbessern oder in Kombination mit neuen aussagekräftigen radiologischen Verfahren vielleicht ganz ersetzen läßt, werden in der Zukunft Studien mit großen Fallzahlen erweisen müssen.

272. H.-W. Pau, J. Ch. Engelke (Hamburg): Die Mikroendoskopie der Eustachischen Röhre und des Mittelohres

273. P. Federspil, P. Kurt, A. Koch (Homburg/Saar): Das knochenverankerte Hörgerät – Eine neue Art der Hörgeräteversorgung

Eine neue Generation von Knochenleitungshörgeräten wurde durch die Knochenverankerung mit Hilfe von Titanimplantaten möglich. Das Prinzip der Osseointegration – von Branemark in Schweden in die Zahnheilkunde und von Tjellstroem in die Hals-Nasen-Ohren-Heilkunde eingeführt – beschreibt den direkten, dauerhaften Kontakt zwischen dem Implantatmaterial Titan und vitalem Knochen.

Von knochenverankerten Hörgeräten können alle Patienten profitieren, die eine Hörhilfe benötigen, mit Luftleitungshörgeräten jedoch nicht zurecht kommen. Die Indikationen entsprechen denen herkömmlicher Knochenleitungshörgeräte: Chronisch purulente Mittelohrentzündung – chronische Otitis externa Mißbildungen des äußeren Ohres. Bei Unverträglichkeit der Bügel- oder Brillengeräte, beispielsweise bei Cephalgien, Druckulzera oder Weichteilinfektionen wird die Indikation zum knochenverankerten Hörgerät noch zwingender.

Die Knochenleitungsschwelle sollte besser als 45 dB bzw. besser als 60 dB sein, je nachdem, ob das HdO-Gerät oder das Taschengerät verwendet werden soll. Es sollte zudem eine Sprachverständlichkeit von mindestens 60% vorhanden sein. Die Vorteile der knochenverankerten Hörgeräte liegen in der besseren Übertragungskapazität, in der deutlich günstigeren Ästhetik und in der besseren Stabilität.

Das operative Vorgehen umfaßt zwei Schritte, die in der Regel mindestens 3 Monate auseinanderliegen sollten. Präoperativ wird der Verankerungspunkt markiert. Es ist darauf zu achten, daß die Ohrmuschel vom Hörgerät nicht berührt wird. Nach dem Hautschnitt wird der Periostlappen präpariert und das Planum mastoideum freigelegt. Unter ständiger Wasserkühlung wird mit einem Rundbohrer ein 3 mm – dann wenn möglich 4 mm – tiefes Loch gebohrt, das dann mit einem Spiralbohrer erweitert wird. Mit einem Titangewindebohrer wird ein Gewinde geschnitten, und das Titanimplantat wird entsprechend der vorgegebenen Richtung eingelassen. Eine Deckschraube soll das innere Gewinde schützen. Anschließend erfolgt der schichtweise Wundverschluß. Das Unterspritzen von Fibrinkleber und ein Druckverband sollen die Entstehung eines Hämatomes verhindern. Beim zweiten Operationsschritt wird nach dem Hautschnitt das Implantat lokalisiert und anschließend die Haut soweit ausgedünnt, daß möglichst alle Haarwurzeln entfernt werden und so eine lokale Alopezie im Implantatbereich erreicht wird. Subkutanes Weichteilgewebe wird entfernt. Es erfolgt der Wundverschluß. Ein Hautloch über dem Implantat wird ausgestanzt und das perkutane Implantat angebracht. Bis zur Anpassung eines Hörgerätes wird eine Heilkappe angebracht.

In der postoperativen Nachsorge ist eine sorgfältige Säuberung des Implantatlagers unter dem Mikroskop notwendig, um die Entstehung von Entzündungen zu vermeiden und so die gute Akzeptanz noch weiter zu verbessern.

Videopräsentation II

274. L. Moser (Würzburg): Die Einstellung der dynamischen Parameter AGC und PC eines Hörgerätes

275. P. Christ, St. R. Wolf, C.-T. Haid (Erlangen): „Telemetrische“ Elektronystagmographie. – Erweiterung des diagnostischen Spektrums bei Schwindel und Gleichgewichtsstörungen

276. R. Blessing, W. Denß, K.-H. Ahrens (Lübeck): Die Video-Leuchtbrille – Eine neue Methode zur Nystagmus-Dokumentation und objektiver Messung der Otolithenfunktion

277. M. Schröder, A. Sauer (Kassel): Die Hypoglossus-Fazialis-Anastomose

278. E. Löhle, P. Pedersen, G. Deuschl, F. Heinen (Freiburg): Neue Therapiemöglichkeiten mit Botulinus-Toxin bei spasmodischer Dysphonie und palatinalen Myoklonus

Seit 1981 ist die günstige Wirkung von Botulinustoxin A bei Hemispasmus facialis und Blepharospasmus bekannt. Die präsynaptisch denervierende Wirkung des Toxins führt zu einer reversiblen dosisabhängigen Teil- bis Vollparese der injizierten Muskulatur. Wir demonstrieren in unserem Video die erfolgreiche Einsatzmöglichkeit von Botulinustoxin in der Behandlung der spasmodischen Dysphonie und des objektiven Ohrgeräusches bei palatinale Myoklonus. Die Ursache der spasmodischen Dysphonie ist nicht bekannt. Die Injektion von Botulinustoxin in beide Stimmlippen führt innerhalb von 24–62 Stunden zu einer leicht verhauchten, aber gut belastbaren Stimme. Die Wirkung hielt jeweils ungefähr 6–12 Wochen an. Als einzige Nebenwirkung traten kurzzeitige Schluckbeschwerden auf. Die Ursache des palatinalen Myoklonus mit rhythmischen, klonischen Zuckungen der Muskulatur im Oro- und Epipharynx liegt wahrscheinlich in einer Degeneration der unteren Olive. Unser Patient hatte als Symptom ein beidseitiges klickendes Ohrgeräusch von 50–70 dB. Hinzu kamen Schwindelattacken, wohl bedingt durch Schwankungen des Mittelohrdruckes. Nach Injektion von Botulinustoxin in die Mm. tensor und levator veli palatini verschwanden sowohl das klickende Ohrgeräusch als auch die Schwindelattacken. Die Wirkung hielt wiederum ca. 8 Wochen an. Die einseitige Injektion hatte keine wesentlichen Nebenwirkungen, dagegen trat bei doppelseitiger Injektion eine reversible Schluckstörung und eine reversible leichte Rhinophonia aperta auf. Mit Botulinustoxin konnte damit in beiden, bisher nicht beeinflußbaren Krankheitsbildern eine temporäre Normalisierung erzielt werden.

Videopräsentation III

279. M. Walger, J. Gubitz, H. von Wedel, E. Stennert (Köln): 3D-Rekonstruktion und morphometrische Analysen des menschlichen Felsenbeins

Das menschliche Felsenbein beinhaltet verschiedenste Strukturen, die in einer überaus komplizierten Verbindung zueinander stehen und erst nach eingehenden anatomischen Untersuchungen in ihrer räumlichen Beziehung zueinander verstanden werden. Darüber hinaus sind sie morphometrischen Analysen nur schwer zugänglich.

Die zweidimensionale Darstellung anatomischer Strukturen setzt der räumlichen Vorstellung enge Grenzen. Moderne Techniken der digitalen, computergestützten Bildverarbeitung erlauben es jedoch heute, dreidimensionale Rekonstruktionen an Hand von Schnittserien zu entwickeln und so dem Betrachter eine räumliche Vorstellung beliebiger Strukturen aus verschiedenen Blickwinkeln zu vermitteln. Die wesentlichen Schritte der von uns verwendeten Methoden der 3D-Rekonstruktion beeinhalten die Präparation und Fixierung des Gewebes, Entwässerung, Methacrylat-Infiltration im Vakuum, Polymerisation, Anfertigung von Serienschnitten und anschließende digitale Bildverarbeitung nach Aufnahme der Schnitte über eine Stereolupe mit angeschlossener Videokamera.

Mit Hilfe dieser Technik wurden umfangreiche morphometrische Analysen einzelner Schnittebenen durch das menschliche Außen- und Mittelohr an 35 Felsenbeinen vorgenommen (Länge des knöchernen Gehörgangs, Abstände vom Trommelfell zum ovalen Fenster, Promontorium und Fazialiswulst, Durchmesser von Trommelfell, ovalem und rundem Fenster etc.). Die Daten zeigen nur geringe Streubreiten mit Standardabweichungen zwischen 0,4 mm (beim 2,5 mm Abstand zwischen Trommelfell und Promontorium) und 1,3 mm (beim ca. 12 mm langen äußeren Gehörgang). Im Falle der Vermessung des größten Durchmessers von Trommelfell, ovalem und rundem Fenster konnten keine signifikanten Unterschiede zwischen Männern und Frauen festgestellt werden. Hier wurde auch ein Vergleich der über digitale Bildverarbeitung gewonnenen Daten mit konventionellen Techniken der Morphometrie (Messung an Hand von Photos und Kunststoffabdrücken) vorgenommen, wobei in allen Fällen eine sehr gute Übereinstimmung erzielt werden konnte.

Die vorgestellten Techniken sind auf beliebig andere Organsysteme übertragbar. Dies ist nicht nur für das Studium der Anatomie von Bedeutung, sondern wird darüber hinaus morphometrische Messungen im Raum ermöglichen und kann eine große Hilfe bei der Entwicklung von Operationstechniken sein.

280. B. Schmelzer, B. Waelkens, P. van Cauwenberge, R. Mösges (Antwerpen/Gent/Aachen): Computergesteuerte Videomontagen zur Operationsvorbereitung bei plastischen Kopf- und Halseingriffen

Gerade in der plastischen und rekonstruktiven Chirurgie von Kopf und Hals ist eine optimale präoperative Vorbereitung anzustreben. Der Patient wünscht maximal aufgeklärt zu werden über das geplante Ergebnis und die möglichen Risiken. Mündliche Erklärungen und Zeichnungen des Operateurs sind hierbei hilfreich, bleiben jedoch vielfach zu abstrakt. Die computergesteuerte Videomontage eröffnet demgegenüber völlig neue und unmittelbar patientenbezogene Möglichkeiten.

Die Autoren stellen eine Videomontagemethode vor, die es ermöglicht, am Videobild des Patienten Korrekturen anzubringen, die das angestrebte Operationsergebnis verblüffend naturgetreu vorwegnehmen. Daneben können anhand des Videobildes auch weniger befriedigende Resultate präoperativ demonstriert und diskutiert werden.

Das System ist aus handelsüblichen Komponenten zusammengestellt:
- ein VHS-Camcorder
- ein apple Macintosh II-Computer mit Videointerface.

Aufnahmen vom Patienten können mitsamt der angefertigten Montagen in die bebilderte Patientendokumentation auf dem Computer übernommen werden und erlauben damit den prä-post-Vergleich.

281. K.-D. Peter, W. Richter, R. Keusgen (Gummersbach): Die klinische Untersuchungen bei den Verletzungen des Gesichtsschädels

282. C. Walter (Heiden):
Die Korrektur der Spannungsnase

283. P. Gundlach, J. U. G. Hopf, M. Linnarz, N. Leege et al. (Berlin):
Die endoskopisch kontrollierte Laser-Lithotripsie von Speicheldrüsensteinen

284. G. Waitz, N. Nitsche, H. Iro (Erlangen):
Die extrakorporale Stoßwellenlithotripsie von Speichelsteinen

Videopräsentation IV

285. B. Christoph, W. Thal, W. Röse (Magdeburg): Kongenitaler Stridor

Kongenitaler Stridor erfordert eine endoskopische Diagnostik. Die Autoren empfehlen die Untersuchung bei erhaltener Spontanatmung. Narkoseführung: Atropinprämedikation. Einleitung mit N_2O, O_2 und Halothan. Spray zur Oberflächenanästhesie als Supplementierung. Narkoseführung über Insufflationskatheter mit N_2O, O_2 und Halothan. Monitoring Herz-Puls-Frequenz, Respiration und Pulsoxymetrie. Im Berichtszeitraum 1979–1988 wurden an 272 Kindern 322 endoskopische Untersuchungen durchgeführt. Unter den Stridursachen überwogen funktionelle Störungen.

Tabelle 1. Lokalisation der Stridoururursachen (n = 272)

Lokalisation	Stridorursachen	
	morphologisch	funktionell
Hypopharynx	6	–
Larynx	55	91
Larynx/Trachea	–	31
Trachea/Bronchien	28	48
Ösophagus/Trachea	13	–

286. J. Wendler (Berlin): Untersuchung des Kehlkopfes

Das Video wendet sich an Medizinstudenten und vermittelt Grundkenntnisse und Handlungsabläufe für die Untersuchung des Kehlkopfes. Damit sollen einmal bestimmte Fähigkeiten und Fertigkeiten für die eigene Anwendung der Untersuchungstechnik im Spiegelkurs und im HNO-Praktikum entwickelt und gefördert werden, zum anderen vermittelt das Video anschauliche Eindrücke von weiterführenden Verfahren, die dem HNO-Facharzt zur Verfügung stehen. Nach Darstellung der Topographie des Larynx an Hand einer seitlichen Röntgenaufnahme der Mundhöhlen- und Halsregion sowie schematischer Demonstration des Prinzips der Spiegeluntersuchung werden folgende Untersuchungsmethoden gezeigt: indirekte Laryngoskopie, Laryngostroboskopie, indirekte Larynx-Mikroskopie, Mikro-Laryngostroboskopie, Larynx-Endoskopie mit starrer Optik, Larynx-Endostroboskopie mit starrer Optik, Larynx-Endoskopie mit flexibler Optik, Larynx-Endostroboskopie mit flexibler Optik, direkte Larynx-Mikroskopie in Narkose. Im Zusammenhang mit der einfachen Spiegeluntersuchung wird zunächst bei einer gesunden Probandin die klinische Anatomie aufgezeigt, und die für die Befunderhebung wichtigen Beschreibungen werden genannt. Anschließend folgen typische Kehlkopf-Befunde einiger wichtiger Krankheitsbilder. Neben der akuten Laryngitis werden demonstriert: chronisch hyperplastische Laryngitis, Stimmlippen-Malignom (Frühstadium), Stimmlippenknötchen beim Erwachsenen und beim Kind, Larynxpapillome beim Kind, einseitige Stimmlippenlähmung.

287. R. Hagen (Würzburg): Laryngoplastik: Stimmrehabilitation nach Laryngektomie mit dem Unterarmlappen

288. Vortrag ist entfallen

289. H. Weerda, K.-H. Ahrens (Lübeck): Endoskopische, laserchirurgische Schwellenspaltung beim Zenker-Divertikel über ein neu entwickeltes Spreizdivertikuloskop

290. E. Mozolewski, K. Jach, C. Tarnowska, E. Ziętek (Szczecin): Pathologische ösophageale Eruktation

Pathologische ösophageale Eruktation (ÖE) kann in der physiologischen und pathologischen Form auftreten. In der letztgenannten stellt die ÖE einen komplexen psychosomatischen oder somatischen Reflex dar, wobei der Vorgang der Luftansammlung im Ösophagus und ihre Abgabe unwillkürlich verläuft. Bei der ÖE bestand bei unseren 3 Fällen eine niedrige Ruheresistenz des pharyngo-ösophagealen Segmentes (PhaÖS), die zum guten Teil dem Fehlen der zervikalen Wirbelsäulenlordose zugeschrieben werden konnte. Psychotherapeutische Maßnahmen reichten in 2 Fällen aus, um die ÖE zu mildern (1 F.) oder zu beseitigen (1 F.). In einem Fall der sehr lauten ÖE (80 dB), die bei jeder sogar mäßigen körperlichen Anstrengung auftrat und jeder konservativen Behandlung trotzte, wurde die niedrige Ruheresistenz chirurgisch verstärkt durch: 1) Verkürzung der PhÖ-Sphinkterzirkumferenz sowie, 2) Implantation von Knorpel zwischen PhÖS-Wand und prävertebraler Faszie. Diese Implantation, die eine Art von künstlicher Lordose der zervikalen Wirbelsäule bildete, erlaubte eine bessere Ausnützung von PhÖS-Schließungskräften zusammen mit elastischer Larynxaufhängung. In dem vorgestellten Fall wurde eine wesentliche Vergrößerung der PhÖS-Ruheresistenz (ca. 4×) erreicht. Die ÖE hörte sofort auf und trat im postoperativen Beobachtungszeitraum (16 Monate) nicht wieder auf.

Videopräsentation V

291. W. Richter, R. Keusgen, K.-D. Peter (Gummersbach): Die Überbrückungs- und Kompressionsosteosynthese am Unterkiefer bei Oropharynxmalignomen

292. F.X. Brunner, M. Eckstein, R. Hagen, U. Schwab (Würzburg): Unterkieferosteotomie und -osteosynthese in der zervikofazialen Tumorchirurgie

293. M. Sander, R. Siegert, K.-H. Ahrens (Lübeck): Krankengymnastische Behandlung myofazialer Schmerzen und Funktionsstörungen

Myofaziale Schmerzen sind Gesichtsschmerzen, die durch muskuläre Fehl- oder Überbelastungen bedingt sind. Nach verschiedenen europäischen, amerikanischen und asiatischen Untersuchungen sollen etwa 20 bis 30% der Bevölkerung zeitweise unter myofazialen Schmerzen leiden. Dabei handet es sich meist nicht um eine isolierte funktionelle Störung der Gesichtsmuskulatur, sondern vielmehr um das Symptom einer Störung in den vielfältigen funktionellen Zusammenhängen, denen die Gesichts- und Kaumuskulatur ausgesetzt ist. Die in dem Film dargestellten krankengymnastischen Funktionsuntersuchungen und Behandlungsmöglichkeiten basieren auf Erfahrungen an weit über 1000 Patienten mit myofazialen Schmerzen. Das Schwergewicht wird dabei nicht nur auf die schmerzhafte Kopf- und Halsmuskulatur, sondern insbesondere auf deren funktionellen Zusammenhang mit dem übrigen Bewegungsapparat gelegt.

Videopräsentation VI

294. G. Mlynski et al. (Greifswald): Strömungsuntersuchungen im Nasenmodell

295. J.M. Müller, F.X. Brunner (Würzburg): HNO-ärztliche Allergiediagnostik – Hauttestungen – Durchführung und klinische Relevanz

296. G. Rettinger, M. Gjuric (Erlangen): Der temporäre Schleimhaut-Knochendeckel im unteren Nasengang – Ein schonender Zugang zur endonasalen Entfernung von Kieferhöhlenzysten

297. M.E. Wigand, St. R. Wolf (Erlangen): Endoskopische Chirurgie der Nasennebenhöhlen. Revisionsoperationen nach vorangegangener Ethmoidektomie. 3. Fallberichte

298. W. Draf, R. Liebetrau (Fulda): Die endonasale mikroendoskopische Stirnhöhlenoperation

Endonasale Stirnhöhlenoperationen haben sich uns seit Jahren in der Behandlung therapieresistenter chronischer Stirnhöhlenentzündungen, aber auch kleiner infundibulumnaher Osteome bewährt. Im Film werden schematisiert Indikation und Technik der einfachen Stirnhöhlendrainage, der erweiterten Drainage und der Mediandrainage der Stirnhöhlen dargestellt und letzte als umfassendster Eingriff demonstriert. Dabei wird der Wert des kombinierten mikro-endoskopischen Vorgehens betont und gezeigt, daß auch die Mediandrainage auf endonasalem Wege technisch machbar ist. Neben dem Verzicht auf äußere Narben liegt ein weiterer Vorteil in der nach bisheriger Erfahrung gegenüber externen Eingriffen erheblich reduzierten Mukocelenbildung.

299. A. Berghaus (Berlin): „Midfacial Degloving“: Operative Technik und Indikationen

Der retromaxilläre Raum, die Flügelgaumengrube, der Nasopharynx, die frontale Schädelbasis und der Clivus gelten als operativ schwer zugänglich. Transpalatinale Zugangswege konkurrieren mit transfazialen anterioren bzw. lateralen Schnittführungen, die mehr oder weniger sichtbare Narben hinterlassen und aufwendige Präparationen am Gesichtsschädel und Unterkiefer erfordern. Auf sublabial-transmaxillärem Weg (nach Caldwell-Luc oder Denker) erreicht man die Tiefe des Mittelgesichts ohne Hinterlassung sichtbarer Narben, aber nur einseitig und mit begrenzter Übersicht. Das sog. „Midfacial degloving" ist dagegen eine erweiterte sublabiale Rhinotomie, die einen beidseitigen Weg für ein größeres Operationsgebiet eröffnet. Über interkartilaginäre Inzisionen beidseits, einen Transfixionsschnitt und einen beidseitigen vestibulären Schnitt, ergänzt durch einen beidseitigen Mundvorhofschnitt, läßt sich nach Abpräparieren der Mittelgesichtsweichteile von der knöchernen Unterlage die Hautbedeckung mit der Nasenspitze vollständig von oral her abheben. Temporäre Knochenresektionen eröffnen dann den Zugang zum Nasopharynx bzw. zum retromaxillären Raum. Die resezierten Knochenanteile werden später reponiert, der gesamte Weichteillappen zurückverlagert, ohne daß Narben erkennbar wären. Das Verfahren eignet sich sowohl für gutartige, als auch für bösartige Prozesse im Nasopharynx, im retromaxillären Raum, an der frontalen Schädelbasis und am Clivus. Als unerwünschte Folge kann eine im allgemeinen reversible Sensibilitätsstörung der Wange auftreten. Aufgrund der endonasalen Schnittführung denkbare Naseneingangsstenosen hat der Verfasser nicht beobachtet.

300. R. Keusgen, W. Richter (Gummersbach): Die Titan-Brücken-Implantate bei den knöchernen Verletzungen des Mittelgesichtes

Posterausstellung

301. H. Rudert, J.A. Werner, M. Schünke (Kiel): Gibt es eine submuköse Lymphbahnbarriere zwischen dem laryngealen und trachealen Lymphgefäßsystem?

Die bisherigen Literaturmitteilungen zur Lymphbahnverteilung in der Trachea und insbesondere am laryngo-trachealen Übergang divergieren erheblich. Nach vorherrschender Meinung soll das laryngeale Lymphbahngeflecht durch ein subglottisch lokalisiertes Compartement von dem trachealen Lymphgefäßsystem abgegrenzt sein.

In früheren Untersuchungen konnten wir bereits zeigen, daß das Lymphgefäßsystem eines Organabschnittes nur durch die konsequente Kombination von konventioneller Lichtmikroskopie, Transmissionselektronenmikroskopie, Enzym- und Immunhistochemie, sowie bestimmter Injektionstechniken dreidimensional rekonstruiert werden kann. Mit Hilfe der genannten Untersuchungstechniken haben wir zweifelsfrei nachweisen können, daß das laryngeale Lymphgefäßsystem des Menschen fließende submuköse Übergänge zum trachealen Lymphgefäßsystem hat und somit eindeutig keine feste Barriere zwischen diesen Regionen vorliegt. Unsere Befunde stützen die wiederholt beschriebene Beobachtung einer sich in der genannten Region ausbreitenden Lymphangiosis carcinomatosa. Weiterhin kann über diesen Lymphabfluß möglicherweise ein Teil der Rezidive am Tracheostoma erklärt werden, wobei die meisten dieser Rezidive aber wahrscheinlich eher über eine paratracheale Metastasierung verursacht wird. Diesen kaudalen Lymphabfluß aus dem Kehlkopf in die Trachea, vielleicht auch über die Schilddrüsengefäße, evtl. mit Querverbindungen zur Jugulariskette, gilt es in weiteren Untersuchungen abzuklären.

302. E. Günther, U. Pfeifer (München/Bonn): Extramedulläres Plasmozytom in Larynx und Lunge bei AIDS

Eine erhöhte Inzidenz maligner Lymphome bei erworbenem Immundefektsyndrom (AIDS) ist seit längerem bekannt. Vornehmlich handelt es sich dabei um hochmaligne Non-Hodgkin-Lymphome. Wesentlich seltener wurden Plasmozytome beschrieben, wobei es sich bisher stets um medulläre Plasmozytome oder deren extraossäre Manifestationen handelte.

Vorgestellt wird der Fall eines 49 Jahre alt gewordenen homosexuellen Patienten mit dem Vollbild des AIDS (CDCIVE), bei dem in der finalen Lebensphase eine zunehmende respiratorische Insuffizienz aufgetreten war. Die Obduktion erbrachte als Zufallsbefund ein extramedulläres Plasmozytom des oberen Respirationstraktes mit Lokalisation in der subglottischen Larynxschleimhaut, in einem peripheren Bronchus und im viszeralen Perikard. Die Herde waren von nodulärer Natur und guter Differenzierung. Immunhistochemisch fand sich eine monotypische Expression der Leichtkette kappa. Im Knochenmark war keine Plasmozytominfiltration nachzuweisen. Haupttumorbefund war ein disseminiertes, u. a. auch pulmonal lokalisiertes Kaposi-Sarkom.

Diskutiert wird neben der ungewöhnlichen Lokalisation und Seltenheit des Plasmozytoms die Koinzidenz im Zusammenhang mit dem simultanen Auftreten eines Kaposi-Sarkoms bei AIDS sowie eine potentielle gemeinsame Pathogenese im Rahmen von rezidivierenden Virusinfektionen (CMV, EBV) bei HIV-Infektionen. Es wird die Empfehlung ausgesprochen, zur Früherkennung von Plasmozytomen bei HIV-positiven Patienten routinemäßig die Serumproteine engmaschig zu kontrollieren sowie Immun- und Urinelektrophorese durchführen zu lassen.

303. U. Gewelke, A. Dietz, H. Maier, W.-D. Heller (Heidelberg): Kehlkopfkrebs – eine Erkrankung der unteren sozialen Schichten?

304. W. Golabek, L. Smajkiewicz, P. Rakowski (Lublin): Diagnosis of Parapharyngeal Tumours

305. St. Ihrler, G. Grevers, A. Riederer, Th. Vogl (München): Ausgedehnte Dermoidzyste des Mundbodens – ein Fallbericht

306. A. Riederer, G. Grevers, P. Trudrung (München): Verteilungsmuster von vasoaktivem intestinalem Peptid (VIP) in der Ohrspeicheldrüse des Kaninchens und des Menschen: erste Ergebnisse

Durch Impulse aus parasympathischen Nervenfasern des Ganglion oticum und durch sympathische Reize aus dem Plexus der Arteria meningea media wird die Speichelsekretion der vorwiegend serösen Glandula parotis gesteuert. Azinuszellen, Myoepithelzellen, Schalt- und Sekretstücke werden darüber hinaus, wie neuerlich festgestellt wurde, neben den klassischen Neurotransmittern auch durch peptiderge Stoffe beeinflußt. Hier soll, wie in einigen Tierversuchen bei kleinen Nagern nachgewiesen wurde, dem vasoaktiven intestinalen Polypeptid (VIP), neben Calcitonin-Gene-Related Peptide (CGRP), Substanz P, Neuropeptid Y und K, eine wichtige Rolle zukommen.

Unsere Arbeitsgruppe wollte nun die Gesamtinnervation der Speicheldrüsen mit Antikörpern gegen neuronen-spezifische Enolase (NSE) und entsprechende peptiderge Strukturen mit Antikörpern gegen VIP immunhistochemisch nachweisen und dann Drüsenstrukturen und somit -funktionen zuordnen. Immunhistochemische Untersuchungen wurden primär am Kaninchenmodell durchgeführt. Desweiteren erfolgten unter gleichen Aspekten erste Versuche an menschlichem Ohrspeicheldrüsengewebe. Hierzu wurde die indirekte Immungold-Silberfärbung (IGSS) an Kryoschnitten angewendet. VIP-immunreaktive Strukturen konnten sowohl in der Ohrspeicheldrüse des Kaninchens als auch des Menschen nachgewiesen werden. Ob und inwieweit dieses Neuropeptid oder eine strukturverwandte Substanz die Speichelsekretion beeinflußt, soll in weiterführenden Versuchen auch an den anderen großen Kopfspeicheldrüsen geklärt werden.

307. A.-J. Tasman, W. Heppt (Heidelberg): Retrotonsillarabszeß: Diagnostik durch flexible Endosonographie

308. M.H.W. Strijbos, J.J. Manni, P.J.E. Vos, H.T.M. Folgering (Nijmegen, Niederlande): Langzeitergebnisse der Uvulopalatopharyngoplastik beim Schnarchen oder obstruktiven Schlaf-Apnoe-Syndrom

Die Uvulopalatopharyngoplastik (UPPP) ist zu einem wichtigen chirurgischen Eingriff zur Behandlung des obstruktiven Schlaf-Apnoe-Syndroms und des lauten habituellen Schnarchens geworden. Von großem Interesse ist in diesem Zusammenhang, ob die so behandelten Patienten dauerhaft von dieser Operation profitieren.

Bei 33 Patienten (30 Männer und 3 Frauen) mit chronischem Schlaf-Apnoe-Syndrom oder störendem habituellem Schnarchen erfolgten polysomnographische Untersuchungen sowohl präoperativ als auch nach einem Zeitintervall von 6–42 Monaten nach UPPP. Die präoperativen Untersuchungen ergaben bei 17 Patienten die Diagnose eines obstruktiven Schlaf-Apnoe-Syndroms, bei 16 Patienten fand sich ein habituelles Schnarchen.

Die polysomnographische Langzeit-Nachuntersuchung der Patienten mit obstruktivem Apnoe-Syndrom zeigte eine völlige Normalisierung der physiologischen nächtlichen Sauerstoffsättigung bei 11 Patienten und eine Verbesserung der Werte bei einem Patienten. Bei den verbleibenden fünf Patienten konnte eine signifikante Besserung nicht nachgewiesen werden. Bei den Patienten mit habituellem Schnarchen konnte die Ronchopathie bei zehn Patienten vollständig behoben und bei vier Patienten deutlich gebessert werden. In zwei Fällen blieben wir erfolglos. Sechs Monate nach UPPP klagten sechs Patienten über gelegentliche und zwei Patienten über milde nasale Regurgitationen nach Flüssigkeitsaufnahme. Bei einem Patienten wurde ein offenes Näseln beobachtet.

Zusammenfassend zeigen die Langzeit-Nachuntersuchungen, daß 71% der Patienten mit obstruktivem Schlaf-Apnoe-Syndrom und 88% der Patienten mit Ronchopathie dauerhaft von der UPPP profitieren konnten.

309. G. Gavalas, E. Chatzimanolis, G. Dokianakis (Athen): Modifizierte mittlere Oberkieferresektion: Eine neue Methode für die Abtragung der invertierten Papillome der Nase und ihrer Nebenhöhlen

310. F. Hoppe, F.X. Brunner, R. Hagen, U. Schwab (Würzburg): Das nasale Gliom und andere seltene Fehlbildungen der äußeren und inneren Nase – Diagnostik, Therapie und Ergebnisse

311. J. Steps, M. Seyfarth, H.-A. Schulze (Rostock): Untersuchungen zur lokalen Abwehrleistung der Nasenschleimhäute bei extrem staubexponierten Werktätigen

312. W. Hosemann, R. Gross, G. Röckelein, M.E. Wigand (Erlangen): Anatomische Untersuchungen zur endonasalen Eröffnung der Keilbeinhöhle

Im Rahmen der endonasalen Chirurgie der Nasennebenhöhlen läßt sich die Keilbeinhöhle transnasal oder transethmoidal resp. transseptal erreichen und eröffnen. Im Falle einer ausgedehnten entzündlich-hyperplastischen Schleimhauterkrankung mit Verwischung der Landmarken werden in der Literatur verschiedene anatomische Hilfslinien angegeben. Dixon (1983) empfiehlt das Eröffnen der Keilbeinhöhle über eine posteriore Siebbeinzelle. Mosher (1929) warnt vor diesem Vorgehen, gibt aber als Orientierungshilfe an, die obere Muschel teile die Keilbeinhöhlenvorderwand in eine Pars ethmoidalis sowie Pars nasalis im Verhältnis 2:1. Wigand (1989) beschreibt einen Hilfspunkt 1 cm oberhalb der Choane paraseptal. Naumann (1980) sucht zur Eröffnung der Keilbeinhöhle zunächst deren Ostium auf und erweitert dieses.

53 dorsale Siebbeinpräparate mit der beidseitigen Keilbeinhöhle konnten präpariert und vermessen werden. Ein besonderes Augenmerk wurde der klinisch-praktischen Anatomie geschenkt: Als zentraler Bezugspunkt diente die bei der endonasalen Operation stets auszumachende Choane als der „Umschlagspunkt" von dem horizontalen oder schräg ansteigenden Nasenrachendach in die vertikale Keilbeinhöhlenvorderwand. Der genannte Punkt hat eine wechselhafte relative Lagebeziehung zu seinen Nachbarorganen, am häufigsten lag er auf der Höhe des Unterrandes der oberen Nasenmuschel (links 80%, rechts 70%). In 43 (41%) Seiten schob sich eine craniale dorsale Siebbeinzelle bis an das Nasenseptum heran und trennte das Nasenhöhlendach vom Planum sphenoidale. Die genannten Siebbeinzellen besaßen paramedian einen vertikalen Durchmesser von 2 bis 11 mm. Sie können Anlaß einer Fehlbeurteilung intra operationem sein. Eine Eröffnung der Keilbeinhöhle über die Pars nasalis der Vorderwand nach der Empfehlung von Wigand konnte in allen 106 Seiten sicher durchgeführt werden, bei 3 Seiten (3%) wurde eine der genannten Siebbeinzellen hierbei eröffnet. Bei der transethmoidalen Eröffnung erwies sich die Orientierungshilfe von Mosher (1929) als unzuverlässig, das relative Verhältnis der Pars nasalis und Pars ethmoidalis nahm gegen das Planum sphenoidale hin ab (oberes Drittel: 0,4; mittleres Drittel: 0,75; unteres Drittel: 1,3). Als Faustregel zur Abschätzung der Anatomie besitzt diese Regel nur eine eingeschränkte Gültigkeit.

Der maximale Durchmesser des Ostium der Keilbeinhöhle betrug durchschnittlich 3,2 mm. Nur in 45% lag das Ostium rechts und links in derselben Höhe. Der Abstand zum Nasenseptum betrug 3,8 mm (0–9 mm). Kleinere und versteckt liegende Ostien entziehen sich dem Nachweis bei stärkeren erkrankungsbedingten Schleimhautveränderungen.

Auf der Grundlage der vorliegenden Untersuchungen lassen sich keine starren Regeln zur sicheren Punktion der Keilbeinhöhle aufstellen. Die Hilfslinie von Wigand (1989) erwies sich als wertvoll. Die genannten Messungen müssen durch die Bestimmung der Knochendicke im Bereich der Keilbeinhöhlenvorderwand ergänzt werden.

313. T.-A. Neuman, M. Schrader (Essen): Blitzschlagverletzungen des Ohres

314. R. Reck, G. Aurbach, F. Vizethum (Darmstadt/Mannheim): Ceravital-Al 203-Compound-Gehörknöchelprothesen: Experimentelle und klinische Untersuchungen

315. G. Lange (Wuppertal): Die intratympanale Gentamycintherapie der Menière-Krankheit

Seit über 20 Jahren behandeln wir schwere Fälle von Menière'scher Krankheit mit Gentamyzin. Wir können den Patienten auf jeden Fall eine Besserung, meistens (über 90%) sogar eine Heilung von ihren Schwindelanfällen versprechen. In etwa einem Drittel wird das Ohrensausen besser oder sistiert, der Kopfdruck oder Ohrdruck verschwindet in ebenfalls etwa 30%. Zwei Dinge sind bei der intratympanalen Gentamyzintherapie wichtig: Zum einen kann sich ein Hörverlust einstellen (27%), den die innenohrkranken Patienten allerdings meistens gar nicht realisieren. Zum anderen haben die meisten Patienten nach der Behandlung Dauerschwindel. Dieser bildet sich bei jüngeren Menschen in einigen Wochen oder Monaten zurück, bei älteren kann er bleiben. Er ähnelt den Symptomen, welche nach vestibulärer Neurektomie auftreten.

Therapeutisches Vorgehen: Fünfmal am Tage werden 0,3 ml Gentamyzinsulfat/Refobacin gegeben. Vorher Einlage eines Trommelfellröhrchens wie beim chronischen Tubenmittelohrkatarrh. Refobacin wird in der angegebenen Menge in den Gehörgang geträufelt und dann mit Hilfe eines Politzerballons Druck im Gehörgang erzeugt. Die Patienten schlucken und das Medikament wird in das Mittelohr transportiert. Hier sammelt es sich in den Fensternischen an, von wo aus es in das Innenohr übertritt. Reagiert das Innenohr (Schwindel, Nystagmus, Hörverlust, Änderung des Ohrensausens), unterbrechen wir die Behandlung sofort. Das Gentamycin kumuliert ja im Innenohr, unnötige Schädigungen sollen vermieden werden. Jederzeit kann die Behandlung unterbrochen und später wieder aufgenommen werden. In letzter Zeit erheben wir dieses sogar zum Prinzip und behandeln 2 Tage lang, um anschließend für 2 Tage zu pausieren. Auf diese Weise vermeiden wir unerwünscht starke Innenohrschädigungen. Das Vestibulum braucht nicht ausgeschaltet zu werden! Die Kumulation im Innenohr führt gelegentlich erst nach Tagen zu der (erwünschten) Reaktion und wir überlegen augenblicklich, ob man nicht jedesmal nur 2 oder 3 Tage lang instillieren, danach aber erst einmal abwarten sollte. Das Trommelfellröhrchen bleibt liegen und erlaubt jederzeit die Fortführung der Gentamyzingaben.

316. N.-R. Wei, J. Helms, W. Giebel (Würzburg/Tübingen): Immunhistochemie am Ganglion scarpae und anderen Innenohrgeweben von Menière-Patienten

317. O. Michel, R. Matthias (Köln): Systematik und Symptomatik des angeborenen Liquordrucklabyrinthes

Bei den verschiedenen Möglichkeiten des Auftretens eines kindlichen Liquordrucklabyrinthes erscheint es sinnvoll, eine Systematik nach klinischen Gemeinsamkeiten aufzustellen.

Typ I: In die erste Gruppe fällt das relativ häufig, aber dennoch inkonstant vorliegende Liquordrucklabyrinth, welches im Rahmen eines „großen" kongenitalen Mißbildungssyndroms wie dem Klippel-Feil-Syndrom oder dem ihm ähnlichen van Wildervanck-Syndrom auftritt.

Typ II: In die zweite Gruppe lassen sich die Drucklabyrinthe einreihen, die sich mit einer Otoliquorrhoe oder menièriformen Anfällen spontan, aber ohne das Vorliegen komplexer Mißbildungen äußern. Oft gehen der Diagnose mehrere, ätiologisch ungeklärte, rezidivierende Meningitiden voraus, bis im Rahmen einer otochirurgischen Exploration die Liquorfistel nachgewiesen und verschlossen werden kann. Meist sind diese Kinder dann beidseits taub. Die spontane Fistel findet sich zumeist im Bereich der Fußplatte oder des Ringbandes. Neben diesen translabyrinthären Liquorfisteln ist dabei differentialdiagnostisch auch an eine Fistel im Tegmen tympani, der Hyrtlschen Fissur und der Pyramidenspitze zu denken. Im hochauflösenden Computertomogramm läßt sich in einigen Fällen die Fistel nachweisen. Auffällig ist besonders das durch den Liquoraustritt verschattete Mastoid (1 eig. Fall).

Typ III: In der klinisch abzugrenzenden dritten Gruppe (drei eigene Fälle) bleibt das Drucklabyrinth inapparent und äußert sich nur durch eine kongenitale kombinierte Schwerhörigkeit ohne offensichtliche weitere Fehlbildungen. Intraoperativ zeigt sich ein durch Ringbandsklerose fixierter Stapes und beim Versuch einer gehörverbessernden Operation wird das Drucklabyrinth durch springbrunnenartigen Liquorfluß apparent. Meningitiden werden bei diesem Typ nie gesehen. Das Gehör ändert sich nicht nach dem Eingriff. Im CT läßt sich ein kolbig erweiterter Fundus des inneren Gehörganges und eine fehlende knöcherne Abgrenzbarkeit zum Vestibulum feststellen.

318. G. Reuter, A. H. Gitter, U. Zimmermann, H. P. Zenner (Tübingen): Zellpotential und Kalziumkonzentration von inneren Haarzellen der Meerschweinchencochlea in vitro

Innere Haarzellen sind die Rezeptorzellen des Hörorgans von Mensch und Säugetier, welche einen vom Schall ausgelösten Reiz in ein afferentes Nervensignal umsetzen. Um ihre Funktion in vitro zu studieren, wurden innere Haarzellen aus der Cochlea des Meerschweinchens isoliert und licht- und fluoreszenzmikroskopisch sowie elektrophysiologisch untersucht. Morphologisch einwandfreie

Zellen exkludierten Trypanblau (0,5%). Zellkern, Kutikularplatte und Sinneshärchen waren gut erkennbar. Ganzzellableitungen mit Mikrosaugelektroden (gefüllt mit kaliumreicher Salzlösung: 140 mM KCl, 2 mM $MgCl_2$, 1 mM $CaCl_2$, 11 mM EGTA-KOH, 10 mM HEPES-KOH, pCa = 8, pH = 7,2) ergaben elektrische Zellpotentiale von $-58{,}7 \pm 7{,}3$ mV (n = 6). Die intrazelluläre freie Kalziumkonzentration wurde mit Hilfe des Fluoreszenzfarbstoffs FURA-2 gemessen, dessen Lichtemission ein Maß für die Konzentration freier Kalziumionen ist. Die intrazelluläre freie Kalziumkonzentration betrug im Mittel 10^{-7} mMol/l. Bei Erhöhung der extrazellulären Kaliumkonzentration depolarisierte die Zellmembran und der intrazelluläre Kalziumspiegel stieg auf das Vierfache.

319. A.H. Gitter, I. Melichar, M. Ptok (Tübingen): Kultivierung lebender Marginalzellen der Stria vascularis

320. C. Stenglein, K. Cidlinsky, W. v. Glaß, C.-T. Haid (Erlangen): Raumforderung im inneren Gehörgang: Arachnoidales Granulationsgewebe oder Akustikusneurinom?

321. P. Pitzke, V. Reiman, J. Bujía, E. Wilmes et al. (München): Schnell durchführbarer Gütetest bei Knorpeltransplantaten

Knorpelgewebe wird als transplantierbares Material in der rekonstruktiven Hals-Kopf-Chirurgie oft zur Beseitigung von strukturellen Defekten eingesetzt. Es besteht jedoch postoperativ stets ein Risiko von resorptiver Destruktion des Implantates. Hierfür wird der feingewebliche und biochemische Zustand des Transplantates als wichtiger kausaler Faktor angesehen.

Mit der Technik der Magnetresonanzspektroskopie (MRS) sollten in der vorliegenden Studie relevante Güteparameter von Knorpelgewebeproben berührungsfrei erhoben werden. Hierfür wurden Knorpelproben über 60 Stunden unter definierten Bedingungen gelagert und mittels (^{31}P) Phosphor und (^{1}H) Protonen-MRS an einem 2.1 Tesla Bruker System analysiert. Die ^{31}P-Analysen von Knorpelgewebe zeigen im Vergleich mit Muskelgewebespektren einen analogen zeitabhängigen Verlauf. Die Hochenergiephosphate ATP und ADP nehmen ab, während der Gehalt anorganischen Phosphates quantitativ ansteigt. Von noch größerem Interesse für die Gütebeurteilung dürften die mittels ^{1}H-Messungen erhobenen Knorpelspektren sein. Relativ breite charakteristische Resonanzbanden spiegeln die eingeschränkte Wasserlöslichkeit der resonanzbildenden Bindegewebestrukturen wider. Parallel zur Abnahme der Hochenergiephosphate ist ein Anstieg der Laktatkonzentration als Kennsubstanz der anaeroben Glykolyse zu verzeichnen. Zeitabhängig sind im Resonanzbereich der Kollagenpolypeptide bei $-2{,}8$ ppm deutliche Veränderungen festzustellen: der Anstieg der Resonanzintensität bis zu einem Maximum, das nach 15 Stunden erreicht wird, deutet auf kollagenolytische Umbauprozesse hin. Im Anschluß daran ist wieder eine Konsolidierung dieser Resonanzregion zu beobachten, wobei in struktureller Hinsicht eine Güteabnahme im Vergleich zum Entnahmezeitpunkt anzunehmen ist. Von Wichtigkeit sind auch markante Veränderungen im Bereich der Lipidresonanzen, wobei hier offenbar qualitätsprägende Umbauvorgänge im Sinne einer Verkürzung aliphatischer Ketten mit Methylgruppenabnahme und Methylgruppenzunahme festzustellen sind.

Die Bedeutung der angeführten Meßergebnisse für die rekonstruktive Chirurgie liegt darin, daß mit Hilfe der Magnetresonanzspektroskopie im Prinzip wesentliche Strukturparameter von potentiellen Knorpeltransplantaten berührungsfrei erfaßt werden können. Außerdem sollten mit der Magnetresonanzspektroskopie Qualitätsverluste von Transplantatgeweben infolge von Lagerungs- und Konservierungseffekten präoperativ kontrolliert werden können. Schließlich könnte mit der MRS-Technik durch weitere Studien auch eine Optimierung des Konservierungsverfahrens von Knorpeltransplantaten ermöglicht werden.

322. E. Iványi, M. Kásler (Budapest): Die Behandlung des Rhinophyms mit CO_2-Laser

323. F. Bootz, Th. Lenarz (Tübingen): Möglichkeiten der Rekonstruktion im Kopf-Hals-Bereich mit Hilfe des freien Latissimus-dorsi-Lappens

324. R. Schmidbauer, A. Riederer, Ch. Zietz (München): HIV-Infektion: Morphologische Befunde im Kopf-Hals-Bereich

Im Rahmen der HIV-Infektion treten im Kopf-Hals-Bereich eine Vielzahl von Begleiterkrankungen auf. Außer der Pharyngitis, der Sinusitis und der Tonsillitis werden hier vermehrt opportunistische Infektionen wie die orale Candidose und verschiedene Herpesvirus-Erkrankungen, maligne Tumoren (Kaposi-Sarkome und Lymphome) und Speicheldrüsenveränderungen (lymphoepitheliale Zysten) angetroffen. Aufgabe unserer Arbeitsgruppe war es, morphologische Besonderheiten dieser HIV-assoziierten Erkrankungen zu erarbeiten.

Bei 35 der an unserer Klinik (Ludwig-Maximilians-Universität, München) behandelten HIV-infizierten Patienten (n = 180) wurden Biopsien entnommen [Kaposi-Sarkome (n = 18), Non-Hodgkin-Lymphome (n = 4), lympho-epitheliale Zysten (n = 4), Tonsillen (n = 4), Lymphknoten (n = 3), Sonstiges (n = 2)]. Darüber hinaus wurde bei 62% der obduzierten HIV-Patienten (n = 95) ein pathologischer Befund im Kopf-Hals-Bereich erhoben. Hierbei stand wiederum das Kaposi-Sarkom mit 45% der Fälle im Vordergrund, gefolgt von den Zytomegalie-Virus (CMV)-Veränderungen und der Kandidamykose. Neben mikroskopischen (Kaposi-Sarkom und CMV-Veränderungen in Speicheldrüsen) und immunhistochemischen Untersuchungen (HIV in Lymphknoten und lymphoepithelialen Zysten) wurden auch In-Situ-Hybridisierungen zum EBV-Nachweis (Burkitt-Lymphom und Haarleukoplakie) vorgenommen. Bei HIV-assoziierten Erkankungen im Kopf-Hals-Bereich fällt vor allem der vermehrte Befall der Gewebe durch Viren (HIV, EBV, CMV) auf. Diese werden in vielen Fällen (follikuläre Hyperplasie, lymphoepitheliale Zysten, Burkitt-Lymphome, Haarleukoplakie) als ursächliches Agens diskutiert.

325. H.-J. Suttner, W. Heppt (Heidelberg): Mittelgesichtsosteom – Eine seltene Lokalisation

326. D. Schneider, C.-F. Claussen, A. Hahn, J. Helms (Würzburg): Über die Vordiagnose „Hörsturz" bei Patienten mit otoneurochirurgisch verifizierten Akustikustumoren

Im Hinblick auf die Pathophysiologie des akuten Hörsturzes hat man zwischen Fällen mit anamnestisch oder klinisch erkennbarer Ursache und solchen Patienten, die aus scheinbar vollem Wohlbefinden ohne primäre Ursache erkranken, zu unterscheiden. Statistisch ist die letztgenannte Gruppe wohl deutlich größer als die erstere. Bezüglich der ersteren Gruppe sind heute schon mehr als 100 verschiedenen Ätiologien bekannt. Hierzu zählen u. a. traumatische Schädigungen einschließlich des akustischen Traumas, vaskuläre Störungen im Bereich der Arteria auditiva interna, bakteriell infektiöse Schädigungen, virogen infektiöse Schädigungen, Schädigungen durch ototoxische Medikamente, Allergien und Tumoren. Unter den Tumoren spielt das Akustikusneurinom eine besondere Rolle. Marburg weist bereits 1926 im Band 3 des Handbuches der Neurologie des Ohres daraufhin, daß bei den Neurinomen auch periphere Veränderungen an den Nerven des Gehörorgans festzustellen sind. Nach seinen Beobachtungen ist der periphere Vestibularis weniger betroffen als der Cochlearis. Die Vestibular- und Cochlearganglien erweisen sich oft als atrophisch. Ferner wird eine starke Gefäßstauung im Innenohr beobachtet.

Vor diesem Hintergrund haben wir 117 operativ verifizierte Akustikusneurinome neurootologisch untersucht und analysiert. Alle Patienten wurden vor dem chirurgischen Eingriff einer ausführlichen neurootologischen Anamnese unterzogen sowie mit verschiedenen experimentellen neurootologischen Methoden untersucht. In der Vorgeschichte fand sich bei 14 die Diagnose sowie der typische audiometrische Befund und Behandlungsplan eines akuten Hörsturzes. Später erst wurde dann die Diagnose „Akustikusneurinom" aus der Progredienz des Leidens sowie mittels der bildgebenden Untersuchungen mit Computertomographie und Kernspintomographie gestellt. In einer statistischen Analyse wird dieses besondere Kollektiv der als „Hörsturz" vordiagnostizierten Akustikusneurinompatienten den übrigen Neurinomen gegenübergestellt. Dabei werden die audiometrischen sowie die äquilibriometrischen Befunde miteinander verglichen. Zu den äquilibriometrischen Befunden gehören das polygraphische Elektronystagmogramm mit kalorischer, rotatorischer und optokinetischer Reizung, sowie das Cranio-Corpo-Gramm mit Steh- und Tretversuchsprüfung.

Analytisch beobachtet man, daß bei den 14 Patienten mit akutem Hörsturz die subjektiven Beschwerden länger andauern als bei den „reinen" Neurinompatienten. Das Ausmaß der Vertigosymptome ist ausgeprägter bei den reinen Neurinompatienten, die Hörsturzpatienten zeigen keine vegetativen Symptome. Die operativ verifizierte Tumorgröße unterscheidet sich nicht signifikant zwischen beiden Gruppen.

Bei der Cranio-Corpo-Graphie fällt sehr stark auf, daß die Tumorpatienten typisch im Sinne einer peripheren Störung zur Seite des Neurinoms abweichen. Die Neurinompatienten mit einer Hörsturz-Vorgeschichte drehen hingegen statistisch auffällig zur tumorabgewandten Seite. Bei der Tonschwellenaudiometrie auf der Seite des Akustikusneurinoms weisen die Hörsturzpatienten bessere Hörschwellenwerte auf als die reinen Akustikustumoren. Die gravierenden Abweichungen bei der Cranio-Corpo-Graphie und im Tonschwellenaudiogramm lassen daran denken, daß zumindestens einige der zunächst als „akuter Hörsturz" klassifizierten Neurinompatienten ihren Hörsturz im Zusammenhang mit zusätzlichen ätiologischen Faktoren wie vaskulären Störungen, infektionsbedingten Schädigungen, pharmakologischen Schäden u. a. m. entwickelt haben. Das ENG verhält sich unauffällig.

327. W. Müller, G. Rasp (München): Ein Streifentest zur Allergiediagnostik im Vergleich

328. C.-F. Claussen, D. Schneider, A. Hahn, U. Fraaß (Würzburg): Traumatische Geruchsstörungen im Scheibenolfaktogramm

In der klinischen Olfaktometrie besteht ein besonderes Interesse an einer einfachen und vergleichbaren Registriermethode für die Geruchswahrnehmung des Patienten. Hierzu stellte Claussen 1976 das klinische Scheibenolfaktogramm vor, eine supraliminale psychophysische Prüfung mit 9 Gerüchen und 3 Trigeminusreizstoffen. Die verbale Beurteilung des Patienten wird in einem Sechserschlüssel protokolliert. Es handelt sich um eine überschwellige Schnüffelmethode. Die Riechstoffe werden den Versuchspersonen in braunen Glasflaschen dargeboten, deren Beschriftung für die Versuchsperson nicht erkenntlich ist. Die geöffneten Riechstofflaschen werden den Patienten getrennt unter die rechte bzw. linke Nasenöffnung gehalten, wobei die kontralaterale Nasenöffnung durch Zudrücken verschlossen ist. Der Test wird zunächst mit den neuen Geruchsproben der jeweils 3 Substanzen der Gruppen der Odores suave olentes, der Odores medii und der Foetores durchgeführt. Danach erfolgt ein Abschwellversuch. Dieselben Riechstoffe werden dann noch einmal angeboten. Schließlich erfolgt eine Prüfung mit 3 reinen Trigeminusreizstoffen.

Die Ergebnisse werden im polaren Netz des Scheibenolfaktogrammes getrennt für die rechte und die linke Nasenseite eingetragen. Dabei wird die folgende Skala der Empfindungen verwendet: 1. = Riechprobe identifiziert, 2. = angenehme Empfindung, 3. = indifferente Empfindung, 4. unangenehme Empfindung, 5. sonstige bzw. unspezifische Empfindung, 6. keine Empfindung.

Alle Patienten werden zuvor der neurootologischen Anamnese NODEC unterzogen. Diese enthält Fragen nach Infektionskrankheiten, Traumen, Gefäßprozessen, Tumoren und sonstigen Erkrankungen. Unter 500 neurootologischen Patienten, bei denen eine Untersuchung mit dem Scheibenolfaktogramm durchgeführt wurde, trafen wir in etwa einem Drittel der Patienten eine Traumaanamnese an. Sehr häufig treten Geruchsstörungen nach Mittelgesichtsfrakturen auf, wenn die Lamina cribrosa mit in den Bruchverlauf einbezogen ist und wenn es dabei zur Zerreißung von Fila olfactoria bzw. zu einer Schädigung des Tractus olfactorius gekommen ist.

Setzt man die sich ergebenden Geruchsprofile, d. h. die Durchschnittswerte der gnostisch-emotionalen Angaben 1–6 aus dem Scheibenolfaktogramm in Vergleich zu den durchschnittlichen prozentualen Werten des Gesamtkollektives, so findet sich bei den Schädelbasisfrakturen eine deutliche Häufung der partiellen Anosmie-Angaben für die einzelnen Riechstoffe. Dabei ist der Nervus trigeminus nicht beteiligt. Wie aus der Kasuistik ersichtlich, treten hier auch Fälle mit einseitiger totaler Anosmie auf. Eine einseitige Geruchsstörung kann bei entsprechender Symptomatik einen Hinweis auf die Lokalisation z. B. eines Dura-Einrisses und einer Rhinoliquorrhoe geben. Die traumatisch bedingten neuronalen Riechstörungen sind meist Folge eines in sagittaler Richtung einwirkenden stumpfen Schädel-Hirn-Traumas und dann mit einer fronto-basalen Fraktur verbunden. Die traumatisch bedingten Anosmien sind irreversibel. Es werden aber auch Restitutionen bei den selteneren posttraumatischen Hyposmien gefunden. Die traumatische Anosmie kann von einer Parosmie begleitet sein. Diese soll auf einer Läsion der vorderen Olfaktorius-Abschnitte beruhen. Noch häufiger als durch eine Schädelbasisfraktur sind Anosmien bei und nach Commotio cerebri zu verzeichnen. Hier ist die Auftretenshäufigkeit der partiellen Olfaktorius-Anosmien für die einzelnen Riechstoffe doppelt so hoch wie bei den Schädelbasisfrakturen. In 80% dieser Fälle treten auch Störungen der Trigeminusreizstoffwahrnehmungen auf. Dies spricht zusammen für eine zentrale Schädigung. Die Riechstörungen bei Commotio cerebri sind im wesentlichen durch Schädigungen der Riechbahnen, wie auch der Riechzentren verursacht.

329. É. Remenár, E. Iványi, P. Marton, F. Bánhidy (Budapest): Oto- und neurotoxische Nebenwirkungen der Cisplatin-Chemotherapie

330. J. Spaeth, J. Lamprecht, R. Mösges, M. Bartsch et al. (Aachen/München): Erste klinische Anwendung des niedrig dosierten Antihistaminikums Mizolastine

Im Rahmen einer klinischen Studie während der Pollenflugsaison 1989 wurde das neuartige Antihistaminikum Mizolastine erstmals am Patienten bezüglich Wirksamkeit und Sicherheit untersucht. In einer randomisierten doppel-blinden placebo-kontrollierten Studie wurden 48 Patienten mit einer anamnestisch bzw. klinisch gesicherten saisonalen allergischen Rhinitis entweder einer von 3 verschiedenen Dosen des Präparates (2,5 mg / 5 mg / 7,5 mg zweimal täglich) oder der Placebogruppe zugeteilt. Die Zuteilung wurde anhand verschiedener demographischer und klinischer Parameter kontrolliert und ergab eine homogene Gruppenzusammensetzung.

Über einen auf 14 Tage festgelegten Studienzeitraum wurden an drei Untersuchungstagen die Wirksamkeit sowie die Sicherheit durch Arzt- und Selbstbeurteilung sowie durch rhinomanometrische Messungen erfaßt. Hierbei kamen neben klinischen Kriterien insbesondere Beurteilungsscores zum Einsatz. Bei der Mehrzahl der Parameter fand sich ein signifikanter Effekt von Mizolastine gegenüber

Placebo, der gerade bei der niedrigsten Dosis von 2×2,5 mg am ausgeprägtesten ausfiel. Es kam zu einer Verminderung der rhinitischen Beschwerden (Naselaufen, Nasenatmungsbehinderung) und auch zur deutlichen Verbesserung des Wohlbefindens unter Therapie.

Unter dem Aspekt der Sicherheit registrierte unerwünschte Wirkungen – hierbei interessierte in erster Linie die sedative Wirkung – traten unter Studienmedikation nicht häufiger als unter Placebo auf. Darüber hinaus zeigten die klinischen und laborchemischen Kontrollparameter in allen 4 Therapiegruppen eine gleichmäßige Konstanz.

Pharmakokinetische Gesichtspunkte wurden durch entsprechende Plasmaspiegel-Bestimmungen des Präparates analysiert. Es wurden allgemein die aus Voruntersuchungen bekannten Zeiten bezüglich maximaler Konzentration und Elimination aus dem Plasma bestätigt.

Das mit 2×2,5 mg täglich niedrig dosierte Antihistaminikum Mizolastine stellt eine wirksame therapeutische Alternative bei der Behandlung der saisonalen allergischen Rhinitis dar.

331. M. Fischer, S. Knauer, D. Petzoldt, H.G. Sonntag (Essen/Heidelberg): Überprüfung eines Filtersystems auf seine Adsorptionsfähigkeit für luftgetragene Allergene

332. Ch. Herold-Mende, A. Schuhmann, N. Udvarhelyi, F.X. Bosch (Heidelberg): Zytoskelett-Genexpression in Karzinomen und benachbarten Epithelien

333. D. Louverdis, K. Christidis, G. Dokianakis (Würzburg/Athen): Dreifache, gleichzeitige Lokalisation des Glomustumors im Hals-Nasen-Ohren-Bereich

334. U.-M. Roos, H.-G. Kempf (Tübingen): Schmerztherapiekonzept bei Patienten mit Malignomen im Kopf-Hals-Bereich

Bei den meisten Patienten mit Malignomen im Kopf-Hals-Bereich treten im Krankheitsverlauf schwere Schmerzzustände auf, wobei Tumoren in Mundhöhle und Pharynx in der Schmerzprävalenz führen. Erschwerend kommt hinzu, daß zusätzlich oft Schluckstörungen bestehen.

Bei der medikamentösen Analgesie müssen folgende 4 Grundregeln unbedingt beachtet werden: Die Vorteile einer oralen Applikation (Ausnahme: Erbrechen, akute Schmerzen, Thanatotherapie) nach einem fixen Zeitplan liegen in einer nur geringen Schwankung des Plasmaspiegels im therapeutischen Bereich und Löschung des Schmerzgedächnisses. Die notwendige Dosis, um eine Schmerzfreiheit über mindestens 4 Stunden zu erreichen, wird individuell titriert. Auswahl und Zusammenstellung der Medikamente erfolgt nach dem Stufenplan der WHO. Durch die Kombination von Monosubstanzen wird eine Unterbrechung der Schmerzleitung auf mehreren Ebenen bewirkt. Während sich die analgetischen Effekte addieren, läßt sich gleichzeitig Dosis einsparen. Dadurch werden toxische Konzentrationsspitzen, die hauptsächlich für die unerwünschten Nebenwirkungen verantwortlich sind, vermieden. Lediglich bei leichten Dauerschmerzen kann die isolierte Einnahme eines peripheren Schmerzmittels (Paracetamol, Metamizol, nichtsteroidale Antiphlogistika) ausreichend sein, meist wird man jedoch Tumorschmerzen zusätzlich mit zentralwirksamen Pharmaka (Tilidin, Tramadol) oder Opiaten (Buprenorphin, Morphinsulfat) behandeln. Koanalgetika wählt man nach der Schmerzursache: Knochenschmerzen – Diclofenac, Clodronat; Tumorfoetor – Metronidazol, Clindamycin; Verspannungen, Krampi – Diazepam, Baclofen; Nervenschmerzen – Antikonvulsiva (Carbamazepin), Neuroleptika (Levomepromazin), und Antidepressiva (Amitryptilin, Clomipramin).

335. O. Schwetschke, I. Born, W. Heppt (Heidelberg): Leiomyosarkom von Mundboden und Oropharynx: Charakteristische Befunde verschiedener bildgebender Verfahren

336. L. Klimek, M. Bartsch, J. Lamprecht (Aachen): Identifikation und Entfernung orbitaler Fremdkörper mit dem CAS-(Computer-Assisted-Surgery)-System

Das Aufspüren und Entfernen orbitaler Fremdkörper kann in manchen Fällen Probleme bereiten. Vor allem kleine retrobulbär gelegende Fragmente sind gelegentlich nur schwer darstellbar, Blutungen behindern oftmals zusätzlich die Orientierung. An der Klinik für Hals-Nasen-Ohren-Heilkunde und Plastische Kopf- und Halschirurgie der RWTH Aachen wurde das hier entwickelte CAS (Computer-Assisted-Surgery)-Gerät [Mösges88, Schlöndorff89] in mehreren derartigen Fällen erfolgreich eingesetzt.

CAS ist ein neuartiges bildgebendes Verfahren zur Sicherung der intraoperativen räumlichen Orientierung des Kopf- und Halschirurgen. Die Methodik basiert auf computertomographischen Datensätzen (CT, MR), aus welchen von einem Bildverarbeitungsrechner ein dreidimensionales Modell generiert wird. Durch intraoperative Korrelation der erhaltenen Bilddaten mit der Patientenanatomie ist es möglich, Punkte des Operationssitus im Volumenmodell zu markieren. Hierdurch ist die Echtzeitpositionsanzeige von Operationsinstrumenten auf dem Bildschirm möglich. CAS ermöglicht dem Operateur somit die Ortung kleinster Partikel mit einer Genauigkeit von 1 mm durch einfaches Antasten mit der Sensorspitze. Hierdurch wird die Operationszeit signifikant reduziert und die Sicherheit des Eingriffs erhöht. Bei multiplen Fremdkörpern erhält der Operateur die Möglichkeit der einfachen Dokumentation, welche der im CT-Bild sichtbaren Partikel bereits entfernt wurden, bei medial plazierten Fremdkörpern wird ein endonasales Vorgehen vorstellbar. Aufgrund unserer positiven Erfahrungen empfehlen wir CAS für die Entfernung orbitaler Fremdkörper.

337. R. Loysa, Th. Wronski, D. Fichtner, M. Arnold et al. (Berlin): Ein neues Überwachungsgerät für Trachealkanülenträger und Patienten in Narkose unter Spontanatmung in Streichholzschachtelformat

338. H.-G. Kempf, R. Roller, L. Mühlbradt (Tübingen): Über die Beziehung von Innenohrstörungen und Kiefergelenkserkrankungen

In einer prospektiven Studie wurden 138 Patienten (49,3% weibl., 50,9% männl.), die wegen einer Innenohrfunktionsstörung (chron. Perzeptionsschwerhörigkeit 12,3%, Hörsturz 52,5%, isolierter Tinnitus 13,8%, M. Menière 15,2%, Hörsturzrezidiv 6,5%) stationär behandelt wurden, einer zahnärztlich-gnathologischen Untersuchung unterzogen. Mit einem standardisierten Anamnese/Befundbogen erfolgte ein Zahn- u. Gebißstatus sowie eine statische/funktionelle Kiefergelenksuntersuchung. Bei 110 Patienten (79,7%) ergab sich ein pathologischer Befund (Mehrfachdiagnosen): in 43,5% bestand eine Kiefergelenksmyoarthropathie, bei 29% Parafunktionen und bei 35,5% eine Myopathie der Kaumuskulatur. Sanierungsbedürftige Zähne wurden in 32,6%, Prothesenprobleme in 11,6% und retinierte Weisheitszähne in 20,3% diagnostiziert. Bei 16 Patienten konnten die zahnärztlichen Therapievorschläge kontrolliert werden: in 9 Fällen (56,6%) wurde durch die Behandlung (physikalische Maßnahmen, Interzeptor) eine Besserung erzielt. 7 Patienten berichteten über keinen Erfolg.

Die Untersuchung zeigt, daß bei einem großen Teil der Patienten mit Innenohrerkrankungen auch dento-gnatologische Störungen bestehen, und einer Untergruppe durch eine Behandlung auch bezüglich der otologischen Symptome (Tinnitus, Druck im Ohr, Störgeräusche, Spannungsgefühl) geholfen werden kann. Eine zahnärztlich-gnathologische Untersuchung im Rahmen der Innenohrdiagnostik ist zu empfehlen.

Verzeichnis der Vorträge

Archives of Oto-Rhino-Laryngology
Verhandlungsbericht 1991 der Deutschen Gesellschaft für Hals-Nasen-Ohren-Heilkunde

Ahrens KH: (s. Blessing R) 310
Ahrens KH: (s. Sander M) 315
Ahrens KH: (s. Weerda H) 313
Albegger K, Hauser C, Hacker GW, Saria A: Regulatorische Peptide im menschlichen Kehlkopf 112
Aloy A: (s. Kment G) 120
Altmannsberger M: (s. Wallner F) 66
Altschuler R: (s. Ptok M) 50
Ammon J: (s. Schlöndorff G) 260
Angerstein W, Hess M, Lamprecht J: Charakteristische Atemstrombahnen im Kehlkopfmodell bei verschiedenen Formvar 113
Arnold M: (s. Loysa R) 326
Arnoux A: (s. Wey W) 245
Arps H: (s. Schafigh A) 121
Aßmus P: (s. Müller R) 284
Auberger Th: (s. Clasen B) 79
Auffermann J: (s. Mathe F) 162
Aurbach G: (s. Reck R) 320
Aust G, Homoayoun Y, Krzok H: Vestibulospinale Befunde bei hörbehinderten und normalhörenden Kindern. Eine posturographische Studie 208

Bach-Quang M, Denß W, Blessing RE, Wustrow J: Die Augenrotation durch Otolithenreiz – ein wichtiges Meßverfahren beim Schwindel unklarer Genese 203
Bach-Quang M: (s. Küpppers P) 61
Bachert C, Behrendt H, Hauser U, Prem B: Makrophagen und Monozyten bei der allergischen und viralen Rhinitis 160
Bachor E, Karmody CS: Histopathologische Untersuchung der Felsenbeine eines Kindes mit Niemann-Pick-Krankheit Typ A 55
Balzer J: (s. Grevers G) 103
Bartsch M, Spaeth J, Mösges R: Lassen sich die Beschwerden des Rhinitikers mit der Computer-Rhinometrie objektivieren? 163
Bartsch M: (s. Klimek L) 326
Bartsch M: (s. Schlöndorff G) 260
Bartsch M: (s. Spaeth J) 324
Bauer F: (s. Krug S) 209
Bauer FP, Westhofen M, Kehrl W: Carboplatin-Ototoxizität bei Patienten mit Kopf-Hals-Tumoren 79
Bauer HH: (s. Erwig H) 149
Baumgart F: (s. Tausch-Treml R) 74
Banhidy F: (s. Remenar JE) 324
Beck A, Maurer J, Welkoborsky HJ, Mann W: Veränderungen der otoakustischen Emissionen unter Chemotherapie mit Cisplatin und 5FU 140
Begall K, Schwetge HJ, Specht H: Schwerhörigkeiten bei Frühgeborenen mit intrakraniellen Blutungen 150
Behrendt H: (s. Bachert C) 160
Behrens J: (s. Schipper JH) 65
Beigel A: Onkochirurgische Behandlungsprinzipien beim Basaliom 226
Berg M: (s. Gjuric M) 52
Berger P, Wafaie M, Gloddek B, Reiss G, Vollrath M: Kollagen Typ H-induzierte immunogen Innenohrschwerhörigkeit – Eine tierexperimentelle Untersuchung 50
Berghaus A: 'Midfacial Degloving': Operative Technik und Indikationen 316
Berghaus A: (s. Jovanovic S) 278
Berghaus A: (s. Shahab R) 276
Bergler W, Bier H: Verbesserte Cisplatinsensitivität bei Plattenepithelkarzinomen 76
Bergler W: (s. Bier H) 74
Bergmann J: (s. Claussen CF) 210
Bernal-Sprekelsen M, Borkowskyi G, Hildmann H: Beobachtungen zur Entwicklung der Belüftung der Pauke in embryonalen Felsenbeinen 232
Bernards J: (s. Laubert A) 172
Bernecker F, Hörmann K, Donath K: Tierexperimentelle Untersuchung zur Biokompatibilität von Feinkorngraphit als alloplastischer Gehörknöchelchenersatz 275
Bertora OG: (s. Claussen CF) 210
Bertram G, Lachmann J, Siranli K, Luckhaupt H: Individuelle Applikatorenanfertigung für die gezielte reproduzierbare Brachytherapie im Kopf-Hals-Bereich 261
Bertram G: (s. Küter St) 124
Bertram G: (s. Luckhaupt H) 171
Bertram G: (s. Pilates-Schnittkamp F) 82
Bettinger R, Roitman R, Loerz M, Knecht R: Indikation und Stellenwert automatischer Klammernahtgeräte in der Chirurgie des Pharynx 196
Bettinger R: (s. Knecht R) 65
Bettinger R: (s. Lörz M) 64
Bettinger R: (s. Meyer-Breiting E) 188
Bier H, Stoll C, Bergler W, Ganzer U: Die Modulation der Chemotherapieresistenz von Cisplatin-resistenten Subpopulationen der Kehlkopfkarzinomlinie HLac 79 in vitro und in vivo 74
Bier H: (s. Bergler W) 76
Bigenzahn W: (s. Zrunek M) 115
Blessing JR, Denß W, Ahrens KH: Die Video-Leuchtbrille – Eine neue Methode zur Nystagmus-Dokumentation und objektiver Messung der Otolithenfunktion 310
Blessing R: (s. Küppers P) 61
Blessing RE: (s. Bach-Quang M) 203
Bockmühl F: (s. Bockmühl U) 185
Bockmühl U, Bockmühl F, Dominok G, Dimmer V et al.: 'Nucleolar Organizer Regions' (NORs) beim Larynxkarzinom 185
Bonkowsky V, Kujar R, Dausch K: Virologische und immunologische Befunde bei der idiopathischen peripheren Fazialisparese 97
Bootz F, Lennarz Th: Möglichkeiten der Rekonstruktion im Kopf-Hals-Bereich mit Hilfe des freien Latissimus-dorsi-Lappens 322
Bork K: Differentialdiagnose und Operationsindikation aus dermatologischer Sicht 225
Borkowskyi G: (s. Bernal-Sprekelsen M) 232
Born A: (s. Wallner F) 66
Born I: (s. Schwetschke O) 325

Bosch FX, Udvarhelyi N, Venter E, Maier H, Weidauer H: Expression des Histon-H3-Gens: Ein neuer spezifischer Proliferationsmarker 69
Bosch FX: (s. Herold-Mende Ch) 325
Böhme G: Duplexsonographie des Kehlkopfes 99
Böhnke F, Janssen Th, Steinhoff HJ: Funktionsdiagnostik der menschlichen Cochlea durch Analyse der otoakustischen Emissionen im Zeit-Frequenz-Bereich 141
Böhnke F: (s. Janssen Th) 142
Brandau P: (s. Glanz H) 19
Braquet P: (s. Ernst A) 47
Briele B: (s. Rosanowski F) 107
Brix R: Der Frequenzdiskriminationstest (FD-Test) in der audiologischen Praxis 146
Brockmann WP: (s. Kehrl W) 81
Brunner FX, Eckstein M, Hagen R, Schwab U: Unterkieferosteotomie und -osteosynthese in der zervikofazialen Tumorchirurgie 315
Brunner FX: (s. Hoppe F) 320
Brunner FX: (s. Müller JM) 316
Brusis T: (s. Steuer MK) 78
Brust V: (s. Radke Ch) 261
Brügel FJ, Schorn K: Die Bedeutung der verschiedenen Unbehaglichkeitsschwellen für die Hörgeräteanpassung 145
Bujia J, Pitzke P, Wilmes E, Hammer C: Immunologisches Verhalten von konservierten menschlichen Trachealtransplantaten: Immunologische Überwachung eines menschlichen Tracheaempfängers 122
Bujia J: (s. Holtmann S) 102
Bujia J: (s. Negri B) 237
Bujia J: (s. Pitzke P) 322
Bujia J: (s. Schilling V) 236
Bumb P, Krekel J, Weihe E, Mann W: Immunhistochemie von Neuropeptiden in der Chorda tympani des Menschen 95
Bumb P: (s. Krekel J) 285
Bumb P: (s. Schreiber J) 291
Busch H: (s. Wallner F) 66
Busch M: (s. Schinkel KD) 262
Buss M: (s. Kraus P) 42

Cancura W: (s. Kment G) 120
Carey TE: (s. Kelker W) 69
Carey TE: (s. Ptok M) 50
Cauwenberge P: (s. Schmelzer B) 311
Cauwenberge P: (s. Wigand MW) 306
Chatzimanolis E: (s. Gavalas G) 319
Christ P, Wolf StR, Haid CT: „Telemetrische" Elektronystagmographie – Eine Erweiterung des diagnostischen Spektrums bei Schwindel und Gleichgewichtsstörungen 310
Christ P: (s. Wolf SR) 200
Christidis K: (s. Louverdis D) 325
Christoph B, Thal W, Röse W: Kongenitaler Stridor 313
Cidlinski K: (s. Stenglein C) 322
Clarke AH, Teiwes W, Scherer H: Die Dreidimensionalität des vestibulookulären Reflexes – dargestellt anhand des kalorischen und Lagerungsnystagmus 201
Clasen B: (s. Kellermann S) 187
Clasen BPE, Meier-Lenschow Th, Auberger Th: Simultane Radiochemotherapie fortgeschrittener Kopf-Hals-Karzinome mit Mitomycin C, 5-Fluorouracil und einer Mundpflege auf PVP-Jod-Basis 79
Claussen CF, Claussen E, Bertora OG, Bergmann J: Über den Einsatz der transkraniellen Dopplersonographie bei Vertigopatienten 210
Claussen CF, Schneider D, Hahn A, Fraaß U: Traumatische Geruchsstörungen im Scheibenolfaktogramm 324
Claussen CF: (s. Hahn A) 209
Claussen CF: (s. Schneider D) 323
Claussen E: (s. Claussen CF) 210

Dausch K: (s. Bonkowski V) 97
Deitmer Th, Müller S: Niederfrequente Luftoszillationen fördern den nasalen Flimmertransport 165
Delank KW: (s. Feldmann H) 198
Delb W, Koch A, Federspil P: Der Einfluß einer Anämie auf die Ototoxizität des Gentamicins 56
Denk DM, Winkelbauer F: Ultraschalldiagnostik und Halslymphknotentuberkulose 106
Denß W: (s. Bach-Quang M) 203
Denß W: (s. Blessing R) 310
Deuschl G: (s. Löhle E) 310
Dieckmann B, Ross B, Lütkenhöner B, Hoke M: CERA (Cortical Evoked Response Audiometry) im Säuglingsalter 154
Diehl GE, Mees K, Kastenbauer K: Zur Rekonstruktion von ausgedehnten Unterlippen-Kinn-Defekten 219
Dieroff HG: Zum Wert des verhallten Freiburger Sprachtests für die Diagnostik sensorineuraler Hörschäden und für die Hörgeräteanpassung 146
Dietz A: (s. Gewelke U) 318
Dietz A: (s. Maier H) 184
Dimmer V: (s. Bockmühl U) 185
Dokianakis G: (s. Gavalas G) 319
Dokianakis G: (s. Louverdis D) 325
Dollinger K: (s. Eckel HE) 117
Dominok G: (s. Bockmühl U) 185
Donath K: (s. Bernecker F) 275
Döring WH, Neumann H, Schlöndorff G, Klajman D: Das Aachener multidisziplinäre Konzept zur Versorgung gehörloser Kinder mit Cochlea-Implantaten 90
Draf W, Liebetrau R: Die endonasale mikroendoskopische Stirnhöhlenoperation 316
Draf W: (s. Keerl R) 222
Draf W: (s. Liebetrau R) 99
Draf W: Stellenwert und Langzeitergebnisse verschiedener Rekonstruktionstechniken 228
Dronse R: Einfluß der Schallrichtung auf die Colliculus-inferior Antwort bei binaural evozierten Hirnstammpotentialen 131
Drubba S: (s. Goebel G) 53
Duckert LG: (s. Höhmann D) 92
Dulon J: (s. Ptok A) 63

Eckel HE, Dollinger K, Feaux de la Croix G, Reidenbach HD et al.: Ein Elektro-Hydro-Thermosations(EHT)-System zur Anwendung in der endolaryngealen und enoralen Chirurgie 117
Eckstein M: (s. Brunner FX) 315
Eichhorn Th: Zur Frage der Aussagekraft eines vestibulären Rekruitments 205
Eistert B, Kirchmaier C: Thrombozytenfunktionsstörungen als Ursache für Nachblutungen nach Tonsillektomie 283
Elies W: Erfahrungen mit Gyrasehemmern in Gehörgangstamponaden nach mikrootochirurgischen Eingriffen 278
Engelke JC, Westhofen M: Die klinische Bewertung des pathologischen Spontannystagmus bei Differenzierung des otogenen Schwindels 206
Engelke JCh: (s. Pau HW) 308
Ensminger W: (s. Ptok A) 63
Enzmann H: Intraoperativer Operationsschutz: Glove Control 292
Ernst A, Mest HJ, Braquet P: Lipidmediatoren beeinflussen Ionentransportvorgänge in der Stria vascularis des Meerschweinchens 47
Erwig H, Bauer HH: Pädaudiologische Befunde bei Säuglingen nach Sektio 149

Feaux de la Croix G: (s. Eckel HE) 117
Federspil P, Kurt P, Koch A: Das knochenverankerte Hörgerät – Eine neue Art der Hörgeräteversorgung 308
Federspil P: (s. Delb W) 56
Federspil P: (s. Kirchner J) 40
Federspil P: (s. Koch A) 288
Federspil P: (s. Kurt P) 286
Federspil P: (s. Lutz H) 57
Feldmann H, Hüttenbrink KB, Delank KW: Untersuchungen und neue Erkenntnisse zum Wärmetransport im Felsenbein bei der kalorischen Vestibularisprüfung 198
Feyh J, Goetz A, Königsberg A, Kastenbauer E: Photodynamische Lasertherapie bei malignen Hautgeschwülsten des Gesichtsbereiches 265
Feyh J: (s. Königsberger R) 110
Fichter M: (s. Goebel G) 53
Fichtner D: (s. Loysa R) 326
Fietkau R: (s. Sauer R) 30
Fischer M, Knauer S, Petzoldt D, Sonntag HG: Überprüfung eines Filtersystems auf seine Adsorptionsfähigkeit für luftgetragene Allergene 325
Fladrich G: (s. Schinkel KD) 262
Folgering HTM: (s. Strijbos MHW) 319
Foth HJ, Stasche N, Mungenast S, Schirra F et al.: Experimentelle Studien zur Stabilität verschiedener Tubusmaterialien gegen differente Laser 118
Fraaß U: (s. Claussen CF) 324
Frixen U: (s. Schipper JH) 65
Fürst G, Mann W: Symptome, Diagnostik und Therapie bei der Thrombose des Sinus sigmoideus 282

Gabel P: (s. Koch A) 288
Ganzer U: (s. Bier H) 74
Gates AG: A Study of the Vocal Function by Dynamic CT-Scans 125
Gates GA: (s. Wigand MW) 306
Gates GA: Sinusitis im Kindesalter 294
Gavalas G, Chatzimanolis E, Dokianakis G: Modifizierte mittlere Oberkieferresektion: Eine neue Methode für die Abtragung der invertierten Papillome der Nase und ihrer Nebenhöhlen 319
Gerhardts B: (s. Strauss P) 283
Gerken M: (s. Herberhold C) 161
Gerull G: (s. Mathe F) 162
Gewelke U, Dietz A, Maier H, Heller WD: Kehlkopfkrebs – eine Erkrankung der unteren sozialen Schichten? 318
Gewelke U: (s. Maier H) 184
Geyer G, Helms J: Die Rekonstruktion von Schädeldefekten mit einem Knochenersatzmaterial auf Glasionomerbasis 214
Geyer G, Müller J: Die Verwendung von Glasionomerzement in der rekonstruktiven Mittelohrchirurgie 307
Giannakopoulos N, Milewski Ch: Ergebnisse nach Tympanoplastik bei entzündeten Ohren 243
Giebel W: (s. Wei NR) 321
Gitter AH, Melichar I, Ptok M: Kultivierung lebender Marginalzellen der Stria vascularis 322
Gitter AH: (s. Preyer S) 137
Gitter AH: (s. Reuter G) 321
Gjuric M, Wigand ME, Berg M, Hosemann W: Experimentelle selektive vestibuläre Ablation mit Gehörerhaltung 52
Gjuric M: (s. Rettinger G) 316
Glanz H, Kleinsasser O, Brandau P: Teilresektion des Larynx bei Stimmlippenkarzinomen, Indikationen, rekonstruktive Maßnahmen, Resultat 19
Glanz H: (s. Popella Ch) 188
Glaß W, Stenglein C, Goertzen W, Wigand ME: Behandlungsergebnisse bei Glomustumoren des Schläfenbeins 256
Glaß W: (s. Stenglein C) 322
Gloddek B: (s. Berger P) 50
Gloddek B: (s. Koch T) 46
Gloddek P, Ryan AF, Harris JP: Rezirkulation von Lymphozyten zum Innenohr 51
Gnadeberg D, Lehnhardt E: Unipolare Stimulation beim Nucleus-Cochlear-Implantat-Mini-System-22 86
Godbersen GS, Rudert H, Köllisch M, Schubert U: Die diaphanoskopische Lokalisation der Ausführungsgänge von Stirnhöhle und Kieferhöhle in der modernen Nasennebenhöhlenchirurgie 168
Goebel G, Drubba S, Fichter M, Hiller W: Was ist gesichert in der Psychotherapie des dekompensierten chronischen Tinnitus? 53
Goertzen W, Wolf SR: Die transkranielle Magnetstimulation zur Messung der motorischen Laufzeit des Fazialisnerven am Beispiel von Patienten mit Akustikusneurinom 94
Goertzen W: (s. Glaß W) 256
Goetz A: (s. Feyh J) 265
Goetz A: (s. Königsberger R) 110
Golabek W, Smaikiewicz L, Rakowski P: Diagnosis of Pharyngeal Tumours 318
Gorgulla HT: (s. Rosanowski F) 107
Grevers G, Vogl Th, Balzer J: Zum Stellenwert von MR-Angiographie und DSA in der Diagnostik der Kopf-Hals-Region 103
Grevers G: (s. Ihrler St) 319
Grevers G: (s. Riederer A) 158, 319
Gross R: (s. Hosemann W) 320
Gstöttner W, Steurer M, Neuwirth-Riedl K: Der „Wiener Audiologische Signalprozessor": Grundlagen und erste Erfahrungen mit dem Sotscheck-Test 89
Guastella C: (s. Sambataro G) 195
Gubitz J: (s. Pototschnig C) 91
Gubitz J: (s. Walger M) 311
Gundlach K: (s. Rauchfuss A) 231
Gundlach P, Hopf JUG, Linnarz M, Leege N et al.: Die endoskopisch kontrollierte Laser-Lithotripsie von Speicheldrüsensteinen 312
Gundlach P: (s. Hopf JUG) 308
Gundlach P: (s. Linnarz M) 167
Gunkel A, Neiss WF, Stennert E, Guntinas-Lichius O: Zur Neurobiologie der Hypoglossus-Fazialis-Anastomose im Tiermodell 212
Guntinas-Lichius O: (s. Gunkel A) 212
Günther E, Pfeifer U: Extramedulläres Plasmozytom in Larynx und Lunge bei AIDS 318

Haas E: Facelifting – eine ärztliche Aufgabe? 269
Haase A: (s. Hagen R) 125, 126
Haberkorn U: (s. Reißer Ch) 104
Hacker GW: (s. Albegger K) 112
Hagen R, Haase A, Matthaei D, Henrich D: Schnelle Bildgebung mit der Kernspintomographie. Schluckakt und Phonation in der schnellen Kernspintomographie 126
Hagen R, Haase A: Schnelle Bildsequenzen in der Kernspintomographie 125
Hagen R: (s. Brunner FX) 315
Hagen R: (s. Hoppe F) 320
Hagen R: (s. Kraus P) 42
Hagen R: Laryngoplastik: Stimmrehabilitation nach Laryngektomie mit dem Unterarmlappen 313
Hahn A, Claussen CF, Schneider D, Kolchev Ch: Brain-Mapping-Befunde bei Patienten mit zentralen Gleichgewichtsfunktionsstörungen 209
Hahn A: (s. Claussen CF) 324
Hahn A: (s. Schneider D) 323

Haid CT: (s. Christ P) 310
Haid CT: (s. Stenglein C) 322
Haid CT: (s. Wolf SR) 200
Hamann KF, Krausen Ch: Zur Natur des Vibrationsnystagmus 204
Hammer C: (s. Bujia J) 122
Harris JP: (s. Gloddek B) 51
Hartmann R, Knauth M, Klinke R: Impulsmuster im N. acusticus bei sprachcodierter elektrischer Stimulation der Cochlea 84
Hartwein J, Schöttke H, Pau HW: Untersuchungen zur akustischen Funktion der Ohrmuscheln bei verschiedenen Säugetieren 130
Hartwein J: (s. Leitner H) 273
Hartwein J: (s. Schöttke H) 242
Hassmann-Poznanska E: (s. Skotnicka B) 188
Hauser C: (s. Albegger K) 112
Hauser R, Probst R: Der Einfluß des Mittelohrdruckes auf spontane, transitorisch und synchron evozierte otoakustische Emissionen des Menschen 138
Hauser R: (s. Maier W) 41
Hauser U: (s. Bachert C) 160
Heermann J: Pulsschlag in rechter Nase: Kauterisierung der A. ethmoidalis anterior durch den knöchernen Kanal im Siebbein 166
Heinen A, Mösges R, Poppel FU: Ein Computerprogramm zur Operationsdokumentation 107
Heinen F: (s. Löhle E) 310
Heinrich U-R: (s. Maurer J) 43
Heller U, Sprotte S: Chronischer Gesichtsschmerz als Folge einer Immunopathie 292
Heller WD: (s. Gewelke U) 318
Helling K, Westhofen M: Spezielle Drehpendelverfahren zur klinischen Beurteilung der vestibulären Kompensation 207
Helms J: (s. Geyer G) 214
Helms J: (s. Schneider D) 323
Helms J: (s. Wei NR) 321
Henrich D: (s. Hagen R) 126
Heppt W, Issing W: Bildgebende Verfahren zur Diagnostik von Mundhöhlen- und Oropharynxtumoren: Stellenwert der flexiblen Endosonographie 101
Heppt W: (s. Issing WJ) 70
Heppt W: (s. Schwetschke O) 325
Heppt W: (s. Suttner HJ) 323
Heppt W: (s. Tasman AJ) 319
Herberhold C, Gerken M: Magnetstimulation an der Riechbahn 161
Herberhold C: (s. Rödel R) 91
Herberhold C: (s. Straehler-Pohl HJ) 193
Herkenrath P: (s. Wedel V) 151
Hermes H: (s. Korves B) 119
Hermes H: (s. Kuth G) 164
Hermes H: (s. Schlöndorff G) 260
Herold-Mende Ch, Schuhmann A, Udvarhelyi N, Bosch FX: Zytoskelett-Genexpression in Karzinomen und benachbarten Epithelien 325
Herrlinger P, Nubel K, Mrowinski D: Untersuchung des kochleären Hydrops durch Tieftonverdeckung von Klickreizen 60
Herrmann IF, Leemhuis F, Jagt EJ, Wolvekamp WThC: Videoradiographische Messungen der pharyngealen Phase des Schluckaktes 128
Hess M: (s. Angerstein W) 113
Hessel St: (s. Hommerich ChP) 280
Hibst R: (s. Pfalz R) 281
Hildmann H: (s. Bernal-Sprekelsen M) 232
Hildmann H: (s. Rauchfuss A) 231
Hilk A: (s. Schneider WR) 53
Hilka MB, Laszig R: Septumschleimhautplastik nach Lehnhardt zur Dauerdrainage der Keilbeinhöhle 168
Hiller W: (s. Goebel G) 53
Hochmair E: (s. Hochmair-Desoyer I) 88
Hochmair-Desoyer I, Hochmair E, Klasek O: Das neue Wiener Cochlea-Implantat mit dem Hinter-dem-Ohr-Prozessor: Resultate 88
Hoffmann F, Strutz J, Meid D: Ototoxizität von Ciprofloxacin 58
Hoffmann K: (s. Nitsche N) 105
Hoffmann P, Weichert-Jakobsen K, Werner JA, Rudert H: Praktische Probleme in der Anwendung der extrakorporalen piezoelektrischen Lithotripsie (ESPL) zur Behandlung von Speichelsteinen 111
Hoffmann P: (s. Rohr S) 100
Hoffmann S: (s. Siegert R) 223
Hoke M: (s. Dieckmann B) 154
Hoke M: (s. Lütkenhöner B) 133
Hoke M: (s. Ross B) 153
Holtmann S, Reiman V, Bujia J, Vogl Th: Diagnostische Möglichkeiten und Grenzen der Magnetresonanzspektroskopie im Kopf-Hals-Bereich 102
Homayoun Y: (s. Aust G) 208
Hommerich ChP, Hessel St: Untersuchungen mit dem Holmium: YAG-Laser an Amboß und Steigbügel 280
Hoogen F: (s. Manni JJ) 264
Hopf JUG, Linnarz M, Gundlach P, Scherer H et al.: Die Mikroendoskopie der Eustachischen Röhre und des Mittelohres 308
Hopf JUG: (s. Gundlach P) 312
Hopf JUG: (s. Linnarz M) 167
Hoppe F, Brunner FX, Hagen R, Schwab U: Das nasale Gliom und andere seltene Fehlbildungen der äußeren und inneren Nase – Diagnostik, Therapie und Ergebnisse 320
Hoppe F, Stremlau A: Die Bedeutung des lymphomonozytären Infiltrates der Cholesteatomperimatrix für die Knochenresorption 240
Hoppe F: (s. Stremlau A) 239
Horlitz S: (s. Kau RJ) 221
Hosemann W, Gross R, Röckelein G, Wigand ME: Anatomische Untersuchungen zur endonasalen Eröffnung der Keilbeinhöhle 320
Hosemann W: (s. Gjuric M) 52
Hoth S, Khoschlessan D: Objektivierung der Hörschwelle bei Begutachtungen 130
Höhmann D, Meester C, Duckert LG: Elektrophysiologische Beurteilung des N. facialis bei Patienten mit Akustikusneurinomen – Vorläufige Ergebnisse einer vergleichenden Untersuchung zwischen konventioneller Elektroneurographie und transkranieller Magnetspulenstimulation 92
Höhmann D: Technik der Saccotomie mit intraoperativem ECochG-Monitoring 307
Hörmann K, Schröder S: Biokompatibilität von Polysulfon-Kohlenstoff-Prothesen – auto- und homologe Gehörknöchelchen 274
Hörmann K: (s. Bernecker F) 275
Hövelmann B, Rauchfuss A: Histologische Untersuchung zur Pneumatisationshemmung des Warzenfortsatzes 233
Hüttenbrink KB: (s. Feldmann H) 198
Hüttenbrink KB: Zur Gefahr des Perilymphlecks im Lig. anulare bei Präparationen am mobilen Steigbügel 272

Iemma M, Müller-Forrell W, Riechelmann H, Klusemann H et al.: Präoperatives Computertomogrammm und intraoperativer Befund bei entzündlichen Nasennebenhöhlenerkrankungen 167
Ihrler St, Grevers G, Riederer A, Vogl Th: Ausgedehnte Dermoidzyste des Mundbodens – ein Fallbericht 319

Ilberg Ch: (s. Weber A) 124
Ilberg Ch: (s. Knecht R) 65
Imgart H: (s. Nadjmi D) 199
Iro H, Platzer E, Waitz G, Nitsche N, Sendler A et al.: Rekombinanter granulozytenstimulierender Faktor (G-CSF) bei der Chemotherapie fortgeschrittener Kopf-Hals-Tumoren 75
Iro H: (s. Nitsche N) 105
Iro H: (s. Waitz G) 312
Issing W: (s. Heppt W) 101
Issing WJ, Wustrow TPU, Heppt W: ERBB3 als neues Mitglied der ERBB/EGF-Rezeptor-Genfamilie bei Tumoren im Kopf-Hals-Bereich 70
Issing WJ: (s. Wustrow TPU) 253
Ivanyi E, Kasler M: Die Behandlung des Rhinophyms mit CO_2-Laser 322
Ivanyi E: (s. Remenar E) 324

Jach K: (s. Mozolewski E) 314
Jagt EJ: (s. Herrmann IF) 128
Jahnke K: (s. Schinkel KD) 262
Jahnke K: Kettenrekonstruktion mit weiterentwickelten Keramik-Implantaten 307
Jakubik C: (s. Latkowski B) 197
Jansen C: Tympanoprothese: Neue Technik der Schalleitungsrekonstruktion 307
Janssen Th, Böhnke F, Steinhoff HJ: Ein Modell zur Simulation der transienten Erregungsleitung in der Cochlea bei der FAEP-Auslösung 142
Janssen Th: (s. Böhnke F) 141
Jemma M: (s. Polsak R) 171
Johannsen HS: (s. Sieron J) 115
Jovanovic S, Berghaus A, Schönfeld U, Scherer H: Bedeutung experimentell gewonnener Daten für den klinischen Einsatz verschiedener Laser in der Stapeschirurgie 278
Jungehülsing M: (s. Volling P) 63

Kahl H: (s. Tymnik G) 109
Kahle G: (s. Liebetrau R) 99
Kaiserling E: (s. Weber BP) 256
Kappe T: (s. Mayer-Brix J) 294
Karmody CS: (s. Bachor E) 55
Kastenbauer E: (s. Feyh J) 265
Kastenbauer K: (s. Diehl GE) 219
Kastenbauer K: (s. Mees K) 217
Kau RJ, Horlitz S: Ergebnisse der epithetischen Versorgung mit kaltpolymerisierendem Silikonkautschuk 221
Kautzky M, Schenk P: Ultrastrukturelle Morphologie des Merkelzellentumors der Kopf-Hals-Region 254
Kasler M, Racz T, Piffko: Über die Rekonstruktion der Hinterwand von Naso-, Meso- und Hypopharynx 217
Kasler M: (s. Ivanyi E) 322
Keerl R, Draf W: Operative Zugänge in der periorbitalen Chirurgie 222
Kehrl W, Brockmann WP, Zschaber R, Rauchfuss A: Simultane Radio-Chemotherapie mit Carboplatin bei hyperfraktionierter akzelerierter Bestrahlung von Kopf-Hals-Tumoren 81
Kehrl W: (s. Bauer FP) 79
Kehrl W: (s. Rauchfuss A) 231
Keilmann A: Phonationsmechanismus nach der Kehlkopfteilresektion und therapeutische Möglichkeiten zur Verbesserung der Phonation 191
Kelker W, Van Dyke DL, Worsham M, Carey TE: Tumor-Suppressor-Gene bei Plattenepithelkarzinomen der Kopf-Hals-Region 69
Kellermann S, Clasen B, Steinhoff HJ, Schwab W: Zur Epidemiologie und Therapie des Larynxkarzinoms in Deutschland – Ein Beitrag aus dem Register der AG Klinische Onkologie der Deutschen Gesellschaft für HNO-Heilkunde, Kopf- und Halschirurgie 187
Kempf HG, Roller R, Mühlbradt L: Über die Beziehung von Innenohrstörungen und Kiefergelenkserkrankungen 326
Kempf HG: (s. Roos UM) 325
Kempf HG: (s. Weber BP) 256
Keusgen R: (s. Peter KD) 311
Keusgen R: (s. Richter W) 315
Keusges R, Richter W: Die Titan-Brücken-Implantate bei den knöchernen Verletzungen des Mittelgesichtes 317
Khoschlessan D: (s. Hoth S) 130
Kimmich T, Kleinsasser O: Benigne Keratome, eine besondere Form von Stimmlippentumoren 187
Kimmich T: (s. Kleinsasser O) 12
Kirchmaier C: (s. Eistert B) 283
Kirchner J, Federspil P, Kleinsasser O, Neel HB III, Sauer J, Snow G, Stell Ph: Podiumsgespräch: Kehlkopfkrebs – bestrahlen oder operieren? 40
Klajman S: (s. Döring WH) 90
Klasek O: (s. Hochmair-Desoyer I) 88
Kleemann D, Meißner J: Serumtestosteronuntersuchungen in Beziehung zu tumorbiologischen Daten des Larynxkarzinoms 183
Kleinsasser O, Kimmich T: Endoskopische Chirurgie von Stimmlippenkarzinomen mit konventionellen Instrumenten 12
Kleinsasser O: (s. Glanz H) 19
Kleinsasser O: (s. Kimmich T) 187
Kleinsasser O: (s. Kirchner J) 40
Kleinsasser O: (s. Müller-Marschhausen U) 116
Kleinsasser O: (s. Popella Ch) 188
Kleinsasser O: Ansprache des Präsidenten der Deutschen Gesellschaft für Hals-Nasen-Ohren-Heilkunde, Kopf- und Hals-Chirurgie zur Eröffnung der 62. Jahresversammlung der Gesellschaft in Aachen 1
Klima A, Knecht R: Spätergebnisse nach Polychemotherapie – Eine Fünfjahresanalyse 77
Klima A: (s. Knecht R) 65
Klimek L, Bartsch M, Lamprecht J: Identifikation und Entfernung orbitaler Fremdkörper mit dem CAS-(Computer-Assisted-Surgery) System 326
Klimek L: (s. Korves B) 119
Klinke R: (s. Hartmann R) 84
Klinke R: (s. Voßieck T) 45
Klusemann H: (s. Iemma M) 167
Klusemann H: (s. Raquet F) 240
Kment G, Aloy A, Schachner M, Cancura et al.: Erfahrungen mit der tubuslosen Jet-Ventilation bei laserchirurgischen mikrolaryngealen Eingriffen 120
Knauer S: (s. Fischer M) 325
Knauth M: (s. Hartmann R) 84
Knecht R, Klima A, Bettinger R, Ilberg Ch: Immunhistochemische Untersuchungen zur Interleukin-2-Rezeptorenverteilung bei HNO-Karzinomen 65
Knecht R: (s. Bettinger R) 196
Knecht R: (s. Klima A) 77
Knöffler A, Michel O: Das Cornelia-de-Lange-Syndrom aus der Sicht des HNO-Arztes 289
Koch A, Gabel P, Federspil P: HNO-Erkrankungen bei Ullrich-Turner-Syndrom 288
Koch A: (s. Delb W) 56
Koch A: (s. Federspil P) 308
Koch A: (s. Schedler M) 77
Koch T, Gloddek B: Lokalisation und Struktur des kochleären ANP-Rezeptors und seines second messengers cyclo GMP 46
Kolchev Ch: (s. Hahn A) 209
Korves B, Hermes H, Kuth G, Klimek L: Temperaturmessungen bei laserchirurgischen Eingriffen im Larynx und Oropharynx 119

Köllisch M: (s. Godbersen GS) 168
König E: (s. Krug S) 209
König K: (s. Mahlstedt K) 207
Königsberger A: (s. Feyh J) 265
Königsberger R, Feyh J, Goetz A, Müller W: Die elektrohydraulische, intrakorporale Speichelsteinlithotripsie (ESSISSL). – Ein neues Therapieverfahren zur Behandlung der Sialolithiasis 110
Köpf-Maier P: (s. Tausch-Treml R) 74
Kraus P, Rehn M, Buss M, Hagen R: Iso- und hypervolämische Hämodilution bei Innenohrkrankheiten: Rheologische Effekte verschiedener Infusionslösungen 42
Krausen Ch: (s. Hamann KF) 204
Kränzlein R, Schuber U, Müller-Deile J, Reker U: Die Wirkung von Alkohol auf die evozierten Potentiale 132
Kränzlein R: (s. Mertens J) 275
Krekel J, Weihe W, Bumb P, Riechelmann H, Mann W: Neuroimmune Kontakte in der Tosilla palatina des Menschen 285
Krekel J: (s. Bumb P) 95
Krekel J: (s. Riechelmann H) 157
Krisch A: Stellenwert der Z-Plastik und ihrer Modifikationen in der plastischen Chirurgie des Gesichtes und Halses 213
Kronthaler M: (s. Welzl-Müller K) 136
Kröber S: (s. Preyer S) 137
Krug S, Reichert R, Pitttasch D, Roloff M, Bauer F, König E: Neurootologische Untersuchungen nach Kleinhirnbrückenwinkel-Tumoroperation 209
Krügelstein U: (s. Kuth G) 164
Krzok H: (s. Aust G) 208
Kuhlisch E: (s. Tymnik G) 109
Kujar R: (s. Bonkowski V) 97
Kurt P, Laubenthal L, Federspil P: Die Tonsillektomie: Indikationen und Komplikationen 286
Kurt P: (s. Federspil P) 308
Kuth G, Hermes H, Krügelstein U, Schlöndorff G: Computertomographische Untersuchungen zur Entwicklung der Nasennebenhöhlen 164
Kuth G: (s. Korves B) 119
Küppers P, Bach-Quang M, Blessing R: Die Gentamicin-Titration mittels Infusionspumpe: Eine neue Form der Menière-Therapie 61
Küter St, Bertram G, Luckhaupt H, Rose KG: Ergebnisse chirurgischer Therapie von Trachealstenosen (1985-1990) 124

Laccourreye O: Suprakrikoidale Hemilaryngopharyngektomie. Ein Erfahrensbericht über 20 Jahre (1964-1987) 27
Lachmann J: (s. Bertram G) 261
Lamm C: (s. Lamm K) 44
Lamm H: (s. Lamm K) 44
Lamm K, Lüllwitz E, Lamm C, Lamm H: Durchblutung, Sauerstoffversorgung und Funktion des Innenohres während arterieller Hyperoxie und Hypoxie – Eine experimentelle Studie 44
Lamprecht J: (s. Angerstein W) 113
Lamprecht J: (s. Klimek L) 326
Lamprecht J: (s. Mösges R) 59
Lamprecht J: (s. Spaeth J) 324
Lamprecht J: Kehlkopfkrebs – Disposition oder Exposition? Anhaltspunkte für die Beurteilung berufsbedingter Kehlkopfkrebse 182
Landthaler M: (s. Wilmes E) 229
Landthaler M: Lasertherapie von angiomatösen Veränderungen im Kopf-Hals-Bereich 265
Lang B, Silberzahn J: Das heriditäre angioneurotische Ödem in der HNO-Heilkunde am Beispiel einer betroffenen Familie 289
Lange G: Die intratympanale Gentamycintherapie der Menière-Krankheit 321
Laszig R: (s. Hilka MB) 168
Laszig R: (s. Philipp A) 290
Latkowski B, Jakubik C: Kanülenlose Tracheostomaplastik 197
Laubenthal L: (s. Kurt P) 286
Laubert A, Weinel P, Bernards J: Zur Differentialdiagnose der akuten rhinogenen Erblindung im Kindesalter 172
Leege N: (s. Gundlach P) 312
Leemhuis F: (s. Herrmann IF) 128
Lehnhardt E: (s. Gnadeberg D) 86
Leitner H, Pau HW, Hartwein J: Bohrer-Berührung des Trommelfells bei Ohroperationen – Möglichkeit der Innenohrschädigung? 273
Lenarz T, Sachsenheimer W: Intraoperatives Monitoring bei Eingriffen im inneren Gehörgang und im Kleinhirnbrückenwinkel 258
Lenarz T: (s. Lutz H) 57
Lenders H, Pirsig W: Akustische Rhinometrie: Kriterien zur Indikationsstellung in der Chirurgie des oberen Respirationstraktes 163
Lenarz T: (s. Bootz F) 322
Leuwer R, Westhofen M, Siepmann G: Zum Stellenwert der ultrahochauflösenden Computertomographie in der präoperativen Diagnostik des Morbus Menière 98
Liebetrau R, Draf W, Kahle G: Neue Einteilung laterobasaler Frakturen aufgrund computertomographischer Befunde 99
Liebetrau R: (s. Draf W) 316
Lierse W: (s. Rau M) 121
Lindenberger M: (s. Pfalz R) 281
Linnarz M, Hopf JUG, Gundlach P, Scherer H et al.: Die Mikroendoskopie der Nase und der paranasalen Sinus mit ultradünnen Optiken – Indikationen und klinischer Einsatz 167
Linnarz M: (s. Gundlach P) 312
Linnarz M: (s. Hopf JUG) 308
Lippert BM, Werner JA, Schade W, Rudert H: Zytostatika-induzierte Phototoxizität bei Plattenepithelkarzinomen – Erste erfolgversprechende Ergebnisse einer In-vitro-Untersuchung 76
Lippert BM: (s. Werner JA) 216
Lobeck H: (s. Mischke D) 67
Loerz M: (s. Bettinger R) 196
Louverdis D, Christidis K, Dokianakis G: Dreifache, gleichzeitige Lokalisation des Glomustumors im Hals-Nasen-Ohren-Bereich 325
Loysa R, Wronski Th, Fichtner D, Arnold M et al.: Ein neues Überwachungsgerät für Trachealkanülenträger und Patienten in Narkose unter Spontanatmung in Streichholzschachtelformat 326
Löffler T: (s. Pilates-Schnittkamp F) 82
Löhle E, Pedersen P, Deuschl G, Heinen F: Neue Therapiemöglichkeiten mit Botulinus-Toxin bei spasmodischer Dysphonie und palatinalen Myoklonus 310
Lörz M, Bettinger R: Immunhistochemische Bestimmung der DNA-Replikation in Kopf-Hals-Tumoren 64
Luckhaupt H, Bertram G: Ist eine perioperative Antibiotikaprophylaxe in der endonasalen Nasennebenhöhlenchirurgie erforderlich? 171
Luckhaupt H: (s. Bertram G) 261
Luckhaupt H: (s. Küter St) 124
Luckhaupt H: (s. Pilates-Schnittkamp F) 82
Luntz M: (s. Sade J) 294
Lutz H, Lenarz T, Federspil P, Weidauer H: Gehörschädigende Wirkung des Staphylokokken-Antibiotikums Vancomycin? 57
Lüllwitz E: (s. Lamm K) 44
Lütkenhöner B, Ross B, Hoke M: Signifikanzanalyse auditorisch evozierter Potentiale mit Hilfe des Rayleigh-Tests 133

Lütkenhöner B: (s. Dieckmann B) 154
Lütkenhöner B: (s. Ross B) 153

Mahdi N: (s. Schedler M) 77
Mahlstedt K, Westhofen M, König K: Funktionelle Kopfgelenksstörungen – Ursache oder Folge einer Vestibularisaffektion 207
Maier H, Gewelke U, Dietz A, Thamm H et al.: Inhalative Exposition gegenüber Arbeitsstoffen und Kehlkopfkrebsrisiko 184
Maier H: (s. Bosch FX) 69
Maier H: (s. Gewelke U) 318
Maier H: (s. Waldecker-Herrmann P) 190
Maier H: (s. Wallner F) 66
Maier W, Hauser R: Hörsturz und klaffende Tube – bestehen Zusammmenhänge? 41
Makoski HB: (s. Reinermann D) 72
Mann W: (s. Beck A) 140
Mann W: (s. Bumb P) 95
Mann W: (s. Fürst G) 282
Mann W: (s. Krekel J) 285
Mann W: (s. Maurer J) 43
Mann W: (s. Polsak R) 171
Mann W: (s. Raquet F) 240
Mann W: (s. Riechelmann H) 157
Mann W: (s. Schreiber J) 291
Mann W: (s. Welkoborsky HJ) 251
Manni JJ, Hoogen F: Die supraomihyoidale Lymphknotenausräumung der Schnellschnittuntersuchung: Ihr Wert für das Staging des klinischen No-Plattenepithelkarzinoms der Mundhöhle 264
Manni JJ: (s. Strijbos MHW) 319
Marangos N, Mausolf A: Elektrocochleographische Topodiagnostik familiärer Schwerhörigkeiten 144
Marton P: (s. Remenar E) 324
Mathe F, Auffermann H, Gerull G: Simultanregistrierung von olfaktorisch evozierten Potentialen und CNV für die objektive Olfaktometrie 162
Matschke RG, Stenzel Chr, Plath P: Anatomische und elektrophysiologische Befunde der Hörbahnreifung des Menschen 147
Matthaei D: (s. Hagen R) 126
Matthias R, Michel O: Einfluß der Beschallung auf die Lipidperoxidation in der Stria vascularis von Meerschweinchen 49
Matthias R: (s. Michel O) 321
Matthias R: (s. Steuer MK) 78
Matthias R: (s. Volling P) 63
Maurer J, Heinrich U-R, Mann W: Morphologische Schädigung und Kalziumionenverteilung im Cortischen Organ des Meerschweinchens nach Knalltrauma 43
Maurer J: (s. Beck A) 140
Mausolf A: (s. Marangos N) 144
May A: (s. Weber A) 124
Mayer-Brix J, Kappe T, Penzel T: Sind Schnarchen und schlafbezogene Atmungsstörungen eine relevante Indikation zur Adeno-Tonsillektomie? 294
Mayer-Brix J: (s. Wigand MW) 306
Mayr W: (s. Zrunek M) 115
McClatchey K: (s. Ptok A) 63
Mees K, Kastenbauer K: Faziale und zervikale Defektrekonstruktion – aktuelle Aspekte zur Transplantation und Implantation 217
Mees K: (s. Diehl GE) 219
Meester C: (s. Höhmann D) 92
Meester C: Postoperative Ergebnisse nach Korrektur von Mittelohrfehlbildungen 234
Meid D: (s. Hoffmann F) 58
Meier-Lenschow TH: (s. Clasen BPE) 79
Meißner J: (s. Kleemann D) 183
Melichar I: (s. Gitter AH) 322
Merker HJ: (s. Mir-Salim PA) 157
Mertens J, Kränzlein R: Früh- und Spätergebnisse nach Radikalhöhlenverödung mit körpereigenem Material 275
Mertens M, Meyer-Breiting E: Zur klinischen Anwendbarkeit humanen Kollagenvlieses 293
Mest HJ: (s. Ernst A) 47
Meyer HJ, Terrahe K, Schmidt W: Anwendungsmöglichkeiten des Latissimus-dorsi-Lappens, gefäßgestielt und mikrovaskulär reanastomosiert 220
Meyer HJ: (s. Terrahe K) 194
Meyer zum Gottesberge AM, Tsujikawa S: Zur Wirkung des Glycerols auf die Kalziumionen-Homöostase des Innenohres: Eine elektrophysiologische und morphologische Studie 58
Meyer-Breiting E, Bettinger R: Zur T-Klassifikation supraglottischer Karzinome 189
Meyer-Breiting E: (s. Mertens M) 293
Michel O, Matthias R: Systematik und Symptomatik des angeborenen Liquordrucklabyrinthes 321
Michel O: (s. Knöffler A) 289
Michel O: (s. Matthias R) 49
Michel O: (s. Streppel M) 109
Milewski Ch: (s. Giannakopoulos N) 243
Mir-Salim PA, Merker HJ, Rauhut O: Elektronenmikroskopische und immunmorphologische Untersuchungen der Basalmembran der menschlichen Nasenschleimhaut 157
Mischke D, Lobeck H, Wild AG et al.: Neue monoklonale Antikörper gegen Keratine: Immunblot und immunhistochemische Ergebnisse an normalen und maligne transformiertem Plattenepithel des Kopf-Hals-Bereiches 67
Mlynski G et al.: Strömungsuntersuchungen im Nasenmodell 316
Mohadjer C: (s. Siegert R) 223
Moser L: Die Einstellung der dynamischen Parameter AGC und PC eines Hörgerätes 310
Mozolewski E, Jach K, Tarnowska C, Zietek E: Pathologische ösophageale Eruktation 314
Mösges R, Lamprecht J, Plum J: Wirkungen des Atrialen Natriuretischen Peptids (ANP) auf das Hörvermögen bei Morbus Menière 59
Mösges R: (s. Bartsch M) 163
Mösges R: (s. Heinen A) 107
Mösges R: (s. Schmelzer B) 311
Mösges R: (s. Spaeth J) 324
Mrowinski D: (s. Herrlinger P) 60
Mungenast S: (s. Foth HJ) 118
Mühlbradt L: (s. Kempf HG) 326
Müller J: (s. Geyer G) 307
Müller JM, Brunner FX: HNO-ärztliche Allergiediagnostik – Hauttestungen – Durchführung und klinische Relevanz 316
Müller R, Wichmann G, Aßmus P: Serum- und Gewebespiegel bei der chronischen Tonsillitis nach oraler Gabe von 300 mg Sobelin 284
Müller R: (s. Pere P) 307
Müller S: (s. Deitmer Th) 165
Müller W, Rasp G: Ein Streifentest zur Allergiediagnostik im Vergleich 324
Müller W: (s. Königsberger R) 110
Müller-Deile J, Schmidt BJ, Rudert H: Elektrisch evozierte akustische Hirnstammpotentiale – eine Hilfe bei der Programmierung von Cochlear Implant Sprachprozessoren? 85
Müller-Deile J: (s. Kränzlein R) 132
Müller-Forrell W: (s. Iemma M) 167
Müller-Marschhausen U, Kleinsasser O: Kontaktgranulome des Larynx 116
Mündnich K: Die Entwicklung der funktionellen Kehlkopfchirurgie 5

Münker R: Adjuvante Behandlungsmethoden (Fettabsaugung, Kollageninjektion, Dermabrasio, chemisches Peeling) – Eine kritische Betrachtung zu Technik und Ergebnis 270

Nadjmi D, Imgart H, Westhofen M: Der Einfluß der Antrotomie auf die thermische Reizung des Labyrinths 199
Nagel F: Blepharoplastik und Augenbrauenlifting 270
Neel HB III: (s. Kirchner J) 40
Negri B, Bujia J, Schilling V, Schulz P: Immunhistochemische Untersuchungen an infiltrierenden Makrophagen im Stroma des Cholesteatoms 237
Negri B: (s. Schilling V) 236
Neiss WF: (s. Gunkel A) 212
Neuman TA, Schrader M: Blitzschlagverletzungen des Ohres 320
Neumann H: (s. Döring WH) 90
Neuwirth-Riedl K: (s. Gstöttner W) 89
Nitsche N, Iro H, Waitz G, Hoffmann K: Darstellung dermaler und kartilaginärer Strukturen durch Hochfrequenzsonographie bei 20 MHz 105
Nitsche N: (s. Iro H) 74
Nitsche N: (s. Waitz G) 312
Nordström R: Der Gewebeexpander. Neue Möglichkeiten der Defektrekonstruktion im Kopf-Hals-Bereich 228
Nubel K: (s. Herrlinger P) 60

Olenski J: (s. Skotnicka B) 188
Ottaviani F: (s. Sambataro G) 195

Pau HW, Engelke JCh: Die Mikroendoskopie der Eustachischen Röhre und des Mittelohres 308
Pau HW: (s. Hartwein J) 130
Pau HW: (s. Leitner H) 273
Pau HW: (s. Schafigh A) 121
Pau HW: (s. Schöttke H) 242
Pedersen P: (s. Löhle E) 310
Penzel T: (s. Mayer-Brix J) 294
Peter KD, Richter W, Keusgen R: Die klinische Untersuchung bei den Verletzungen des Gesichtsschädels 311
Peter KD: (s. Richter W) 315
Petzoldt D: (s. Fischer M) 325
Pere P, Schmitz K, Müller R: Knorpeltympanoplastik: eine dauerhafte und funktionelle Lösung für die Mittelohrrekonstruktion nach der Behandlung von Ventilationsstörungen 307
Pfalz R, Lindenberger M, Hibst R: Mechanische und thermische Nebenwirkungen des Argon-Lasers in der Mittelohrchirurgie (in vitro) 281
Pfeifer U: (s. Günther E) 318
Philipp A, Laszig R, Werner M: Das Rosai-Dorfman-Syndrom – Zur Differentialdiagnose der Lymphknotenschwellungen 290
Piffko J: (s. Kasler M) 217
Pilates-Schnittkamp F, Löffler T, Bertram G, Luckhaupt H: Ergebnisse kombinierter Therapieformen bei Oro- und Hypopharynxkarzinomen 82
Pirsig W: (s. Lenders H) 163
Pittasch D: (s. Krug S) 209
Pitzke P, Reiman V, Bujia J ,Wilmes E et al.: Schnell durchführbarer Gütetest bei Knorpeltransplantaten 322
Pitzke P: (s. Bujia J) 122
Plath P: (s. Matschke RG) 147
Platzer E: (s. Iro H) 74
Plinkert PK: (s. Preyer S) 137
Plinkert PK: Pharmakologie des Acetylcholinrezeptors äußerer Haarzellen 46
Plum J: (s. Mösges R) 59
Polsak R, Jemma M, Welkoborsky HJ, Mann W: Stirnhöhlen- und Siebbeinmukozelen: Endonasaler Zugang oder Operation von außen? 171
Popella Ch, Glanz H, Kleinsasser O: Prognoserelevanz der pTpN-Klassifikation von Larynxkarzinomen und ihre Bedeutung für die Verbesserung der TN-Klassifikation 188
Poppel FU: (s. Heinen A) 107
Pototschnig C, Thumfart WF, Gubitz C: Computergestützte Ausführung und Auswertung repetitiver Reizserien am N. facialis 91
Prem B: (s. Bachert C) 160
Preyer S, Kröber S, Plinkert PK, Gitter AH: Messungen spontaner otoakustischer Emissionen 137
Probst R: (s. Hauser R) 138
Prochaska J: (s. Tebbe J) 243
Ptok A, Dulon J, Ensminger W, McClatchey K et al.: Etablierung und vorläufige Charakterisierung von Zellinien des papillomvirusinduzierten VX2-Karzinoms des Kaninchens 63
Ptok M, Carey TE, Altschuler R: Immunassoziierte Schwerhörigkeit: Der Antikörper KHR13 bindet gegen Stützzell-Strukturen in allen Teilen des Innenohres 50
Ptok M: (s. Gitter AH) 322
Pult P: (s. Strauss P) 283

Quade R: Enzymmessungen an Gewebshomogenaten von Oropharynxkarzinomen, Tonsillen und normaler Schleimhaut 252
Quetz J: (s. Rohr S) 100

Radermacher W: (s. Strauss P) 283
Radke Ch, Brust V, Scherer H: Endosonographisch kontrollierte Applikation von Afterloading-Sonden bei der Nahfeldstrahlentherapie inoperabler Tonsillenkarzinome 261
Rakowski P: (s. Golabek W) 318
Raquet F, Klusemann H, Mann W: Cholesterin-Granulome des Mittelohres 240
Rasp G: (s. Müller W) 324
Rasp G: Tryptase und ECP – zwei neue Marker nasaler Erkrankungen 159
Rau M, Lierse W: Die Angioarchitektur der Prädilektionsareale ischämiebedingter subglottischer Stenosen 121
Rauchfuss A, Hildmann H, Gundlach K, Kehrl W: Mißbildungen der Otobasis. Tierexperimentelle Untersuchungen bei induzierten Mißbildungen 231
Rauchfuss A: (s. Hövelmann B) 233
Rauchfuss A: (s. Kehrl W) 81
Rauhut O: (s. Mir-Salim PA) 157
Racz T: (s. Kasler M) 217
Reck R, Aurbach G, Vizethum F: Ceravital-Al 203-Compound-Gehörknöchelprothesen 320
Rehn M: (s. Kraus P) 42
Reichert R: (s. Krug S) 209
Reidenbach HD: (s. Eckel HE) 117
Reiman V: (s. Holtmann S) 102
Reiman V: (s. Pitzke P) 322
Reinartz K, Schultz-Coulon HJ: Elektrophysiologisches Vitalitätsmonitoring beim freien Jejunumtransplantat 192
Reinermacher D, Sesterhenn K, Makoski HB, Westerhausen M: Multimodale Therapie fortgeschrittener Plattenepithelkarzinome des Oropharynx und der Mundhöhle 72
Reiss G: (s. Berger P) 50
Reißer Ch, Haberkorn U, Strauss LG: Therapiekontrolle mittels Positronenemissionstomographie bei fortgeschrittenen HNO-Tumoren 104
Reker U: (s. Kränzlein R) 132
Remenar E, Ivanyi E, Marton P, Banhidy F: Oto- und neurotoxische Nebenwirkungen der Cisplatin-Chemotherapie 324
Rettinger G, Gjuric M: Der temporäre Schleimhaut-Knochendeckel im unteren Nasengang – Ein schonender Zugang zur endonasalen Entfernung von Kieferhöhlenzysten 316

Reuter G, Gitter AH, Zimmermann U, Zenner HP: Zellpotential und Kalziumkonzentration von inneren Haarzellen der Meerschweinchencochlea in vitro 321
Richter W, Keusgen R, Peter KD: Die Überbrückungs- und Kompressionsosteosynthese am Unterkiefer bei Oropharynxmalignomen 315
Richter W: (s. Keusges R) 317
Richter W: (s. Peter KD) 311
Riechelmann H, Krekel J, Weihe E, Mann W: Immunhistochemischer Nachweis peptiderger Nervenfasern in der Nasenschleimhaut 157
Riechelmann H: (s. Iemma M) 167
Riechelmann H: (s. Krekel J) 285
Rieden K: (s. Waldecker-Herrmann P) 190
Riederer A, Grevers G, Trudrung P: Neuropeptide in der Nasenschleimhaut von Kaninchen und Mensch – Eine immunhistochemische Untersuchung 158
Riederer A, Grevers G, Tudrung P: Verteilungsmuster von vasoaktivem intestinalem Peptis (VIP) in der Ohrspeicheldrüse des Kaninchens und des Menschen: erste Ergebnisse 319
Riederer A: (s. Ihrler St) 319
Riederer A: (s. Schmidbauer R) 323
Rieger C: (s. Wigand MW) 306
Rieger C: Allergische Manifestationen des Hals-Nasen-Ohren-Bereiches im Kindesalter 295
Rogowski M: (s. Skotnicka B) 188
Rohr S, Quetz J, Hoffmann P: Sonographische Rezidiverkennung in der Tumornachsorge bei Patienten mit HNO-Malignomen 100
Roitman R: (s. Bettinger R) 196
Roller R: (s. Kempf HG) 326
Roloff M: (s. Krug S) 209
Roos UM, Kempf HG: Schmerztherapiekonzept bei Patienten mit Malignomen im Kopf-Hals-Bereich 325
Rosanowski F, Briele B, Gorgulla HT, Rödel R: Tumorszintigraphie mit 111-Indium-markierten Lipidosomen bei Patienten mit Kopf-Hals-Karzinomen 107
Rose KG: (s. Küter St) 124
Ross B, Lütkenhöner B, Hoke M: Eine neue Strategie zur meßtechnischen Erfassung kortikaler auditorisch evozierter Potentiale 153
Ross B: (s. Dieckmann B) 154
Ross B: (s. Lütkenhöner B) 133
Ross UH, Zenner HP: Zur In-vitro-Herstellung eines lebenden Hautersatzes 223
Roy C: (s. Welkoborsky HJ) 251
Röckelein G: (s. Hosemann W) 320
Rödel R: (s. Rosanowski F) 107
Röder R, Herberhold C: Elektroneuronographie, Magnetstimulation und antidrome Reizung des N. facialis 91
Röhrs M: (s. Wiesner Th) 150
Röse W: (s. Christoph B) 313
Rudert H, Werner JA, Schüncke M: Gibt es eine submuköse Lymphbahnbarriere zwischen dem laryngealen und trachealen Lymphabflußsystem? 318
Rudert H: (s. Godbersen GS) 168
Rudert H: (s. Hoffmann P) 111
Rudert H: (s. Lippert BM) 76
Rudert H: (s. Müller-Deile J) 85
Rudert H: (s. Werner JA) 216
Rudert H: Larynx- und Hypopharynxkarzinome: Endoskopische Chirurgie mit dem Laser – Möglichkeiten und Grenzen. Erläuterungen zum vorliegenden Referat 14
Ryan AF: (s. Gloddek B) 51

Sachsenheimer W: (s. Lenarz T) 258
Sade J, Luntz M: Die sekretorische Otitis media 294
Sade J: (s. Wigand MW) 306
Sambataro G, Guastella C, Ottaviani F: Direkte Rekonstruktion des Hypopharynx nach Pharyngolaryngektomie 195
Sander M, Siegert R, Ahrens KH: Krankengymnastische Behandlung myofazialer Schmerzen und Funktionsstörungen 315
Saria A: (s. Albegger K) 112
Sauer A: (s. Schröder M) 310
Sauer J: (s. Kirchner J) 40
Sauer R, Fietkau R: Kehlkopfkrebs – bestrahlen oder operieren? 30
Schachner M: (s. Kment G) 120
Schade W: (s. Lippert BM) 76
Schadel A, Seifert E: Das Fazialisödem, ein tierexperimentelles Modell 96
Schadel A: (s. Seifert E) 96
Schafigh A, Pau HW, Arps H: Begrenzung des Laserresektates in der Tumorchirurgie. – Morphologische Beurteilungsprobleme, klinische Beobachtungen 121
Schauseil-Zipf U: (s. Wedel V) 151
Schedler M, Koch A, Mahdi N: Induktions-Chemotherapie bei Mundhöhlen- und Oropharynxkarzinomen des Tumorstadiums IV – Ergebnisse einer Pilotstudie 77
Schenk P: (s. Kautzky M) 254
Scherer H: (s. Clarke AH) 201
Scherer H: (s. Hopf JUG) 308
Scherer H: (s. Jovanovic S) 278
Scherer H: (s. Linnarz M) 167
Scherer H: (s. Radke Ch) 261
Schermuly L: (s. Voßieck T) 45
Schilling V, Negri B, Bujia J, Schulz P et al.: Die mögliche Rolle von Interleukin-1alpha und Interleukin-1beta in Pathogenese des Mittelohrcholesteatomes 236
Schilling V: (s. Negri B) 237
Schinkel KD, Jahnke K, Fladrich G, Busch M: Ergebnisse der palliativen High-Dose-Rate-Brachytherapie mit Ir-192 bei Tumorrezidiven des Nasopharynx 262
Schipper JH, Frixen U, Behrens J, Unger A et al.: E-Cadherin als Marker für Invasivität und Metastasierung bei Plattenepithelkarzinomen im Hals-Nasen-Ohren-Bereich 65
Schirra F: (s. Foth HJ) 118
Schlöndorff G, Ammon J, Hermes H, Bartsch M et al.: Computerunterstützte Positionierung für das Nachladeverfahren mit Ir-192 260
Schlöndorff G: (s. Döring WH) 90
Schlöndorff G: (s. Kuth G) 164
Schmelzer B, Waelkens B, Cauwenberge P, Mösges R: Computergesteuerte Videomontagen zur Operationsvorbereitung bei plastischen Kopf- und Halseingriffen 311
Schmidbauer R, Riederer A, Zietz Ch: HIV-Infektion: Morphologische Befunde im Kopf-Hals-Bereich 323
Schmidt BJ: (s. Müller-Deile J) 85
Schmidt D: (s. Wustrow J) 255
Schmidt W: (s. Meyer HJ) 220
Schmidt W: (s. Terrahe K) 194
Schmitz K: (s. Pere P) 307
Schneider D, Claussen CF, Hahn A, Helms J: Über die Vordiagnose „Hörsturz" bei Patienten mit otoneurochirurgisch verifizierten Akustikustumoren 323
Schneider D: (s. Claussen CF) 324
Schneider D: (s. Hahn A) 209
Schneider HM: Die morphologische Heterogenität der Basaliome und deren Bedeutung für die Therapie 225
Schneider WR, Hilk A: Psychosoziale Variablen und Streßverarbeitung bei chronischem Tinnitus aurium 53
Schorn K: (s. Brügel FJ) 145
Schönfeld U: (s. Jovanovic S) 278

Schöttke H, Hartwein J, Pau HW: Einfluß unterschiedlicher Transplantatmaterialien bei der Tympanoplastik Typ I auf das Reflexionsverhalten des Trommelfell-Gehörknöchelchen-Apparates (TGA) 242
Schöttke H: (s. Hartwein J) 130
Schrader M: (s. Neuman TA) 320
Schrader M: Histologische und immunhistologische Befunde an Granulomen nach Staplesplastik 241
Schreiber J, Bumb P, Mann W: Parotideale Lymphadenitis – Symptom einer Neuritis des N. facialis bei Borreliose 291
Schreiner M, Wilmens E, Zwicknagel M: Diagnose der Wegener-Granulomatose – Biopsie oder ACPA-Titer? 259
Schroeder HG: Traumatologie des Gesichtsschädels 174
Schröder M, Sauer A: Die Hypoglossus-Fazialis-Anastomose 310
Schröder S: (s. Hörmann K) 274
Schuber U: (s. Kränzlein R) 132
Schubert U: (s. Godbersen GS) 168
Schubert-Fritschle F: (s. Wilmes E) 229
Schuhmann A: (s. Herold-Mende Ch) 325
Schultz-Coulon HJ: (s. Reinartz K) 192
Schultz-Coulon HJ: Kanülenkinder und laryngotracheale Stenosen 296
Schultz-Coulon HJ: Plastisch-chirurgische Behandlung der Akne comedonica der Ohrmuschel 217
Schulz P: (s. Negri B) 237
Schulz P: (s. Schilling V) 236
Schulze C: (s. Steuer MK) 78
Schulze HA: (s. Steps J) 320
Schünke M: (s. Rudert H) 318
Schwab U: (s. Brunner FX) 315
Schwab U: (s. Hoppe F) 320
Schwab W: (s. Kellermann S) 187
Schwetge HJ: (s. Begall K) 150
Schwetschke O, Born I, Heppt W: Leiomyosarkom von Mundboden und Oropharynx: Charakteristische Befunde verschiedener bildgebender Verfahren 325
Seifert E, Schadel A: Histaminkonzentration und Lokalisation in dem N. facialis 96
Seifert E: (s. Schadel A) 96
Sendler A: (s. Iro H) 74
Sesterhenn K: (s. Reinermann D) 72
Seyfarth M: (s. Steps J) 320
Shahab R, Berghaus A: Die Obliteration des Warzenfortsatzes zur Verkürzung der Wundheilung nach frühkindlicher Mastoidektomie – ein methodischer Vergleich 276
Siegert R, Weerda H, Hoffmann S, Mohadjer C: Klinische und experimentelle Untersuchungen zur intermittierenden intraoperativen Kurzzeitexpansion 223
Siegert R: (s. Sander M) 315
Siepmann G: (s. Leuwer R) 98
Sieron J, Johannsen HS: Das Kontaktgranulom: Symptomatik, Ätiologie, Diagnostik, Therapie 115
Silberzahn J, Zielinsky D: Vergleich der Behandlungsergebnisse inoperabler Plattenepithelkarzinome in Mundhöhle und Pharynx bei sequentieller und simultaner Poly-Chemo-Radiotherapie 73
Silberzahn J: (s. Lang B) 289
Siranli K: (s. Bertram G) 261
Skotnicka B, Rogowski M, Hassmann-Poznanska E, Olenski J: Zur computertomographischen (CT) Diagnostik von Larynxkarzinomen 188
Smaikiewicz L: (s. Golabek W) 318
Snow G: (s. Kirchner J) 40
Sonntag HG: (s. Fischer M) 325
Spaeth J, Lamprecht J, Mösges R, Bartsch M et al.: Erste klinische Anwendung des niedrig dosierten Antihistaminikums Mizolastine 324
Spaeth J: (s. Bartsch M) 163
Spahn S: (s. Weber A) 124
Specht H: (s. Begall K) 150
Sprotte S: (s. Heller U) 292
Sremlau A: (s. Hoppe F) 240
Staindl O: Operative Therapie der Säuglingshämangiome 268
Stasche N: (s. Foth HJ) 118
Stecker M: Fehldiagnosen durch Verzicht auf Knochenleitungsmessungen bei der BERA 135
Stehr K: (s. Wigand MW) 306
Steinbach E: Zur Einlage eines Tubenimplantates bei Belüftungsstörungen des Mittelohres 271
Steinhoff HJ: (s. Böhnke F) 141
Steinhoff HJ: (s. Janssen Th) 142
Steinhoff HJ: (s. Kellermann S) 187
Stell Ph: (s. Kirchner J) 40
Stenglein C, Cidlinski K, Glaß W, Haid CT: Raumforderung im inneren Gehörgang: Arachnoidales Granulationsgewebe oder Akustikusneurinom? 322
Stenglein C: (s. Glaß W) 256
Stennert E: (s. Gunkel A) 212
Stennert E: (s. Walger M) 311
Stenzel Chr: (s. Matschke RG) 147
Stephan K: (s. Welzl-Müller K) 136
Steps J, Seyfarth M, Schulze HA: Untersuchungen zur lokalen Abwehrleistung der Nasenschleimhäute bei extrem staubexponierten Werktätigen 320
Steuer MK, Matthias R, Schulze C, Brusis T: Intraläsionale Therapie mit natürlichem Interferon-beta bei ausbehandelten Patienten mit Plattenepithelkarzinomen im HNO-Bereich 78
Steurer M: (s. Gstöttner W) 89
Stoll C: (s. Bier H) 74
Stoll W: Die Nasenchirurgie mit der offenen Septorhinoplastik – Ein Fünfjahresbericht 212
Straehler-Pohl HJ, Herberhold C: Pharynxrekonstruktion mit gefäßgestieltem pektoralem Faszienlappen 193
Strauss LG: (s. Reißer Ch) 104
Strauss P, Gerhardts B, Pult P, Radermacher W et al.: Tonsillektomie in Intubationsnarkose – Einfluß der zusätzlichen örtlichen Betäubung 283
Stremlau A, Hoppe F: Korrelation zwischen Aggressivität eines Cholesteatoms und DNA-Gehalt in Matrix und Perimatrix 239
Streppel M, Wedel H, Michel O: Interaktives Befundungssystem in der klinischen Routine 109
Strijbos MHW, Manni JJ, Vos PJE, Folgering HTM: Langzeitergebnisse der Uvulopalatopharyngoplastik beim Scharchen oder obstruktiven Schlaf-Apnoe-Syndrom 319
Strutz J: (s. Hoffmann F) 58
Suttner HJ, Heppt W: Mittelgesichtsosteom – Eine seltene Lokalisation 323

Tarnowska C: (s. Mozolewski E) 314
Tasman AJ, Heppt W: Retrotonsillarabszeß: Diagnostik durch flexible Endosonographie 319
Tausch-Treml R, Baumgart F, Ziessow D, Köpf-Maier P: 19-F NMR spektroskopische Untersuchungen zum Metabolismus von 5-FU in einem xenotransplantierten menschlichen Hypopharynxkarzinom und einem CSM-Colonkarzinom 74
Tebbe J, Prochaska J: Knorpelcollumellaplastik in Treppenform mit „Annulus-Collumella-Brückenpfeiler“ – ein solides Verfahren 243
Teiwes W: (s. Clarke AH) 201
Terrahe K, Meyer HJ, Schmidt W: Larynxrekonstruktion mit dem mikrovaskulär reanastomosierten Unterarmlappen 194
Terrahe M, Westhofen M, Triebel J: Wertigkeit einer B-scan-Echographie und der digitalen Subtraktionssialographie für

die Differentialdiagnostik von Speicheldrüsenerkrankungen 106
Terrrahe K: (s. Meyer HJ) 220
Thal W: (s. Christoph B) 313
Thamm H: (s. Maier H) 184
Thumfart WF: (s. Pototschnig C) 91
Tolsdorff P: Endonasale Nasennebenhöhlenchirurgie unter Lupenbrillenkontrolle 169
Triebel J: (s. Terrahe M) 106
Trudrung P: (s. Riederer A) 158, 319
Tsujikawa S: (s. Meyer zum Gottesberge AM) 58
Tymnik G, Kahl H, Kuhlisch E: Rechnergestütztes System der genetischen Beratung von vererbbaren Hörstörungen 109

Udvarhelyi N: (s. Bosch FX) 69
Udvarhelyi N: (s. Herold-Mende Ch) 325
Unger A: (s. Schipper JH) 65

Van Dyke DL: (s. Kelker W) 69
Venter E: (s. Bosch FX) 69
Vizethum F: (s. Reck R) 320
Vogl Th: (s. Grevers G) 103
Vogl Th: (s. Holtmann S) 102
Vogl Th: (s. Ihrler St) 319
Volling P, Jungehülsing M, Matthias R: Onkogenamplifikation bei Kopf-Hals-Karzinomen 63
Vollrath M: (s. Berger P) 50
Vos PJE: (s. Strijbos MHW) 319
Voßieck T, Schermuly L, Klinke R: Die Bedeutung des endocochleären Potentials für die Umsetzung des Schallreizes im Innenohr 45

Waelkens B: (s. Schmelzer B) 311
Wafaie M: (s. Berger P) 50
Waitz G, Nitsche N, Iro H: Die extrakorporale Stoßwellenlithotripsie von Speichelsteinen 312
Waitz G: (s. Iro H) 74
Waitz G: (s. Nitsche N) 105
Waldecker-Herrmann P, Rieden K, Maier H: Staging Untersuchungen beim Larynxkarzinom: Ein Methodenvergleich zwischen Laryngoskopie, Larynxtomographie, Computertomographie und Kernspintomographie 190
Walger M, Gubitz J, Wedel H, Stennert E: 3D-Rekonstruktion und morphometrische Analysen des menschlichen Felsenbeins 311
Wallner F, Maier H, Altmannsberger M, Born A, Busch H: Expression von P-Glykoprotein in Plattenepithelkarzinomen 66
Walter C: Die Korrektur der Spannungsnase 312
Walter C: Gesichtshautstraffung – Gesamtkonzept und Technik 270
Weber A, Ilberg C, May A, Spahn S: Tracheaquerresektion – Langzeitergebnisse 124
Weber BP, Kempf HG, Kaiserling E: Das maligne fibröse Histiozytom im Kopf-Hals-Bereich – Klinik und Therapie 256
Wedel H: (s. Streppel M) 109
Wedel H: (s. Walger M) 311
Wedel UChr: (s. Wedel V) 151
Wedel V, Wedel UChr, Schauseil-Zipf U, Herkenrath P: Hörscreeningverfahren bei Risikokindern im Neugeborenen- und Säuglingsalter unter besonderer Berücksichtigung der BERA 151
Weerda H, Ahrens KH: Endoskopische, laserchirurgische Schwellenspaltung beim Zenker-Divertikel über ein neu entwickeltes Spreizvertikuloskop 313
Weerda H: (s. Siegert R) 223
Weerda H: Therapiekonzept und Möglichkeiten der plastischen Defektrekonstruktion beim Spinaliom der Lippen 227
Wei NR, Helms J, Giebel W: Immunhistochemie am Ganglion scarpae und anderen Innenohrgeweben von Menière-Patienten 321
Weichert-Jakobsen K: (s. Hoffmann P) 111
Weidauer H: (s. Bosch FX) 69
Weidauer H: (s. Lutz H) 57
Weihe E: (s. Bumb P) 95
Weihe E: (s. Riechelmann J) 157
Weihe W: (s. Krekel J) 285
Weinel P: (s. Laubert A) 172
Welkoborsky HJ, Mann W, Roy C: Zytomorphologische und zytometrische Untersuchungen von Plattenepithelkarzinomen und Lymphknotenmetastasen 251
Welkoborsky HJ: (s. Beck A) 140
Welkoborsky HJ: (s. Polsak R) 171
Welzl-Müller K, Stephan K, Kronthaler M: Sprachverständlichkeit und Artikulationsindex (AI) – Vergleich unterschiedlicher Modelle zur Berechnung des AI für Schwerhörige 136
Wendler J: Untersuchung des Kehlkopfes 313
Wengen DF: Oberflächenanästhesie des Trommelfells mit Lidocain-10%-DMSO: Klinische Erfahrungen 235
Werner JA, Rudert H, Lippert BM, Wustrow J: Die Nd:YAG-Laserlichtbehandlung – ein ausgezeichnetes Therapieverfahren bei kavernösen Hämangiomen 216
Werner JA: (s. Hoffmann P) 111
Werner JA: (s. Lippert BM) 76
Werner JA: (s. Rudert H) 318
Werner JA: (s. Wustrow J) 255
Werner M: (s. Philipp A) 290
Westerhausen M: (s. Reinermann D) 72
Westhofen M: (s. Bauer FP) 79
Westhofen M: (s. Engelke JC) 206
Westhofen M: (s. Helling K) 207
Westhofen M: (s. Leuwer R) 98
Westhofen M: (s. Mahlstedt K) 207
Westhofen M: (s. Nadjmi D) 199
Westhofen M: (s. Terrahe M) 106
Westhofen M: Die Neuronopathia utriculosaccularis – eine unterschätzte klinische Entität 202
Wey W, Arnoux A: Persönliche Erfahrungen bei der Behandlung von Schilddrüsenkarzinomen über 15 Jahre 245
Wichmann G: (s. Müller R) 284
Wiesner Th, Röhrs M: Kooperation und Koordination bei der Frühdiagnostik hörgeschädigter Kinder zwischen HNO-Poliklink und phoniatrisch-pädaudiologischer Abteilung 150
Wigand ME, Wolf StR: Endoskopische Chirurgie der Nasennebenhöhlen. Revisionsoperationen nach vorangegangener Ethmoidektomie. 3. Fallberichte 316
Wigand ME: (s. Gjuric M) 52
Wigand ME: (s. Glaß W) 256
Wigand ME: (s. Hosemann W) 320
Wigand MW, Cauwenberge P, Gates GA, Mayer-Brix J, Rieger C, Sade J, Stehr K: Podiumsgespräch: Indikationen und Kontraindikationen zur Adenektomie und Adeno-Tonsillektomie bei Kindern 306
Wild AG: (s. Mischke D) 67
Wilmens E: (s. Schreiner M) 259
Wilmes E, Landthaler M, Schubert-Fritschle F: Empfehlungen zur Therapie des malignen Melanoms im Kopf-Hals-Bereich 229
Wilmes E: (s. Bujia J) 122
Wilmes E: (s. Pitzke P) 322
Wilmes E: (s. Wollenberg B) 259
Winkelbauer F: (s. Denk DM) 106
Wolf SR, Christ P, Haid CT: Neue Freiheitsgrade in der neurootologischen Diagnostik: „Telemetrie-ENG" – Grundlagen und erste klinische Erfahrungen 200
Wolf SR: (s. Goertzen W) 94

Wolf StR: (s. Christ P) 310
Wolf StR: (s. Wigand ME) 316
Wollenberg B, Wilmes E: Über die mögliche Bedeutung epithelialer Zellen im Knochenmark bei Patienten mit Karzinomen des Kopf-Hals-Bereiches 259
Wolvekamp WThC: (s. Herrmann IF) 128
Worsham M: (s. Kelker W) 69
Wronski Th: (s. Loysa R) 326
Wustrow J, Werner JA, Schmidt D: Maligne Schwannome im Kopf-Hals-Bereich 255
Wustrow J: (s. Bach-Quang M) 203
Wustrow J: (s. Werner JA) 216
Wustrow TPU, Issing WJ: Steigerung der antigenspezifischen Antikörperproduktion in vitro durch Interleukin 2 253
Wustrow TPU: (s. Issing WJ) 70

Zenner HP: (s. Reuter G) 321
Zenner HP: (s. Ross UH) 223
Zielinsky D: (s. Silberzahn J) 73
Ziessow D: (s. Tausch-Treml R) 74
Zietek E: (s. Mozolowski E) 314
Zietz Ch: (s. Schmidbauer R) 323
Zimmermann U: (s. Reuter G) 321
Zrunek M, Bigenzahn W, Mayr W: Atemsynchrone Stimulation der Glottisöffnermuskulatur bei beidseitigen Rekurrensparesen im Tierversuch 115
Zschaber R: (s. Kehrl W) 81
Zwicknagel M: (s. Schreiner M) 259

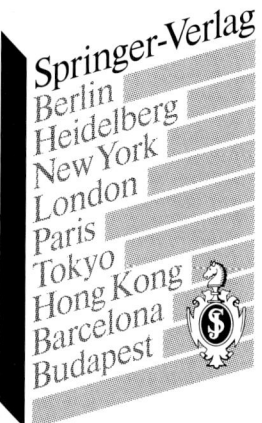

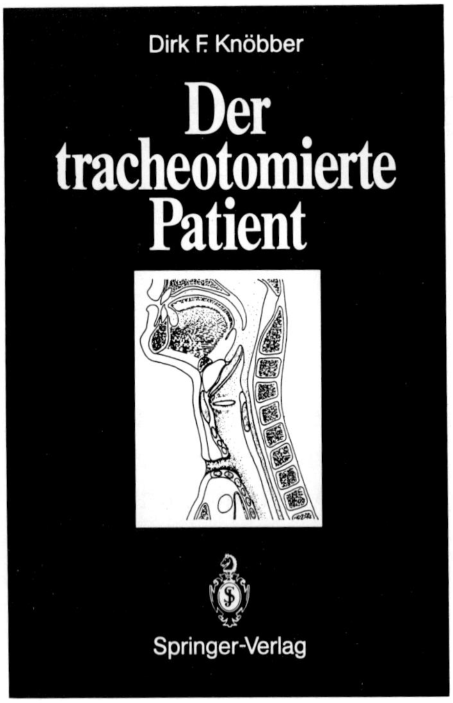

1991. X, 103 S. 18 Abb. 11 Tab. Brosch. DM 38,–
ISBN 3-540-53549-7

Dieses Buch gibt eine übersichtliche Zusammenstellung über Tracheotomien (Luftröhrenschnitte) und Tracheostomie, über Kanülenarten und deren Handhabung sowie über die Behandlung von tracheotomierten Patienten. Besonderer Wert wird auf die Behandlung von Tracheotomierten auf der Intensivstation, der Normalstation und zu Hause gelegt.

Angaben darüber, wie der Patient und seine Angehörigen Hilfe durch Krankenkassen, Behörden und caritative Einrichtungen erhalten können, erleichtern auch Sozialstationen oder Gemeindeschwestern/-pflegern den Umgang mit tracheotomierten Patienten. Ein Kapitel beschäftigt sich mit der juristischen Seite des Kanülenwechsels, vor allem wenn er durch nichtärztliches Personal vorgenommen wird

Das Buch soll als praktischer Ratgeber allen dienen, die mit Kanülenpatienten in Berührung kommen. Es soll den Kenntnisstand des Personals erweitern und den Umgang mit Tracheotomierten erleichtern. Für Betroffene und Angehörige ist es eine wertvolle Informationsquelle.

Springer-Verlag
Berlin
Heidelberg
New York
London
Paris
Tokyo
Hong Kong
Barcelona
Budapest

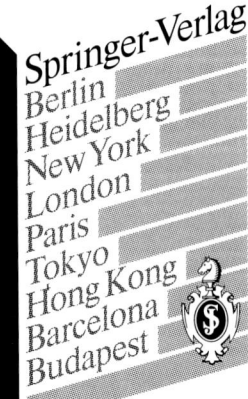